Schwartz
PRINCÍPIOS DE CIRURGIA

Schwartz
PRINCÍPIOS de CIRURGIA
9ª Edição

AUTOAVALIAÇÃO, PRÉ-TESTE E REVISÃO

Editor

F. Charles Brunicardi, MD, FACS
DeBakey/Bard Professor and Chairman, Michael E. DeBakey/
Department of Surgery, Baylor College of Medicine,
Houston, Texas

Editores Associados

Mary L. Brandt, MD, FACS
Professor and Vice Chair, Michael E. DeBakey
Department of Surgery, Baylor College of Medicine,
Houston, Texas

Dana K. Andersen, MD, FACS
Professor and Vice Chair, Department of Surgery,
Johns Hopkins University School of Medicine,
Surgeon-in-Chief, Johns Hopkins Bayview Medical Center,
Baltimore, Maryland

Timothy R. Billiar, MD, FACS
George Vance Foster Professor and Chairman of Surgery,
Department of Surgery, University of Pittsburgh
School of Medicine, Pittsburgh, Pennsylvania

David L. Dunn, MD, PhD, FACS
Vice President for Health Sciences, State University of
New York, Buffalo, Buffalo, New York

John G. Hunter, MD, FACS
Mackenzie Professor and Chair, Department of Surgery,
Oregon Health and Science University,
Portland, Oregon

Jeffrey B. Matthews, MD, FACS
Dallas B. Phemister Professor and Chairman,
Department of Surgery, University of Chicago,
Chicago, Illinois

Raphael E. Pollock, MD, PhD, FACS
Head, Division of Surgery, Professor and Chairman,
Department of Surgical Oncology, Senator A. M. Aiken, Jr.,
Distinguished Chair, University of Texas M.D.
Anderson Cancer Center, Houston, Texas

Revisão Técnica
Flavio Malcher
Graduação em Medicina pela Faculdade de Medicina da UFRJ
Residência Médica em Cirurgia Geral pelo HUCFF-UFRJ
Cirurgião Geral da 6ª Enfermaria do HUGG-UNIRIO
Cirurgião do Serviço de Coloproctologia do HGJ-MS
Secretário da SOBRACIL-RJ
Diretor-Executivo da Sociedade Brasileira de
Hérnia e Parede Abdominal

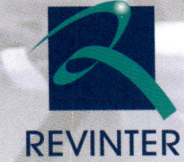

REVINTER

Schwartz – Princípios de Cirurgia – Autoavaliação, Pré-Teste e Revisão, Nona Edição
Copyright © 2013 by Livraria e Editora Revinter Ltda.

ISBN 978-85-372-0521-1

Todos os direitos reservados.
É expressamente proibida a reprodução
deste livro, no seu todo ou em parte,
por quaisquer meios, sem o consentimento,
por escrito, da Editora.

Tradução:
RAFAEL ANSELMÉ (Caps. 1 a 20)
Tradutor, RJ

CARLOS DAVID OLIVEIRA SOARES (Caps. 21 a 29)
Tradutor, SP

MÔNICA REGINA BRITO (Caps. 30 a 48)
Médica-Veterinária
Tradutora, SP

Revisão Técnica:
FLAVIO MALCHER
Graduação em Medicina pela Faculdade de Medicina da UFRJ
Residência Médica em Cirurgia Geral pelo HUCFF-UFRJ
Cirurgião Geral da 6ª Enfermaria do HUGG-UNIRIO
Cirurgião do Serviço de Coloproctologia do HGJ-MS
Secretário da SOBRACIL-RJ
Diretor-Executivo da Sociedade Brasileira de Hérnia e Parede Abdominal

---

CIP-BRASIL. CATALOGAÇÃO-NA-FONTE
SINDICATO NACIONAL DOS EDITORES DE LIVROS, RJ
S427
ll

Schwartz : princípios de cirurgia : autoavaliação, pré-teste e revisão / editor F. Charles Brunicardi; editores associados Dana K. Andersen ... [et al.] ; [tradução de Flavio Malcher]. - Rio de Janeiro : Revinter, 2013.

Tradução de: Schwartz's principles of surgery, 9th ed
Inclui bibliografia e índice
ISBN 978-85-372-0521-1

1. Cirurgia. I. Schwartz, Seymour I., 1928-. II. Brunicardi, F. Charles. III. Título.

13-1693.	CDD: 617
	CDU: 617

Nota: A medicina é uma ciência em constante evolução. À medida que novas pesquisas e experiências ampliam os nossos conhecimentos, são necessárias mudanças nos tratamentos clínico e medicamentoso. Os autores e o editor fizeram verificações junto a fontes que se acredita sejam confiáveis, em seus esforços para proporcionar informações acuradas e, em geral, de acordo com os padrões aceitos no momento da publicação. No entanto, em vista da possibilidade de erro humano ou mudanças nas ciências médicas, nem os autores e o editor nem qualquer outra parte envolvida na preparação ou publicação deste livro garantem que as instruções aqui contidas são, em todos os aspectos, precisas ou completas, e rejeitam toda a responsabilidade por qualquer erro ou omissão ou pelos resultados obtidos com o uso das prescrições aqui expressas. Incentivamos os leitores a confirmar as nossas indicações com outras fontes. Por exemplo e em particular, recomendamos que verifiquem as bulas em cada medicamento que planejam administrar para terem a certeza de que as informações contidas nesta obra são precisas e de que não tenham sido feitas mudanças na dose recomendada ou nas contraindicações à administração. Esta recomendação é de particular importância em conjunto com medicações novas ou usadas com pouca frequência.

Título original:
Schwartz's Principles of Surgery – ABSITE and Board Review, Ninth Edition
Copyright © by The McGraw-Hill Companies, Inc.

Livraria e Editora REVINTER Ltda.
Rua do Matoso, 170 – Tijuca
20270-135 – Rio de Janeiro – RJ
Tel.: (21) 2563-9700 – Fax: (21) 2563-9701
livraria@revinter.com.br – www.revinter.com.br

SUMÁRIO

Introdução vii
Agradecimentos ix

PARTE I
Considerações Básicas

1. Conselho de Acreditação de Competências Fundamentais para Educação em Pós-Graduação na Área Médica 3
2. Resposta Sistêmica ao Trauma e ao Suporte Metabólico 5
3. Tratamento de Líquido e Eletrólito do Paciente Cirúrgico 13
4. Hemostasia, Sangramento Cirúrgico e Transfusão 21
5. Choque 31
6. Infecções Cirúrgicas 41
7. Trauma 49
8. Queimaduras 65
9. Cicatrização de Feridas 69
10. Oncologia 83
11. Transplante 99
12. Segurança do Paciente 107
13. Acompanhamento Fisiológico do Paciente Cirúrgico 117
14. Cirurgia Minimamente Invasiva, Robótica e Cirurgia Endoscópica Transluminal por Orifício Natural 123
15. Biologia Molecular 127

PARTE II
Considerações Específicas

16. Tecidos Cutâneo e Subcutâneo 137
17. Mama 145
18. Distúrbios da Cabeça e do Pescoço 155
19. Parede Torácica, Pulmão, Mediastino e Pleura 167
20. Doença Coronária Congênita 191
21. Cardiopatia Adquirida 201
22. Aneurismas Torácicos e Dissecção Aórtica 207
23. Arteriopatia 217
24. Doenças Venosa e Linfática 231
25. Esôfago e Hérnia Diafragmática 239
26. Estômago 255
27. Manejo Cirúrgico da Obesidade 271
28. Intestino Delgado 279
29. Cólon, Reto e Ânus 299
30. Apêndice 315
31. Fígado 319
32. Vesícula Biliar e o Sistema Biliar Extra-Hepático 337
33. Pâncreas 349
34. Baço 367
35. Parede Abdominal, Omento, Mesentério e Retroperitônio 373
36. Sarcomas de Tecido Mole 379
37. Hérnia Inguinal 385

- **38** Tireoide, Paratireoide e Suprarrenal 393
- **39** Cirurgia Pediátrica 415
- **40** Urologia 429
- **41** Ginecologia 439
- **42** Neurocirurgia 449
- **43** Cirurgia Ortopédica 461
- **44** Cirurgia da Mão e do Punho 473
- **45** Cirurgia Plástica e Reconstrutiva 485
- **46** Considerações Cirúrgicas no Idoso 493
- **47** Anestesia do Paciente Cirúrgico 499
- **48** Ética, Tratamento Paliativo e Cuidados no Final da Vida 507
- Índice Remissivo 511

INTRODUÇÃO

Esta nona edição de *Princípios de Cirurgia – Autoavaliação, Pré-Teste e Revisão*, editado por F. Charles Brunicardi *et al.*, segue o mesmo formato prático de questões e respostas lado a lado da sua última impressão, mas foi totalmente atualizada com novas questões retiradas diretamente das páginas da nova nona edição do livro-texto *Schwartz – Tratado de Cirurgia*. Foi elaborada principalmente para residentes em preparação para os exames de certificação, residência provas do título.

Em cada capítulo, há questões subdivididas em duas categorias: Ciência Básica e Clínica. A colocação lado a lado de questões e respostas permite que o leitor realize um estudo mais eficaz e uma autoavaliação acelerada. Com o objetivo de manter a integridade da prova prática, recomenda-se que o usuário cubra a coluna do lado direito da página, para ocultar a coluna de resposta até a revisão. O estilo de questionamento usado simula provas. Além disto, ao lado de cada questão há a resposta, uma explicação de um parágrafo e uma referência específica ao número da página, caso o usuário necessite de uma revisão mais detalhada sobre o tema.

Este livro é composto de 1.142 questões de múltipla escolha, que são típicas das principais áreas cobertas na nona edição do *Tratado de Cirurgia* de Brunicardi *et al.* Entre as novidades nesta obra, há dois novos capítulos: Conselho de Acreditação de Competências Fundamentais para Educação em Pós-Graduação na Área Médica e Ética, Tratamento Paliativo e Cuidados no Final da Vida.

AGRADECIMENTOS

Desde a última edição, esta obra foi ampliada, incluindo novas questões em cada capítulo, mantendo simultaneamente questões pertinentes da oitava edição. Os editores gostariam de reconhecer o enorme esforço de Mary L. Brandt, M.D., F.A.C.P., que criou muitas das novas questões e por sua inestimável ajuda na revisão e na verificação dos fatos. Reconhecemos também a importante e valiosa contribuição de Katie Elsbury, que trabalhou com o Dr. Brandt, os editores, a editora, e comigo durante cada etapa do processo editorial.

F. Charles Brunicardi, M.D., F.A.C.S.

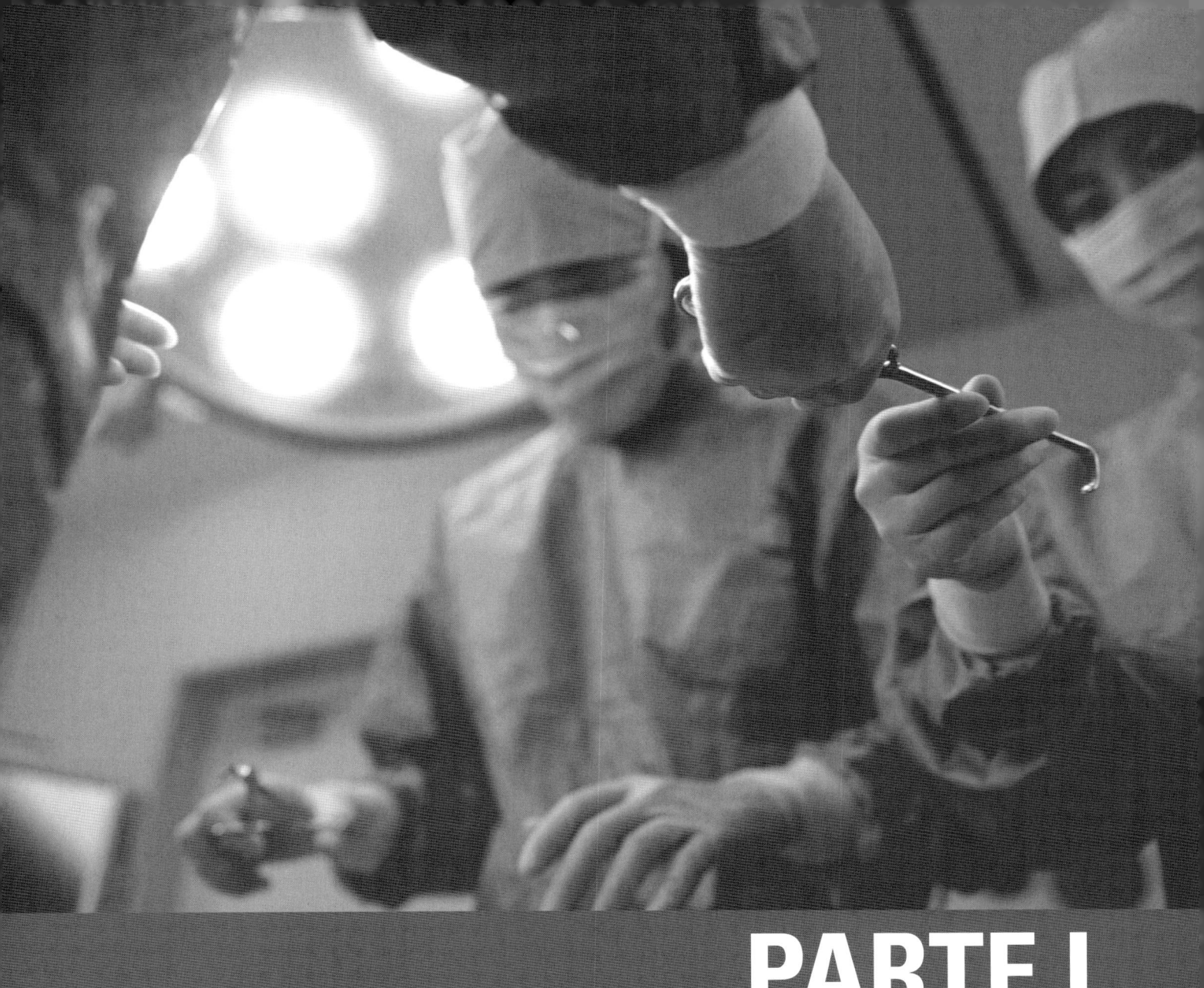

PARTE I

Considerações Básicas

CAPÍTULO 1

Conselho de Acreditação de Competências Fundamentais para Educação em Pós-Graduação na Área Médica

1. Aprendizagem mediante a apresentação de erros em uma sessão sobre morbidade e mortalidade faz parte de qual das seguintes competências principais do Conselho de Acreditação para Educação em Pós-Graduação na Área Médica?
   A. Atendimento ao paciente.
   B. Conhecimento médico.
   C. Aprendizagem e aperfeiçoamento com base na prática.
   D. Práticas com base em sistemas.

Resposta: C
A aprendizagem e o aperfeiçoamento com base na prática envolvem um ciclo de quatro etapas: identificação das áreas de melhoria, envolvimento na aprendizagem, aplicação de novos conhecimentos e habilidades para prática e verificação da melhoria.... No treinamento de residência, o exemplo mais simples de aprendizagem com base na prática consiste na sessão sobre mortalidade e morbidade cirúrgicas. Esta conferência tradicionalmente permite uma discussão aprofundada sobre casos cirúrgicos e resultados adversos do paciente. São classificadas as complicações (evitáveis, provavelmente evitáveis, possivelmente evitáveis e inevitáveis), e são identificadas as áreas de melhoria. (Ver Schwartz, 9ª ed., p. 6 e Tabela 1-1.)

TABELA 1-1	Conselho de Acreditação de Competências Principais para Educação em Pós-Graduação na Área Médica
Competência principal	**Descrição**
Atendimento ao paciente	Ser capaz de prestar assistência médica diferenciada e eficaz no ambiente moderno da assistência médica
Conhecimento médico	Aplicar com eficácia os conhecimentos médicos atuais no atendimento ao paciente e ser capaz de usar ferramentas médicas (ou seja, PubMed), a fim de estar atualizado na educação médica
Aprendizagem e aperfeiçoamento com base na prática	Assimilar e avaliar criticamente as informações de uma maneira sistemática para melhorar as práticas de atendimento ao paciente
Habilidades interpessoais e comunicativas	Demonstrar habilidades de comunicação suficientes que permitam a troca eficiente de informações na interação médico-paciente e como membro de uma equipe de saúde
Profissionalismo	Demonstrar os princípios de comportamento ético (ou seja, consentimento informado, confidencialidade do paciente) e integridade que promovem o maior nível de assistência médica
Práticas com base em sistemas	Reconhecer e compreender que cada prática individual faz parte de um grande sistema de prestação de assistência médica e ser capaz de usar o sistema de apoio à assistência ao paciente

2. Qual das seguintes afirmações é exigida pela Comissão de Avaliação de Residência do Conselho de Acreditação de Competências Principais para Educação em Pós-Graduação na Área Médica?
   A. Ensino individualizado com a presença de cirurgiões.
   B. Laboratório de competências em cirurgia.
   C. Biblioteca do departamento com acesso à Internet.
   D. Relatório matutino.

Resposta: B
Ao reconhecer a importância de incorporar o treinamento de simulação na residência atual, a Comissão de Avaliação de Residência (RRC) determinou que todos os programas de cirurgia deveriam ter um laboratório de habilidades cirúrgicas até julho de 2008 para manter sua acreditação. O ensino individualizado, bem como sessões, como o relatório matutino, ocorre em quase todos os programas de treinamento cirúrgico. Elas não são, no entanto, especificamente determinadas pela RRC. Embora seja necessário o acesso a informações, tanto impressas quanto digitais, não é obrigatório que estas sejam fornecidas pelo departamento. (Ver Schwartz, 9ª ed., p. 5.)

3. As ações judiciais e eventos sentinelas na maioria das vezes são decorrentes de:
   A. Conhecimentos médicos inadequados.
   B. Atendimento precário ao paciente.
   C. Habilidades interpessoais e comunicativas insatisfatórias.
   D. Comportamento contrário à ética profissional.

Resposta: C
Os estudos revelam que os médicos com boas habilidades interpessoais e comunicativas melhoraram os resultados dos pacientes e estão sujeitos a menos processos judiciais relacionados com a prática médica.

Visando a dar apoio a isto, uma análise de origem realizada pela Comissão Conjunta identificou falhas na comunicação como a principal causa de operações de locais errados e outros eventos-sentinela. (Ver Schwartz, 9ª ed., p. 8.)

4. Qual dos seguintes itens é um dos três princípios do Código de Conduta Profissional da ACS (American College of Surgeons)?
   A. Dedicação ao bem-estar do paciente, independente das forças administrativas.
   B. Pagamento cabível para testificar como perito judicial.
   C. Recebimento de pacientes, independentemente das possibilidades financeiras.
   D. Encaminhamento de pacientes a outros médicos, quando os conflitos não permitirem que o cirurgião continue a cuidar do paciente.

Resposta: A
A ACS aprovou o Estatuto de Profissionalismo Médico como seu Código de Conduta Profissional, em 2002. Este modelo de conduta profissional baseia-se em três princípios. Em primeiro lugar, o médico deve estar voltado para o bem-estar do paciente. Este profissional deve superar todas as dificuldades financeiras, sociais e administrativas. Em segundo lugar, o médico deve ter respeito à autonomia do paciente.

Esta conduta deve ser honesta e fornecer ao paciente todas as informações necessárias para tomar uma decisão. Terceiro, a profissão médica deve promover a justiça no sistema de saúde, eliminando discriminação e barreiras sociais. (Ver Schwartz, 9ª ed., p. 9.)

CAPÍTULO 2

Resposta Sistêmica ao Trauma e ao Suporte Metabólico

PERGUNTAS SOBRE CIÊNCIA BÁSICA

1. O nervo vago medeia qual dos seguintes itens na definição de inflamação sistêmica?
   A. Motilidade intestinal reforçada.
   B. Diminuição da produção de proteínas pelo fígado.
   C. Diminuição da produção do fator de necrose tumoral.
   D. Aumento da frequência cardíaca para aumentar o débito cardíaco.

Resposta: A
O nervo vago exerce diversas influências homeostáticas, incluindo o aumento da motilidade intestinal, a redução da frequência cardíaca e a regulação da inflamação. O entendimento das vias anti-inflamatórias neuralmente controladas do nervo vago é importante para esta via. A atividade do sistema nervoso parassimpático transmite sinais eferentes do nervo vago principalmente pelo neurotransmissor acetilcolina. Esta via anti-inflamatória neuralmente mediada permite uma resposta rápida aos estímulos inflamatórios e também à regulação potencial da liberação do mediador inicial pró-inflamatório, sobretudo o fator de necrose tumoral. A atividade do nervo vago, na presença de inflamação sistêmica, pode inibir a atividade de citocinas e reduzir as lesões dos processos de doenças, como, por exemplo, pancreatite, isquemia e reperfusão, e choque hemorrágico. Esta atividade é principalmente mediada por receptores nicotínicos de acetilcolina em células de mediador imune, como, por exemplo, macrófagos teciduais. Além disso, o aumento de perfis inflamatórios são observados após a vagotomia, durante condições de estresse. (Ver Schwartz, 9ª ed., p. 17.)

2. As citocinas são que tipo de hormônio?
   A. Polipeptídeo.
   B. Aminoácido.
   C. Ácidos graxos.
   D. Carboidratos.

Resposta: A
As citocinas são hormônios polipeptídeos. Os seres humanos liberam hormônios em diversas categorias químicas, incluindo os polipeptídeos (p. ex., citocinas, glucagon e insulina), aminoácidos (p. ex., epinefrina, serotonina e histamina) e ácidos graxos (p. ex., glicocorticoides, prostaglandinas e leucotrienos). Não há nenhum hormônio de carboidratos. (Ver Schwartz, 9ª ed., p. 17.)

3. Qual das seguintes afirmações é uma função de proteínas de choque térmico?
   A. A ligação de proteínas autólogas para melhorar a ligação ligante.
   B. A indução do estouro oxidativo dos glóbulos brancos.
   C. A ligação ao endotélio capilar para evitar a extravasão de líquidos.
   D. A estabilização de membranas para evitar a lise celular.

Resposta: A
As proteínas de choque térmico são um grupo de proteínas intracelulares que são cada vez mais expressas durante períodos de estresse, como lesão por queimadura, inflamação e infecção. As proteínas de choque térmico participam de muitos processos fisiológicos, incluindo o enovelamento de proteínas e o endereçamento de proteína. A formação de proteínas de choque térmico requer indução de genes pelo fator de transcrição de choque térmico. As proteínas de choque térmico ligam tanto proteínas autólogas, quanto invasoras e, assim, funcionam como chaperones intracelulares para ligantes, como o DNA de bactérias e endotoxinas. Presume-se que as proteínas de choque térmico protejam as células dos efeitos nocivos do estresse traumático e, quando liberadas pelas células danificadas, alertam o sistema imunológico do dano tecidual. (Ver Schwartz, 9ª ed., p. 20.)

4. Qual dos seguintes é um eicosanoide?
   A. Fator de necrose tumoral.
   B. Ácido araquidônico.
   C. Tromboxano.
   D. IL-10.

Resposta: C
O tromboxano é um eicosanoide. O ácido araquidônico é um dos dois precursores dos eicosanoides. O fator de necrose tumoral e IL-10 são citocinas. Os eicosanoides são derivados principalmente pela oxidação da membrana fosfolipídica do ácido araquidônico (ácido eicosatetraenoico) e são compostos de subgrupos, incluindo as prostaglandinas, prostaciclinas, ácidos hidroxieicosatetraenoicos, tromboxanos e leucotrienos. A síntese do ácido araquidônico a partir de fosfolipídios requer a ativação enzimática da fosfolipase A2 (Fig. 2-1). Os produtos da via do ciclo-oxigenase incluem todos das prostaglandinas e tromboxanos. A via lipoxigenase gera leucotrienos e ácido hidroxieicosatetraenoico.... Os eicosanoides são produzidos principalmente por duas vias principais: (1) com o ácido araquidônico (ácidos graxos ômega-6) como substrato e (2) o ácido eicosapentaenoico (ácidos graxos ômega-3) como substrato. (Ver Schwartz, 9ª ed., p. 22.)

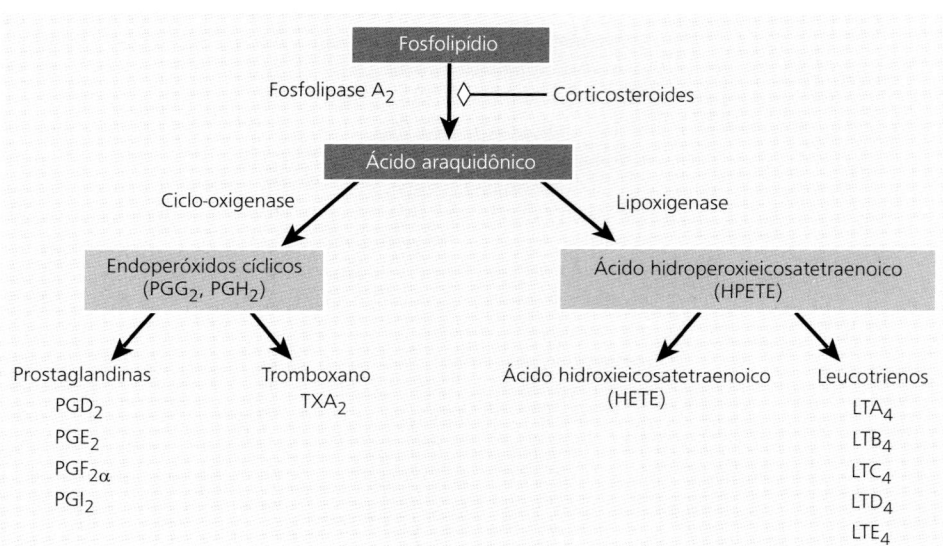

FIG. 2-1. Diagrama esquemático do metabolismo do ácido araquidônico. LT = leucotrieno; PG = prostaglandina; TXA_2 = tromboxano A_2.

5. Os ácidos graxos ômega 3 têm qual dos seguintes efeitos sobre a resposta inflamatória?
   A. Aumento da resposta inflamatória.
   B. Diminuição da resposta inflamatória.
   C. Atraso da resposta inflamatória.
   D. Nenhum efeito sobre a resposta inflamatória.

Resposta: B
Os ácidos graxos ômega 3 têm efeitos anti-inflamatórios específicos, incluindo inibição da atividade do NF-B, a liberação do fator de necrose tumoral a partir de células hepáticas de Kupffer, assim como a adesão e a migração de leucócitos. Os efeitos anti-inflamatórios dos ácidos graxos ômega 3 em doenças crônicas autoimunes, como, por exemplo, a artrite reumatoide, a psoríase e o lúpus, têm sido documentados em animais e seres humanos. Em modelos experimentais de sepse, os ácidos graxos ômega 3 inibem a inflamação, atenuam a perda de peso, aumentam a perfusão do intestino delgado e podem aumentar a proteção da barreira intestinal. Em estudos com seres humanos, a suplementação com ômega 3 está associada à diminuição da produção do fator de necrose tumoral, interleucina-1β por monócitos estimulados de endotoxina. Em um estudo com pacientes cirúrgicos, a suplementação pré-operatória com ácido graxo ômega 3 foi associada à menor necessidade de ventilação mecânica, diminuição da duração da internação hospitalar e redução da mortalidade com um bom perfil de segurança. (Ver Schwartz, 9ª ed., p. 22.)

6. Qual dos seguintes efeitos do fator de necrose tumoral são conhecidos?
   A. Diminui a resposta catabólica.
   B. Promove a entrada da insulina nas células.
   C. Aumenta a expressão de eicosanoides.
   D. Atrasa a ativação da via de coagulação.

Resposta: C
O fator de necrose tumoral alfa é uma citocina que é rapidamente mobilizada em resposta a estressores, como lesões e infecções, e é um potente mediador da resposta inflamatória subsequente. O fator de necrose tumoral é sintetizado, principalmente, por macrófagos, monócitos e células T, que são abundantes no peritônio e tecidos esplâncnicos. Embora seja breve a meia-vida circulante do

7. Qual das seguintes são moléculas de adesão (ou seja, células que medeiam leucócitos para adesão endotelial)?
   A. Fator de ativação plaquetária.
   B. L-selectina
   C. Fator beta de transformação do crescimento.
   D. Fator de necrose tumoral.

fator de necrose tumoral, a atividade desse fator provoca muitas atividades metabólicas e imunomoduladoras. O fator de necrose tumoral estimula a degradação muscular e a caquexia por aumento de catabolismo, resistência à insulina e redistribuição de aminoácidos para a circulação hepática, como substratos de combustível. Além disso, o fator de necrose tumoral também medeia a ativação da coagulação, a migração celular, a fagocitose de macrófagos e aumenta a expressão de moléculas de adesão, a prostaglandina E_2, o fator de ativação de plaquetas, os glicocorticoides e os eicosanoides. (Ver Schwartz, 9ª ed., p. 24.)

Resposta: B
Existem quatro famílias de aderências de moléculas: selectinas, imunoglobulinas, beta (CD18) integrinas e beta (CD29) integrinas. A L-selectina é um membro da família da selectina de moléculas de adesão. O fator ativador de plaquetas é um fosfolipídio que medeia a função de leucócitos, mas não contribui para a adesão. O fator beta de transformação do crescimento é um fator de crescimento de polipeptídeo que é regulado para cima em alguns tumores malignos. O fator de necrose tumoral é uma citocina que é regulada para cima em condições inflamatórias, mas que não desempenha um papel importante na adesão de leucócitos ao endotélio (Tabela 2-1). (Ver Schwartz, 9ª ed., p. 33.)

TABELA 2-1 Moléculas que medeiam a adesão leucócito-endotélio, classificadas por família

Molécula de adesão	Ação	Origem	Indutores da expressão	Células-alvo
Selectinas				
L-selectina	Rolamento rápido	Leucócitos	Nativo	Endotélio, plaquetas, eosinófilos
P-selectina	Rolamento vagaroso	Plaquetas e endotélio	Trombina, histamina	Neutrófilos, monócitos
E-selectina	Rolamento muito vagaroso	Endotélio	Citocinas	Neutrófilos, monócitos linfócitos
Imunoglobulinas				
ICAM-1	Forte adesão/transmigração	Endotélio, leucócitos, fibroblastos, epitélio	Citocinas	Leucócitos
ICAM-2	Forte adesão	Endotélio, plaquetas	Nativo	Citocinas
VCAM-1	Forte adesão/transmigração	Endotélio	Citocinas	Monócitos, linfócitos
PECAM-1	Adesão/transmigração	Endotélio, plaquetas, leucócitos	Nativo	Endotélio, plaquetas, leucócitos
β_2-*(CD18) Integrinas*				
CD18/11a	Forte adesão/transmigração	Leucócitos	Ativação de leucócitos	Endotélio
CD18/11 b (Mac-1)	Forte adesão/transmigração	Neutrófilos, monócitos, células *killers* naturais	Ativação de leucócitos	Endotélio
CD18/11c	Adesão	Neutrófilos, monócitos, células *killers* naturais	Ativação de leucócitos	Endotélio
β_1-*(CD29) Integrinas*				
VLA-4	Forte adesão/transmigração	Monócitos, linfócitos	Ativação de leucócitos	Monócitos, endotélio, epitélio

ICAM-1 = molécula 1 de adesão intercelular; ICAM-2 = molécula 2 de adesão intercelular; Mac-1 = antígeno de macrófago 1; PECAM-1 = molécula 1 de adesão de células endoteliais-plaquetas; VCAM-1 = molécula 1 de adesão celular vascular; VLA-4 = antígeno-4 muito tardio.

8. O efeito fisiológico primário do óxido nítrico é:
   A. Aumento da adesão de plaquetas.
   B. Aumento da adesão leucócito-endotélio.
   C. Aumento de microtrombose.
   D. Aumento de relaxamento da musculatura lisa.

Resposta: D
O óxido nítrico foi inicialmente conhecido como fator de *relaxamento derivado do endotélio* por seu efeito sobre o músculo liso vascular e tem funções importantes, tanto no controle fisiológico, quanto no patológico do tônus vascular. O relaxamento normal do músculo liso vascular é mantido por uma saída constante de óxido nítrico e pela subsequente ativação do guanilil ciclase solúvel. O óxido nítrico também pode diminuir a microtrombose pela redução da adesão e da agregação plaquetária (Fig. 2-2). O óxido nítrico atravessa facilmente as membranas celulares e tem uma meia-vida curta de alguns

segundos e é oxidado em nitrato e nitrito. O óxido nítrico é constitutivamente expresso por células endoteliais. No entanto, sintase induzível do óxido nítrico, que normalmente não é expressa, é regulada para cima em resposta a estímulos inflamatórios, o que aumenta a produção de óxido nítrico. O aumento do óxido nítrico é detectável em choque séptico e em resposta ao fator de necrose tumoral, à IL-1, à IL-2 e à hemorragia. O óxido nítrico medeia a hipotensão observada durante o choque séptico. Entretanto, um ensaio clínico de um inibidor de sintase do óxido nítrico não seletivo mostrou aumento de disfunção orgânica e mortalidade. (Ver Schwartz, 9ª ed., p. 33.)

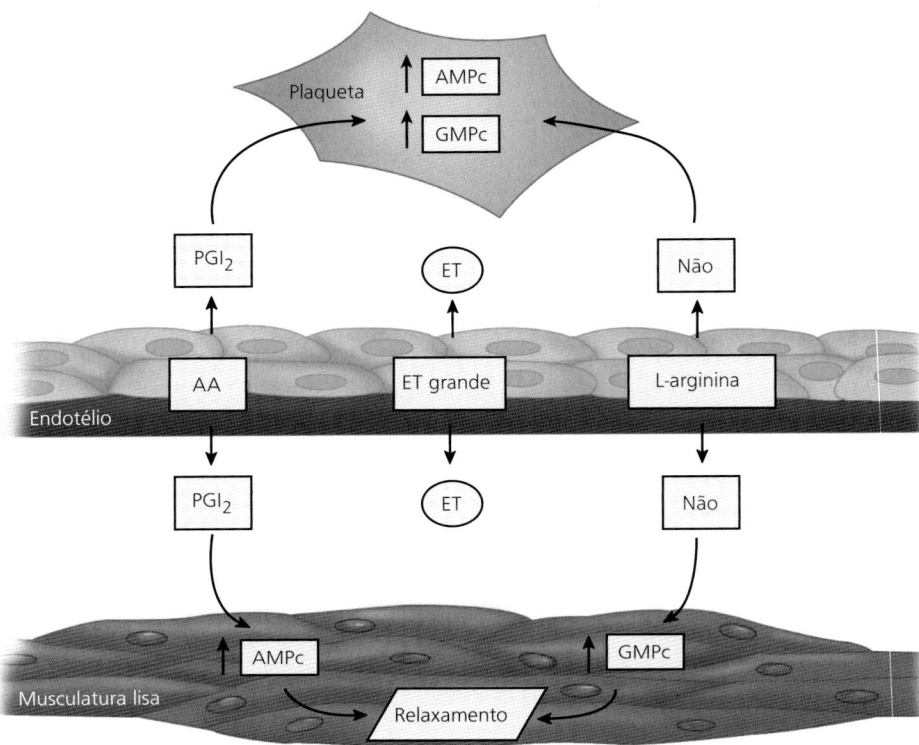

FIG. 2-2. Interação endotelial com as células do músculo e com plaquetas intraluminais. A prostaciclina (prostaglandina I₂ ou PGI₂) é derivada do ácido araquidônico (AA) e o óxido nítrico, da L-arginina. O aumento da adenosina monofosfato cíclico (AMPc) e monofosfato de guanosina cíclico (GMPc) resulta no relaxamento do músculo liso e na inibição da formação do trombo plaquetário. As endotelinas (ETs) são derivadas da "endotelina grande", combatendo os efeitos da prostaciclina e do óxido nítrico.

9. A prostaciclina tem qual dos seguintes efeitos na inflamação sistêmica?
   A. Inibição da agregação plaquetária.
   B. Vasoconstrição.
   C. Aumento das moléculas de adesão.
   D. Diminuição do débito cardíaco.

Resposta: A
A prostaciclina é um membro da família dos eicosanoides e é produzida principalmente pelas células endoteliais. É um vasodilatador eficaz e também inibe a agregação plaquetária. Durante a inflamação sistêmica, a expressão de prostaciclina endotelial é prejudicada e, portanto, o endotélio favorece um perfil mais pró-coagulante. O tratamento com prostaciclina durante a sepse apresentou redução dos níveis de citocinas, dos fatores de crescimento e das moléculas de adesão através de uma via dependente de AMPc. Em ensaios clínicos, a infusão de prostaciclina está associada a aumento do débito cardíaco, do fluxo sanguíneo esplâncnico e da distribuição e do consumo de oxigênio, sem redução significativa na pressão arterial média. No entanto, como recomendação, outros estudos são necessários antes do uso generalizado da prostaciclina. (Ver Schwartz, 9ª ed., p. 33.)

10. Quantas calorias por dia são necessárias para manter o metabolismo basal de um adulto saudável?
    A. 10 a 15 kcal/kg/dia.
    B. 20 a 25 kcal/kg/dia.
    C. 30 a 35 kcal/kg/dia.
    D. 40 a 45 kcal/kg/dia.

Resposta: B
Para manter as necessidades metabólicas basais (ou seja, em repouso e em jejum), um adulto saudável normal requer aproximadamente 22 a 25 kcal/kg por dia provenientes de carboidratos, lipídios e fontes de proteína. (Ver Schwartz, 9ª ed., p. 34.)

11. A fonte primária de calorias durante a inanição aguda (< 5 dias de jejum) é:
    A. Gordura.
    B. Muscular (proteína).
    C. Glicogênio.
    D. Corpos cetônicos.

12. Qual das seguintes é a fonte primária de combustível em inanição prolongada?
    A. Gordura.
    B. Muscular (proteína).
    C. Glicogênio.
    D. Corpos cetônicos.

Resposta: A
No adulto saudável, as principais fontes de combustível durante o jejum a curto prazo (< 5 dias) são derivadas de proteína muscular e gordura corporal, com a gordura sendo a fonte mais abundante de energia. (Ver Schwartz, 9ª ed., p. 34.)

Resposta: D
Em inanição prolongada, a proteólise sistêmica é reduzida para cerca de 20 g/de, a excreção urinária de nitrogênio estabiliza em 2 a 5 g/d (Fig. 2-3). Esta redução na proteólise reflete na adaptação por órgãos vitais (p. ex., miocárdio, cérebro, córtex renal e músculo esquelético) para usar corpos cetônicos como fonte principal de combustível. Em jejum prolongado, os corpos cetônicos tornam-se uma fonte importante de combustível para o cérebro após 2 dias e, gradualmente, tornam-se a principal fonte de combustível por 24 dias. (Ver Schwartz, 9ª ed., p. 35.)

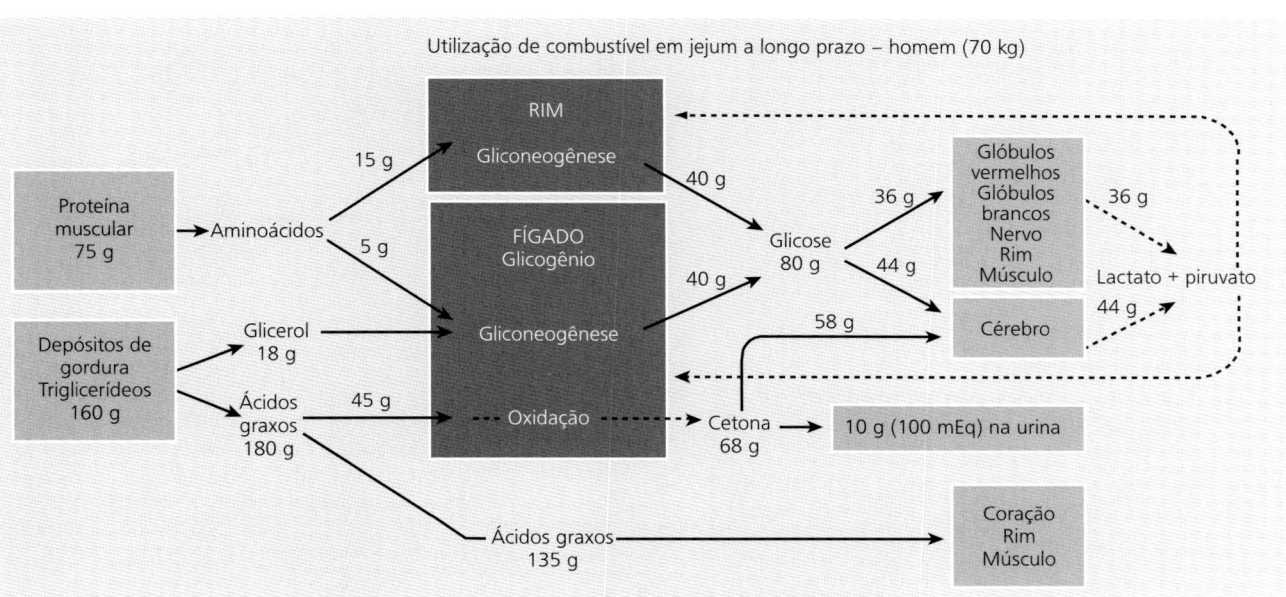

FIG. 2-3. Utilização de combustível em inanição prolongada. Os depósitos de glicogênio hepático estão esgotados, e há uma redução adaptativa na proteólise, como fonte de combustível. O cérebro utiliza cetonas para o combustível. Os rins tornam-se participantes importantes na gliconeogênese. (Adaptada com permissão de Cahill GF: Starvation in man. *N Engl J Med* 282:668, 1970. Copyright © Massachusetts Medical Society. Todos os direitos reservados.)

13. Qual das seguintes é a fonte primária de combustível após a lesão aguda?
    A. Gordura.
    B. Muscular (proteína).
    C. Glicogênio.
    D. Corpos cetônicos.

Resposta: A
Os lipídios não são meramente não proteicos, fontes de combustíveis não carboidratos que minimizem o catabolismo proteico no paciente com lesão. O metabolismo lipídico potencialmente influencia a integridade estrutural das membranas celulares, bem como a resposta imune durante a inflamação sistêmica. Os depósitos adiposos no corpo (triglicerídeos) são a fonte de energia predominante (50 a 80%) durante a doença crítica e após a lesão. A mobilização de gordura (lipólise) ocorre principalmente em resposta ao estímulo de catecolaminas da lipase de triglicerídeos sensíveis a hormônio. Outras influências hormonais que potencializam a lipólise incluem o hormônio adrenocorticotrófico, as catecolaminas, o hormônio da tireoide, o cortisol, o glucagon, a liberação do hormônio de crescimento, a redução nos níveis de insulina e o aumento do estímulo simpático. (Ver Schwartz, 9ª ed., p. 36.)

14. A sepse aumenta as necessidades metabólicas por aproximadamente qual percentagem?
   A. 25%.
   B. 50%.
   C. 75%.
   D. 100%.

Resposta: B
A sepse aumenta as necessidades metabólicas de cerca de 150 a 160% do gasto energético de repouso, ou 50% acima do normal. A magnitude do gasto metabólico parece estar diretamente proporcional à gravidade do insulto, com lesões térmicas e infecções graves com as mais altas demandas de energia (Fig. 2-4). O aumento do gasto energético é mediado em parte pela ativação simpática e liberação de catecolaminas, que tem sido replicado pela administração de catecolaminas para indivíduos saudáveis. (Ver Schwartz, 9ª ed., p. 36 e Tabela 2-2.)

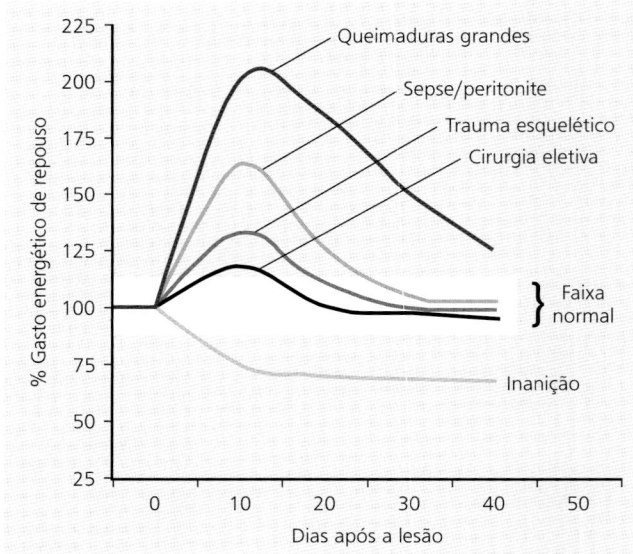

Fig. 2-4. Influência da gravidade da lesão no metabolismo de repouso (gasto energético de repouso). A área sombreada indica o gasto energético de repouso normal. (Adaptada com permissão de Long CL et al.: Metabolic response to injury and illness: Estimation of energy and protein needs from indirect calorimetry and nitrogen balance. JPEN J Parenter Enteral Nutr 3:452, 1979.)

TABELA 2-2 Ajustes calóricos acima do gasto energético basal em condições hipermetabólicas

Doença	kcal/kg por dia	Ajuste acima do gasto energético basal	Gramas de proteína/ kg por dia	Calorias não proteicas: Nitrogênio
Desnutrição normal/moderada	25-30	1,1	1,0	150:1
Estresse suave	25-30	1,2	1,2	150:1
Estresse moderado	30	1,4	1,5	120:1
Estresse grave	30-35	1,6	2,0	90-120:1
Queimaduras	35-40	2,0	2,5	90-100:1

15. Qual é o aminoácido mais abundante no corpo humano?
   A. Leucina.
   B. Tirosina.
   C. Glutamina.
   D. Alanina.

Resposta: C
A glutamina é o aminoácido mais abundante no corpo humano, com cerca de 2/3 da reserva de aminoácidos livres intracelulares. Desse total, 75% são encontrados nos músculos esqueléticos. Em indivíduos saudáveis, a glutamina é considerada um aminoácido não essencial, porque é sintetizada nos músculos esqueléticos e pulmões. A glutamina é um substrato necessário para a síntese de nucleotídeos na maioria das células em divisão e, portanto, fornece uma grande fonte de energia para os enterócitos. Também serve como uma importante fonte de combustível de imunócitos, como, por exemplo, os linfócitos e macrófagos, e é um precursor de glutationa, um antioxidante intracelular principal. (Ver Schwartz, 9ª ed., p. 46.)

PERGUNTAS CLÍNICAS

1. Um paciente se apresenta na sala de emergência com uma temperatura de 39°C, frequência cardíaca de 115 bpm e uma frequência respiratória de 25 inc/min. Não há sintomas de localização, e a propedêutica não revela nenhuma fonte específica de febre. Qual dos seguintes descreve melhor a condição deste paciente?
   A. Infecção.
   B. Síndrome da resposta inflamatória sistêmica (SRIS).
   C. Sepse.
   D. Choque séptico.

Resposta: B
Este paciente atende aos critérios da síndrome da resposta inflamatória sistêmica (SRIS). Porque não há nenhuma fonte identificável para a doença, não foram atendidos os critérios de infecção e sepse. O choque séptico é a sepse com colapso cardiovascular (Tabela 2-3). (Ver Schwartz, 9ª ed., p. 16.)

TABELA 2-3	Espectro clínico da infecção e da síndrome da resposta inflamatória sistêmica (SRIS)
Termo	**Definição**
Infecção	Fonte identificável de insulto microbiano
SRIS	Dois ou mais dos seguintes critérios são atendidos: Temperatura de ≥ 38 ou ≤ 36°C Frequência cardíaca ≥ 90 batimentos por minuto Frequência respiratória ≥ 20 respirações por minuto ou $PaCO_2$ ≤ 32 mmHg ou ventilação mecânica Contagem de leucócitos ≥ 12.000/μL ou ≤ 4.000/μL ou ≥ 10% de formas de banda
Sepse	Fonte identificável de infecção + SRIS
Sepse grave	Sepse + disfunção orgânica
Choque séptico	Sepse + colapso cardiovascular (necessitando suporte vasopressor)

$Paco_2$ = pressão parcial de dióxido de carbono arterial.

2. O cortisol fica elevado em resposta a ferimentos graves. Quanto tempo essa resposta pode persistir em um paciente com uma queimadura importante?
   A. 2 dias.
   B. 1 semana.
   C. 1 mês.
   D. 3 meses.

Resposta: C
O cortisol é um hormônio esteroide glicocorticoide liberado pelo córtex suprarrenal em resposta ao hormônio adrenocorticotrófico. A liberação de cortisol é aumentada durante os períodos de estresse e pode ser cronicamente elevada nos processos de determinada doença. Por exemplo, os pacientes que sofreram queimaduras podem apresentar níveis elevados durante 4 semanas. (Ver Schwartz, 9ª ed., p. 18.)

3. Qual das seguintes pode ser usada para mitigar os efeitos do cortisol na cicatrização de feridas?
   A. Vitamina A.
   B. Vitamina B1.
   C. Vitamina C.
   D. Vitamina E.

Resposta: A
A cicatrização de feridas também é prejudicada, porque o cortisol reduz o fator de crescimento transformador beta e o fator I de crescimento, semelhante à insulina na ferida. Este efeito pode ser parcialmente amenizado mediante a administração de vitamina A. (Ver Schwartz, 9ª ed., p. 18.)

4. Qual das seguintes é encontrada em pacientes com insuficiência suprarrenal?
   A. Hiperglicemia.
   B. Hipercalemia.
   C. Hipercalcemia.
   D. Hipernatremia.

Resposta: B
Os resultados laboratoriais em insuficiência suprarrenal incluem hipoglicemia oriunda da diminuição da gliconeogênese, hiponatremia da reabsorção comprometida de sódio tubular renal e hipercalemia da diminuição de caliurese. Os níveis de cálcio não costumam ser afetados por insuficiência suprarrenal. (Ver Schwartz, 9ª ed., p. 19.)

5. A superalimentação (CR > 1,0) em um paciente em estado crítico pode resultar em:
   A. Pancreatite.
   B. Aumento do risco de infecção.
   C. Atelectasia.
   D. Aumento do risco de trombose de veia profunda.

Resposta: B
O excesso de glicose proveniente da superalimentação, que se reflete em CRs > 1,0, pode resultar em doenças, como glicosúria, termogênese e conversão para gordura (lipogênese). A administração excessiva de glicose resulta em elevada produção de dióxido de carbono, que pode ser nociva à saúde em pacientes com função pulmonar subótima, assim como hiperglicemia, que pode contribuir para o risco de infecção e supressão imune.... A superalimentação pode contribuir para a deterioração clínica por meio do aumento do consumo de oxigênio, do aumento da produção de dióxido de carbono e da necessidade prolongada de suporte ventilatório, fígado gorduroso, supressão da função de leucócitos, hiperglicemia e aumento do risco de infecção. (Ver Schwartz, 9ª ed., p. 38.)

6. Qual das seguintes é a fórmula enteral inicial para a maioria dos pacientes cirúrgicos?
   A. Fórmula isotônica de baixo resíduo.
   B. Fórmula elementar.
   C. Fórmula de caloria densa.
   D. Fórmula proteica alta.

Resposta: A
A maioria das fórmulas isotônicas de baixo resíduo proporciona uma densidade calórica de 1,0 kcal/mL, e cerca de 1.500 a 1.800 mL são necessários para atender às necessidades diárias. Essas composições de baixa osmolaridade fornecem carboidratos basais, proteínas, eletrólitos, água, gordura e vitaminas solúveis em gordura (alguns não têm a vitamina K) e normalmente têm uma relação de nitrogênio: calorias não proteína de 150:1. Estes não contêm volume de fibra e, portanto, deixam o mínimo de resíduos. Essas soluções geralmente são consideradas as fórmulas-padrão ou de primeira linha para pacientes estáveis com um trato gastrointestinal intacto. (Ver Schwartz, 9ª ed., p. 42.)

7. Qual nutriente é proporcionalmente maior na fórmula enteral de "falência pulmonar"?
   A. Carboidratos.
   B. Proteínas.
   C. Gordura.
   D. Vitaminas.

Resposta: C
Nas fórmulas de insuficiência pulmonar, o teor de gordura geralmente é aumentado para 50% das calorias totais, com a correspondente redução no teor de carboidratos. O objetivo é reduzir a produção de dióxido de carbono e aliviar a carga de ventilação para pulmões com deficiência. (Ver Schwartz, 9ª ed., p. 43.)

8. Qual vitamina não está presente em preparações comercialmente preparadas de vitamina intravenosa e, portanto, deve ser suplementada em um paciente que recebeu mistura de nutriente total?
   A. Vitamina A.
   B. Vitamina D.
   C. Vitamina E.
   D. Vitamina K.

Resposta: D
As preparações de vitamina intravenosa também devem ser adicionadas às fórmulas parenterais. As deficiências da vitamina são raras ocorrências, se tais preparações forem usadas. Além disso, como a vitamina K não faz parte de qualquer solução de vitamina preparada comercialmente, deve ser suplementada semanalmente. (Ver Schwartz, 9ª ed., p. 45.)

9. O aparecimento de intolerância à glicose em pacientes dependentes de mistura de nutriente total pode ser causado por:
   A. Deficiência de zinco.
   B. Deficiência de cobre.
   C. Deficiência de cromo.
   D. Deficiência de manganês.

Resposta: C
A apresentação mais frequente de vestígios de deficiências minerais é a erupção cutânea eczematoide, que se desenvolve na forma difusa e intertriginosa em pacientes deficientes em zinco. Outras deficiências minerais de vestígios raros incluem uma anemia microcítica associada à deficiência de cobre e a intolerância à glicose, que poderia estar relacionada com a deficiência de cromo. Estas últimas complicações são raramente observadas, exceto nos pacientes que recebem nutrição parenteral por períodos prolongados. A administração diária de suplementos minerais de vestígios disponíveis no mercado evitará a maioria dos problemas desse tipo. A deficiência de manganês é extremamente rara e pouco descrita, mas pode estar associada à cicatrização ruim. (Ver Schwartz, 9ª ed., p. 45.)

10. Qual dos seguintes é um efeito fisiológico potencial de anabolismo (saldo positivo de nitrogênio)?
    A. Glicosúria.
    B. Acidose metabólica.
    C. Hipercalcemia.
    D. Hipermagnesemia.

Resposta: A
A glicosúria pode resultar de hipocalemia. Uma vez que o potássio é o ânion intracelular mais abundante, o anabolismo requer uma mudança grande de potássio para as novas células, levando ao soro a hipocalemia.

O potássio é essencial para alcançar um equilíbrio positivo de nitrogênio e substituir os depósitos intracelulares esgotados. Além disso, uma mudança significativa do íon potássio proveniente do espaço extracelular para o intracelular pode ocorrer por causa da grande infusão de glicose, com consequente hipocalemia, alcalose metabólica e utilização precária de glicose. Em alguns casos podem ser necessários até 240 mEq do íon potássio por dia. A hipocalemia pode causar glicosúria, que seria tratada com potássio e não com insulina. Assim, antes de administrar a insulina, o nível de potássio sérico deve ser verificado, a fim de evitar agravar a hipocalemia. O magnésio tende a seguir o potássio – neste cenário, a hipomagnesemia seria esperada e não a hipermagnesemia. Os níveis séricos de cálcio não devem ser significativamente afetados pelo anabolismo. (Ver Schwartz, 9ª ed., p. 46.)

CAPÍTULO 3
Tratamento de Líquido e Eletrólito do Paciente Cirúrgico

PERGUNTAS SOBRE CIÊNCIA BÁSICA

1. Qual percentagem do peso corporal é composta de água?
   A. 10 a 20%.
   B. 30 a 40%.
   C. 50 a 60%.
   D. 70 a 80%.

   Resposta: C
   A água constitui cerca de 50 a 60% do peso corporal total. Em média, um adulto jovem tem 60% do peso corporal total composto de água, enquanto uma adulta jovem possui 50%. A menor percentagem de água corporal total em mulheres está relacionada com a maior percentagem de tecido adiposo e menor percentagem de massa muscular. As estimativas da percentagem de água corporal total devem ser ajustadas para baixo cerca de 10 a 20% para os indivíduos obesos e para cima em 10% para indivíduos desnutridos. (Ver Schwartz, 9ª ed., pp. 51 e 52.)

2. Qual dos seguintes é o maior compartimento de líquido no corpo?
   A. Plasma.
   B. Fluido espinhal central.
   C. Fluido intersticial.
   D. Fluido intracelular.

   Resposta: D
   O fluido intracelular é o maior compartimento de líquido no corpo e constitui cerca de 40% do peso corporal total (Fig. 3-1). O fluido extracelular, que é composto de plasma e líquido intersticial, constitui 20% do peso corporal. O fluido espinhal central é um compartimento de líquido muito pequeno, composto principalmente de plasma. (Ver Schwartz, 9ª ed., p. 52 e Fig. 3-1.)

% do peso corporal total	Volume de água corporal total	Sexo masculino (70 kg)	Sexo feminino (60 kg)
Plasma 5%	Volume extracelular	14.000 mL	10.000 mL
Líquido intersticial 15%	Plasma	3.500 mL	2.500 mL
	Intersticial	10.500 mL	7.500 mL
Volume intracelular 40%	Volume intracelular	28.000 mL	20.000 mL
		42.000 mL	30.000 mL

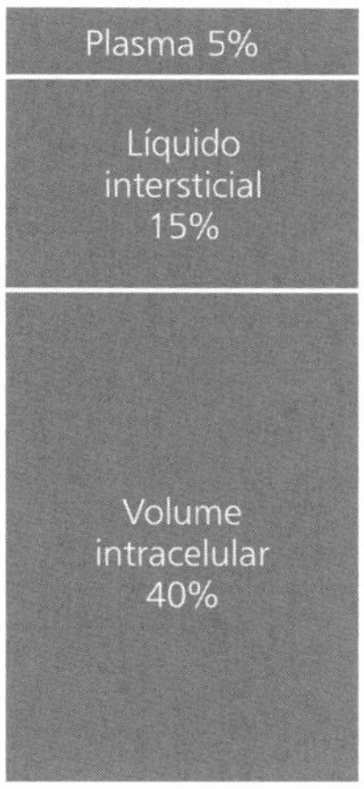

FIG. 3-1. Compartimento funcional do fluido do corpo.

3. Qual dos seguintes é o cátion presente em maior quantidade no fluido intracelular?
   A. Sódio.
   B. Cloreto.
   C. Potássio.
   D. Cálcio.

Resposta: C
O potássio é o cátion mais comum presente no líquido intracelular (Fig. 3-2). O sódio é o cátion mais comum presente no fluido extracelular (plasma e líquido intersticial). O cálcio é praticamente ausente no líquido intracelular e está presente apenas em pequenas quantidades de líquido extracelular. O cloreto é um ânion. (Ver Schwartz, 9ª ed., p. 52 e Fig. 3-2.)

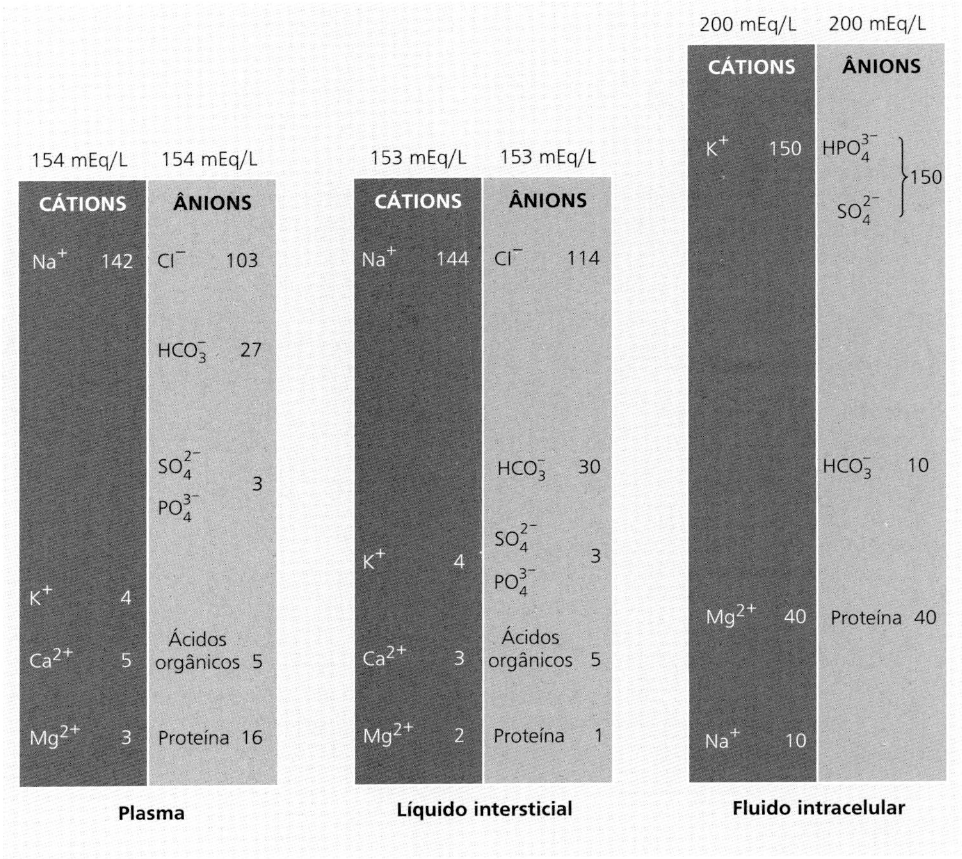

Plasma		Líquido intersticial		Fluido intracelular	
154 mEq/L	154 mEq/L	153 mEq/L	153 mEq/L	200 mEq/L	200 mEq/L
CÁTIONS	ÂNIONS	CÁTIONS	ÂNIONS	CÁTIONS	ÂNIONS
Na^+ 142	Cl^- 103	Na^+ 144	Cl^- 114	K^+ 150	HPO_4^{3-} }150
	HCO_3^- 27		HCO_3^- 30		SO_4^{2-}
	SO_4^{2-} PO_4^{3-} 3	K^+ 4	SO_4^{2-} PO_4^{3-} 3		
K^+ 4					HCO_3^- 10
Ca^{2+} 5	Ácidos orgânicos 5	Ca^{2+} 3	Ácidos orgânicos 5	Mg^{2+} 40	Proteína 40
Mg^{2+} 3	Proteína 16	Mg^{2+} 2	Proteína 1	Na^+ 10	

FIG. 3.2. A composição química dos compartimentos de fluido corporal.

PERGUNTAS CLÍNICAS

1. Se 1 litro de solução NaCl de 0,9% é administrado por via intravenosa, quanto será distribuído para o espaço intersticial?
   A. 100 cc.
   B. 250 cc.
   C. 400 cc.
   D. 750 cc.

Resposta: D
O sódio se restringe ao compartimento de fluido extracelular e por suas propriedades osmóticas e elétricas permanece associado à água. Portanto, os líquidos contendo sódio são distribuídos pelo compartimento de fluido extracelular e adicionam o volume dos espaços intravascular e intersticial. Embora a administração de fluidos, contendo sódio, aumente o volume intravascular, também amplia o espaço intersticial por cerca de três vezes mais do que o plasma.

Um litro de soro fisiológico será distribuído 3:1 para o espaço intersticial. Por conseguinte, 750 mL serão distribuídos para o espaço intersticial, e 250 mL permanecerão no volume intravascular. (Ver Schwartz, 9ª ed., p. 53.)

2. Qual é a osmolalidade sérica aproximada de um paciente com os seguintes achados laboratoriais?
   Na 130 Cl 94 K 5,2 CO_2 14 Glicose 360
   Nitrogênio da ureia sanguínea 84
   Creatinina 3,2
   A. 270.
   B. 290.
   C. 310.
   D. 330.

Resposta: C
Os principais determinantes da osmolalidade são as concentrações de sódio, glicose, e ureia (nitrogênio da ureia sanguínea): osmolalidade sérica calculada = 2 sódio + (glicose/18) + (nitrogênio da ureia sanguínea/2,8).

Para este paciente: $(130 \times 2) + (360/18) + (84/2.8) = 264 + 20 + 30 = 310$. (Ver Schwartz, 9ª ed., p. 53.)

3. Um paciente desenvolve uma fístula de alto débito após cirurgia abdominal. O líquido é enviado para a avaliação com os seguintes resultados: Na 135 K 5 Cl 70. Qual das seguintes é a fonte mais provável da fístula?
   A. Estômago.
   B. Intestino Delgado.
   C. Pâncreas.
   D. Trato biliar.

Resposta: C
A composição das secreções pancreáticas é marcada por um elevado nível de bicarbonato (HCO_3^-) (Tabela 3-1). Neste exemplo, o paciente tem um total de 140 mEq de cátions (Na + K) e apenas 70 mEq de ânion (Cl). Os restantes 70 mEq (para equilibrar os 140 mEq de cátions) devem ser de bicarbonato. (Ver Schwartz, 9ª ed., p. 54 e Tabela 3-1.)

TABELA 3-1	Composição das secreções de glucínio				
Tipo de secreção	Volume (mL/24 h)	Na (mEq/L)	K (mEq/L)	Cl (mEq/L)	HCO_3^- (mEq/L)
Estômago	1.000-2.000	60-90	10-30	100-130	0
Intestino delgado	2.000-3.000	120-140	5-10	90-120	30-40
Cólon	—	60	30	40	0
Pâncreas	600-800	135-145	5-10	70-90	95-115
Bile	300-800	135-145	5-10	90-110	30-40

4. Qual dos seguintes diagnósticos seria mais provável em um paciente que apresenta hiponatremia normovolêmica?
   A. Síndrome da secreção inadequada de hormônio antidiurético.
   B. Insuficiência renal de alto débito.
   C. Toxicidade da água.
   D. Perdas do trato digestório.

Resposta: A
A toxicidade da água estaria associada à hipervolemia. A doença renal primária e perdas do trato digestório seriam esperadas para resultar em hipovolemia (Fig. 3-3). Uma situação de volume normal no contexto de hiponatremia deve requerer uma avaliação de uma síndrome de secreção inadequada de hormônio antidiurético. (Ver Schwartz, 9ª ed., p. 56 e Fig. 3-3A.)

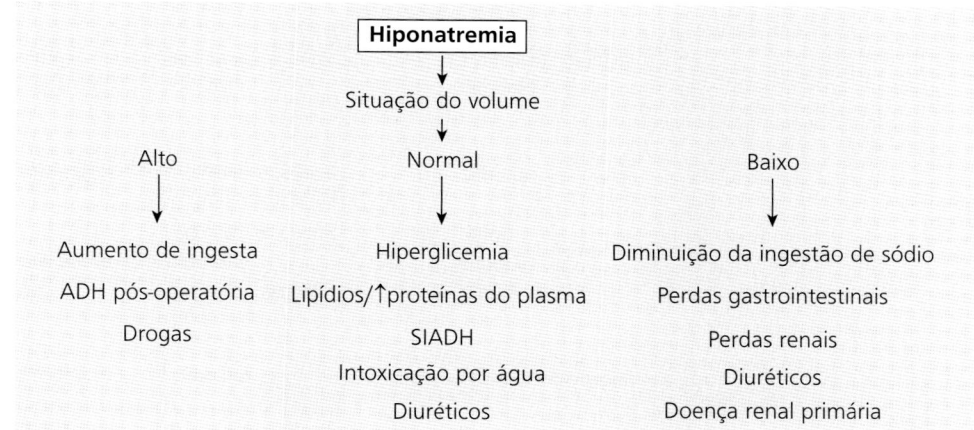

FIG. 3-3A. ADH = hormônio antidiurético; SIADH = síndrome da secreção inapropriada de hormônio antidiurético.

5. Um paciente é admitido com glicose de 500 e sódio de 151. Qual das seguintes é a melhor aproximação do nível real sérico de sódio do paciente?
   A. 158.
   B. 151.
   C. 145.
   D. 138.

Resposta: A
A hiponatremia também pode ser observada com um excesso de soluto com relação à água livre, como, por exemplo, hiperglicemia não tratada ou administração de manitol. A glicose exerce uma força osmótica no compartimento extracelular, causando um deslocamento de água do espaço intracelular para o extracelular. A hiponatremia, portanto, pode ser observada, quando a pressão osmótica efetiva do compartimento extracelular é normal ou mesmo elevada. Quando a hiponatremia, na presença de hiperglicemia, está sendo avaliada, a concentração de sódio corrigida deverá ser calculada da seguinte forma: Para cada incremento de 100 mg/dL na glicose plasmática acima do normal, o sódio plasmático deverá diminuir em 1,6 mEq/L.

Para este paciente, uma glicemia sérica de 500 está cerca de 400 mg acima do normal. Para corrigir a glicemia sérica elevada, multiplique 4 × 1,6 = 6,4. Este valor pode ser adicionado a 151 para obter um sódio sérico corrigido de 157,4. (Ver Schwartz, 9ª ed., p. 55.)

6. Qual dos seguintes é o diagnóstico mais provável em um paciente com um sódio sérico de 152 mEq/L, uma concentração de sódio na urina de > 20 mEq/L e uma osmolalidade na urina de > 300 mOsm/L?
   A. Síndrome da secreção inadequada de hormônio antidiurético.
   B. Diabetes *insipidus*.
   C. Doença renal tubular.
   D. Síndrome de Cushing.

Resposta: D
A hipernatremia é decorrente da perda de água livre ou do ganho de sódio em excesso de água. Como a hiponatremia, pode estar associada a volume maior, normal ou diminuído extracelular (ver Fig. 3-3B). A hipernatremia hipervolêmica costuma ser causada tanto pela administração iatrogênica de fluidos contendo sódio, incluindo o bicarbonato de sódio, quanto pelo excesso de mineralocorticoide, conforme observado no hiperaldosteronismo, na síndrome de Cushing e na hiperplasia suprarrenal congênita. A concentração de sódio de urina é geralmente > 20 mEq/L, e a osmolaridade da urina é > 300 mOsm/L. (Ver Schwartz, 9ª ed., p. 56.).

Este paciente tem hipernatremia, excreção de sódio urinário > 20 mEq/L e osmolaridade urinária elevada, que sugerem que há retenção de sódio.

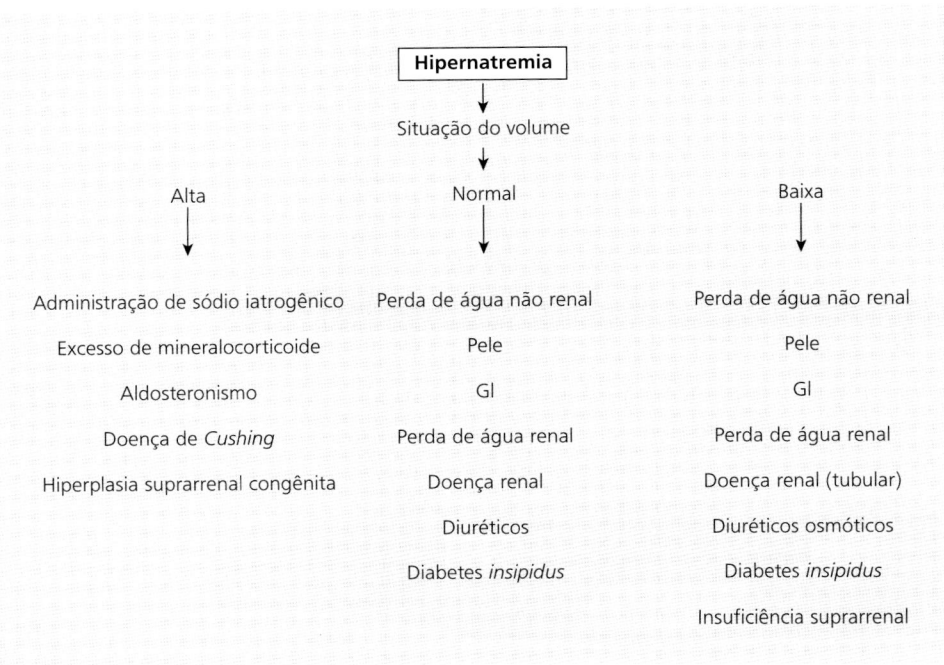

FIG. 3-3B. Diagnóstico diferencial de hipernatremia.
GI = gastrointestinal.

7. Qual dos seguintes pode contribuir para a hipercalemia em pacientes com insuficiência renal?
   A. Diuréticos de alça.
   B. Aspirina.
   C. Bloqueadores de canais de cálcio.
   D. Drogas anti-inflamatórias não esteroides.

Resposta: D
Vários medicamentos podem contribuir para hipercalemia, sobretudo na presença de insuficiência renal, incluindo diuréticos poupadores de potássio, inibidores da enzima de conversão da angiotensina e drogas anti-inflamatórias não esteroides. (Ver Schwartz, 9ª ed., p. 56.) Os diuréticos de alça tendem a contribuir para hipocalemia. Os bloqueadores dos canais de cálcio e aspirina não têm nenhum efeito significativo sobre os níveis de potássio.

8. Qual dos seguintes causaria diminuição dos reflexos profundos do tendão?
   A. Hipocalemia.
   B. Hipomagnesemia.
   C. Hipocalcemia.
   D. Hiperglicemia.

9. Qual das seguintes é uma alteração inicial do eletrocardiograma observada na hiperpotassemia?
   A. Intervalo PR prolongado.
   B. Formação de onda senoidal.
   C. Ondas T pontiagudas.
   D. Onda P achatada.

10. Um paciente no pós-operatório com potássio de 2,9 recebe reposição de 1 mEq/kg com KCL (cloreto de potássio). Os testes repetidos após a reposição mostra o soro K de 3,0. O diagnóstico mais provável é de:
    A. Hipomagnesemia.
    B. Hipocalcemia.
    C. Acidose metabólica.
    D. Alcalose metabólica.

11. Qual é o nível real de cálcio sérico em um paciente com albumina de 2,0 e um nível de cálcio sérico de 6,6?
    A. 6,6.
    B. 7,4.
    C. 8,2.
    D. 9,9.

12. Qual das seguintes é uma causa de hipofosfatemia aguda?
    A. Ingestão crônica de laxantes contendo magnésio.
    B. Coma insulínico.
    C. Síndrome da realimentação.
    D. Rabdomiólise.

Resposta: A
A hipocalemia causa diminuição dos reflexos profundos do tendão. A hipomagnesemia e a hipocalcemia causam aumento dos reflexos profundos. A hipoglicemia não tem efeito sobre os reflexos profundos do tendão. (Ver Schwartz, 9ª ed., p. 57.)

Resposta: C
Embora todos os resultados enumerados estejam associados à hipercalemia, as ondas T pontiagudas são as alterações de eletrocardiograma observadas pela primeira vez em muitos pacientes.

As alterações eletrocardiográficas que podem ser observadas com hipercalemia incluem ondas T pontiagudas altas (iniciais), complexo QRS alargado, onda P achatada, intervalo PR prolongado (bloqueio de primeiro grau), formação de onda senoidal e fibrilação ventricular. (Ver Schwartz, 9ª ed., p. 57.)

Resposta: A
Nos casos em que a deficiência de potássio é causada por esgotamento de magnésio, é difícil a repleção de potássio, a menos que a hipomagnesemia seja corrigida primeiro. (Ver Schwartz, 9ª ed., p. 57.)

A alcalose altera o potássio sérico (uma diminuição de 0,3 mEq/L para cada aumento de 0,1 no pH acima do normal). Isto não é suficiente para explicar a falta de resposta à repleção no paciente. A acidose metabólica não diminui o potássio. O cálcio não desempenha um papel no metabolismo de potássio.

Resposta: C
Quando são medidos os níveis de cálcio sérico total, a concentração de albumina deve ser levada em consideração: Ajuste para baixo o cálcio sérico total em 0,8 mg/dL para cada redução de 1 g/dL na albumina. (Ver Schwartz, 9ª ed., p. 57.)
$0,8 \times 2 = 1,6 + 6,6 = 8,2$

Resposta: C
A hipofosfatemia aguda costuma ser causada por um deslocamento intracelular de fosfato em associação à alcalose respiratória, terapia com insulina, síndrome da realimentação e síndrome do osso faminto. As manifestações clínicas da hipofosfatemia geralmente estão ausentes, até os níveis caírem de forma significativa. Em geral, os sintomas estão relacionados com efeitos adversos sobre a disponibilidade de oxigênio dos tecidos e a diminuição de fosfatos de alta energia e podem manifestar-se como disfunção cardíaca ou fraqueza muscular.

A síndrome da realimentação ocorre quando as calorias de excesso são administradas a uma pessoa faminta (anorexia). A síndrome da realimentação é uma doença potencialmente letal que pode ocorrer com a alimentação rápida e excessiva de pacientes com desnutrição grave subjacente, por inanição, alcoolismo, suporte nutricional com retardo, anorexia nervosa ou grande perda de peso em pacientes obesos. Com a realimentação, uma mudança no metabolismo de substrato de gordura e carboidrato estimula a liberação de insulina, o que resulta no aporte celular de eletrólitos, sobretudo fósforo, magnésio, potássio e cálcio. (Ver Schwartz, 9ª ed., p. 64.)

13. A hipomagnesemia clinicamente se assemelha a qual das seguintes?
    A. Hiperglicemia.
    B. Hipocalemia.
    C. Hipofosfatemia.
    D. Hipocalcemia.

Os laxantes contendo magnésio podem causar hipermagnesemia em pacientes com insuficiência renal, mas não afeta os níveis de fósforo.

Os pacientes em coma insulínico (hipoglicemia) não estão em risco de hipofosfatemia. No entanto, a hipofosfatemia é comum na cetoacidose diabética.

A rabdomiólise está associada à hipercalcemia e hiperfosfatemia.

Resposta: D
O íon magnésio é essencial para o bom funcionamento de muitos sistemas enzimáticos. O esgotamento é caracterizado pela hiperatividade do sistema neuromuscular e do sistema nervoso central. Os sintomas são semelhantes aos da deficiência de cálcio, incluindo reflexos hiperativos, tremores musculares, tetania e sinais positivos de Chvosteks e Trousseau (ver Tabela 3-2). As deficiências graves podem levar a delírios e convulsões. Também pode ocorrer uma série de alterações no eletrocardiograma e inclui intervalos QT e PR prolongados e depressão do segmento ST, achatamento ou inversão das ondas P, *torsades de pointes* e arritmias. A hipomagnesemia é importante não só por causa de seus efeitos diretos sobre o sistema nervoso, mas também porque pode produzir hipocalcemia e levar à hipocalemia persistente. Quando hipocalemia ou hipocalcemia coexiste com a hipomagnesemia, o magnésio deve ser agressivamente substituído para ajudar a restaurar a homeostase de potássio ou cálcio. (Ver Schwartz, 9ª ed., p. 58.)

TABELA 3-2 Manifestações clínicas de anormalidades nos níveis de potássio, magnésio e cálcio

Sistema	Potássio	Magnésio	Cálcio
Aumento dos níveis séricos			
Gastrointestinal	Náuseas/vômitos, cólicas, diarreia	Náuseas/Vômitos	Anorexia, náuseas/vômitos, dores abdominais
Neuromuscular	Fraqueza, paralisia, insuficiência respiratória	Fraqueza, letargia, diminuição dos reflexos	Fraqueza, confusão, coma, dor óssea
Cardiovascular	Arritmia, parada cardíaca	Hipotensão, parada	Hipertensão, arritmia, poliúria
Renal	–	–	Polidipsia
Diminuição dos níveis séricos			
Sistema	Potássio	Magnésio	Cálcio
Gastrointestinal	Íleo, constipação	–	–
Neuromuscular	Diminuição dos reflexos, fadiga, fraqueza, paralisia	Reflexos hiperativos, tremores musculares, tetania, convulsões	Reflexos hiperativos, parestesias, espasmo carpopedal, convulsões
Cardiovascular	Parada cardíaca	Arritmia	Insuficiência cardíaca

14. A paciente se apresenta prostrada na sala de emergência do hospital com os seguintes resultados:
    Na 130 Cl 105 K 3,2 HCO₃ 15
    Qual dos seguintes é o diagnóstico mais provável?
    A. Perdas gastroinestinais.
    B. Acidose láctica.
    C. Ingestão de metanol.
    D. Insuficiência renal

Resposta: A
Esta é uma acidose de *anion gap* normal. A acidose láctica, ingestão de metanol e insuficiência renal são associadas a um aumento do *anion gap*. (Ver Schwartz, 9ª ed., p. 58 e Tabela 3-1.)

A avaliação de um paciente com um baixo nível sérico de bicarbonato e acidose metabólica inclui a determinação do *anion gap*, um índice de ânions não mensurado.

$$\text{"Anion gap"} = (Na) - (Cl + HCO_3)$$

O hiato aniônico normal é < 12 mmol/L e é causado principalmente pelo efeito da albumina, de forma que o *anion gap* precise ser ajustado para a albumina (hipoalbuminemia reduz o *anion gap*). *Anion gap* corrigido = *anion gap* real – (2,5 [4,5 – albumina]).

A acidose metabólica com aumento do *anion gap* ocorre a partir da ingestão de ácido exógeno, como, por exemplo, oriundo do etilenoglicol, salicilatos ou metanol, ou do aumento da produção do ácido endógeno de:
- Hidroxibutirato e acetoacetato em cetoacidose.
- Lactato em acidose láctica.
- Ácidos orgânicos em insuficiência renal.

TABELA 3-3 Etiologia de acidose metabólica

Aumento da acidose metabólica do *anion gap*
Ingestão exógena de ácido
    Etilenoglicol
    Salicilato
    Metanol
Produção endógena de ácido
    Cetoacidose
    Acidose láctica
    Insuficiência renal

***Anion gap* normal**
Administração de ácido (HCl)
Perda de bicarbonato
Perdas gastrointestinais (diarreia, fístulas)
Ureterossigmoidostomia
Acidose tubular renal
Inibidor da anidrase carbônica

15. Qual das seguintes é a melhor escolha para repor a perda de fluido isotônico (soro)?
A. D_5 1/4 de soro fisiológico com 20 mEq KCl/litro.
B. D_5 1/2 de soro fisiológico com 20 mEq KCl/litro.
C. Solução salina a 3%.
D. Solução de Ringer lactato.

Resposta: D
A solução de Ringer lactato é a que mais bem aproxima os eletrólitos séricos e seria o fluido de escolha para repor a perda de fluido sérico isotônico. (Ver Schwartz, 9ª ed., p. 60; e Tabela 3-4.)

TABELA 3-4 Soluções eletrolíticas para a administração parenteral

Solução	Composição eletrolítica (mEq/L)						
	Na	Cl	K	HCO_3^-	Ca	Mg	mOsm
Fluido intracelular	142	103	4	27	5	3	280-310
Solução de Ringer lactato	130	109	4	28	3		273
Cloreto de sódio a 0,9%	154	154					308
Cloreto de sódio a 0,45% no SG 5%	77	77					407
SG 5%							253
Cloreto de sódio a 3%	513	513					1.026

SG 5% = soro glicosado a 5%.

16. Qual dos seguintes deve ser o primeiro tratamento administrado a um paciente com um nível de potássio de 6,3 e ondas P achatadas no eletrocardiograma?
A. Kayexalate.
B. Insulina e glicose.
C. Gluconato de cálcio.
D. Salbutamol inalatório.

Resposta: C
As opções de tratamento sintomático para hipercalemia são enumeradas na Tabela 3-5. Os objetivos da terapia incluem a redução do potássio corporal total, a mudança de potássio a partir do espaço extracelular para o espaço intracelular e a protecção das células contra os efeitos de aumento de potássio. Para todos os pacientes, as fontes exógenas de potássio devem ser eliminadas, incluindo suplementação de potássio nos fluidos IV e as soluções por vias enteral e parenteral. O potássio pode ser eliminado do corpo utilizando uma resina de troca catiônica, como, por exemplo, Kayexalate, que liga o potássio em troca de sódio. Pode ser administrada por via oral, em pacientes de alerta, ou por via retal. Medidas imediatas

devem incluir também as tentativas de trocar o potássio de forma intracelular com glicose e infusão de bicarbonato. O salbutamol nebulizado (10 a 20 mg) também pode ser usado. A utilização de glicose por si só causa um aumento na secreção de insulina, mas no paciente agudo esta resposta pode ser moderada, e, portanto, tanto a glicose quanto a insulina podem ser necessárias. A sobrecarga circulatória e a hipernatremia podem resultar da administração de Kayexalate e bicarbonato, então cuidado deve ser tomado ao administrar esses agentes em pacientes com função cardíaca frágil. Quando as alterações do eletrocardiograma estão presentes, o cloreto de cálcio ou gluconato de cálcio (5 a 10 mL de solução a 10%) deve ser administrado imediatamente para contrabalançar os efeitos do miocárdio de hiperpotassemia. A infusão de cálcio deve ser usada com precaução em pacientes recebendo digitálicos, porque a toxicidade digitálica pode ser precipitada. Todas as medidas anteriores são temporárias, com duração de 1 a 4 horas. A diálise deve ser levada em consideração em hipercalemia grave, quando falharem as medidas conservadoras. (Ver Schwartz, 9ª ed., p. 60 e Tabela 3-5.)

TABELA 3-5 Tratamento da hipercalemia sintomática

Remoção de potássio
Kayexalate
    A administração oral é de 15 a 30 g em 50 a 100 mL de sorbitol a 20%
    A administração retal é de 50 g em 200 mL de sorbitol a 20%
Diálise

Mudança de potássio
Uma ampola de glicose a 50% e 5 a 10 unidades de insulina regular IV
Bicarbonato de 1 ampola IV

Neutralização dos efeitos cardíacos
5 a 10 mL de gluconato de cálcio de solução a 10%

---

17. A taxa IV aproximada de manutenção hídrica para um paciente de 50 kg seria de:
    A. 75 mL/h.
    B. 90 mL/h.
    C. 105 mL/h.
    D. 120 mL/h.

Para o 1º 0 a 10 kg	Dê 100 mL/kg por dia
Para os próximos 10 a 20 kg	Dê um adicional de 50 mL/kg/por dia
Para peso > 20 kg	Dê um adicional de 20 mL/kg por dia

Resposta: B
Quando o total diário for estabelecido, dividindo por 24, dará uma taxa aproximada de hora em hora. Como alternativa, dividindo por 25 (em vez de 24), dá uma taxa rápida aproximada. Em outras palavras, a taxa IV horária será de:

    4 mL/kg/h para os 1ºs 10 kg
    2 mL/kg/h para os 2ºs 10 kg
    1 mL/kg/h para cada kg > 20 kg

Neste exemplo, 4 × 10 = 40 (para os 1ºs 10 kg), 2 × 10 = 20 (para os 2ºs 10 kg), e 1 × 30 = 30 (para os restantes dos quilos). 40 + 20 + 30 = 90 mL/h. (O número, caso se divida por 24 em vez de 25, é de 87,5 mL/h.) (Ver Schwartz, 9ª ed., p. 63.)

CAPÍTULO 4

Hemostasia, Sangramento Cirúrgico e Transfusão

PERGUNTAS SOBRE CIÊNCIA BÁSICA

1. Qual percentagem de plaquetas pode ser sequestrada no baço?
   A. 15%.
   B. 30%.
   C. 45%.
   D. 60%.

Resposta: B
As plaquetas são fragmentos anucleados de megacariócitos. O número circulante normal de plaquetas varia entre 150.000 e 400.000/µL. Até 30% das plaquetas circulantes podem ser sequestradas no baço. (Ver Schwartz, 9ª ed., p. 68.)

2. Qual dos seguintes é necessário para a adesão das plaquetas em áreas expostas de um vaso lesado?
   A. Protrombina.
   B. Fator de von Willebrand.
   C. Glicoproteína IX.
   D. Prostaglandina GI$_2$.

Resposta: B
As plaquetas normalmente não aderem umas às outras ou à parede do vaso, mas podem formar um tampão que auxilia na interrupção do sangramento, quando ocorre ruptura vascular. A lesão na camada íntima da parede vascular expõe o colágeno subendotelial às quais as plaquetas se aderem. Este processo requer o fator de von Willebrand, uma proteína no subendotélio que não está presente em pacientes com doença de von Willebrand. O fator de von Willebrand liga-se à glicoproteína I/IX/V na membrana das plaquetas. Após a adesão, as plaquetas iniciam uma reação de liberação que recruta outras plaquetas do sangue periférico para vedar o vaso lesado. Até este ponto, o processo é conhecido como hemostasia primária.

A protrombina inicia a fase comum da cascata de coagulação, que ocorre após a hemostasia primária.

A prostaglandina do trato gastrointestinal é um vasodilatador e inibe a agregação plaquetária. (Ver Schwartz, 9ª ed., p. 68.)

3. Qual das seguintes drogas inibe irreversivelmente a ciclo-oxigenase plaquetária?
   A. Ibuprofeno.
   B. Clopidogrel.
   C. Aspirina.
   D. Celebrex.

Resposta: C
O ácido araquidônico liberado das membranas plaquetárias é convertido pela ciclo-oxigenase em prostaglandina G$_2$ e depois em prostaglandina H$_2$, que, por sua vez, é convertida em tromboxano A$_2$. O tromboxano A$_2$ é um potente vasoconstritor e tem efeitos de agregação plaquetária. O ácido araquidônico também pode ser transportado às células endoteliais adjacentes e convertido em prostaciclina (PGI$_2$), que é um vasodilatador e atua para inibir a agregação plaquetária. A ciclo-oxigenase plaquetária é irreversivelmente inibida pela aspirina e reversivelmente bloqueada por drogas anti-inflamatórias não esteroidais, mas não é afetada por inibidores da ciclo-oxigenase 2.

O ibuprofeno é um droga anti-inflamatória não esteroide e afeta reversivelmente a ciclo-oxigenase plaquetária.

Tanto a aspirina quanto o clopidogrel inibem irreversivelmente a função das plaquetas. O clopidogrel pela inibição seletiva irreversível da agregação plaquetária induzida pela ADP, e aspirina por meio de acetilação irreversível da sintase da prostaglandina plaquetária.

O celebrex é um inibidor da ciclo-oxigenase 2 e, portanto, não afeta a ciclo-oxigenase plaquetária. (Ver Schwartz, 9ª ed., p. 68.)

4. Um tempo de tromboplastina parcial ativada anormal está associado a uma anomalia em qual parte do mecanismo de coagulação?
   A. Agregação plaquetária.
   B. Via intrínseca.
   C. Via extrínseca.
   D. Coagulação (formação de coágulo).

Resposta: B
Uma característica conveniente para descrever a cascata de coagulação com dois braços que se fundem é que os exames laboratoriais comumente utilizados segregam anormalidades de coagulação em um dos dois braços (Tabela 4-1). Um tempo de tromboplastina parcial ativado elevado está associado ao funcionamento anormal do braço intrínseco da cascata, ao passo que um tempo de protrombina elevado está associado ao braço extrínseco. (Ver Schwartz, 9ª ed., p. 69.)

TABELA 4-1	Fatores de coagulação testados por tempo de protrombina e tempo de tromboplastina parcial ativada
Tempo de protrombina	**Tempo de tromboplastina parcial ativada**
VII	XII
X	Cininogênio de alta massa molecular
V	Pré-calicreína
II (protrombina)	XI
Fibrinogênio	IX
	VIII
	X
	V
	II
	Fibrinogênio

5. Os pacientes com fator V Leiden têm predisposição para trombose, pois apresentam uma mutação genética no fator V, que:
   A. Leva à produção insuficiente do fator V.
   B. Leva à superprodução do fator V.
   C. Leva à incapacidade de inativar o fator V.
   D. Leva à incapacidade de ativar o fator V.

Resposta: C
Um terceiro mecanismo importante de inibição da formação de trombina é o sistema da proteína C. Em sua formação, a trombina se liga à trombomodulina e ativa a proteína C na proteína C ativada, que forma um complexo com seu cofator, a proteína S, sobre uma superfície fosfolipídica. O complexo de proteína S e proteína C ativada divide-se nos fatores Va e VIIIa, que deixam de ser capazes de participar na formação desse fator tecidual VIIa ou complexos de protrombinase. É interessante ser uma forma hereditária do fator V, que carrega uma mutação genética, chamada fator V Leiden, que é resistente à clivagem pela proteína C ativada e, portanto, permanece ativa (pró-coagulante). Os pacientes com fator V Leiden têm predisposição para eventos de tromboembólicos venosos. (Ver Schwartz, 9ª ed., p. 70.)

PERGUNTAS CLÍNICAS

1. Um paciente com hemofilia tem um nível de fator de 8%. Este fato é considerado:
   A. Hemofilia leve.
   B. Hemofilia moderadamente grave.
   C. Hemofilia grave.
   D. Hemofilia extremamente grave.

Resposta: A
A hemofilia A e a hemofilia B são herdadas como doenças recessivas ligadas ao sexo, com homens sendo afetados quase que exclusivamente. A gravidade clínica da hemofilia A e hemofilia B depende do nível mensurável dos fatores VIII ou IX no plasma do paciente. Os níveis de fator de plasma < 1% do normal são considerados doenças graves, os níveis entre 1 e 5% são moderadamente graves, e os níveis de 5 a 30% são doença leve. Os pacientes com hemofilia grave têm severa hemorragias espontâneas, com frequência nas articulações, o que leva a artropatias. Os hematomas intramusculares, hematomas retroperitoneais e sangramentos no trato gastrointestinal, geniturinário, retrofaríngeo são outras sequelas clínicas observadas na doença grave. A hemorragia intracraniana e a do sangramento da língua ou do frênulo lingual podem ameaçar a vida na doença grave. Os pacientes com hemofilia moderadamente grave têm menos sangramento espontâneo, mas tendem a sangrar gravemente após trauma ou cirurgia. Aqueles com doença leve não

2. Qual das seguintes é a melhor escolha para preparar um paciente com doença de von Willebrand tipo 1 para cirurgia?
A. Fator XIII recombinante (puro).
B. Fator de von Willebrand.
C. Fator XIII.
D. Desmopressina.

3. A hemofilia C é causada por uma deficiência de:
A. Fator VIII.
B. Fator IX.
C. Fator X.
D. Fator XI.

sangram espontaneamente e com frequência apresentam apenas pequeno sangramento após trauma ou cirurgia. Como a função das plaquetas é normal em indivíduos com hemofilia, os pacientes podem não sangrar imediatamente após uma lesão ou uma pequena cirurgia, pois eles têm uma resposta normal com a ativação plaquetária e a formação de um tampão plaquetário. Às vezes, o diagnóstico de hemofilia não é feito nestes pacientes, até depois de seu primeiro procedimento pequeno (p. ex., a extração do dente ou tonsilectomia). (Ver Schwartz 9ª ed., p. 71.)

Resposta: D
A doença de von Willebrand, doença hemorrágica congênita mais comum, é caracterizada por baixos níveis de fator VIII. É uma doença autossômica dominante, o defeito primário é um baixo nível de fator de von Willebrand, uma grande glicoproteína responsável pelo transporte do fator VIII e pela adesão plaquetária. Este último é importante para a adesão normal das plaquetas ao subendotélio exposto e para a agregação em condições de alto cisalhamento. Os pacientes com doença de von Willebrand apresentam sangramento, que é característica de distúrbios plaquetários (isto é, sangramento nas mucosas e presença fácil de hematomas). A menorragia é comum em mulheres. A doença de von Willebrand é classificada em três tipos. O tipo I é uma deficiência parcial quantitativa, o tipo II é um defeito qualitativo, e o tipo III é a deficiência total. Um tratamento para a doença de von Willebrand consiste num fator VII concentrado de pureza intermediária II, como, por exemplo, Humate-P, que contém o fator de von Willebrand, assim como o fator VIII. A segunda estratégia de tratamento é o acetato de desmopressina, que aumenta os níveis endógenos do fator de von Willebrand, ativando a liberação do fator de células endoteliais. O acetato de desmopressina é usado uma vez ao dia, porque o tempo é necessário para a síntese de novos depósitos de fator de von Willebrand dentro das células endoteliais. Historicamente, os pacientes com doença tipo I mostram-se bem responsivos ao acetato de desmopressina. Os pacientes com tipo II podem responder, dependendo do defeito específico. Os pacientes com tipo III são geralmente não responsivos. (Ver Schwartz, 9ª ed., p. 71.)

Resposta: D
A deficiência do fator XI, uma doença hereditária autossômica recessiva, por vezes, denominada *hemofilia C*, é mais prevalente na população judaica asquenaze. O sangramento espontâneo é raro, mas pode ocorrer sangramento após trauma, cirurgia ou procedimentos invasivos. Os pacientes com deficiência do fator XI, que apresentam sangramento ou em que a cirurgia é planejada e sabe-se que já tiveram sangramento anteriormente, devem ser tratados com plasma fresco congelado. Cada mililitro de plasma contém uma unidade de atividade de fator XI, de modo que o volume necessário depende do nível de referência do paciente, do nível desejado e do volume de plasma. O tratamento com fator VIIa recombinante tem sido utilizado com sucesso em crianças com deficiência grave de fator XI, que exigem grandes operações, como, por exemplo, cirurgia de coração aberto. O acetato de desmopressina também pode ser útil na prevenção de sangramento cirúrgico nesses pacientes. (Ver Schwartz, 9ª ed., pp. 71 e 72.)

4. A deficiência do fator XIII mais comumente se apresenta como:
A. Sangramento grave intraoperatório.
B. Sangramento tardio após lesão ou cirurgia.
C. Hemartrose espontânea.
D. Sangramento espontâneo gastrointestinal.

Resposta: B
A deficiência congênita de fator XIII, originalmente reconhecida por François Duckert, em 1960, é uma doença autossômica recessiva geralmente associada a uma diátese de sangramento grave. A relação homem: mulher é de 1:1. Embora a deficiência adquirida do fator XIII tenha sido descrita em associação à insuficiência hepática, doença inflamatória intestinal e leucemia mieloide, a deficiência herdada é a única associação significativa a sangramento em crianças. O sangramento costuma ser tardio, porque os coágulos se formam normalmente, mas são suscetíveis à fibrinólise. O sangramento do coto umbilical é característico, e há um alto risco de hemorragia intracraniana. O aborto espontâneo é comum em mulheres com deficiência de fator XIII a menos que recebam a terapia de reposição. A substituição pode ser feita com plasma fresco congelado, crioprecipitado ou um concentrado de fator XIII. Os níveis de 1 a 2% geralmente são suficientes para a hemostasia. (Ver Schwartz, 9ª ed., p. 72.)

5. O sangramento em pacientes com tromboastenia é tratado com:
A. Fator V.
B. Fator VII.
C. Transfusão de plasma fresco congelado.
D. Transfusão de plaquetas.

Resposta: D
A tromboastenia ou trombastenia de Glanzmann é uma doença genética rara das plaquetas, herdada em um padrão autossômico recessivo, em que o complexo de glicoproteína IIb/IIIa plaquetário é inexistente ou presente, com disfunção. Esse defeito leva à agregação plaquetária defeituosa e ao sangramento subsequente. A doença foi descrita pela primeira vez pelo Dr. Eduard Glanzmann, em 1918. A hemorragia em pacientes com tromboastenia deve ser tratada com transfusões de plaquetas. (Ver Schwartz, 9ª ed., p. 72.)

6. O sangramento em pacientes com a síndrome de Bernard-Soulier é tratado com:
A. Fator V.
B. Fator VII.
C. Transfusão de plasma fresco congelado.
D. Transfusão de plaquetas.

Resposta: D
A síndrome de Bernard-Soulier, causada por um defeito no receptor da glicoproteína Ib/IX/V para fator de von Willebrand, é necessária para a adesão das plaquetas ao subendotélio. A transfusão de plaquetas normais é necessária para tratar o sangramento nestes pacientes. (Ver Schwartz, 9ª ed., p. 72.)

7. Um paciente com albinismo parcial e um distúrbio de sangramento mais provável tem:
A. Doença de von Willebrand.
B. Hemofilia C.
C. Deficiência de grânulos densos.
D. Deficiência do fator XIII.

Resposta: C
O defeito plaquetário intrínseco mais comum é a doença de *pool* de estoque. Consiste na perda de grânulos densos (locais de estoque de ADP, ATP [trifosfato de adenosina], Ca^{2+} e fosfato inorgânico) e α-granulados. A deficiência de grânulos densos é a mais prevalente nestes casos. Pode ser um defeito isolado ou ocorrer com albinismo parcial na síndrome de Hermansky-Pudlak. O sangramento é variável, dependendo da gravidade do defeito do grânulo. O sangramento é causado pela liberação diminuída de ADP dessas plaquetas.... Os pacientes com sangramento leve como consequência de uma forma de doença *pool* de depósito podem ser tratados com acetato de desmopressina. É provável que os níveis elevados de fator de von Willebrand no plasma após a administração de acetato de desmopressina, de alguma forma, compensem o defeito intrínseco das plaquetas. Com o sangramento mais grave, é necessária a transfusão de plaquetas. (Ver Schwartz, 9ª ed., p. 72.)

8. A terapia de primeira linha em um adulto com púrpura trombocitopênica idiopática inclui:
A. Rituximab.
B. Esplenectomia.
C. Imunoglobulina IV.
D. Desmopressina.

Resposta: C
A terapia de primeira linha para a púrpura trombocitopênica idiopática em adultos consiste em corticosteroides e imunoglobulina IV. A esplenectomia é a terapia de segunda linha. A desmopressina não é usada no tratamento de púrpura trombocitopênica idiopática. (Ver Schwartz, 9ª ed., pp. 72, 73 e Tabela 4-2.)

TABELA 4-2	Gestão de púrpura trombocitopênica idiopática em adultos

Primeira linha
a. Corticosteroides: a maioria dos pacientes responde, mas apenas poucos a um prazo longo
b. Imunoglobulina IV: indicado com sangramento clínico, junto com a transfusão de plaquetas e quando a condição for esteroide e não responsiva aos corticosteroides. A resposta é rápida, mas transitória
c. Imunoglobulina anti-D: ativo somente em pacientes Rh-positivos antes da esplenectomia. Resposta é transitória

Segunda linha
a. Esplenectomia: aberta ou laparoscópica. Os critérios incluem trombocitopenia grave, alto risco de sangramento e necessidade contínua de esteroides. O insucesso do tratamento pode ser decorrente de tecido esplênico acessório remanescente

Terceira linha
a. Considera-se que os pacientes para os quais as terapias de primeira e segunda linhas não obtêm sucesso tenham púrpura trombocitopênica idiopática crônica. O objetivo neste subconjunto de pacientes é manter a contagem de plaquetas > 20 a 30 × 10^9/L e para minimizar os efeitos colaterais dos medicamentos
b. Rituximab, um anticorpo monoclonal anti-CD20: atua eliminando as células B
c. Medicamentos alternativos que produzem resultados mistos e uma resposta limitada: danazol, ciclosporina A, dapsona, azatioprina e alcaloides da vinca
d. Agentes trombopoiéticos: uma nova classe de drogas para pacientes com produção prejudicada de plaquetas em vez de destruição acelerada das plaquetas. As drogas de segunda geração ainda em ensaios clínicos incluem AMG531 e eltrombopag

9. O diagnóstico da trombocitopenia induzida por heparina é feito por:
A. Queda > 20% na contagem de plaquetas.
B. Liberação de serotonina positiva.
C. Plaquetas < 25.000 com sangramento clínico.
D. Tempo de tromboplastina parcial ativada prolongado.

Resposta: B
A trombocitopenia induzida por heparina é uma forma de trombocitopenia imune, induzida por drogas. É uma doença imunológica, em que os anticorpos contra PF4, que são formados durante a exposição à heparina, afetam a ativação plaquetária e a função endotelial com consequente trombocitopenia e trombose intravascular. A contagem de plaquetas geralmente começa a cair 5 a 7 dias após a heparina ter sido iniciada, mas se for uma reexposição, a diminuição na contagem pode ocorrer dentro de 1 a 2 dias. Deve-se suspeitar da trombocitopenia induzida por heparina, caso a contagem de plaquetas caia para < 100.000/μL ou caso caia em 50% do valor de referência, em uma paciente na qual está sendo administrada heparina. Embora a trombocitopenia induzida por heparina seja mais comum com a dose total de heparina não fracionada (1 a 3%), também pode ocorrer com doses profiláticas ou com heparinas de baixo peso molecular. Cabe ressaltar que cerca de 17% dos pacientes que receberam heparina não fracionada e 8% dos que receberam heparina de baixo peso molecular desenvolvem anticorpos contra PF4, porém só uma percentagem muito menor desenvolve trombocitopenia, e raros apresentam sintomas clínicos dela. Além de trombocitopenia leve a moderada, esse distúrbio é caracterizado pela alta incidência de trombose, que pode ser arterial ou venosa. Cabe observar que a ausência de trombocitopenia nestes pacientes não exclui o diagnóstico de trombocitopenia induzida por heparina.

O diagnóstico de trombocitopenia induzida por heparina pode ser feito usando um ensaio de liberação de serotonina ou ensaio imunoenzimático (ELISA). O ensaio de liberação de serotonina é altamente específico, mas não é sensível, de modo que um resultado de teste positivo confirme o diagnóstico, mas um resultado negativo não exclui a trombocitopenia induzida por heparina. Por outro lado, o ensaio imunoenzimático (ELISA) tem baixa especificidade, então, embora um resultado positivo confirme a

10. Além de interromper a heparina, um paciente com trombocitopenia induzida por heparina deve ser tratado com:
    A. Lepirudina.
    B. Heparina de baixo peso molecular.
    C. Varfarina.
    D. Aspirina.

11. O tratamento mais eficaz para o sangramento secundário à púrpura trombocitopênica trombótica é:
    A. Transfusão de plaquetas.
    B. Desmopressina.
    C. Esplenectomia de emergência.
    D. Plasmaférese.

12. Em um paciente com 70 kg, a transfusão de uma unidade de plaquetas deve aumentar a contagem de plaquetas circulantes em cerca de:
    A. 10.000.
    B. 20.000.
    C. 30.000.
    D. 40.000.

13. Qual dos seguintes é um evento comum de início para coagulação intravascular disseminada?
    A. Picada de aranha.
    B. Traumatismo cranioencefálico.
    C. Gripe tipo A.
    D. Embolização de líquido amniótico.

presença do PF4 anti-heparina, isso não ajuda no diagnóstico clínico da trombocitopenia induzida por heparina. Um resultado negativo de ELISA, no entanto, essencialmente descarta a trombocitopenia induzida por heparina. (Ver Schwartz, 9ª ed., p. 73.)

Resposta: A
O tratamento inicial com suspeita de trombocitopenia induzida por heparina destina-se a parar a heparina e começar um anticoagulante alternativo. Parar heparina sem acrescentar outro anticoagulante não é adequado para prevenir a trombose nessa situação. Os anticoagulantes alternativos são principalmente inibidores da trombina. Aqueles disponíveis nos Estados Unidos são lepirudina, argatrobana e bivalirudina. No Canadá e na Europa, o danaparoide também está disponível. O danaparoide é um heparinoide que tem cerca de 20% de reatividade cruzada com anticorpos de trombocitopenia induzida por heparina *in vitro*, mas uma reatividade cruzada *in vivo* muito inferior. Por causa da indução inicial da varfarina de um estado de hipercoagulabilidade, apenas quando tiver sido realizada a anticoagulação plena com um agente alternativo e a contagem de plaquetas tiver começado a recuperar, a varfarina deve ser instituída. (Ver Schwartz, 9ª ed., p. 73.)

Resposta: D
Na púrpura trombocitopênica trombótica, grandes moléculas do fator de von Willebrand interagem com as plaquetas, o que leva à ativação. Estas grandes moléculas resultam da inibição de uma enzima metaloproteinase, ADAMTS13, que divide as moléculas grandes de fator de von Willebrand. A púrpura trombocitopênica trombótica é classicamente caracterizada por trombocitopenia, anemia hemolítica microangiopática, febre e sinais ou sintomas renais e neurológicos. O achado de esquizócitos em esfregaço de sangue periférico auxilia no diagnóstico. O tratamento mais eficaz para púrpura trombocitopênica trombótica é a plasmaférese, embora a infusão de plasma também tenha sido tentada. Um estudo recente comparando estas duas modalidades registraram maior índice de recidiva e maior mortalidade com infusões de plasma. As transfusões de plaquetas são contraindicadas. Além disso, o rituximab, um anticorpo monoclonal contra a proteína CD20 nos linfócitos B, mostrou-se promissor como terapia imunomoduladora contra a púrpura trombocitopênica trombótica adquirida, que, na maioria dos casos, é mediada por autoimunidade. (Ver Schwartz, 9ª ed., p. 73.)

Resposta: A
Uma unidade de concentrado de plaquetas contém, aproximadamente, $5,5 \times 10^{10}$ plaquetas e seria esperado aumentar a contagem de plaquetas circulantes em cerca de 10.000/μL numa pessoa com média de 70 kg. (Ver Schwartz, 9ª ed., p. 74.)

Resposta: D
A presença de uma doença subjacente que predispõe o paciente à coagulação intravascular disseminada é necessária para o diagnóstico. As lesões específicas incluem lesões do sistema nervoso central com embolização de massa encefálica, fraturas com embolização de medula óssea e embolização de líquido amniótico. Os materiais embólicos são tromboplastinas potentes que ativam a cascata da coagulação intravascular disseminada. Outras causas incluem malignidade, lesões de órgãos (como, por exemplo, pancreatite grave), insuficiência hepática, certas alterações vasculares (como grandes aneurismas), picadas de cobras, drogas ilícitas, reações transfusionais, rejeição de transplantes e sepse. A coagulação intravascular disseminada frequentemente acompanha sepse e pode estar associada à falência múltipla de órgãos. (Ver Schwartz, 9ª ed., p. 74.)

14. Um paciente com tempo de tromboplastina parcial ativada prolongado e trombose venosa profunda deve ser avaliado para qual das seguintes doenças?
    A. Trombocitopenia induzida por heparina.
    B. Púrpura trombocitopênica trombótica.
    C. Síndrome antifosfolipídio.
    D. Deficiência de proteína C.

Resposta: C
Entre os distúrbios mais comuns adquiridos de inibição da coagulação há a síndrome do antifosfolipídio, em que estão presentes o anticoagulante lúpico e os anticorpos anticardiolipinas. Esses anticorpos podem estar associados à trombose venosa ou arterial, ou às duas. De fato, os pacientes que apresentam trombose recorrente devem ser avaliados para detectar a síndrome do antifosfolípido. A presença de anticorpos antifosfolipídios é muito comum em pacientes com lúpus eritematoso sistêmico, mas também podem ser observados em associação à artrite reumatoide e síndrome de Sjögren. Há também pessoas que não têm doenças autoimunes, mas desenvolvem anticorpos transitórios em resposta a infecções ou que desenvolvem a síndrome do antifosfolipídio induzida por drogas. A característica distintiva da síndrome do antifosfolipídio é um tempo de tromboplastina parcial ativada prolongado *in vitro*, mas com um aumento do risco de trombose *in vivo*. (Ver Schwartz, 9ª ed., p. 75.)

15. Qual dos seguintes aumentaria o efeito da varfarina e exigiria uma diminuição da dose administrada para a anticoagulação?
    A. Barbitúricos.
    B. Corticosteroides.
    C. Cefalosporinas.
    D. Pílulas anticoncepcionais orais.

Resposta: C
As cefalosporinas estão entre os agentes que podem aumentar o efeito da varfarina. (Ver Schwartz, 9ª ed., p. 76 e Tabela 4-3.)

TABELA 4-3 Medicamentos que podem alterar a dose de varfarina

↓ Efeito de varfarina ↑ Requisitos de varfarina	Barbitúricos, anticoncepcionais orais, compostos contendo estrogênio, corticosteroides, hormônio adrenocorticotrófico
↑ Efeito de varfarina ↓ Requisitos de varfarina	Fenilbutazona, clofibrato, esteroides anabólicos, L-tiroxina, glucagons, amiodarona, quinidina, cefalosporinas

16. Um paciente em tratamento crônico com varfarina apresenta apendicite aguda. A razão normalizada internacional é de 1,4. Qual das seguintes é a conduta mais adequada?
    A. Proceder, imediatamente, à cirurgia sem parar com a varfarina.
    B. Parar a varfarina, administrar o plasma fresco congelado e prosseguir com a cirurgia.
    C. Parar a varfarina e prosseguir à cirurgia em 8 a 12 horas.
    D. Parar a varfarina e prosseguir à cirurgia em 24 a 36 horas.

Resposta: A
A intervenção cirúrgica pode ser necessária em pacientes que estão recebendo a terapia anticoagulante. O aumento da experiência sugere que o tratamento cirúrgico pode ser realizado sem a interrupção do programa anticoagulante, dependendo do procedimento a ser realizado. Além disso, o risco de complicações trombóticas pode ser aumentado, quando o tratamento de anticoagulação é interrompido de forma brusca. Quando o tempo de tromboplastina parcial ativada é menor que 1,3 vez, o valor do controle em um paciente sendo tratado com heparina ou quando a razão normalizada internacional for inferior a 1,5 em um paciente tomando varfarina, pode não ser necessária a reversão do tratamento de anticoagulação. No entanto, é obrigatória a técnica cirúrgica meticulosa, e o paciente deve ser observado de perto durante todo o período pós-operatório. (Ver Schwartz, 9ª ed., p. 76.)

17. Qual dos seguintes dispositivos é mais vantajoso para a hemostasia durante uma tireoidectomia?
    A. Eletrocautério monopolar.
    B. Eletrocautério bipolar.
    C. Bisturi harmônico.
    D. Coagulador de argônio.

Resposta: C
O bisturi harmônico é um instrumento que corta e coagula o tecido através de vibrações a 55 kHz. O instrumento converte energia elétrica em movimento mecânico. O movimento da lâmina faz com que as moléculas de colágeno no tecido fiquem desnaturadas, formando um coágulo. Nenhuma corrente elétrica significativa passa pelo paciente. O instrumento se mostrou vantajoso ao realizar tireoidectomia, hemorroidectomia e transecção das veias gástricas curtas durante a esplenectomia e ao realizar uma transecção do parênquima hepático.

    O calor atinge a hemostasia pela desnaturação de proteínas, que resulta em coagulação de grandes áreas de tecido. Com a cauterização, o calor é transmitido do instrumento por condução diretamente sobre o tecido. Quando for utilizado o eletrocautério, o aquecimento ocorre por indução de uma fonte de corrente alternada. (Ver Schwartz, 9ª ed., p. 77.)

18. Qual agente anticoagulante tópico é melhor para o uso em pacientes com coagulopatias?
A. Gelfoam.
B. Selante de fibrina.
C. Thrombostat (trombina tópica).
D. Surgicell.

Resposta: B
Os produtos derivados de trombina controlam a conversão de fibrinogênio em fibrina, auxiliando na formação do coágulo. A trombina leva a vantagem de processos fisiológicos naturais, evitando-se, assim, corpo estranho ou reações inflamatórias, e o leito da ferida não é perturbado.

Os selantes de fibrina são preparados a partir de crioprecipitado (homólogos ou sintéticos) e têm a vantagem de não promover inflamação ou necrose tecidual. O selante é administrado por meio de um sistema de duplo compartimento de seringa. Em um compartimento ficam o fibrinogênio, o fator XIII, a fibronectina e os inibidores da fibrinólise. O segundo compartimento contém cloreto de cálcio e trombina. O uso da cola de fibrina é particularmente útil em pacientes que receberam heparina ou que têm deficiências de coagulação (p. ex., hemofilia ou doença de von Willebrand).

A solução de gelatina purificada pode ser preparada em diversos veículos, incluindo pós, esponjas ou espumas e folhas ou filmes. A gelatina é hidrofílica, absorvendo muitas vezes seu peso em água ou outro líquido. É metabolizada com eficácia e degradada por proteinases no leito da ferida durante um período de 4 a 6 semanas. O gelfoam fornece hemostasia eficaz para campos operatórios com exsudação difusa de pequenos vasos. A trombina pode ser aplicada a este veículo para aumentar a hemostasia. A gelatina é relativamente barata, disponível de imediato, maleável e fácil de manusear. Apesar de ser relativamente inerte, a gelatina implantada pode servir como um ninho para a infecção. (Ver Schwartz, 9ª ed., p. 77 e Tabela 4-4.)

TABELA 4-4 Agentes hemostáticos comuns

Agente hemostático	Fabricante	Custo	Comentários
Produtos de trombina			
Floseal	Baxter	$ 1.500 por 6 unidades/5 mL	Coagulação intravascular disseminada pode resultar da exposição intravascular. Solução embebida em gaze ou injetada sobre o leito da ferida, formando adesão
Thrombostat	Parke-Davis	$ 56-60/5.000 a 10.000 ampolas	
Thrombin-JMI	King Pharmaceuticals	$ 285/10.000 unidades	
Selante de fibrina			
Tisseel	Baxter	$ 135/2 mL	Útil em enxertos de pele ou de pacientes anticoagulados. Crosseal não contém aprotinina, reduz o risco de anafilaxia
Crosseal	Johnson & Johnson	$ 100 a 150/1 mL	
Agentes de gelatina			
Gelfoam	Pfizer	$ 90/1 g	Forma malha hidratada para promover a coagulação. Pode inchar. Pode causar reação granulomatosa
Surgifoam	Johnson & Johnson	$ 8 a 14/quadrado de gelatina	

19. Qual percentagem da população é Rh-negativo?
A. 5%.
B. 15%.
C. 25%.
D. 35%.

Resposta: B
Os receptores de Rh-negativo devem receber transfusões só de sangue Rh-negativo. Entretanto, esse grupo representa apenas 15% da população. Portanto, a administração de sangue Rh-positivo é aceitável, se o sangue Rh-negativo não estiver disponível. Entretanto, o sangue Rh-positivo não deve ser transfundido para mulheres Rh-negativas que estão em idade fértil. (Ver Schwartz, 9ª ed., p. 78.)

20. Qual é o número máximo de unidades de sangue que pode ser doada de forma autóloga para cirurgia eletiva, contanto que a hemoglobina do paciente é superior a 11 gm?
A. Uma única doação pode ser feita de 2 a 3 semanas antes da cirurgia.
B. Duas doações podem ser feitas de 2 a 4 semanas antes da cirurgia.
B. Três doações podem ser feitas, 1 semana com espaço, começando 4 semanas antes da cirurgia.
D. Cinco doações podem ser feitas, de 3 a 4 dias com espaço, começando 6 semanas antes da cirurgia.

21. Quando o crioprecipitado deve ser administrado a um paciente que precisa de uma transfusão maciça do concentrado de hemácias?
A. Uma unidade de crioprecipitado deve ser administrada para cada unidade de concentrados de hemácias.
B. Dez unidades de crioprecipitado deve ser administrada para cada unidade de concentrados de hemácias.
C. Após 6 unidades de concentrados de hemácias, o crioprecipitado deve ser determinado, se o nível sérico de fibrinogênio for menor que 100 mg/dL.
D. Nunca, o plasma fresco congelado fornecerá os elementos necessários.

Resposta: D
O uso de transfusão autóloga é crescente. Até 5 unidades podem ser coletadas para posterior utilização durante os procedimentos eletivos. Os pacientes podem doar sangue se a concentração de hemoglobina exceder 11 g/dL ou quando o hematócrito for maior que 34%. A primeira intervenção é realizada 40 dias antes da operação planejada, e a última é realizada 3 dias antes da operação. As doações podem ser programadas em intervalos de 3 a 4 dias. A administração de eritropoietina recombinante humana acelera a geração de glóbulos vermelhos e permite a colheita mais frequente de sangue. (Ver Schwartz, 9ª ed., p. 78.)

Resposta: C
(Ver Schwartz, 9ª ed., p. 80 e Tabela 4-5.)

TABELA 4-5	Administração terapêutica componente durante transfusão maciça
Plasma fresco congelado	Assim que for reconhecida a necessidade de transfusão maciça. Para cada 6 unidades de glóbulos vermelhos (hemácias), administrar 6 unidades de plasma fresco congelado (proporção 1:1)
Plaquetas	Para cada 6 unidades de hemácias e plasma, administrar 6 unidades de plaquetas. Seis pacotes de plaquetas de doadores aleatórios = 1 unidade de plaquetas por aférese. Manter a contagem de plaquetas maior que 100.000 μ/L, durante o controle ativo de hemorragia
Crioprecipitado	Depois das primeiras 6 unidades de hemácias, verificar o nível de fibrinogênio. Se for maior ou igual a 100 mg/dL, administrar 20 unidades de crioprecipitado (2 g de fibrina). Repetir conforme necessário, dependendo do nível de fibrinogênio

22. Qual das seguintes avalia melhor a força do coágulo?
A. Histórico clínico.
B. Níveis de trombina.
C. Tempo de sangramento pelo método de Ivy.
D. Tromboelastograma.

Resposta: D
O tromboelastograma mede as propriedades viscoelásticas de sangue, conforme é induzido à coagulação em um ambiente de baixo cisalhamento (lembrando um fluxo venoso lento). Os padrões de mudança na elasticidade de cisalhamento permitem a cinética de formação de coágulo e crescimento, bem como a força e a estabilidade do coágulo formado a ser determinado. Os dados de força e estabilidade fornecem informações sobre a capacidade de o coágulo realizar o trabalho de hemostasia, ao passo que os dados cinéticos determinam a adequação dos fatores quantitativos disponíveis para a formação de coágulos.

A utilidade do tromboelastograma vem sendo suficientemente documentada em cirurgia geral, cirurgia cardíaca, cirurgia urológica, obstetrícia, pediatria e transplante de fígado. É o único teste que mede todas as etapas dinâmicas de formação do coágulo até eventual lise ou retração do coágulo. Seu papel na avaliação de pacientes coagulopatas ainda está sendo investigado. (Ver Schwartz, 9ª ed., p. 84.)

CAPÍTULO 5
Choque

PERGUNTAS SOBRE CIÊNCIA BÁSICA

1. O evento inicial em choque é:
   A. Hipotensão.
   B. Diminuição do débito cardíaco.
   C. Diminuição do fornecimento de oxigênio.
   D. Déficit de energia celular.

Resposta: D
Independentemente da etiologia, as respostas fisiológicas iniciais em choque são provocadas por hipoperfusão tecidual e pelo desenvolvimento de déficit de energia celular. Este desequilíbrio entre a oferta e a procura celular leva a respostas neuroendócrinas e inflamatórias, cuja magnitude é geralmente proporcional ao grau e à duração do choque. (Ver Schwartz, 9ª ed., p. 91 e Fig. 5-1.)

FIG. 5.1. As vias que levam à diminuição da perfusão tecidual e ao choque. A diminuição da perfusão tecidual pode resultar diretamente de hemorragia/hipovolemia, insuficiência cardíaca ou lesões neurológicas.
A diminuição da perfusão tecidual e da lesão celular pode resultar, então, em respostas imunes e inflamatórias. Como alternativa, a elaboração de produtos microbianos durante a infecção ou a liberação de produtos endógenos celulares, oriundos da lesão tecidual, podem resultar na ativação celular para posteriormente influenciar a perfusão tecidual e o desenvolvimento de choque.
C1GAM = caixa 1 do grupo de alta mobilidade; LPS = lipopolissacarídeo; RPGA = receptor dos produtos finais da glicação avançada.

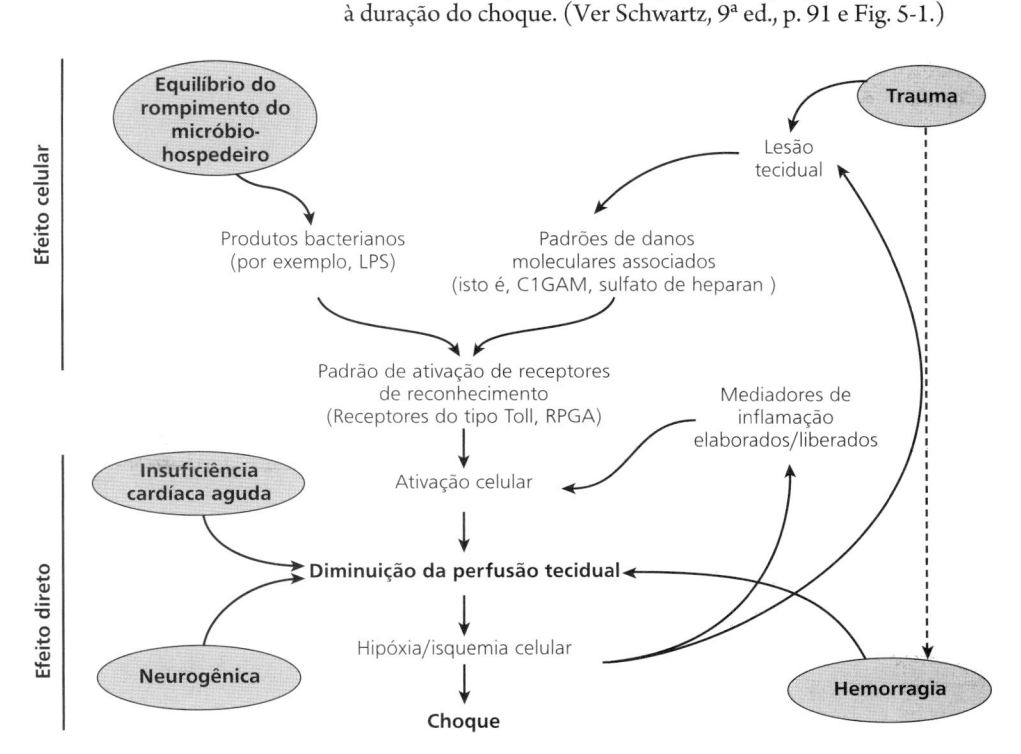

2. Qual dos seguintes pode iniciar impulsos aferentes para o sistema nervoso central, o que desencadeia a resposta neuroendócrina de choque?
   A. Alcalose grave.
   B. Hipotermia.
   C. Hipertermia.
   D. Hiperglicemia.

Resposta: B
Os impulsos aferentes transmitidos da periferia são processados dentro do sistema nervoso central e ativam as respostas efetoras reflexivas ou impulsos eferentes. Estas respostas efetoras são projetadas para expandir o volume plasmático, manter a perfusão periférica e o fornecimento de O_2 tecidual e restaurar a homeostase. Os impulsos aferentes que iniciam as respostas adaptativas intrínsecas do corpo e convergem no sistema nervoso central são originários de uma variedade de fontes. O evento inicial de incitação normalmente é a perda de volume sanguíneo circulante. Outros estímulos que podem produzir a resposta neuroendócrina incluem dor, hipoxemia, hipercarbia, acidose, infecção, mudança na temperatura, excitação emocional ou hipoglicemia. A sensação de dor oriunda do tecido lesado é transmitida pelos tratos espinotalâmicos, resultando em ativação do eixo hipotálamo-hipófise-suprarrenal, bem como a ativação do sistema nervoso autônomo para induzir a estimulação simpática direta da medula suprarrenal para liberar catecolaminas. (Ver Schwartz, 9ª ed., p. 93.)

3. A vasoconstrição é uma das respostas fisiológicas iniciais ao choque hipovolêmico. Esta é mediada por:
   A. Ativação de receptores alfa-adrenérgicos nas arteríolas.
   B. Regulação para baixo de receptores alfa-adrenérgicos nas arteríolas.
   C. Ativação dos receptores beta-adrenérgicos nas arteríolas.
   D. Regulação para baixo de receptores beta-adrenérgicos nas arteríolas.

Resposta: A
A estimulação direta simpática da circulação periférica, através da ativação de receptores alfa$_1$-adrenérgicos nas arteríolas induz a vasoconstrição e provoca um aumento compensatório da resistência vascular sistêmica e da pressão arterial. (Ver Schwartz, 9ª ed., p. 93.)

4. O hormônio antidiurético é secretado em resposta ao choque e permanece elevado durante cerca de 1 semana. Qual dos seguintes é observado como resultado desse aumento do nível de hormônio antidiurético?
   A. Diminuição da permeabilidade da água nos túbulos distais.
   B. Aumento da perda de sódio nos túbulos distais.
   C. Vasoconstrição mesentérica.
   D. Vasodilatação mesentérica.

Resposta: C
A glândula hipofisária também libera vasopressina ou hormônio antidiurético em resposta à hipovolemia, às alterações no volume sanguíneo circulante, percebidas por barorreceptores e aos receptores de estiramento atrial esquerdo e ao aumento da osmolaridade do plasma detectado por osmorreceptores do hipotálamo. Epinefrina, angiotensina II, dor e hiperglicemia aumentam a produção do hormônio antidiurético. Os níveis de hormônio antidiurético permanecem elevados por cerca de 1 semana após o insulto inicial, dependendo da gravidade e da persistência das anomalias hemodinâmicas. O hormônio antidiurético atua nos túbulos distais e ductos coletores dos néfrons para aumentar a permeabilidade de água, diminuir as perdas de sódio e preservar o volume intravascular. Também conhecido como *arginina vasopressina*, o hormônio antidiurético atua como um potente vasoconstritor mesentérico, desviando o sangue periférico dos órgãos esplâncnicos durante a hipovolemia. Isso pode contribuir para a isquemia intestinal e predispor à disfunção da barreira mucosa intestinal em estados de choque. A vasopressina também aumenta a gliconeogênese hepática e aumenta a glicólise hepática. (Ver Schwartz, 9ª ed., p. 94.)

5. A hipóxia no nível celular diminui a produção de ATP (também chamado disoxia). Isto resulta em:
   A. Mudanças na sinalização de cálcio intracelular.
   B. Aumento da membrana celular potencial.
   C. Aumento do pH intracelular.
   D. Aumento do número de mitocôndrias.

Resposta: A
A maioria do ATP (trifosfato de adenosina) é gerada em nosso corpo por meio do metabolismo aeróbico no processo de fosforilação oxidativa na mitocôndria. Este processo está dependente da disponibilidade de O_2 como receptor final de elétrons na cadeia de transporte de elétrons. Conforme a tensão de O_2 dentro da célula diminui, há uma diminuição da fosforilação oxidativa, e a geração de ATP diminui. Quando o fornecimento de O_2 é tão gravemente prejudicado que a fosforilação oxidativa não pode ser sustentada, o estado é chamado de *disoxia*. Quando a fosforilação oxidativa for insuficiente, as células mudam para o metabolismo anaeróbico e glicólise para gerar ATP. Isso ocorre pela quebra das reservas de glicogênio celular para piruvato. Embora a glicólise seja um processo rápido, não é eficiente, permitindo a produção de apenas 2 moles de trifosfato de adenosina a partir de 1 mol de glicose. Isto é comparado com a oxidação completa de 1 mol de glicose, que produz 38 moles de trifosfato de adenosina. Além disso, sob condições de hipóxia no metabolismo anaeróbico, o piruvato é convertido em lactato, levando a uma acidose metabólica intracelular. Existem inúmeras consequências secundárias a estas mudanças metabólicas. A depleção de trifosfato de adenosina potencialmente influencia todos os processos celulares dependentes de trifosfato de adenosina. Esta depleção inclui a manutenção do potencial da membrana celular, a síntese de enzimas e proteínas, a sinalização celular e os mecanismos de reparo do DNA. A diminuição do pH intracelular também influencia as funções celulares vitais, como, por exemplo, a atividade enzimática normal, a troca iônica da membrana celular e a sinalização metabólica celular. Essas mudanças também levarão às mudanças na expressão genética dentro da célula. Além disso, a acidose leva a alterações no metabolismo do cálcio e na sinalização do cálcio. Em combinação, estas alterações podem levar à lesão celular irreversível e morte. (Ver Schwartz, 9ª ed., p. 95.)

6. Os receptores do tipo pedágio desempenham um papel na via de "sinalização de perigo" que modula a resposta imune à lesão. A estimulação desses receptores ocorre por moléculas liberadas a partir de:
   A. Glândula hipofisária.
   B. Medula suprarrenal.
   C. Macrófagos.
   D. Células danificadas.

Resposta: D
Só recentemente é que foi percebido que a liberação de produtos intracelulares de células danificadas e feridas pode ter efeitos parácrinos e semelhantes a endócrinos em tecidos distantes, a fim de ativar as respostas inflamatória e imune. Esta hipótese, que foi primeiramente proposta por Matzinger, é conhecida como a *sinalização de perigo*. Sob esse novo paradigma da função imunológica, as moléculas endógenas são capazes de sinalizar a presença de perigo para as células e tecidos circundantes. Estas moléculas, que são liberadas a partir de células, são conhecidas como padrões moleculares associados a danos (PMADs, Tabela 5-1). Os padrões moleculares associados a danos são reconhecidos por receptores de superfície celular para efeito de sinalização intracelular que inicia e amplifica a resposta imune. Esses receptores são conhecidos como *receptores de reconhecimento de padrões* e incluem os receptores do tipo pedágio e o receptor dos produtos finais da glicação avançada. Cabe ressaltar que os receptores do tipo pedágio e receptores de reconhecimento de padrões foram observados pela primeira vez por seu papel na sinalização como parte da resposta imune à entrada de micróbios e seus produtos secretados em um ambiente normalmente estéril. (Ver Schwartz, 9ª ed., p. 95.)

TABELA 5-1	Moléculas endógenas dos padrões moleculares associados a danos
Oligômeros de ácido hialurônico	
Sulfato de Heparan	
Domínio extra A de fibronectina	
Proteínas de choque térmico 60, 70, Gp96	
Proteínas do surfactante A	
b-Defensina-2	
Fibrinogênio	
Biglicam	
Caixa 1 do grupo de alta mobilidade	
Ácido úrico	
Interleucina-1a	
S-100s	
Nucleolina	

7. Qual das seguintes citocinas é liberada imediatamente após a lesão grave?
   A. IL-10.
   B. IL-2.
   C. Fator de necrose tumoral alfa.
   D. Fator de necrose tumoral beta.

Resposta: C
O fator de necrose tumoral alfa foi uma das primeiras citocinas a serem descritas, e é uma das primeiras citocinas liberadas em resposta a estímulos lesivos. Os monócitos, os macrófagos e as células liberam esta potente citocina pró-inflamatória. Os níveis de fator de necrose tumoral alfa atingem o pico dentro de 90 minutos de estimulação e retornam, com frequência, aos níveis de referência dentro de 4 horas. A liberação do fator de necrose tumoral alfa pode ser induzida por bactérias ou endotoxinas e leva ao desenvolvimento de choque e hipoperfusão, mais comumente observado no choque séptico. A produção do fator de necrose tumoral alfa também pode ser induzida após outros insultos, como, por exemplo, hemorragia e isquemia. Os níveis de fator de necrose tumoral alfa são correlacionados com a mortalidade em modelos animais de hemorragia. Por outro lado, o aumento dos níveis séricos de fator de necrose tumoral alfa registrado em pacientes com trauma é muito menor que o observado em pacientes sépticos. Uma vez liberado, o fator de necrose tumoral alfa pode produzir vasodilatação periférica, ativar a liberação de outras citocinas, induzir a atividade pró-coagulante e estimular uma ampla gama de alterações metabólicas celulares. Durante a resposta ao estresse, o fator de necrose tumoral alfa contribui para a quebra de proteína muscular e caquexia. (Ver Schwartz, 9ª ed., p. 96.)

8. Qual das seguintes é uma citocina anti-inflamatória?
   A. IL-1.
   B. IL-6.
   C. IL-8.
   D. IL-10.

Resposta: D
A IL-10 é uma citocina anti-inflamatória. As ILs-1, 6 e 8 são citocinas pró-inflamatórias. (Ver Schwartz, 9ª ed., p. 96 e Tabela 5-2.)

TABELA 5-2 Mediadores inflamatórios de choque	
Pró-inflamatórios	**Anti-inflamatórios**
Interleucina-1a/b	Interleucina-4
Interleucina-2	Interleucina-10
Interleucina-6	Interleucina-13
Interleucina-8	Prostaglandina E_2
Interferon	Fator beta de transformação do crescimento
Fator de necrose tumoral	
Fator de ativação plaquetária	

9. Qual dos seguintes mais bem descreve a resposta hemodinâmica ao choque neurogênico?
   A. Aumento no índice cardíaco, capacitância venosa inalterada.
   B. Aumento do índice cardíaco, diminuição da capacitância venosa.
   C. Alteração variável no índice cardíaco (pode aumentar ou diminuir), aumento da capacitância venosa.
   D. Alteração variável no índice cardíaco (pode aumentar ou diminuir), diminuição da capacitância venosa.

Resposta: A
(Ver Schwartz, 9ª ed., p. 93 e Tabela 5-3.)
- O aumento do índice cardíaco e a capacitância venosa inalterada são observados em choque neurogênico.
- O aumento do índice cardíaco e a diminuição da capacitância venosa são muito mais comumente associadas a choque séptico.
- A alteração variável no índice cardíaco (pode aumentar ou diminuir) e o aumento da capacitância venosa tendem mais a serem observados em choque cardiogênico.
- A alteração variável no índice cardíaco (pode aumentar ou diminuir) e a diminuição da capacitância venosa = choque séptico.

TABELA 5-3 Respostas hemodinâmicas em diferentes tipos de choque						
Tipo de choque	Índice cardíaco	RVS	Capacitância venosa	PVC/POAP	SvO_2	Efeitos celulares/metabólico
Hipovolêmico	↓	↑	↓	↓	↓	Efeito
Séptico	↑↑	↓	↑	↑↓	↑↓	Causa
Cardiogênico	↓↓	↑↑	→	↑	↓	Efeito
Neurogênico	↑	↓	→	↓	↓	Efeito

As respostas hemodinâmicas são indicadas por setas para mostrar um aumento (↑), aumento grave (↑↑), diminuição (↓), diminuição grave (↓↓), a resposta variada (↑↓), ou pouco efeito (→). PVC = pressão venosa central; POAP = pressão de oclusão da artéria pulmonar; SvO_2 = Saturação venosa central e mista de oxigênio; RVS = resistência vascular sistêmica.

10. Qual percentagem do volume de sangue está normalmente na circulação esplâncnica?
    A. 10%.
    B. 20%.
    C. 30%.
    D. 40%.

Resposta: B
A maioria das alterações do débito cardíaco no coração normal está relacionada com as alterações na pré-carga. Os aumentos do tônus simpático têm um efeito menor sobre as camadas do músculo esquelético, mas produzem uma redução drástica do volume sanguíneo esplâncnico, que normalmente detém 20% do volume de sangue. (Ver Schwartz, 9ª ed., p. 94.)

PERGUNTAS CLÍNICAS

1. Qual dos seguintes pode ser usado para estimar indiretamente o débito de oxigênio estimado durante o choque?
   A. pH arterial.
   B. Gradiente de O_2 arteriolar-alveolar.
   C. Déficit de base.
   D. Bicarbonato sérico.

Resposta: C
As células hipoperfundidas e os tecidos experimentam o que tem sido denominado débito de oxigênio, um conceito proposto inicialmente por Crowell, em 1961. O débito de O_2 é o déficit na oxigenação dos tecidos ao longo do tempo que ocorre durante o choque. Quando o fornecimento de O_2 for limitado, o consumo de O_2 pode ser insuficiente para atender às necessidades metabólicas da respiração celular, criando um déficit de exigências de O_2 no nível celular. A medição do déficit de O_2 usa o cálculo da diferença entre a demanda estimada de O_2 e o valor real obtido para o consumo de O_2. Em circunstâncias normais, as células podem "pagar de volta" o débito de O_2 durante a reperfusão. A grandeza do débito de O_2 correlaciona-se com a gravidade e a duração da hipoperfusão. Os valores substitutos para medir o débito de O_2 incluem déficit de referência e níveis de lactato. (Ver Schwartz, 9ª ed., p. 95.)

2. Um homem com 70 kg com uma laceração na artéria braquial perde um total de 800 mL de sangue. Em que classe de hemorragia o ACS (American College of Surgeons) classificaria isso?
   A. Classe I.
   B. Classe II.
   C. Classe III.
   D. Classe IV.

Resposta: B
O volume de sangue em um adulto pode ser calculado como aproximadamente 70 mL/kg. Portanto, esse paciente teria um volume de sangue de 4.900 mL (por isso, a estimativa de que um homem adulto tem um volume de sangue de aproximadamente 5 litros). Os 800 mL são de 16,3% do volume de sangue total estimado, o que o classificaria na classe II de hemorragia.

A perda de até 15% do volume circulante (700 a 750 mL de uma paciente com 70 kg) pode produzir pouco em termos de sintomas evidentes, ao passo que a perda de até 30% do volume circulante (1,5 L) pode resultar em leve taquicardia, taquipneia e ansiedade. A hipotensão, a taquicardia acentuada [isto é, pulso maior que 110 a 120 batimentos por minuto (bpm)] e a confusão podem não ser evidentes até que tenham sido perdidos mais de 30% do volume de sangue. A perda de 40% do volume circulante (2 L) ameaça à vida e, geralmente, exige o controle do sangramento operatório (Tabela 5-4). (Ver Schwartz, 9ª ed., p. 99.)

TABELA 5-4 Classificação da hemorragia

Parâmetro	Classe I	Classe II	Classe III	Classe IV
Perda de sangue (mL)	< 750	750-1.500	1.500-2.000	> 2.000
Perda de sangue (%)	< 15	15-30	30-40	> 40
Frequência cardíaca (bpm)	< 100	> 100	> 120	> 140
Pressão arterial	Normal	Ortostática	Hipotensão	Hipotensão grave
Sintomas do SNC	Normal	Ansioso	Confuso	Prostrado

bpm = batimentos por minuto; SNC = sistema nervoso central.

3. Um paciente chega ao pronto-socorro após um acidente de automóvel com múltiplas lesões. A hipotensão neste paciente é definida como pressão arterial sistólica menor que:
   A. 110.
   B. 90.
   C. 70.
   D. 50.

Resposta: A
Os dados mais recentes em pacientes com trauma sugerem que a pressão arterial sistólica menor que 110 mmHg é uma definição clinicamente relevante de hipotensão e hipoperfusão com base em uma taxa de mortalidade crescente inferior a esta pressão (Fig. 5-2). (Ver Schwartz, 9ª ed., p. 99.)

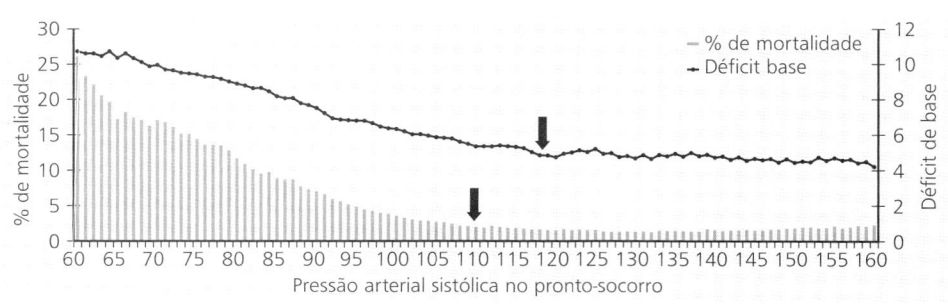

FIG. 5.2. A relação entre a pressão arterial sistólica e a mortalidade em pacientes traumatizados com hemorragia. Estes dados sugerem que a pressão arterial sistólica menor que 110 mmHg é uma definição clinicamente relevante de hipotensão e hipoperfusão com base em uma taxa de mortalidade crescente inferior a esta pressão. O déficit de base também é mostrado neste gráfico. (Reproduzida com permissão de Eastridge BJ, Salinas J, McManus JG, et al.: Hypotension begins at 110 mmHg: Redefining "hypotension" with data *J Trauma* 63:291; discussion 297, 2007.)

4. Duas horas após uma cirurgia importante, com perda significativa de sangue, um paciente tem um déficit de base de -6. Este déficit seria classificado como:
   A. Déficit de base discreto.
   B. Déficit de base moderado.
   C. Déficit de base grave.
   D. Déficit de base extremamente grave.

Resposta: B
Davis *et al.* estratificaram a extensão do déficit de base em leve (-3 a -5 mmol/L), moderado (-6 a -9 mmol/L) e grave (inferior a -10 mmol/L) e, a partir disso, estabeleceram uma correlação entre o déficit de base no momento da admissão, com necessidade de transfusão, o desenvolvimento de falência de múltiplos órgãos e a morte. (Ver Schwartz, 9ª ed., p. 99.)

5. A probabilidade de morte em um paciente com déficit de base de -6 é cerca de:
   A. 5%.
   B. 15%.
   C. 25%.
   D. 35%.

Resposta: C
A probabilidade de morte após trauma direto pode ser calculada com base na análise de regressão logística, conforme descrito por Siegel. (*Arch Surg* 125:498, 1990). O LD_{50} para o déficit de base é de cerca de -11,8. A mortalidade prevista para um paciente com um déficit de base é de -6 cerca de 25%. (Ver Schwartz, 9ª ed., p. 100.)

6. Em um paciente com hemorragia em curso, o risco de morte aumenta em 1%.
   A. A cada 3 minutos na sala de emergência.
   B. A cada 10 minutos na sala de emergência.
   C. A cada 30 minutos na sala de emergência.
   D. A cada 60 minutos na sala de emergência.

Resposta: A
Controle da hemorragia contínua é um componente essencial da ressuscitação do paciente em choque.... Os pacientes que não conseguem responder aos esforços iniciais de reanimação são considerados como tendo hemorragia ativa em curso oriunda de vasos e exigem intervenção cirúrgica imediata. Com base na literatura sobre trauma, os pacientes com hemorragia em curso demonstram o aumento da sobrevida, caso seja diminuído o tempo decorrido entre a lesão e o controle do sangramento. Embora não existam ensaios randomizados e controlados, os estudos retrospectivos fornecem evidências convincentes neste sentido. Para este fim, Clarke *et al.* demonstraram que os pacientes traumatizados com ferimentos graves isolados no abdome que exigiram laparotomia da emergência tiveram aumento da probabilidade de morte, com uma maior duração do tempo na sala de emergência que os pacientes que estavam na sala de emergência por 90 minutos ou menos. Esta probabilidade aumentou cerca de 1% para cada 3 minutos na sala de emergência. (Ver Schwartz, 9ª ed., p. 100.)

7. Um indivíduo de 24 anos de idade chega ao pronto-socorro com várias feridas de facadas no abdome, trauma direto grave na cabeça (GCS 10), e uma pressão sanguínea sistólica de 80 mmHg. Uma meta adequada para a ressuscitação no pronto-socorro seria uma pressão arterial sistólica de:
   A. 80 a 90 mmHg.
   B. 90 a 100 mmHg.
   C. 100 a 110 mmHg.
   D. 110 a 120 mmHg.

Resposta: A
As conclusões razoáveis na definição de hemorragia descontrolada compreendem: qualquer atraso na cirurgia para o controle da hemorragia aumenta a mortalidade; com a hemorragia descontrolada tentando atingir uma pressão arterial normal pode haver aumento da mortalidade, sobretudo com lesões penetrantes e tempos de transporte curtos; a meta de pressão arterial sistólica de 80 a 90 mmHg pode ser adequada no paciente com lesão penetrante, e a hemodiluição profunda deve ser evitada por transfusão precoce dos glóbulos vermelhos. Para o paciente com lesão contusa, na qual a principal causa de morte é um traumatismo craniano fechado, deve ser evitado o aumento da mortalidade com hipotensão no ambiente da lesão cerebral. Neste ambiente, uma pressão arterial sistólica de 110 mmHg parece ser mais apropriada. (Ver Schwartz, 9ª ed., p. 101.)

8. Um INR de 1,5 na chegada à unidade de terapia intensiva está associado a risco de morte?
   A. O INR não é preditivo do resultado.
   B. 10%.
   C. 20%.
   D. 30%.

Resposta: C
O plasma fresco congelado também deve ser transfundido em pacientes com sangramento intenso ou sangramento com os aumentos da protrombina ou tromboplastina parcial ativada 1,5 vez maior que o controle. Os dados sobre traumatismo em civis apontam que a gravidade da coagulopatia logo após a admissão ao CTI é preditiva de mortalidade (Fig. 5-3). (Ver Schwartz, 9ª ed., p. 101.)

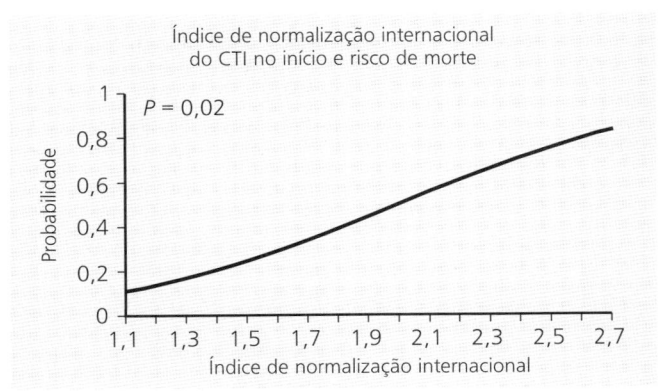

FIG. 5-3. A relação entre coagulopatia e mortalidade em pacientes com trauma. Os dados sobre trauma de civis apontam que a gravidade da coagulopatia, determinada pelo aumento do INR logo após a admissão à unidade de terapia intensiva, é fator preditivo de mortalidade. (Reproduzida com permissão de Gonzalez EA, Moore FA, Holcomb JB, et al.: Fresh frozen plasma should be given earlier to patients requiring massive transfusion. *J Trauma* 62:112, 2007.)

9. Em um paciente necessitando de transfusão maciça, 1 unidade de plasma fresco congelado deve ser administrada para cada.
   A. 1,5 unidade de concentrados de hemácias (razão de 1 para 1,5 de plasma fresco congelado:concentrado de hemácia).
   B. 3 unidades de concentrados de hemácias (razão de 1 para 3 de plasma fresco congelado:concentrado de hemácia).
   B. 6 unidades de concentrados de hemácias (razão de 1 para 6 de plasma fresco congelado:concentrado de hemácia).
   D. 8 unidades de concentrados de hemácias (razão de 1 para 8 de plasma fresco congelado:concentrado de hemácia).

Resposta: A
Os dados avançados sugerem transfusão mais liberal de plasma fresco congelado em pacientes com sangramento, mas a eficácia clínica de plasma fresco congelado exige mais investigação. Os dados mais recentes coletados em um hospital militar americano, de pacientes que receberam transfusão maciça de concentrado de hemácias (> 10 unidades em 24 horas), sugerem que uma razão plasmática de glóbulos vermelhos (1:1.4 unidades) foi independentemente associada a melhora de sobrevida (Fig. 5-4). (Ver Schwartz, 9ª ed., p. 101.)

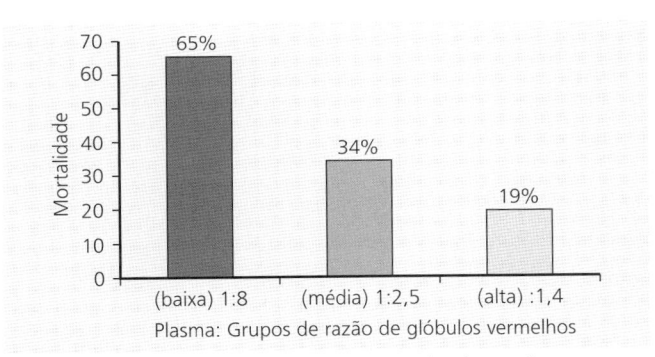

FIG. 5-4. O aumento da taxa de transfusão de plasma fresco congelado para as células vermelhas do sangue melhora a evolução dos pacientes de trauma que recebem transfusões maciças. (Reproduzida com permissão de Borgman MA, Spinella PC, Perkins JG, et al.: The ratio of blood products transfused affects mortality in patients receiving massive transfusions at a combat support hospital. *J Trauma* 63:805, 2007.)

10. O choque após envenenamento grave por monóxido de carbono é mais comumente:
A. Choque hipovolêmico.
B. Choque neurogênico.
C. Choque cariogênico.
D. Choque vasodilatador.

Resposta: D
A forma mais frequente de choque com vasodilatação é o choque séptico. Outras causas de choque com vasodilatação incluem acidose láctica hipóxica, intoxicação por monóxido de carbono, choque hemorrágico descompensado e irreversível, choque cardiogênico terminal e choque pós-cardiotomia (Tabela 5-5). Assim, o choque com vasodilatação parece representar a via final comum de choque profundo e prolongado de qualquer etiologia. (Ver Schwartz, 9ª ed., p. 102.)

TABELA 5-5 Causas do choque séptico e vasodilatadores
Resposta sistêmica à infecção
Inflamação sistêmica não infecciosa
Pancreatite
Queimaduras
Anafilaxia
Insuficiência suprarrenal aguda
Hipotensão grave, prolongada
Choque hemorrágico
Choque cardiogênico
Circulação extracorpórea
Metabólico
Acidose láctica hipóxica
Envenenamento por monóxido de carbono

11. As infusões de insulina devem ser utilizadas para manter a glicose sérica em pacientes não diabéticos, criticamente doentes com níveis entre:
A. 80 e 110 mg/dL.
B. 100 e 150 mg/dL.
C. 120 e 200 mg/dL.
D. 150 e 250 mg/dL.

Resposta: A
A hiperglicemia e a resistência insulínica são comuns em pacientes sépticos e criticamente doentes, inclusive pacientes sem diabetes melito subjacente. Um estudo recente registrou o impacto positivo significativo do controle rigoroso de glicose sobre o resultado em pacientes criticamente doentes. Os dois grupos de tratamento neste estudo prospectivo, randomizado foram designados para receber insulinoterapia intensiva (manutenção da glicose sanguínea entre 80 e 110 mg/dL) ou tratamento convencional (infusão de insulina somente se o nível de glicose no sangue exceder 215 mg/dL, com meta entre 180 e 200 mg/dL). O nível de glicose média de manhã ficou significativamente maior no tratamento convencional, comparado ao grupo de terapia insulínica intensiva (153 em comparação a 103 mg/dL). A mortalidade no grupo de tratamento intensivo de insulina (4,6%) ficou significativamente menor no grupo de tratamento convencional (8,0%), representando uma redução de 42% na mortalidade. Essa redução na mortalidade foi mais notável nos pacientes que exigem mais de 5 dias no CTI. Além disso, a terapia insulínica intensiva reduziu episódios de septicemia em 46%, diminuiu a duração da terapêutica antibiótica e reduziu a necessidade de suporte ventilatório e terapia renal de reposição. (Ver Schwartz, 9ª ed., p. 103.)

12. Um homem de 62 anos está envolvido em um acidente de automóvel. Ele sofreu traumatismo contuso significativo no esterno durante o acidente. Sua pressão venosa central é de 15, e a radiografia do tórax está normal. Qual das seguintes é a causa mais provável de sua hipotensão?
A. Contusão cardíaca.
B. Lesão da medula espinal.
C. Infarto do miocárdio.
D. Hemorragia intra-abdominal.

Resposta: C
Relativamente poucos pacientes com lesão cardíaca contusa desenvolverão disfunção da bomba cardíaca. Aqueles que desenvolvem costumam apresentar choque cardiogênico no início de sua avaliação. Portanto, estabelecer o diagnóstico de lesão cardíaca contusa é secundário para excluir outras etiologias de choque e estabelecer que a disfunção cardíaca está presente. Tanto a lesão da medula espinal quanto a hemorragia resultariam em uma pressão venosa central baixa. (Ver Schwartz, 9ª ed., p. 106.)

13. Um paciente que não responde às catecolaminas após um infarto agudo do miocárdio é colocado sob o efeito de anrinona. Qual dos seguintes é um efeito colateral comum da anrinona?
    A. Neutropenia.
    B. Anemia.
    C. Trombocitopenia.
    D. Falência da medula óssea.

14. Uma mulher de 72 anos sofreu um infarto agudo do miocárdio e, 12 horas depois, está em choque cardiogênico. Qual dos seguintes é o melhor tratamento para esta paciente?
    A. Suporte inotrópico até ficar estabilizada, então, a angiografia coronária transluminal percutânea.
    B. Angiografia coronária transluminal percutânea imediata com implante de *stent*, se for possível.
    C. Angiografia coronária transluminal percutânea imediata para definir a anatomia seguida de cirurgia de revascularização miocárdica.
    D. Nenhuma das anteriores.

15. Um paciente inconsciente com uma pressão arterial sistólica de 80 e uma frequência cardíaca de 80 provavelmente tem:
    A. Choque cardiogênico.
    B. Choque hemorrágico.
    C. Choque neurogênico.
    D. Choque obstrutivo.

Resposta: C
Os inibidores de fosfodiesterase da amrinona e milrinona podem ser necessários em situações de pacientes com choque cardiogênico resistente. Estes agentes têm meias-vidas longas e induzem à trombocitopenia e hipotensão. O uso é reservado para pacientes que não respondem a outros tratamentos. (Ver Schwartz, 9ª ed., p. 106.)

Resposta: B
As diretrizes atuais da American Heart Association recomendam a angiografia coronária transluminal percutânea em pacientes com choque cardiogênico, elevação do segmento ST, bloqueio do ramo esquerdo e idade inferior a 75 anos. A definição antecipada de anatomia coronária e revascularização é o passo fundamental no tratamento de pacientes com choque cardiogênico advindo de infarto agudo do miocárdio. Sempre que possível, a angioplastia coronariana transluminal percutânea (geralmente com colocação de *stent*) é o tratamento de preferência. O enxerto na cirurgia de revascularização miocárdica parece ser mais adequado para pacientes com doença multivascular ou para doença arterial coronariana à esquerda. (Ver Schwartz, 9ª ed., p. 106.)

Resposta: C
A entrada simpática para o coração, que normalmente aumenta a frequência cardíaca e a contratilidade cardíaca, e a entrada para a medula suprarrenal, que aumenta a liberação de catecolaminas, podem ser interrompidas (com lesão da medula espinal), impedindo a taquicardia típica de reflexo que ocorre com a hipovolemia.

A descrição clássica do choque neurogênico consiste na diminuição da pressão arterial associada à bradicardia (ausência de taquicardia reflexa por interrupção da descarga simpática), extremidades quentes (perda da vasoconstrição periférica), déficits sensoriais e motores que indicam uma lesão da medula espinal e evidência radiográfica de fratura da coluna vertebral. (Ver Schwartz, 9ª ed., pp. 107 e 108.)

CAPÍTULO 6
Infecções Cirúrgicas

PERGUNTAS SOBRE CIÊNCIA BÁSICA

1. Qual dos seguintes é um componente crítico da resposta inicial à contaminação bacteriana da cavidade peritoneal?
   A. Aumento da regulação macrofágica.
   B. Adesão de plaquetas.
   C. Fagocitose por leucócitos polimorfonucleares.
   D. Opsonização.

Resposta: A
Os micróbios também encontram de imediato uma série de mecanismos de defesa do hospedeiro que residem na grande maioria dos tecidos do corpo. Estes micróbios incluem macrófagos residentes e os baixos níveis de proteínas do complemento (C) e imunoglobulinas (Ig, anticorpos). Os macrófagos residentes secretam uma grande variedade de substâncias em resposta aos processos anteriormente mencionados, alguns dos quais parecem regular os componentes celulares da resposta de defesa do hospedeiro. A síntese de citocinas macrofágicas é regulada para cima. A secreção do fator de necrose tumoral alfa (TNF-α), das interleucinas (IL)-1β, 6 e 8, e de interferon gama (INF-γ) ocorre dentro do ambiente de tecidos, e, dependendo da magnitude da resposta de defesa do hospedeiro, da circulação sistêmica. Ao mesmo tempo, é iniciada uma resposta contrarregulatória, composta de proteínas de ligação (fator de necrose tumoral), os antagonistas dos receptores de citocinas (Il-1ra) e citocinas anti-inflamatórias (1L-4 e 1D-10). A interação dos micróbios com as defesas de primeira linha do hospedeiro leva à opsonização microbiana (C1q, C3bi e IgFc), fagocitose, e destruições microbianas extracelular (C5b6-9 complexo de ataque à membrana) e intracelular (vacúolos fagocíticos). Ao mesmo tempo, as vias complementares clássicas e alternativas são ativadas tanto pelo do contato direto quanto pela de imunoglobulina M > imunoglobulina G que se ligam aos micróbios, levando à liberação de uma série de fragmentos de diferentes proteínas complementares (C3a, C4a, C5a), que são biologicamente ativas, agindo para aumentar a permeabilidade vascular de forma acentuada. Os componentes da parede celular bacteriana e uma variedade de enzimas que são expulsas de vacúolos fagocitários de leucócitos durante a fagocitose bacteriana e ação matadora nesta capacidade também. (Ver Schwartz, 9ª ed., p. 116.)

2. A sepse grave é diferenciada da sepse por:
   A. Histórico de condições pré-mórbidas, como diabetes.
   B. Culturas positivas de sangue para bactérias ou fungos.
   C. Insuficiência aguda de órgão, tal como insuficiência renal.
   D. Hipotensão arterial prolongada.

Resposta: C
A síndrome da resposta inflamatória sistêmica (SRIS), causada por infecção, é denominada sepse e é mediada pela produção de uma cascata de mediadores pró-inflamatórios produzidos em resposta à exposição a produtos microbianos. A sepse grave é caracterizada como a sepse (definida anteriormente), combinada com a presença de novo início de falência de órgão. A sepse grave é a causa mais comum de morte em unidade de tratamento intensiva não coronária, com uma taxa de mortalidade de 51 casos por 100 mil habitantes por ano em 2003. O choque séptico é um estado de insuficiência circulatória aguda identificada pela presença de hipotensão arterial persistente (pressão arterial sistólica < 90 mmHg), apesar da reposição adequada de líquidos, sem outras causas identificáveis. O choque séptico é a manifestação mais grave da infecção, ocorrendo em cerca de 40% dos pacientes com sepse grave, com uma taxa de mortalidade concomitante de 45 a 60%. (Ver Schwartz, 9ª ed., pp. 116, 117 e Fig. 6-1.)

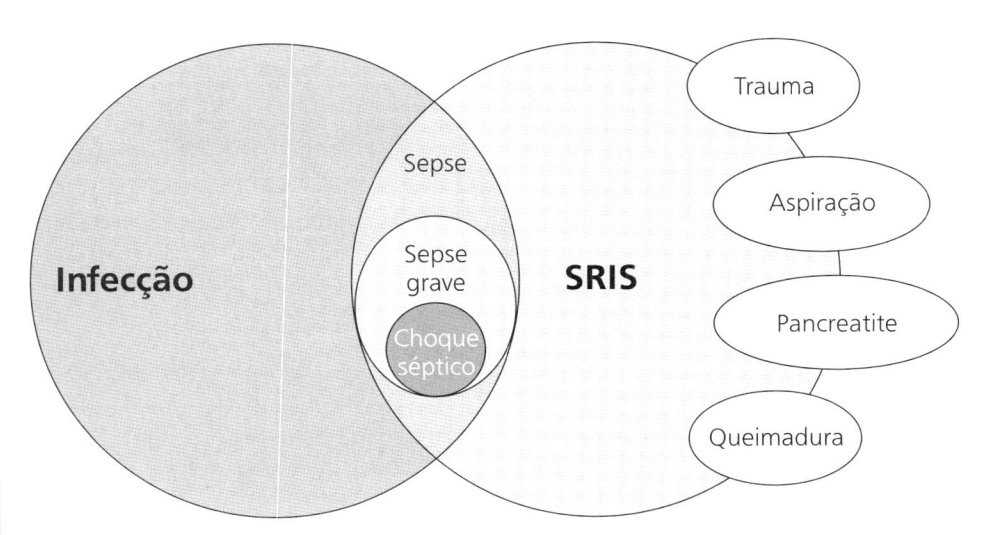

FIG. 6-1. Relação entre infecção e síndrome da resposta inflamatória sistêmica (SRIS). A sepse consiste na presença tanto da infecção quanto da resposta inflamatória sistêmica, que aparece aqui como a intersecção dessas duas áreas. Outras condições podem causar síndrome da resposta inflamatória sistêmica (SRIS) também (trauma, aspiração etc.) A sepse grave (e choque séptico) são subconjuntos da sepse.

PERGUNTAS CLÍNICAS

1. Qual dos seguintes agentes antifúngicos está associado à diminuição da contratilidade cardíaca?
   A. Anfotericina B lipossomal.
   B. Itraconazol.
   C. Voriconazol.
   D. Caspofungina.

Resposta: B
O itraconazol está associado à diminuição da contratilidade cardíaca. A anfotericina B lipossomal tem principalmente toxicidade renal. A voriconazol pode causar distúrbios visuais (Tabela 6-1). (Ver Schwartz, 9ª ed., p. 118.)

TABELA 6-1 Agentes antifúngicos e suas características

Antifúngicos	Vantagens	Desvantagens	Custo diário aproximado
Anfotericina B	Amplo espectro, preço acessível	Toxicidade renal, pré-médicos, apenas intravenoso	$ 11
Anfotericina B lipossomal	Amplo espectro	Caro, apenas intravenoso, toxicidade renal	$ 600
Azóis			
Fluconazol	Disponibilidade intravenosa e por via oral	Espectro estreito, interações medicamentosas	$ 21 (intravenoso), < $ 1 (por via oral)
Itraconazol	Disponibilidade intravenosa e por via oral	Espectro estreito, sem penetração do líquido cefalorraquidiano, interações medicamentosas, diminuição da contratilidade cardíaca	$ 200 (intravenoso), $ 3 (por via oral)
Posaconazol	Amplo espectro, atividade zygomiceto	Apenas por via oral	$ 100
Voriconazol	Disponibilidade intravenosa e por via oral, amplo espectro	Diluente intravenoso se acumula na insuficiência renal, causa distúrbios visuais	$ 200 (intravenoso), $ 70 (por via oral)
Equinocandinas			
Anidulafungina, caspofungina, micafungina	Amplo espectro	Apenas intravenosa, má penetração no sistema nervoso central	$ 100-250

2. Qual das seguintes é a dosagem de antibióticos mais eficaz em pacientes submetidos à ressecção eletiva do cólon?
   A. Uma única dose administrada no período de 30 minutos antes da incisão na pele.
   B. Uma única dose administrada no momento da incisão na pele.
   C. Uma dose única pré-operatória + 24 horas de antibióticos no pós-operatório.
   D. Uma dose única pré-operatória + 48 horas de antibióticos no pós-operatório.

Resposta: A
Por definição, a profilaxia é limitada ao tempo antes do procedimento operatório e durante o mesmo. Na grande maioria dos casos, é necessária apenas uma única dose de antibiótico e apenas para determinados tipos de procedimentos (ver a seguir, Infecções Cirúrgicas Locais).

No entanto, os pacientes que são submetidos a procedimentos prolongados, complexos, em que a duração da operação excede a meia-vida da droga sérica, devem receber uma dose adicional ou doses do agente antimicrobiano.

Observação: Não há evidências de que a administração de

3. O antibiótico de escolha em um paciente alérgico à penicilina submetido à colecistectomia por colecistite aguda é:
   A. Ertepenem.
   B. Ceftriaxona.
   C. Vancomicina + metronidazol.
   D. Fluoroquinolona + metronidazol.

doses no pós-operatório de um agente antimicrobiano forneça um benefício adicional. Esta prática deve ser desencorajada, pois é cara e está associada ao aumento das taxas de resistência aos medicamentos microbianos. (Ver Schwartz, 9ª ed., p. 119.)

Resposta: D
A fluoroquinolona acrescida de metronidazol ou clindamicina (para a cobertura anaeróbica) é indicada em pacientes alérgicos à penicilina submetidos à cirurgia do trato biliar com infecção ativa (Tabela 6-2). (Ver Schwartz, 9ª ed., p. 119.)

TABELA 6-2 Uso profilático de antibióticos

Local	Antibiótico	Alternativa (p. ex., penicilina alérgica)
Cirurgia cardiovascular	Cefazolina, cefuroxima	Vancomicina
Área gastroduodenal	Cefazolina, cefotetana cefoxitina, ampicilina-sulbactam	Fluoroquinolona
Trato biliar com infecção ativa (p. ex., colecistite)	Ampicilina-sulbactam, ticarcilina-clavulanato, piperacilina-tazobactam	Fluoroquinolona acrescida de clindamicina ou metronidazol
Cirurgia colorretal, obstrução do intestino delgado	Cefazolina acrescida de metronidazol, ertapenem, ticarcilina-clavulanato, piperacilina-tazobactam	Gentamicina ou fluoroquinolona acrescida de clindamicina ou metronidazol
Cabeça e pescoço	Cefazolina	Aminoglicosídeos mais clindamicina
Procedimentos neurocirúrgicos	Cefazolina	Vancomicina
Cirurgia ortopédica	Cefazolina, ceftriaxona	Vancomicina
Peito, hérnia	Cefazolina	Vancomicina

4. A duração adequada da antibioticoterapia para a maioria dos pacientes com peritonite bacteriana de apendicite perfurada é de:
   A. 3 a 5 dias.
   B. 7 a 10 dias.
   C. 14 a 21 dias.
   D. > 21 dias.

Resposta: A
A maioria dos estudos que examinam a duração ideal da terapias com antibióticos para o tratamento da infecção polimicrobiana concentrou-se em pacientes que desenvolvem peritonite. Há dados convincentes para apoiar a alegação de que resultados satisfatórios são obtidos com 12 a 24 horas de terapia para traumas penetrantes do trato gastrointestinal, na ausência de contaminação generalizada, de 3 a 5 dias de tratamento para a apendicite perfurada ou gangrenosa, 5 a 7 dias de terapia para tratamento de contaminação peritoneal em decorrência de uma víscera perfurada com graus moderados de contaminação, e 7 a 14 dias de terapia para tratar a contaminação peritoneal de forma adjacente (p. ex., peritonite fecal) ou que ocorrem no hospedeiro imunossuprimido. Nas fases posteriores do tratamento com antibióticos no pós-operatório de infecção intra-abdominal grave, a ausência de uma contagem leucocitária elevada, falta de formas de banda de leucócitos polimorfonucleares no esfregaço periférico e a falta de (febre < 38,6°C) fornecem quase total garantia de que a infecção tenha sido erradicada. Nestes casos, os antibióticos podem ser interrompidos com liberdade. (Ver Schwartz, 9ª ed., p. 122.)

5. Qual dos seguintes NÃO é um fator de risco para o desenvolvimento de uma infecção de sítio cirúrgico?
   A. Exposição à radiação.
   B. Cirurgia recente.
   C. Hospitalização prolongada.
   D. Infância.

Resposta: D
A infância não é um fator de risco para o desenvolvimento de infecção de sítio cirúrgico (Tabela 6-3). (Ver Schwartz, 9ª ed., p. 123.)

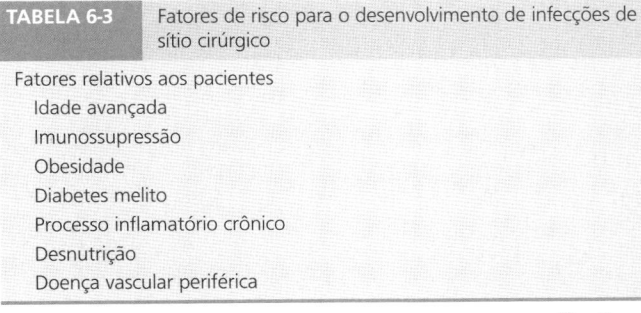

TABELA 6-3 Fatores de risco para o desenvolvimento de infecções de sítio cirúrgico

Fatores relativos aos pacientes
   Idade avançada
   Imunossupressão
   Obesidade
   Diabetes melito
   Processo inflamatório crônico
   Desnutrição
   Doença vascular periférica

(Continua)

TABELA 6-3	Fatores de risco para o desenvolvimento de infecções de sítio cirúrgico *(Cont.)*
	Anemia
	Radiação
	Doença crônica da pele
	Estado de portador (p. ex., portador crônico de estafilococo)
	Operação recente
Fatores locais	
	Má preparação da pele
	Contaminação de instrumentos
	Profilaxia antibiótica inadequada
	Procedimento prolongado
	Necrose tecidual local
	Hipóxia, hipotermia
Fatores microbianos	
	Hospitalização prolongada (levando a organismos hospitalares)
	Secreção de toxina
	Resistência à depuração (p. ex., a formação de cápsula)

6. Qual dos seguintes melhor estima o risco de uma infecção de sítio cirúrgico em um paciente submetido a uma ressecção anterior do reto.
   A. 1 a 5%.
   B. 2 a 10%.
   C. 10 a 25%.
   D. > 25%.

Resposta: C
A taxa de infecção esperada em cirurgia colorretal (limpa/contaminada) é de 9,4 a 25%.

Os *ferimentos limpos/contaminados* (classe II) incluem aqueles em que um víscera oca (como os tratos respiratórios, alimentares, geniturinários com a flora bacteriana nativa) é aberta sob condições controladas, sem derramamento significativo de conteúdo. Curiosamente, embora os casos eletivos colorretais tenham sido classicamente incluídos como casos de classe II, uma série de estudos na última década tem documentado maiores taxas de infecção de sítio cirúrgico (9 a 25%). Um estudo identificou 2/3 das infecções presentes após a alta hospitalar, destacando a necessidade de acompanhamento meticuloso desses pacientes. A infecção também é mais comum nos casos de entrada no espaço retal. (Ver Schwartz, 9ª ed., p. 123 e Tabela 6-4.)

7. Qual dos seguintes NÃO é um dos componentes do sistema de estadiamento PIRO (predisposição, lesão, resposta deletéria e falência orgânica) para sepse?
   A. Condições médicas preexistentes.
   B. Natureza e extensão da infecção.
   C. Medicamento (tipo de antibióticos administrados anteriormente).
   D. Disfunção orgânica.

Resposta: C
O sistema de estadiamento PIRO classifica os pacientes com base em sua predisposição a doenças (P), na natureza e na extensão da infecção (I), na natureza e na magnitude da resposta (R) do hospedeiro e no grau de disfunção orgânica (O) concomitante. As definições atuais que utilizam este sistema estão listadas na Tabela 6-5. Os ensaios publicados utilizando este sistema de classificação confirmaram a validade deste conceito. Outras investigações estão em curso para avaliar a utilidade clínica deste regime. (Ver Schwartz, 9ª ed., p. 117.)

TABELA 6-4 Classe de ferimento, procedimentos representativos e as taxas de infecção esperadas		
Classe de ferimento	**Exemplos de casos**	**Taxas de infecção esperadas**
Limpo (classe I)	Reparo de hérnia, biópsia de mama	1,0-5,4%
Limpo/contaminado (classe II)	Colecistectomia, cirurgia eletiva do trato gastrointestinal (não cólon)	2,1-9,5%
Limpo/contaminado (classe II)	Cirurgia colorretal	9,4-25%
Contaminado (classe III)	Traumas abdominais penetrantes, lesões de grandes tecidos, enterotomia durante obstrução intestinal	3,4-13,2%
Suja (Classe IV)	Diverticulite perfurada, infecções necrosantes de tecidos moles	3,1-12,8%

TABELA 6-5	Esquema de classificação PIRO (predisposição, lesão, resposta deletéria e falência orgânica)
Domínio	**Meio de classificação**
Predisposição	Doença pré-mórbida que afeta a probabilidade de sobrevivência (p. ex., imunossupressão, idade, genética)
Lesão (infecção)	Tipo de microrganismos infecciosos, localização da doença, intervenção (controle de origem)
Resposta	Síndrome da resposta inflamatória sistêmica, outros sinais de sepse, presença de choque, marcadores de tecido (p. ex., proteína C-reativa, interleucina-6)
Disfunção orgânica	Disfunção orgânica como um número de órgãos em falência ou escore composto

8. A causa mais comum de abscesso hepático nos Estados Unidos é:
   A. Infecção por *Entoameoba histolytica*.
   B. Pileflebite de apendicite.
   C. Procedimentos do trato biliar.
   D. Infecção bacteriana primária após a septicemia.

Resposta: C
Os abscessos hepáticos são raros, correspondendo a cerca de 15 por 100.000 internações hospitalares nos Estados Unidos. Os abscessos piogênicos são responsáveis por aproximadamente 80% dos casos, os restantes 20% são divididos igualmente entre as formas parasitárias e fúngicas. Anteriormente, os abscessos hepáticos piogênicos foram causados por pileflebite em razão de apendicite ou diverticulite negligenciadas. Hoje, a manipulação das vias biliares para o tratamento de uma variedade de doenças tornou-se uma causa mais comum, embora em quase 50% dos pacientes não seja identificada nenhuma causa. (Ver Schwartz, 9ª ed., p. 125.)

9. Qual das seguintes mostrou diminuir a taxa de abscesso pancreático em pacientes com pancreatite necrosante?
   A. Antibióticos profiláticos.
   B. Exame frequente com imagens com amostragem percutânea de novas coleções de fluidos.
   C. Nutrição enteral.
   D. Nutrição parenteral.

Resposta: C
O tratamento atual de pacientes com pancreatite aguda grave inclui estadiamento com tomografia computadorizada helicoidal com contraste dinâmico aumentado com tomógrafos de 3 mm para determinar a extensão da necrose pancreática, juntamente com o uso de um dos vários sistemas prognósticos de escore. Os pacientes que apresentam necrose pancreática significativa (grau maior que C, Fig. 6-2) devem ser cuidadosamente monitorados no CTI e ser submetidos a um exame de tomografia computadorizada de acompanhamento. Uma recente mudança na prática consiste na eliminação do uso rotineiro de antibióticos profiláticos para a prevenção da infecção da necrose pancreática. Os resultados iniciais foram promissores, no entanto, vários estudos multicêntricos randomizados não conseguiram demonstrar benefício e três meta-análises têm confirmado esse achado. Em dois pequenos estudos, a alimentação enteral inicial, utilizando tubos de alimentação nasojejunal colocado após o ligamento de Treitz, tem sido associada à diminuição no desenvolvimento de infecção de necrose pancreática, possivelmente pela redução da translocação intestinal de bactérias. As diretrizes recentes apoiam prática da alimentação enteral nestes pacientes, com a adição de nutrição parenteral, caso as metas nutricionais não possam ser alcançadas por intermédio de alimentação por tubo por si só. (Ver Schwartz, 9ª ed., p. 126.)

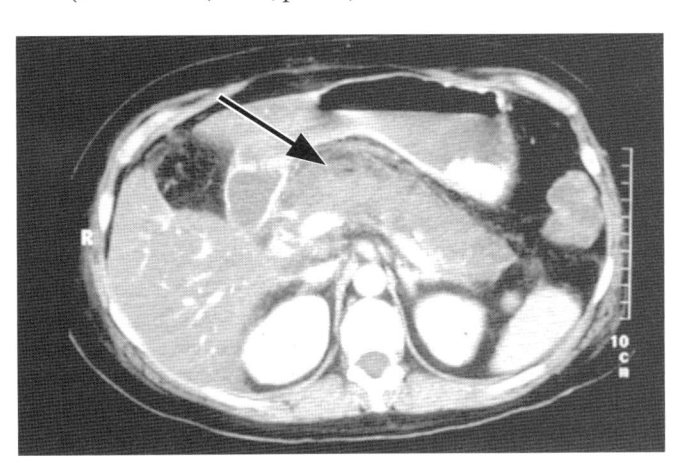

FIG. 6-2. Tomografia computadorizada com aumento de contraste com necrose pancreática grave. Observe a falta de contraste intravenoso na camada pancreática pantanosa (seta preta).

10. Qual dos seguintes é mais sugestivo de uma infecção necrosante do tecido mole e exigiria exploração cirúrgica imediata?
    A. Uma pequena quantidade de líquido cinzento, turvo oriundo de um ferimento.
    B. Extremidade vermelha, inchada, que fica macia na palpação.
    C. Infecção do tecido mole com febre > 40°C.
    D. Induração com edema depressível no tronco.

Resposta: A
Todos os itens anteriores são sugestivos de infecção dos tecidos moles e podem, no cenário clínico apropriado, apoiar a exploração cirúrgica. Desde a época do aparecimento dos sintomas ao desbridamento cirúrgico é um dos fatores mais críticos na determinação do resultado, o clínico deve estar disposto a explorar uma área potencialmente afetada, sem um diagnóstico definitivo. Deve ser realizado um exame cuidadoso de um sítio de entrada, como, por exemplo, uma pequena fratura ou um seio na pele a partir de onde pode ser retirado um material acinzentado, turvo, semipurulento ("pus ralo"), bem como para a presença de alterações na pele (tonalidade bronze ou induração forte), bolhas ou crepitação. O paciente frequentemente desenvolve dores no local da infecção, que parece estar fora de proporção com relação a qualquer uma das manifestações físicas. Qualquer um desses achados exige intervenção cirúrgica imediata, que deverá compreender a exposição e a visualização direta do tecido potencialmente infectado (incluindo os tecidos moles profundos, fáscias e músculos subjacentes) e ressecção radical das zonas afetadas. (Ver Schwartz, 9ª ed., p. 127.)

11. A duração adequada de antibioticoterapia para infecção hospitalar do trato urinário é:
    A. 3 a 5 dias.
    B. 7 a 10 dias.
    C. 21 dias.
    D. Até o paciente ficar assintomático, e o exame de urina ficar normal.

Resposta: A
A presença de uma infecção do trato urinário no pós-operatório deve ser levada em consideração com base no exame de urina que demonstra glóbulos brancos ou bactérias, um teste positivo para esterase leucocitária ou uma combinação desses elementos. O diagnóstico é estabelecido após mais de 10^4 UFC/mL de micróbios são identificados por técnicas de cultura em pacientes sintomáticos, ou mais de 10^5 UFC/mL em indivíduos assintomáticos. É apropriado o tratamento de 3 a 5 dias com um único antibiótico que alcança níveis elevados na urina. Os pacientes cirúrgicos no pós-operatório devem ter cateteres urinários de uso prolongado retirados o mais rápido possível, normalmente dentro de 1 a 2 dias, enquanto eles estão móveis. (Ver Schwartz, 9ª ed., p. 127.)

12. Os cirurgiões devem receber a imunização para protegê-los da infecção por:
    A. Hepatite A.
    B. Hepatite B.
    C. Hepatite C.
    D. Vírus da imunodeficiência humana.

Resposta: B
O vírus da hepatite B é um vírus de DNA que afeta somente os seres humanos. A infecção primária pelo vírus da hepatite B costuma ser autolimitada (± 6% dos infectados são maiores de 5 anos de idade), mas pode evoluir para um estado de portador crônico. A morte de doença hepática crônica ou carcinoma hepatocelular ocorre em cerca de 30% das pessoas cronicamente infectadas. Os cirurgiões e outros profissionais de saúde têm alto risco de contrair esta infecção transportada pelo sangue e devem receber a vacina contra o vírus da hepatite B. As crianças são vacinadas com rotina nos Estados Unidos. Esta vacina tem contribuído para uma diminuição significativa no número de novos casos de vírus da hepatite B anualmente nos Estados Unidos de, aproximadamente, 27 mil novos casos em 1984 para 4.700 novos casos em 2006. No ambiente pós-exposição, a imunoglobulina contra hepatite B oferece cerca de 75% de proteção contra a infecção.

Não existem vacinas disponíveis contra a hepatite C ou HIV. A infecção por hepatite A resulta em uma doença autolimitada que não resulta em uma infecção crônica ou doença hepática crônica. A infecção por hepatite A é transmitida por via fecal-oral, e grupos indicados para a vacinação incluem crianças entre 1 e 2 anos de idade e viajantes para países em que a hepatite A endêmica é presente. A grandeza do risco de transmissão da infecção por hepatite A dos profissionais de saúde é baixa e não justifica a vacinação de rotina. (Ver Schwartz, 9ª ed., p. 130.)

13. O achado típico de raios X do tórax em antraz define-se por:
A. Infiltrados bilaterais leves.
B. Pneumotórax.
C. Lesões de cavitação, principalmente nos lobos superiores.
D. Mediastino alargado e derrames pleurais.

Resposta: D
O antraz inalatório desenvolve-se após um período de 1 a 6 dias de incubação, com sintomas inespecíficos, incluindo mal-estar, mialgia e febre. Durante um curto período de tempo, estes sintomas se agravam, com o desenvolvimento de desconforto respiratório, dor torácica e diaforese. Os achados característicos roentgenográficos do tórax incluem mediastino alargado e derrames pleurais. Um aspecto fundamental ao estabelecer o diagnóstico consiste em obter um histórico de exposição. Os testes de detecção rápida do antígeno estão atualmente em desenvolvimento para identificar este bacilo Gram-positivo. As drogas, como cefalosporinas e trimetoprim-sulfametoxazol, não são ativas contra esse agente. A profilaxia pós-exposição consiste na administração de ciprofloxacina ou doxiciclina. (Ver Schwartz, 9ª ed., p. 130.)

CAPÍTULO 7
Trauma

PERGUNTAS CLÍNICAS

1. Qual é o ABC do exame primário?
   A. Avaliação (estabilidade do paciente), começo (tratamento), coluna cervical (não se esqueça de estabilizar a coluna cervical).
   B. Via aérea, respiração, circulação.
   C. Acidentes (histórico), histórico (histórico médico passado do paciente), comunidade (histórico médico da família).
   D. Avaliação, início (tratamento), conclusão (avaliação de todas as lesões).

Resposta: B
O primeiro passo no tratamento do paciente consiste em realizar o exame primário, cuja meta é identificar e tratar as doenças que constituem uma ameaça imediata à vida. O curso ATLS refere-se ao exame primário como a avaliação dos princípios fundamentais (vias aéreas com proteção da coluna cervical, respiração e circulação). Embora os conceitos no exame primário sejam apresentados de forma sequencial, na realidade, muitas vezes são realizados ao mesmo tempo. As lesões com risco de vida devem ser identificadas (Tabela 7-1) e tratadas antes de avançar para o exame secundário. (Ver Schwartz, 9ª ed., pp. 136 e 137.)

TABELA 7-1	As lesões de risco de vida imediato a serem identificadas durante o exame primário
Via aérea	
Obstrução da via aérea	
Lesão na via aérea	
Respiração	
Pneumotórax de tensão	
Pneumotórax aberto	
Tórax instável com contusão pulmonar subjacente	
Circulação	
Choque hemorrágico	
Hemotórax maciço	
Hemoperitônio maciço	
Fratura da pelve mecanicamente instável	
Perdas de extremidade	
Choque cardiogênico	
Tamponamento cardíaco	
Choque neurogênico	
Lesão na coluna cervical	
Deficiência	
Hemorragia intracraniana/lesão maciça	

2. Qual das seguintes exigiria entubação eletiva em um paciente com voz normal, saturação de oxigênio normal e sem desconforto respiratório?
   A. Sangramento das vias aéreas.
   B. Ferimento por faca no pescoço com um leve inchaço no pescoço, lateral esquerdo.
   C. Enfisema subcutâneo lateral direito localizado.
   D. Fratura mandibular bilateral.

Resposta: A
Em geral, os pacientes que estão conscientes, não apresentam taquipneia, têm uma voz normal, não necessitam de cuidado inicial nas vias aéreas. As exceções são os pacientes com traumas penetrantes no pescoço e um hematoma em expansão; evidências de trauma químico ou térmico na boca, nas narinas ou na hipofaringe; ar subcutâneo extensivo no pescoço; trauma de maxilo-facial complexo; ou sangramento das vias aéreas. Embora esses pacientes possam, inicialmente, ter uma via aérea satisfatória, pode tornar-se obstruída, caso haja edema progressivo de tecidos moles e formação de hematoma. Nestes casos, a entubação eletiva deve ser realizada antes da comprovação de comprometimento das vias aéreas.

3. Qual é a indicação mais comum para a entubação em um paciente de trauma?
   A. Alteração do estado mental.
   B. Lesão inalatória.
   C. Lesão facial.
   D. Hematoma cervical.

4. Qual dos seguintes pacientes vítimas de trauma com comprometimento das vias aéreas e com entubação traqueal sem sucesso devem ser submetidos à traqueostomia de emergência (em vez de uma cricotireoidostomia)?
   A. Um homem de 84 anos com trauma contuso no pescoço.
   B. Uma mulher de 65 anos de idade com um ferimento por faca na região submandibular.
   C. Um garoto de 16 anos de idade com ferimento de bala no pescoço.
   D. Uma garota de 6 anos de idade com uma lesão por esmagamento na face.

Os pacientes com ferimentos por faca no pescoço não requerem necessariamente entubação eletiva, nem os pacientes com enfisema subcutâneo localizado. A fratura mandibular bilateral sem comprometimento das vias aéreas não requer entubação. (Ver Schwartz, 9ª ed., pp. 136 e 137.)

Resposta: A
A criação de uma via aérea definitiva (ou seja, a entubação endotraqueal) é indicada em pacientes com apneia, incapacidade de proteger a via aérea graças à alteração do estado mental: comprometimento da via aérea iminente decorrente de lesão inalatória, hematoma, sangramento facial, edema de tecidos moles ou aspiração e incapacidade para manter a oxigenação. A alteração do estado mental é a indicação mais comum para a entubação. Agitação ou obnubilação, muitas vezes, atribuída à intoxicação ou ao uso de drogas, pode ser realmente em razão de hipóxia. (Ver Schwartz, 9ª ed., p. 137.)

Resposta: D
Em pacientes com idade inferior a 8 anos, a cricotireoidostomia é contraindicada pelo risco de estenose subglótica, e deve ser realizada a traqueostomia.

Indica-se a traqueostomia de emergência em pacientes com separação laringotraqueal ou fraturas laríngeas, à qual a cricotireoidostomia pode causar novos danos ou resultar na perda completa das vias aéreas. Este procedimento é executado melhor na sala de operação onde há melhor iluminação e disponibilidade de mais equipamentos (p. ex., serra de esterno). Nestes casos, muitas vezes após uma ferida cervical, a visualização é direta, e a instrumentação da traqueia geralmente é feita diretamente através da lesão traumática ou depois de uma cervicoterapia.

Realiza-se a cricotireoidostomia (Fig. 7-1) por meio de uma grande incisão vertical, com nítida divisão dos tecidos subcutâneos e músculos infra-hióideos. A visualização pode ser melhorada com retração lateral auxiliar sobre a incisão no pescoço usando afastadores. A membrana cricotireóidea é verificada pela palpação digital através do espaço na via aérea. A via aérea pode ser estabilizada antes da incisão da membrana, usando-se um gancho de traqueostomia, que deve ser colocado sob a cartilagem tireoide para elevar as vias aéreas. Um tubo de traqueostomia 6,0 (diâmetro máximo em adultos) é, então, colocado pela abertura cricotireoidea e suturado no lugar. (Ver Schwartz, 9ª ed., p. 137.)

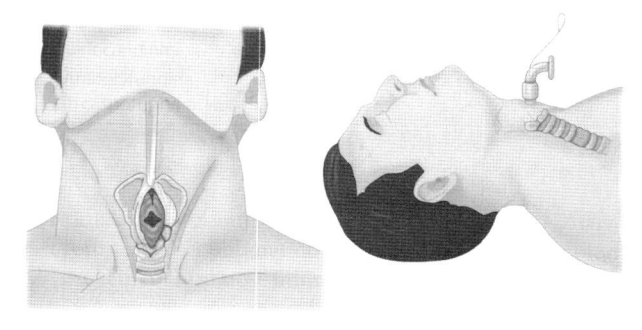

FIG. 7-1. Recomenda-se a cricotireoidostomia para o estabelecimento cirúrgico de emergência de uma via aérea patente. A incisão cutânea vertical evita lesões nas veias jugulares anteriores, que estão localizadas apenas lateral na linha média. A hemorragia destes vasos obscurece a visão e prolonga o procedimento. Quando uma incisão transversal é feita na membrana cricotireóidea, a lâmina do bisturi deve ser colocada inferiormente, a fim de evitar lesões nas pregas vocais. **A.** O uso de um gancho de traqueostomia estabiliza a cartilagem tireoide e facilita a inserção do tubo. **B.** Insere-se um tubo de traqueostomia número 6,0 ou tubo endotraqueal após a confirmação digital de acesso das vias aéreas.

5. Qual dos seguintes é o tratamento inicial mais adequado de um pneumatórax aberto?
   A. Curativo oclusivo colocado em três dos quatro lados.
   B. Dreno torácico colocado pela ferida, com curativo oclusivo.
   C. Dreno torácico colocado numa área íntegra, próximo ao ferimento.
   D. Fechamento da ferida, entubação do paciente, sedação.

Resposta: A
Um pneumotórax aberto ocorre com a perda de espessura total da parede torácica, permitindo a livre comunicação entre o espaço pleural e a atmosfera (Fig. 7-2). Isso compromete a ventilação em razão do equilíbrio das pressões atmosféricas e pleurais, que impede a ventilação pulmonar e a ventilação alveolar, e resulta em hipóxia e hipertensão. A oclusão completa do defeito da parede torácica, sem drenagem pleural, pode converter um pneumotórax aberto em um pneumotórax da tensão. O tratamento temporário desta lesão inclui a cobertura da ferida com um curativo oclusivo em três lados. Este procedimento age como uma válvula *flutter*, permitindo a ventilação eficaz na inspiração, ao mesmo tempo permitindo que o ar acumulado escape do espaço pleural pelo lado não envolto, de modo que seja impedido o pneumotórax hipertensivo. O tratamento definitivo exige o fechamento do defeito da parede torácica e a drenagem pleural distante da ferida.

A colocação do dreno torácico pelo ferimento aumentaria as complicações infecciosas e resultaria no fechamento inadequado e na cicatrização do ferimento. O fechamento do ferimento com um dreno torácico colocado remotamente é o tratamento definitivo, que geralmente é feito na sala de cirurgia, e não como tratamento inicial no pronto-socorro. O fechamento do ferimento sem um dreno torácico pode resultar em pneumotórax de tensão e é contraindicado. (Ver Schwartz, 9ª ed., p. 138.)

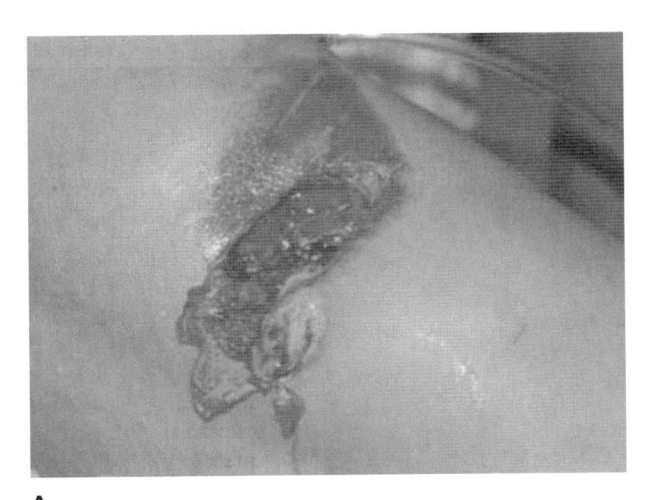

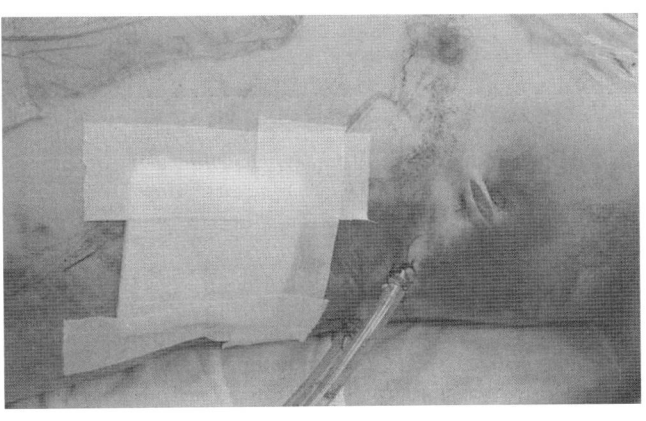

A **B**
FIG. 7-2. A. A perda da espessura total da parede torácica resulta em um pneumotórax aberto. **B.** O defeito está temporariamente controlado com um curativo oclusivo que é envolvido em três lados, que permite que o ar acumulado escape do espaço pleural e, portanto, impeça um pneumotórax hipertensivo. A reparação do defeito da parede torácica e toracostomia distante da ferida é um tratamento definitivo.

6. Um menino de 4 anos de idade foi trazido hipotenso ao pronto-socorro após um politrauma. Tenta-se fazer o acesso periférico intravenoso, sem sucesso. O próximo acesso consiste em:
   A. Catéter na veia jugular interna.
   B. Catéter venoso subclaviano de lúmen único.
   C. Catéter venoso femoral de lúmen duplo.
   D. Catéter intraósseo.

Resposta: D
Em pacientes hipovolêmicos abaixo dos 6 anos de idade, uma agulha intraóssea pode ser colocada na tíbia proximal (preferencial) ou no fêmur distal de uma extremidade sem fratura (Fig. 7-3). O fluxo através da agulha deve ser contínuo e não necessita de pressão. Todos os medicamentos administrados de forma intravenosa podem ser administrados em uma dose semelhante de modo intraósseo. Embora seja segura para uso de emergência, a agulha deve ser removida depois que um acesso alternativo for estabelecido para evitar a osteomielite. Um catéter seria demasiadamente grande, mesmo para as veias centrais em uma criança de 4 anos de idade. Os catéteres de lumens simples e duplo seriam menos eficazes do que o interósseo de reanimação. De acordo com a lei de Poiseuille, o fluxo do líquido através de um tubo é proporcional ao diâmetro e inversamente proporcional ao comprimento e, portanto, as linhas venosas para a ressuscitação volumétrica devem ser curtas, com um diâmetro grande. (Ver Schwartz, 9ª ed., p. 139.)

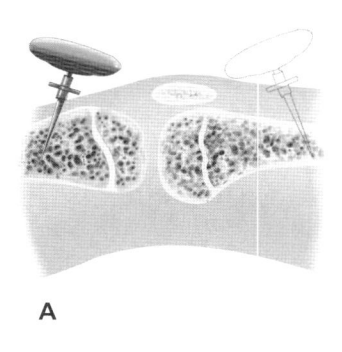

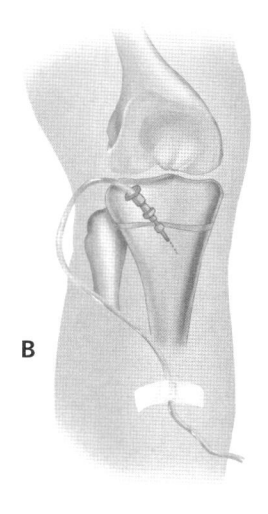

FIG. 7-3. Indicam-se as infusões intraósseas para crianças menores de 6 anos de idade, nas quais falharam uma ou duas tentativas de acesso intravenoso. **A.** A tíbia proximal é a localização preferida. Como alternativa, o fêmur distal pode ser utilizado, se a tíbia estiver fraturada. **B.** A agulha deve ser direcionada para fora da placa epifisária para evitar ferimentos. A posição é satisfatória, se a medula óssea puder ser aspirada, e a salina puder ser facilmente administrada sem evidência de extravasamento.

7. Qual dos seguintes é uma possibilidade circulatória de risco de vida e deve ser identificado durante o exame primário?
   A. Fratura instável da pelve.
   B. Derrame pericárdico.
   C. Pneumotórax de 40%.
   D. Lesão da artéria femoral.

Resposta: A
Durante a seção de circulação do exame primário, quatro lesões com risco de vida que deve ser identificado são: (a) hemotórax maciço, (b) tamponamento cardíaco, (c) hemoperitônio maciço e (d) fraturas pélvicas mecanicamente instáveis. Um derrame pericárdico (sem tamponamento) não oferece imediatamente risco de vida, nem um pneumotórax ou lesão periférica arterial. (Ver Schwartz, 9ª ed., p. 140.)

8. Qual dos seguintes é definido como um hemotórax maciço?
   A. 1.600 mL de sangue intratorácico em uma mulher com 100 kg.
   B. 900 mL de sangue intratorácico em um homem com 70 kg.
   C. 800 mL de sangue intratorácico em uma mulher com 50 kg.
   D. 200 mL de sangue intratorácico em um menino com 20 kg.

Resposta: A
Um hemotórax maciço é definido como mais do que 1.500 mL de sangue, ou, na população pediátrica, 1/3 do volume de sangue do paciente no espaço pleural. O volume de sangue pode ser rapidamente calculado, multiplicando-se o peso corporal (em kg) × 70. Assim, a criança de 20 kg teria um volume total de sangue de 1.400 mL. Cerca de 1/3 do seu volume de sangue (a quantidade necessária para ser classificado como um hemotórax maciço) seria 466 mL. (Ver Schwartz, 9ª ed., p. 140.)

9. Qual dos seguintes é o melhor tratamento inicial para tamponamento pericárdico traumático agudo em um paciente com pressão arterial sistólica de 90 mmHg?
   A. Toracotomia imediata na sala de emergência com pericardiotomia e reparação da lesão.
   B. Toracoscopia na sala de emergência para drenagem pericárdica.
   C. Fluidos de ressuscitação para estabilizar a pressão arterial durante a transferência para a sala de cirurgia para a correção definitiva.
   D. Colocação de catéter perecicárdico guiado por ultrassonografia.

Resposta: D
No início do curso de tamponamento, a pressão arterial e o débito cardíaco transitoriamente melhorarão com a administração de fluidos. Em pacientes com algum distúrbio hemodinâmico, um dreno pericárdico é colocado pela orientação de ultrassom (Fig. 7-4). A remoção de até 15 a 20 mL de sangue, muitas vezes, temporariamente estabiliza o estado hemodinâmico do paciente, evita a isquemia subendocárdica associada a arritmias letais, e permite o transporte para a sala de operação para realizar a esternotomia. A pericardiocentese tem êxito na descompressão do tamponamento em aproximadamente 80% dos casos, a maioria das falências deve-se à presença de sangue coagulado no pericárdio. Os pacientes com pressão arterial sistólica menor que 70 mmHg justificam a toracotomia na sala de emergência com abertura do pericárdio para tratar a lesão. A toracoscopia não é considerada um tratamento adequado para ferimentos torácicos traumáticos com hipotensão. Este paciente não justifica uma toracotomia na sala de emergência porque a pressão sistólica é maior de 70 mmHg. O melhor tratamento inicial é a colocação de catéter pericárdico guiado por ultrassom seguido de transferência para a sala de cirurgia para o tratamento definitivo. (Ver Schwartz, 9ª ed., pp. 140 e 141.)

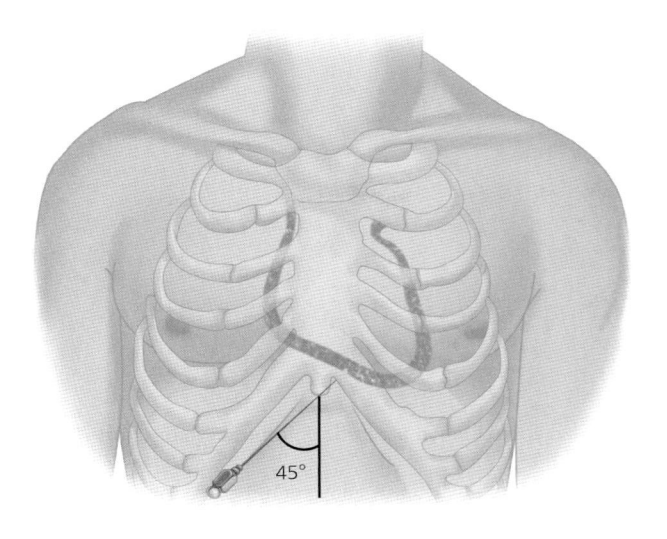

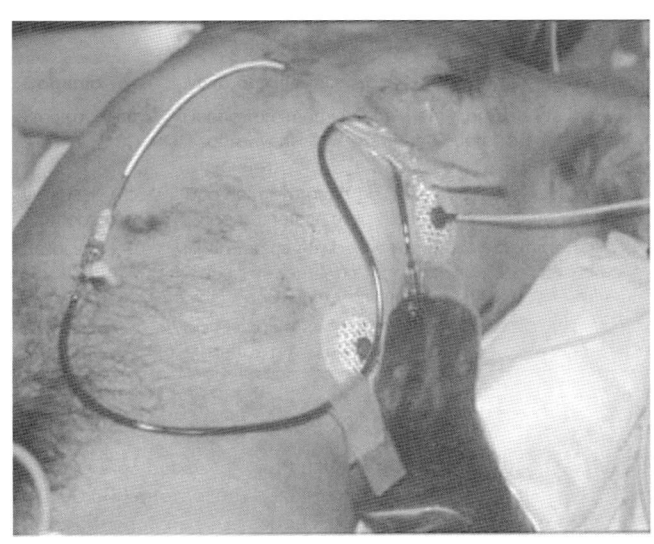

FIG. 7-4. Indica-se a pericardiocentese para pacientes com evidência de tamponamento pericárdico. **A.** Obtém-se o acesso ao pericárdio através de uma abordagem subxifoide, com a agulha em ângulo de 45 graus acima da parede torácica e em direção ao ombro esquerdo. **B.** Utiliza-se a técnica de Seldinger para colocar um catéter *pigtail*. O sangue pode ser repetidamente aspirado com uma seringa ou o tubo pode ser ligado a um dreno de gravidade. A evacuação de sangue pericárdico não coagulado previne a isquemia subendocárdica e estabiliza o paciente para o transporte à sala de cirurgia para esternotomia.

10. Qual das seguintes é uma indicação para toracotomia na sala de emergência?
    A. Parada cardíaca observada após um ferimento por faca no peito, com 25 min de ressuscitação cardiopulmonar.
    B. Parada cardíaca observada após um trauma contuso, com 10 min de ressuscitação cardiopulmonar.
    C. Hipotensão profunda (pressão arterial sistólica < 70) após um ferimento por faca no peito.
    D. Parada cardíaca no pronto-socorro após um traumatismo craniano fechado.

Resposta: C
A utilidade de toracotomia na sala de emergência tem sido debatida há muitos anos. As indicações se baseiam em 30 anos em dados prospectivos (Tabela 7-2). A toracotomia na sala de emergência está associada à maior taxa de sobrevivência após a lesão cardíaca isolada, 35% dos pacientes apresentando-se em choque e 20% sem sinais vitais (ou seja, nem pulso, nem pressão arterial podem ser obtidos) são ressuscitados após a lesão penetrante isolada no coração. Para todas as feridas penetrantes, a taxa de sobrevivência é de 15%. Por outro lado, o resultado do paciente é ruim, quando a toracotomia na sala de emergência é realizada para traumatismo contuso, com 2% de sobrevivência entre os pacientes em choque e menor que 1% de sobrevivência entre aqueles sem sinais vitais. A está incorreta porque havia mais de 15 minutos de ressuscitação cardiopulmonar seguida de uma trauma penetrante. B está incorreta porque havia mais de 5 minutos de ressuscitação cardiopulmonar seguida de lesão contusa. D está incorreta. Não há indicação de toracotomia na sala de emergência seguida de traumatismo craniano isolado. (Ver Schwartz, 9ª ed., pp. 140-142 e Fig. 7-5.)

TABELA 7-2	Indicações e contraindicações atuais para toracotomia na sala de emergência

Indicações
Parada cardíaca pós-lesão salvável:
    Pacientes que toleram trauma penetrante observado com menos de 15 minutos de ressuscitação cardiopulmonar pré-hospitalar
    Pacientes que toleram traumatismo contuso observado com menos de 5 minutos de ressuscitação cardiopulmonar pré-hospitalar
Hipotensão grave persistente pós-lesão (pressão arterial sistólica ≤ 60 mmHg) em razão de:
    Tamponamento cardíaco
    Hemorragia intratorácica, intra-abdominal, extremidade, cervical
    Embolia gasosa

Contraindicações
Trauma penetrante: Ressuscitação cardiopulmonar maior que 15 minutos e sem sinais de vida (resposta pupilar, esforço respiratório, atividade motora)
Traumatismo contuso: Ressuscitação cardiopulmonar maior que 5 minutos e sem sinais de vida ou assistolia

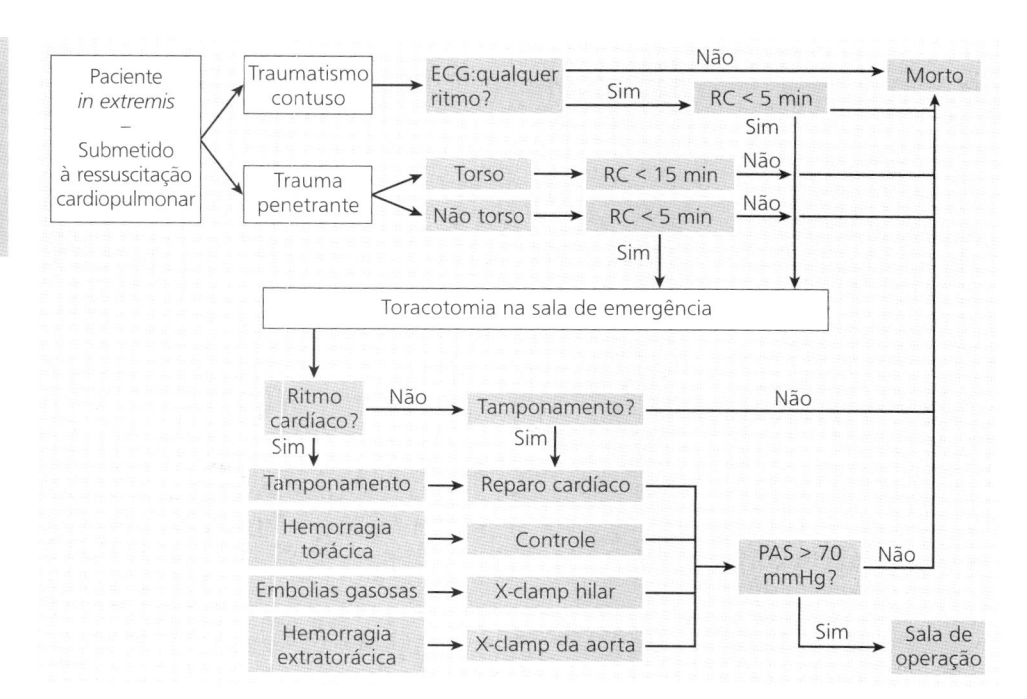

FIG. 7.5. Algoritmo que orienta a utilização de toracotomia na sala de emergência no paciente com lesão submetido à ressuscitação cardiopulmonar.

11. O tratamento de suspeita de trauma cardíaco contuso inclui qual dos seguintes?
    A. Internação obrigatória numa unidade de terapia intensiva.
    B. Cateterismo cardíaco.
    C. Monitoramento contínuo caso sejam observadas anormalidades no eletrocardiograma.
    D. Enzimas cardíacas.

Resposta: C
Embora até 1/3 dos pacientes que toleram trauma torácico contuso passe por trauma cardíaco contuso, poucas lesões resultam em impacto hemodinâmico. Os pacientes com anormalidades no eletrocardiograma ou disritmias necessitam de acompanhamento contínuo de eletrocardiograma e tratamento contra disritmia, conforme necessário. A menos que haja suspeita de infarto do miocárdio, não há nenhum papel para a medição de níveis de enzimas cardíacas, pois há falta de especificidade e não preveem disritmias significativas. O paciente com instabilidade hemodinâmica requer ressuscitação agressiva e pode beneficiar-se da colocação de um catéter na artéria pulmonar para otimizar a pré-carga e o guia de suporte inotrópico. A ecocardiografia pode ser indicada para excluir o tamponamento cardíaco ou as lesões valvulares ou as septais. Geralmente, demonstra discinesia do ventrículo direito, mas é menos útil na titulação do tratamento e no acompanhamento da resposta à terapia a menos que seja realizada várias vezes. Os pacientes com choque cardiogênico refratário podem exigir a colocação de um balão de contrapulsação intra-aórtico para diminuir o trabalho do miocárdio e aumentar a perfusão coronária. A internação numa unidade de terapia intensiva é determinada pelo fato de haver ou não necessidade de um acompanhamento contínuo e/ou qualquer instabilidade hemodinâmica. Não é obrigatório para todos os pacientes com trauma cardíaco contuso. O cateterismo cardíaco não é usado no diagnóstico ou no tratamento de trauma cardíaco contuso. As enzimas cardíacas não são específicas para o trauma cardíaco contuso e não auxiliam no tratamento destes pacientes. (Ver Schwartz, 9ª ed., p. 143.)

12. Um paciente está com sinais vitais estáveis e desconforto respiratório após um ferimento por faca no peito. Colocam-se os drenos torácicos, e observa-se um vazamento de ar. O paciente é entubado num procedimento eletivo. O paciente tem uma parada depois de iniciada a ventilação com pressão positiva. Qual é o diagnóstico mais provável?
    A. Hemorragia não reconhecida no abdome.
    B. Pneumotórax hipertensivo.
    C. Tamponamento pericárdico.
    D. Embolia gasosa.

Resposta: D
A embolia gasosa é uma complicação letal, frequentemente negligenciada ou não diagnosticada da lesão pulmonar. A embolia gasosa pode ocorrer após trauma contuso ou penetrante, quando o ar advindo de um brônquio lesionado entra numa veia pulmonar adjacente lesionada (fístula broncovenosa) e retorna o ar para o coração esquerdo. A acumulação de ar no ventrículo esquerdo impede o enchimento diastólico e, durante a sístole, o ar é bombeado para as artérias coronárias, interrompendo a perfusão coronária. O caso típico é um paciente com trauma torácico penetrante que está hemodinamicamente estável, mas tem parada cardíaca depois de ser entubado e colocado em ventilação com pressão positiva.

O paciente deve ser imediatamente colocado na posição de Trendelenburg para aprisionar o ar no ápice do ventrículo esquerdo. A toracotomia de emergência é seguida pelo pinçamento cruzado do hilo pulmonar no lado da lesão, a fim de prevenir nova introdução de ar (Fig. 7-6). O ar é aspirado a partir do ápice do ventrículo esquerdo e da raiz da aorta com uma agulha de calibre 18 e seringa de 50 mL. Utiliza-se a massagem vigorosa para forçar as bolhas de ar através das artérias coronárias. Em caso de insucesso, pode ser usada uma seringa de tuberculina para aspirar as bolhas de ar na artéria coronária direita. Uma vez restaurada a circulação, o paciente deve ser mantido na posição de Trendelenburg, com o hilo pulmonar preso, até que a lesão pulmonar venosa seja controlada. (Ver Schwartz, 9ª ed., p. 144.)

13. Qual das seguintes é a perda de sangue esperada em um paciente com seis fraturas de costelas?
    A. 240 mL.
    B. 480 mL.
    C. 750 mL.
    D. 1.500 mL.

Resposta: C
Para cada fratura de costela, há cerca de 100 a 200 mL de perda de sangue; para as fraturas da tíbia de 300 a 500 mL; para as fraturas do fêmur de 800 a 1.000 mL; e fraturas da bacia, superior a 1.000 mL. Embora nenhum ferimento único pareça causar a instabilidade hemodinâmica do paciente, a soma das lesões pode resultar em perda de sangue com risco de vida. (Ver Schwartz, 9ª ed., p. 145.)

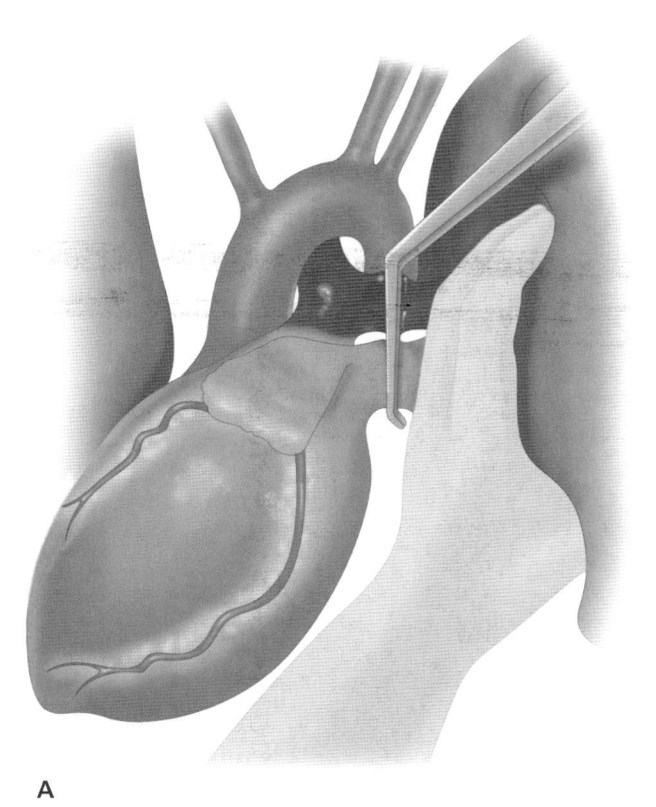

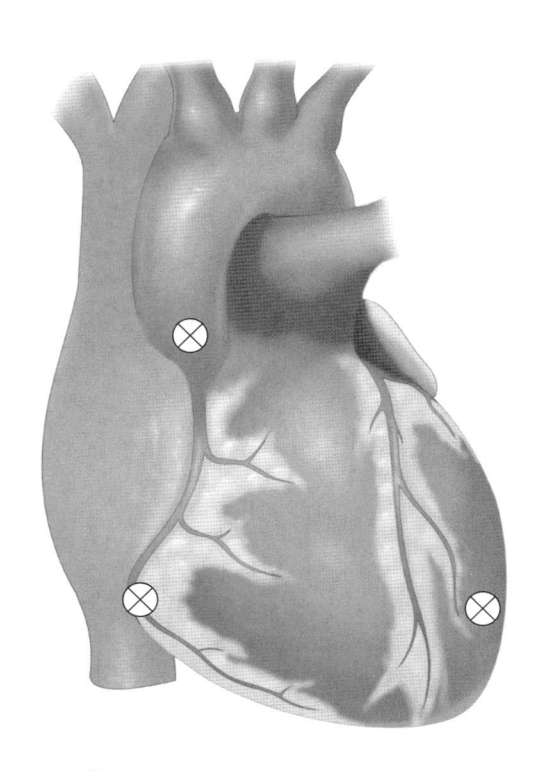

A

B

FIG. 7-6. A. A Satinsky serve para a fixação do hilo pulmonar para evitar nova embolia gasosa broncovenosa. **B.** Os locais sequenciais de aspiração incluem o ventrículo esquerdo, a raiz da aorta e a artéria coronária direita.

14. Um homem de 25 anos apresenta-se após trauma contuso no abdome. Exame FAST mostra lesão no baço. A frequência cardíaca é 110, a frequência respiratória é 25 e ele está ligeiramente ansioso. Qual percentagem do volume de sangue é possível estimar que ele perdeu?
    A. < 15%.
    B. 15 a 30%.
    C. 30 a 40%.
    D. > 40%.

Resposta: B
Ele tem de choque hemorrágico de classe II (com base em sinais vitais), com perda entre 15 e 30% do volume de sangue. (Ver Schwartz, 9ª ed., p. 145 e Tabela 7-3.)

TABELA 7-3	Sinais e sintomas de estágios avançados de choque hemorrágico			
	Classe I	Classe II	Classe III	Classe IV
Perda de sangue (mL)	Até 750	750-1.500	1.500-2.000	> 2.000
Perda de sangue (% de volume de sangue)	Até 15%	15-30%	30-40%	> 40%
Pulsação	< 100	> 100	> 120	> 140
Pressão arterial	Normal	Normal	Diminuída	Diminuída
Pressão de pulso (mmHg)	Normal ou aumentada	Diminuída	Diminuída	Diminuída
Frequência respiratória	14-20	20-30	30-40	> 35
Débito urinário (mL/h)	> 30	20-30	5-15	Insignificante
Sistema nervoso central/estado mental	Ligeiramente ansioso	Levemente ansioso	Ansioso e confuso	Confuso e letárgico

15. Um homem de 40 anos é atingido na cabeça. Obtém-se a tomografia computadorizada, que é mostrada a seguir. Qual é o diagnóstico?
    A. Hematoma subdural.
    B. Hemorragia subaracnoide.
    C. Hemorragia intraparenquimatosa.
    D. Hematoma epidural.

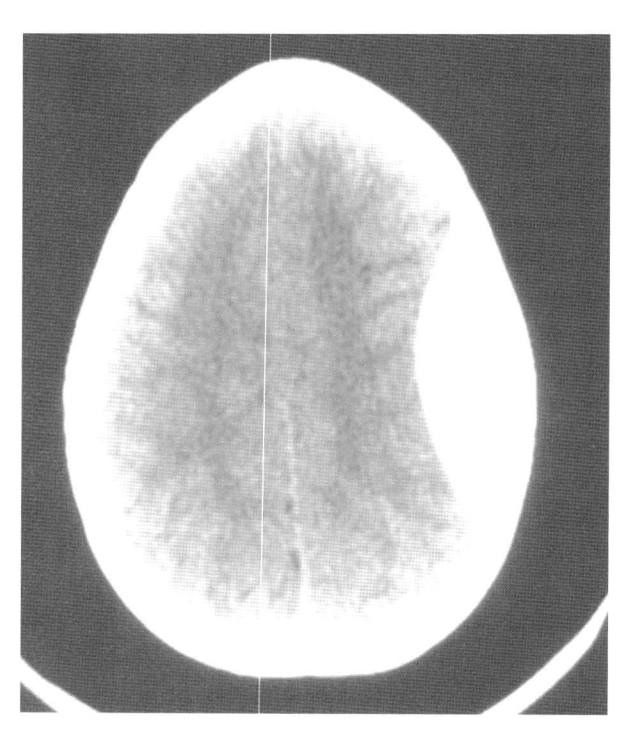

Resposta: D
Este é um hematoma epidural. Os hematomas epidurais têm uma forma convexa diferenciada na tomografia computadorizada, ao passo que os hematomas subdurais são côncavos ao longo da superfície do cérebro. (Ver Schwartz, 9ª ed., p. 148 e Fig. 7-7.)

FIG. 7-7. Hematoma epidural. A forma convexa diferenciada na tomografia computadorizada.

16. Um homem de 27 anos apresenta-se ao pronto-socorro após ter recebido golpes na cabeça. Ele abre os olhos com estímulos dolorosos, está confuso e localiza a dor. Qual é a sua escala de coma de Glasgow?
    A. 13.
    B. 11.
    C. 9.
    D. 7.

Resposta: B
A escala consiste em 2 (olho) + 4 (verbal) + 5 (motor) = 11. (Ver Schwartz, 9ª ed., p. 145 e Tabela 7-4.)

TABELA 7-4		Escala de coma de Glasgow[a]	
		Adultos	**Bebês/Crianças**
Abertura ocular	4	Espontâneo	Espontâneas
	3	À voz	À voz
	2	À dor	À dor
	1	Nenhum	Nenhum
Verbal	5	Orientada	Alertas, vocalização normal
	4	Confuso	Gritos, mas consoláveis
	3	Palavras inadequadas	Persistentemente irritados
	2	Palavras incompreensíveis	Inquietas, agitadas, gemendo
	1	Nenhum	Nenhum

TABELA 7-4	Escala de coma de Glasgow[a] *(Cont.)*	
	Adultos	**Bebês/crianças**
Resposta motora	6 Obedece aos comandos	Espontâneas, determinadas
	5 Localiza a dor	Localiza a dor
	4 Retirada	Retirada
	3 Flexão anormal	Flexão anormal
	2 Extensão anormal	Extensão anormal
	1 Nenhum	Nenhum

[a]Uma escala é calculada adicionando as pontuações da melhor resposta motora, melhor resposta verbal e abertura ocular. As escalas variam de 3 (mais baixa) a 15 (normal).

17. Uma mulher de 75 anos apresenta-se ao pronto-socorro após politrauma. Ela tem diminuição da força e sensibilidade nos braços. Ela tem força normal e sensibilidade nas pernas. O diagnóstico mais provável é?
    A. Síndrome de Brown-Séquard.
    B. Síndrome medular anterior.
    C. Síndrome medular central.
    D. Síndrome medular posterior.

Resposta: C
Há várias síndromes parciais ou incompletas de trauma na medula espinal. A síndrome medular central geralmente ocorre em pessoas idosas que sofrem lesões de hiperextensão. Função motora e dor e sensação de temperatura são preservadas nas extremidades inferiores, mas diminuem nas extremidades superiores. Costuma ocorrer alguma recuperação funcional, mas, muitas vezes, não é um retorno à normalidade. A síndrome medular anterior é caracterizada pela diminuição da função motora e dor e sensação de temperatura abaixo do nível da lesão, mas são mantidas a posição sensorial, sensação vibratória e tato bruto. O prognóstico para a recuperação é fraco. A síndrome de Brown-Séquard é geralmente o resultado de um trauma penetrante em que é seccionada a metade direita ou esquerda da medula espinal. Esta lesão rara é caracterizada pela perda ipsolateral da função motora, propriocepção e sensação vibratória, ao passo que a dor e a sensação de temperatura são perdidas do lado contralateral. Não existe síndrome medular posterior. (Ver Schwartz, 9ª ed., p. 150.)

18. O tratamento adequado do paciente assintomático com um ferimento por faca na zona III do pescoço consiste em:
    A. Observação.
    B. Tomografia computadorizada do pescoço.
    C. Angiografia.
    D. Exploração operatória.

Resposta: A
A zona III é a parte superior do pescoço, acima do ângulo da mandíbula. Os pacientes assintomáticos podem ser observados. As lesões da zona III, que são sintomáticas, devem ser avaliadas com angiografia e, se necessário, realizar a embolização de vasos com sangramento. (Ver Schwartz, 9ª ed., pp. 150, 151 e Figs. 7-8 e 7-9.)

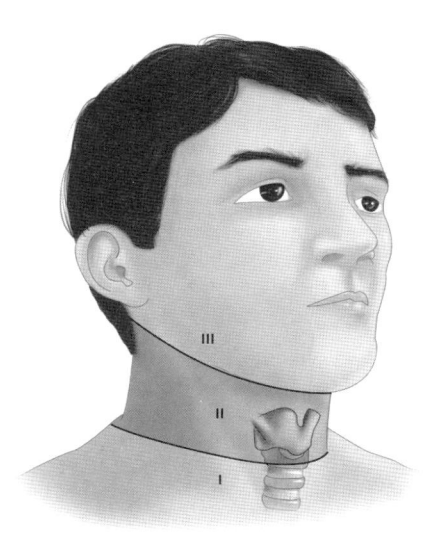

FIG. 7-8. Para os fins de avaliação de traumas penetrantes, o pescoço é dividido em três zonas. A zona I ao nível da cricoide também é conhecida como a saída torácica. A zona II está localizada entre a cartilagem cricoide e o ângulo da mandíbula. A zona III está acima do ângulo da mandíbula.

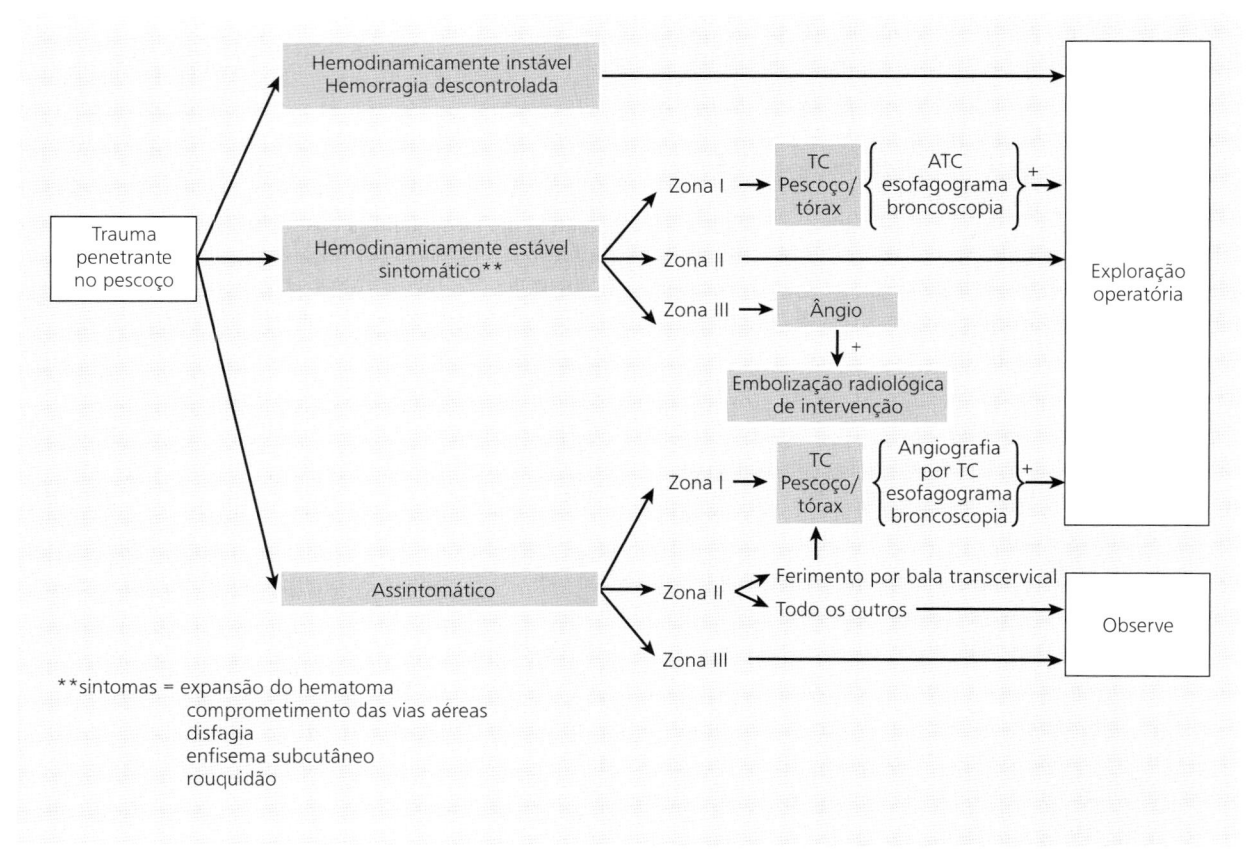

FIG. 7-9. Algoritmo para o manejo seletivo de traumas penetrantes cervicais.

**sintomas = expansão do hematoma
comprometimento das vias aéreas
disfagia
enfisema subcutâneo
rouquidão

19. Qual dos seguintes é uma indicação para tomografia computadorizada do tórax para excluir uma lesão da aorta torácica?
    A. Hemopneumotórax esquerdo.
    B. Desconforto respiratório com múltiplas fraturas de costela.
    C. Acidente frontal de alta velocidade com radiografia de tórax normal.
    D. Dor escapular esquerda.

Resposta: C
Pelo menos 7% dos pacientes com aorta descendente rasgada apresentam radiografia de tórax normal. Portanto, a tomografia computadorizada helicoidal de triagem é realizada com base no mecanismo de lesão: colisão de veículo com a desaceleração de alta energia com impacto frontal ou lateral, colisão de veículo com ejeção, quedas de mais de 7,5 metros ou impacto direto (coice de cavalo no peito, colisão de veículo de neve ou esqui contra árvore). O achado de radiografia do tórax de uma tampa apical esquerda sugere uma lesão da aorta torácica. As fraturas múltiplas de costelas ou dor escapular por si só não sugerem uma lesão da aorta torácica. (Ver Schwartz, 9ª ed., p. 151 e Tabela 7-5.)

TABELA 7-5	Achados na radiografia de tórax sugerem a laceração da aorta torácica descendente
1. Mediastino alargado
2. Contorno da aorta anormal
3. Desvio da traqueia
4. Desvio do tubo nasogástrico
5. Tampão apical esquerdo
6. Espessamento paraespinal esquerdo ou direito
7. Depressão do brônquio principal esquerdo
8. Obliteração da janela aórtico-pulmonar
9. Hematoma hilar pulmonar esquerdo

20. Um homem jovem de 20 anos de idade apresenta-se com uma ferimento por faca no oitavo espaço intercostal anterior esquerdo. Ele não está em perigo, e a radiografia de tórax é normal. A lavagem peritoneal diagnóstica, é realizada e tem uma contagem de glóbulos vermelhos de 8.000/µL e uma contagem de leucócitos 300/µL. Qual dos seguintes é o melhor tratamento para este paciente?
    A. Observação apenas.
    B. Tomografia computadorizada.
    C. Laparoscopia.
    D. Laparotomia exploratória.

Resposta: C
Deve-se descartar a lesão oculta do diafragma em pacientes com ferimentos por faca na parte inferior do tórax. Para os pacientes submetidos à avaliação de lavagem peritoneal diagnóstica, os cortes de valor laboratorial são diferentes para aqueles com ferimento por faca tóracico-abdominal e para aqueles com os ferimentos por faca abdominais anteriores padrão (ver Tabela 7-6). Uma contagem de glóbulos vermelhos inferior a 10.000/µL é considerada um resultado positivo e uma indicação de laparotomia. Os pacientes com uma contagem de glóbulos vermelhos de lavagem peritoneal diagnóstica entre 1.000/µL e 10.000/µL devem ser submetidos à laparoscopia ou toracoscopia. (Ver Schwartz, 9ª ed., pp. 153-155.)

TABELA 7-6	Critérios para resultados "positivos" na lavagem peritoneal diagnóstica	
	Ferimento por faca abdominal anterior	Ferimento por faca toracoabdominal
Contagem de glóbulos vermelhos	> 100.000/mL	> 10.000/mL
Contagem de glóbulos brancos	> 500/mL	> 500/mL
Nível de amilase	> 19 UI/L	> 19 UI/L
Nível fosfatase alcalina	> 2 UI/L	> 2 UI/L
Nível de bilirrubina	> 0,01 mg/dL	> 0,01 mg/dL

21. Uma mulher com 45 anos de idade, saudável apresenta-se após um acidente de automóvel. Ela está hemodinamicamente estável e com apenas um mínimo de dor no quadrante superior direito. Um exame FAST (teste ultrassonográfico abdominal com foco) é positivo com o fluido observado no recesso hepatorrenal e na pelve. Qual é a melhor etapa seguinte para o seu tratamento?
    A. Observação apenas.
    B. Tomografia computadorizada.
    C. Laparoscopia.
    D. Laparotomia exploratória.

Resposta: B
Os pacientes com fluido no exame FAST, considerado um "FAST positivo", os quais não têm indicações de imediato para laparotomia e são hemodinamicamente estáveis devem ser submetidos à tomografia computadorizada para quantificar os traumas. A classificação de lesão usando a escala de classificação da American Association for the Surgery of Trauma (Tabela 7-7) é um componente principal no manejo não operatório de lesões de órgãos importantes. Pelo risco de uma lesão de órgãos importantes, a observação somente não é indicada. Se ela tiver uma lesão isolada no fígado ou no baço, o tratamento correto é a observação mais provável, portanto, tanto a laparoscopia quanto a laparotomia não seriam indicadas. (Ver Schwartz, 9ª ed., pp. 155-157 e Fig. 7-10.)

TABELA 7-7	Escalas de classificação da American Association for the Surgery of Trauma de lesões de órgãos importantes	
	Hematoma subcapsular	Laceração
Grau da lesão no fígado		
Grau I	< 10% da área de superfície	< 1 cm em profundidade
Grau II	10 a 50% da área de superfície	1-3 cm
Grau III	> 50% da área de superfície ou > 10 cm em profundidade	> 3 cm
Grau IV	25 a 75% de um lobo hepático	
Grau V	> 75% de um lobo hepático	
Grau VI	Avulsão hepática	
Grau de lesão esplênica		
Grau I	< 10% de área de superfície	< 1 cm em profundidade
Grau II	10 a 50% da área de superfície	1-3 cm
Grau III	> 50% da área de superfície ou > 10 cm em profundidade	> 3 cm
Grau IV	> 25% desvascularização	Hilo
Grau V	Baço destruído Desvascularização completa	

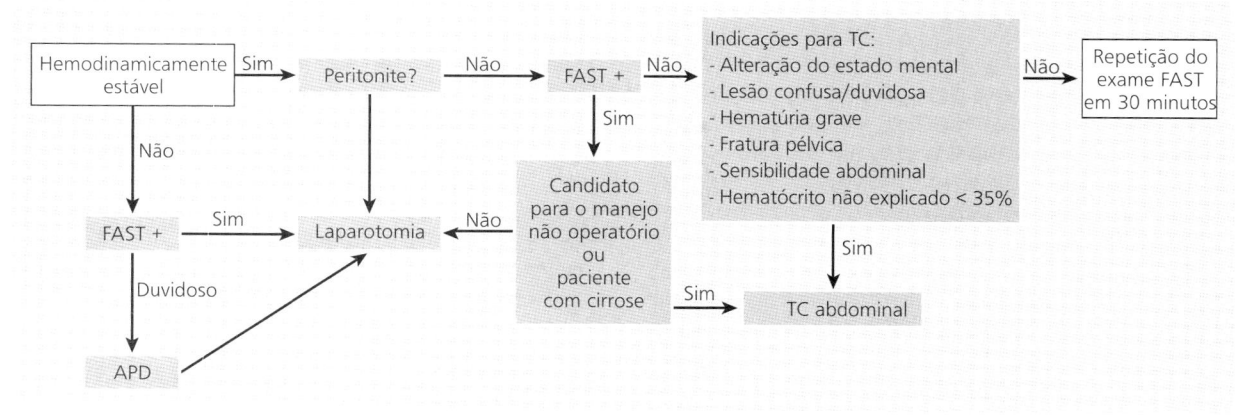

FIG. 7-10. Algoritmo para a avaliação inicial de um paciente com suspeita de trauma abdominal contuso. TC = tomografia computadorizada; APD = aspiração peritoneal diagnóstica; FAST = *focused abdominal sonography for trauma* (ultrassonografia abdominal focada no trauma); Hct = hematócrito.

22. Após a tomografia computadorizada, ela mostrou apresentar uma laceração hepática conforme mostrado adiante. Há uma laceração de 4 cm no lobo direito, com um hematoma subcapsular de 10 cm (ver Fig. 7-11). Que grau de lesão hepática ela tem?

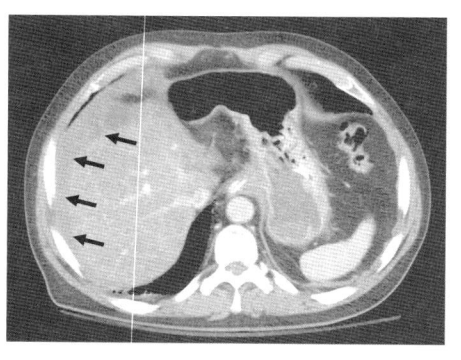

FIG. 7-11.

A. Grau I.
B. Grau II.
C. Grau III.
D. Grau IV.

Resposta: C
Como ela tem uma laceração superior a 3 cm de profundidade, há uma lesão hepática de grau III. (Ver Schwartz, 9ª ed., p. 157.)

23. Um paciente estável, com uma laceração esplênica de grau III tem os seguintes exames laboratoriais 2 horas após a internação: Hg/Hct 8,7/29 Plt 70.000 INR 1,3.
A. Transfusões não são indicadas.
B. Transfusão de concentrados de hemácias apenas.
C. Transfusão de concentrados de hemácias e plaquetas.
D. Transfusão de concentrados de hemácias, plaquetas e plasma fresco congelado.

Resposta: B
Embora as orientações atuais de cuidados críticos indiquem que a transfusão de concentrado de hemácia ocorra quando o nível de hemoglobina do paciente for < 7 g/dL, na fase aguda de ressuscitação o ponto final é de 10 g/dL. O plasma fresco congelado é transfundido para manter o paciente com INR inferior a 1,5 e tempo de tromboplastina parcial menor que 45 segundos. A hemostasia primária depende da adesão e da agregação das plaquetas ao endotélio lesionado, e a contagem de plaquetas de 50.000/µL é considerada adequada se for normal a função das plaquetas. Com transfusão maciça, no entanto, a disfunção plaquetária é comum e, portanto, recomenda-se uma meta de 100.000/µL. Se os níveis de fibrinogênio caírem abaixo de 100 mg/dL, deve ser administrado o crioprecipitado. Esse paciente, que está na fase aguda de ressuscitação, deve receber concentrados de hemácias, porque o Hg está abaixo de 10. Como as plaquetas estão maiores que 50.000, e o INR está menor que 1,5, as transfusões de plaquetas e/ou plasma fresco congelado não são indicadas. (Ver Schwartz, 9ª ed., p. 158.)

24. Qual das seguintes é uma indicação para intervenção cirúrgica em um paciente com um hematoma duodenal isolado?
   A. Hematoma maior que 3 cm de diâmetro.
   B. Oclusão total ou parcial do duodeno pelo hematoma.
   C. Impossibilidade de resolver 10 dias após a internação.
   D. Perfuração retroperitoneal contida.

Resposta: D
A maioria dos hematomas duodenais é tratada de forma não operatória com sucção nasogástrica e nutrição parenteral. Os pacientes com suspeita de perfuração associada, sugerida pela deterioração clínica ou de imagem com o ar livre retroperitoneal ou extravasamento de contraste, devem ser submetidos à exploração operatória. Uma queda acentuada na saída do tubo nasogástrico anuncia resolução do hematoma, que normalmente ocorre dentro de 2 semanas. A repetição da imagem para confirmar estes achados clínicos é opcional. Se o paciente não apresentar melhora clínica ou radiológica dentro de 3 semanas, justifica-se a avaliação operatória. O tamanho do hematoma não é um critério para a intervenção cirúrgica, tampouco é o grau de oclusão inicial do hematoma. Os pacientes com oclusão duodenal persistente após 3 semanas deverão ser submetidos à exploração operatória. Qualquer sinal de perfuração é uma indicação para a exploração. (Ver Schwartz, 9ª ed., p. 179.)

25. Qual das seguintes é uma indicação para uma fasciotomia da perna inferior?
   A. Diferença maior que 35 mmHg na pressão diastólica e na pressão de compartimento.
   B. Diferença maior que 35 mmHg na pressão arterial média e na pressão de compartimento.
   C. Diferença maior que 25 mmHg na pressão sistólica e na pressão de compartimento.
   D. Pressão de compartimento maior que 25 mmHg, independentemente da pressão arterial.

Resposta: A
Em pacientes conscientes com síndrome compartimental, a dor é o sintoma proeminente, e a movimentação ativa ou passiva dos músculos do compartimento envolvido aumenta a dor. Parestesias também podem ser descritas. Na extremidade inferior, a dormência entre os primeiros e segundos dedos do pé é a marca da síndrome compartimental precoce do compartimento anterior exclusivo e seu nervo fibular profundo envolvido. Pode ocorrer a progressão para a paralisia, e a perda de pulso é um sinal tardio. Em pacientes comatosos ou prostrados, o diagnóstico é mais difícil de garantir. Em pacientes com histórico compatível e uma extremidade tensa, as pressões compartimentais devem ser medidas com um dispositivo portátil Stryker. Indica-se a fasciotomia em pacientes com gradiente menor que 35 mmHg (gradiente = pressão diastólica − pressão compartimental), períodos de isquemia superiores a 6 horas, ou combinação de lesões arteriais e venosas. Na ausência de sinais clínicos, como, por exemplo, dores e parestesias, as pressões comportamentais são usadas para determinar a necessidade de fasciotomia. Mede-se a diferença entre a pressão arterial diastólica e a pressão compartimental. Os pacientes com gradiente superior a 35 mmHg devem ser submetidos à fasciotomia. (Ver Schwartz, 9ª ed., p. 185 e Fig. 7-12.)

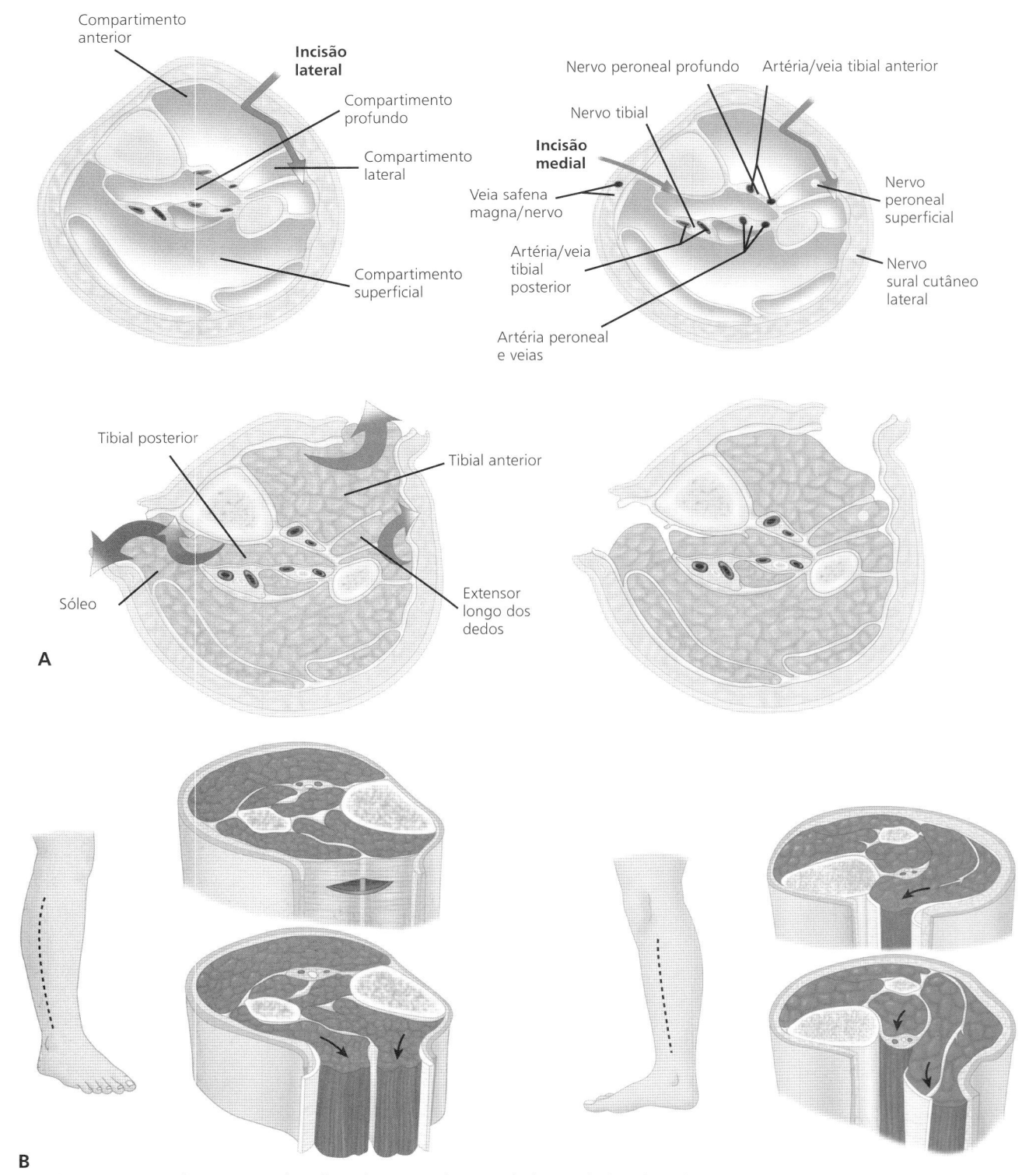

FIG. 7-12. A. Os compartimentos anterior e lateral são tratados a partir de uma incisão lateral, com a identificação da rafe fascial entre os dois compartimentos. Deve-se tomar cuidado para evitar que o nervo peroneal superficial se estenda ao longo da rafe. **B.** Para descompactar o compartimento flexor profundo, que contém o nervo tibial e duas das três artérias do pé, o músculo sóleo deve ser retirado da tíbia.

26. Qual das seguintes pressões intra-abdominais aferidas pela bexiga é uma indicação absoluta para laparotomia descompressiva?
A. > 5 mmHg.
B. > 15 mmHg.
C. > 25 mmHg.
D. > 35 mmHg.

Resposta: D
Geralmente, nenhuma pressão intra-abdominal exige intervenção terapêutica, exceto quando a pressão for superior a 35 mmHg. Pelo contrário, a descompressão emergente é realizada quando a hipertensão intra-abdominal atingir um nível em que ocorre a disfunção orgânica. A mortalidade é diretamente afetada pela descompressão, com 60% em pacientes submetidos à descompressão presumida, 70% em pacientes com atraso na descompressão e quase 100% nos pacientes não submetidos à descompressão.

A hipertensão abdominal é classificada em graus, com o grau I (leve) sendo maior que 10 mmHg (maior ou igual a 13 cm H_2O). A hipertensão de grau IV ou maior que 35 mmHg (maior ou igual a 48 cm H_2O) é indicação absoluta para laparotomia descompressiva. (Ver Schwartz, 9ª ed., p. 188 e Tabela 7-8 e Fig. 7-13.)

TABELA 7-8	Sistema de classificação da síndrome compartimental abdominal	
	Pressão intra-abdominal transvesical	
Grau	**mmHg**	**cm H_2O**
I	10-15	13-20
II	16-25	21-35
III	26-35	36-47
IV	> 35	> 48

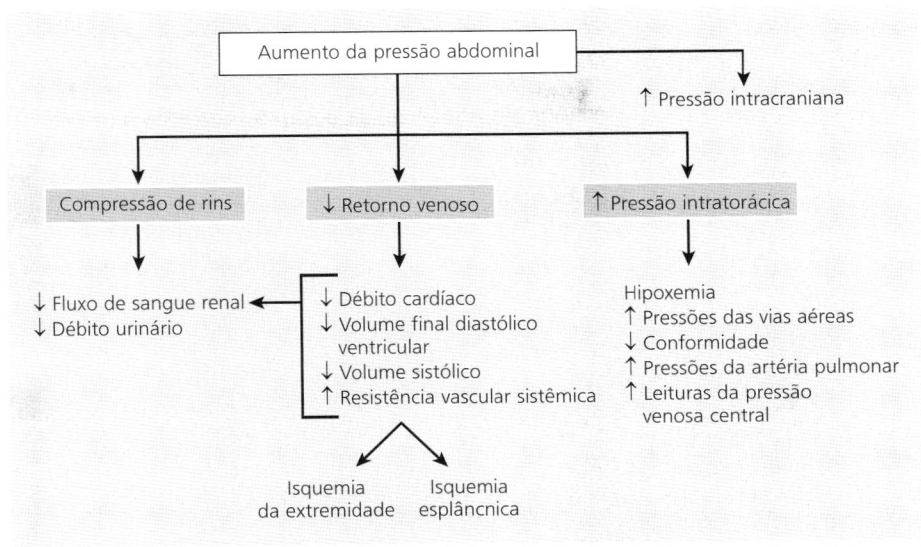

FIG. 7-13. A síndrome compartimental abdominal é definida pelas sequelas de órgãos de hipertensão intra-abdominal.

27. Qual das seguintes é uma alteração fisiológica normal durante a gravidez?
    A. Anemia relativa.
    B. Diminuição do volume de sangue circulante.
    C. Acidose respiratória.
    D. Bradicardia.

Resposta: A

A gravidez causa alterações fisiológicas que podem afetar a avaliação pós-lesão (Tabela 7-9). A frequência cardíaca aumenta de 10 a 15 batimentos por minuto durante o primeiro trimestre e se mantém elevada até o parto. A pressão arterial diminui durante os dois primeiros trimestres em razão da diminuição na resistência vascular sistêmica e sobe ligeiramente durante o terceiro trimestre (valores médios: primeiro = 105/60, segundo = 102/55, terceiro = 108/67). O volume intravascular é aumentado em até 8 L, o que resulta em uma anemia relativa, mas também hipervolemia relativa. Como consequência, uma mulher grávida pode perder 35% de seu volume de sangue antes de apresentar sinais de choque. As pacientes grávidas têm um aumento no volume de corrente e ventilação por minuto, mas uma diminuição da capacidade residual funcional, isso resulta em uma leitura diminuída de PCO_2 e alcalose respiratória. Além disso, as pacientes grávidas podem dessaturar mais rapidamente, sobretudo na posição supina e durante a entubação. O oxigênio suplementar é sempre justificado no paciente com trauma, mas é particularmente crítico na paciente grávida lesionada, porque a curva de dissociação de oxigênio é deslocada para a esquerda para o feto com relação à mãe (ou seja, pequenas alterações no resultado da oxigenação materna resultam em grandes mudanças para o feto, pois o feto está em funcionamento nas porções íngremes da curva de dissociação).

Conforme observado anteriormente, há uma anemia relativa durante a gravidez, mas um nível de hemoglobina menor que 11 g/dL é considerado anormal. Outras alterações hematológicas incluem uma leucocitose moderada (até 20.000 mm^3) e um estado de hipercoagulabilidade relativo por causa do aumento dos níveis dos fatores VII, VIII, IX, X e XII e da diminuição da atividade fibrinolítica. (Ver Schwartz, 9ª ed., pp. 190 e 191.)

TABELA 7-9 Efeitos fisiológicos da gravidez

Cardiovasculares
- Aumento da frequência cardíaca em 10 a 15 batimentos por minuto
- Diminuição da resistência vascular sistêmica resultando em:
  - (a) Aumento do volume intravascular
  - (b) Diminuição da pressão arterial durante os dois primeiros trimestres

Pulmonares
- Elevação do diafragma
- Aumento do volume corrente
- Aumento da ventilação por minuto
- Diminuição da capacidade residual funcional

Hematopoiéticos
- Anemia relativa
- Leucocitose
- Hipercoagulabilidade
  - (a) Aumento dos níveis de fatores VII, VIII, IX, X, XII
  - (b) Diminuição da atividade fibrinolítica

Outros
- Diminuição da competência do esfíncter esofágico inferior
- Aumento dos níveis de enzimas em testes de função hepática
- Contrações debilitadas da vesícula biliar
- Diminuição do nível de albumina plasmática
- Diminuição dos níveis de creatinina e nitrogênio ureico no sangue
- Hidronefrose e hidroureter

CAPÍTULO 8

Queimaduras

PERGUNTAS SOBRE CIÊNCIA BÁSICA

1. A afinidade do monóxido de carbono para a hemoglobina é:
   A. 2 a 5 vezes maior que o oxigênio.
   B. 20 a 50 vezes maior que o oxigênio.
   C. 200 a 500 vezes maior que o oxigênio.
   D. 2.000 a 5.000 vezes maior que o oxigênio.

Resposta: C
Outro importante contribuinte para a mortalidade precoce em queimaduras é o envenenamento por monóxido de carbono, decorrente da inalação de fumaça. A afinidade de monóxido de carbono pela hemoglobina é cerca de 200 a 250 vezes mais do que o oxigênio, o que diminui os níveis de hemoglobina oxigenada normal e pode levar rapidamente à anóxia e morte. Os sintomas neurológicos inesperados devem elevar o nível de suspeita, e um nível de carboxiemoglobina arterial precisa ser obtido porque a oximetria de pulso fica falsamente elevada. (Ver Schwartz, 9ª ed., p. 198.)

2. Um paciente de 100 kg, com uma espessura completa de 50% da área de superfície corporal queimada recebe 10 L de NaCl a 0,9% de solução em trânsito para o hospital.
   Seus valores laboratoriais de 6 horas após a lesão tendem a refletir qual das seguintes:
   A. Acidose.
   B. Alcalose.
   C. Hipóxia.
   D. Anemia por diluição.

Resposta: A
A fórmula mais comumente usada, a fórmula de Parkland ou Baxter, é composta de 3 a 4 mL/kg por cento queimado de Ringer lactato, dos quais metade é administrada durante as primeiras horas 8 horas pós-queimadura, e a outra metade durante as 16 horas seguintes. Considerando estes grandes volumes de fluidos de ressuscitação intravenosa, a solução de Ringer lactato é a preferida, porque NaCl a 0,9% resulta em hipernatremia e sobretudo numa acidose hiperclorêmica. (Ver Schwartz, 9ª ed., p. 200.)

3. O agente antimicrobiano acetato de mafenida tópico tende mais a causar qual das seguintes complicações:
   A. Metemoglobinemia.
   B. Neutropenia.
   C. Acidose metabólica.
   D. Nefrotoxicidade.

Resposta: C
O acetato de mafenida, na forma de creme ou solução, é um antimicrobiano tópico eficaz, mesmo na presença de escara e pode ser usado tanto no tratamento, quanto na prevenção de infecções da ferida, e a forma de solução é um excelente antimicrobiano para enxertos de pele fresca. O uso de acetato de mafenida pode ser limitado pela dor com aplicação de queimaduras de espessura parcial. A mafenida é absorvida sistemicamente, e um efeito colateral importante é a acidose metabólica que resulta da inibição da anidrase carbônica. (Ver Schwartz, 9ª ed., p. 202.)

PERGUNTAS CLÍNICAS

1. Qual dos seguintes pacientes deve ser encaminhado imediatamente para um centro de queimados?
   A. Uma paciente de 20 anos de idade com uma queimadura de espessura parcial de 12%.
   B. Um paciente de 30 anos de idade com uma lesão grande no fígado e uma queimadura de espessura parcial de 15%.
   C. Uma espessura de queimadura parcial de área de superfície corporal queimada de 2% na perna anterior, cruzando o joelho.
   D. Um paciente de 10 anos de idade com uma queimadura de espessura parcial de 7%.

Resposta: A
Todos os pacientes com queimaduras de espessura parcial maior que 10% de área de superfície corporal queimada devem ser transferidos para um centro de queimados. Um paciente com queimaduras e outros traumas graves podem ser tratados e estabilizados no centro de trauma primeiro. Os pacientes com queimaduras que envolvem a articulação inteira devem ser transferidos para um centro de queimados, mas uma pequena queimadura na superfície anterior do joelho não exige necessariamente a transferência. As crianças devem ser transferidas, se não houver profissionais habilitados para cuidar delas, mas para uma criança com queimadura de área de superfície corporal queimada de 7%, esta transferência não seria obrigatória. (Ver Schwartz, 9ª ed., p. 198 e Tabela 8-1.)

TABELA 8-1	Orientações para encaminhamento a um centro de queimados
Queimaduras de espessura parcial maiores do que a área de superfície corporal queimada de 10%
Queimaduras envolvendo a face, as mãos, os pés, a genitália, o períneo ou as grandes articulações
Queimaduras de terceiro grau em qualquer faixa etária
Queimaduras por choque elétrico, incluindo lesões de relâmpago
Queimaduras por substâncias químicas
Lesão inalatória
Lesão de queimadura em pacientes com problemas de saúde complicados preexistentes
Pacientes com queimaduras e trauma concomitante em que a queimadura é o maior risco. Se o trauma apresentar maior risco imediato, o paciente poderá ser estabilizado em um centro de trauma antes de ser transferido a um centro de queimados
Crianças com queimadura em hospitais, sem pessoal qualificado para cuidar de crianças
Ferimento de queimadura em pacientes que necessitam de intervenção social, emocional ou de reabilitação especial

2. Qual dos seguintes deve levar à entubação imediata, eletiva em um paciente com queimaduras sérias?
A. Dispneia subjetiva.
B. Pelos nasais chamuscados.
C. Queimaduras periorais.
D. Saturação de oxigênio < 96%.

Resposta: A
As queimaduras periorais e os pelos nasais chamuscados são sinais de que a cavidade oral e a faringe também devem ser avaliadas para verificar a lesão da mucosa, mas em si mesmos esses achados físicos não indicam uma lesão da via aérea superior. Os sinais de comprometimento respiratório iminente podem incluir voz rouca, respiração ofegante ou estridor. A dispneia subjetiva é um sintoma particularmente preocupante e deve desencadear a entubação traqueal eletiva imediata. (Ver Schwartz, 9ª ed., p. 197.)

3. Qual dos seguintes é indicado em um paciente de 46 anos de idade, com espessura de queimadura parcial de área de superfície corporal queimada de 22%?
A. Profilaxia de primeira geração de cefalosporina.
B. Clindamicina profilática.
C. Reforço de tétano.
D. Toxoide tetânico.

Resposta: C
Pacientes com lesões graves de queimaduras nunca devem receber antibióticos profiláticos. Esta intervenção vem mostrando com clareza que promove o desenvolvimento de infecções fúngicas e microrganismos resistentes e foi abandonada em meados da década de 1980. A vacina antitetânica deve ser administrada na sala de emergência. (Ver Schwartz, 9ª ed., p. 198.)

4. Um paciente de 4 anos de idade apresenta uma ferida difusa de escaldadura depois de ficar em uma banheira de água quente. Há bolhas circunferenciais presentes na perna direita (do quadril até os dedos do pé) e bolhas circunferenciais na perna esquerda (do joelho até o pé). Coxa direita, abdome e costas, abaixo do umbigo, assim como as nádegas e o períneo estão vermelhos, mas sem bolhas. Qual é a área de superfície corporal queimada?
A. 25%.
B. 36%.
C. 46%.
D. 54%.

Resposta: A
A "regra dos nove" é um método rudimentar, mas rápido e eficaz para estimar o tamanho das queimaduras (Fig. 8-1). Em adultos, os troncos anterior e posterior, cada um, correspondem a 18%, cada extremidade inferior a 18%, cada extremidade superior, 9%, e a cabeça, 9%. Em crianças menores de 3 anos, a cabeça corresponde à superfície de área relativa maior e deve ser levada em conta ao estimar o tamanho da queimadura. Os diagramas, como, por exemplo, gráfico de Lund e Browder, dão uma noção mais precisa do verdadeiro tamanho da queimadura em crianças. A importância de uma avaliação acurada do tamanho da queimadura não pode ser superenfatizada. As queimaduras superficiais ou de primeiro grau não devem ser incluídas no cálculo do percentual de área de superfície corporal queimada, e é obrigatória a limpeza completa de fuligem e detritos, para evitar confundir as áreas de *soiling* com queimaduras. A análise dos dados de referência sugere que os médicos inexperientes em queimaduras tendem a superestimar o tamanho de pequenas queimaduras e a subestimar o tamanho de grandes queimaduras, com efeitos potencialmente prejudiciais sobre a ressuscitação de pré-transferência.

Se o paciente em questão tiver mais de 3 anos de idade, podem ser utilizadas as estimativas para adultos. Apenas as áreas de espessura parcial (neste caso, bolhas) são usadas para calcular a área da queimadura. A perna esquerda é de 18% e a perna direita um pouco menos da metade dos 18% (ou seja, cerca de 7 a 8%). (Ver Schwartz, 9ª ed., p. 198.)

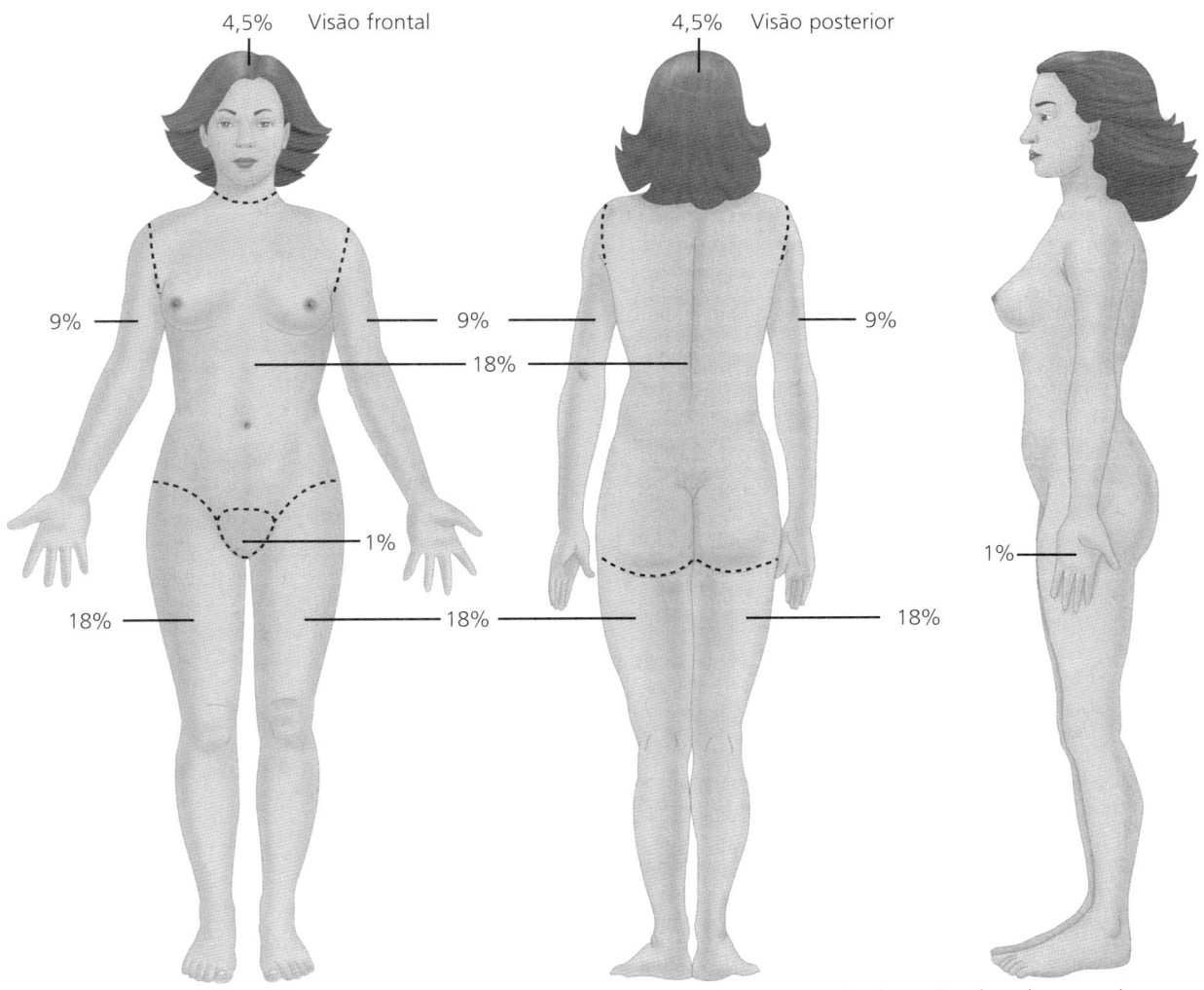

FIG. 8-1. A Regra dos nove pode ser utilizada como uma referência rápida para estimar o tamanho da queimadura de um paciente, dividindo o corpo em regiões em que a área de superfície corporal queimada é alocada em múltiplos de nove.

5. Cem por cento de oxigênio inalado diminui a meia-vida do monóxido de carbono a partir de 250 minutos para cerca de:
   A. 200 minutos.
   B. 150 minutos.
   C. 100 minutos.
   D. 50 minutos.
6. Qual dos seguintes é utilizado para tratar o envenenamento grave por cianeto de hidrogênio?
   A. Hidroxocobalamina.
   B. Azul de metileno.
   C. Diálise.
   D. Nenhum dos mencionados anteriormente. Não existe um tratamento eficaz.

Resposta: D
A administração de oxigênio a 100% é o padrão ouro para o tratamento de envenenamento por monóxido de carbono e reduz a meia-vida do monóxido de carbono de 250 minutos em ar ambiente para 40 a 60 minutos. (Ver Schwartz, 9ª ed., p. 198.)

Resposta: A
A toxicidade por cianeto de hidrogênio também pode ser um componente de lesão por inalação de fumaça. Os pacientes acometidos podem ter uma acidose láctica persistente ou elevação S-T no eletrocardiograma. O cianeto inibe a citocromo oxidase, que, por sua vez, inibe a oxigenação celular. O tratamento consiste em tiossulfato de sódio, hidroxocobalamina e oxigênio a 100%. O tiossulfato de sódio atua transformando o cianeto em um derivado atóxico de tiocianato. No entanto, funciona lentamente e não é eficaz para o tratamento agudo. A hidroxocobalamina rapidamente mistura-se com o cianeto e é excretada pelos rins. Recomenda-se um tratamento imediato na maioria dos pacientes, pois a acidose láctica desaparece com ventilação, e torna-se desnecessário o tratamento com tiossulfato de sódio. (Ver Schwartz, 9ª ed., p. 198.)

7. A maioria das queimaduras químicas necessita de grandes volumes de água para remover o produto químico. Qual das seguintes queimaduras químicas deve ser tratada com esfregação cuidadosa ou limpeza da pele, em vez de água?
   A. Pó de lixívia.
   B. Ácido fórmico.
   C. Ácido fluorídrico.
   D. Ácido acético.

Resposta: A
As queimaduras químicas são menos comuns, mas são queimaduras potencialmente graves. Os componentes mais importantes da terapia inicial são a remoção cuidadosa da substância tóxica do paciente e a irrigação da área afetada com água por, no mínimo, 30 minutos. Uma exceção disso consiste em casos de pó de concreto ou formas em pó de lixívia, que devem ser retiradas do paciente para evitar a ativação do hidróxido de alumínio com a água. (Ver Schwartz, 9ª ed., p. 199.)

8. As queimaduras com ácido fórmico estão relacionadas com:
   A. Hemoglobinúria.
   B. Rabdomiólise.
   C. Hipocalcemia.
   D. Hipocalemia.

Resposta: A
Os agentes ofensivos em queimaduras químicas podem ser absorvidos sistemicamente, podendo causar alterações metabólicas específicas. O ácido fórmico é conhecido por causar hemólise e hemoglobinúria. (Ver Schwartz, 9ª ed., p. 199.)

9. O agente mais eficaz no tratamento de queimaduras por ácido fluorídrico é:
   A. Cálcio.
   B. Magnésio.
   C. Vitamina K.
   D. Vitamina A.

Resposta: A
O ácido fluorídrico é um ofensor particularmente comum em razão do seu amplo uso industrial. Os tratamentos à base de cálcio são o fundamento do tratamento de queimaduras por ácido fluorídrico, com gluconato de cálcio tópico, aplicado aos ferimentos e infiltração subcutânea ou intravenosa de gluconato de cálcio para os sintomas sistêmicos. A infusão intra-arterial de gluconato de cálcio pode ser eficaz nos casos mais graves. Os pacientes submetidos à terapia intra-arterial precisam de monitoração cardíaca contínua. As anormalidades eletrocardíacas persistentes ou hipocalcemia refratária podem sinalizar a necessidade de excisão emergente das áreas queimadas. (Ver Schwartz, 9ª ed., p. 199.)

10. A maior melhora na sobrevivência à queimadura no século 20 pode ser atribuída à introdução de qual das seguintes terapias:
    A. Antibióticos.
    B. Ressuscitação de fluido venoso central.
    C. Suporte nutricional.
    D. Excisão inicial da ferida de queimadura.

Resposta: D
A estratégia de excisão inicial e o enxerto em pacientes queimados revolucionaram os resultados de sobrevivência nos cuidados de queimados. Não só reduziu a mortalidade, como também a excisão inicial diminuiu a cirurgia de reconstrução, melhorou o tempo de hospitalização e reduziu os custos de atendimento. Após a ressuscitação inicial estiver completa, e o paciente estiver estável hemodinamicamente, a atenção deve ser voltada para a excisão da ferida de queimadura. A excisão de queimadura e cobertura da ferida deve idealmente ter início no dia primeiro de vários, e, em queimaduras maiores, as excisões de série podem ser realizadas conforme a condição do paciente permitir. (Ver Schwartz, 9ª ed., p. 204.)

CAPÍTULO 9
Cicatrização de Feridas

PERGUNTAS SOBRE CIÊNCIA BÁSICA

1. O número máximo de fibroblastos numa cicatrização de ferida ocorre:
   A. Dois dias após a lesão.
   B. Seis dias após a lesão.
   C. Quinze dias após a lesão.
   D. Sessenta dias após a lesão.

   Resposta: B
   (Ver Schwartz, 9ª ed., p. 211 e Fig. 9-1.)

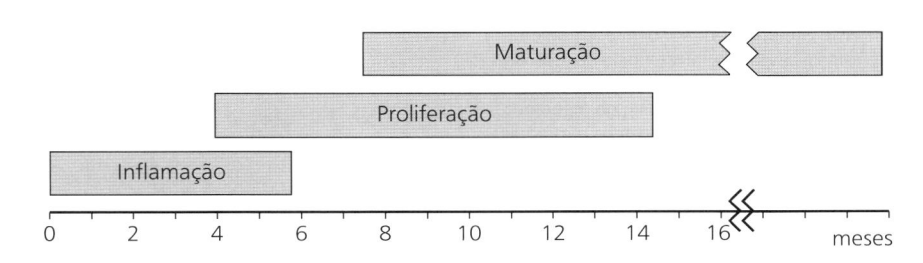

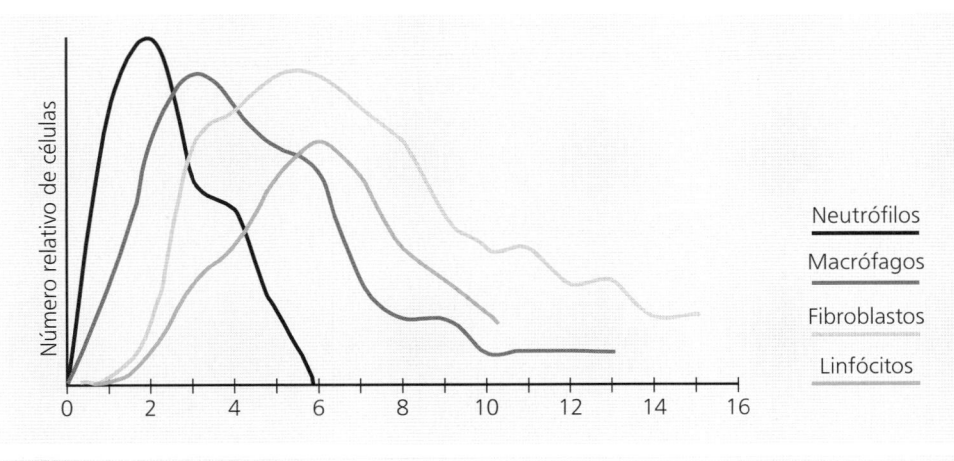

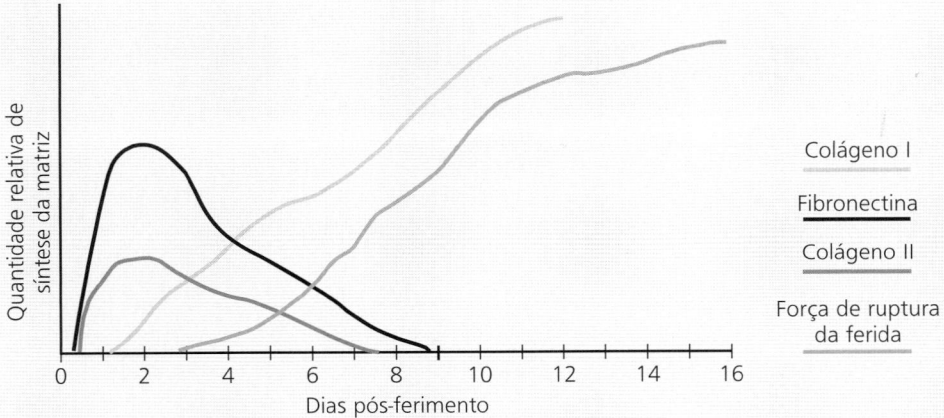

FIG. 9-1. As fases celular, bioquímica e mecânica da cicatrização de feridas.

2. Os macrófagos estão presentes na ferida a partir do 4º dia após a lesão até que a ferida esteja completamente curada. A principal função dos macrófagos na cicatrização de feridas é:
A. Morte intracelular de bactérias.
B. Produção de colágeno.
C. Ativação da proliferação celular.
D. Modulação do ambiente da ferida.

Resposta: C
A segunda população de células inflamatórias que invadem a ferida é composta por macrófagos, que são reconhecidos como essenciais para o sucesso da cura. Derivada de monócitos circulantes, os macrófagos chegam a ter números significativos na ferida por 48 a 96 horas pós-lesão e permanecem presentes até a cicatrização estar completa. Os macrófagos, como os neutrófilos, participam do desbridamento da ferida através da fagocitose e contribuem para a estase microbiana por meio da síntese de óxido nítrico e oxigênio radical (ver Fig. 9-2C). A função primordial dos macrófagos é a ativação e o recrutamento de outras células pelos mediadores, como citocinas e fatores de crescimento, bem como diretamente por interação célula-célula e moléculas de adesão intercelular. Ao liberar mediadores como fator beta de transformação do crescimento, fator de crescimento endotelial vascular, fator de crescimento semelhante à insulina, fator de crescimento epitelial, lactato, os macrófagos regulam a proliferação celular, a síntese de matriz e a angiogênese. Os macrófagos desempenham também um papel importante na regulação da angiogênese e na deposição de matriz e remodelação (Tabela 9-1). A modulação do ambiente da ferida é realizada com mais probabilidade pelos linfócitos T na ferida. (Ver Schwartz, 9ª ed., p. 211.)

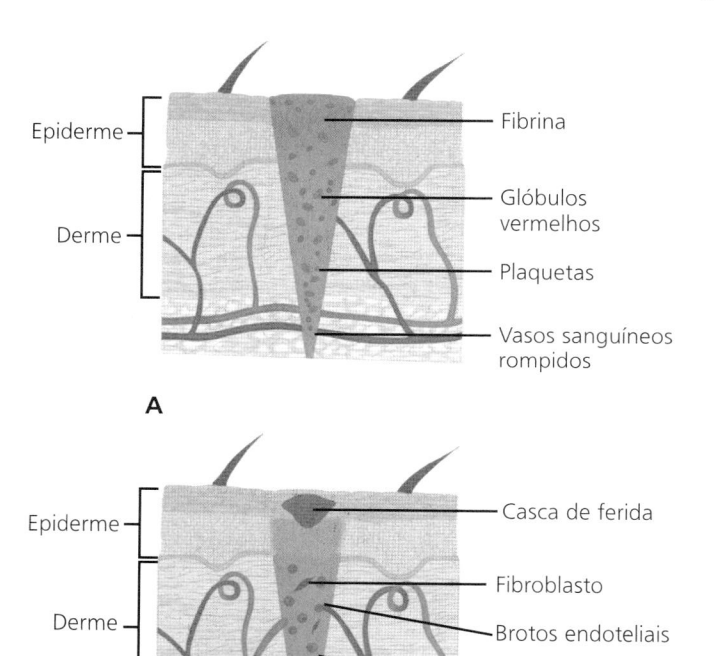

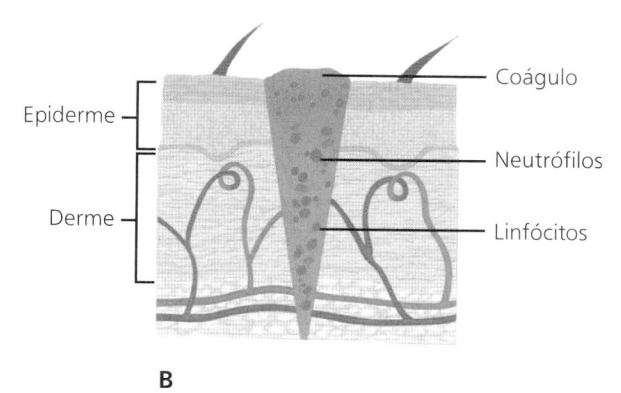

FIG. 9-2. As fases de cicatrização das lesões vistas histologicamente. **A.** Fase hemostática/inflamatória. **B.** Fases inflamatórias anteriores que refletem na infiltração por células mononucleares e linfócitos. **C.** Fase proliferativa, com angiogênese associada e a síntese de colágeno.

TABELA 9-1	Atividades dos macrófagos durante o processo cicatricial
Atividade	**Mediadores**
Fagocitose	Espécies reativos ao oxigênio
	Óxido nítrico
Desbridamento	Colágeno, elastase
Recrutamento e ativação de células	Fatores de crescimento: FCDP, FBTC, FCE, FCI
	Citocinas: FNTA, IL-6, IL-6
	Fibronectina
Síntese da matriz	Fatores de crescimento: FBTC, FCE, FCDP
	Citocinas: FNTA, IL-1, IFN-γ
	Enzimas: arginase, colagenase
	Prostaglandinas
	Óxido nítrico
Angiogênese	Fatores de crescimento: FCF, FCEV
	Citocinas: FNTA
	Óxido nítrico

FCE = fator de crescimento epitelial; FCF = fator de crescimento de fibroblastos; FCI = fator de crescimento semelhante à insulina; IFN-γ = interferon-γ; IL = interleucina; FCDP = fator de crescimento derivado de plaquetas; FBTC = fator beta de transformação do crescimento; FNTA = fator de necrose tumoral alfa; FCEV = fator de crescimento endotelial vascular.

3. As primeiras células a migrar para uma ferida são:
   A. Macrófagos.
   B. Linfócitos T.
   C. Leucócitos polimorfonucleares.
   D. Fibroblastos.

Resposta: C
Os leucócitos polimorfonucleares são as primeiras células infiltrantes a entrar no local da ferida, com picos de 24 a 48 horas. O aumento da permeabilidade vascular, a liberação de prostaglandinas locais e a presença de substâncias quimiotáticas, como fatores do complemento, a interleucina-1 (IL-1), fator de necrose tumoral alfa (FNTA), fator beta de transformação do crescimento (FBTC), fator plaquetário 4, ou produtos bacterianos, todos estimulam a migração de neutrófilos. (Ver Schwartz, 9ª ed., p. 210.)

4. Existem 18 tipos de colágeno no corpo humano. Quais são os dois mais importantes na cicatrização de feridas?
   A. Tipos I e III.
   B. Tipos III e VIII.
   C. Tipos II e X.
   D. Tipos VI e XII.

Resposta: A
Embora existam pelo menos 18 tipos de colágeno descritos, os principais de interesse à cicatrização são dos tipos I e III. O colágeno tipo I é o principal componente da matriz extracelular na pele. O tipo III, que também está normalmente presente na pele, torna-se mais proeminente e importante durante o processo de reparação. (Ver Schwartz, 9ª ed., p. 212.)

5. Quando a força de tração de uma ferida completamente curada se aproxima da força do tecido não lesionado:
   A. 2 dias após a lesão.
   B. 3 meses após a lesão.
   C. 12 meses após a lesão.
   D. Nunca.

Resposta: D
Por várias semanas pós-lesão, a quantidade de colágeno na ferida atinge um patamar, mas a força de tração continua a crescer por vários meses. A formação de fibrilas e seu entrecruzamento resultam em diminuição da solubilidade do colágeno, aumento da força e aumento da resistência à degradação enzimática da matriz de colágeno. A remodelação da cicatriz continua por muitos (6 a 12) meses de pós-lesão, gradualmente, resultando em uma cicatriz madura, avascular e acelular. A resistência mecânica da cicatriz nunca chega à do tecido não lesionado. (Ver Schwartz, 9ª ed., p. 213.)

6. Quanto tempo a reepitelização (ou seja, a reparação completa da barreira externa) leva em uma ferida cirúrgica bem aproximada?
   A. 2 dias.
   B. 1 semana.
   C. 2 semanas.
   D. 1 mês.

Resposta: A
A reepitelização está completa em menos de 48 horas no caso de aproximação de feridas incisas, mas pode demorar muito mais tempo no caso de feridas de maior dimensão, em que há um defeito epidérmico/dérmico significativo. Se apenas o epitélio e a derme superficial estiverem danificados, como ocorre nas áreas doadoras de enxerto de pele de espessura parcial ou queimaduras superficiais de segundo grau, então o reparo consiste principalmente na reepitelização com fibroplasia mínima ou nenhuma e formação de tecido de granulação. (Ver Schwartz, 9ª ed., p. 214.)

7. Qual dos seguintes é um mediador importante de citocina na cicatrização de feridas?
   A. Fator beta de transformação do crescimento.
   B. α-interferon.
   C. Interleucina 12.
   D. β Defensina 2.

Resposta: A
O fator beta de transformação do crescimento é um mediador da cicatrização de feridas principalmente pelo mediador de angiogênese (ver Tabela 9-2). O interferon alfa, interleucina 12 e beta defensina 2 não desempenham um papel importante na cicatrização de feridas. (Ver Schwartz, 9ª ed., p. 215.)

TABELA 9-2 Fatores de crescimento que participam no processo de cicatrização

Fator de crescimento	Origem celular da ferida	Efeitos celulares e biológicos
FCDP	Plaquetas, macrófagos, monócitos, células musculares lisas, células endoteliais	Quimiotaxia: fibroblastos, musculatura lisa, monócitos, neutrófilos
		Mitogênese: fibroblastos, células da musculatura lisa
		Estimulação de angiogênese
		Estimulação da síntese do colágeno
FCF	Fibroblastos, células endoteliais, células musculares lisas, condrócitos	Estimulação da angiogênese (pela estimulação da proliferação de células endoteliais e migração)
		Mitogênese: mesoderme e neuroectoderma
		Estimula fibroblastos, queratinócitos, condrócitos, mioblastos
Fator de crescimento de queratinócitos	Queratinócitos, fibroblastos	Homologia significativa com FCF estimula os queratinócitos
FCE	Plaquetas, macrófagos, monócitos (também identificados nas glândulas salivares, nas glândulas do duodeno, nos rins e nas glândulas lacrimais)	Estimula a proliferação e a migração de todos os tipos de células epiteliais
FTCα	Queratinócitos, plaquetas, macrófagos	Homologia com FCE; liga-se ao receptor FCE
		Mitogênico e quimiotático para células epidérmicas e endoteliais
FTCβ (três isoformas: β₁, β₂, β₃)	Plaquetas, linfócitos T, macrófagos, monócitos, neutrófilos	Estimula a angiogênese
		FTCβ₁ estimula a produção de matriz ferida (fibronectina, glicosaminoglicanos de colágeno); regulação da inflamação
		FTCβ₃, inibe a formação de cicatriz
Fator de crescimento semelhante à insulina (IGF-I, IGF-II)	As plaquetas (IGF-I em altas concentrações no fígado, o IGF-II em altas concentrações no crescimento fetal), provavelmente, o efetor da ação do hormônio de crescimento	Promove a síntese da matriz extracelular e de proteína
		Aumenta o transporte de glicose da membrana
Fator de crescimento endotelial vascular	Macrófagos, fibroblastos, queratinócitos	Semelhante ao FCDP
		Mitógeno de células endoteliais (não fibroblastos)
		Estimula a angiogênese
Fator estimulante de colônias de granulócitos e macrófagos	Macrófagos/monócitos, células endoteliais, fibroblastos	Estimula a diferenciação/proliferação de macrófagos

FCE = fator de crescimento epidérmico; FCF = fator de crescimento de fibroblastos; FCDP = fator de crescimento derivado de plaquetas; FTC = fator de transformação do crescimento. IGF = fator de crescimento semelhante à insulina.

8. O modo mais comum de herança da síndrome de Ehlers-Danlos é:
   A. Autossômico dominante.
   B. Autossômico recessivo.
   C. Dominante ligado ao X.
   D. Recessivo ligado ao X.

Resposta: A
Dos dez tipos de síndrome de Ehlers-Danlos, seis são herdados com padrão autossômico dominante, dois são autossômicos recessivos, e dois estão recessivos, ligados ao X. (Ver Schwartz, 9ª ed., p. 215 e Tabela 9-3.)

TABELA 9-3 Aspectos clínicos, genéticos e bioquímicos dos subtipos da síndrome de Ehlers-Danlos

Tipo	Características clínicas	Herança	Defeito bioquímico
I	Pele: macia, hiperextensível, ferimento fácil, frágil, cicatrizes atróficas, articulações hipermóveis; varizes; nascimentos prematuros	AD	Desconhecido
II	Semelhante ao tipo I, com exceção do menos grave	AD	Desconhecido
III	Pele: macia, não hiperextensível, cicatrizes normais, hipermobilidade das articulações pequenas e grandes	AD	Desconhecido
IV	Pele: fina, translúcida, veias visíveis, cicatrização normal, sem hiperextensibilidade, sem hipermobilidade articular; ruptura uterina, do intestino e arterial	AD	Defeito de colágeno tipo III
V	Semelhante ao tipo II	RLX	Desconhecido
VI	Pele: hiperextensível, frágil, fácil contusão; articulações hipermóveis; hipotonia; cifoescoliose	AR	Deficiência de lisil hidroxilase
VII	Pele: macia, ligeira hiperextensibilidade, sem aumento da fragilidade; articulações extremamente flácidas com luxações	AD	Defeito do gene de colágeno tipo I
VIII	Pele: macia, hiperextensível, fácil hematoma, cicatrizes anormais com descoloração roxa; articulações hipermóveis; periodontite generalizada	AD	Desconhecido
IX	Pele: macia, flácida; ruptura dos divertículos e da bexiga; pronação e supinação limitadas; clavícula ampla; chifres occipitais	RLX	Defeito de lisil oxidase com uso anormal de cobre
X	Semelhante ao tipo II, com estudos de coagulação anormal	AR	Defeito da fibronectina

AD = autossômico dominante; AR = autossômico recessivo; RLX = recessivo ligado ao X. Reproduzida com permissão de Phillips C, Wenstrup RJ: Biosynthetic and genetic disorders of collagen, in Cohen IK, Diegelmann RF, Linblad WJ (eds): *Wound Healing: Biochemical and Clinical Aspects*. Philadelphia: WB Saunders, 1992, p. 152. Copyright © Elsevier.

9. Qual das seguintes proteínas é deficiente em pacientes com síndrome de Marfan?
   A. Colágeno tipo I.
   B. Fibrilina.
   C. Lisil hidroxilase.
   D. Fibronectina.

Resposta: B
Os pacientes com síndrome de Marfan, em geral, têm baixa estatura, aracnodactilia, ligamentos flácidos, miopia, escoliose, *pectus excavatum* e aneurisma da aorta ascendente. O defeito genético está em uma proteína extracelular, fibrilina, que está associada às fibras elásticas. Os pacientes que sofrem desta síndrome também são propensos a hérnias. É difícil a correção cirúrgica de um aneurisma dissecante, pois o tecido conectivo mole não consegue segurar as suturas. A pele pode ser hiperextensível, mas não mostra nenhuma demora na cicatrização de feridas. As anormalidades do colágeno tipo III, a lisil hidroxilase e a fibronectina, são observadas em subtipos específicos da síndrome de Ehlers-Danlos. (Ver Schwartz, 9ª ed., p. 216.)

10. Qual das seguintes proteínas é deficiente em pacientes com osteogênese imperfeita?
    A. Colágeno tipo I.
    B. Fibrilina.
    C. Lisil hidroxilase.
    D. Fibronectina.

Resposta: A
As características da osteogênese imperfeita são ossos frágeis, osteopenia, baixa massa muscular, hérnia e fraqueza articular e nos ligamentos. A osteogênese imperfeita é o resultado de uma mutação do colágeno tipo I. Existem quatro principais subtipos de osteogênese imperfeita com manifestações leves a letais. Os pacientes sofrem afinamento dérmico e aumento da capacidade de ter hematomas. A cicatrização é normal, a pele não fica hiperextensível. A cirurgia pode ser bem-sucedida, mas difícil nesses pacientes, já que seus ossos fraturam com facilidade sob tensão mínima. A Tabela 9-4 enumera as várias características associadas aos subtipos clínicos de osteogênese imperfeita. O colágeno tipo I também é defeituoso em um dos subtipos de síndrome de Ehlers-Danlos, como na fibronectina. A fibrilina é defeituosa na síndrome de Marfan. (Ver Schwartz, 9ª ed., p. 216.)

TABELA 9-4	Osteogênese imperfeita: características clínicas e genéticas	
Tipo	Características clínicas	Herança
I	Fragilidade óssea leve, esclerótica azul	Dominante
II	"Pré-natal letal"; ossos longos amassados, costelas magras, esclerótica azul escura	Dominante
III	Progressivamente deformante; múltiplas fraturas, perda precoce de deambulação	Dominante/ recessivo
IV	Fragilidade óssea ligeira à moderada, esclera normal ou cinza; leve estatura baixa	Dominante

Reproduzida com permissão de Phillips C, Wenstrup RJ: Biosynthetic and genetic disorders of collagen, in Cohen IK, Diegelmann RF, Linblad WJ (eds): *Wound Healing: Biochemical and Clinical Aspects.* Philadelphia: WB Saunders, 1992, p. 152. Copyright © Elsevier.

11. Qual dos seguintes componentes de cicatrização de feridas é prejudicado em uma criança com acrodermatite enteropática?
    A. Sinalização do macrófago.
    B. Formação do tecido de granulação.
    C. Deposição de colágeno.
    D. Colágeno entrecruzado.

Resposta: B
A acrodermatite enteropática é uma doença autossômica recessiva de crianças que provoca uma incapacidade de absorver zinco suficiente do leite materno ou da comida. A mutação de acrodermatite enteropática afeta a absorção de zinco no intestino, impedindo que o zinco se ligue à superfície da célula e sua translocação dentro da célula. A deficiência de zinco está associada à formação debilitada de tecido de granulação. Como o zinco é um cofator necessário para a polimerase de DNA e transcriptase reversa, a sua deficiência pode prejudicar a cicatrização com a inibição da proliferação celular. A acrodermatite enteropática é caracterizada pela cicatrização prejudicada de feridas, assim como a dermatite pustular eritematosa que envolve as extremidades e as áreas em torno dos orifícios corporais. O diagnóstico é confirmado pela presença de um nível anormalmente baixo de zinco no sangue (> 100 mg/dL). A suplementação oral com 100 a 400 mg de sulfato de zinco por via oral ao dia é curativa para a cicatrização debilitada.

O zinco é o elemento mais conhecido na cicatrização de feridas e tem sido utilizado empiricamente em doenças dermatológicas durante séculos. É essencial para a cicatrização de feridas em animais e humanos. Existem mais de 150 enzimas conhecidas para as quais o zinco é tanto uma parte integrante quanto um cofator essencial, e muitas destas enzimas são essenciais para a cicatrização de feridas. Com a deficiência do zinco, há redução na proliferação de fibroblastos, diminuição da síntese de colágeno, resistência debilitada da ferida em geral e epitelização atrasada. Estes defeitos são revertidos pela suplementação de zinco. Até o momento, nenhum estudo demonstrou melhora na cicatrização de feridas com a suplementação de zinco em pacientes que não são deficientes em zinco. (Ver Schwartz, 9ª ed., p. 216.)

12. Qual camada do intestino tem a maior força de tração (ou seja, a capacidade de segurar suturas)?
    A. Serosa.
    B. *Muscularis*.
    C. Submucosa.
    D. Mucosa.

Resposta: C
A submucosa é a camada que dá maior força de tração e maior capacidade de retenção de sutura, uma característica que deveria ser levada em consideração durante a correção cirúrgica do trato gastrointestinal. Além disso, a cicatrização serosa é essencial para a rápida obtenção de um selo estanque a partir do lado luminal do intestino. Ressalta-se a importância da serosa pelas taxas significativamente mais elevadas de insucesso observadas clinicamente em anastomoses de segmentos do intestino que são serosos extraperitoneais e carentes de serosa (ou seja, esôfago e reto). (Ver Schwartz, 9ª ed., p. 216.)

13. Os vazamentos de uma anastomose intestinal ocorrem mais comumente entre 5 a 7 dias após a cirurgia. O motivo disso é:
    A. Deposição tardia de colágeno.
    B. Aumento da colagenólise.
    C. Rompimento do selo inicial de fibrina por bactérias intraluminais.
    D. Aumento da migração de macrófagos do peritônio.

Resposta: B
As lesões de todas as partes do trato gastrointestinal sofrem a mesma sequência de cura que as feridas cutâneas. Entretanto, existem algumas diferenças significativas (Tabela 9-5). A cura mucosal e mesotelial (serosa) pode ocorrer sem cicatrização. A integridade inicial da anastomose é dependente da formação de um selo de fibrina no lado serosal, que proporciona estanqueidade e da capacidade de retenção de sutura da parede intestinal, sobretudo da camada submucosal. Há uma diminuição significativa da força marginal durante a primeira semana decorrente de colagenólise precoce e acentuada. A lise do colágeno é realizada por colagenase derivada dos neutrófilos, macrófagos e bactérias intraluminais. A atividade de colagenase ocorre no início do processo de cicatrização, e durante os primeiros 3 a 5 dias a quebra do colágeno é muito superior à síntese de colágeno. A integridade da anastomose representa o equilíbrio entre a lise do colágeno, que ocorre no início, e a síntese de colágeno, que leva alguns dias para iniciar (Fig. 9-3). (Ver Schwartz, 9ª ed., pp. 216 e 217.)

TABELA 9-5 Comparação da cicatrização de feridas no trato gastrointestinal e na pele

		Trato gastrointestinal	Pele
Ambiente da ferida	pH	Varia ao longo do trato gastrointestinal, em conformidade com as secreções exócrinas locais	Normalmente constante, exceto durante a sepse ou a infecção local
	Microrganismos	Aeróbias e anaeróbias, sobretudo no cólon e no reto; problemáticas se contaminam a cavidade peritoneal	Comensais cutâneos raramente causam problemas, pois a infecção geralmente resulta de contaminação exógena ou disseminação hematogênica
	Tensão de cisalhamento	Trânsito intraluminal em massa e peristaltismo exercem forças perturbadoras na anastomose	Os movimentos esqueléticos podem exercer pressão sobre a linha de sutura, mas a dor geralmente atua como um mecanismo protetor, impedindo o movimento em excesso
	Oxigenação do tecido	Dependente do suprimento vascular intacto e formação neocapilar	Transporte circulatório de oxigênio bem como a difusão
Síntese de colágeno	Tipo de célula	Fibroblastos e células musculares lisas	Fibroblastos
	Latirogenos	D-penicilamina não tem nenhum efeito sobre o colágeno entrecruzado	Inibição significante da ligação entrecruzada com a diminuição da resistência da ferida

TABELA 9-5	Comparação da cicatrização de feridas no trato gastrointestinal e na pele (Cont.)		
		Trato gastrointestinal	**Pele**
	Esteroides	Há provas contraditórias a respeito de seu efeito negativo sobre a cicatrização do trato gastrointestinal, aumento do abscesso na linha de anastomose pode desempenhar um papel importante	Significativa redução no acúmulo de colágeno
Atividade da colagenase	—	Maior presença em todo o trato gastrointestinal após a transecção e a reanastomose; durante a sepsa, o excesso de enzima pode promover a deiscência de sutura, pela diminuição da capacidade de retenção de sutura do tecido	Não tem papel importante em feridas cutâneas
Resistência da ferida	—	Recuperação rápida ao nível pré-operatório	Menos rápido do que o tecido do trato gastrointestinal
Formação de cicatriz	Idade	Cicatrização definitiva observada em locais de ferida fetal	Normalmente cura sem a formação de cicatrizes no feto

FIG. 9-3. Representação diagramática do conceito de cicatrização de feridas do trato gastrointestinal como um bom equilíbrio entre a síntese de colágeno e a colagenólise. O período de "fraco" quando a colagenose exceder a síntese de colágeno pode ser prolongado ou exacerbado por quaisquer fatores que perturbem o equilíbrio. (Reproduzida com permissão de Hunt TK, Van Winkle W Jr: Wound healing: normal repair, in Dunphy JE (ed): *Fundamentais of Wound Management in Surgery*. New York: Chirurgecom, Inc., 1976, p. 29.)

14. A suplementação com qual dos seguintes aminoácidos pode melhorar a cicatrização de feridas?
    A. Glutamina.
    B. Arginina.
    C. Alanina.
    D. Guanina.

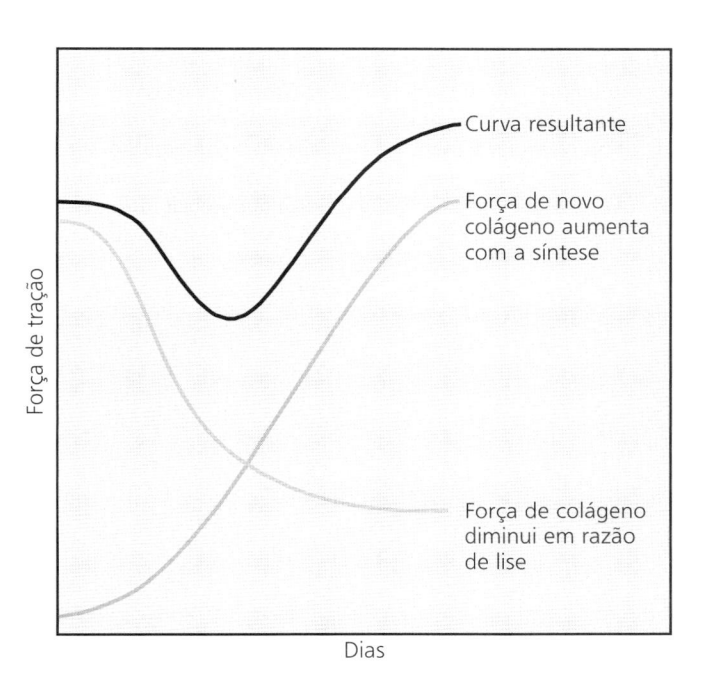

Resposta: B
O possível papel de um único aminoácido na melhora da cicatrização tem sido estudado nas últimas décadas. A arginina parece ser mais ativa em termos de reforço da fibroplasia da ferida... Estudos têm sido realizados em voluntários humanos saudáveis para examinar o efeito da suplementação de arginina sobre o acúmulo de colágeno. Os voluntários humanos, jovens, saudáveis (com idades entre 25 e 35 anos), apresentaram aumento significativo da deposição de colágeno da ferida após a suplementação oral com 30 g de aspartato de arginina (17 g de arginina livre) ou 30 g de HCl de arginina (24,8 g de arginina livre) por dia durante 14 dias. Em um estudo com seres humanos saudáveis mais velhos (com idade entre 67 e 82 anos), os suplementos diários de 30 g de aspartato de arginina durante 14 dias resultaram em maior deposição de colágeno e de proteína total no local da ferida quando comparados ao grupo-controle que recebeu placebos. Não houve síntese aumentada de DNA nas feridas dos indivíduos suplementados com arginina, sugerindo que o efeito da arginina não é mediado por um modo de ação inflamatória. Neste estudo, a suplementação de arginina não teve efeito sobre a taxa de epitelização de um defeito superficial da pele. Isso sugere ainda que o principal efeito da arginina na cicatrização de feridas é o de aumentar a deposição de colágeno da ferida. (Ver Schwartz, 9ª ed., p. 221.)

PERGUNTAS CLÍNICAS

1. Qual dos seguintes é observado em pacientes com síndrome de Ehlers-Danlos?
   A. Tempo de protrombina/tempo parcial de tromboplastina elevados.
   B. Fístulas arteriovenosas espontâneas.
   C. Hemorroidas internas graves.
   D. Hipertensão porta.

Resposta: B
A síndrome de Ehlers-Danlos é um grupo de dez distúrbios que se apresentam como um defeito na formação de colágeno. Suas características incluem pele fina e friável, com veias proeminentes, ferimento fácil, dificuldade de cicatrização, formação de cicatriz anormal, hérnias recorrentes e articulações com hiperextensibilidade. Os problemas do trato gastroinestinal incluem hemorragia, hérnia hiatal, divertículos intestinais e prolapso retal. Os vasos sanguíneos pequenos são frágeis, dificultando a sutura durante a cirurgia. Os vasos grandes podem desenvolver aneurismas, varizes, fístulas arteriovenosas, ou podem romper espontaneamente. A síndrome de Ehlers-Danlos deve ser considerada em todas as crianças com hérnias recorrentes e coagulopatia, sobretudo quando acompanhada por alterações de plaquetas e níveis de baixo fator de coagulação. As hérnias inguinais nestas crianças assemelham-se às observadas em adultos. (Ver Schwartz, 9ª ed., p. 215.)

2. Um paciente com epidermólise bolhosa exige a colocação de uma gastrostomia alimentar por causa de erosões do esôfago. Que tipo de curativo deve ser realizado após a cirurgia?
   A. Nenhum; deixar a ferida aberta para arejar.
   B. Tiras, gaze e fita atraumática.
   C. Adesivo tecidual apenas.
   D. Coxim não adesivo com curativos volumosos circunferenciais.

Resposta: D
A epidermólise bolhosa é classificada em três subtipos principais: epidermólise bolhosa simples, epidermólise bolhosa juncional e epidermólise bolhosa distrófica. O defeito genético envolve o comprometimento da adesão tecidual dentro da epiderme, da membrana basal ou da derme, resultando na separação do tecido e na formação de bolhas com trauma mínimo. As características da epidermólise bolhosa são vesiculação e ulcerações. O tratamento de feridas que não cicatrizam em pacientes com epidermólise bolhosa é um desafio, pois o estado nutricional está comprometido por causa de erosões orais e obstrução do esôfago. As intervenções cirúrgicas são a dilatação esofágica e a colocação de sonda de gastrostomia. As incisões cutâneas devem ser meticulosamente pensadas para evitar novos traumas na pele. A pele requer compressas não adesivas cobertas por curativos "volumosos" para evitar a formação de bolhas. (Ver Schwartz, 9ª ed., p. 216.)

3. Qual fase de cicatrização é a mais afetada pelos corticosteroides exógenos?
   A. Fase inicial de migração celular e angiogênese.
   B. Fase proliferativa.
   C. Maturação.
   D. Remodelação de cicatriz.

Resposta: A
Grandes doses ou uso crônico de glicocorticoides reduzem a síntese de colágeno e a força da ferida. O principal efeito dos esteroides é inibir a fase inflamatória da cicatrização de feridas (angiogênese, neutrófilos e migração de macrófagos e proliferação de fibroblastos) e a liberação de enzimas lisossomais. Quanto mais forte o efeito anti-inflamatório do composto esteroide usado, maior será o efeito inibitório sobre a cicatrização de feridas. Os esteroides utilizados após os primeiros 3 a 4 dias pós-lesão não afetam a cicatrização de feridas tão severamente como quando são usados no período pós-operatório imediato. Portanto, se possível, seu uso deve ser adiado ou, como alternativa, as formas com menores efeitos anti-inflamatórios devem ser administradas. Além do efeito sobre a síntese de colágeno, os esteroides também inibem a epitelização e contração e contribuem para o aumento das taxas de infecção da ferida, independentemente do tempo de administração. (Ver Schwartz, 9ª ed., p. 220.)

4. Qual dos seguintes deve ser administrado para promover a cicatrização de feridas em pacientes que recebem esteroides?
   A. Vitamina A.
   B. Vitamina B1.
   C. Vitamina B2.
   D. Vitamina C.

Resposta: A
A cicatrização retardada por esteroide de feridas cutâneas pode ser estimulada para epitelizar por meio de aplicação tópica de vitamina A. A síntese de colágeno de feridas tratadas com esteroides também pode ser estimulada pela vitamina A. (Ver Schwartz, 9ª ed., p. 220.)

5. Quanto tempo demora a desnutrição calórica proteica precisa estar presente nos pacientes, a fim de afetar a cicatrização de feridas?
   A. Dias.
   B. Semanas.
   C. Um mês.
   D. > 3 meses.

Resposta: A
Dois outros fatores relacionados com a nutrição justificam a discussão. Primeiro, o grau de comprometimento nutricional não precisa ser de longa data em seres humanos, ao contrário da situação experimental. Assim, os pacientes com doenças pré-operatórias breves ou a redução da ingestão de nutrientes no período imediatamente anterior à lesão ou intervenção operatória demonstrarão fibroplasias prejudicadas. Em segundo lugar, breve e não necessariamente intensiva intervenção nutricional, seja por via parenteral seja por via enteral, pode reverter ou impedir menor deposição de colágeno observada com desnutrição ou inanição pós-operatória. (Ver Schwartz, 9ª ed., p. 221.)

6. Um paciente, com 48 anos de idade, desabrigado e desnutrido foi internado no CTI após uma grave lesão contusa. Uma dose diária razoável de vitamina C para este paciente seria:
   A. 60 mg.
   B. 150 mg.
   C. 400 mg.
   D. ≥ 1 g.

Resposta: D
Escorbuto, ou deficiência de vitamina C, causa um defeito na cicatrização de feridas, sobretudo por falha na síntese de colágeno e entrecruzado. De acordo com a bioquímica, a vitamina C é necessária para a conversão de prolina e lisina em hidroxiprolina e hidroxilisina, respectivamente. A deficiência de vitamina C também tem sido associada ao aumento da incidência de infecção da ferida, e ocorrendo infecção tende a ser mais grave. Acredita-se que estes efeitos decorrem de uma deficiência associada em função de neutrófilos, diminuição da atividade do complemento e menor encapsulamento de bactéria secundário à deposição de colágeno insuficiente. A ingestão diária recomendada é de 60 mg. Isto proporciona uma margem de segurança considerável para a maioria dos não fumantes saudáveis. Em pacientes gravemente feridos ou bastante queimados, este requisito pode aumentar até 2 g por dia. Não há nenhuma evidência de que a vitamina C em excesso seja tóxica. Contudo, não há evidências de que doses superterapêuticas de vitamina C sejam benéficas. (Ver Schwartz, 9ª ed., p. 221.)

7. Uma mulher previamente saudável de 18 anos está envolvida em um incêndio doméstico e está internada com 60% de queimaduras profundas de espessura parcial na UTI. Uma dose diária razoável de vitamina A para esta paciente seria:
   A. 1.000 mg.
   B. 2.500 mg.
   C. 10.000 mg.
   D. 25.000 mg.

Resposta: D
A deficiência de vitamina A prejudica a cicatrização de feridas, enquanto a suplementação de vitamina A beneficia a cicatrização em humanos e animais não deficientes. A vitamina A aumenta a resposta inflamatória na cicatrização, provavelmente pelo aumento da instabilidade das membranas lisossômicas. Há um aumento do influxo de macrófagos, com um aumento na sua ativação e maior síntese de colágeno. A vitamina A aumenta diretamente a produção de colágeno e os receptores de fator de crescimento epidérmico quando for adicionado *in vitro* de fibroblastos cultivados. Conforme mencionado na seção Esteroides e Drogas Quimioterápicas, a suplementação de vitamina A pode reverter os efeitos inibitórios dos corticosteroides na cicatrização de feridas. A vitamina A também pode restaurar a cicatrização de feridas que foi prejudicada por diabetes, formação tumoral, ciclofosfamida e radioterapia. Os ferimentos graves ou estresse levam a um aumento dos requisitos de vitamina A. No paciente gravemente ferido, as doses suplementares de vitamina A têm sido recomendadas. As doses que variam de 25.000 a 100.000 UI por dia têm sido defendidas. (Ver Schwartz, 9ª ed., p. 222.)

8. O tempo ideal para a administração de antibiótico profilático para um paciente submetido a uma ressecção do cólon é de:
   A. 8 horas antes da cirurgia com uma dose repetida no momento da incisão.
   B. 2 horas antes da cirurgia com uma dose repetida no momento da incisão.
   C. 1 hora antes da cirurgia.
   D. No momento da incisão.

Resposta: C
A profilaxia antibiótica é mais eficaz quando as concentrações adequadas de antibióticos estão presentes nos tecidos no momento da incisão, e a garantia da dosagem adequada de antibióticos no pré-operatório e no tempo tornou-se uma medida de desempenho hospitalar significativo. A adição de antibióticos após ter ocorrido a contaminação operatória é claramente ineficaz na prevenção da infecção de ferida pós-operatória. (Ver Schwartz, 9ª ed., p. 222.)

9. Um paciente de 28 anos de idade com doença granulomatosa crônica está com cistoscopia marcada sob anestesia geral. Qual dos seguintes testes deve ser obtido no pré-operatório?
   A. Teste da função pulmonar.
   B. Ecocardiograma.
   C. Ultrassonografia abdominal.
   D. Eletrocardiograma.

Resposta: A
A doença granulomatosa crônica compreende um grupo geneticamente heterogêneo de doenças no qual há deficiência da enzima de óxido dependente da dinucleotídeo adenina nicotinamida reduzida.

Este defeito prejudica a morte intracelular de microrganismos, deixando o paciente suscetível a infecções por bactérias e fungos. Os pacientes doentes sofrem com infecções recorrentes e formam granulomas, o que pode levar à obstrução do antro gástrico e tratos geniturinários e má cicatrização de feridas. Os cirurgiões se envolvem quando o paciente desenvolve complicações infecciosas ou obstrutivas. O teste de redução de nitroazul de tetrazólio é usado para diagnosticar a doença granulomatosa crônica. Os neutrófilos normais podem reduzir este composto, enquanto os neutrófilos de pacientes afetados não, facilitando o diagnóstico através de um teste colorimétrico. Do ponto de vista clínico, os pacientes desenvolvem infecções recorrentes, como, por exemplo, pneumonia, linfadenite, abscesso hepático e osteomielite. Os organismos mais comumente responsáveis são o *Staphylococcus aureus, Aspergillus, Klebsiella, Serratia* ou *Candida*. Quando os pacientes precisam de cirurgia, deve-se considerar um teste de função pulmonar pré-operatória, pois esses pacientes estão predispostos a doenças pulmonares obstrutiva e restritiva. As complicações de feridas são comuns, sobretudo infecções. As suturas devem ser removidas o mais tarde possível, porque as feridas curam de forma lenta. Os drenos de abscesso devem ser deixados no local por um longo período até que desapareça a infecção por completo. (Ver Schwartz, 9ª ed., p. 224.)

10. Qual dos seguintes deve ser realizado em um paciente com uma suspeita de úlcera Marjolin?
    A. Terapia hiperbárica por 6 semanas.
    B. Suplementação de zinco.
    C. Tetraciclina oral por 6 semanas.
    D. Biópsia.

Resposta: D
A transformação maligna de úlceras crônicas podem ocorrer em qualquer ferida antiga (úlcera de Marjolin). Qualquer ferida que não cicatriza por um período de tempo longo está propensa à transformação maligna. As feridas malignas são diferenciadas clinicamente de feridas não malignas pela presença de bordas transformadas da ferida. Em pacientes com suspeita de transformações malignas, a biópsia das bordas da ferida deve ser realizada para descartar a malignidade. Cânceres que surgem em feridas crônicas incluem os carcinomas de células escamosas e basais. (Ver Schwartz, 9ª ed., p. 224.)

11. Qual dos seguintes é considerada a terapia mais eficaz para úlceras de estase venosa?
    A. Suplementação de vitamina A.
    B. Pomada tópica de antibiótico.
    C. Terapia de compressão.
    D. Terapia hiperbárica.

Resposta: C
A base do tratamento de úlceras venosas é a terapia de compressão. O melhor método para alcançar essa compressão ainda é controverso. A compressão pode ser realizada por meios rígidos ou flexíveis. Outros propuseram um método de curativo em quatro camadas como um método mais eficiente da obtenção de compressão graduada. O tratamento de feridas nestes pacientes concentra-se na manutenção de um ambiente úmido na ferida, que pode ser conseguido com hidrocoloides. Outros métodos mais modernos incluem o uso de substâncias vasoativas e a aplicação do fator de crescimento, bem como o uso de substitutos cutâneos. A maioria das úlceras venosas pode ser curada com perseverança e com o uso da hipertensão venosa. Infelizmente, as recidivas são frequentes, apesar das medidas preventivas, principalmente por causa da falta de adesão por parte dos pacientes. (Ver Schwartz, 9ª ed., p. 225.)

12. Qual dos seguintes é a mais provável causa de uma úlcera diabética?
    A. Hiperglicemia não controlada.
    B. Isquemia de vaso de grande calibre (doença vascular periférica).
    C. Isquemia de vaso de pequeno calibre.
    D. Neuropatia.

Resposta: D
Estima-se que 60 a 70% das úlceras diabéticas são causadas por neuropatia, 15 a 20% por isquemia, e outros 15 a 20% por uma combinação das duas. A neuropatia é motora e sensória, e é secundária aos níveis de glicose constantemente elevados. A perda da função sensória permite que ocorra a lesão não reconhecida proveniente de sapatos mal ajustados, corpos estranhos ou outros traumas. A neuropatia motora ou pé de Charcot leva a colapso ou deslocamento das articulações interfalangianas ou articulações metatarsofalângicas, causando pressão sobre áreas com pouca proteção. Há também deficiências micro e macrovasculares graves do aparelho circulatório. (Ver Schwartz, 9ª ed., p. 225.)

13. Uma adolescente negra apresenta grandes queloides nos dois lóbulos das orelhas 12 meses após a perfuração para *piercing*. Que tratamento deve ser adicionado à ressecção cirúrgica das lesões?
    A. Nenhuma ressecção cirúrgica por si só é suficiente como a terapia inicial.
    B. Corticoides intralesionais.
    C. Brincos de pressão.
    D. Radioterapia.

Resposta: B
A excisão isolada de queloides está sujeita a uma alta taxa de recorrência, variando de 45 a 100%. Há menos recidivas, quando a excisão cirúrgica for combinada com outras modalidades, como injeção intralesional de corticosteroides, aplicação tópica de folhas de silicone, ou a utilização de radiações ou a pressão. Recomenda-se a cirurgia de ressecção de grandes lesões ou como terapia de segunda linha quando tiverem falhado outras modalidades. Aplicação de silicone é relativamente indolor e deve ser mantida por 24 horas por dia por cerca de 3 meses para evitar a hipertrofia de rebote. Pode ser fixado com fita adesiva ou usado embaixo do vestuário de pressão. O mecanismo de ação não é compreendido, mas a maior hidratação da pele, que diminui a atividade capilar, pode envolver inflamação, hiperemia e deposição de colágeno. O silicone é mais eficaz do que outros curativos oclusivos e é um tratamento especialmente bom para crianças e outros que não podem tolerar a dor em outras modalidades.

As injeções de corticoides intralesionais diminuem a proliferação de fibroblastos, síntese de colágeno e glicosaminoglicanos, o processo inflamatório e os níveis de fator beta de transformação do crescimento. Quando utilizadas sozinhas, porém, há uma taxa variável de resposta e recidiva, portanto, os esteroides são recomendados como o tratamento de primeira linha para o tratamento de queloides e de segunda linha para as cicatrizes hipertróficas, se as terapias tópicas falharem. As injeções intralesionais são mais eficazes em cicatrizes mais jovens. Podem amolecer, ficar achatadas e dar alívio sintomático aos queloides, mas não podem fazer as lesões desaparecerem, nem podem restringir as cicatrizes hipertróficas amplas. O sucesso é maior quando utilizado em combinação com excisão cirúrgica. São necessárias injeções em série a cada 2 a 3 semanas. As complicações incluem atrofia cutânea, hipopigmentação, telangiectasias, necrose e ulceração.

Embora a radiação destrua os fibroblastos, apresenta resultados variáveis e não confiáveis e produz resultados ruins com 10 a 100% de recidiva quando usada sozinha. É mais eficaz quando combinada com excisão cirúrgica. O tempo, a duração e a dosagem da radioterapia ainda são controversos, mas as doses que variam entre 1.500 e 2.000 rads parecem ser eficazes. Pelos riscos de hiperpigmentação, prurido, eritema, parestesias, dor e possíveis neoplasias secundárias, a radiação deve ser reservada para os adultos com cicatrizes resistentes a outras modalidades.

A pressão auxilia na maturação do colágeno, achata as cicatrizes e melhora o afinamento e a elasticidade. Reduz o número de células em uma determinada área, possivelmente pela criação de isquemia, o que diminui o metabolismo do tecido e aumenta a atividade da colagenase. Utiliza-se a compressão externa para tratar cicatrizes hipertróficas, sobretudo após queimaduras. A terapia precisa começar cedo, e a pressão entre 24 e 30 mmHg tem de ser alcançada, a fim de ultrapassar a pressão capilar, preservando a cir-

14. O risco de obstrução do intestino delgado nos primeiros 10 anos após colectomia esquerda é de:
    A. < 5%.
    B. 10%.
    C. 20%.
    D. 30%.

15. As aderências intra-abdominais podem ser reduzidas após a laparotomia por meio de:
    A. Irrigação frequente para manter as superfícies intestinais úmidas.
    B. Irrigação de antibióticos após a conclusão do caso.
    C. Envolvimento de anastomoses em folhas de ácido hialurônico antes do fechamento.
    D. Uso apenas de suturas de monofilamento no fechamento da ferida abdominal.

16. Um indivíduo saudável de 20 anos de idade apresenta-se à sala de emergência com uma laceração grande e contaminada, que recebeu durante um jogo de futebol. Qual das seguintes soluções devem ser utilizadas para irrigar essa ferida?
    A. Água estéril.
    B. Soro fisiológico.
    C. Solução de iodo diluído.
    D. Solução de Dakin.

17. Quando o ferimento descrito anteriormente for irrigado e desbridado, qual sutura deve ser utilizada para dosar a camada subcutânea?
    A. Monofilamento absorvível biológico (categute).
    B. Monofilamentos sintéticos absorvíveis.
    C. Absorvível trançado.
    D. Nenhuma das anteriores.

culação sanguínea periférica. O vestuário deve ser usado por 23 a 24 horas por dia por até 1 ano ou mais para evitar a hipertrofia de rebote. As cicatrizes com mais de 6 a 12 meses respondem mal. (Veja Schwartz, 9ª ed., p. 226.)

Resposta: D
As aderências intra-abdominais são a causa mais comum (65 a 75%) de obstrução do intestino delgado, sobretudo no íleo. As operações na parte inferior do abdome têm maior chance de produzir obstrução do intestino delgado. Após a cirurgia retal, a colectomia esquerda ou a colectomia total, há uma chance de 11% de desenvolver obstrução do intestino delgado dentro de 1 ano, e esta taxa aumenta para 30% até 10 anos. (Ver Schwartz, 9ª ed., p. 227.)

Resposta: A
Há duas grandes estratégias para prevenção ou redução de aderência. O trauma cirúrgico é minimizado no peritônio pelo manuseio cuidadoso do tecido, evitando a dissecção e a isquemia, e o uso de reposição de cauterização, laser e afastadores. Poucas aderências se formam com as técnicas cirúrgicas laparoscópicas em razão da redução do trauma tecidual. O segundo avanço importante na prevenção de adesão tem sido a introdução de membranas de barreira e géis, que separam e criam barreiras entre superfícies danificadas, permitindo a cura de adesão livre. As membranas de celulose modificadas oxidadas regeneradas e de ácido hialurônico ou soluções mostraram a redução das aderências em pacientes ginecológicos, e têm sido investigadas por sua capacidade de prevenir a formação de aderências em pacientes submetidos à cirurgia intestinal. O envolvimento da área de sutura do intestino ou a colocação na proximidade das anastomoses com essas substâncias é, no entanto, contraindicada por causa de vazamento de risco elevado. (Ver Schwartz, 9ª ed., p. 227.)

Resposta: B
A irrigação para visualizar todos as áreas da ferida e remover o material estranho é mais bem realizado com soro fisiológico normal (sem aditivos). A alta pressão de irrigação da ferida é mais eficaz quando se alcança o desbridamento completo de materiais estranhos e tecidos não viáveis. As preparações de iodo, iodo-povidona, peróxido de hidrogênio e organicamente com base antibacteriana se têm mostrado prejudiciais à cicatrização de feridas, por causa de lesão de neutrófilos e macrófagos, e, portanto, não devem ser utilizadas. (Ver Schwartz, 9ª ed., p. 228.)

Resposta: C
Em geral, as mais finas suturas necessárias para manter as várias camadas da ferida na aproximação devem ser selecionadas, a fim de minimizar a inflamação relacionada com a sutura. As suturas de monofilamentos com absorção lenta ou inabsorvível são mais adequadas para aproximar as camadas profundas da fáscia, sobretudo na parede abdominal. Convém que os tecidos subcutâneos sejam dosados com suturas trançadas absorvíveis, com cuidado para evitar a colocação de suturas no tecido gorduroso. Embora o ensino tradicional no fechamento da ferida tenha ressaltado os fechamentos de múltiplas camadas, camadas adicionais no fechamento estão associadas ao maior risco de infecção da ferida, sobretudo quando colocadas na gordura. Os drenos podem ser colocados em áreas de risco de formação de coleções de fluido. (Ver Schwartz, 9ª ed., p. 228.)

18. Um curativo de alginato é mais bem usado em qual das seguintes feridas?
   A. Uma ferida traumática aberta.
   B. Uma ferida cirúrgica aberta.
   C. Uma ferida infectada.
   D. Uma queimadura de espessura parcial.

Resposta: B
Os alginatos são derivados de algas marrons e possuem longas cadeias de polissacarídeos que contêm ácido manurônico e glucurônico. As razões destes açúcares variam com a espécie de algas usadas, bem como a época da colheita. Processadas como forma de cálcio, alginatos se transformam em alginato de sódio solúvel por meio da troca iônica na presença de exsudatos de feridas. Os polímeros formam géis, incham e absorvem uma grande quantidade de fluido. Os alginatos são utilizados quando há perda de pele, em feridas cirúrgicas abertas com exsudação média, e em feridas crônicas de espessura total. (Ver Schwartz, 9ª ed., p. 229.)

19. Qual dos seguintes agentes tópicos mostrou melhora na cicatrização de úlceras do pé diabético?
   A. Fator de crescimento epitelial.
   B. Fator beta de transformação do crescimento.
   C. Fator de crescimento derivado de plaquetas BB.
   D. Fator de crescimento endotelial vascular.

Resposta: C
Atualmente, apenas o fator de crescimento derivado de plaquetas BB está aprovado pelo FDA para o tratamento de úlceras do pé diabético. A aplicação do fator de crescimento derivado de plaquetas BB recombinantes humanas, em uma suspensão de gel para estas feridas, aumenta a incidência de cura total e diminui o tempo de cicatrização. Vários outros fatores de crescimento foram testados clinicamente e mostram alguma promessa, mas no momento nenhum é aprovado para uso. Muito mais precisa ser descoberto sobre concentração, liberação temporal e população de células do receptor antes de a terapia de fator de crescimento ter um impacto estável na cicatrização de feridas. (Ver Schwartz, 9ª ed., p. 231.)

CAPÍTULO 10
Oncologia

PERGUNTAS SOBRE CIÊNCIA BÁSICA

1. Qual é o câncer mais comum do mundo?
   A. De mama.
   B. De estômago.
   C. De pulmão.
   D. De fígado.

Resposta: C
O câncer de pulmão é o principal câncer no mundo, correspondendo a 1,35 milhão de novos casos e 1,15 milhão de óbitos por ano. O câncer de mama é hoje a segunda causa mais comum de câncer (1,15 milhão de casos por ano), seguido pelo câncer de estômago (934.000 casos), o câncer colorretal (1,03 milhão de casos) e câncer de fígado (626.000 casos). (Ver Schwartz, 9ª ed., p. 237.)

2. Cerca de quantas pessoas morrem de câncer anualmente nos Estados Unidos?
   A. 100.000.
   B. 500.000.
   C. 2.000.000.
   D. 5.000.000.

Resposta: B
No ano de 2008, foi diagnosticado um número estimado de 1,44 milhão de novos casos de câncer nos Estados Unidos. Além disso, eram previsíveis mais de um milhão de casos de carcinomas basocelulares e espinocelulares da pele, 54.020 casos de melanoma *in situ* e 67.770 casos de carcinoma *in situ* da mama. Além disso, um número estimado de 565.650 pessoas deve morrer de câncer nos Estados Unidos no mesmo ano. Os óbitos por câncer corresponderam a 23% de todas as mortes nos Estados Unidos em 2005, perdendo apenas para óbitos por doenças do coração. (Ver Schwartz, 9ª ed., p. 236.)

3. A incidência de câncer de mama é maior em países desenvolvidos, com exceção:
   A. Da França.
   B. Da Inglaterra.
   C. Do Japão.
   D. Da Austrália.

Resposta: C
A incidência de câncer de mama é alta em todas as regiões mais desenvolvidas, exceto no Japão, incluindo os Estados Unidos e o Canadá, a Austrália e o Norte da Europa e a Europa Ocidental, que varia entre 82,5 e 99,4 por 100.000 mulheres por ano. (Ver Schwartz, 9ª ed., p. 238.)

4. Qual dos seguintes é associado ao aumento da incidência de câncer de fígado?
   A. Alimentos salgados.
   B. Infecção por hepatite A.
   C. Exposição à aflatoxina.
   D. *Helicobacter pylori*.

Resposta: C
Ao contrário dos cânceres de cólon, ocorrem 82% dos cânceres de fígado em países em desenvolvimento. A incidência de câncer de fígado é especialmente alta na China (37,9 por 100.000 homens), ao passo que é relativamente baixa nas Américas do Norte e do Sul, e na Europa (2,6 a 6,2 por 100.000 homens). Mundialmente, os principais fatores de risco do câncer de fígado são a infecção pelos vírus das hepatites B e C e o consumo de alimentos contaminados com aflatoxinas. A imunização da hepatite B em crianças tem recentemente mostrado uma redução da incidência de câncer de fígado. (Ver Schwartz, 9ª ed., p. 238.)

5. Qual dos seguintes NÃO é uma das seis alterações das células que permitem que o crescimento maligno ocorra nas células?
   A. Autossuficiência de sinais de crescimento.
   B. Predisposição à apoptose.
   C. Angiogênese.
   D. Invasão e metástase.

Resposta: B
Embora existam mais de 100 tipos de câncer, tem sido proposto que haja seis alterações fundamentais na fisiologia celular que determinam o crescimento maligno: autossuficiência de sinais de crescimento, insensibilidade aos sinais de crescimento inibitório, evasão de apoptose (morte celular programada), potencial para replicação ilimitada, angiogênese e invasão e metástase (Fig. 10-1). (Ver Schwartz, 9ª ed., p. 239.)

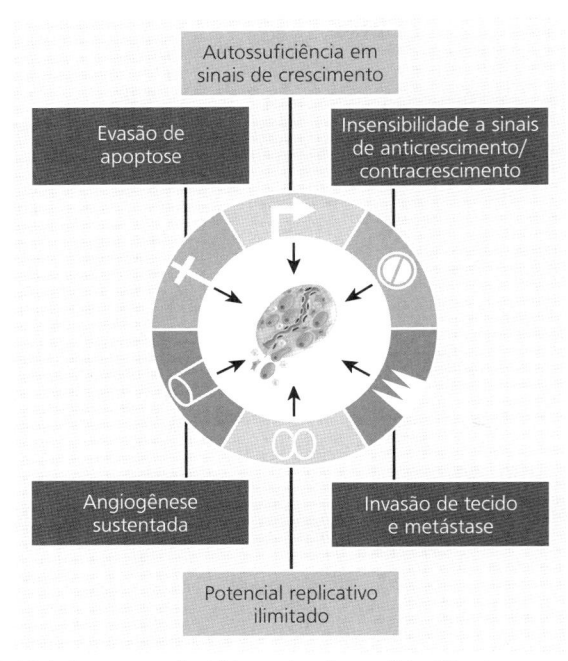

FIG. 10-1. Recursos adquiridos pelo câncer. (Modificada com permissão de Hanahan D, Weinberg RA: The hallmarks of cancer. *Cell* 100:57, 2000. Copyright © Elsevier.)

6. Qual dos seguintes ocorre em células transformadas, com proliferação anormal?
   A. Crescimento dependente de ancoragem.
   B. Imortalização.
   C. Aumento da inibição de contato.
   D. Aumento da adesão célula-célula.

Resposta: B
Em células normais, o crescimento e a proliferação celular estão sob controle rigoroso. Em células cancerosas, as células não respondem a controles de crescimento normal, o que leva ao crescimento e à proliferação descontrolada. As células humanas exigem várias alterações genéticas para a transformação neoplásica. As diferenças celulares do tipo específicas também existem para a transformação tumorigênica. As células transformadas com proliferação anormal superam as células normais na placa de cultura (ou seja, *in vitro*) e comumente mostram várias características anormais. Estas características incluem a perda da inibição de contato (isto é, as células continuam a proliferar depois de ser formada uma monocamada confluente); uma aparência alterada e de baixa aderência a outras células ou ao substrato; a perda de dependência de ancoragem para o crescimento; a imortalização; e o ganho de tumorigenicidade (ou seja, a capacidade de dar origem à tumorigenicidade quando injetados em um hospedeiro apropriado). (Ver Schwartz, 9ª ed., p. 240.)

7. Um "efeito de campo" é mais bem descrito como:
   A. Efeito de amplificação da oncogene em uma célula nas células adjacentes.
   B. Efeito da perda da função do gene supressor de tumor em uma célula nas células adjacentes.
   C. Aumento da amplificação da oncogene ou perda da função do gene supressor de tumor em um grupo de células.
   D. Efeito da radiação sobre um tumor.

Resposta: C
Propõe-se que a tumorigênese tenha três etapas: iniciação, promoção e progressão. A iniciação de eventos como ganho de função de genes, conhecidos como *oncogenes,* ou perda de função de genes, conhecidos como *genes supressores de tumores,* pode levar uma célula única a adquirir uma vantagem de crescimento diferenciado. Embora os tumores surjam normalmente a partir de uma única célula ou clone, acredita-se que, às vezes, não seja uma única célula, mas um grande número de células em órgãos-alvo pode ter sofrido

8. As células malignas apresentam MENOR tendência de estar em qual das seguintes fases do ciclo celular?
A. Fase S.
B. Fase G_0.
C. Fase G_1.
D. Fase M.

Resposta: B
As células malignas são células que não entram na fase G_0 (fase inativa), após a proliferação.

A vantagem proliferativa das células tumorais é o resultado de sua habilidade para contornar a inatividade. As células cancerosas frequentemente apresentam alterações nas vias de transdução de sinais que levam à proliferação em resposta a sinais externos. As mutações ou alterações na expressão de proteínas do ciclo celular, os fatores de crescimento, receptores de fatores de crescimento, as proteínas de transdução de sinais intracelulares e todos os fatores de transcrição nuclear podem levar à perturbação dos mecanismos básicos de regulação que controlam o ciclo celular, permitindo o crescimento e a proliferação celular desregulada. O ciclo celular é dividido em quatro fases (Fig. 10-2). Durante a fase de síntese ou fase S, a célula gera uma única cópia de seu material genético, enquanto na fase de mitose ou fase M, os componentes celulares são divididos entre duas células-filhas. As fases G_1 e G_2 representam períodos de intervalo durante os quais as células se preparam para a conclusão das fases S e M, respectivamente. Quando as células cessam a proliferação, saem do ciclo celular e entram no estado inativo, denominado G_0. Em reguladores do ciclo celular de tumores humanos, como INK4A, INK4B e KIP1 são frequentemente mutados ou alterados em expressão. Estas alterações reforçam a importância da regulação do ciclo celular na prevenção de cânceres humanos. (Ver Schwartz, 9ª ed., p. 240.)

a iniciação do evento genético, assim muitas células aparentemente normais podem ter um elevado potencial maligno. Isso é conhecido como efeito de campo. Os eventos de indicação geralmente são genéticos e ocorrem como deleções de genes supressores de tumores ou amplificação de oncogenes. Os eventos posteriores podem levar ao acúmulo de mutações deletérias adicionais no clone. (Ver Schwartz, 9ª ed., p. 240.)

FIG. 10-2. Representação esquemática das fases do ciclo celular. Os fatores de crescimento mitogênicos podem conduzir uma célula inativa de G_0 para o ciclo celular. Quando o ciclo celular ultrapassa o ponto de restrição, os mitógenos já não são necessários para a progressão dentro e através da fase S. O DNA é replicado na fase S, e os cromossomos são condensados e segregados na mitose. Na fase inicial de G_1, alguns sinais podem fazer uma célula sair do ciclo celular e entrar em uma fase inativa. Os postos de controle do ciclo celular foram identificados nas fase G_1, S, G_2 e M. CDK = quinase dependente de ciclina. (Adaptada de Kastan M, Skapek S: Molecular biology of cancer: The cell cycle, in DeVita V, Hellman S, Rosenberg S (eds): *Cancer: Principles and Practice of Oncology*, 7th ed. Philadelphia: Lippincott Williams & Wilkins, 2005.)

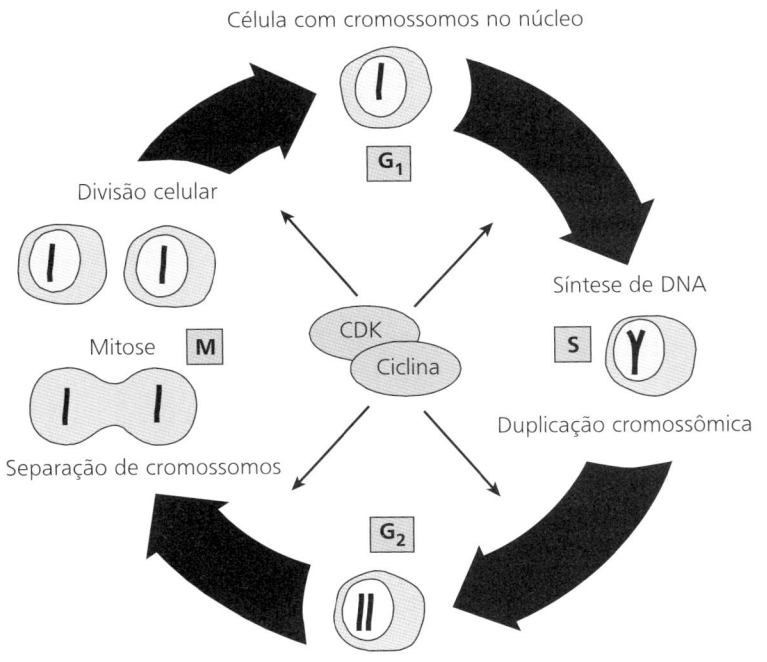

9. Qual dos seguintes é um proto-oncogene que é ativado para promover o crescimento maligno pela amplificação do gene?
A. BRCA-1.
B. ras.
C. *HER2/neu*.
D. p53.

Resposta: C
Os genes celulares normais que contribuem para o câncer quando estão anormais são chamados *oncogenes*. O congênere normal desse gene é conhecido como um proto-oncogene. Os oncogenes costumam ser designados por abreviações de três letras, como *myc* ou *ras*. Os oncogenes são ainda designados pelo prefixo "v-" para vírus ou "c" para celular ou cromossomos que corresponde à origem do oncogene, quando foi detectado pela primeira vez. Os proto-oncogenes podem ser ativados (mostram aumento da atividade) ou expressos demais (expresso em aumento dos níveis de proteína pela translocação (p. ex., a ABL), inserção do promotor (p. ex., c-myc), mutação (p. ex., ras), ou amplificação (p. ex., *HER2/neu*). Já foram identificados mais de 100 oncogenes. (Ver Schwartz, 9ª ed., p. 241.)

10. O HER2, também conhecido como neu, é um oncogene que promove o potencial maligno por:
A. Formação de um hetrodimer com outros membros do receptor do fator de crescimento epidérmico.
B. Aumento da proliferação e crescimento celular.
C. Depressão da apoptose.
D. Todas as alternativas anteriores.

Resposta: D
O HER2 pode interagir com os diferentes membros da família de receptor do fator de crescimento epidérmico e regular a sinalização mitogênica e sobrevivência (Fig. 10-3). (Ver Schwartz, 9ª ed., p. 242.)

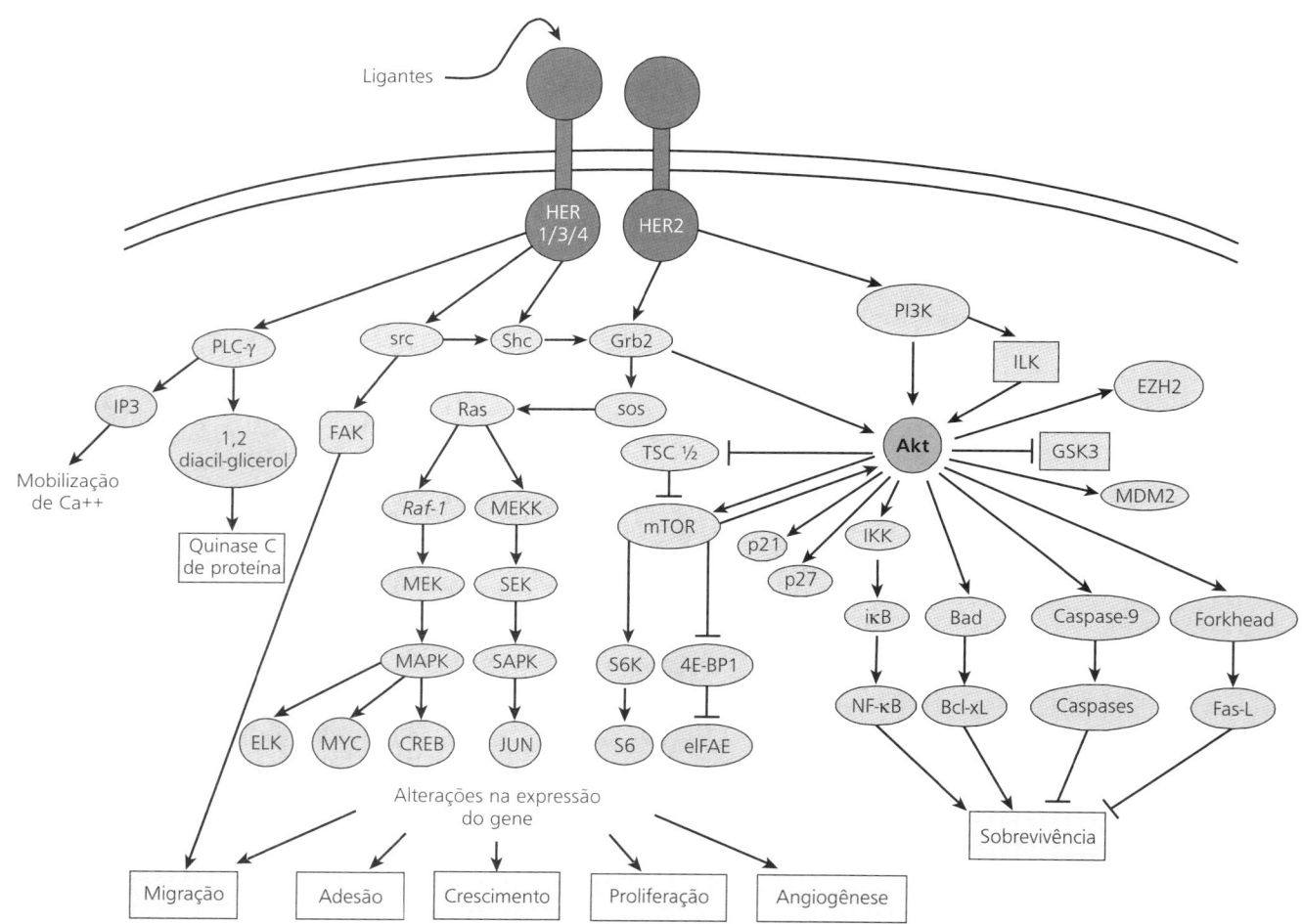

FIG. 10-3. Vias selecionadas de sinalização de HER2. O HER2 pode interagir com os diferentes membros da família do receptor de crescimento epidérmico humano e ativar as vias mitogênicas e antiapoptóticas. 4E-BP1 = proteína de ligação 1 eIF4E; CREB = elemento de ligação do monofosfato cíclico de adenosina; eIF4E = fator 4E de iniciação eucariótica; EZH = potenciador do homólogo de zeste; FAK = quinase de adesão focal; Fas-L = ligante Fas; GSK3 = quinase-3 de sintase de glicogênio; HER = receptor de crescimento epidérmico humano; IKK = quinase de IκB; ILK = quinase integrina ligada; IP3 = trifosfato de inositol, IκB = inibidor do NF-κB; MAPK = quinase de proteína ativada pelo mitógeno; MEK = proteína ativada por mitógeno/quinase regulada pelo sinal extracelular; MEKK = quinase MEK; mTOR = alvo mamífero da rapamicina, NF-κB = fator nuclear de κB; PI3K = quinase de fosfatidilinositol-3; PLC-γ = fosfolipase Cγ, SAPK= quinase de proteína ativada por estresse; SEK = SAPK/quinase da quinase regulada pelo sinal extracelular; TSC = complexo da esclerose tuberosa. (Modificada com permissão de Meric-Bernstam F, Hung MC: Advances in targeting human epidermal growth factor receptor-2 signaling for cancer therapy. *Clin Cancer Res* 12:6326, 2006.)

11. Qual a percentagem de tumores malignos que têm mutações de ativação em um dos genes ras?
    A. 1%.
    B. 5%.
    C. 20%.
    D. 70%.

Resposta: C
Cerca de 20% de todos os tumores têm mutações de ativação em um dos genes ras. A frequência de mutações ras varia muito por tipo de câncer (p. ex., 90% dos cânceres de pâncreas, mas menos de 5% de cânceres de mama). Os tumores que não têm mutações ras, no entanto, podem ser submetidos à ativação da via de sinalização ras por outros mecanismos, como, por exemplo, a ativação do receptor do fator de crescimento, perda de GAP, ou ativação de efetores ras. (Ver Schwartz, 9ª ed., p. 243.)

12. Qual dos seguintes estimula a via extrínseca (receptor de morte) de apoptose?
    A. Fator de necrose tumoral.
    B. Danos ao DNA.
    C. Liberação de citocromo C das mitocôndrias.
    D. Ativação do BcL-2.

Resposta: A
Os efetores da apoptose são uma família de proteases chamada *caspases* (proteases de aspartato direcionado e cisteína dependente). As caspases iniciadoras (p. ex., 8, 9 e 10), que são a montante, clivam as caspases executoras (p. ex., 3, 6 e 7) que realizam as funções destrutivas da apoptose.

As duas principais vias de sinal molecular sinalizam a apoptose por meio de clivagem das caspases iniciadoras com o potencial de interferência: a via mitocondrial e a via do receptor de morte. Na via mitocondrial (ou intrínseca), a morte resulta da liberação do citocromo c da mitocôndria.

A via mitocondrial pode ser estimulada por muitos fatores, incluindo os danos no DNA, as espécies reativas de oxigênio ou a retirada dos fatores de sobrevivência. A permeabilidade da membrana mitocondrial determina se a via de apoptose irá continuar. A família Bcl-2 de proteínas reguladoras inclui proteínas pró-apoptóticas (p. ex., Bax, Bad e Bak) e proteínas antiapoptóticas (p. ex., Bcl-2 e Bcl-XL). A atividade das proteínas de Bcl-2 está centrada na mitocôndria, onde regula a permeabilidade da membrana.

A segunda principal via de apoptose é a via receptora de morte, por vezes, conhecida como *via extrínseca*. Os receptores de morte celular na superfície incluem Fas/APO1/CD95, receptor do fator de necrose tumoral 1, e KILL-ER/DR5, que ligam seus ligantes Fas-L, fator de necrose tumoral e ligantes que induzem a apoptose relacionados com o fator de necrose tumoral. Quando os receptores são ligados por seus ligantes, formam um complexo de sinalização indutor de morte (DISC). (Ver Schwartz, 9ª ed., p. 243.)

13. Qual das seguintes alternativas está INCORRETA?
    A. Uma característica das células malignas é a invasão.
    B. O câncer *in situ* fica acima da membrana basal.
    C. A invasão envolve mudanças na adesão, motilidade e proteólise da matriz extracelular.
    D. As moléculas de caderina-E diminuem a invasão.

Resposta: D
Uma característica das células malignas é sua capacidade de invadir o tecido normal circundante. Os tumores em que as células malignas parecem estar exclusivamente acima da membrana basal são denominados câncer *in situ*, enquanto os tumores em que as células malignas mostram que houve violação da membrana basal, penetrando em torno do estroma, são chamados de câncer invasivo. A capacidade de invadir envolve mudanças na adesão, iniciação de motilidade e proteólise da matriz extracelular. A adesão célula a célula nas células normais envolve interações entre proteínas de superfície celular. Acredita-se que as moléculas de adesão de cálcio da família caderina (caderina-E, caderina-P e caderina-N) aumentem a capacidade das células para ligar umas às outras e reprimam a invasão. (Ver Schwartz, 9ª ed., p. 244.)

14. Qual dos seguintes NÃO é um gene associado ao câncer hereditário?
    A. FBNl.
    B. CDHl.
    C. HER2.
    D. RET.

Resposta: A
O FBNl é o gene associado à síndrome de Marfan e não associado à malignidade. O CDHl, HER2, e RET são associados aos cânceres hereditários. (Ver Schwartz, 9ª ed., p. 247 e Tabela 10-1.)

TABELA 10-1 Genes associados ao câncer hereditário

Gene	Localização	Síndrome	Locais de câncer e traços associados
Proteína C ativada	17q21	Polipose adenomatosa familiar	Adenomas colorretais e carcinomas, tumores gástricos e duodenais, desmoides, meduloblastomas, osteomas
BMPRIA	10q21-q22	Polipose juvenil colônica	Pólipos juvenis do trato gastrointestinal, malignidade colorretal e trato gastrointestinal
BRCA1	17q21	Síndrome da mama-ovário	Câncer de mama, câncer de ovário, câncer de cólon, câncer de próstata
BRCA2	13q12.3	Síndrome da mama-ovário	Câncer de mama, câncer de ovário, câncer de cólon, câncer de próstata, câncer da vesícula biliar e ducto biliar, câncer pancreático, câncer gástrico, melanoma
P16;CDK4	9p21; 12q14	Melanoma familiar	Melanoma, câncer de pâncreas, nevos displásicos, verrugas atípicas
CDH1	16q22	Câncer gástrico de hereditária difusa	Câncer gástrico
hCHK2	22q12.1	Síndrome de Li-Fraumeni e câncer de mama hereditário	Câncer de mama, tecidos moles, sarcoma, tumores cerebrais
hMLH1,hMSH2; hMSH6;PMS1; hPMS2	3p21; 2p22-21; 2p16; 2q31-33; 7p22	Câncer colorretal de não polipose hereditária	Câncer colorretal, câncer de endométrio, carcinoma de células transicionais da pelve renal e do ureter, e carcinomas do estômago, intestino delgado, ovário e pâncreas
MEN1	11q13	Neoplasia endócrina múltipla tipo 1	Câncer de pâncreas de células das ilhotas, hiperplasia da paratireoide, adenomas hipofisários
MET	7q31	Carcinoma de célula renal papilar hereditária	Câncer renal
NF1	17q11	Neurofibromatose do tipo 1	Neurofibroma, neurofibrossarcoma, leucemia mieloide aguda, tumores cerebrais
NF2	22q12	Neurofibromatose do tipo 2	Neuromas acústicos, meningiomas, gliomas, ependimomas
PTC	9q22.3	Carcinoma basocelular nevoide	Carcinoma basocelular
PTEN	10q23.3	Doença de Cowden	Câncer de mama, câncer da tireoide, câncer do endométrio
rb	13q14	Retinoblastoma	Retinoblastoma, sarcomas, melanoma e tumores malignos do cérebro e meninges
RET	10q11.2	Neoplasia endócrina múltipla tipo 2	Câncer medular de tireoide, feocromocitoma, hiperplasia da paratireoide
SDHB; SDHC; SDHD	1p363.1-p35; 11q23; 1q21	Paraganglioma hereditário e feocromocitoma	Paraganglioma, feocromocitoma
SMAD4/DPC4	18q21.1	Polipose juvenil colônica	Pólipos juvenis do trato gastrointestinal, malignidade colorretal e do trato gastrointestinal
STK11	19p13.3	Síndrome de Peutz-Jeghers	Carcinoma do trato gastrointestinal, carcinoma de mama, câncer de testículo, câncer pancreático, pigmentação benigna da pele e mucosa
p53	17p13	Síndrome de Li-Fraumeri	Câncer de mama, sarcoma dos tecidos moles, osteossarcoma, tumores cerebrais, carcinoma adrenocortical, turmor de Wilms, tumor de filódios da mama, câncer de pâncreas, leucemia, neuroblastoma
TSC1, TSC2 VHL	9q34; 16p13 3p25	Esclerose tuberosa da doença de von Hippel-Lindau	Hamartomas múltiplos, carcinoma de células renais, astrocitoma, carcinoma de células renais, hemangioblastomas da retina e do sistema nervoso central, feocromocitoma
WT	11p13	Tumor de Wilms	Tumor de Wilms, aniridia, anomalias do trato geniturinário, retardo mental

Dados oriundos de Marsh DJ, Zori RT: Genetic insights into familial cancers—update and recent discoveries. *Cancer Lett* 181:125, 2002. Copyright © Elsevier.

---

15. Determinados subtipos de câncer de mama, preferencialmente, espalham-se para certos órgãos. Este é um exemplo de:
    A. Dormência do tumor.
    B. Teoria da "semente e solo".
    C. Disseminação linfática.
    D. Carcinoma *in situ*.

Resposta: B
Uma explicação para a tendência dos subtipos de câncer a se espalhar para determinados órgãos é mecânica e se baseia em diferentes padrões de drenagem circulatória dos tumores. Quando foram comparados aos diferentes tipos de tumor e seus sítios preferidos de metástase, 66% das metástases de órgãos específicos foram explicadas com base no fluxo sanguíneo sozinho. A outra explicação para a metástase preferencial é o que é referido como a teoria da "semente e solo", a dependência da semente (a célula cancerosa) sobre o solo (o órgão secundário). Segundo esta teoria, quando as células atingirem um órgão secundário, sua eficiência de crescimento naquele órgão baseia-se na compatibilidade da biologia da célula cancerosa com seu novo microambiente. (Ver Schwartz, 9ª ed., p. 245.)

16. As mutações no gene Rb1 foram inicialmente associadas ao:
A. Câncer de mama.
B. Câncer colorretal.
C. Rabdomiossarcoma.
D. Retinoblastoma.

Resposta: D
O gene retinoblastoma rb 1 foi o primeiro tumor supressor a ser clonado. O produto do gene rb 1, a proteína Rb, é um regulador de transcrição que controla o ciclo celular, diferenciação e apoptose no desenvolvimento normal. O retinoblastoma é um tumor pediátrico da retina. A maioria desses tumores é detectada nos primeiros 7 anos de vida. A doença bilateral geralmente é diagnosticada mais cedo, com uma idade média de 12 meses. Há uma maior incidência do segundo tumor primário extraocular, sobretudo sarcomas, melanomas malignos e neoplasias malignas do cérebro e das meninges em pacientes com mutações de linha germinativa. Além do retinoblastoma hereditário, a proteína Rb é comumente inativada diretamente por mutação em muitos tumores esporádicos. Ademais, outras moléculas na via do Rb, como, por exemplo, p16 e quinases dependentes de ciclinas 4 e 6 (CDK4 e CDK6), foram identificadas em vários tumores esporádicos, o que sugere que a via Rb é importante na transformação maligna. (Ver Schwartz, 9ª ed., p. 246.)

17. APC (gene do supressor de tumor da polipose adenomatosa colônica) é anormal em que percentagem de câncer de cólon esporádico (não sindrômico)?
A. 5%.
B. 15%.
C. 50%.
D. 80%.

Resposta: D
O produto do gene supressor de tumor da polipose adenomatosa colônica é amplamente expresso em vários tecidos e desempenha um papel importante nas interações célula-célula, adesão celular, regulação dos β-catenina e manutenção dos microtúbulos do citoesqueleto. As alterações na polipose adenomatosa colônica levam à desregulação de vários processos fisiológicos que regulam a homeostase das células epiteliais do cólon, incluindo a progressão do ciclo celular, migração, diferenciação e apoptose. As mutações no gene de polipose adenomatosa colônica têm sido identificadas em polipose adenomatosa familiar e em 80% dos cânceres colorretais esporádicos. Além disso, as mutações de polipose adenomatosa colônica são as primeiras a conhecer as alterações genéticas na progressão do câncer colorretal, que enfatiza a importância na iniciação do câncer. As mutações de linhas germinativas na polipose adenomatosa colônica podem surgir a partir de mutações pontuais, inserções ou exclusões que levam à parada prematura de códon e à proteína truncada funcionalmente inativa. O risco de desenvolver manifestações específicas da polipose adenomatosa familiar está correlacionado com a posição das mutações de polipose adenomatosa familiar, um fenômeno conhecido como *correlação genótipo-fenótipo*. Por exemplo, os desmoides geralmente estão associados às mutações entre os códons 1.403 e 1.578. (Ver Schwartz, 9ª ed., p. 248.)

PERGUNTAS CLÍNICAS

1. Qual dos seguintes se acredita que tenha contribuído para uma diminuição na taxa de mortalidade mundial de câncer gástrico?
A. Menor consumo de frutas.
B. Melhor conservação dos alimentos.
C. Monitoramento laboratorial de rotina.
D. Terapia mais eficaz após o diagnóstico.

Resposta: B
A incidência de câncer de estômago varia bastante entre as diferentes regiões do mundo. A incidência ajustada por idade é mais elevada no Japão (62,1 por 100.000 homens, 26,1 por 100.000 mulheres). Em comparação, as taxas são muito mais baixas na América do Norte (7,4 por 100.000 [4,4 a 3,4 por 100.000 homens, de 2,5 a 3,6 por 100.000 mulheres]). Assume-se que a diferença de risco por país seja principalmente pelos diversos fatores da dieta alimentar. Aumenta-se o risco em razão do alto consumo de conservas de alimentos salgados, como, por exemplo, carnes e picles, e diminui-se o consumo elevado de frutas e legumes. Existe também alguma variação internacional na incidência de infecção por *Helicobacter pylori*, que é conhecida por desempenhar um papel de importância no desenvolvimento do câncer gástrico. Felizmente, vem sendo observado um declínio constante nas taxas de incidência e mortalidade do câncer gástrico. Isso pode estar relacionado com melhoras na conservação e no armazenamento dos alimentos, bem como pelas mudanças na prevalência de *H. pylori*. (Ver Schwartz, 9ª ed., p. 237.)

2. Considera-se que um paciente com câncer de mama esteja livre da doença (não há risco maior de recidiva do tumor primário ou metastático), após:
   A. 3 anos.
   B. 5 anos.
   C. 10 anos.
   D. Nunca.

Resposta: D
As metástases, por vezes, podem surgir vários anos após o tratamento dos tumores primários. Por exemplo, embora a maioria das recidivas de câncer de mama ocorra nos primeiros 10 anos após o tratamento inicial, e as recidivas sejam raras após 20 anos, as recidivas de câncer de mama têm sido registradas décadas após o tumor original. Este fenômeno é conhecido como dormência, e continua sendo um dos maiores desafios na biologia do câncer. A persistência das células cancerosas solitárias em um sítio secundário, como, por exemplo, o fígado e a medula óssea, é um contribuinte possível para a dormência. Outra explicação de dormência é que as células permanecem viáveis em um estado inativo e, em seguida, tornem-se reativadas por um evento fisiológico perturbador. Curiosamente, propõe-se a remoção do tumor primário como um fator potencialmente perturbador. Uma explicação alternativa é que as células estabelecem metástases pré-angiogênicas em que continuam a proliferar, mas a taxa proliferativa é balanceada pela taxa de apoptose. Portanto, quando essas pequenas metástases adquirirem a capacidade de se tornar vascularizada, o crescimento substancial do tumor pode ser obtido no sítio metastático, levando à detecção clínica. (Ver Schwartz, 9ª ed., p. 245.)

3. Qual das seguintes é a etiologia mais comum da síndrome de Li-Fraumeni?
   A. Exposição à aflatoxina.
   B. Exposição à radiação.
   C. Mutação no gene p53.
   D. Mutação no gene BRCA1.

Resposta: C
A síndrome de Li-Fraumeni foi definida pela primeira vez com base na observação do agrupamento de neoplasias, incluindo o início precoce do câncer da mama, sarcomas de tecidos moles, tumores cerebrais, tumores adrenocorticais e leucemia. Os critérios para a síndrome de Li-Fraumeni clássica em um indivíduo (o probando) incluem: (a) sarcoma de tecido mole ou ósseo quando estiver com menos de 45 anos, (b) um parente de primeiro grau com câncer antes dos 45 anos de idade e (c) outro parente de primeira ou segundo grau com um sarcoma diagnosticado em qualquer idade ou qualquer tipo de câncer diagnosticado antes dos 45 anos. Cerca de 70% das famílias com síndrome de Li-Fraumeni mostraram que têm mutações germinativas no gene p53 supressor de tumor. Há forte associação do carcinoma da mama, sarcomas de tecidos moles, osteossarcoma, tumores cerebrais, carcinoma adrenocortical, tumor de Wilms e tumor filoides. O câncer de pâncreas possui associação moderada, bem como a leucemia e o neuroblastoma são fracamente associados a mutações do gene p53 germinativo. As mutações do p53 não foram detectadas em cerca de 30% das famílias com síndrome de Li-Fraumeni. Levanta-se a hipótese de que alterações genéticas em outras proteínas que interagem com a função da p53 podem desempenhar um papel nestas famílias. (Ver Schwartz, 9ª ed., p. 246.)

4. Qual percentagem de cânceres de mama são hereditárias?
   A. < 1%.
   B. 5 a 10%.
   C. 30%.
   D. 50%.

Resposta: B
Estima-se que 5 a 10% dos cânceres de mama são hereditários. Das mulheres com início precoce do câncer de mama (com 40 anos ou menos), quase 10% têm uma mutação germinativa em um dos genes BRCA1 ou BRCA2 do câncer de mama. Os portadores de mutação são mais prevalentes em mulheres que têm um parente de primeiro ou segundo grau na pré-menopausa com câncer de mama ou câncer de ovário em qualquer idade. A probabilidade de uma mutação dos genes BRCA é maior em pacientes que pertencem a uma população em cujas mutações de fundador podem ser predominantes, como na população judaica ashkenazi. (Ver Schwartz, 9ª ed., p. 248.)

5. O risco de desenvolver câncer de mama até os 70 anos para uma mulher com uma mutação do gene BRCA1 é de aproximadamente:
   A. 10%.
   B. 20%.
   C. 30%.
   D. 40%.

Resposta: D
Para uma portadora com mutação no gene BRCA1, estima-se que os riscos cumulativos de desenvolver câncer de mama e ovário aos 70 anos seja de 87 e 44%, respectivamente. Estima-se que os riscos cumulativos de desenvolver câncer de mama e ovário aos 70 anos em famílias com mutação no gene BRCA2 seja de 84 e 27%, respectivamente. Apesar de o câncer de mama masculino poder ocorrer com mutação no BRCA1 ou BRCA2, a maioria das famílias (76%) com câncer de mama masculino e feminino apresenta mutações no BRCA2. (Ver Schwartz, 9ª ed., p. 248.)

6. As mutações no BRCA2 estão relacionadas com todos os seguintes, EXCETO com:
   A. Câncer gástrico.
   B. Câncer de pulmão.
   C. Câncer de ovário.
   D. Câncer de próstata.

Resposta: B
Além do câncer de mama e ovário, as mutações nos genes BRCA1 e BRCA2 podem estar associadas ao aumento dos riscos de vários outros tipos de câncer. As mutações no gene BRCA1 oferecem um aumento de risco quatro vezes maior para o câncer de cólon e três vezes maior para o risco de câncer de próstata. As mutações no gene BRCA2 oferecem um risco 5 vezes maior para câncer de próstata, 7 vezes mais em homens com menos de 65 anos. Além disso, as mutações no gene BRCA2 oferecem um risco 5 vezes maior para os cânceres de vesícula biliar e ducto do bile, 4 vezes maior de risco para câncer de pâncreas, e 3 vezes maior para câncer gástrico e melanoma maligno. (Ver Schwartz, 9ª ed., p. 248.)

7. Um paciente com síndrome de Lynch 2 está com maior risco para desenvolver:
   A. Carcinoma do endométrio.
   B. Carcinoma secretório da mama.
   C. Osteossarcoma.
   D. Melanoma.

Resposta: A
O câncer colorretal hereditário sem polipose, também conhecido como síndrome de Lynch, é uma síndrome de câncer hereditário autossômico dominante, que predispõe a um ampla variedade de cânceres, incluindo câncer colorretal sem polipose. Alguns propuseram que o câncer colorretal hereditário sem polipose consiste em pelo menos duas síndromes: síndrome de Lynch 1, o que implica a predisposição hereditária para o câncer colorretal com idade precoce do início colônico (cerca de 44 anos) e um excesso de câncer de cólon sincrônico e metacrônico; e síndrome de Lynch 2, com um fenótipo semelhante ao cólon acompanhado por um risco elevado para desenvolver carcinoma do endométrio, carcinoma de células transicionais do ureter e da pelve renal e de carcinomas de estômago, intestino delgado, ovário e pâncreas. Os critérios de diagnóstico para câncer colorretal hereditário sem polipose são conhecidos como *os critérios de Amesterdã*, ou a *regra do 3-2-1-0*. Os critérios clássicos de Amesterdã foram revistos para incluir outros tipos de câncer relacionados com câncer colorretal hereditário sem polipose (Tabela 10-2). (Ver Schwartz, 9ª ed., p. 248.)

TABELA 10-2 Critérios revistos para o câncer colorretal hereditário sem polipose (critérios de Amsterdã II)

Três ou mais familiares com um câncer associado ao câncer colorretal hereditário sem polipose (câncer colorretal, câncer de endométrio, câncer do intestino delgado, ureter ou pelve renal), um dos quais é um parente de primeiro grau dos outros dois
Pelo menos duas gerações sucessivas afetadas
Pelo menos um caso diagnosticado antes dos 50 anos
Polipose adenomatosa familiar excluída
Tumores verificados por meio do exame patológico

Fonte: Modificada com permissão de Vasen HF, Watson P, Mecklin Jp, et al.: New clinical criteria for hereditary nonpolyposis colorectal cancer (HNPCC, Lynch syndrome) proposto pelo the international Collarbone group sobre câncer colorretal hereditário sem polipose. Gastroenterology 116:1453, 1999. Copyright © Elsevier.

8. A Síndrome de Cowden é associada ao aumento da incidência de:
   A. Câncer da tireoide.
   B. Câncer suprarrenal.
   C. Câncer colorretal.
   D. Câncer gástrico.

Resposta: A

As supressões ou mutações somáticas do gene supressor tumoral *PTEN* (fosfatase e tensão homóloga excluída no cromossomo 10) foram observadas em várias linhas de células de carcinoma renal, próstata, mama e vários espécimes do tumor primário. O *PTEN* (fosfatase e tensão homóloga excluída no cromossomo 10) também é conhecido como o *gene mutado em vários tipos de câncer avançado 1*. Foi identificado como o gene de suscetibilidade para a doença de Cowden da síndrome autossômica dominante ou síndrome do hamartoma múltiplo. Os triquilemomas, tumores benignos do infundíbulo do folículo piloso e papilomatose mucocutânea são patognomônicos da doença de Cowden. Outras características comuns incluem adenomas da tireoide e bócios multinodulares, fibroadenomas da mama e pólipos hamartomatosos do trato gastrointestinal. O diagnóstico da doença de Cowden é feito quando um indivíduo ou família tiver uma combinação de critérios maiores e/ou menores patognomônicos proposta pelo Consórcio Internacional de Cowden (Tabela 10-3). A doença de Cowden é associada ao risco maior de cânceres de mama e de tireoide. O câncer de mama desenvolve-se em 25 a 50% das mulheres afetadas. (Ver Schwartz, 9ª ed., p. 249.)

TABELA 10-3 Critérios de diagnóstico de doença de Cowden

Critérios patognomônicos
Lesões mucocutâneas
   Triquilemomas faciais
   Queratoses acrais
   Lesões papilomatosas
   Lesões mucosais

Critérios maiores
Câncer de mama
Câncer de tireoide, sobretudo do tipo carcinoma folicular de tireoide
Macrocefalia (≥ 97° percentil)
Doença de Lhermitte-Duclos
Carcinoma do endométrio

Critérios menores
Outras lesões da tireoide (p. ex., bócio)
Retardo mental (quociente de inteligência ≤ 75)
Hamartomas do trato gastrointestinal
Doença fibrocística da mama
Lipomas
Fibromas
Tumores geniturinários (p. ex., fibroides uterinos) ou malformação

Diagnóstico operacional em um indivíduo
Lesões mucocutâneas sozinhas, se houver:
   Seis ou mais pápulas faciais, das quais três ou mais devem ser triquilemomas, ou
   Pápulas cutâneas faciais e papilomatose da mucosa oral, ou
   Papilomatose oral da mucosa e queratoses acrais, ou
   Queratoses palmoplantares, seis ou mais
Dois critérios maiores, mas uma deve ser macrocefalia ou doença de Lhermitte-Duclos
Um critério maior e três critérios menores
Quatro critérios menores

Fonte: Modificada com permissão de Eng. C: Will the real Cowden syndrome please stand up: revised diagnostic criteria. *J med Genet* 37:828,2000. Com permissão de BMJ Publishing Group.

9. Os pacientes com melanoma hereditário, em razão da mutação p16 também estão em maior risco para desenvolver:
   A. Câncer da tireoide.
   B. Câncer de pâncreas.
   C. Câncer colorretal.
   D. Câncer de mama.

Resposta: B
O gene P16, também conhecido como INK4A, CDKNl, CDKN2A e MTSL, é um supressor de tumor, que age ligando o CDK4 e CDK6 e que é necessário para a fosforilação do Rb e progressão posterior do ciclo celular. Os estudos sugerem que as mutações da linha germinativa em p16 podem ser encontradas em 20% das famílias propensas a desenvolver melanoma. As mutações no p16, que alteram sua capacidade de inibir a atividade catalítica do complexo ciclino D CDK4-CDK6, não só aumentam o risco de melanoma em 75 vezes, mas também aumentam o risco de câncer de pâncreas por 22 vezes. (Ver Schwartz, 9ª ed., p. 249.)

10. Qual dos seguintes cancerígenos químicos tem sido associado a angiossarcoma do fígado?
    A. Benzeno.
    B. Dietilstilbestrol.
    C. Cloreto de vinil.
    D. Alcatrão de hulha.

Resposta: C
(Ver Schwartz, 9ª ed., p. 250 e Tabela 10-4.)

TABELA 10-4 Grupo 1 selecionado pela AIPC de cancerígenos químicos[a]

Substância química	Tumor predominante tipo[b]
Aflatoxinas	Câncer de fígado
Arsênico	Câncer de pele
Benzeno	Leucemia
Benzidina	Câncer de bexiga
Berílio	Câncer de pulmão
Cádmio	Câncer de pulmão
Peixe salgado no estilo chinês	Carcinoma da nasofaringe
Clorambucil	Leucemia
Compostos de cromo [VI]	Câncer de pulmão
Alcatrão de hulha	Câncer de pele, câncer escrotal
Ciclofosfamida	Câncer de bexiga, leucemia
Dietilestilbestrol	Adenocarcinomas de células claras vaginais e cervicais
Óxido de etileno	Leucemia, linfoma
Terapia de reposição de estrogênio	Câncer do endométrio, câncer de mama
Níquel	Câncer de pulmão, câncer nasal
Tamoxifeno[c]	Câncer do endométrio
Cloreto de vinil	Angiossarcoma do fígado, carcinoma hepatocelular, tumores cerebrais, câncer de pulmão, doenças malignas dos sistemas linfático e hematopoiético
TCDD (2,3,7,8-tetraclorodibenzo-p-dioxina)	Sarcoma de tecidos moles
Produtos de tabaco, sem fumaça	Câncer oral
Fumaça de tabaco	Câncer de pulmão, câncer bucal, câncer de faringe, câncer de laringe, câncer do esôfago (de células escamosas), câncer do pâncreas, câncer de bexiga, câncer de fígado, carcinoma de células renais, câncer cervical, leucemia

[a]A partir das informações nas monografias da AIPC.
[b]São listados apenas os tipos de tumores para os quais são estabelecidas relações causais. Outros tipos de câncer podem estar ligados aos agentes com menor frequência ou com dados insuficientes para comprovar causalidade.
[c]Tamoxifeno mostrou que previne o câncer de mama contralateral.
AIPC = Agência Internacional para Pesquisa sobre Câncer.
Fonte: Com base em dados do
http://monographs.iarc.fr/ENG/Classification/index.php: IARC Monographs on the Evaluation of Carcinogenic Risks to Humans, Complete List of Agents Evaluated and Their Classification, International Agency for Research on Cancer (IARC) [acesso em 16 de janeiro de 2008].

11. A exposição ao alcatrão de carvão está associada a qual dos seguintes tipos de câncer?
    A. Câncer de bexiga.
    B. Câncer de nasofaringe.
    C. Câncer escrotal.
    D. Câncer de mama.

Resposta: C
(Ver Schwartz, 9ª ed., p. 250 e Tabela 10-4.)

12. O vírus Epstein-Barr é associado a qual dos seguintes tipos de câncer?
    A. Carcinoma da nasofaringe.
    B. Linfoma não Hodgkin.
    C. Leucemia da célula T adulta.
    D. Sarcoma de Kaposi.

Resposta: A
(Ver Schwartz, 9ª ed., p. 251 e Tabela 10-5.)

TABELA 10-5 Carcinogênicos virais selecionados[a]	
Vírus	**Tumor predominante tipo[b]**
Vírus de Epstein-Barr	Linfoma de Burkitt
	Doença de Hodgkin
	Linfoma relacionado com imunossupressão
	Linfoma da célula T angiocêntrica sinonasal
	Carcinoma da nasofaringe
Vírus da hepatite B	Carcinoma hepatocelular
Vírus da hepatite C	Carcinoma hepatocelular
HIV tipo 1	Sarcoma de Kaposi
	Linfoma não Hodgkin
Papilomavírus humanos 16 e 18	Câncer cervical
	Câncer anal
Vírus linfotrópico de célula T adulta	Leucemia/linfoma da célula T adulta

[a]Com base nas informações das monografias da *International Agency for Research on Cancer.*
[b]São listados apenas os tipos de tumores para os quais são estabelecidas relações causais. Outros tipos de câncer podem estar ligados aos agentes com menor frequência ou com dados insuficientes para comprovar causalidade.
Fonte: Com base em dados do
http://monographs.iarc.fr/ENG/C1assification/crthgr01.php: IARC Monographs on the Evaluation of Carcinogenic Risks to Humans, Complete List of Agents Evaluated and Their Classification, International Agency for Research on Cancer (IARC) [acesso em 16 de janeiro, 2008].

13. Qual dos seguintes é o principal fator de risco significativo para câncer de mama invasivo na triagem de um paciente de risco?
    A. > 2 parentes de primeiro grau com câncer de mama.
    B. 2 biópsias anteriores de mama em paciente < 50 anos de idade.
    C. Idade < 12 na menarca.
    D. Hiperplasia atípica em biópsia de mama anterior.

Resposta: A
(Ver Schwartz, 9ª ed., p. 253 e Tabela 10-6.)

TABELA 10-6 Avaliação do risco de câncer de mama invasivo	
Fator de risco	**Risco de parente (%)**
Idade da menarca (anos)	
> 14	1,00
12-13	1,10
< 12	1,21
Idade no primeiro nascimento vivo (anos)	
Pacientes sem parentes de primeiro grau com câncer de mama	
< 20	1,00
20-24	1,24
25-29 ou nulíparas	1,55
≥ 30	1,93
Pacientes com parentes de primeiro grau com câncer de mama	
< 20	1,00
20-24	2,64
25-29 ou nulíparas	2,76
≥ 30	2,83
Pacientes com ≥ 2 parentes de primeiro grau com câncer de mama	
< 20	6,80
20-24	5,78
25-29 ou nulíparas	4,91
≥ 30	4,17
Biópsias de mama (número)	
Pacientes com idade < 50 anos no aconselhamento	
0	1,00
1	1,70
≥ 2	2,88

TABELA 10-6 Avaliação do risco de câncer de mama invasivo *(Cont.)*

Fator de risco	Risco de parente (%)
Pacientes com idade > 50 anos no aconselhamento	
0	1,00
1	1,27
≥ 2	1,62
Hiperplasia atípica	
Não biópsias	1,00
Pelo menos uma biópsia, sem hiperplasia atípica	0,93
Sem hiperplasia atípica, condição de hiperplasia desconhecida, pelo menos, uma biópsia	1,00
Hiperplasia atípica em pelo menos uma biópsia	1,82

Fonte: Modificada com permissão de Gall MH *et al.*: Projecting individualized probabilities of developing breast cancer for white females who are being examined annually. *J Natl Cancer Inst* 81:1989. Com permissão de Oxford University Press.

14. Para os pacientes de risco médio, a triagem de rotina de câncer é recomendada para todos, exceto para a seguinte doença?
    A. Câncer de mama.
    B. Câncer colorretal.
    C. Câncer cervical.
    D. Câncer de pâncreas.

Resposta: D
(Ver Schwartz, 9ª ed., p. 254 e Tabela 10-7.)

TABELA 10-7 Recomendações da Sociedade Americana de Câncer para diagnóstico precoce de câncer de risco médio em indivíduos assintomáticos

Sítio do câncer	População	Teste ou procedimento	Frequência
Mama	Mulheres com 20 anos de idade ou mais	Autoexame de mama	Mensalmente, a partir de 20 anos de idade
		Exame clínico de mama	A cada 3 anos, idades de 20 a 39
			Anualmente, a partir de 40 anos de idade
		Mamografia	Anualmente, a partir de 40 anos de idade
Colorretal	Homens e mulheres com idade igual ou superior a 50 anos	Exame de sangue oculto nas fezes ou teste de imunoquímica fecal (TIF) *ou*	Anualmente, a partir de 50 anos de idade
		Sigmoidoscopia flexível *ou*	A cada 5 anos, a partir dos 50 anos
		Exame de sangue oculto nas fezes e sigmoidoscopia flexível *ou*	Exame de sangue oculto nas fezes anual (ou teste de imunoquímica fecal) e sigmoidoscopia flexível a cada 5 anos, a partir dos 50 anos
		Enema de bário com duplo contraste *ou*	Enema de bário com duplo contraste a cada 5 anos, a partir dos 50 anos
		Colonoscopia	Colonoscopia a cada 10 anos, a partir dos 50 anos
Próstata	Homens com idade igual ou superior a 50 anos	Exame de toque retal e exame antígeno prostático específico (APE) Exame de Papanicolaou	Oferecer o exame de APE e o exame de toque retal anualmente, a partir dos 50 anos, para homens que têm expectativa de vida de, pelo menos, 10 anos
Colo do útero	Mulheres com 18 anos ou mais	Exame de Papanicolaou	Rasteio do câncer cervical iniciando 3 anos após o primeiro coito vaginal, mas não após 21 anos; o exame a cada ano com testes de Papanicolaou convencionais ou a cada 2 anos, utilizando testes de Papanicolaou em base líquida; durante ou após os 30 anos de idade, as mulheres que tiveram três resultados normais em seguida podem fazer o exame a cada 2 a 3 anos com análise citológica do colo do útero somente ou a cada 3 anos com um teste de DNA humano do papilomavírus mais análise citológica do colo do útero
Endométrio	Mulheres na menopausa	–	Na época da menopausa, as mulheres com risco médio devem ser informadas sobre os riscos e sintomas do câncer de endométrio e fortemente encorajados a relatar qualquer sangramento inesperado ou sangramento pela vagina para o médico
Exame de câncer	Homens e mulheres com 20 anos ou mais	Por ocasião do exame periódico de saúde, o exame de câncer deve incluir o exame da tireoide, testículos, ovários, nós linfáticos, cavidade oral e pele, bem como o aconselhamento de saúde sobre o uso do tabaco, exposição solar, dieta e nutrição, fatores de risco, práticas sexuais e as exposições ambientais e ocupacionais	

Fonte: Modificada com permissão de Smith RA, Cokkinides v, Eyre HJ: American Cancer Society guidelines for the early detection of cancer, 2006. *CA Cancer J Clin* 56:11; quiz 49, 2006.

15. O estadiamento do tumor para a maioria dos cânceres epiteliais inclui todos os seguintes, EXCETO:
    A. Tamanho do tumor.
    B. Mutações do tumor.
    C. Envolvimento nodal.
    D. Propagação distante.

Resposta: B
A padronização de sistemas de estadiamento é essencial para permitir uma comparação dos resultados de diferentes estudos provenientes de diferentes instituições e no mundo todo. Os sistemas de estadiamento propostos pela American Joint Committee on Cancer (AJCC) e da Union Internationale Contre le Cancer (União Internacional Contra o Câncer, ou UICC) estão entre os sistemas de estadiamento mais amplamente aceitos. Tanto a AJCC quanto o UICC adotaram um sistema de estadiamento de tumor, linfonodos e metástases (TMN), que define o câncer em termos do tamanho anatômico da doença e se baseia na avaliação de três componentes: o tamanho do tumor primário (T), a presença (ou ausência) e o tamanho de metástases nodais(N), bem como a presença (ou ausência) e tamanho das metástases (M) a distância. (Ver Schwartz, 9ª ed., p. 254.)

16. Qual das associações de marcador de doença de turmor NÃO está correta?
    A. PSA e câncer de próstata.
    B. Antígeno carcinoembrionário (ACE) e câncer de cólon.
    D. CA19-9 e câncer de pâncreas.
    D. Alfafetoproteína (AFP) e câncer de mama.

Resposta: D
(Ver Schwartz, 9ª ed., p. 255 e Tabela 10-8.)

TABELA 10-8 Sensibilidade e especificidade de alguns marcadores comuns de câncer

Marcador	Câncer	Sensibilidade (%)	Especificidade (%)
Antígeno prostático específico (4 µg/L)	Próstata	57-93	55-68
Antígeno carcinoembrionário	Colorretal	40-47	90
	Mama	45	81
	Doença recorrente	84	100
Alfafetoproteína	Hepatocelular	98	65
Antígeno do câncer 19-9	Pancreático	78-90	95
Antígeno do câncer 27-29	Mama	62	83
Antígeno do câncer 15-3	Mama	57	87

Fonte: Modificada com permissão de Way BA. Kessler G: Tumor marker overview. *Lab Med Newsl* 4: 1, 1996.

17. Qual dos seguintes é um agente alquilante?
    A. Ciclofosfamida.
    B. Doxorrubicina.
    C. Pactitaxel.
    D. Vincristina.

Resposta: A
Os agentes alquilantes são agentes de ciclo celular não específico, isto é, são capazes de matar células em qualquer fase do ciclo celular. Atuam entrecruzando as duas fitas da hélice de DNA ou causando outros danos diretos ao DNA. O dano ao DNA impede a divisão celular e, se for suficientemente grave, leva à apoptose. Os agentes alquilantes são compostos de três grupos principais: alquiladores clássicos, nitrosoureias e agentes diversos reticulantes de DNA (Tabela 10-9). (Ver Schwartz, 9ª ed., p. 261.)

TABELA 10-9 Classificação dos agentes quimioterápicos

Agentes alquilantes
Agentes alquilantes clássicos
    Bussulfano
    Clorambucil
    Ciclofosfamida
    Ifosfamida
    Mecloretamina (mostarda nitrogenada)
    Melfalano
    Mitomicina C
    Trietileno thiophosphoramida (thiotepa)
Nitrosoureias
    Carmustina (BCNU)
    Lomustina (CCNU)
    Semustine (MeCCNU)
    Estreptozocina

TABELA 10-9 Classificação dos agentes quimioterápicos *(Cont.)*

Vários agentes reticulantes de DNA
  Carboplatina
  Cisplatina
  Dacarbazina (DTIC)
  Hexametilmelamina
  Procarbazina

Antibióticos antitumorais
  Bleomicina
  Dactinomicina (actinomicina D)
  Daunorrubicina
  Doxorrubicina
  Idarrubicina
  Plicamicina (mitramicina)

Antimetabólitos
  Análogos de ácido fólico
    Metotrexato
  Análogos da purina
    Azatioprina
    Mercaptopurina
    Tioguanina
    Cladribina (2-clorodesoxiadenosina)
    Fludarabina
    Pentostatina
  Análogos de pirimidina
    Capecitabina
    Citarabina
    Floxuridina
    Gencitabina
  Inibidores da ribonucleotídeo redutase
    Hidroxiureia

Alcaloides vegetais
  Alcaloides da Vinca
    Vimblastina
    Vincristina
    Vindesina
    Vinorelbina
  Epipodofilotoxinas
    Etoposida
    Teniposida
  Taxanos
    Paclitaxel
    Docetaxel

Diversos agentes
  Asparaginase
  Estramustina
  Mitotano

18. Qual das seguintes terapias específicas de forma molecular é dirigida contra o gene receptor de crescimento epidérmico humano 2?
    A. Cetuximab.
    B. Sunitinib.
    C. Trastuzumab.
    D. Temsirolimus.

Resposta: C
(Ver Schwartz, 9ª ed., p. 263 e Tabela 10-10.)

TABLE 10-10 Tratamentos selecionados e específicos com aprovação do FDA

Nome genérico	Nome comercial	Empresa	Alvo	Data de aprovação do FDA	Indicação inicial
Trastuzumab	Herceptin	Genentech	HER2	9/1998	Câncer de mama
Imatinib	Gleevec	Novartis	c-kit, bcr-abl, RFCDP	5/2001, 12/2002	LMC, TEGI
Cetuximab	Erbitux	ImClone Systems	RFCE	2/2004	Câncer colorretal
Bevacizumab	Avastin	Genentech	FCEV	2/2004	Câncer colorretal, câncer de pulmão
Erlotinib	Tarceva	Genentech, OSI Pharmaceuticals	RFCE	11/2004	Câncer de pulmão em células grandes
Sorafenib	Nexavar	Bayer	Raf, FCDP, RFCEV, c-kit	12/2005	CCR
Sunitinib	Sutent	Pfizer	RFCEV RFCDP c-kit, Flt-3, RET	1/2006	TEGI, CCR
Dasatinib	Sprycel	Bristol-Myers Squibb	bcr-abl, src family, c-kit, EPHA2, RFCDP-β	6/2006	LMC
Lapatinib	Tykerb	GlaxoSmithKline	RFCE and HER2	3/2007	Câncer de mama
Temsirolimus	Torisel	Wyeth	mTOR	5/2007	CCR

LMC = leucemia mieloide crônica; RFCE = receptor do fator de crescimento epidérmico; EPHA2 = A2 efrina; FDA = Food and Drug Administration; Flt-3 = tirosina quinase de fms relacionados 3; TEGI = tumor estromal gastrointestinal; HER2 = receptor do fator de crescimento epidérmico humano 2; mTOR = alvo de rapamicina em mamíferos; FCDP = fator de crescimento derivado de plaquetas; RFCDP = receptor do fator de crescimento derivado das plaquetas; CCR = carcinoma de células renais; RET = reorganizados durante transfecção; FCEV = fator de crescimento endotelial vascular; RFCEV = receptor do fator de crescimento endotelial vascular.

CAPÍTULO 11

Transplante

PERGUNTAS SOBRE CIÊNCIA BÁSICA

1. Os antígenos HLA (antígeno leucocitário humano) de classe I são expressos na membrana de:
   A. Todas as células nucleadas.
   B. Linfócitos B.
   C. Monócitos.
   D. Células dendríticas.

Resposta: A
Os principais antígenos envolvidos no desencadeamento de rejeição são codificados por um grupo de genes conhecidos como *complexo principal de histocompatibilidade*. Estes antígenos e, portanto, genes, definem a natureza "estranha" de um indivíduo para outro dentro da mesma espécie. Em humanos, o complexo principal de histocompatibilidade é conhecido como o sistema de *antígeno leucocitário humano*. É composto por uma série de genes localizados no cromossomo 6. Os antígenos HLA são agrupados em duas classes, que diferem em sua estrutura e na distribuição celular. As moléculas de classe I (chamados HLA-A, B e C) são encontradas na membrana de todas as células nucleadas. As moléculas de classe II (chamadas HLA-DR, -DP e -DQ) geralmente são expressas por células apresentadoras de antígenos, como, por exemplo, linfócitos B, monócitos e células dendríticas. (Ver Schwartz, 9ª ed., p. 274.)

2. Qual das seguintes drogas imunossupressoras inibe a síntese de IL-2?
   A. Azatioprina.
   B. Micofenolato de mofetil.
   C. Tacrolimus.
   D. Sirolimus.

Resposta: C
A azatioprina inibe a síntese de DNA e RNA. O micofenolato de mofetil inibe a síntese de purinas. O sirolimus inibe a função dos linfócitos. (Ver Schwartz, 9ª ed., p. 275 e Tabela 11-1.)

TABELA 11-1 Resumo das principais drogas imunossupressoras

Droga	Mecanismo de ação	Efeitos adversos	Usos clínicos	Dosagem
Ciclosporina (CSA)	Liga-se à ciclofilina Inibe a calcineurina e síntese de IL-2	Nefrotoxicidade Tremor Hipertensão Hirsutismo	Melhora da biodisponibilidade de forma de microemulsão Usado como suporte principal de protocolos de manutenção	Dose oral é de 8 a 10 mg/kg por dia (administrada em duas doses divididas)
Tacrolimus (FK506)	Liga-se à FKBP Inibe a calcineurina e síntese de IL-2	Nefrotoxicidade Hipertensão Neurotoxicidade Toxicidade do trato gastrointestinal (náuseas, diarreia)	Melhora dos pacientes e sobrevida do enxerto em terapia primária (fígado) e salvamento Usado como suporte principal de manutenção, como CSA	Intravenoso de 0,05 a 0,1 mg/kg por dia Por via oral de 0,15 a 0,3 mg/kg por dia (administrado a cada 12 horas)
Micofenolato de mofetil	Antimetabólito Inibe a enzima necessária para a síntese de purina de novo	Leucopenia Toxicidade do trato gastrointestinal	Eficaz para a terapia primária e salvamento (transplantes de rim) Pode substituir a azatioprina	1 g duas vezes ao dia por via oral (pode ser necessário 1,5 g em receptores negros)

(Continua)

TABELA 11-1	Resumo das principais drogas imunossupressoras *(Cont.)*			
Droga	Mecanismo de ação	Efeitos adversos	Usos clínicos	Dosagem
Sirolimus	Inibe os efeitos dos linfócitos causados pelo receptor IL-2	Trombocitopenia Aumento do colesterol sérico/LDL Vasculite (estudos em animais)	Pode permitir que a retirada precoce de esteroides e diminuição das doses de calcineurina	2 a 4 mg/dia, ajustado através dos níveis da droga
Corticosteroides	Várias ações	Estado cushingoide	Usado na indução, manutenção e tratamento de rejeição aguda	Varia de miligramas para vários gramas por dia Doses de manutenção, 5 a 10 mg/dia
	Anti-inflamatórios Inibem a produção de linfocina	Intolerância à glicose Osteoporose		
Azatioprina	Antimetabólito	Trombocitopenia	Usado em protocolos de manutenção	1 a 3 mg/kg por dia para manutenção
	Interfere com a síntese de DNA e RNA	Neutropenia Disfunção hepática		

FKBP = proteína reticulante FK506; IL = interleucina; LDL = lipoproteína de baixa densidade.

3. A ciclosporina inibe a ativação das células T:
   A. Ligando-se diretamente à superfície da membrana de células T.
   B. Aumentando a produção de IL-2.
   C. Diminuindo a produção de IL-10.
   D. Inibindo a calcineurina.

4. Qual dos seguintes é um componente da solução de preservação da Universidade de Wisconsin?
   A. Glicose.
   B. Magnésio.
   C. Rafinose.
   D. Albumina.

Resposta: D
A ciclosporina se liga com sua proteína receptora citoplasmática, ciclofilina, que, posteriormente, inibe a atividade da calcineurina. Isto prejudica a expressão de vários genes de ativação crítica de células T, sendo o mais importante para IL-2. Como resultado, a ativação de células T é suprimida. (Ver Schwartz, 9ª ed., p. 276.)

Resposta: C
O fluido mais comumente usado no mundo todo é a solução da Universidade de Wisconsin. Contém lactobionato, rafinose e hidroxietilamido. O lactobionato é impermeável e impede o inchaço intracelular, que também reduz a concentração de calcineurina intracelular e ferro livre, que pode ser benéfico na redução da lesão de reperfusão. O hidroxietilamido, um coloide sintético, pode ajudar a diminuir o inchaço celular induzido por hipotermia das células endoteliais e reduzir o edema intersticial. (Ver Schwartz, 9ª ed., p. 282.)

PERGUNTAS CLÍNICAS

1. A proporção de pacientes em lista de espera para pacientes transplantados é de aproximadamente
   A. 1:1 (em espera:transplantados).
   B. 1:3 (em espera:transplantados).
   C. 3:1 (em espera:transplantados).
   D. 8:1 (em espera:transplantados).

Resposta: C
Em 2005 (ver Fig. 11-1), havia, aproximadamente, 28.000 pacientes transplantados e 90.000 na lista de espera, nos EUA. (Ver Schwartz, 9ª ed., p. 272.)

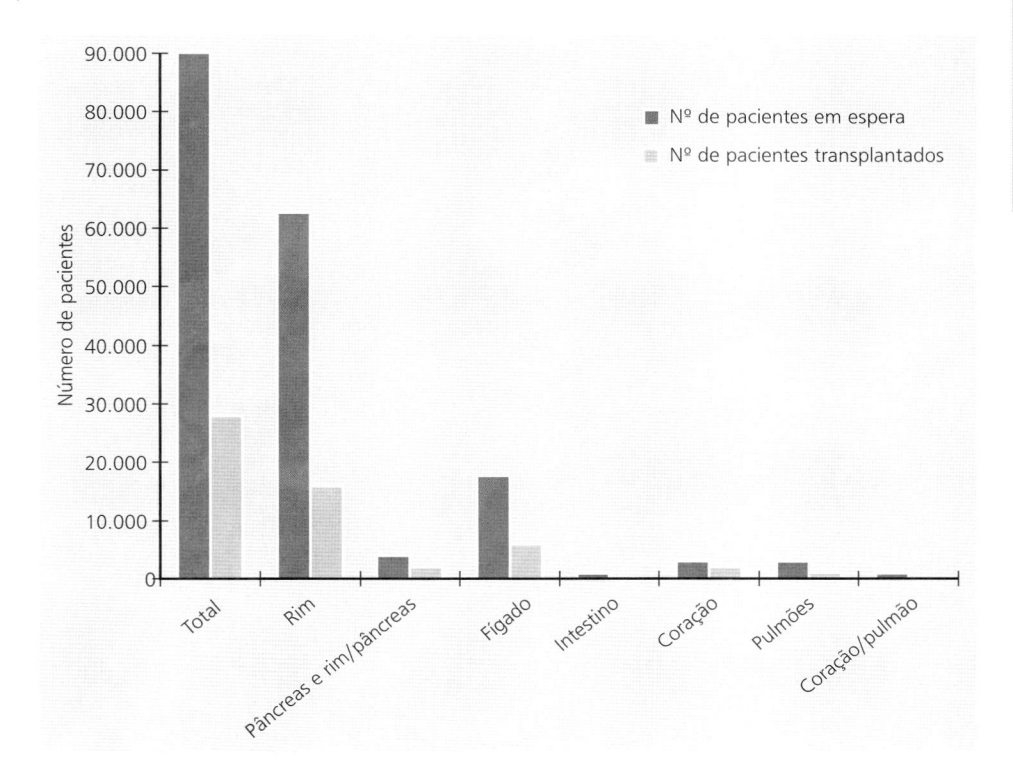

FIG. 11-1. Os pacientes em lista de espera e o número de transplantes de órgãos em 2005. (Dados dos EUA do Registro Científico da Rede de transplante e Procura de Órgãos do Relatório anual dos receptores de transplantes, *http://www.ustransplant.org*).

2. A rejeição que começa no dia 2 no pós-operatório é mais provável de ser:
   A. Rejeição hiperaguda.
   B. Rejeição acelerada aguda.
   C. Rejeição aguda.
   D. Rejeição crônica.

Resposta: B
A rejeição hiperaguda, que normalmente ocorre dentro de minutos após hiperfusão do órgão transplantado, deve-se à presença de anticorpos pré-formados no receptor, os anticorpos que são específicos para o doador. Esses anticorpos podem ser dirigidos contra os antígenos HLA do doador ou podem ser anticorpos ABO de grupos sanguíneos anti-ABO.

A rejeição acelerada aguda, observada logo dentro dos primeiros dias após o período pós-transplante, envolve tanto a lesão celular, quanto a lesão mediada por anticorpos. É mais comum quando um receptor tiver sido sensibilizado pela exposição prévia a antígenos presentes no doador, resultando em uma resposta de memória imunológica.

A rejeição aguda é geralmente observada dentro de dias a poucos meses após o transplante. É predominantemente um processo mediado por células, com linfócitos sendo as principais células envolvidas.

A rejeição crônica ocorre meses a anos após o transplante. Agora que as taxas de sobrevida do enxerto a curto prazo têm melhorado de forma tão marcante, a rejeição crônica é um problema cada vez mais comum. Do ponto de vista histológico, o processo é caracterizado por atrofia, fibrose e arteriosclerose. Ambos os mecanismos imunes quanto os não imunes provavelmente estão envolvidos. Em termos clínicos, a função do enxerto deteriora-se lentamente ao longo de meses a anos após o transplante. (Ver Schwartz, 9ª ed., p. 274.)

3. O efeito colateral mais significativo de sirolimus é:
   A. Nefrotoxicidade.
   B. Trombocitopenia.
   C. Intolerância à glicose.
   D. Leucopenia.

Resposta: B
Os principais efeitos colaterais de sirolimus incluem neutropenia, trombocitopenia e uma elevação significativa dos níveis séricos de triglicerídeos e colesterol. Também tem sido associada a uma cicatrização prejudicada, levando a uma maior incidência de complicações relacionados com o ferimento. (Ver Schwartz, 9ª ed., pp. 275 a 277 e Tabela 4-2.)

TABELA 11-2 Efeitos colaterais e interações medicamentosas das principais drogas imunossupressoras

	Efeitos colaterais comuns	Outros medicamentos que aumentam os níveis de sangue	Outros medicamentos que diminuem os níveis de sangue	Outros medicamentos que potenciam a toxicidade
Ciclosporina (CSA)	Hipertensão arterial, nefrotoxicidade, hirsutismo, neurotoxicidade, hiperplasia gengival	Verapamil, claritromicina, doxiciclina, azitromicina, eritromicina, fluconazol, itraconazol, cetoconazol	Isoniazida, carbamazepina, fenobarbital, fenitoína, rifampicina	Nefrotoxicidade: aciclovir, ganciclovir, aminoglicosídeos, drogas anti-inflamatórias não esteroides
Tacrolimus (FK506)	Hipertensão, nefrotoxicidade, hiperglicemia, neurotoxicidade	Verapamil, claritromicina, doxiciclina, azitromicina, eritromicina, fluconazol, itraconazol, cetoconazol	Isoniazida, carbamazepina, fenobarbital, fenitoína, rifampicina	Nefrotoxicidade: aciclovir, ganciclovir, aminoglicosídeos, drogas anti-inflamatórias não esteroides
Sirolimus	Trombocitopenia e nutropenia, colesterol elevado, edema na extremidade, cicatrização de feridas prejudicada	–	–	–
Micofenolato de mofetil	Leucopenia, trombocitopenia, transtorno no trato gastrointestinal	–	Colestiramina, antiácidos	–
Corticosteroides	Hiperglicemia, osteoporose, catarata, miopatia, ganho de peso	–	–	–
Azatioprina	Leucopenia, anemia, trombocitopenia, transtorno do trato gastrointestinal	–	–	Supressão da medula óssea: alopurinol, sulfonamidas

4. Os níveis de ciclosporina podem ser diminuídos em pacientes que também estão tomando:
   A. Fenitoína.
   B. Eritromicina.
   C. Cimetidina.
   D. Fluconazol.

Resposta: A
O metabolismo da ciclosporina ocorre pelo sistema de citocromo P-450, portanto, são possíveis várias interações medicamentosas. Os indutores da 450, como, por exemplo, a fenitoína, diminuem os níveis sanguíneos; as drogas, como eritromicina, cimetidina, cetoconazol e flueonazole, as aumentam. (Ver Schwartz, 9ª ed., p. 276 e Tabela 11-2.)

5. Intestino retirado de um doador vivo para o transplante de intestino delgado é mais comum no:
   A. Jejuno proximal.
   B. Jenuno médio ao distal.
   C. Íleo proximal.
   D. Íleo médio ao distal.

Resposta: D
Doador vivo de transplante intestinal geralmente envolve a remoção de cerca de 200 cm de íleo do doador, com entrada e saída fornecidos pelos vasos ileocólicos. (Ver Schwartz, 9ª ed., p. 282.)

6. O tempo da isquemia de um pulmão retirado deve ser idealmente inferior a:
   A. 6 horas.
   B. 12 horas.
   C. 24 horas.
   D. 36 horas.

Resposta: A
Com rins, os tempos de isquemia fria devem ser mantidos abaixo de 36 horas, após isso, a função atrasada do enxerto aumenta significativamente. Com o pâncreas, mais de 24 horas de isquemia aumenta os problemas em razão da pancreatite e das fístulas duodenais. Com o fígado, mais de 16 horas de isquemia aumentam o risco de não função primária e complicações biliares. Corações e pulmões toleram a má preservação. Idealmente, os tempos de isquemia devem ser de 6 horas. Com doadores marginais, todos estes tempos devem ser ajustados mais para baixo. (Ver Schwartz, 9ª ed., p. 282.)

7. É o tratamento mais adequado de linfocele após um transplante renal.
   A. Observação até a resolução.
   B. Aspiração percutânea.
   C. Janela laparoscópica ou peritoneal aberta.
   D. Exploração aberta com escleroterapia.

8. A principal causa de morte após o transplante renal é:
   A. Rejeição com insuficiência renal aguda.
   B. Vascular (infarto do miocárdio ou acidente vascular encefálico).
   C. Malignidade.
   D. Sepse.

9. A principal causa de perda de enxerto após o transplante é:
   A. Morte do receptor.
   C. Rejeição aguda.
   C. Nefropatia crônica.
   D. Pielonefrite.

10. Na fase de preparação em mesa de um pâncreas doador antes do transplante inclui-se:
    A. Remoção do duodeno doador.
    B. Remoção da cauda do pâncreas com o baço.
    C. Ligadura da veia esplênica proximal.
    D. Colocação de um enxerto arterial para ligar as artérias esplênica e mesentérica superior.

Resposta: C
A incidência observada de linfoceles (coleções de fluidos de linfa, que geralmente resultam do corte dos vasos linfáticos no receptor) é de 0,6 a 18%. As linfoceles geralmente não ocorrem até pelo menos 2 semanas após o transplante. Os sintomas geralmente estão relacionados com o efeito de massa e com a compressão de estruturas vizinhas (p. ex., ureter, veia ilíaca, artéria renal do aloenxerto). Os pacientes desenvolvem hipertensão, inchaço unilateral da perna no lado do transplante e creatinina sérica elevada. O ultrassom é usado para confirmar uma coleção de líquido, embora a aspiração percutânea possa ser necessária para excluir a presença de outras coleções, como urinomas, hematomas ou abscessos. O tratamento cirúrgico padrão é a criação de uma janela peritoneal para permitir a drenagem do fluido linfático na cavidade peritoneal, onde pode ser absorvido. Pode ser usada uma laparoscopia ou abordagem aberta. Outra opção é a inserção percutânea de um catéter de drenagem, com ou sem a escleroterapia. No entanto, esta opção é associada a algum risco de recidiva ou infecção. (Ver Schwartz, 9ª ed., p. 289.)

Resposta: B
A principal causa de morte em todos os receptores de rim é cardiovascular (infarto do miocárdio ou acidente vascular encefálico). A sepse representa menos de 3%, enquanto a malignidade, 2%. (Ver Schwartz, 9ª ed., p. 290.)

Resposta: A
Atualmente, a causa mais comum de perda do enxerto é a morte do receptor (geralmente por causas cardiovasculares), com enxerto funcionante. A segunda causa mais comum é a nefropatia crônica do aloenxerto, caracterizada por uma deterioração lenta e inexorável da função do enxerto, que provavelmente tem causas múltiplas (tanto imunológicas quanto não imunológicas). A taxa de falência do enxerto, decorrente da técnica cirúrgica, manteve-se em cerca de 2%. (Ver Schwartz, 9ª ed., p. 290.)

Resposta: D
(Ver Schwartz, 9ª ed., p. 292 e Fig. 11-2.)

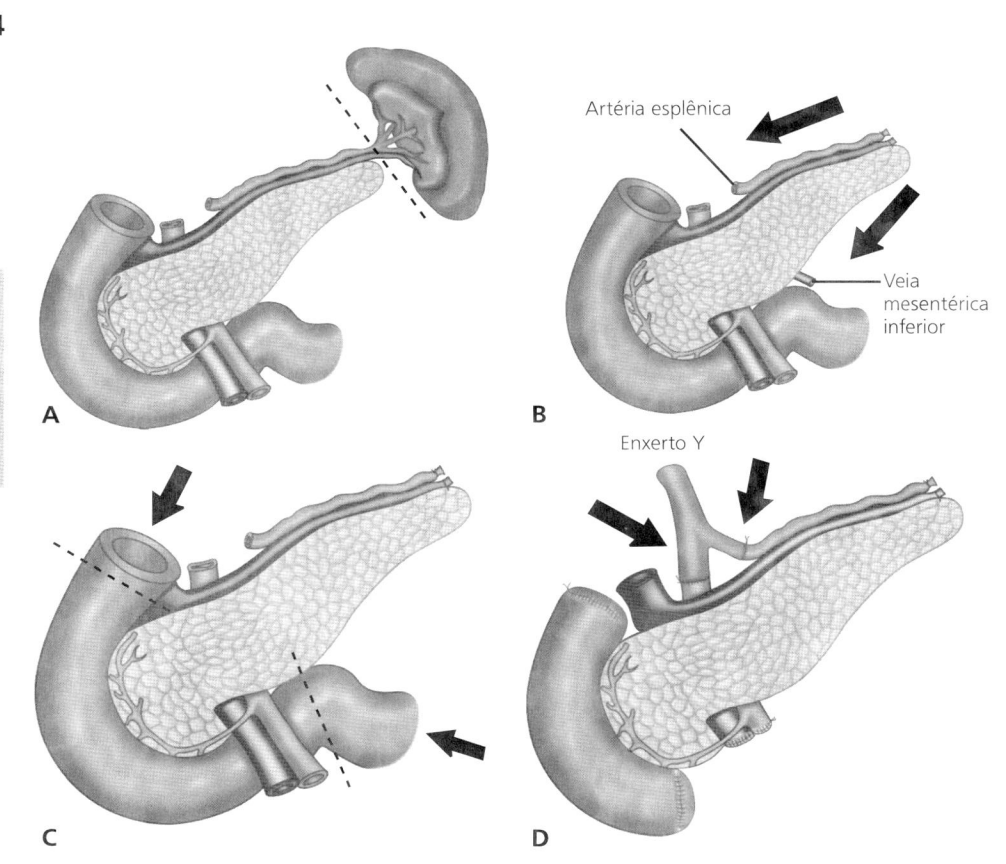

FIG. 11-2. Bancada de preparação do enxerto de pâncreas. As etapas incluem: (**A**) remoção do baço; (**B**) remoção do tecido ao longo dos aspectos superior e inferior da cauda do pâncreas; (**C**) aparagem do excesso do duodeno e (**D**) ligadura dos vasos na raiz do mesentério e colocação de enxerto Y arterial.

11. A etiologia mais comum da falência hepática em pacientes submetidos a transplante de fígado é:
    A. Cirrose alcoólica.
    B. Doença metabólica.
    C. Hepatite crônica.
    D. Insuficiência hepática fulminante (aguda).

Resposta: C
As doenças hepáticas crônicas são responsáveis pela maioria dos transplantes de fígado atualmente. A causa mais comum na América do Norte é a hepatite crônica, geralmente em decorrência de hepatite C e menos comum para hepatite B. O abuso alcoólico crônico acelera o processo, sobretudo com hepatite C. A progressão da infecção crônica para cirrose em geral é lenta. Normalmente, ocorre durante um período de 10 a 20 anos. A hepatite crônica também pode resultar de causas autoimunes, principalmente em mulheres. Pode apresentar-se de forma aguda durante meses ou de modo insidioso ao longo dos anos. O álcool, muitas vezes, desempenha um papel no estágio final da doença hepática secundária à hepatite C, mas também pode levar à insuficiência hepática, na ausência de infecção viral. Na verdade, o álcool é a causa mais comum do estágio final da doença hepática nos Estados Unidos. Esses pacientes geralmente são candidatos adequados para um transplante, contanto que possa ser documentado um período apropriado de sobriedade. (Ver Schwartz, 9ª ed., p. 295.)

12. Após a biópsia que mostra nenhuma invasão vascular ou linfática, qual dos seguintes pacientes com carcinoma hepatocelular seria considerado um candidato a transplante de fígado?
    A. Um único tumor no lóbulo esquerdo com 5,5 cm de diâmetro.
    B. Dois tumores, ambos no lobo direito, com 3,5 cm e 2,5 cm de diâmetro.
    C. Três tumores, nos lóbulos direito e esquerdo, com 2,5 cm, 2,8 cm, e 1,0 cm de diâmetro.
    D. Nenhuma das anteriores.

Resposta: C
A sobrevida do paciente a longo prazo em séries iniciais de transplante hepático ortotópico para hepatocarcinoma só chegou a 30 a 40%. Somente as estratégias de seleção de paciente evoluíram que o transplante hepático ortotópico se tornou um tratamento mais eficaz. Em um estudo de referência realizado em 1996 por Mazzaferro *et al.* da Universidade de Milão, foram descritas as características de pacientes com carcinoma hepatocelular que eram bons candidatos para o transplante hepático ortotópico. Estas características, agora comumente conhecidas como critérios de Milão, incluído (a) uma única lesão menor que 5 cm ou 1 a 3 tumores, cada menor de 3 cm, e (b) ausência de invasão vascular ou linfática. Os pacientes que atendem estes critérios atingiram impressionantes 85% de sobrevida total de 4 anos, enquanto os pacientes que ultrapassaram os critérios de Milão tiveram apenas 50% de sobrevida de 4 anos. (Ver Schwartz, 9ª ed., p. 296.)

13. Qual dos seguintes é uma indicação para transplante de fígado em um paciente com insuficiência hepática aguda?
    A. INR > 6,5.
    B. Idade < 40.
    C. Creatinana > 2,0.
    D. Duração da icterícia > 3 dias antes do início da encefalopatia.

Resposta: A
A doença hepática aguda, mais conhecida como *insuficiência hepática fulminante*, é definida como o desenvolvimento de encefalopatia hepática e coagulopatia profunda logo após o início dos sintomas, como, por exemplo, icterícia, em pacientes sem doença hepática preexistente. As causas mais comuns incluem a *overdose* de paracetamol, hepatite B aguda, várias drogas e hepatotoxinas e a doença de Wilson, muitas vezes, no entanto, nenhuma causa é identificada. O tratamento consiste em apoio de cuidados adequados críticos, dando aos pacientes tempo de recuperação espontânea. O prognóstico para a recuperação espontânea depende da idade do paciente (os menores de 10 e maiores de 40 anos têm um prognóstico desfavorável), a causa subjacente e a gravidade da lesão hepática (conforme indicado pelo grau de encefalopatia hepática, coagulopatia e disfunção renal; Tabela 11-3). (Ver Schwartz, 9ª ed., p. 296.)

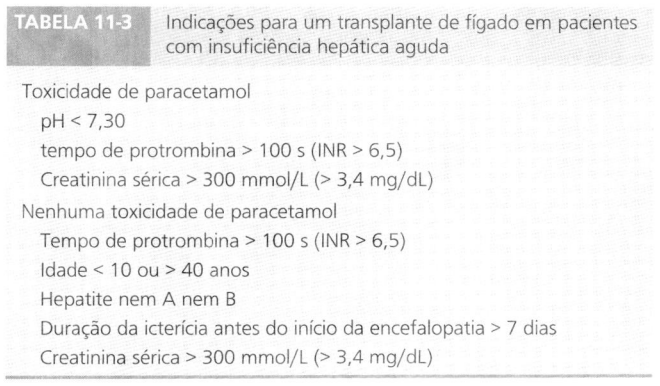

TABELA 11-3 Indicações para um transplante de fígado em pacientes com insuficiência hepática aguda

Toxicidade de paracetamol
  pH < 7,30
  tempo de protrombina > 100 s (INR > 6,5)
  Creatinina sérica > 300 mmol/L (> 3,4 mg/dL)
Nenhuma toxicidade de paracetamol
  Tempo de protrombina > 100 s (INR > 6,5)
  Idade < 10 ou > 40 anos
  Hepatite nem A nem B
  Duração da icterícia antes do início da encefalopatia > 7 dias
  Creatinina sérica > 300 mmol/L (> 3,4 mg/dL)

INR = International Normatized Ratio (índice normalizado internacional).

14. Qual das seguintes é uma das variáveis do escore MELD (modelo para doença hepática terminal)?
    A. Creatinina.
    B. Idade.
    C. Grau de encefalopatia.
    D. Causa da insuficiência.

Resposta: A
A mortalidade de pacientes da lista de espera pode ter previsão com bastante precisão em pacientes com insuficiência hepática crônica, calculando o escore MELD. A fórmula para o cálculo é a seguinte:

$$\text{Escore MELD (modelo para doença hepática terminal)} = 3,8 \times \log(e)(\text{bilirrubina mg/dL}) + 11,2\log \times (e)(\text{INR}) + 9,6\log(e)(\text{creatinina mg/dL}).$$

Um escore MELD de maior pontuação indica um paciente mais doente, com um maior risco de mortalidade. Nos Estados Unidos, este sistema de pontuação mostra-se um método útil para determinar a alocação de fígados, com prioridade para os indivíduos mais doentes. O escore obtido não leva em conta situações especiais, como carcinoma hepatocelular, que têm um impacto definitivo na lista de espera de mortalidade, mas as exceções de pontuação são aplicadas a estas situações, a fim de permitir o transplante em tempo hábil. (Ver Schwartz, 9ª ed., p. 297.)

15. A complicação vascular mais comum após o transplante de fígado é:
    A. Trombose venosa hepática.
    B. Trombose venosa portal.
    C. Trombose da artéria hepática.
    D. Trombose de veia cava inferior.

Resposta: C
A incidência de complicações vasculares após transplante de fígado varia entre 8 e 12%. A trombose é o evento inicial mais comum, com formação de estenose e pseudoaneurismas, ocorrendo mais tarde. A trombose da artéria hepática tem uma incidência registrada de cerca de 3 a 5% em adultos e cerca de 5 a 10% em crianças. A incidência tende a ser maior em receptores de transplante parcial de fígado. Após a trombose da artéria hepática, os receptores de fígado podem ficar assintomáticos ou desenvolver insuficiência hepática grave secundária à necrose extensiva. A avaliação de ultrassonografia de Doppler é o método de investigação inicial de

16. A doença linfoproliferativa pós-transplante é causada por:
    A. Imunossupressão mal controlada.
    B. Indução de antígenos de linfócitos por imunossupressão.
    C. Infecção por citomegalovírus.
    D. Infecção por vírus Esptein-Barr.

Resposta: D
As infecções virais geralmente não são observadas até depois do primeiro mês após o transplante. O citomegalovírus é o patógeno mais comum envolvido. Sua apresentação varia desde infecção assintomática à doença tecido-invasiva. O vírus Epstein-Barr, outro membro da família do vírus do herpes, também pode ser observado após o transplante. É possível haver um amplo espectro de apresentações clínicas, incluindo aumento assintomático dos títulos de anticorpos, síndrome de mononucleose, hepatite e doença linfoproliferativa pós-transplante. A forma mais grave de infecção, a doença linfoproliferativa pós-transplante, pode apresentar-se como um tumor localizado dos gânglios linfáticos ou do trato gastrointestinal ou mais raramente como uma infiltração difusa rapidamente progressiva, frequentemente fatal e linfomatosa. (Ver Schwartz, 9ª ed., p. 304.)

17. A indicação mais frequente para o transplante hepático pediátrico é:
    A. Doença de Wilson.
    B. Síndrome de Alagille.
    C. Atresia biliar.
    D. Tirosina.

Resposta: C
A atresia biliar é a indicação mais comum para um transplante de fígado pediátrico. A incidência de atresia biliar é de cerca de 1 em cada 10.000 nascimentos. Outros transtornos colestáticos que podem eventualmente exigir um transplante incluem colangite esclerosante, síndromes de colestase familiar, escassez de vias biliares (conforme observado na síndrome de Alagille). As alterações metabólicas provavelmente representam o próximo grupo maior de distúrbios que podem exigir um transplante de fígado. Esses distúrbios podem ser o resultado direto da insuficiência hepática ou podem ter, sobretudo, manifestações extra-hepáticas. A deficiência de alfa-1-antitripsina é a alteração metabólica mais comum que pode exigir um transplante de fígado. Esses pacientes podem apresentar icterícia no período neonatal, mas isso geralmente desaparece. Posteriormente, podem apresentar no final da infância ou início da adolescência cirrose e hipertensão porta. Outra alteração metabólica, resultante da insuficiência hepática, é a tirosinemia, uma doença hereditária caracterizada pela deficiência de uma enzima que degrada os produtos metabólicos de tirosina, resultando em cirrose e um risco muito maior de carcinoma hepatocelular. Também é a doença de Wilson, uma doença autossômica recessiva, caracterizada pelo acúmulo de cobre no fígado, no sistema nervoso central, nos rins, nos olhos e em outros órgãos, que pode apresentar-se como insuficiência hepática fulminante, subfulminante ou crônica. (Ver Schwartz, 9ª ed., p. 304.)

18. Após o transplante, os pacientes estão em maior risco de desenvolver qual das seguintes doenças malignas?
    A. Melanoma.
    B. Sarcoma de Kaposi.
    C. Câncer de cólon.
    D. Carcinoma folicular da tireoide.

Resposta: B
Os transplantados apresentam maior risco de desenvolver certos tipos de novas doenças malignas, incluindo câncer de pele não melanomatoso (risco de 3 a 7 vezes maior), doença linfoproliferativa (risco de 2 a 3 vezes maior), cânceres ginecológicos e urológicos e o sarcoma de Kaposi. O risco varia de 1% entre os receptores de rim de aloenxerto a cerca de 5 a 6% entre os receptores de transplantes de intestino delgado e multiviscerais. (Ver Schwartz, 9ª ed., p. 309.)

---

escolha, com mais de 90% de sensibilidade e especificidade. Se a trombose da artéria hepática for sugerida pela imagem radiológica, indica-se a urgente reexploração, com trombectomia e revisão da anastomose. Se a necrose hepática for extensiva, indica-se um retransplante. No entanto, a trombose da artéria hepática também pode apresentar-se de uma forma menos dramática. A trombose pode levar à isquemia do ducto hepático comum, resultando em uma fístula biliar localizada ou difusa da anastomose ou de uma forma mais crônica, estenose difusa biliar. (Veja Schwartz, 9ª ed., p. 302.)

CAPÍTULO 12
Segurança do Paciente

PERGUNTAS SOBRE CIÊNCIA BÁSICA

1. Qual das seguintes organizações de alto risco obteve uma taxa de acidente e erro excepcionalmente baixos, nos EUA?
   A. Programa do submarino nuclear da Marinha.
   B. Serviço postal.
   C. Indústria automobilística.
   D. Indústria alimentícia.

Resposta: A
O programa do submarino nuclear é um excelente exemplo de uma organização que obteve destaque ao ser considerada uma "organização de alta confiabilidade". A teoria da organização de alta confiabilidade, que foi desenvolvida por um grupo de cientistas sociais da Universidade da Califórnia, em Berkeley, reconhece que existem algumas indústrias ou setores de alto risco e organizações que obtiverem taxas de acidente e erro muito baixas com relação ao que seria esperado, dado os riscos envolvidos em suas operações diárias (Fig. 12-1). Outros exemplos de indústrias ou organizações que são consideradas como tendo alcançado o *status* de alta confiabilidade incluem conveses de porta-aviões, usinas nucleares e sistema de controle de tráfego aéreo da *Federal Aviation Administration*. Na verdade, uma razão pela qual as usinas nucleares têm um registro tão excelente de confiabilidade pode ser por que seus operadores são geralmente ex-oficiais de submarinos da marinha, cuja experiência anterior e o treinamento dentro de uma organização altamente confiável são facilmente transferíveis para outras organizações. As outras três indústrias listadas foram todas identificadas como tendo uma maior taxa de erro (de qualidade inferior). (Ver Schwartz, 9ª ed., p. 314 e Fig. 12-1.)

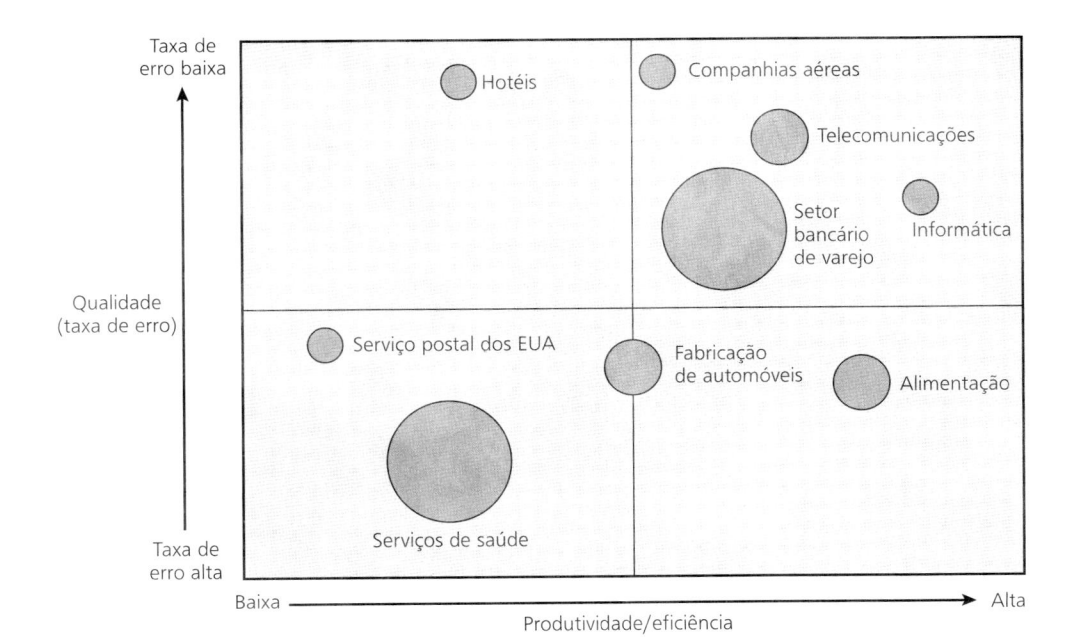

FIG. 12-1. Comparação intersetorial de porte, produtividade e eficiência. (Reproduzida com permissão do conselho consultivo da Advisory Board Company, 2005.)

2. Um grave erro médico é cometido por um(a) residente-chefe. A melhor maneira de ensiná-lo(a) e seus colegas residentes sobre esta situação é:
   A. Responsabilizar o residente responsável de forma pessoal em um fórum público, como sessão de morbidade e mortalidade.
   B. Responsabilizar os residentes em discussão particular com seus pacientes.
   C. Ter uma reunião entre o residente e a gestão de risco para compreender as potenciais implicações médicas e legais do erro.
   D. Usar o erro para analisar o sistema que permitiu que isso acontecesse e fazer sugestões para a prevenção de erros no futuro.

Resposta: D
Um dos pressupostos subjacentes à ciência das organizações de alta confiabilidade é a seguinte observação feita por Weick, em 1987: os seres humanos que operam e gerenciam sistemas complexos não são eles próprios suficientemente complexos para detectar e antecipar os problemas gerados pelo sistema. Isto introduz outra ideia importante que fortalece a ciência da segurança do paciente: o conceito de teoria do acidente normal. Em vez de atribuir os acidentes a erros individuais, esta teoria afirma que os acidentes são intrínsecos às atividades de alto volume e até mesmo inevitável em alguns ambientes, isto é, são "normais" e devem ser esperados para ocorrer. Os acidentes não devem ser usados apenas para identificar e punir a pessoa culpada. De acordo com o bom-senso, mesmo as "melhores pessoas podem cometer erros como resultado de condições potenciais". (Ver Schwartz, 9ª ed., p. 314.)

3. Qual das seguintes características é geralmente observada em um serviço cirúrgico de alta confiabilidade (baixo índice de erro)?
   A. A responsabilidade pessoal recebe destaque em um fórum público, como uma sessão de morbidade e mortalidade de forma periódica (normalmente 1 vez por semana).
   B. A responsabilidade hierárquica é imposta, com a autoridade final de responsabilidade do cirurgião responsável.
   C. Há um relacionamento aberto e amigável entre todos os membros da equipe cirúrgica, incluindo enfermeiros e pessoal administrativo.
   D. A cultura do ambiente de trabalho enfatiza que sejam seguidos os protocolos estabelecidos.

Resposta: C
A alta confiabilidade da teoria da organização sugere que a apropriada supervisão das pessoas, dos processos e da tecnologia pode lidar com atividades complexas e perigosas e manter as taxas de erro aceitavelmente baixas. Os estudos de várias organizações de alta confiabilidade revelaram que elas compartilham as seguintes características comuns:
- As pessoas são solidárias umas com as outras.
- As pessoas confiam umas nas outras.
- As pessoas têm relacionamentos amigáveis, abertos, que enfatizam a credibilidade e a atenção.
- O ambiente de trabalho é resiliente e enfatiza a criatividade e a realização objetivas, proporcionando um forte sentimento de credibilidade e confiança pessoal.

O desenvolvimento destas características é um passo importante para alcançar uma taxa de erro baixa em qualquer organização. (Ver Schwartz, 9ª ed., p. 314.)

4. O número de erros médicos que matam pacientes nos Estados Unidos é o equivalente de um avião jumbo caindo:
   A. Todos os dias.
   B. Todas as semanas.
   C. Todos os meses.
   D. A cada 3 meses.

Resposta: A
O relatório do Instituto de Medicina (IOM) chocou a comunidade médica, concluindo que entre 44.000 e 98.000 mortes e mais de 1 milhão de lesões ocorridas a cada ano nos hospitais americanos são causados por erros médicos. Na verdade, o número de mortes atribuídas a erros médicos é o equivalente na área de aviação de um acidente de jumbo por dia. (Ver Schwartz, 9ª ed., p. 315.)

5. A cultura de uma organização é um componente importante de segurança. Qual das seguintes características da cultura tradicional cirúrgica ajuda a melhorar a segurança na sala de cirurgia?
   A. A estrutura hierárquica com o cirurgião responsável pelo resultado final.
   B. A responsabilidade pessoal na sessão semanal de mortalidade e morbidade.
   C. A capacidade para trabalhar igualmente bem em condições estressantes ou não.
   D. A capacidade de resolver um problema uma vez que o problema seja claramente identificado.

Resposta: D
Os cirurgiões têm uma cultura que os incentiva a identificar de forma rápida e decisiva os problemas e solucioná-los. Essa característica pode ser facilmente aplicada para melhorar a segurança na sala de cirurgia.

A estrutura hierárquica da sala de operação, a tendência para avaliar a "culpa" de um cirurgião em uma sessão de morbidade e mortalidade e a percepção de que a maioria dos cirurgiões tem sobre sua capacidade de trabalhar igualmente bem em situações estressantes ou não DIMINUEM a segurança na sala de cirurgia.

A cultura é para uma organização o que a personalidade é para o indivíduo, um tema oculto, embora unificador que fornece significado, direção e mobilização. As organizações com culturas de segurança eficazes partilham de um compromisso constante com a segurança como uma prioridade de alto nível, um compromisso que permeia toda a organização. Estas organizações com frequência compartilham as características a seguir:

6. A causa mais comum de um evento-sentinela, como a cirurgia de local errado, é:
   A. Formação inadequada do pessoal envolvido.
   B. Comunicação deficiente.
   C. Avaliação inadequada do paciente antes do procedimento.
   D. Informações críticas disponíveis no momento do procedimento.

- O reconhecimento do alto risco, a natureza propensa a erros das atividades de uma organização.
- Um ambiente não punitivo, em que os indivíduos são capazes de relatar erros ou quase acidente sem medo de punição ou retaliação.
- Uma expectativa de colaboração entre os níveis hierárquicos para buscar as soluções para as vulnerabilidades.
- A vontade por parte da organização para direcionar recursos a fim de responder às preocupações sobre segurança.

A cultura cirúrgica tradicional está quase em oposição direta aos valores defendidos pelas organizações com culturas de segurança eficazes por várias razões. Os cirurgiões são menos propensos a reconhecer sua propensão a cometer erros ou de admitir esses erros para com os outros. Os cirurgiões tendem a minimizar os efeitos do estresse na sua capacidade de tomar decisões e muitas vezes afirmam que a tomada de decisões é igualmente eficaz em situações de emergência ou normais. A cultura cirúrgica, sobretudo na sala de cirurgia, está tradicionalmente repleta de hierarquia. A intimidação de outro pessoal da sala de operação foi historicamente aceita como norma pelos cirurgiões. Isso pode impedir que os enfermeiros e outros funcionários da sala de operação apontem possíveis erros ou enganos pelos cirurgiões. (Ver Schwartz, 9ª ed., p. 316.)

Resposta: B
De acordo com a Joint Commission, a falha de comunicação é a causa mais comum de eventos-sentinela, como local errado da cirurgia (Fig. 12-2). A comunicação deficiente contribuiu para quase 70% dos eventos-sentinela, notificados à Comissão Conjunta de Acreditação de Organizações de Saúde, nos EUA, em 2006. A boa comunicação é um componente essencial do trabalho em equipe e deve ser enfatizada em qualquer organização que pretenda criar uma cultura de segurança do paciente. Isso é especialmente importante na sala de operação, um dos ambientes de trabalho em saúde mais complexos. (Ver Schwartz, 9ª ed., p. 316.)

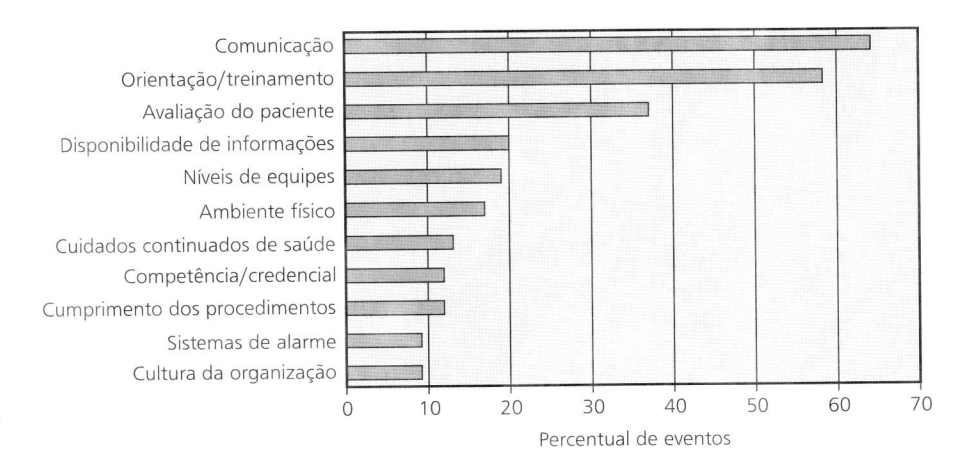

FIG. 12-2. Causas de eventos-sentinela 1995-2002. (Dados de Eventos http://www.jointcommission.org/Sentinel Events/Statistics: *Sentinel Event Statistics*. Joint Commission website [acesso em 6 de fevereiro de 2008].)

PERGUNTAS CLÍNICAS

1. Um paciente com uma oclusão poplítea direita está marcado para fazer operação de ponte de safena. A incisão inicial é feita sobre a perna esquerda. O erro é reconhecido e não é realizada a posterior dissecção. A operação de ponte de safena é realizada sem intercorrências na perna direita (correta). Esta situação é:
   A. Um evento adverso.
   B. Negligência.
   C. Um evento sentinela.
   D. Todas as alternativas anteriores.

Resposta: D
Trata-se de "uma lesão causada por tratamento médico" (um evento adverso), "o atendimento está abaixo do padrão" (negligência), e "um evento inesperado envolvendo morte ou danos físicos ou psicológicos graves" (evento-sentinela). (Ver Schwartz, 9ª ed., p. 315 e Tabela 12-1.)

TABELA 12-1 Tipos de erros médicos

Evento adverso
- Lesão causada pelo tratamento médico em vez da doença subjacente do paciente
- Prolonga a internação, produz uma deficiência na alta, ou ambos
- Classificado como evitável ou inevitável

Negligência
- Atendimento abaixo de um padrão reconhecido de cuidados
- Um padrão reconhecido de cuidados é considerado o atendimento por um médico de conhecimento, treinamento e experiência adequados para a situação

Quase acidente
- Um erro que não resulta em dano ao paciente
- Análise dos quase-acidentes oferece a oportunidade de identificar e corrigir falhas no sistema antes da ocorrência de danos

Evento-sentinela
- Uma ocorrência inesperada envolvendo morte ou lesões físicas ou psicológicas graves
- A lesão envolve a perda de membro ou função
- Este tipo de evento requer investigação e resposta imediata
- Outros exemplos
  - Reação transfusional hemolítica, envolvendo a administração de sangue ou produtos sanguíneos com incompatibilidades dos principais grupos sanguíneos
  - Cirurgia no local errado, procedimento errado ou paciente errado
  - Um erro de medicação ou outros erros relacionados com o tratamento, resultando em morte
  - Retenção involuntária de um corpo estranho em um paciente após cirurgia

2. Qual dos seguintes é um fator de risco para uma compressa cirúrgica retida?
   A. Cirurgia que demora mais do que 6 horas.
   B. Uso de mais de 30 compressas.
   C. Cirurgia pélvica.
   D. Mudança não planejada no procedimento.

Resposta: D
Uma mudança no procedimento não planejado é um dos fatores de risco para a retenção de compressa cirúrgica. A duração do procedimento, a menos que envolva enfermeiros de mais de um turno, não é um fator de risco, nem a cirurgia pélvica. Não há nenhum risco maior com o aumento do número de compressas. (Ver Schwartz, 9ª ed., p. 325 e Tabela 12-2.)

TABELA 12-2 Fatores de risco para retenção de compressas cirúrgicas

- Cirurgia de emergência
- Mudança não planejada no procedimento
- Paciente com maior índice de massa corporal
- Vários cirurgiões envolvidos na mesma operação
- Vários procedimentos realizados em um mesmo paciente
- Participação de vários enfermeiros operacionais/membros da equipe na sala de cirurgia
- Duração do processo abrange vários "turnos" de enfermagem

3. Qual dos seguintes pode ser usado para diminuir o risco de uma compressa retida?
   A. Limitação do uso de compressas pelo uso liberal de sucção.
   B. Radiografias de rotina em pacientes submetidos a múltiplos procedimentos.
   C. Atraso no fechamento da ferida até que a contagem esteja concluída.
   D. Radiografia de rotina em pacientes com IMC > 40.

Resposta: B
É controversa a vantagem de realizar a contagem cirúrgica para prevenir a ocorrência de itens cirúrgicos retidos. O aumento do risco de um item cirúrgico mantido durante uma cirurgia de emergência no estudo realizado por Gawande *et al.* parece estar relacionado com o fato de ser ignorada a contagem cirúrgica em muitos destes casos, sugerindo que o desempenho de uma contagem cirúrgica pode ser útil na redução da incidência deste evento-sentinela. No entanto, a "contagem falsamente correta", na qual é feita uma contagem e declarada correta quando está realmente incorreta, ocorreu em 21 a 100% dos casos em que foi encontrado um item cirúrgico. Este tipo de contagem foi a circunstância mais comum encontrada em todos os casos de retenção de itens cirúrgicos, o que sugere que a realização de uma contagem cirúrgica em si e por si não impede que esse erro ocorra. O protocolo de contagem também impõe exigências significativas sobre a equipe de enfermagem e a distrai de concentrar-se em outras tarefas essencialmente centradas no paciente.

Embora não exista uma ferramenta simples para evitar todos os erros, o desenvolvimento de várias linhas de defesa para impedir a retenção de itens cirúrgicos e a padronização universal e a adesão a protocolos de segurança na sala de operação ou por todos os membros da equipe cirúrgica ajudarão a reduzir a incidência deste evento improvável. Os cirurgiões devem tomar iniciativa na prevenção de retenção de itens cirúrgicos, evitando o uso de compressas pequenas ou não radiologicamente detectáveis em grandes cavidades, com a realização de uma inspeção minuciosa da ferida antes de fechar qualquer incisão cirúrgica e por ter um interesse no processo de contagem realizada pela equipe de enfermagem, a fim de acompanhar as compressas, as agulhas, os instrumentos e quaisquer outros itens cirúrgicos potenciais retidos. Está-se tornando mais aparente o valor da radiografia de rotina no estabelecimento de casos de emergência ou quando vários processos importantes envolvendo várias equipes cirúrgicas estão sendo realizados para evitar que um item cirúrgico retido. (Ver Schwartz, 9ª ed., p. 325.)

4. Qual dos seguintes aumenta o risco de cirurgia no local errado?
   A. Cirurgia no final do dia.
   B. Paciente magro (IMC < 22).
   C. Cirurgião gerindo várias salas.
   D. Vários cirurgiões envolvidos na mesma operação.

Resposta: D
O fato de haver vários cirurgiões envolvidos na operação foi identificado como um fator de risco para a cirurgia do local errado. Os pacientes obesos mórbidos estão em maior risco. Os pacientes magros não têm maior risco para a cirurgia do local errado. Embora a "pressão do tempo" seja um fator de risco para a cirurgia do local errado, gerenciar várias salas em si não é considerado um fator de risco.

Existe uma chance em quatro de que os cirurgiões que trabalham em estruturas anatômicas simétricas envolvam-se num erro de local errado algum tempo durante suas carreiras. Nenhuma especialidade cirúrgica está imune a isso.

O risco de realizar a cirurgia no local errado aumenta quando há múltiplos cirurgiões envolvidos na mesma operação ou vários procedimentos são realizados no mesmo paciente, sobretudo se os procedimentos estão programados ou realizados em diferentes áreas do corpo. Pressão do tempo, cirurgia de emergência, anatomia anormal do paciente, obesidade mórbida também são tidos como fatores de risco. Os erros de comunicação são a causa de mais de 70% das cirurgias de local errado registradas na Joint Commission. Outros fatores de risco incluem o recebimento de uma avaliação pré-operatória incompleta porque os documentos estão indisponíveis ou não analisados por outros motivos; condutas inadequadas no local para verificar o local cirúrgico correto ou uma cultura organizacional que carece de trabalho em equipe ou respeita o cirurgião como alguém, cujo julgamento nunca deve ser questionado. (Ver Schwartz, 9ª ed., p. 326.)

5. Qual dos seguintes aumenta o risco de uma complicação durante a colocação de um acesso venoso central?
   A. Colocação de um acesso venoso central a pedido de outro cirurgião.
   B. Colocação por um residente de nível hierárquico menor.
   C. Falha para colocar o paciente na posição de Trendelenburg.
   D. Alteração do acesso venoso quando infectada, em vez de um cronograma de protocolo estabelecido.

Resposta: A
A impossibilidade de assegurar que o acesso venoso central indicado é uma causa importante de complicações após a colocação de acessos venosos centrais. Isso ocorre com bastante frequência quando o acesso venoso é colocado a pedido de outro cirurgião. Os acessos venosos devem ser colocados por pessoal treinado e competente. Em um nível inferior, a maioria dos residentes é bem treinada nesta técnica. A posição de Trendelenburg é controversa. As linhas devem ser alteradas apenas quando indicadas, e não em um cronograma de rotina. (Ver Schwartz, 9ª ed., p. 327.)

Etapas para a redução das complicações incluem o seguinte:
- A garantia de que é indicado o acesso venoso central.
- O pessoal experiente (credenciado) deve inserir o catéter ou deve supervisionar a inserção.
- O uso de posicionamento adequado e a técnica estéril. Há controvérsias quanto à existência ou não sobre o fato de colocar o paciente em posição de Trendelenburg facilita o acesso.
- Os catéteres venosos centrais devem ser trocados apenas para indicações específicas (e não como uma questão de rotina) e devem ser removidos o mais rapidamente possível.

6. Se houver suspeita de embolia gasosa durante a colocação de um acesso venoso central, o paciente deve ser colocado em qual das seguintes posições?
   A. Supino.
   B. Decúbito ventral.
   C. Decúbito lateral direito.
   D. Decúbito lateral esquerdo.

Resposta: D
Embora estimada para ocorrer em apenas 0,2 a 1% dos pacientes, uma embolia gasosa pode ser dramática e fatal. O tratamento pode mostrar-se inútil, caso o bolo de ar seja maior que 50 mL. A ausculação sobre o precórdio pode revelar um barulho de "mastigada", mas uma radiografia de tórax portátil é necessária para o diagnóstico. Se houver suspeita de um êmbolo, o paciente deve ser imediatamente colocado em uma posição de Trendelenburg de decúbito lateral esquerdo, assim o ar aprisionado pode ser estabilizado dentro do ventrículo direito. A aspiração por meio de um acesso venoso central acessando o coração pode diminuir o volume de gás no lado direito do coração e minimizar a quantidade que atravessa a circulação pulmonar. As recuperações subsequentes de ar intracardíaco e intrapulmonar podem exigir técnicas cirúrgicas abertas ou angiográficas. A prevenção requer atenção cuidadosa à técnica. (Ver Schwartz, 9ª ed., p. 328.)

7. Durante a colocação de um catéter de Swan-Ganz, o paciente tosse expelindo uma quantidade significativa de sangue. O passo inicial para gerir esta complicação é:
   A. Fazer nada.
   B. Inflar o balão do catéter de Swan-Ganz.
   C. Entubar o paciente.
   D. Realizar toracotomia emergente.

Resposta: B
Os catéteres arteriais pulmonares de fluxo dirigido (Swan-Ganz) podem causar a ruptura da artéria pulmonar, em razão do avanço excessivo do catéter na circulação pulmonar. Normalmente há um sangramento-sentinela observado quando é inflado um balão do catéter de artéria pulmonar, e então o paciente começa a ter hemoptise incontrolável. A reinflagem do balão de catéter é o passo inicial no tratamento, seguido de imediata entubação das vias aéreas com ventilação mecânica, uma radiografia portátil do tórax e a notificação na sala de cirurgia de que uma toracotomia emergente pode ser necessária. Se não houver mais sangramento após o balão ser insuflado, a radiografia não mostra uma consolidação significativa de campos pulmonares de hemorragia em curso, e o paciente é facilmente ventilado, pode ser considerada uma abordagem conservadora não operatória. Esta abordagem poderá incluir a observação sozinha, se o paciente não tiver sinais de sangramento ou comprometimento hemodinâmico. Entretanto, é necessário mais tipicamente um angiograma pulmonar com implante de *stent* vascular de angioembolização. Os pacientes com instabilidade hemodinâmica raramente sobrevivem por causa do tempo necessário para realizar a toracotomia e identificar o ramo da artéria pulmonar que se rompeu. (Ver Schwartz, 9ª ed., p. 328.)

8. Quatro dias após a colocação de um tubo de traqueostomia na UTI, uma quantidade significativa de sangue é aspirada. O passo mais indicado é:
   A. Fazer nada.
   B. Repetir de forma suave a aspiração até que fique claro.
   C. Realizar broncoscopia na cabeceira do paciente.
   D. Realizar broncoscopia na sala de cirurgia.

Resposta: D
A complicação mais dramática de traqueostomia é a fístula arterial traqueoinominada. Isso raramente ocorre (~ 0,3%), mas apresenta uma taxa de mortalidade de 50 a 80%. A fístula arterial traqueoinominada pode ocorrer já nos 2 dias ou até nos 2 meses após a traqueostomia. O paciente protótipo é uma mulher magra com um pescoço longo e grácil. O paciente pode ter um sangramento-sentinela, que ocorre em 50% dos casos de fístula arterial traqueoinominada, seguido de sangramento espetacular. Caso haja suspeita de fístula arterial traqueoinominada, o paciente deve ser imediatamente transportado para a sala de cirurgia para a avaliação de fibra óptica. Se necessário, retire a traqueostomia e coloque um dedo através do sítio da traqueostomia para aplicar pressão direta anteriormente para a compressão da artéria inominada. (Ver Schwartz, 9ª ed., p. 329.)

9. Qual dos seguintes deve ser utilizado para preparar um paciente com insuficiência renal leve (nitrogênio da ureia sanguínea 38, creatinina 1,5) para a angiografia?
   A. Fazer nada.
   B. Fazer hidratação oral (3 L) durante as 24 horas antes do procedimento.
   C. Fazer hidratação intravenosa por 12 horas após o procedimento.
   D. Administrar N-acetilcisteína.

Resposta: D
As complicações renais da angiografia ocorrem em 1 a 2% dos pacientes. A nefropatia por contraste é uma complicação temporária e preventiva de estudos radiológicos, como tomografia computadorizada, angiografia e/ou venografia. Alguns estudos sugerem um benefício da N-acetilcisteína por esta condição. Para o paciente com insuficiência renal debilitado ou com desidratação antes de exames com contraste, é sugerida uma dose duas vezes ao dia 24 horas antes e no dia do exame radiográfico. Os contrastes não iônicos também podem ser benéficos em pacientes de alto risco. A hidratação antes e depois do procedimento é o método mais eficiente para prevenir a nefropatia por contraste. (Ver Schwartz, 9ª ed., p. 329.)

10. Qual dos seguintes pode ajudar a prevenir a ototoxicidade em um paciente que recebe vancomicina?
    A. N-acetilcisteína.
    B. Alfatocoferol.
    C. Sulfato ferroso.
    D. Talidomida.

Resposta: B
A ototoxicidade decorrente da administração do aminoglicosídeo ocorre em até 10% dos pacientes, e, muitas vezes, é irreversível. Segundo dados recentes, os agentes quelantes de ferro e alfatocoferol podem ser protetores contra a ototoxicidade. A ototoxicidade relacionada com a vancomicina ocorre em cerca de 3% do tempo, quando usada sozinha, e em até 6%, quando usada com outros agentes ototóxicos, mas é autolimitada. (Ver Schwartz, 9ª ed., p. 329.)

11. No terceiro dia, após uma endarterectomia carotídea, uma paciente de 68 anos desenvolve fibrilação atrial com frequência cardíaca de 160 e uma pressão sanguínea de 96/58. O tratamento inicial deve ser:
    A. Digoxina.
    B. Cardioversão.
    C. Bloqueador beta.
    D. Bloqueador alfa.

Resposta: C
A fibrilação atrial é a arritmia mais comum e ocorre entre os dias 3 e 5 do pós-operatório em pacientes de alto risco. Isto costuma ocorrer quando os pacientes começam a mobilizar o fluido intersticial para o espaço vascular fluido. As evidências contemporâneas sugerem que o controle da frequência é mais importante que o controle do ritmo de fibrilação atrial. O tratamento de primeira linha inclui betabloqueadores e/ou bloqueio do canal de cálcio. O bloqueio beta deve ser utilizado de maneira criteriosa, pois é possível haver a hipotensão, bem como a retirada do bloqueio beta com hipertensão rebote. Os bloqueadores dos canais de cálcio são uma opção, casos os bloqueadores beta não sejam tolerados pelo paciente, mas é preciso ter cautela em pacientes com histórico de insuficiência cardíaca congestiva. Embora a digoxina ainda seja um medicamento de apoio fiel, apresenta limitações pela necessidade de níveis ideais de dosagem. A cardioversão pode ser necessária, se os pacientes se tornarem hemodinamicamente instáveis, e o ritmo não puder ser controlado. (Ver Schwartz, 9ª ed., p. 332.)

12. Qual dos seguintes é o melhor método para diminuir o risco de insuficiência renal em um paciente com mioglobinúria?
A. Hidratação intravenosa para manter boa diurese.
B. Bicarbonato de sódio para manter o pH da urina > 8.
C. Manitol.
D. Furosemida.

Resposta: A
O tratamento da insuficiência renal causado por mioglobinúria em pacientes com trauma grave passou longe do uso de bicarbonato de sódio, por alcalinizar a urina, para apenas manter a diurese rápida de 100 h/mL com a infusão de fluido cristaloide. Manitol e furosemida não são recomendados, contanto que o fluido intravenoso alcance a taxa-meta de excreção urinária. (Ver Schwartz, 9ª ed., p. 334.)

13. As alterações isquêmicas na pele podem levar a úlceras de decúbito. Essa isquemia ocorre após qual período de tempo na mesma posição?
A. 10 minutos.
B. 30 minutos.
C. 1 hora.
D. 2 horas.

Resposta: D
As úlceras de decúbito são complicações evitáveis de repouso absoluto prolongado em razão de paralisia traumática, demência, paralisia química ou coma. As alterações isquêmicas na microcirculação da pele podem ser significativas após 2 horas de pressão constante. A rotina de cuidados com a pele e o rolamento do paciente ajuda a garantir uma redução de ulceração. Isso pode ser trabalhoso, e os colchões e camas especiais estão disponíveis para ajudar no problema onipresente. (Ver Schwartz, 9ª ed., p. 334.)

14. O vírus mais comum transmitido por transfusão é:
A. Hepatite A.
B. Hepatite B.
C. Hepatite C.
D. Vírus da imunodeficiência humana (HIV).

Resposta: B
A hepatite B é o vírus mais comum transmitido por transfusão de sangue, seguido por hepatite C e o HIV. A hepatite A é transmitida por alimentos contaminados. (Ver Schwartz, 9ª ed., p. 335 e Tabela 12-3.)

TABELA 12-3	Taxa de transmissão do vírus em transfusões dos produtos de sangue[a]
HIV	1:1,9 milhão
VHB[b]	1:137.000
VHC	1:1 milhão

[a]Uma tecnologia de pós-amplificação de ácido nucleico (1999). As taxas anteriores foram erroneamente registradas como maiores pela falta de tecnologia contemporânea.
[b]VHB é registrada com tecnologia de amplificação de ácidos pré-nucleicos.
As informações estatísticas não estão disponíveis na tecnologia de amplificação de ácidos pós-nucleicos neste texto.
Note que a transmissão bacteriana é de 50 a 250 vezes maior que a transmissão viral por transfusão.
VHB = vírus da hepatite B, VHC = vírus da hepatite C.

15. A hipertensão intra-abdominal é definida por uma pressão da bexiga superior a:
A. 10 mmHg.
B. 15 mmHg.
C. 20 mmHg.
D. 25 mmHg.

Resposta: C
A medição da pressão abdominal pode ser facilmente conseguida por transdução das pressões da bexiga oriundas do catéter urinário após a infusão de 100 mL de solução salina estéril na bexiga urinária. Uma pressão superior a 20 mmHg constitui hipertensão intra-abdominal, mas o diagnóstico de síndrome compartimental abdominal exige pressão intra-abdominal maior que 25 a 30 mmHg, com pelo menos uma das seguintes características: comprometimento da mecânica respiratória e ventilação, oligúria ou anúria, ou aumento das pressões intracranianas. (Ver Schwartz, 9ª ed., p. 335.)

16. Qual das seguintes mostrou redução das infecções de feridas em uma ferida limpa contaminada (p. ex., apendicite não perfuradas)?
A. Campo cirúrgico plástico impregnado com antibiótico colocado antes da incisão cutânea.
B. Irrigação da ferida com solução salina antes do fechamento.
C. Irrigação do abdome com solução antibiótica antes do fechamento.
D. Administração 24 a 28 horas de antibióticos após a cirurgia.

Resposta: B
Não existe nenhum estudo prospectivo, randomizado, duplo-cego ou controlado que demonstre que os antibióticos utilizados além das 24 horas no período perioperatório previnem infecções. Há uma tendência geral para fornecer uma dose única no pré-operatório, pois a profilaxia antibiótica não pode trazer qualquer benefício além da dosagem inicial. A irrigação do campo operatório e da ferida cirúrgica com solução salina mostrou benefício no controle inóculo da ferida. A irrigação com uma solução com base em antibiótico não demonstrou benefício significativo no controle de infecção no pós-operatório. O polivinil impregnado de antibactericida colocado sobre a área da ferida operatória para a duração do proce-

17. Na conclusão de uma operação de fechamento da colostomia, observa-se que o paciente apresenta frequência cardíaca de 130, temperatura de 38,9°C e pCO_2 elevado expirado. O tratamento mais adequado é:
    A. Irrigação da cavidade abdominal para remover as citocinas e a baixa temperatura.
    B. Exploração cuidadosa para descartar uma lesão despercebida no intestino.
    C. Tylenol pelo reto no final do procedimento e observação cuidadosa.
    D. Pacotes de gelo e dantrolene intravenoso.

dimento cirúrgico não mostrou diminuição na taxa de infecção da ferida. Embora a preparação da pele com álcool isopropílico a 70% tenha o melhor efeito bactericida, é inflamável e pode ser perigoso quando utilizado o eletrocautério. As fórmulas atuais do gluconato de clorexidina com álcool isopropílico ou iodo-povidona e iodóforo com álcool são mais vantajosas. (Veja Schwartz, 9ª ed., p. 335.)

Resposta: D
A hipertermia maligna ocorre após a exposição a agentes como succinilcolina e alguns anestésicos inalatórios com base em halotano. A apresentação é dramática, com início rápido de aumento da temperatura, calafrios e mioglobinúria relacionados com mionecrose. As medicações devem ser interrompidas imediatamente e dantrolene administrada (2,5 mg/kg a cada 5 minutos) até o desaparecimento dos sintomas. Os métodos agressivos de resfriamento também são implementados, como um banho de álcool, embalagem de ar no gelo. Em casos de hipertermia maligna grave, a taxa de mortalidade é de quase 30%. (Ver Schwartz, 9ª ed., p. 339.)

CAPÍTULO 13

Acompanhamento Fisiológico do Paciente Cirúrgico

PERGUNTAS SOBRE CIÊNCIA BÁSICA

1. O fornecimento crítico de oxigênio (transição a partir da oferta de oxigênio de fornecimento independente para fornecimento dependente) ocorre, quando o fornecimento de oxigênio cai abaixo de:
   A. 1,5 mL/kg.
   B. 2 mL/kg.
   C. 4,5 mL/kg.
   D. 6 mL/kg.

Resposta: C
Em condições normais, quando o fornecimento de O_2 é abundante, o metabolismo aeróbico é determinado por diferentes fatores da disponibilidade de O_2. Desses fatores incluem o ambiente hormonal e sobrecarga mecânica do tecido contrátil. Contudo, em casos patológicos, quando a disponibilidade de O_2 é inadequada, a utilização de O_2 ($\dot{V}O_2$) torna-se dependente do fornecimento de O_2 ($\dot{D}O_2$). A relação entre $\dot{V}O_2$ e $\dot{D}O_2$ em uma ampla faixa de valores de $\dot{D}O_2$ é comumente representada como duas linhas retas que se cruzam. Na região de valores maiores de $\dot{D}O_2$, a inclinação da linha é, aproximadamente, igual a zero, indicando que o $\dot{V}O_2$ é largamente independente de $\dot{D}O_2$. Por outro lado, na região de valores baixos de $\dot{D}O_2$, a inclinação da linha é diferente de zero e positiva, indicando que a $\dot{V}O_2$ é dependente de fornecimento. A região onde se cruzam as duas linhas é chamada de ponto de fornecimento crítico de O_2 ($\dot{D}O_{2crít}$) e representa a transição da captação de O_2 de fornecimento independente a fornecimento dependente. Abaixo desse limiar crítico de fornecimento de O_2 (aproximadamente 4,5 mL/kg/min), o aumento da extração de O_2 não pode compensar o déficit de fornecimento, daí, o consumo de O_2 começa a diminuir. (Ver Schwartz, 9ª ed., p. 344.)

2. A pré-carga é determinada pelo(a):
   A. Volume sistólico final.
   B. Pressão sistólica final.
   C. Volume diastólico final.
   D. Pressão diastólica final.

Resposta: C
A lei de Starlings sobre o coração afirma que a força da contração muscular depende do comprimento inicial das fibras cardíacas. Utilizando a terminologia que deriva de experimentos iniciais, usando preparações isoladas do músculo cardíaco, a pré-carga é o estiramento do tecido miocárdico ventricular imediatamente antes da próxima contração. A pré-carga é determinada pelo volume diastólico final. Para o ventrículo direito, a pressão venosa central aproxima-se da pressão diastólica final do ventrículo direito. Para o ventrículo esquerdo, a pressão de oclusão da artéria pulmonar, que é medida inflando transitoriamente um balão na extremidade do catéter de monitoramento de pressão posicionado em um pequeno ramo da artéria pulmonar, aproxima-se da pressão diastólica final do ventrículo esquerdo. A presença de estenose valvular atrioventricular alterará essa relação. (Ver Schwartz, 9ª ed., p. 346.)

3. Na medição do débito cardíaco com o catéter de Swan-Ganz, é usado um bolo rápido de solução salina. Qual é a melhor temperatura para o bolo?
   A. 4°C.
   B. 15°C.
   C. 30°C.
   D. Temperatura ambiente.

Resposta: D
A determinação do débito cardíaco pelo método de termodiluição é geralmente bastante precisa, embora tenda a superestimar sistematicamente o QT a valores baixos. As mudanças na temperatura do sangue e do QT durante o ciclo respiratório podem influenciar a medição. Portanto, os resultados em geral devem ser registrados como a média de duas ou três determinações obtidas em pontos aleatórios do ciclo respiratório. Usando o fluido frio, a diferença entre TB e TI aumenta e, consequentemente, eleva a relação sinal/ruído. No entanto, a maioria das autoridades recomenda o uso injetável em temperatura ambiente (soro fisiológico normal ou dextrose a 5% em água) para minimizar os erros decorrentes do aquecimento do fluido conforme é transferida de seu reservatório a uma seringa de injeção. (Ver Schwartz, 9ª ed., p. 348.)

4. Qual dos seguintes resulta em $S\bar{v}O_2$ subnormal?
   A. Sobrecarga de fluido.
   B. Aumento de PaO_2.
   C. Anemia.
   D. Hipotermia.

Resposta: C
A $S\bar{v}O_2$ é uma função de $\dot{V}O_2$ (ou seja, a taxa metabólica), QT, SaO_2 e Hgb. Assim, os valores subnormais de $S\bar{v}O_2$ podem ser causados pela diminuição do QT (em decorrência, por exemplo, de insuficiência cardíaca ou hipovolemia), por redução na SaO_2 (causada, por exemplo, pela doença pulmonar intrínseca), diminuição no Hgb (isto é, anemia), ou aumento na taxa metabólica (decorrente, por exemplo, de convulsões ou febre). (Ver Schwartz, 9ª ed., p. 348.)

PERGUNTAS CLÍNICAS

1. Na medida direta da pressão arterial, qual efeito de superamortecimento terá sobre a pressão arterial média?
   A. A pressão arterial média será artificialmente alta.
   B. A pressão arterial média será artificialmente baixa.
   C. Não há nenhum efeito sobre a leitura da pressão arterial média.
   D. A pressão arterial média não pode ser calculada, se o sistema for superumedecido.

Resposta: C
A fidelidade do sistema de transdutor, equipo e catéter é determinada por vários fatores, incluindo a conformidade do equipo, a área de superfície do diafragma do transdutor e a conformidade do diafragma. Se o sistema estiver subamortecido, então a inércia do sistema, que é uma função da massa do fluido na tubulação e a massa do diafragma, causa excesso dos pontos de deslocamentos positivo e negativo máximos do diafragma durante a sístole e a diástole, respectivamente. Assim, em um sistema subamortecido, a pressão sistólica será superestimada e a pressão diastólica será subestimado. Em um sistema subamortecido, o deslocamento do diafragma não consegue acompanhar a onda de pressão em rápida transformação, e a pressão sistólica será subestimada, e a diastólica superestimada. Cabe notar que, mesmo em um sistema subamortecido ou superamortecido, a pressão será registrada com precisão, desde que o sistema seja devidamente calibrado. Por estas razões, quando se utiliza a medida direta da pressão intra-arterial para monitorar os pacientes, os clínicos devem tomar decisões clínicas com base na medida da pressão sanguínea arterial média. (Ver Schwartz, 9ª ed., p. 345.)

2. A adição de qual eletrodo leva à melhora da habilidade do eletrocardiograma contínuo na detecção de isquemia miocárdica?
   A. Braço esquerdo.
   B. Braço direito.
   C. V_1.
   D. V_4.

Resposta: D
O eletrocardiograma padrão de três eletrodos é obtido pela colocação de eletrodos que corresponde ao braço esquerdo, ao braço direito e à perna esquerda. As derivações-padrão são definidas como derivação I (braço esquerdo-braço direito), derivação II (perna esquerda-braço direito) e derivação III (perna esquerda-braço direito).

As informações adicionais podem ser obtidas a partir de um eletrocardiograma de 12 eletrodos, que é essencial para os pacientes com isquemia miocárdica ou potencial para descartar complicações cardíacas em outros pacientes com doenças agudas. A monitoração contínua do eletrocardiograma de 12 eletrodos agora está disponível e mostra-se benéfico em determinadas populações de pacientes. Em um estudo de 185 pacientes cirúrgicos vasculares, a monitoração contínua de 12 eletrodos foi capaz de detectar episódios de isquemia miocárdica transitória em 20,5% deles. Este estudo demonstrou que o eletrodo precordial V₄, que não é regularmente monitorado em um eletrocardiograma-padrão de três eletrodos, é o mais sensível para a detecção de isquemia perioperatória e infarto. Para detectar 95% dos episódios isquêmicos, duas ou mais derivações precordiais eram necessárias Assim, a monitoração contínua do eletrocardiograma de 12 eletrodos pode proporcionar uma maior sensibilidade que o eletrocardiograma de três eletrodos para a detecção de isquemia miocárdica no perioperatório, e é provável que se torne padrão para monitorar pacientes com alto risco cirúrgico. (Ver Schwartz, 9ª ed., p. 346.)

3. A largura do manguito de pressão arterial dever ser de qual percentagem da circunferência do braço do paciente?
   A. 30%.
   B. 40%.
   C. 50%.
   D. 60%.

Resposta: B
Os meios manuais e automatizados para a determinação não invasiva da pressão arterial usam um manguito insuflável para aumentar a pressão em torno de uma extremidade. Se o manguito for muito estreito (com relação à extremidade), a pressão medida será artificialmente elevada. Portanto, a largura do manguito deve ser de, aproximadamente, 40% da sua circunferência. (Ver Schwartz, 9ª ed., p. 344.)

4. Em pacientes criticamente doentes no pós-operatório, a monitoração com catéter de artéria pulmonar:
   A. Diminui a mortalidade.
   B. Diminui a taxa de infarto do miocárdio no pós-operatório.
   C. Diminui o comprimento de permanência na UTI.
   D. Nenhuma das anteriores.

Resposta: D
(Ver Schwartz, 9ª ed., p. 349 e Tabela 13-1.)

TABELA 13-1 Resumo dos ensaios clínicos randomizados, prospectivos, comparando o catéter de artéria pulmonar à monitoração da pressão venosa central

Autores	População do estudo	Grupos	Resultados
Pearson, et al.	Pacientes de baixo risco submetidos à cirurgia cardíaca ou vascular	Catéter de pressão venosa central (grupo 1); catéter da artéria pulmonar (grupo 2) e catéter da artéria pulmonar com saturação de hemoglobina (artéria pulmonar) venosa mista fracionária de contínua leitura (grupo 3)	Não houve diferenças entre os grupos para mortalidade ou tempo de permanência na UTI; diferenças significativas nos custos (grupo 1 < grupo 2 < grupo 3)
Tuman, et al.	Pacientes cirúrgicos cardíacos	Catéter da artéria pulmonar; pressão venosa central	Não houve diferenças entre os grupos para mortalidade, tempo de permanência na UTI ou complicações significativas não cardíacas
Bender, et al.	Pacientes cirúrgicos vasculares	Catéter da artéria pulmonar; pressão venosa central	Não houve diferenças entre os grupos para mortalidade, tempo de permanência na UTI ou tempo de internação
Valentine, et al.	Pacientes cirúrgicos aórticos	Catéter da artéria pulmonar + otimização hemodinâmica na UTI uma noite anterior à cirurgia; pressão venosa central	Não houve diferenças entre os grupos para mortalidade, tempo de permanência na UTI; incidência significativamente maior de complicações no pós-operatório no grupo de pressão venosa central
Sandham, et al.	Grande cirurgia de alto risco	Catéter da artéria pulmonar; pressão venosa central	Não houve diferenças entre os grupos para mortalidade, tempo de permanência na UTI; aumento da incidência de embolia pulmonar no grupo de catéter da artéria pulmonar
Harvey, et al.	Pacientes médicos e cirúrgicos na UTI	Catéter da artéria pulmonar e sem o catéter da artéria pulmonar, com opção para dispositivo alternativo de medição no grupo não catéter da artéria pulmonar	Não houve diferença na mortalidade hospitalar entre os dois grupos; aumento da incidência de complicações no grupo de catéter da artéria pulmonar
Binanay, et al.	Pacientes com insuficiência cardíaca congestiva	Catéter da artéria pulmonar e sem catéter da artéria pulmonar	Não houve diferença na mortalidade hospitalar entre os dois grupos; aumento da incidência de eventos adversos no grupo de catéter da artéria pulmonar
Wheeler, et al.	Pacientes com insuficiência cardíaca congestiva	Catéter da artéria pulmonar e catéter venoso central com fluido e protocolo de tratamento inotrópico	Não houve diferença na mortalidade hospitalar ou na UTI; incidência de falência entre os grupos; aumento da incidência de eventos adversos no grupo de catéter da artéria pulmonar

5. Qual dos seguintes é mais provável de estimar com precisão o débito cardíaco?
   A. Ultrassonografia da incisura esternal.
   B. Ultrassonografia transesofágica.
   C. Cardiografia por impedância.
   D. Reinalação parcial de dióxido de carbono.

Resposta: D
A reinalação parcial de dióxido de carbono utiliza o princípio de Fick para a estimativa do Q_T de forma não invasiva. Pela intermitente alteração do espaço morto dentro do circuito do ventilador através de uma válvula de reinalação, as mudanças na produção de CO_2 (VCO_2) e de CO_2 periódico terminal ($PTCO_2$) são usadas para determinar o débito cardíaco utilizando a equação modificada de Fick ($Q_T = \Delta VCO_2/\Delta PTCO_2$). Os equipamentos disponíveis comercialmente utilizam esse princípio de Fick para o cálculo do Q_T com reinalação parcial intermitente de CO_2 por meio de um ciclo de respiração descartável. Estes dispositivos consistem em um sensor de CO_2 com base na absorção de luz infravermelha, um sensor de fluxo de ar e um oxímetro de pulso. As mudanças na derivação intrapulmonar e na instabilidade hemodinâmica prejudicam a precisão do Q_T estimada pela reinalação parcial de CO_2. A oximetria de pulso contínua em linha e fração inspirada de inspiração O_2 (FiO_2) são utilizadas para estimar a fração de derivação para corrigir Q_T.

Duas abordagens têm sido desenvolvidas para a utilização de ultrassonografia com Doppler para estimar o Q_T. A primeira abordagem utiliza um transdutor de ultrassom, que é manualmente posicionado na incisura supraesternal e focado na raiz da aorta. A área transversal da aorta pode ser estimada utilizando um nomograma, cujos fatores de idade, altura e peso são novamente calculados, caso esteja disponível uma medida independente da Q_T, ou através de ultrassonografia bidimensional transtorácica ou transesofágica. Embora essa abordagem seja completamente não invasiva, requer um operador altamente qualificado para a obtenção de resultados significativos, e é um trabalho intensivo. Além disso, a não ser que Q_T medido com termodiluição seja usado para calcular novamente o diâmetro da aorta, a precisão usando a aproximação da incisura supraesternal não é aceitável.

A impedância ao fluxo da corrente elétrica alternada em regiões do corpo é comumente chamada *bioimpedância*. No tórax, as alterações no volume e na velocidade do sangue na aorta torácica acarretam mudanças detectáveis na bioimpedância. A primeira, derivada do componente oscilatório da bioimpedância torácica (dZ/dt), é linearmente relacionada com o fluxo de sangue da aorta. Na base desta relação, fórmulas derivadas empiricamente têm sido desenvolvidas para estimar a SV e, posteriormente, Q_T de forma não invasiva. Esta metodologia é chamada cardiografia de impedância. A abordagem é atraente porque é não invasiva, fornece uma leitura contínua do Q_T e não requer treinamento abrangente para o uso. Apesar destas vantagens, os estudos sugerem que as medições de Q_T obtidas por cardiografia de impedância não são suficientemente confiáveis para serem utilizadas na tomada de decisão clínica e têm baixa correlação com os métodos-padrão, como termodiluição e angiografia ventricular. (Ver Schwartz, 9ª ed., p. 351.)

6. Qual das seguintes pode causar um aumento simultâneo da pressão de vias aéreas de pico E da pressão de vias aéreas de platô?
   A. Pressão positiva expiratória final intrínseca.
   B. Entupimento do tubo endotraqueal.
   C. Broncospasmo.
   D. Tempo expiratório insuficiente.

Resposta: B
Se as P_{pico} e $P_{platô}$ forem aumentadas (e o volume de corrente não fica excessivo), então o problema é a diminuição da complacência na unidade do pulmão/parede torácica. As causas comuns deste problema incluem pneumotórax, hemotórax, atelectasia lobar, edema pulmonar, pneumonia, síndrome do desconforto respiratório agudo (SDRA), contração ativa dos músculos da parede torácica ou diafragmática, distensão abdominal e pressão positiva expiratória final intrínseca, como ocorre em pacientes com broncospasmo e tempos expiratórios insuficientes. Quando for aumentada a P_{pico}, mas a $P_{platô}$ fica relativamente normal, o problema principal é o aumento da resistência das vias aéreas, como ocorre com o broncospasmo, com o uso de um tubo endotraqueal de pequeno calibre ou com a torção ou obstrução do tubo endotraqueal. (Ver Schwartz, 9ª ed., p. 354.)

7. Um alto nível de meta-hemoglobina resultará em:
   A. Leitura da oximetria de pulso falsamente elevada.
   B. Leitura da oximetria de pulso falsamente baixa.
   C. Leitura da oximetria de pulso de 85%.
   D. Nenhuma das opções anteriores, não há nenhum efeito sobre a leitura da oximetria de pulso.

Resposta: C
Em circunstâncias normais, as contribuições de carboxiemoglobina e meta-hemoglobina são mínimas. No entanto, se os níveis de carboxiemoglobina ficarem elevados, o oxímetro de pulso interpretará de modo incorreto a carboxiemoglobina, como oxiemoglobina, e a saturação arterial exibida ficará falsamente elevada. Quando a concentração de meta-hemoglobina for consideravelmente aumentada, a SaO_2 será mostrada como 85%, independentemente da saturação arterial verdadeira. A precisão do oxímetro de pulso começa a declinar em valores de SaO_2 inferiores a 92% e tende a ser pouco confiável para valores menores que 85%. (Ver Schwartz, 9ª ed., p. 354.)

8. Qual dos seguintes é a $PaCO_2$ aproximada para um indivíduo saudável, com um CO_2 final da expiração ($PETCO_2$) de 25?
   A. 20.
   B. 25.
   C. 30.
   D. Nenhuma das opções anteriores, não existe uma correlação precisa entre $PaCO_2$ e o CO_2 ao final da expiração.

Resposta: C
Em indivíduos saudáveis, o $PETCO_2$ é de cerca de 1 a 5 mmHg menor que a $PaCO_2$. Assim, $PETCO_2$ pode ser usado para estimar a $PaCO_2$ sem a necessidade de determinar a gasometria arterial. Entretanto, as alterações no $PETCO_2$ podem não se correlacionar com as alterações na $PaCO_2$ durante uma série de condições patológicas. (Ver Schwartz, 9ª ed., p. 354.)

9. Qual das seguintes é considerada confirmação do diagnóstico de síndrome de compartimento abdominal?
   A. Pressão da bexiga > 15 mmHg.
   B. Pressão da bexiga > 25 mmHg.
   C. Pressão da bexiga > 35 mmHg.
   D. Pressão da bexiga > 45 mmHg.

Resposta: B
A tríade de oligúria, elevação das pressões de pico das vias aéreas e da pressão intra-abdominal, é conhecida como a *síndrome de compartimento abdominal*. Esta síndrome, descrita pela primeira vez em pacientes após a correção do rompimento do aneurisma de aorta abdominal, é associada a edema intersticial dos órgãos abdominais, resultando em pressão intra-abdominal elevada. Quando a pressão intra-abdominal for superior à pressão capilar ou venosa, é prejudicada a perfusão dos rins e outras vísceras intra-abdominais. A oligúria é um sinal cardinal. Embora o diagnóstico da síndrome de compartimento abdominal seja clínico, a medição da pressão intra-abdominal é útil para confirmar o diagnóstico. Idealmente, um catéter introduzido na cavidade peritoneal pode medir a pressão intra-abdominal para confirmar o diagnóstico. Na prática, a medida da pressão da bexiga transuretral reflete a pressão intra-abdominal e é mais frequentemente usada para confirmar a presença de síndrome de compartimento abdominal. Após infundir 50 a 100 mL de solução salina estéril para a bexiga através de um catéter de Foley, o tubo é conectado a um sistema de transdução para medir a pressão da bexiga. A maioria das autoridades recomendam que a pressão da bexiga maior que 20 a 25 mmHg confirma o diagnóstico da síndrome de compartimento abdominal. (Ver Schwartz, 9ª ed., p. 355.)

10. O monitoração da pressão intracraniana é indicada para um paciente com:
    A. Tomografia computadorizada anormal do cérebro e pontuação na escala de coma de Glasgow 10 após a lesão cerebral traumática.
    B. Tomografia computadorizada normal do cérebro após lesão cerebral traumática, pressão arterial sistólica < 90 e idade > 40.
    C. Tomografia computadorizada normal do cérebro e insuficiência hepática com coma.
    D. Tomografia computadorizada normal do cérebro e coma após anoxia.

Resposta: B
A monitoração da pressão intracraniana é atualmente recomendada em pacientes com lesão cerebral traumática, definida como a pontuação da escala de coma de Glasgow (GCS) ≤ 8, com uma tomografia computadorizada anormal, e em pacientes com lesão cerebral traumática grave e tomografia computadorizada normal, se dois ou mais dos seguintes itens estiverem presentes: idade superior a 40 anos, postura motora unilateral ou bilateral ou pressão arterial sistólica inferior a 90 mmHg. A monitoração da pressão intracraniana também está indicada em pacientes com hemorragia subaracnoide aguda com coma ou deterioração neurológica, hemorragia intracraniana com sangue intraventricular, acidente vascular encefálico isquêmico da artéria cerebral média, insuficiência hepática fulminante com coma e edema cerebral na tomografia computadorizada e isquemia cerebral global ou anóxia, com edema cerebral na tomografia computadorizada. (Ver Schwartz, 9ª ed., p. 355.)

11. A titulação de sedação na UTI pode ser melhorada com a monitoração com:
    A. Eletroencefalograma contínuo.
    B. Índice biespectral.
    C. Níveis séricos da(s) droga(s) a ser(em) utilizada(as).
    D. Espectrometria infravermelha.

Resposta: B
Um avanço recente na monitoração do eletroencefalograma é o uso do índice biespectral para titular o nível de medicações de sedativos. Embora as drogas sedativas sejam geralmente tituladas com relação ao exame neurológico clínico, o dispositivo do índice biespectral tem sido utilizado na sala de operação para monitorar continuamente a profundidade da anestesia. O índice biespectral é uma medida empírica, calculada, estatisticamente, a partir de uma base de dados de mais de 5.000 eletroencefalogramas. O índice biespectral origina-se de gravações de eletroencefalogramas bifrontais e analisados para calcular a razão de supressão de ruptura relativa à razão alfa:beta e à relação de beta, e bicoerência. Usando um modelo de regressão multivariada, é calculado um índice linear numérico (índice biespectral), variando de 0 (eletroencefalograma isoelétrico) a 100 (totalmente desperto). Seu uso tem sido associado a menor consumo de anestésicos durante a cirurgia e despertar mais cedo com mais rápida recuperação da anestesia. O índice biespectral também foi validado como uma abordagem útil para monitorar o nível de sedação para pacientes na UTI, utilizando a sedação revista – Escala de agitação como padrão ouro. (Ver Schwartz, 9ª ed., p. 355.)

CAPÍTULO 14

Cirurgia Minimamente Invasiva, Robótica e Cirurgia Endoscópica Transluminal por Orifício Natural

PERGUNTAS SOBRE CIÊNCIA BÁSICA

1. O pneumoperitônio resulta em qual das seguintes?
   A. Diminuição da renina plasmática.
   B. Diminuição do hormônio antidiurético.
   C. Diminuição da taxa de filtração glomerular.
   D. Diminuição da absorção de água livre nos túbulos distais.

Resposta: C
O aumento da pressão intra-abdominal diminui o fluxo sanguíneo renal, a taxa de filtração glomerular e a excreção de urina. Estes efeitos podem ser mediados por pressão direta sobre o rim e a veia renal. O efeito secundário da diminuição do fluxo sanguíneo renal é aumentar a liberação da renina plasmática, aumentando, assim, a retenção de sódio. O aumento dos níveis circulantes de hormônio antidiurético também é encontrado durante o pneumoperitônio, elevando a reabsorção de água livre nos túbulos distais. (Ver Schwartz, 9ª ed., p. 362.)

2. Quando comparado a procedimentos abertos, os procedimentos laparoscópicos resultam em:
   A. Maior supressão imunológica.
   B. Maior produção de hormônios de estresse.
   C. Níveis de cortisol sérico maiores.
   D. Normalização mais devagar dos níveis de citocinas.

Resposta: C
As respostas endócrinas à cirurgia laparoscópica nem sempre são intuitivas. Os níveis de cortisol sérico após as operações laparoscópicas são frequentemente mais elevados do que após a operação equivalente realizada por uma incisão aberta. A maior diferença entre a resposta endócrina de cirurgia aberta e laparoscópica é o equilíbrio mais rápido da maioria dos níveis de hormônios mediados por estresse após a cirurgia laparoscópica. A imunossupressão também é menor após a laparoscopia que após a cirurgia aberta. Há uma tendência em direção a mais rápida normalização dos níveis de citocinas após um procedimento laparoscópico que após o procedimento equivalente realizado por laparotomia (Ver Schwartz, 9ª ed., p. 362.)

3. Qual dos seguintes NÃO requer uma corrente elétrica para a coagulação do tecido?
   A. Cautério monopolar.
   B. Cautério bipolar.
   C. Cautério blend.
   D. Tesoura ultrassônica.

Resposta: D
O objetivo do uso da energia ultrassônica é criar instrumentos oscilantes rápidos que sejam capazes de aquecer os tecidos com o atrito. Esta tecnologia representa um grande avanço na tecnologia de energia. Um exemplo de sua aplicação é o dispositivo de corte laparoscópico de coagulação (bisturi harmônico), que é capaz de coagular e dividir os vasos sanguíneos inicialmente pela sua oclusão e depois pelo fornecimento de calor suficiente para selar as paredes destes e, então, os seccionar. Este método não elétrico de coagulação e divisão do tecido com um mínimo de danos colaterais tem facilitado o desempenho dos diversos processos endocirúrgicos. É especialmente útil no controle de sangramento de vasos de médio porte que são muito grandes para se controlar com eletrocautério monopolar e exigem a dissecção bipolar seguida de corte. (Ver Schwartz, 9ª ed., p. 370.)

PERGUNTAS CLÍNICAS

1. Qual das seguintes afirmações relativas ao pneumoperitônio de N_2O é verdadeira?
   A. O N_2O é inflamável, portanto, a eletrocirurgia não deve ser utilizada.
   B. A ventilação por minuto é aumentada em pacientes com pneumoperitônio N_2O quando comparado ao CO_2.
   C. O pneumoperitônio de N_2O é mais analgésico do que o pneumoperitônio de CO_2.
   D. O N_2O é o gás de escolha para o uso de procedimentos oncológicos.

Resposta: C
O N_2O tem a vantagem de ser fisiologicamente inerte e rapidamente absorvido. Também forneceu melhor analgesia por laparoscopia realizada com anestesia local, quando comparada a CO_2 ou ar. Apesar da preocupação inicial de que o N_2O não suprimiria a combustão, os ensaios clínicos controlados estabeleceram sua segurança dentro da cavidade peritoneal. Além disso, o N_2O mostrou que reduz o CO_2 final da expiração no intraoperatório, e a ventilação por minuto é necessária para manter a homeostase, quando comparada ao pneumoperitônio de CO_2. São desconhecidos o efeito do N_2O sobre a biologia do tumor e o desenvolvimento de metástases do *site* da porta. Como tal, deve-se tomar cuidado ao realizar a cirurgia laparoscópica de câncer com este agente. Finalmente, a segurança do pneumoperitônio de N_2O na gravidez ainda não precisa ser elucidada. (Ver Schwartz, 9ª ed., p. 361.)

2. A hipercarbia de pneumoperitônio de CO_2 pode causar:
   A. Bradicardia.
   B. Aumento da demanda de oxigênio do miocárdio.
   C. Acidose metabólica.
   D. Hipocalcemia.

Resposta: B
O CO_2 é rapidamente absorvido pela membrana peritoneal para a circulação. Na circulação, o CO_2 cria uma acidose respiratória por meio da geração de ácido carbônico. Os tampões do corpo, a maior reserva se encontra nos ossos, absorvem CO_2 (até 120 L) e minimizam o desenvolvimento de hipercarbia ou acidose respiratória durante rápidos procedimentos endoscópicos. Uma vez que os tampões encontram-se no corpo, ficam saturados, a acidose respiratória desenvolve-se rapidamente, e o sistema respiratório assume o ônus de manter a absorção de CO_2 e sua liberação desses tampões.

Nos pacientes com função respiratória normal, isso não é difícil. O anestesiologista aumenta a frequência ventilatória ou a capacidade vital no ventilador. Se a frequência respiratória exigida for superior a 20 respirações por minuto, pode haver troca gasosa menos eficiente e hipercarbia crescente. Inversamente, se a capacidade vital tiver aumento substancial, há maior oportunidade para o barotrauma e maior ruptura respiratória induzida por movimento do campo operatório abdominal superior. Em algumas situações, é aconselhável evacuar o pneumoperitônio ou reduzir a pressão intra-abdominal para dar tempo ao anestesiologista para ajustar hipercarbia. Apesar da discreta acidose respiratória sem um problema insignificante, foi registrada acidose respiratória mais grave, ocasionando arritmias cardíacas. A hipercarbia também provoca taquicardia e aumento da resistência vascular sistêmica, o que eleva a pressão arterial e aumenta a demanda de oxigênio do miocárdio. (Ver Schwartz, 9ª ed., p. 361.)

3. A arritmia mais comum observada com pneumoperitônio de CO_2 é:
   A. Taquicardia ventricular.
   B. Taquicardia superventricular.
   C. Taquicardia sinusal.
   D. Bradicardia sinusal.

Resposta: D
Também foram estudados os efeitos da pressão do pneumoperitônio sobre a fisiologia cardiovascular. No indivíduo hipovolêmico, a pressão excessiva sobre a veia cava inferior e uma posição reversa de Trendelenburg com a perda de tônus muscular da extremidade inferior podem causar diminuição do retorno venoso e diminuição do débito cardíaco. Isto não é visto no paciente normovolêmico. A arritmia mais comum criada por laparoscopia é a bradicardia. Uma distensão rápida da membrana peritoneal muitas vezes provoca uma resposta vagal com bradicardia e, ocasionalmente, hipotensão. O manejo adequado deste evento é desinsuflação do abdome, administração de agentes vagolíticos (p. ex., atropina) e reposição adequada de volume. (Ver Schwartz, 9ª ed., p. 361.)

4. Observa-se que um paciente submetido à ressecção laparoscópica do cólon apresenta uma diminuição da excreção de urina durante a última hora do processo. O *bolus* é administrado no final do caso. Uma hora depois, ainda há produção de urina muito deficiente. O tratamento mais adequado é:
   A. Repetir o *bolus*.
   B. Furosemida intravenosa.
   C. Verificar os eletrólitos da urina.
   D. Nenhuma das anteriores.

5. A terapia a *laser* restaura a desobstrução luminal em um vaso sanguíneo realizando:
   A. Remoção da lesão obstrutiva.
   A. Ruptura da lesão obstrutiva.
   C. Dissolução química da lesão obstrutiva.
   D. Nenhuma das anteriores.

Resposta: D
A baixa produção de urina é uma resposta fisiológica normal ao aumento da pressão intra-abdominal por até 1 hora após a cirurgia. Embora os efeitos do pneumoperitônio sobre o fluxo sanguíneo renal sejam imediatamente reversíveis, as alterações hormonais mediadas, como, por exemplo, elevados níveis de hormônio antidiurético, diminuem a excreção de urina por até 1 hora após o final do procedimento. A oligúria intraoperatória é comum durante a laparoscopia, mas a excreção de urina não é um reflexo do estado do volume intravascular; a administração de fluidos intravenosos durante um procedimento laparoscópico simples não deve estar ligada à produção de urina. (Ver Schwartz, 9ª ed., p. 362.)

Resposta: A
A terapia fotodinâmica age com a remoção da lesão obstrutiva. (Ver Schwartz, 9ª ed., p. 372 e Tabela 14-1.)

TABELA 14-1	Modalidades e técnicas de restauração à desobstrução luminal
Mobilidade	**Técnica**
Remoção	Terapia fotodinâmica
	Laser
	Coagulação
	Fórceps de biópsia endoscópica
	Substância química
	Ultrassonografia
Fratura	Ultrassonografia
	Biópsia endoscópica
	Balão
Dilatação	Balão
	Supositório
	Angioplastia
	Endoscópio
Cirurgia de revascularização	Derivação portossistêmica intra-hepática transvenosa
	Cirúrgica (tubo sintético ou autólogo)
Stent	*Stent* de metal de autoexpansão
	Stent de plástico

CAPÍTULO 15

Biologia Molecular

PERGUNTAS SOBRE CIÊNCIA BÁSICA

1. A genômica funcional é um termo usado para descrever qual dos seguintes?
   A. Transcrição do DNA.
   B. Tradução do RNA.
   C. Proteômica.
   D. Todas as alternativas anteriores.

Resposta: D
A genômica funcional visa a atribuir as funções bioquímica, fisiológica, biológica celular e/ou desenvolvimental de cada gene no gene previsto. Um arsenal cada vez maior de abordagens, incluindo animais transgênicos, a interferência de RNA (RNAi) e várias estratégias sistemáticas mutacionais, permitirá a dissecção das funções associadas a genes recém-descobertos. (Ver Schwartz, 9ª ed., p. 385 e Fig. 15-1.)

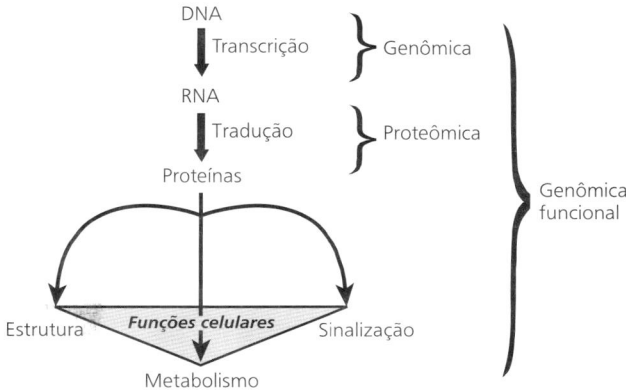

FIG. 15-1. O fluxo da informação genética do DNA para proteínas para as funções celulares. O processo de transmissão da informação genética do DNA para o RNA é chamado de transcrição, e o processo de transmissão de RNA para a proteína é chamado de tradução. As proteínas são os componentes essenciais para controlar a estrutura celular, a sinalização celular e o metabolismo. A genômica e a proteômica estudam a composição genética de um organismo vivo, no nível de DNA e proteínas, respectivamente. O estudo da relação entre genes e suas funções celulares é chamado *genômica funcional*.

2. Um íntron é:
   A. Segmento de DNA retirado antes da transcrição.
   B. Segmento (funcional) remanescente de DNA após a remoção do DNA não funcional.
   C. Segmento de RNAm retirado antes da tradução.
   D. Segmento (funcional) remanescente de RNAm após a remoção do DNA não funcional.

Resposta: A
As células vivas têm a maquinaria necessária para transcrever por meio de enzimas o DNA em RNA e traduzir o RNAm em proteína. Esta máquina realiza as duas principais etapas necessárias para a expressão do gene em todos os organismos: transcrição e tradução. Entretanto, a regulação do gene é muito mais complexa, sobretudo em organismos eucariontes. Por exemplo, muitos genes transcritos devem ser emendados para remover as sequências intervenientes. As sequências que são emendadas são chamadas íntrons, que parecem ser inúteis, mas, de fato, podem carregar algumas informações regulatórias. As sequências que são unidas e finalmente traduzidas em proteína chamam-se éxons. A regulação adicional da expressão do gene inclui a modificação de RNAm, o controle da estabilidade do RNAm e suas exportações nucleares no citoplasma (onde é montada em ribossomos para a tradução).

3. A tradução do RNAm em proteínas ocorre:
   A. Na mitocôndria.
   B. Nos ribossomos.
   C. No citoplasma.
   D. Na membrana celular.

Após o RNAm ser traduzido em proteína, os níveis e as funções das proteínas podem ser regulados também de forma pós-traducional. (Ver Schwartz, 9ª ed., p. 382.)

Resposta: B
O DNA controla a síntese de RNA, o RNA, por sua vez, controla a síntese de proteínas. As proteínas são polímeros polipeptídeos de comprimento variável, compostas de várias combinações de 20 aminoácidos diferentes, e são as moléculas de trabalho da célula. O processo de decodificação de informações sobre RNAm na síntese de proteínas é chamado de tradução. A tradução ocorre em ribossomos compostos por RNAr e proteínas ribossomais. (Ver Schwartz, 9ª ed., p. 383 e Fig. 15-2.)

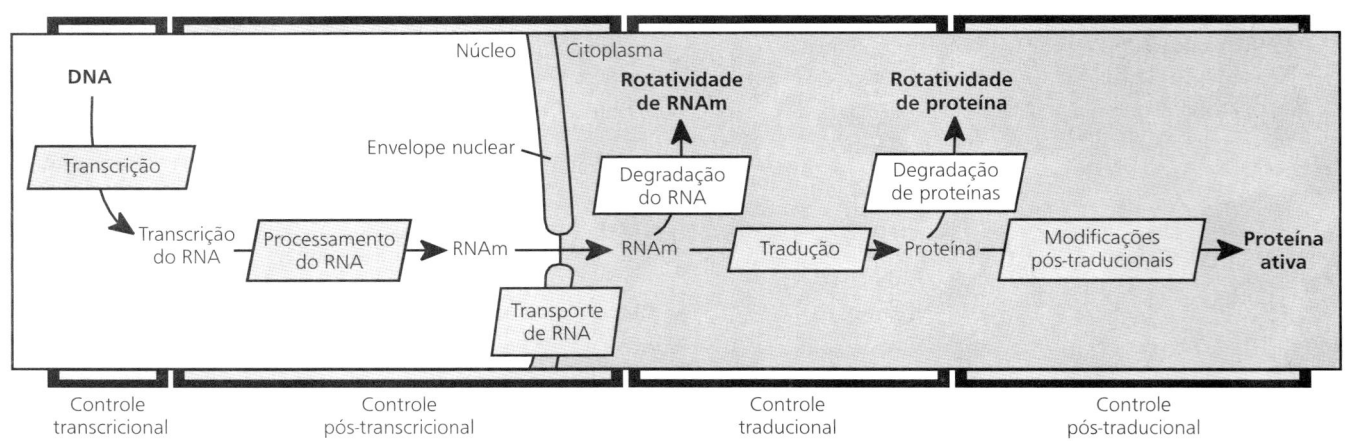

FIG. 15-2. As quatro principais etapas no controle da expressão gênica eucariótica. O controle transcricional e pós-transcricional determina o nível de RNA mensageiro (RNAm) que está disponível para produzir proteína, enquanto o controle de translação e pós-traducional determina o resultado final de proteínas funcionais. Observe que os controles pós-transcricionais e pós-traducionais consistem em várias etapas.

4. Aproximadamente quantos genes estão presentes no genoma humano?
   A. 25.000.
   B. 100.000.
   C. 250.000.
   D. 750.000.

Resposta: A
O genoma é um termo geral para todos os genes presentes em um organismo. O genoma humano contém sequências de DNA de 3 bilhões de pares de bases, realizados por 23 pares de cromossomos. O genoma humano tem cerca de 25.000 a 30.000 genes, e, em geral, é 99,9% idêntico em todas as pessoas. Há cerca de 3 milhões de locais onde as diferenças de DNA de única base foram identificadas e denominadas polimorfismos de nucleotídeo único. Os polimorfismos de nucleotídeo único podem ser fatores determinantes da variação humana na suscetibilidade à doença e às respostas aos fatores ambientais. (Ver Schwartz, 9ª ed., p. 385.)

5. A replicação do DNA ocorre em que fase do ciclo celular?
   A. G_1.
   B. S.
   C. G_2.
   D. M.

Resposta: B
Muitas células crescem, enquanto algumas células, como, por exemplo, as células nervosas e musculares estriadas, não. Todas as células de crescimento têm a capacidade de duplicar seu DNA genômico e repassar cópias idênticas desta informação genética para cada célula-filha. Assim, o ciclo celular é o mecanismo fundamental para manter a homeostase do tecido. Um ciclo celular é composto por quatro períodos: G_1 (primeira fases de intervalo antes da síntese de DNA), S (fase de síntese, quando ocorre a replicação do DNA), G_2 (fase de intervalo antes da mitose) e M (mitose, a fase em que são geradas duas células-filhas com DNA) (Fig. 15-3). Após um ciclo completo, as células-filhas entram na fase G_1 novamente, e quando recebem os sinais adequados passam por outro ciclo, e assim por diante. A maquinaria que impulsiona a progressão do ciclo celular é composta por um grupo de enzimas chamadas de quinases dependentes de ciclina (CDK). A expressão de

ciclina flutua durante o ciclo celular, e as ciclinas são essenciais para as atividades de quinases dependentes de ciclina e formam complexos com quinases dependentes de ciclina. A ciclina A/quinase dependente de ciclina 1 e ciclina B/quinase dependente de ciclina 1 provocam a progressão para a fase M, enquanto ciclina A/quinase dependente de ciclina 2 é o primeiro complexo da fase S. A ciclina inicial de G1 D/quinases dependentes de ciclina 4/6 ou ciclina final G2 D/quinases dependentes de ciclina 2 controla a transição da fase G_1 para S. Há também os reguladores negativos de quinases dependentes de ciclina denominando inibidores de quinases dependentes de ciclina, que inibem a montagem ou a atividade do complexo ciclina e as quinases dependentes de ciclina. A expressão das ciclinas e inibidores de quinases dependentes de ciclina geralmente são regulados por fatores desenvolvimentais e ambientais. (Ver Schwartz, 9ª ed., pp. 385 e 386.)

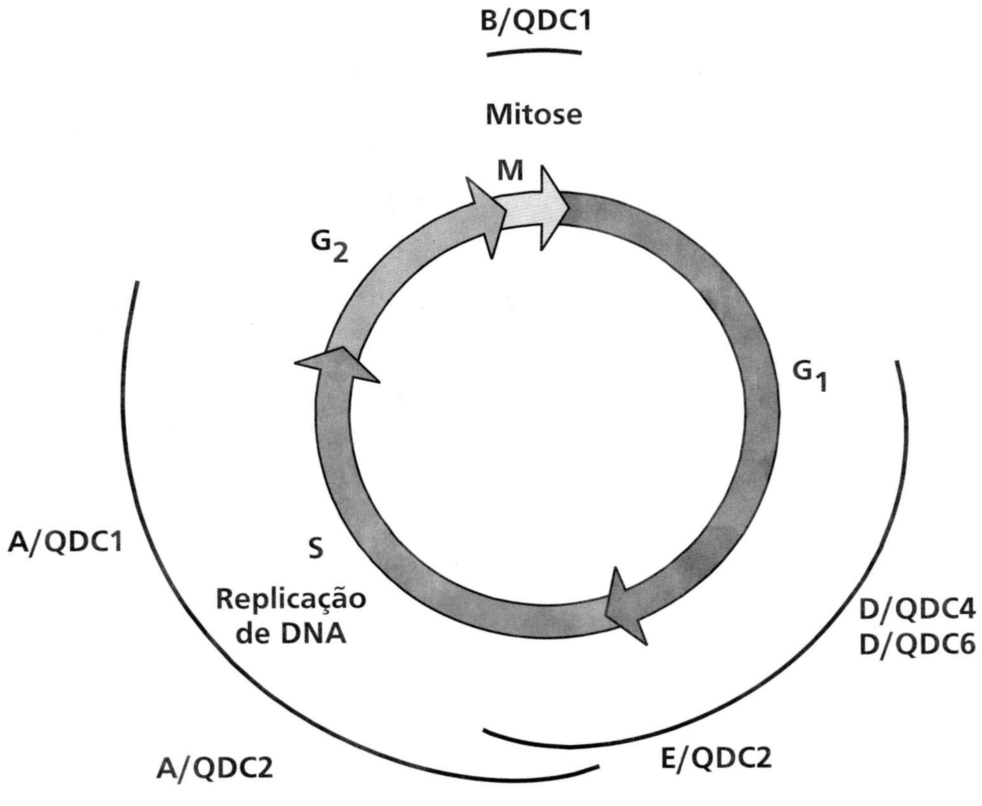

FIG. 15-3. O ciclo celular e seu sistema de controle. M é a fase da mitose, quando o núcleo e o citoplasma se dividem. S é a fase em que o DNA é duplicado. G_1 é o intervalo entre M e S. G_2 é o intervalo entre S e M. Um complexo de ciclina e quinase dependente de ciclina controla os eventos específicos de cada fase. Sem ciclina, a quinase dependente de ciclina é inativa. Diferentes complexos de ciclina/quinase dependente de ciclina são mostrados por perto do ciclo celular. A, B, D e E representam a ciclina A, ciclina B, ciclina D e ciclina E, respectivamente.

6. A apoptose é realizada pela ativação de:
   A. Capsases.
   B. Metaloproteases.
   C. Complemento.
   D. Proteínas de choque térmico.

Resposta: A
Os tecidos normais passam por apoptose adequada para remover as células indesejáveis, aquelas que tenham concluído seus trabalhos ou que tenham sido danificadas ou incorretamente proliferadas. A apoptose pode ser ativada por estímulos fisiológicos, como, por exemplo, sinais de morte do receptor (p. ex., Fas ou fator de necrose tumoral de citocina), privação do fator de crescimento, danos no DNA e sinais de estresse. Duas principais vias controlam os mecanismos bioquímicos que regulam a apoptose: o receptor de morte e mitocondrial. Contudo, recentes avanços na pesquisa da apoptose sugerem uma interligação das duas vias. O que é fundamental para a maquinaria apoptótica é a ativação de uma cascata de proteases, chamadas caspases. (Ver Schwartz, 9ª ed., pp. 385, 386 e Fig. 15-4.)

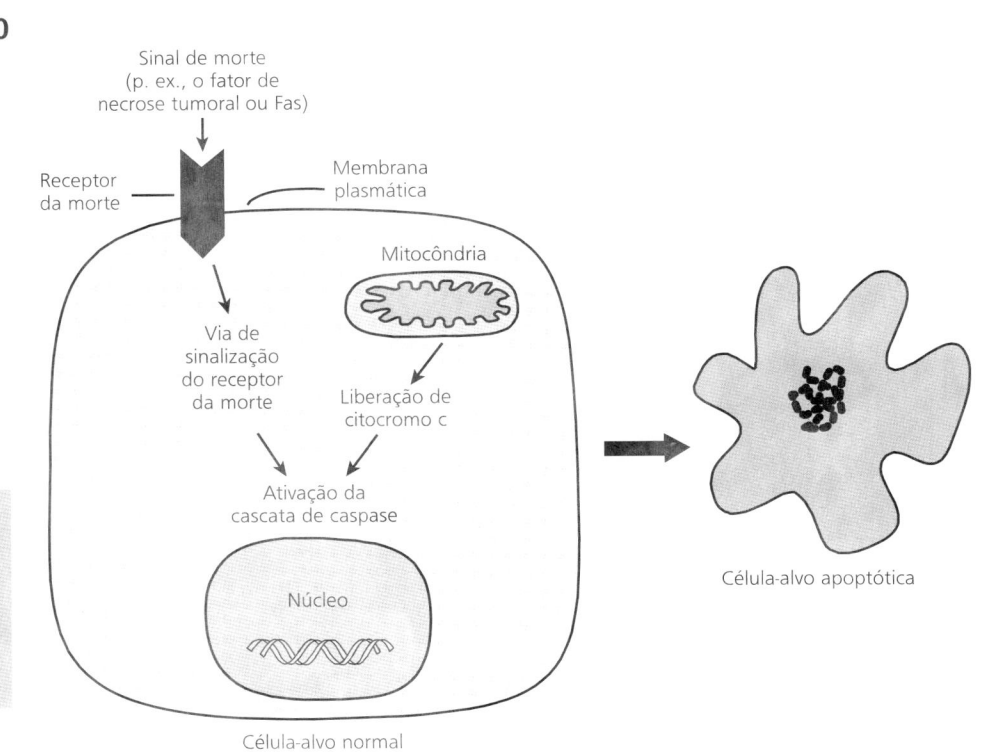

Fig. 15-4. Uma visão simplificada das vias de apoptose. As vias do receptor de morte extracelular incluem a ativação de Fas e receptores de fator de necrose tumoral, e consequente ativação da via da caspase. A via da morte intracelular indica a liberação de citocromo c da mitocôndria, que também provoca a ativação da cascata de caspase. Durante a apoptose, as células sofrem fragmentação de DNA, degradação das membranas nuclear e celular, e, eventualmente, são digeridas por outras células.

7. As células percebem as alterações em seu ambiente, que então afeta a expressão do gene na célula. Estas alterações são transmitidas para as células por "ligantes", substâncias que interagem com os receptores sobre as células ou nelas. Os ligantes são:
   A. Peptídeos.
   B. Gases dissolvidos.
   C. Retinoides.
   D. Todas as alternativas anteriores.

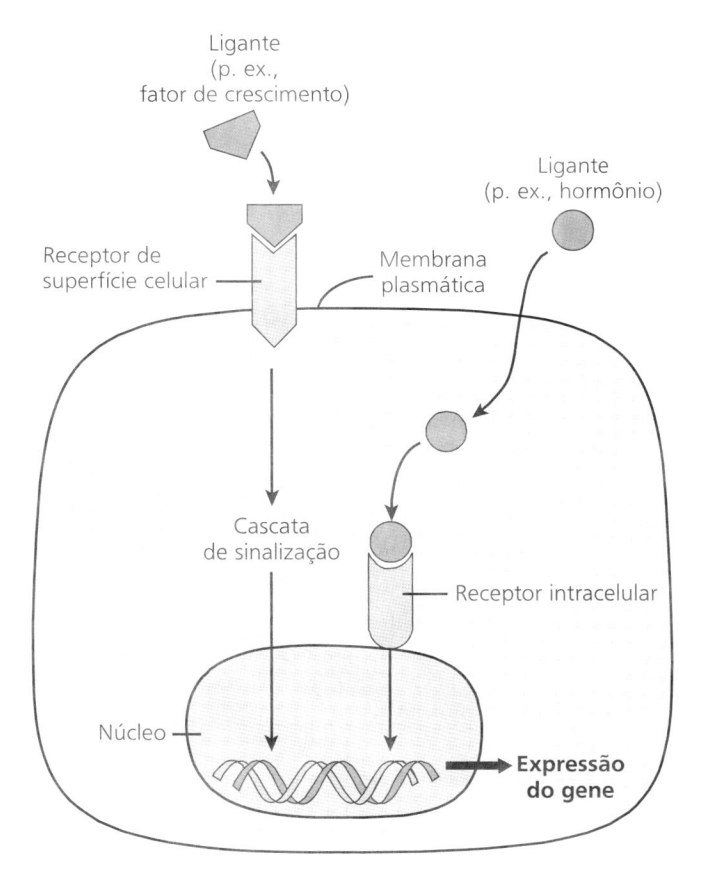

Resposta: D

A expressão do gene em um genoma é controlada de maneira temporal e espacial, ao menos em parte, por vias de sinalização. A via de sinalização, em geral, começa na superfície da célula e, depois de uma retransmissão de sinalização por uma cascata de efetores intracelulares, termina no núcleo (Fig. 15-5). Todas as células têm a capacidade de sentir mudanças em seu ambiente externo. As substâncias bioativas para a qual as células podem responder são muitas e incluem proteínas, peptídeos curtos, aminoácidos, nucleotídeos e nucleosídeos, esteroides, retinoides, ácidos graxos e gases dissolvidos. Algumas dessas substâncias são lipofílicas e, assim, podem atravessar a membrana plasmática por difusão para ligar a uma proteína-alvo específica dentro do citoplasma (receptor intracelular). Outras substâncias ligam-se diretamente a uma proteína transmembrana (receptor da superfície celular). A ligação do ligante ao receptor inicia uma série de reações bioquímicas (*transdução de sinal*), geralmente envolvendo interações proteína-proteína e transferência de grupos de fosfato de alta energia, causando várias respostas finais celulares. (Ver Schwartz, 9ª ed., p. 386.)

FIG. 15-5. Vias de receptores intracelulares e de superfície celular. Via de sinalização de extracelular: a maioria dos fatores de crescimento e outras moléculas de sinalização hidrofílicas são incapazes de se mover pela membrana plasmática e ativam diretamente os receptores da superfície celular, como os receptores acoplados à proteína G e aqueles ligados à enzima. O receptor serve como receptor e, por sua vez, ativa os sinais a jusante na célula. A via de sinalização intracelular: hormônios ou outras moléculas difusíveis entram na célula e se ligam ao receptor intracelular no citoplasma ou no núcleo. Sinais extracelular ou intracelular, muitas vezes, atingem o núcleo para controlar a expressão gênica.

8. Identificação de um segmento de DNA específico pode ser realizado por:
A. *Southern blotting.*
B. *Northern blotting.*
C. *Western blotting.*
D. *Eastern blotting.*

Resposta: A
Southern blotting se refere à técnica de transferência de fragmentos de DNA de um gel de eletroforese para uma membrana de suporte e posterior análise dos fragmentos por hibridização com uma sonda radioativa etiquetada (Fig. 15-6). *Southern blotting* recebeu este nome em homenagem a E.M. Southern, que, em 1975, foi o primeiro a descrever a técnica de análise de DNA. Permite uma análise confiável e eficiente de fragmentos de DNA de tamanho fracionado em um suporte de membrana imobilizado (Ver Schwartz, 9ª ed., p. 392.)

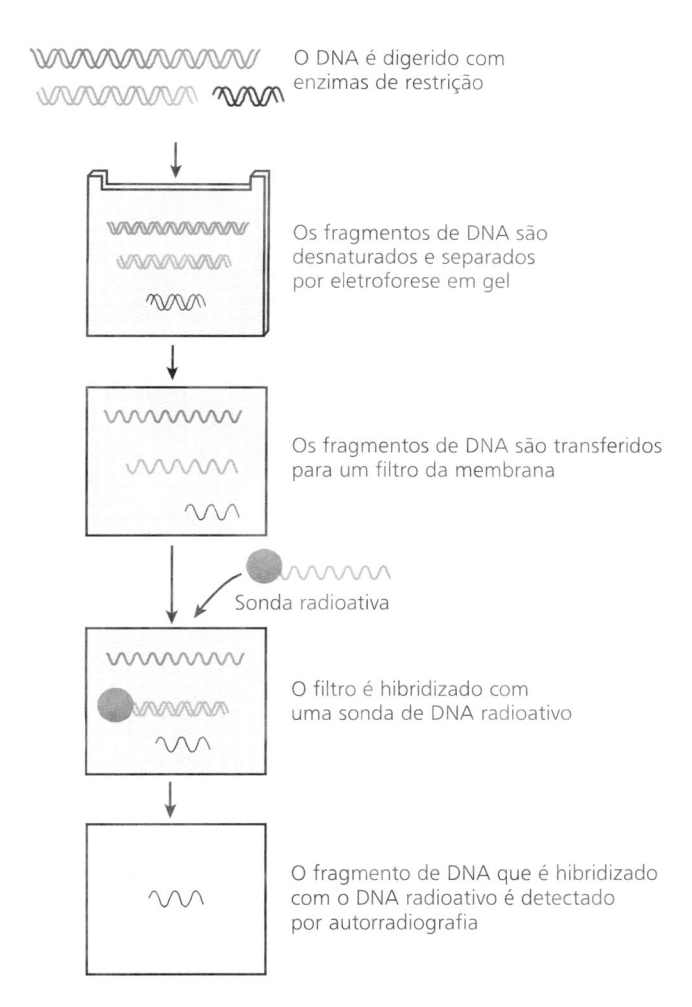

FIG. 15-6. *Southern blotting.* Os fragmentos de restrição enzimática do DNA são separados por eletroforese em gel de agarose, transferidos para um filtro de membrana e, em seguida, hibridizados com uma sonda radioativa.

Northern blotting se refere à técnica de fracionamento do tamanho de RNA em gel e à transferência de uma amostra de RNA a um suporte sólido (membrana) de tal maneira que sejam mantidas as posições relativas das moléculas de RNA. A membrana resultante é, então, hibridizada com uma sonda marcada complementar ao RNAm de interesse. Os sinais gerados desde a detecção da membrana podem ser usados para determinar o tamanho e a abundância do RNA-alvo. Em princípio, a hibridização de *Northern blot* é semelhante à de *Southern blot* (e daí seu nome), com a ressalva de que RNA, não DNA, está na membrana.

As análises de proteínas são realizadas principalmente por técnicas imunológicas com anticorpos dirigidos. Por exemplo,

9. As micromatrizes de DNA permitem a identificação de mutações do gene usando:
   A. Reação em cadeia da polimerase.
   B. Hibridização.
   C. *Western blotting*.
   D. Clonagem molecular.

Western blot, também chamado de *immunoblotting*, é realizado para detectar os níveis de proteína em uma população de células ou tecidos, enquanto a imunoprecipitação é usada para concentrar as proteínas a partir de um conjunto maior.

Não há uma técnica conhecida como *Eastern blotting*.

Resposta: B

A micromatriz de DNA, também chamada de *chip* de gene, os *chips* de DNA e uma matriz genética, refere-se a grandes conjuntos de sondas de sequências conhecidas ordenadamente, em um pequeno *chip*, permitindo muitas reações de hibridização para ser realizada em paralelo em um pequeno aparelho (Fig. 15-7). Como hibridização de *Southern* e *Northern*, o princípio subjacente desta tecnologia é a capacidade notável de ácidos nucleicos para formar um dúplex entre duas vertentes com sequências de bases complementares. As micromatrizes de DNA oferecem um meio para correspondência de amostras conhecidas e desconhecidas de DNA com base em regras de pareamento de base e automatização do processo de identificação das incógnitas. As micromatrizes exigem robótica especializada e equipamentos de imagem que localizam as amostras em um substrato de vidro ou *nylon*, realizam a hibridização e analisam os dados gerados. As micromatrizes de DNA que contêm diferentes conjuntos de genes de uma variedade de organismos agora são agora comercialmente disponíveis, permitindo que os biólogos simplesmente obtenham os *chips* e realizem hibridização e coleta de dados.

A reação em cadeia da polimerase é um método *in vitro* para a amplificação pela polimerase dirigida de sequências específicas de DNA usando dois *primers* de oligonucleotídeos que hibridizam com vertentes opostas e flanqueiam a região de interesse no DNA-alvo.

Western blotting, também chamado de *immunoblotting*, é realizado para detectar os níveis de proteína em uma população de células.

A clonagem molecular refere-se ao processo de clonagem de um fragmento de DNA de interesse em um vetor de DNA que, em última análise, é desenvolvido em bactérias, células ou tecidos de mamíferos. (Ver Schwartz, 9ª ed., p. 394.)

PERGUNTAS CLÍNICAS

1. O trastuzumab é um anticorpo monoclonal que tem como alvos quais dos seguintes receptores da célula em pacientes suscetíveis a câncer de mama?
   A. BRAC-1.
   B. BRAC-2.
   C. HER2.
   D. CAD-1.

Resposta: C
Uma das aplicações mais interessantes da imunoterapia veio da identificação de certos tumores-alvo, chamados antígenos tumorais e o direcionamento de um anticorpo a esses alvos. Este foi usado primeiramente como um meio de localizar tumores no corpo para o diagnóstico e foi mais recentemente usado para atacar células cancerosas. O trastuzumab (Herceptin) é um exemplo de tal droga. O trastuzumab é um anticorpo monoclonal que neutraliza a atividade mitogênica do HER2 do receptor do fator de crescimento de superfície da célula. Aproximadamente 25% dos cânceres de mama expressam em excesso o HER2. Estes tumores tendem a crescer mais rápido e, geralmente, são mais suscetíveis a se repetirem que os tumores que não produzem em excesso o HER2. O trastuzumab é projetado para atacar as células cancerosas que expressam em excesso o HER2. O trastuzumab retarda ou impede o crescimento destas células e aumenta a sobrevida de pacientes com câncer de mama HER2-positivo. (Ver Schwartz, 9ª ed., p. 390.)

2. O STI157, também conhecido como Gleevec, é uma terapia de alvo molecular para:
   A. Leucemia linfoide aguda.
   B. Leucemia mieloide aguda.
   C. Leucemia linfoide crônica.
   D. Leucemia mieloide crônica.

Resposta: D
A função primária de produtos químicos anticancerígenos é bloquear diferentes etapas envolvidas no crescimento e na replicação celular. Estes produtos químicos normalmente bloqueiam uma reação química crítica em uma via de transdução de sinais ou durante a replicação do DNA ou expressão do gene. Por exemplo, STI571, também conhecido como Gleevec, é uma das primeiras drogas molecularmente orientadas com base nas alterações que provocam câncer nas células. O STI571 oferece promessa para o tratamento da leucemia mieloide crônica (LMC) e pode em breve superar o γ-interferon como o tratamento-padrão para a doença. Na leucemia mieloide crônica, o STI571 é direcionado para as quinases Bcr-Abl, um produto de oncogene ativado na leucemia mieloide crônica (Fig. 15-8). O Bcr-Abl é uma proteinoquinase ativada excedente, resultante de uma anomalia genética específica gerada pela translocação cromossômica que é encontrada nas células dos pacientes com leucemia mieloide crônica. A inibição mediada STI571 da atividade da quinase Bcr-Abl não só previne o crescimento celular de células leucêmicas transformadas em Bcr-Abl, mas também induz apoptose. Em termos clínicos, a droga rapidamente corrige as anormalidades das células sanguíneas, causadas pela leucemia, na maioria dos pacientes, e consegue um completo desaparecimento das células leucêmicas no sangue e o retorno de células sanguíneas normais. (Ver Schwartz, 9ª ed., p. 390.)

FIG. 15-7. Mecanismo da STI571 com droga molecular. O Bcr-Abl é um produto oncogene ativado excedente, resultante de uma anomalia genética específica, gerada pela translocação cromossômica que é encontrada nas células dos pacientes com leucemia mieloide crônica. Bcr-Abl é uma proteinoquinase ativada e, portanto, requer o trifosfato de adenosina para fosforilar substratos, que, por sua vez, promovem a proliferação celular. O STI571 é uma pequena molécula que compete com o sítio de ATP (trifosfato de adenosina) ligante e, consequentemente, bloqueia a transferência do grupo fosforila para o substrato.
PO_4 = fosfato; Tyr = tirosina.

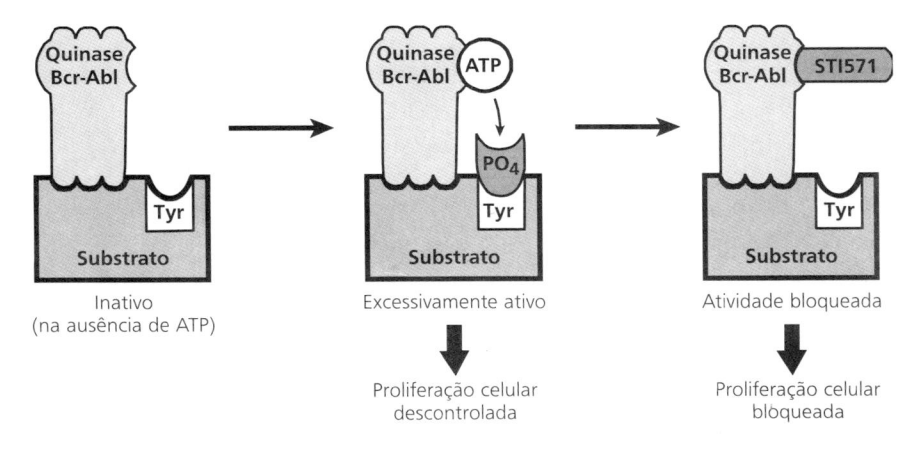

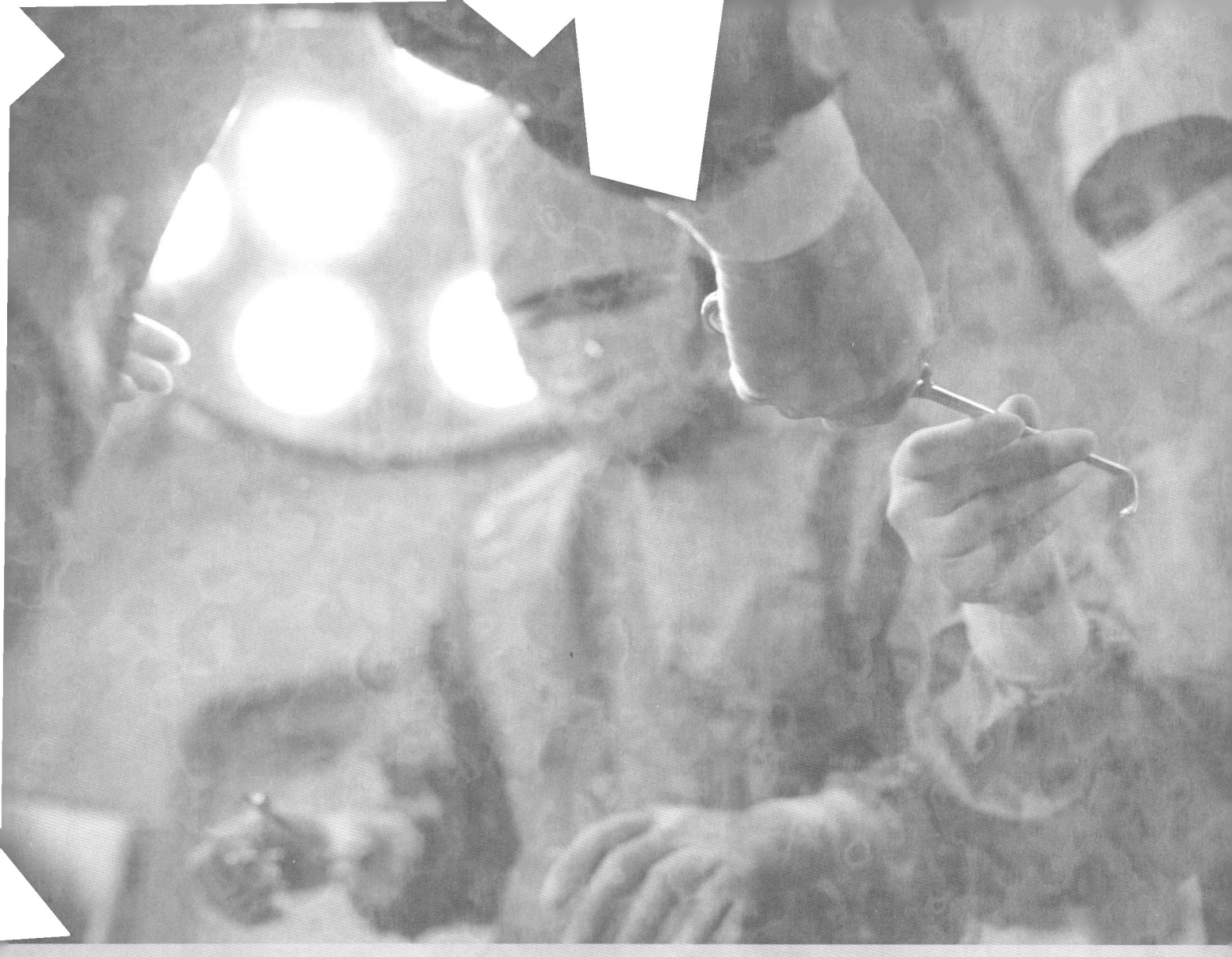

PARTE II

Considerações Específicas

CAPÍTULO 16
Tecidos Cutâneo e Subcutâneo

PERGUNTAS SOBRE CIÊNCIA BÁSICA

1. Aproximadamente, quanto tempo leva desde a migração de um queratinócito da camada de base até o tempo que é perdido a partir da epiderme?
   A. 10 dias.
   B. 30 dias.
   C. 50 dias.
   D. 70 dias.

Resposta: C
Composta principalmente dos queratinócitos, a epiderme é um composto dinâmico, de várias camadas de células em maturação. Da camada mais interna para a externa, a epiderme é composta por (a) camada germinada (b) camada espinhosa, (c) camada granulosa, (d) estrato lúcido e, finalmente, (e) estrato córneo. As células basais são ativas de formas mitóticas, uma camada celular única dos queratinócitos menos diferenciados na base da estrutura da epiderme. Conforme as células basais se multiplicam, deixam a lâmina basal para começar sua diferenciação e a migração ascendente. Na camada espinhosa, os queratinócitos são ligados entre si por tonofilamentos e produzem queratina. Como essas células evoluem de forma ascendente, perdem a capacidade de mitose. Com a entrada para a camada granular, as células acumulam grânulos de queratoialina. Na camada córnea, os queratinócitos envelhecem, perdem suas conexões intercelulares e soltam-se. Da camada basal até sua perda, o tempo de trânsito dos queratinócitos aproxima-se de 40 a 56 dias. (Ver Schwartz, 9ª ed., p. 406.)

2. Qual é a origem embriológica dos melanócitos?
   A. Ectoderma.
   B. Mesoderma.
   C. Endoderma.
   D. Crista neural.

Resposta: D
Os melanócitos e outros componentes celulares dentro da pele impedem a absorção de radiação nociva. Inicialmente, derivados de células precursoras da crista neural, os melanócitos estendem processos dendríticos para cima em tecidos epidérmicos a partir de sua posição abaixo da camada celular basal. Eles incluem aproximadamente uma para cada 35 queratinócitos e produzem a melanina a partir da tirosina e da cisteína. Uma vez que o pigmento é empacotado em melanossomas dentro do corpo celular dos melanócitos, estas moléculas de pigmento são transportadas para dentro da epiderme por meio de processos dendríticos. Como os processos dendríticos (apócope) são cortados, a melanina é transferida para os queratinócitos por fagocitose. Apesar das diferenças na tonalidade da pele, a densidade de melanócitos é constante entre os indivíduos. É a taxa de produção de melanina, transferência para os queratinócitos e degradação de melanossomas que determinam o grau de pigmentação da pele. (Ver Schwartz, 9ª ed., p. 406.)

3. Qual dos seguintes é o principal tipo de colágeno presente na pele fetal?
   A. Colágeno tipo I.
   B. Colágeno tipo II.
   C. Colágeno tipo III.
   D. Colágeno tipo IV.

Resposta: C
O colágeno, a principal proteína funcional dentro da derme, constitui 70% do peso seco da derme e é responsável pela sua notável força de tração. O propocolágeno, um precursor de colágeno, é composto por três cadeias polipeptídicas (hidroxilisina, hidroxiprolina e glicina) envolto em uma hélice. Estas moléculas longas são então entrecruzadas uma à outra para formar fibras colágenas. Dos sete colágenos estruturalmente distintos, a pele contém principalmente o tipo I. A derme fetal contém principalmente o colágeno tipo III (fibras de reticulina), mas isso só permanece na zona de membrana basal e regiões perivasculares durante o desenvolvimento pós-natal. (Ver Schwartz, 9ª ed., p. 407.)

4. Qual dos seguintes NÃO é um componente de mecanorreceptores na pele (ou seja, usado para transmitir informações sobre as forças mecânicas sobre a pele para o sistema nervoso central)?
   A. Corpúsculos de Meissner.
   B. Corpúsculos de Ruffini.
   C. Corpúsculos de Pacini.
   D. Corpos glômicos.

Resposta: D
A sensação cutânea é conseguida pela ativação de um plexo complicado de fibras autonômicas dérmicas unidas em sinapse às glândulas sudoríparas, *erector pili* e pontos de controle de vasculatura. Estas fibras também se conectam aos receptores corpusculares que transmitem informações a partir da pele de volta para o sistema nervoso central. Os corpúsculos de Meissner, Ruffini e Pacini transmitem informações sobre a pressão local, vibração e tato. Além disso, as terminações nervosas livres "não especializadas" registram temperatura, tato, dor e sensação de coceira.

Os corpos glômicos são derivações tortuosas arteriovenosas que permitem um aumento substancial no fluxo sanguíneo superficial, quando estimulados para abrir. (Ver Schwartz, 9ª ed., p. 407.)

5. Uma pressão de 60 mmHg pode resultar em necrose por pressão da pele e tecidos moles subjacentes após:
   A. 20 minutos.
   B. 1 hora.
   C. 4 horas.
   D. 12 horas.

Resposta: B
Dentro de menos de hora de pressão de 60 mmHg produz trombose venosa identificável histologicamente, degeneração muscular e necrose tecidual. Embora as pressões da vênula, capilar e arteríola normal sejam 32, 20 e 12 mmHg, respectivamente, a posição sentada pode produzir pressões tão elevadas como 300 mmHg nas tuberosidades isquiáticas. Os indivíduos saudáveis regularmente transferem seu peso corporal, mesmo durante o sono. Entretanto, a pressão sacral pode aumentar para 150 mmHg ao ficar na posição deitada em um colchão-padrão de hospital. Os pacientes incapazes de sentir dor ou transferir seu peso corporal, como paraplégicos ou pessoas acamadas, podem desenvolver pressões teciduais elevadas e prolongadas e necrose local. Como o tecido muscular é mais sensível à isquemia do que a pele, a necrose geralmente se estende a uma área mais profunda do que a aparente na inspeção superficial. (Ver Schwartz, 9ª ed., p. 409.)

6. Qual dos seguintes comprimentos de onda de radiação é o principal responsável pelo desenvolvimento de câncer de pele após a exposição ao sol?
   A. UVA (400 a 315 nm).
   B. UVB (315 a 290 nm).
   C. UVC (290 a 200 nm).
   D. FUV (200 a 122 nm).

Resposta: B
A radiação solar ou UV é a forma mais comum de exposição à radiação. O espectro UV é dividido em UVA (400 a 315 nm), UVB (315 a 290 nm) e UVC (290 a 200 nm). Com relação aos danos da pele e ao desenvolvimento de cânceres de pele, os comprimentos de onda são significativos no espectro UV. A camada de ozônio absorve comprimentos de onda de UVC abaixo de 290 nm, permitindo apenas UVA e UVB alcançarem a terra. A UVB é responsável pelas queimaduras solares agudas e pelos danos crônicos à pele, levando à degeneração maligna, apesar de representar menos de 5% da radiação UV solar que atinge a Terra. O FUV (ultravioleta distante) também é absorvido pela camada de ozônio. (Ver Schwartz, 9ª ed., p. 409.)

PERGUNTAS CLÍNICAS

1. Qual dos seguintes é o melhor tratamento inicial de uma queimadura com ácido fluorídrico?
   A. Irrigação abundante com água.
   B. Irrigação abundante com uma solução diluída de bicarbonato de sódio.
   C. Aplicação de um composto de amônio quaternário tópico.
   D. Aplicação de gel tópico de carbonato de cálcio.

Resposta: A
O efeito da exposição ácida na pele é determinado pela concentração, duração do contato, quantidade e penetrabilidade. Pode ocorrer a lesão profunda do tecido de coagulação, danificando os nervos, vasos sanguíneos, tendões e ossos. O tratamento inicial deve incluir a irrigação abundante da pele durante, pelo menos, 30 minutos com solução salina ou água. Isso dilui a solução ativa de ácido e ajuda a pele a voltar para um pH normal. As lesões associadas a ácido fluorídrico apresentam um desafio adicional para o tratamento. Os íons de flúor continuam a ferir o tecido subjacente até que sejam neutralizados com o cálcio e a absorver o fornecimento de cálcio do corpo, que pode causar arritmia cardíaca. Os compostos de amônio tópica quaternária são amplamente utilizados, e o gel tópico de carbonato de cálcio também efetivamente desintoxica os íons de flúor. (Ver Schwartz, 9ª ed., p. 407.)

2. Qual é o agente causador da lesão mostrada na Figura 16-1?
   A. *Staphyloccocus epidermidis*.
   B. *Actinomyces israelii*.
   C. *Nocardia brasiliensis*.
   D. Papilomavírus tipo 2.

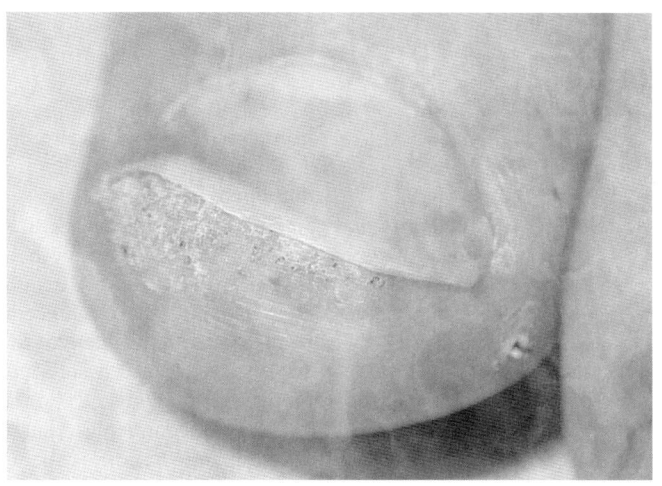

FIG. 16-1.

Resposta: D
As verrugas são crescimentos epidérmicos resultantes da infecção pelo papilomavírus humano. Os tipos morfológicos diferentes têm uma tendência a ocorrer em áreas diferentes do corpo. A verruga comum *(verruca vulgaris)* é encontrada nos dedos das mãos e dos pés e é áspera e bulbosa (Fig. 16-1). As verrugas plantares *(verruca plantaris)* ocorrem nas plantas dos pés e palmas das mãos e podem assemelhar-se a um calo comum. As verrugas planas *(verruca plana)* são ligeiramente salientes e planas. Este subtipo particular tende a aparecer no rosto, nas pernas e nas mãos. As verrugas venéreas (condiloma acuminado) crescem nas áreas úmidas ao redor da vulva, do ânus e do escroto.

A actinomicose é uma doença granulomatosa supurativa bacteriana, causada por *Actinomyces*. Além da *Nocardia*, *Actinomadura*, *Streptomyces* e *Actinomyces*, as infecções podem produzir profundas infecções cutâneas que se apresentam como nódulos e espalham-se para formar tratos de drenagem dentro de tecidos moles circundantes. Quarenta a 60% das infecções actinomicóticas ocorrem no rosto ou na cabeça. A infecção actinomicótica geralmente ocorre seguida da extração de dente, infecção odontogênica ou trauma facial. O diagnóstico exato depende da análise histológica cuidadosa, e a presença de grânulos de enxofre na amostra purulenta é patognomônica. Penicilina e sulfonamidas são normalmente eficazes contra estas infecções. Entretanto, as áreas de infecção bem profunda, abscesso, ou cicatrizes crônicas podem exigir tratamento cirúrgico. (Ver Schwartz, 9ª ed., p. 410.)

3. Qual das seguintes é associada a pioderma gangrenoso?
   A. Gamopatia monoclonal da imunoglobulina A.
   B. Artrite degenerativa.
   C. Adenocarcinoma do cólon.
   D. Glioblastoma.

Resposta: A
A piodermia gangrenosa é uma lesão destrutiva cutânea relativamente rara. Do ponto de vista clínico, um crescimento rápido, necrótico da lesão, com margem comprometida e eritema circundante, caracteriza esta doença. Relacionada com a doença sistêmica subjacente em 50% dos casos, essas lesões são comumente associadas à doença inflamatória intestinal, artrite reumatoide, doença maligna hematológica e gamopatia monoclonal da imunoglobulina A. O reconhecimento da doença subjacente é de suma importância. O tratamento de ulcerações da piodermia gangrenosa sem correção dos distúrbios sistêmicos subjacentes está repleto de complicações. A maioria dos pacientes recebe esteroides sistêmicos ou ciclosporina. Embora o tratamento médico por si só possa resultar em lenta cicatrização, muitos médicos defendem o uso da quimioterapia com cuidados agressivos e cobertura de enxerto de pele. (Ver Schwartz, 9ª ed., p. 410.)

4. A síndrome da pele escaldada estafilocócica (ver Fig. 16-2) tende mais a estar associada a qual das seguintes?
   A. Fenitoína.
   B. Barbituratos.
   C. Tetraciclina.
   D. Otite média.

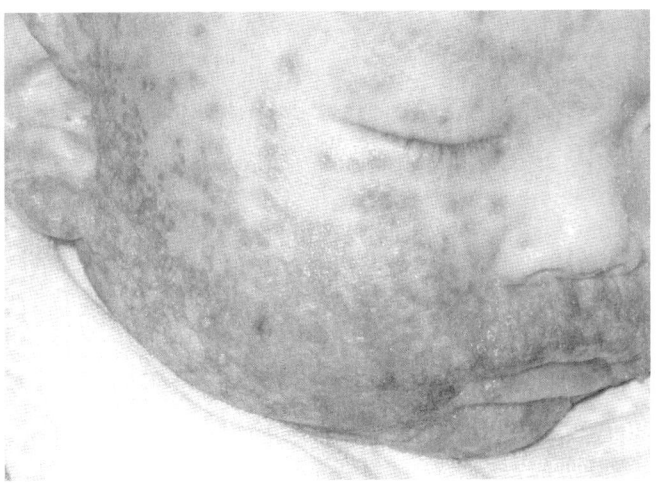

FIG. 16-2.

5. Um cisto "sebáceo" é removido do couro cabeludo de uma mulher de 48 anos de idade. Qual dos seguintes seria esperado no exame histológico?
   A. Presença de sebo.
   B. Presença de uma camada granular.
   C. Presença de glândulas écrinas.
   D. Presença de epiderme coberta por uma camada basal externa.

Resposta: D
A síndrome da pele escaldada estafilocócica é causada por uma exotoxina produzida durante a infecção estafilocócica da nasofaringe ou da orelha média. A necrólise epidérmica tóxica é uma resposta imune a certas drogas, como sulfonamidas, fenitoína, barbituratos e tetraciclina. O diagnóstico é feito pela biópsia cutânea. A análise histológica da síndrome da pele escaldada estafilocócica revela um plano de clivagem na camada granular da epiderme. Por outro lado, a necrólise epidérmica tóxica resulta em defeitos estruturais na junção dermoepidérmica e é semelhante a uma queimadura de segundo grau. O tratamento envolve a reposição de líquidos e eletrólitos, bem como cuidados com as feridas semelhantes ao tratamento de queimaduras. Enquanto naqueles com mais de 30% do envolvimento da área de superfície corporal queimada, classificados como necrólise epidérmica tóxica, os pacientes com menos de 10% de descolamento epidérmico são classificados como síndrome de Stevens-Johnson. Na síndrome de Stevens-Johnson, a necrose de tratos respiratório e digestório epitelial pode resultar em má absorção intestinal e insuficiência pulmonar. Os pacientes com perda significativa de tecidos moles devem ser tratados em unidades de queimados, com pessoal especializado e equipamentos críticos. Embora a terapia de corticosteroides não tenha sido eficaz, a cobertura temporária através de peles de cadáveres de suínos ou curativos biológicos semissintéticos (Biobrane) permite à epiderme subjacente regenerar-se espontaneamente. (Ver Schwartz, 9ª ed., p. 411.)

Resposta: D
Os cistos cutâneos são categorizados como epidérmicos, dermoides ou triquelemais. Embora os cirurgiões muitas vezes se refiram a cistos cutâneos, como cistos sebáceos, porque parecem conter sebo, isso é um erro, e a substância é na verdade queratina. Os cistos epidérmicos são o tipo mais comum de cisto cutâneo e podem apresentar-se como um nódulo único e firme em qualquer parte do corpo. Os cistos dermoides são lesões congênitas que acontecem quando o epitélio fica preso durante o fechamento da linha média fetal. Embora a sobrancelha seja o local mais frequente de apresentação os cistos dermoides são comuns em qualquer lugar da ponta nasal à testa. Os cistos triquelemais (Pilar), o segundo cisto cutâneo mais comum, ocorrem mais frequentemente no couro cabeludo do sexo feminino.

O exame histológico revela várias características fundamentais. As paredes do cisto são compostas de uma camada epidérmica orientada com a camada basal superficial, e as camadas mais profundas maduras (ou seja, com a epiderme crescendo no centro do cisto). As células descamadas (queratina) colhem no centro para formar o cisto. Os cistos epidérmicos têm uma epiderme madura completa com a camada granular. Os cistos dermoides demonstram ter epitélio escamoso, glândulas écrinas e unidades iliossebáceas. Além disso, esses cistos particulares podem desenvolver ossos, dentes ou tecido nervoso na ocasião. As paredes do cisto triquelemal não contêm uma camada granular, porém, esses cistos contêm uma camada exterior distinta, semelhante à bainha da raiz de um folículo piloso (triquelemoma). (Ver Schwartz, 9ª ed., p. 411.)

6. Qual das seguintes é indicada no paciente mostrado na Figura 16-3?
   A. Tomografia computadorizada do cérebro.
   B. Ressonância magnética dos seios.
   C. Ultrassonografia do baço.
   D. Ultrassom Doppler dos vasos femorais.

Resposta: A
Um hemangioma capilar (também conhecido como mancha de vinho do porto) presente sobre o terço médio da face pode significar a síndrome de Churg-Strauss, e tomografia computadorizada do cérebro é adequada para excluir aneurismas da baga intracraniana. (Ver Schwartz, 9ª ed., p. 412.)

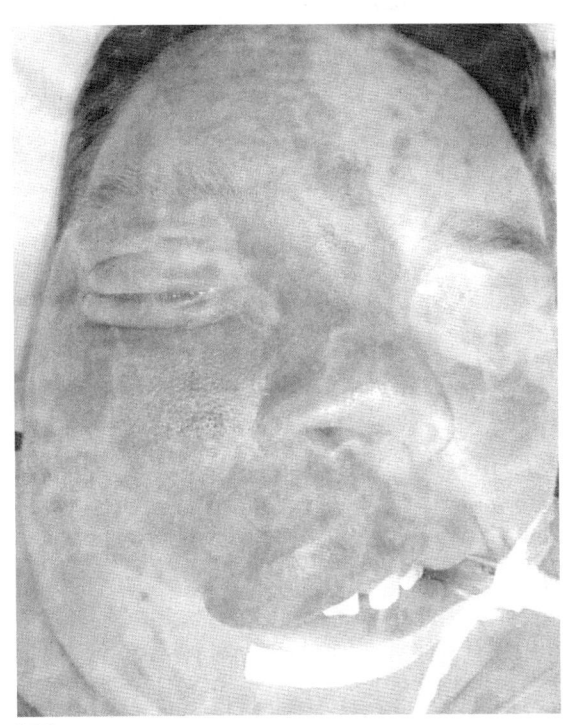

FIG. 16-3.

7. Qual das seguintes é a forma mais comum do carcinoma basocelular?
   A. Tipo morfeia.
   B. Espalhamento superficial.
   C. Pigmentado.
   D. Nodular.

Resposta: D
Decorrente da camada basal da epiderme, o carcinoma basocelular é o tipo mais comum de câncer de pele. Com base na morfologia bruta e histológica, o carcinoma basocelular foi dividido em vários subtipos: disseminação nodular, superficial, micronodular, infiltrativo, pigmentada e morfeaforma. O tipo nodulocístico ou noduloulcerativo corresponde a 70% dos tumores de carcinoma basocelular. Enceradas e frequentemente coloridas na cor creme, essas lesões apresentam-se com bordas laminadas e peroladas em torno de uma úlcera central. Embora os tumores basocelulares superficiais ocorram geralmente no tronco e formem lesões vermelhas em expansão, carcinomas basocelulares pigmentados são na cor bege a preta. O carcinoma basocelular tipo morfeia muitas vezes aparece como uma lesão plana, semelhante a uma placa. Essa variante particular é considerada relativamente agressiva e deve levar à excisão precoce. Uma forma rara de carcinoma basocelular é o tipo basoescamoso, que contém elementos do câncer basocelular e escamoso. Estas lesões podem metastizar semelhante ao carcinoma espinocelular e devem ser tratadas de forma agressiva. (Ver Schwartz, 9ª ed., p. 413.)

8. A úlcera de Marjolin surge em áreas expostas:
   A. À radioterapia por feixe externo.
   B. À lesão térmica.
   C. À pressão.
   D. Ao linfedema.

Resposta: B
As úlceras de Marjolin surgem em cicatrizes de queimadura. O carcinoma espinocelular pode surgir em úlceras de Marjolin. Junto a carcinomas espinocelulares associados à osteomielite e áreas de lesão anterior, estas lesões tendem a ser mais agressivas e entrar em metástase mais cedo do que os carcinomas espinocelulares. (Ver Schwartz, 9ª ed., p. 414.)

9. O angiossarcoma associado à síndrome de Stewart-Treves surge em áreas expostas:
   A. À radioterapia por feixe externo.
   B. À lesão térmica.
   C. À pressão.
   D. Ao linfedema.

Resposta: D
Os angiossarcomas podem surgir espontaneamente, sobretudo no couro cabeludo, no rosto e no pescoço. Aparecem geralmente como uma contusão que sangra espontaneamente ou aumenta sem trauma. Os tumores também podem surgir em áreas de radioterapia prévia ou na definição de linfedema crônico do braço, como após a mastectomia (síndrome de Stewart-Treves). O angiossarcoma que surge nas áreas de alteração crônica ocorre décadas depois. Os tumores consistem em células endoteliais anaplásicas vizinhas a canais vasculares. Embora a excisão total de lesões precoces possa proporcionar cura ocasional, o prognóstico é geralmente desfavorável, com taxas de sobrevida em 5 anos inferior a 20%. A quimioterapia e a radioterapia são utilizadas para o tratamento paliativo. (Ver Schwartz, 9ª ed., p. 418.)

10. Que tipo de melanoma tem o melhor prognóstico geral?
    A. Espalhamento superficial.
    B. Nodular.
    C. Lentigo maligno.
    B. Lentiginoso acral.

Resposta: C
Em ordem de frequência decrescente, os quatro tipos de melanoma são de disseminação superficial, nodular, lentigo maligno e lentiginoso acral. O tipo mais comum, espalhamento superficial, é responsável por até 70% dos melanomas. Estas lesões ocorrem em qualquer lugar da pele, exceto nas mãos e nos pés. Em geral, são planas e medem de 1 a 2 cm de diâmetro no diagnóstico. Antes da extensão vertical, uma fase prolongada de crescimento radial é característica dessas lesões. Normalmente de coloração mais escura e muitas vezes saliente, o tipo nodular é responsável por 15 a 30% dos melanomas. Estas lesões são conhecidas por sua falta de crescimento radial. Daí, todos os melanomas nodulares estarem em fase de crescimento vertical no momento do diagnóstico. Embora seja considerada uma lesão mais agressiva, o prognóstico para pacientes com melanomas tipo nodular é semelhante ao de um paciente com uma lesão de espalhamento superficial de mesma profundidade. O lentigo maligno é responsável por 4 a 15% dos melanomas e ocorre mais frequentemente no pescoço, no rosto e nas mãos de idosos. Embora tendam a ser muito grandes no momento do diagnóstico, essas lesões apresentam o melhor prognóstico, pois o crescimento invasor ocorre tardiamente. Estima-se que menos de 5% de lentigo maligno evolua para melanoma. O melanoma acrolentiginoso é o subtipo menos comum e constitui apenas 2 a 8% dos melanomas em populações brancas. Embora o melanoma acrolentiginoso entre as pessoas de pele escura seja relativamente raro, esse tipo corresponde a 29 a 72% dos melanomas em pessoas de pele escura (afro-americanos, asiáticos e hispânicos). O *acrallentiginous* melanoma é o mais frequentemente encontrado nas palmas das mãos, plantas dos pés e regiões subungueais. Mais comum no hálux ou no polegar, as lesões subungueais aparecem como descolorações azul-pretas das pregas ungueais posteriores. A presença adicional de pigmentação na pregas ungueais proximal ou lateral (sinal de Hutchinson) é um diagnóstico de melanoma subungueal. (Ver Schwartz, 9ª ed., p. 415.)

11. Um paciente se apresenta com um melanoma comprovado por biópsia da coxa, que é de 3 mm de espessura no exame histológico. No momento da excisão, qual deve ser a largura das margens?
    A. 1 cm.
    B. 2 cm.
    C. 3 cm.
    D. 4 cm.

Resposta: B
Independentemente da profundidade ou da extensão do tumor, a excisão cirúrgica é a conduta de escolha. As lesões de 1 mm ou menos em espessura podem ser tratadas com uma margem de 1 cm. Para lesões de 1 a 4 mm de espessura, recomenda-se uma margem de 2 cm. As lesões maiores que 4 mm podem ser tratadas com margens de 3 cm. O tecido circundante deve ser removido até a fáscia para eliminar todos os canais linfáticos. Se a fáscia profunda não for envolvida pelo tumor, sua remoção não afeta a taxa de recidiva ou sobrevivência, de modo que a fáscia é deixada intacta. (Ver Schwartz, 9ª ed., pp. 415, 416 e Fig. 16-4.)

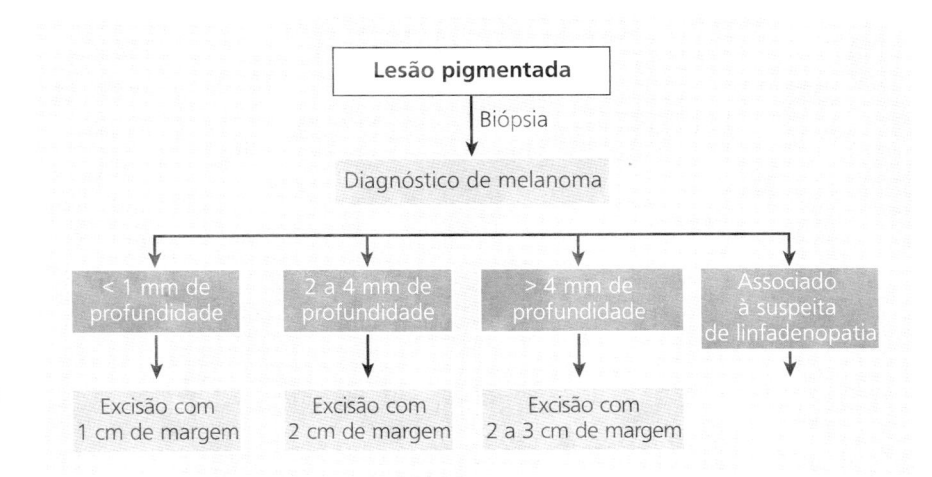

FIG. 16-4. O diagnóstico de melanoma deverá ser feito por biópsia excisional. Com base na profundidade do tumor, podem ser planejadas as margens adequadas. As indicações para a avaliação do linfonodo continuam a avançar conforme melhora a nossa compreensão sobre o comportamento do tumor, e os dados do resultado tornam-se disponíveis.

```
                    Lesão pigmentada
                           │
                         Biópsia
                           ▼
                  Diagnóstico de melanoma
     ┌──────────────┬──────────────┬──────────────┐
     ▼              ▼              ▼              ▼
 < 1 mm de      2 a 4 mm de    > 4 mm de      Associado
profundidade   profundidade   profundidade    à suspeita
                                             de linfadenopatia
     ▼              ▼              ▼
  Excisão com    Excisão com    Excisão com
  1 cm de        2 cm de        2 a 3 cm de
  margem         margem         margem
```

12. Um paciente apresenta um carcinoma de células de Merkel de 2 mm de diâmetro com biópsia comprovada. No momento da excisão, qual deve ser a largura das margens?
    A. 1 cm.
    B. 2 cm.
    C. 3 cm.
    D. 4 cm.

Resposta: C
Uma vez tido como uma variante do carcinoma espinocelular, os carcinomas de células de Merkel são, na verdade, uma diferenciação neuroepitelial. Estes tumores estão associados a um carcinoma espinocelular síncrono ou metassíncrono 25% do tempo. Pela sua natureza agressiva, recomenda-se ampla ressecção local com margens de 3 cm. As taxas de recorrência local são elevadas, e ocorrem metástases a distância em 1/3 dos pacientes. Recomendam-se a linfadenectomia regional profilática e a radioterapia adjuvante. Em geral, o prognóstico é pior que o de melanoma maligno. (Ver Schwartz, 9ª ed., p. 417.)

13. Qual dos seguintes agentes quimioterápicos é usado no tratamento de alguns pacientes com dermatofibrossarcoma protuberante?
    A. Imatinib.
    B. Carboplatina.
    C. Metotrexato.
    D. Nenhuma das opções anteriores, o dermatofibrossarcoma protuberante não é quimiossensível.

Resposta: A
O estudo contínuo da eficácia da quimioterapia em dermatofibrossarcoma protuberante também tem produzido resultados otimistas. O imatinib, um inibidor seletivo da cadeia-beta alfa do fator de crescimento derivado de plaquetas, derivado de plaquetas e atividade da quinase de proteína, tirosina do receptor beta do fator de crescimento derivado de plaquetas, altera os efeitos biológicos de sinalização do receptor do fator de crescimento derivado de plaquetas desregulamentado. Os ensaios clínicos têm demonstrado atividade contra o dermatofibrossarcoma protuberante e metastático e localizado contendo a translocação (17:22), sugerindo que os receptores de fator de crescimento derivado de plaquetas podem tornar-se uma nova opção terapêutica para o dermatofibrossarcoma protuberante. Os ensaios clínicos de fase II estão em andamento. (Ver Schwartz, 9ª ed., p. 418.)

14. O nevo sebáceo de Jadassohn é mais comumente associado a:
    A. Melanoma.
    B. Carcinoma espinocelular.
    C. Carcinoma basocelular.
    D. Neurofibroma.

Resposta: C
O nevo sebáceo de Jadassohn é uma lesão contendo vários elementos do tecido cutâneo que se desenvolvem durante a infância. Esta lesão está associada a uma variedade de neoplasias da epiderme, mas é mais comum o carcinoma basocelular. (Ver Schwartz, 9ª ed., p. 418.)

CAPÍTULO 17

Mama

PERGUNTAS SOBRE CIÊNCIA BÁSICA

1. Quantos ductos lactíferos drenam para o bico do peito de uma mama feminina madura?
   A. 5 a 10.
   B. 15 a 20.
   C. 25 a 30.
   D. 35 a 40.

Resposta: B
A mama é constituída de 15 a 20 lobos, que são compostos, cada uma de diversos lóbulos. Cada lobo da mama termina em um ducto (lactífero) grande (2 a 4 mm de diâmetro), que abre por meio de um orifício constrito (0,4 a 0,7 mm de diâmetro) na ampola do mamilo. (Ver Schwartz, 9ª ed., p. 426.)

2. Durante a gestação, o epitélio alveolar se desenvolve na mama, que é responsável após o parto pela produção de leite. Que porção da célula epitelial alveolar é responsável pela produção da gordura presente no leite humano?
   A. Retículo endoplasmático.
   B. Mitocôndria.
   C. Membrana celular.
   D. Citoplasma.

Resposta: D
Com a gravidez, a mama sofre maturação proliferativa e desenvolvimental. Como a mama aumenta em resposta à estimulação hormonal, os linfócitos, as células plasmáticas e os eosinófilos acumulam-se nos tecidos conectivos. O ramo de ductos menores e os alvéolos se desenvolvem. O desenvolvimento dos alvéolos é assimétrico, e podem ocorrer variações no grau de desenvolvimento dentro de um único lóbulo. Com o parto, o aumento das mamas ocorre pela hipertrofia do epitélio alveolar e pelo acúmulo de produtos de secreção no lúmen dos ductos menores.

Duas substâncias distintas são produzidas pelo epitélio alveolar: (a) o componente proteico do leite, que é sintetizado no retículo endoplasmático (secreção merócrina) e (b) o componente lipídico do leite (secreção apócrina), que forma gotículas de lipídios livres no citoplasma. (Ver Schwartz, 9ª ed., p. 427.)

3. A artéria mamária medial é um afluente de:
   A. Segunda, terceira, quarta artérias intercostais.
   B. Artéria mamária interna.
   C. Artéria tóraco-acromial.
   D. Artérias intercostais posteriores.

Resposta: A
A mama recebe seu suprimento sanguíneo principal dos (a) ramos perfurantes da artéria mamária interna, (b) ramos laterais das artérias intercostais posteriores e (c) ramos da artéria axilar, incluindo os ramos mais altos torácicos, torácicos laterais e peitorais da artéria toracoacromial. Segundo, terceiro e quarto perfurantes intercostais anteriores e ramos da artéria mamária interna ramificam-se na mama como as artérias mamárias mediais. A artéria torácica lateral solta ramos para os músculos serrátil anterior, peitoral maior e peitorais menores e subescapulares. Também dá origem a ramos mamários laterais. (Ver Schwartz, 9ª ed., p. 428.)

4. Qual dos seguintes hormônios é o principal responsável pela diferenciação do epitélio ductal mamário?
   A. Estrogênio.
   B. Testosterona.
   C. Progesterona.
   D. Prolactina.

Resposta: C
O estrogênio inicia o desenvolvimento ductal, enquanto a progesterona é responsável pela diferenciação do epitélio e pelo desenvolvimento lobular. A prolactina é o principal estímulo hormonal para a lactogênese no final da gravidez e o período pós-parto. Regula para cima os receptores hormonais e estimula o desenvolvimento epitelial. (Ver Schwartz, 9ª ed., p. 429.)

PERGUNTAS CLÍNICAS

1. A ausência da mama (amastia) está associada à:
   A. Síndrome de Turner.
   B. Síndrome de Klinefelter.
   C. Síndrome de Poland.
   D. Síndrome de Fleischer.

Resposta: C
Ausência da mama (amastia) é rara e resulta de uma interrupção no desenvolvimento da crista mamária que ocorre durante a sexta semana fetal. A síndrome de Poland é composta por hipoplasia ou ausência completa de mama, cartilagem costal e defeitos na costela, hipoplasia do tecido subcutâneo da parede torácica e braquissindactilia. (Ver Schwartz, 9ª ed., p. 426.)

A síndrome de Turner (agenesia ovariana e disgenesia) e síndrome de Fleischer (deslocamento dos mamilos e hipoplasia renal bilateral) podem ter polimastia como um componente.

A síndrome de Klinefelter (XXY) manifesta-se por ginecomastia, hipogonadismo hipergonadotrófico e azoospermia. Este é um risco maior de câncer de mama em homens com síndrome de Klinefelter. (Ver Schwartz, 9ª ed., p. 431.)

2. O tratamento de escolha para a doença de Zuska consiste em:
   A. Observação e drogas anti-inflamatórias não esteroides.
   B. Antibióticos, incisão e drenagem.
   C. Ressecção ampla da área afetada.
   D. Mastectomia.

Resposta: B
A doença de Zuska, também chamada de mastite periductal recorrente, é uma condição de infecções recorrentes retroareolares e abscessos. Esta síndrome é controlada sintomaticamente, por antibióticos juntamente com incisão e drenagem, conforme necessário. As tentativas de obter o controle durável a longo prazo por desbridamento amplo de tecidos cronicamente infectados e/ou ressecção do ducto terminal são frequentemente frustradas por infecções pós-operatórias. O tabagismo tem sido apontado como um fator de risco para essa condição. (Ver Schwartz, 9ª ed., p. 433.)

3. Um nódulo linfático subclavicular clinicamente positivo é:
   A. Nódulo de nível I.
   B. Nódulo de nível II.
   C. Nódulo de nível III.
   D. Nódulo de nível IV.

Resposta: C
Os grupos de nódulos linfáticos atribuídos em níveis, conforme as relações anatômicas do músculo peitoral menor. Os nódulos linfáticos localizados laterais ou abaixo da margem inferior do músculo peitoral são referidos como nódulos linfáticos de nível I, que incluem veia axilar, mamária externa e grupos escapulares. Os nódulos linfáticos localizados superficiais ou profundos com relação ao músculo peitoral menor são conhecidos como nódulos linfáticos de nível II, que abarcam os grupos central e interpeitoral. Os nódulos linfáticos localizados medial ou acima da margem superior do músculo peitoral menor são conhecidos como nódulos linfáticos de nível III, compostos pelo grupo subclavicular. (Ver Schwartz, 9ª ed., p. 429 e Fig. 17-1.)

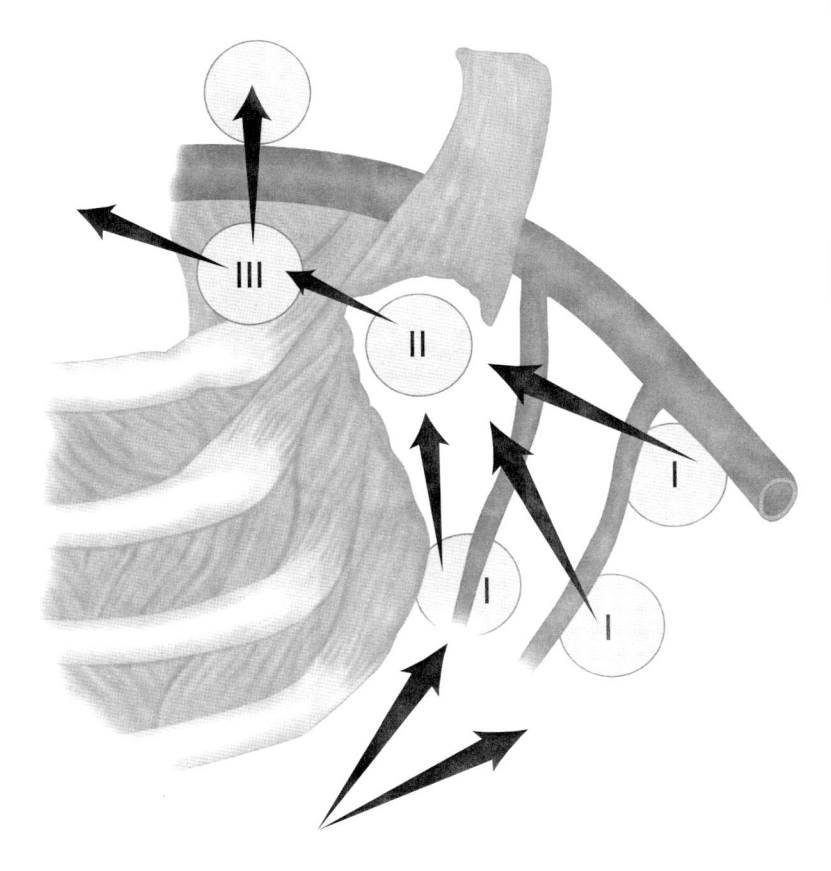

FIG. 17-1. Grupos dos nódulos linfáticos axilares. O nível I inclui os nódulos linfáticos localizados lateralmente ao músculo peitoral menor; o nível II inclui nódulos linfáticos localizados medial e profundamente ao músculo peitoral menor; o nível III inclui os nódulos linfáticos localizados com relação ao músculo peitoral menor. As setas indicam a direção do fluxo do linfa. Também são mostrados a veia axilar, com seus principais afluentes, e o grupo de nódulo linfático supraclavicular. (Reproduzida com permissão de Romrell LJ, Bland KI: Anatomy of the breast, axilla, chest wall, and related metastatic sites, in Bland KI, Copeland EM III (eds): *The Breast: Comprehensive Management of Benign and Malignant Diseases*. Philadelphia: WB Saunders, 1998, p. 32. Copyright © Elsevier.)

4. Qual das seguintes condições leva à ginecomastia causada por aumento da produção de estrogênio?
   A. Síndrome de Klinefelter.
   B. Carcinoma hepatocelular.
   C. Envelhecimento (senescência).
   D. Insuficiência renal.

Resposta: B
O excesso de estrogênio origina-se de um aumento na secreção de estradiol pelos testículos ou tumores não testiculares, alterações nutricionais, como, por exemplo, proteína e privação de gordura, doenças endócrinas (hipertireoidismo, hipotireoidismo) e doença hepática (cirrose alcoólica e não alcoólica). (Ver Schwartz, 9ª ed., p. 431 e Tabela 17-l.)

A síndrome de Klinefelter, o envelhecimento e a insuficiência renal, todos causam ginecomastia pela diminuição na produção de testosterona.

TABELA 17-1 Mecanismos fisiopatológicos da ginecomastia
I. Estados do excesso de estrogênio
A. Origem gonadal
1. Hermafroditismo verdadeiro
2. Estroma gonadal (não germinal) com neoplasias do testículo
a. Células de Leydig (intersticial)
b. Células de Sertoli
c. Células granulosa-theca
3. Tumores de células germinativas
a. Coriocarcinoma
b. Seminoma, teratoma
c. Carcinoma embrionário
B. Tumores não testiculares
1. Neoplasias corticais suprarrenais
2. Carcinoma do pulmão
3. Carcinoma hepatocelular
C. Distúrbios endócrinos
D. Doenças do fígado – cirrose não alcoólica e alcoólica
E. Estados de alteração nutricional
II. Estados de deficiência andrógena
A. Senescência
B. Estados hipoandrogênicos (hipogonadismo)

(Continua)

TABELA 17-1 Mecanismos fisiopatológicos da ginecomastia *(Cont.)*
1. Insuficiência testicular primária
a. Síndrome de Klinefelter (XXY)
b. Síndrome de Reifenstein
c. Ginecomastia familiar de Rosewater-Gwinup-Hamwi
d. Síndrome de Kallmann
e. Doença de Kennedy com ginecomastia associada
f. Estado eunucoidal (anorquia congênita)
g. Defeitos hereditários da biossíntese de andrógenos
h. Deficiência de hormônio adrenocorticotrófico
2. Insuficiência testicular secundária
a. Trauma
b. Orquite
c. Criptorquidismo
d. Irradiação
C. Insuficiência renal
III. Efeitos de drogas
IV. Doenças sistêmicas com mecanismos idiopáticos

5. O tratamento de escolha para a doença de Mondor consiste em:
A. Observação e drogas anti-inflamatórias não esteroides.
B. Antibióticos, incisão e drenagem.
C. Ressecção ampla da área afetada.
D. Mastectomia.

Resposta: A
A doença de Mondor é uma variante de tromboflebite, que envolve as veias superficiais da parede anterior do tórax e do peito. Em 1939, Mondor descreveu a condição como "flebite de cadeia", uma veia com trombose que apresenta uma estrutura macia, semelhante a um cordão. As veias frequentemente envolvidas incluem a veia torácica lateral, a veia toracoepigástrica e, menos comum, a veia epigástrica superficial. Normalmente, a mulher apresenta dor aguda na face lateral da mama ou da parede torácica anterior. Há um cordão macio, mas firme, para acompanhar a distribuição de uma das principais veias superficiais. Raramente, a apresentação é bilateral, e a maioria das mulheres não apresenta nenhuma evidência de tromboflebite em outros sítios anatômicos. Este distúrbio benigno, autolimitado, não é indicativo de câncer. Quando o diagnóstico for incerto, ou quando uma massa estiver perto do cordão macio, a biópsia é indicada. A terapia para a doença de Mondor inclui o uso liberal de medicamentos anti-inflamatórios e a aplicação de compressas quentes ao longo da veia sintomática. São importantes a restrição do movimento da extremidade ipsolateral e do ombro bem como o suporte do sutiã da mama. O processo geralmente desaparece dentro de 4 a 6 semanas. Quando os sintomas persistirem ou forem imunes ao tratamento, é apropriada a excisão do segmento da veia em questão. (Ver Schwartz, 9ª ed., p. 433.)

6. O tratamento adequado para a doença de Paget do mamilo é:
A. Creme esteroide tópico.
B. Medicação antifúngica tópica.
C. Injeção esteroide intralesional.
D. Ressecção.

Resposta: D
A doença de Paget do mamilo foi descrita em 1874. Com frequência, apresenta-se como uma erupção crônica, eczematosa do mamilo, que pode ser sutil, mas pode evoluir para uma lesão ulcerada, exsudativa. A doença de Paget geralmente está associada a carcinoma ductal *in situ* extensivo e pode estar associada a câncer invasivo. Uma massa palpável pode ou não estar presente. Um espécime da biópsia do mamilo mostrará uma população de células que são idênticas às células subjacentes do carcinoma ductal *in situ* (características pagetoides ou alterações pagetoides). A patognomônica deste tipo de câncer é a presença de células grandes, pálidas, vacuolizadas (células de Paget) nas cristas papilares do epitélio. A doença de Paget pode ser confundida com melanoma de disseminação superficial. A diferenciação do melanoma intraepitelial pagetoide baseia-se na presença do antígeno S-100 com imunocoloração e o melanoma e o antígeno carcinoembrionário com imunocoloração em doença de Paget. O tratamento cirúrgico da doença de Paget

7. Segundo a classificação de distúrbios do desenvolvimento e involução mamária normal (ANDI), um fibroadenoma de 2 cm é considerado:
   A. Normal.
   B. Distúrbio.
   C. Doença.
   D. Doença pré-maligna.

pode envolver lumpectomia, mastectomia, ou mastectomia radical modificada, dependendo do grau de envolvimento e da presença de câncer invasivo. (Ver Schwartz, 9ª ed., pp. 444 e 445.)

Resposta: B
Os princípios básicos subjacentes à classificação dos distúrbios do desenvolvimento e da involução mamária normal das condições benignas da mama são os seguintes: (a) os distúrbios benignos da mama e as doenças que estão relacionadas com os processos normais da vida reprodutiva e involução, (b) há um espectro de condições mamárias que vai de normal ao distúrbio à doença e (c) a classificação de distúrbios de desenvolvimento e involução mamária normal engloba todos os aspectos da condição mamária, incluindo a patogenia e o grau de anormalidade. O componente horizontal da Tabela 17-2 define os distúrbios de desenvolvimento e involução mamária normal ao longo de um espectro de normal, à anomalia leve (distúrbio), à anomalia grave (doença). O componente vertical indica o período durante o qual a doença se desenvolve. (Ver Schwartz, 9ª ed., p. 433.)

Os fibroadenomas são vistos predominantemente em mulheres jovens com idades entre 15 a 25 anos. Crescem geralmente de 1 ou 2 cm de diâmetro e, em seguida, ficam estáveis, mas podem crescer a um tamanho maior. Os fibroadenomas pequenos (≤ 1 cm em tamanho) são considerados normais, ao passo que os fibroadenomas maiores (≤ 3 cm) são distúrbios, e os fibroadenomas gigantes (> 3 cm) são doenças. Da mesma forma, os fibroadenomas múltiplos (mais de cinco lesões em uma das mamas) são muito raros e considerados doença. (Ver Schwartz, 9ª ed., p. 434.)

TABELA 17-2 Classificação de distúrbios do desenvolvimento e involução mamária normal (ANDI) sobre distúrbios mamários benignos

	Normal	Distúrbio	Doença
Primeiros anos reprodutivos (idade: 15 a 25 anos)	Desenvolvimento lobular	Fibroadenoma	Fibroadenoma gigante
	Desenvolvimento do estroma	Hipertrofia em adolescentes	Gigantomastia
	Eversão do mamilo	Eversão do mamilo	Abscesso subareolar
			Fístula do ducto mamário
Anos reprodutivos posteriores (idade: 25 a 40 anos)	Alterações cíclicas da menstruação	Mastalgia cíclica	Mastalgia incapacitante
		Nodularidade	
	Hiperplasia epitelial da gravidez	Secreção de sangue do mamilo	
Involução (idade: 35 a 55 anos) Involução lobular	Involução lobular	Macrocistos	—
		Lesões esclerosantes	
	Involução de ducto		
	Dilatação	Ectasia do ducto	Mastite periductal
	Esclerose	Retração do mamilo	—
	Derivação epitelial	Hiperplasia epitelial	Hiperplasia epitelial com atipia

Fonte: Modificada com permissão de Hughes LE: Aberrations of normal development and involution (ANDI): A concept of benign breast disorders based on pathogenesis, in Hughes LE, et al. (eds): *Benign Disorders and Diseases of the Breast: Concepts and Clinical Management*. London: WB Saunders, 2000, p. 23. Copyright © Elsevier.

8. Qual das seguintes condições aumentam o risco de câncer de mama da mulher?
   A. Adenose esclerosante.
   B. Fibroadenoma.
   C. Hiperplasia lobular atípica.
   D. Papiloma intraductal.

Resposta: C
As doenças proliferativas atípicas incluem hiperplasias ductal e lobular, ambas apresentam algumas características do carcinoma *in situ*. Mulheres com hiperplasia ductal ou lobular atípica têm um aumento de quatro vezes no risco de câncer de mama. (Ver Schwartz, 9ª ed., p. 434 e Tabela 17-3.)

TABELA 17-3	Risco de câncer associado a distúrbios mamários benignos e carcinoma *in situ* da mama
Anormalidade	**Risco relativo**
Lesões não proliferativas da mama	Sem aumento de risco
Adenose esclerosante	Sem aumento de risco
Papiloma intraductal	Sem aumento de risco
Hiperplasia florida	1,5 a 2 vezes
Hiperplasia lobular atípica	4 vezes
Hiperplasia ductal atípica	4 vezes
Envolvimento ductal por células da hiperplasia ductal atípica	7 vezes
Carcinoma lobular *in situ*	10 vezes
Carcinoma ductal *in situ*	10 vezes

Dados de Dupont WD, et al.: Risk factors for breast cancer in women with proliferative breast disease. *N Engl J Med* 312:146, 1985.

9. Uma mulher de 35 anos de idade com uma mutação genética de BRCA1 busca conselho médico sobre o câncer de mama com aumento de risco conhecido. Recomenda-se:
   A. Mamografia e exame físico a cada 6 meses até os 50 anos de idade, então, a mastectomia profilática bilateral.
   B. Mamografia e exame físico a cada 6 meses + tamoxifeno.
   C. Mastectomia bilateral profilática e, se ela tiver prole constituída, a ooforectomia bilateral profilática.
   D. Nenhuma das anteriores.

Resposta: C
As recomendações de exame atuais para portadores da mutação dos genes BRCA que não se submetem à mastectomia profilática incluem o exame clínico das mamas a cada 6 meses e mamografia a cada 12 meses, com início na idade de 25 anos, porque o risco de câncer de mama em portadores de mutação do BRCA aumenta após a idade de 30 anos.

Apesar de uma redução de 49% na incidência de câncer de mama em mulheres de alto risco, tomando tamoxifeno, é muito cedo recomendar o uso de tamoxifeno uniformemente para portadores da mutação dos genes BRCA. Os cânceres que surgem em portadores com mutação dos genes BRCA 1 são geralmente de alto grau e na maioria das vezes de receptores hormonais negativos. Aproximadamente 66% das lesões de carcinoma ductal *in situ* associadas a BRCA1 dão resultado negativo para o receptor de estrôgenio, o que sugere a aquisição antecipada do fenótipo de hormônio independente. O tamoxifeno parece ser mais eficaz na prevenção de cânceres de mama de receptor de estrogênio positivo.

O risco de câncer de ovário em portadores da mutação BRCA1 e BRCA2 varia de 20 a 40%, que é 10 vezes maior que na população em geral. A ooforectomia profilática é uma opção razoável de prevenção em portadores da mutação. O American College of Obstetrics and Gynecology recomenda que as mulheres com mutação documentada de BRCAl ou BRAC2 considerem ooforectomia profilática após a constituição de prole ou no momento da menopausa. A terapia de reposição hormonal é discutida com o paciente no momento da ooforectomia. (Ver Schwartz, 9ª ed., pp. 439 e 440.)

10. Qual das seguintes afirmações sobre o carcinoma lobular *in situ* é verdadeira?
    A. Em geral, o carcinoma lobular *in situ* ocorre em uma idade mais avançada que o carcinoma ductal *in situ*.
    B. A maioria das mulheres com carcinoma lobular *in situ* está na pré-menopausa.
    C. O carcinoma lobular *in situ* é bilateral em 10 a 20% das mulheres.
    D. Pode-se esperar que o carcinoma ductal invasivo ocorra numa média de 5 a 10 anos mais tarde, em aproximadamente 75% das mulheres com carcinoma lobular *in situ*.

Resposta: B
O carcinoma lobular *in situ* tende a ocorrer numa idade mais jovem do que o carcinoma ductal *in situ*, e a maioria (cerca de 2/3) das mulheres com carcinoma lobular *in situ*, está na pré-menopausa. O carcinoma lobular *in situ* é bilateral em 50 a 70% das mulheres. Cerca de 25 a 35% das mulheres com carcinoma lobular *in situ* devem desenvolver o carcinoma ductal invasivo em uma média de 15 a 20 anos após o diagnóstico. (Ver Schwartz, 9ª ed., p. 444 e Tabela 17-4.)

TABELA 17-4	Características marcantes no carcinoma ductal *in situ* e carcinoma lobular da mama	
	Carcinoma lobular *in situ*	**Carcinoma ductal *in situ***
Idade (anos)	44-47	54-58
Incidência[a]	2-5%	5-10%
Sinais clínicos	Nenhum	Massa, dor, liberação do mamilo
Sinais mamográficos	Nenhum	Microcalcificações
Pré-menopausa	2/3	1/3
Incidência de carcinoma invasivo síncrono	5%	2-46%
Multicentricidade	60-90%	40-80%
Bilateralidade	50-70%	10-20%
Metástase axilar	1%	1-2%
Carcinomas posteriores:		
Incidência	25-35%	25-70%
Lateralidade	Bilateral	Ipsolateral
Intervalo para o diagnóstico	15 a 20 anos	5 a 10 anos
Tipo histológico	Ductal	Ductal

[a]Em amostras de biópsia de lesões da mama detectadas por mamografia.
Fonte: Reproduzida com permissão de Frykberg ER, *et al.*: Current concepts on the biology and management of *in situ* (Tis, stage 0) breast carcinoma, in Bland KI, et al. (eds): *The Breast: Comprehensive Management of Benign and Malignant Diseases*. Philadelphia: WB Saunders,1998, p. 1020. Copyright © Elsevier.

11. A hiperplasia ductal moderada da mama é caracterizada pelo achado microscópico de:
    A. 3 a 4 camadas celulares acima da membrana basal.
    B. 5 ou mais camadas celulares acima da membrana basal.
    C. Obstrução de > 50% do lúmen ductal por células hiperplásicas.
    D. Obstrução de > 70% do lúmen ductal por células hiperplásicas.

Resposta: B
A hiperplasia ductal leve é caracterizada pela presença de três ou quatro camadas de células acima da membrana basal. A hiperplasia ductal moderada é caracterizada pela presença de cinco ou mais camadas de células acima da membrana basal. A hiperplasia ductal florida epitelial ocupa pelo menos 70% do lúmen do ducto menor. É encontrada em 20% das amostrada do tecido da mama, é sólida ou papilar e está associada a risco maior de câncer. (Ver Schwartz, 9ª ed., p. 435 e Tabela 17-5.)

TABELA 17-5	Risco de câncer associado a distúrbios mamários benignos e carcinoma *in situ* da mama
Anormalidade	**Risco relativo**
Lesões não proliferativas da mama	Sem aumento de risco
Adenose esclerosante	Sem aumento de risco
Papiloma intraductal	Sem aumento de risco
Hiperplasia florida	1,5 a 2 vezes
Hiperplasia lobular atípica	4 vezes
Hiperplasia ductal atípica	4 vezes
Envolvimento ductal por células da hiperplasia ductal atípica	7 vezes
Carcinoma lobular *in situ*	10 vezes
Carcinoma ductal *in situ*	10 vezes

Dados de Dupont WD *et al.*: Risk factors for breast cancer in women with proliferative breast disease. *N Engl J Med* 312:146, 1985.

12. Qual dos seguintes é o tratamento apropriado para um fibroadenoma de 3 cm?
    A. Ressecção.
    B. Crioablação.
    C. Observação.
    D. Todas as alternativas anteriores.

Resposta: D
A remoção de todos os fibroadenomas tem sido defendida, independentemente da idade do paciente ou outras considerações. Os fibroadenomas solitários em mulheres jovens são, com frequência, removidos para aliviar as preocupações do paciente. Porém, a maioria dos fibroadenomas é autolimitada, e muitos não são diagnosti-

13. Qual das seguintes mulheres com infecção subareolar recorrente devem ser submetidas a um excisão total do ducto (em vez de uma fistulotomia)?
    A. 55 anos de idade, com inversão do mamilo.
    B. 55 anos de idade, sem inversão do mamilo.
    C. 35 anos de idade, com inversão do mamilo.
    D. 35 anos de idade, sem inversão do mamilo.

14. O risco de tempo de vida médio de uma mulher para desenvolver câncer de mama é de aproximadamente:
    A. 7%.
    B. 12%.
    C. 17%.
    D. 22%.

15. A rotina de mamografia em mulheres acima de 50 anos de idade reduz a mortalidade por câncer de mama em cerca de:
    A. 10%.
    B. 25%.
    C. 33%.
    D. 45%.

cados, por isso é razoável uma abordagem mais conservadora. Um exame de ultrassonografia cuidadoso com biópsia por agulha proporcionará um diagnóstico preciso. A ultrassonografia pode revelar características específicas que são patognomônicas do fibroadenoma. Nesta situação, pode não ser necessária uma biópsia por agulha. Posteriormente, o paciente é aconselhado sobre os resultados da ultrassonografia e da biópsia, e pode ser evitada a excisão do fibroadenoma. A crioablação é um tratamento aprovado para fibroadenomas da mama. Com o acompanhamento a curto prazo, uma percentagem significativa de fibroadenomas diminuirá de tamanho e não será mais palpável. No entanto, muitos continuarão a ser palpáveis, sobretudo aqueles maiores que 2 cm. Portanto, as mulheres devem ser aconselhadas sobre as opções de tratamento, que incluem remoção cirúrgica, crioablação ou observação. (Veja Schwartz, 9ª ed., p. 436.)

Resposta: A
Em geral, os critérios para a realização de uma excisão total do ducto em uma mulher com abscesso subareolar recorrente são: idade avançada, infecção grande ou difusa e inversão do mamilo. (Ver Schwartz, 9ª ed., p. 436 e Tabela 17-6.)

TABELA 17-6 Tratamento da sepse recorrente subareolar

Apropriado para fistulectomia	Apropriado para excisão total do ducto
Pequeno abscesso localizado em um segmento	Abscesso grande que afeta mais de 50% da circunferência areolar
Recorrência que envolve o mesmo segmento	Recorrência que envolve um segmento diferente
Inversão leve ou sem inversão do mamilo	Inversão marcada do mamilo
O paciente não se preocupa com a inversão do mamilo	Paciente pede correção da inversão do mamilo
Paciente mais jovem	Paciente mais velho
Sem secreção de outros ductos	Secreção purulenta de outros ductos
Sem fistulectomia anterior	Recorrência após fistulectomia

Fonte: Modificada com permissão de Hughes LE: The duct ectasia/periductal mastitis complex, in Hughes LE et al. (eds): *Benign Disorders ond Diseases of the Breast: Concepts and Clinical Management*. London: WB Saunders, 2000, p. 162. Copyright © Elsevier.

Resposta: B
O risco de tempo de vida médio de câncer de mama para recém-nascidos do sexo feminino dos EUA é de 12%. Quanto mais tempo uma mulher vive sem câncer, mais baixo seu risco de desenvolver câncer de mama. Assim, uma mulher de 50 anos tem um risco de vida de 11% para desenvolver câncer de mama, e uma mulher de 70 anos tem um risco de vida de 7% para desenvolver câncer de mama. (Ver Schwartz, 9ª ed., p. 437.)

Resposta: C
O uso rotineiro do exame de mamografia em mulheres ≥ 50 anos de idade reduz a mortalidade por câncer de mama em 33%. Essa redução vem sem riscos substanciais e com um custo econômico aceitável. Entretanto, o uso do exame de mamografia em mulheres < 50 anos é controverso por diversas razões: (a) a densidade da mama é maior, e o exame de mamografia é menos provável para detectar câncer de mama inicial, (b) os resultados do exame de mamografia são mais falso-positivos, o que resulta em biópsias desnecessárias e (c) as mulheres mais jovens são menos propensas a ter câncer de mama, de modo que menos mulheres jovens se beneficiarão do exame. Em uma base populacional, no entanto, os benefícios do exame de mamografia em mulheres entre as idades de 40 e 49 parecem ainda superar os riscos.

16. A causa genética mais comum de câncer de mama é uma mutação:
    A. PTEN (fosfatase e tensão homóloga excluída no cromossomo 10) – síndrome de Cowden.
    B. BRAC2.
    C. P53 (síndrome de Li-Fraumeni).
    D. MSH 2 (síndrome de Muir-Torre).

As atuais recomendações são de que as mulheres sejam submetidas à mamografia de base aos 35 anos e depois iniciem sua rotina anual após os 40 anos. (Ver Schwartz, 9ª ed., pp. 437 e 438.)

Resposta: B

As mutações no BRAC1 e BRAC2 são as mutações mais comuns associadas ao câncer de mama (ver Tabela 17-7).

BRCAl e BRCA2 funcionam como genes supressores de tumores, e, para cada gene, é necessária a perda de ambos os alelos para a iniciação do câncer.

O risco de câncer de mama para portadores da mutação BRCA2 é perto de 85%, e a duração do risco de câncer ovariano, embora inferior à do BRCA1, ainda é estimado perto de 20%. Ao contrário dos portadores de mutações BRCAl masculinas, os homens com mutações germinativas no gene BRCA2 têm um risco de câncer de mama estimada de 6%, o que representa um aumento de 100 vezes sobre o risco na população em geral do sexo masculino.

Outras síndromes hereditárias associadas a maior risco de câncer de mama inclui a doença de Cowden (mutações de PTEN nos quais são vistos cânceres de tireoide, trato digestório e nódulos benignos da pele e subcutâneos), a síndrome de Li-Fraumeni (mutações do gene p53, também associada a sarcomas, linfomas e tumores adrenocorticais) e síndromes de câncer de mama e melanoma. (Ver Schwartz, 9ª ed., p. 438.)

TABELA 17-7	Incidência do câncer de mama esporádico, familiar e hereditário
Câncer de mama esporádico	65-75%
Câncer de mama familiar	20-30%
Câncer de mama hereditário	5-10%
BRCA1[a]	45%
BRCA2	35%
p53[a] (síndrome de Li-Fraumeri)	1%
STK11/LKB1[a] (síndrome de Peutz-Jeghers)	< 1%
PTEN[a] (doença de Cowden)	< 1%
MSH2/MLH1[a] (síndrome de Muir-Torre)	< 1%
ATM[a] (ataxia-telangiectasia)	< 1%
Desconhecido	20%

[a]Gene afetado.
Dados de Martin AM. Weber BL: Genetic and hormonal risk factors in breast cancer. *J Natl Cancer Inst* 92:1126, 2000.

CAPÍTULO 18

Distúrbios da Cabeça e do Pescoço

PERGUNTAS SOBRE CIÊNCIA BÁSICA

1. O risco relativo de desenvolver um carcinoma espinocelular da cabeça e do pescoço em um paciente que abusa tanto de cigarro quanto álcool é:
   A. 4 vezes maior.
   B. 10 vezes maior.
   C. 22 vezes maior.
   D. 35 vezes maior.

Resposta: D
Não deveria ser nenhuma surpresa que o abuso de tabaco e álcool são os fatores de risco evitáveis mais comuns associados ao desenvolvimento dos cânceres de cabeça e cervicais. Esta relação é sinérgica em vez de cumulativa. O tabagismo oferece um risco 1,9 vez maior para homens e um risco 3 vezes maior para mulheres de desenvolver um carcinoma de cabeça e pescoço, quando comparados aos não fumantes. O risco aumenta conforme o número de anos fumando, e o número de cigarros fumados por dia aumenta. O álcool sozinho oferece um risco 1,7 vez maior para homens que bebem um ou dois drinques por dia, quando comparados aos abstêmios. Esse aumento de risco sobe para mais do triplo de bebedores inveterados. Os indivíduos que fumam (dois maços por dia) e bebem (quatro unidades de álcool por dia) tiveram uma razão de chance 35 para o desenvolvimento de um carcinoma, quando comparados ao grupo-controle. Os usuários de tabaco para mastigar têm risco 4 vezes maior de carcinoma da cavidade oral quando comparados aos não usuários. (Ver Schwartz, 9ª ed., p. 489.)

2. A drenagem linfática primária da linha média do lábio superior é de:
   A. Nódulos submandibulares.
   B. Nódulos submentais.
   C. Nódulos intraparotídeos.
   D. Nódulos pré-auriculares.

Resposta: D
A linha média do lábio superior drena inicialmente para os nódulos pré-auriculares (Fig. 18-1). (Ver Schwartz, 9ª ed., p. 491.)

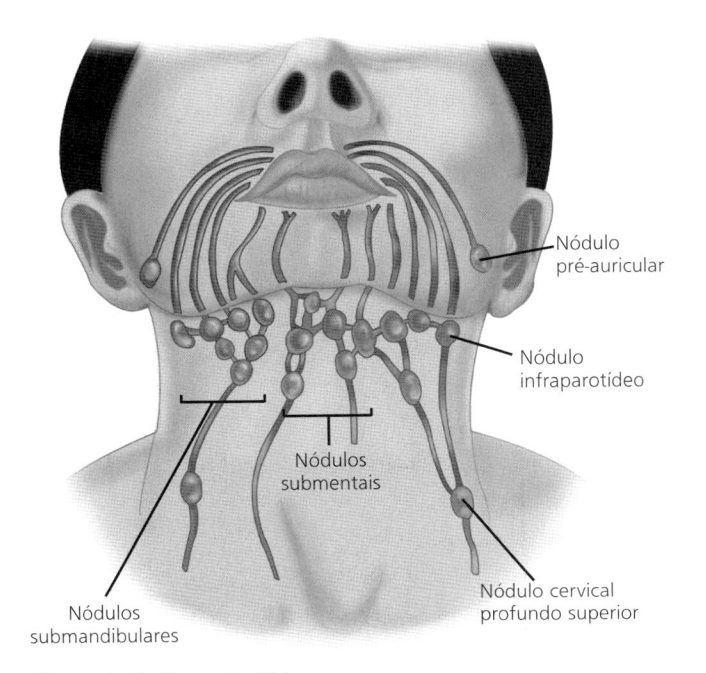

FIG. 18-1. Linfáticos do lábio.

3. A drenagem linfática da laringe supraglótica é primariamente para:
   A. O nódulo (delfos) pré-laríngeo.
   B. Os nódulos paratraqueais.
   C. Os nódulos cervicais profundos.
   D. Os nódulos jugulares superiores.

Resposta: D
A drenagem linfática da laringe é distinta para cada subsítio. Há dois grandes grupos de vias linfáticas da laringe: os que drenam áreas superiores para o ventrículo, e aqueles que drenam áreas inferiores para ele. As vias de drenagem supraglótica perfuram a membrana tireo-hióidea com a artéria laríngea superior, veia e nervo e drenam principalmente para os nódulos subdigástricos e jugulares superiores. Essas vias oriundas das áreas glótica e subglótica saem através do ligamento cricotireóideo e terminam no nódulo pré-laríngeo (o nódulo de Delfos), os nódulos paratraqueais e os nódulos cervicais profundos ao longo da artéria tireoidiana inferior. Os cânceres glóticos limitados geralmente não se espalham para a região linfática (1 a 4%). No entanto, há uma alta incidência de disseminação linfática supraglótica (30 a 50%) e os cânceres subglóticos (40%). (Ver Schwartz, 9ª ed., p. 498 e Fig. 18-2.)

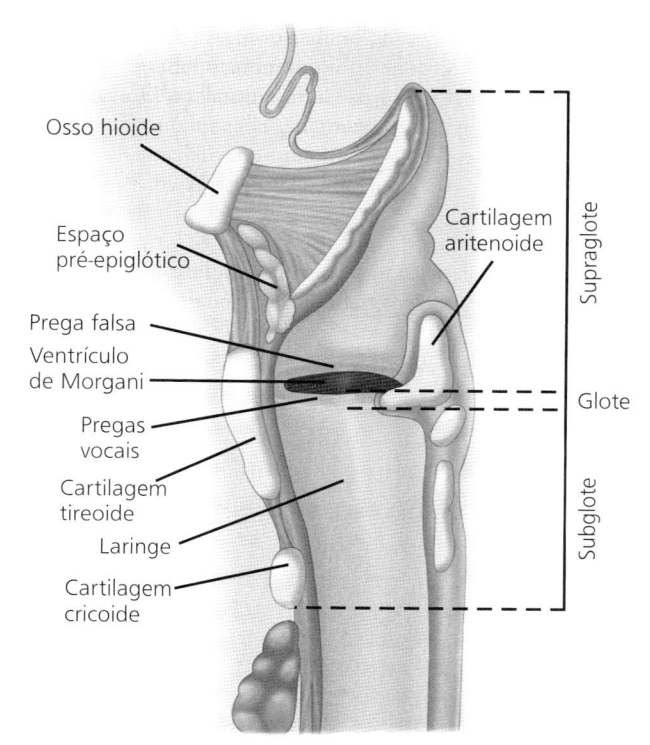

FIG. 18-2. Visão sagital da laringe com as divisões da supraglote, glote e subglote.

4. Qual das seguintes infecções foi correlacionada com o carcinoma da nasofaringe?
   A. Vírus herpes simplex.
   B. Vírus Epstein-Barr.
   C. Citomegalovírus.
   D. Vírus da imunodeficiência humana (HIV).

Resposta: B
Os fatores de risco para o carcinoma da nasofaringe incluem a área de habitação, a etnia e o tabagismo. Há um aumento da incidência de câncer de nasofaringe no sul da China, na África, no Alasca e em esquimós da Groenlândia. Existe uma forte correlação entre o câncer de nasofaringe e a presença de infecção por vírus Epstein-Barr, de tal forma que os títulos de vírus Epstein-Barr podem ser utilizados como uma maneira de acompanhar a resposta do paciente ao tratamento. (Ver Schwartz, 9ª ed., p. 502.)

5. Os nódulos linfáticos de nível V no pescoço estão localizados:
   A. Na área submental.
   B. No triângulo anterior.
   C. No triângulo posterior.
   D. Na cadeia da jugular inferior.

Resposta: C
A drenagem da região linfática do pescoço é dividida em sete níveis. Estes níveis permitem um formato padronizado para radiologistas, cirurgiões, patologistas, rádio-oncologistas para receber informações sobre locais específicos dentro do pescoço (Fig. 18-3). (Ver Schwartz, 9ª ed., p. 503.) Os níveis são definidos da seguinte forma:

Nível I – os nódulos submentais e submandibulares.

Nível Ia – os nódulos submentais; mediais ao ventre anterior do músculo digástrico bilateralmente, sínfise da mandíbula superior e inferiormente hioide.

Nível Ib – os nódulos submandibulares e a glândula; posterior ao ventre anterior do digástrico, anterior ao ventre posterior do digástrico e inferior ao corpo da mandíbula.

Nível IIa – os nódulos da cadeia jugular superior.

Nível II – os nódulos jugulodigástricos; profundos ao músculo esternocleidomastóideo, anterior à margem posterior do músculo, posterior à face posterior do ventre posterior do digástrico, superior ao nível do osso hioide, inferior ao nervo acessório espinhal (CN XI).

Nível IIb – recesso submuscular; superior ao nervo acessório espinhal ao nível da base do crânio.

Nível III – os nódulos da cadeia jugular média, inferior ao hioide, superior ao nível do cricoide, profundo ao músculo esternocleidomastóideo da margem posterior do músculo para os músculos infra-hióideos medialmente.

Nível IV – os nódulos da cadeia jugular inferior, inferior ao nível do cricoide, superior à clavícula, profundo ao músculo esternocleidomastóideo da margem posterior do músculo para os músculos infra-hióideos medialmente.

Nível V – os nódulos do triângulo posterior.

Nível Va – lateral à face posterior do músculo esternocleidomastóideo, inferior e medial ao escaleno e trapézio, superior ao nervo acessório espinhal.

Nível Vb - lateral à face posterior do músculo esternocleidomastóideo, medial ao trapézio, inferior ao nervo acessório espinhal, superior à clavícula.

Nível VI – nódulos do compartimento anterior, inferior ao hioide, superior à incisura suprasternal, medial à extensão lateral dos músculos infra-hióideos bilateralmente.

Nível VII – nódulos paratraqueais; inferior à incisura suprasternal no mediastino superior.

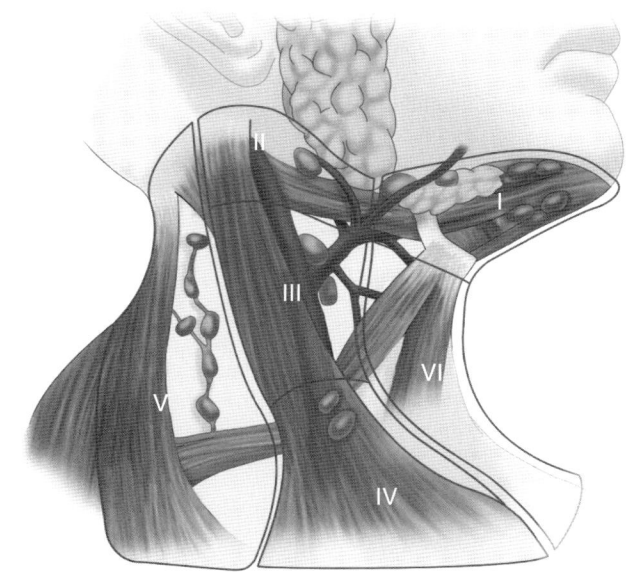

FIG. 18-3. Níveis do pescoço que indicam as regiões contendo nódulos linfáticos.

PERGUNTAS CLÍNICAS

1. O organismo causador mais frequente na otite externa é:
   A. *Staphylococcus aureus*.
   B. *Pseudomonas aeruginosa*.
   C. *Streptococcus pneumonia*.
   D. Vírus herpes *simplex* tipo 1.

Resposta: B
A otite externa aguda é comumente conhecida como ouvido de nadador, pois a umidade que persiste no interior do canal após nadar muitas vezes inicia o processo e leva à maceração da pele e coceira. Em geral, o paciente posteriormente traumatiza a pele do canal arranhando (com um cotonete ou com a unha), provocando assim uma erosão da barreira normalmente de proteção da pele e de cerume. Como o ambiente dentro do canal auditivo externo já é escuro, quente e úmido, então se torna suscetível à rápida proliferação microbiana e celulite do tecido. O organismo mais comumente responsável é o *Pseudomonas aeruginosa*, embora outras bactérias e fungos também possam estar envolvidos. A Tabela 18-1 resume a microbiologia das condições otorrinolaringológicas comuns. (Ver Schwartz, 9ª ed., p. 476.)

Os diabéticos, idosos e pacientes imunodeficientes são suscetíveis a uma condição chamada de otite externa maligna, uma infecção fulminante, necrosante dos tecidos moles otológicos, combinada com osteomielite do osso temporal. Além dos achados anteriores, podem ser observadas as neuropatias cranianas. O achado clássico físico é o tecido de granulação ao longo do conduto auditivo externo. Os sintomas incluem otalgia persistente por mais de 1 mês e otorreia purulenta durante várias semanas. Esses pacientes necessitam de terapia médica agressiva, incluindo antibióticos intravenosos que cubram *Pseudomonas*. (Ver Schwartz, 9ª ed., p. 476.)

TABELA 18-1 Microbiologia das infecções otorrinolaringológicas comuns

Condição	Microbiologia
Otites externa e externa maligna	*Pseudomonas aeruginosa*, fungos (*Aspergillus* mais comum)
Otite média aguda	*Streptococcus pneumoniae, Haemophilus influenzae, Moraxella catarrhalis*
Otite média crônica	Bactérias anteriores, estafilococos, outros estreptococos; podem ser polimicrobianas; papel exato de bactérias indistintas
Sinusite aguda	Infecção viral das vias respiratórias superiores, *S. pneumoniae, H. influenzae, M. catarrhalis*
Sinusite crônica	Bactérias anteriores, estafilococos, outros estreptococos; podem ser polimicrobianas; papel exato de bactérias indistintas; podem representar resposta imune aos fungos
Faringite	Viral, estreptococos (geralmente piogenes)

2. A paralisia de Bell é mais comumente associada a:
   A. Lesão no osso temporal.
   B. Sinusite aguda.
   C. Infecção por herpes *simplex*.
   D. Infecção por Herpes-zóster.

Resposta: C
A paralisia de Bell, ou paralisia facial idiopática, pode ser considerada dentro do espectro da doença otológica, dado o curso do nervo facial através do osso temporal. Esta entidade é a etiologia mais comum de paralisia do nervo facial e é clinicamente diferente da que ocorre como uma complicação da otite média em que o exame otológico é normal. Historicamente, a paralisia de Bell era sinônimo de paralisia facial "idiopática". Atualmente, aceita-se, entretanto, que a maioria desses casos representa uma neuropatia viral causada por herpes *simplex*. O tratamento inclui esteroides orais mais a terapia antiviral (isto é, o aciclovir). A recuperação completa é a norma, mas não ocorre universalmente, e os casos selecionados podem beneficiar-se de descompressão cirúrgica do nervo dentro de seu canal ósseo. Os testes eletrofisiológicos têm sido usados para identificar aqueles pacientes para os quais a cirurgia pode ser indicada. O procedimento envolve a descompressão do nervo por meio da sua exposição na fossa craniana média. O vírus *varicella*

3. Qual dos seguintes atende aos critérios de diagnóstico da sinusite aguda?
   A. Sintomas de pressão facial, dor de cabeça, tosse.
   B. Sintomas de secreção nasal e dor de ouvido.
   C. Opacificação do seio na radiografia simples.
   D. Opacificação do seio na tomografia computadorizada.

zoster pode também causar paralisia do nervo facial, quando sofre reativação da dormência no nervo. Esta condição, conhecida como síndrome de Ramsay Hunt, é caracterizada por otalgia grave seguida pela erupção de vesículas da orelha externa. O tratamento é semelhante à paralisia de Bell, mas a recuperação completa só é observada em cerca de 2/3 dos casos. (Ver Schwartz, 9ª ed., p. 478.)

Resposta: A
A sinusite é um diagnóstico clínico com base em sinais e sintomas do paciente. A Força-Tarefa sobre Rinossinusite (patrocinado pela American Academy of Otolaryngology-Head and Neck Surgery) estabeleceu critérios para definir "um histórico compatível com a sinusite" (Tabela 18-2). Para corresponder às exigências do diagnóstico, o paciente deve apresentar pelo menos dois fatores principais ou um principal e dois fatores secundários. A classificação da sinusite como aguda e subaguda ou crônica se baseia sobretudo no curso do tempo durante o qual esses critérios foram atendidos. Se os sinais e sintomas estiverem presentes por pelo menos 7 a 10 dias, mas por menos de 4 semanas, o processo é designado sinusite aguda. A sinusite subaguda está presente de 4 a 12 semanas, e a sinusite crônica é diagnosticada quando o paciente apresentou sinais e sintomas durante pelo menos 12 semanas. Além disso, o diagnóstico de sinusite crônica requer alguma demonstração objetiva da doença inflamatória mucosal. Isto pode ser feito pelo exame endoscópico ou radiológico (ou seja, tomografia computadorizada). (Ver Schwartz, 9ª ed., p. 478.)

TABELA 18-2	Fatores associados a histórico de rinossinusite[a]
Fatores principais	**Fatores secundários**
Congestão facial/plenitude	Cefaleia
Dor/pressão faciais	Dor dental maxilar
Drenagem/secreção nasais	Tosse
Gotejamento pós-nasal	Halitose (mau hálito)
Obstrução/bloqueio nasais	Fadiga
Hiposmia/anosmia (diminuição ou ausência de sentido do olfato)	Dor de ouvido, pressão ou plenitude
Pirexia (sinusite aguda apenas)	Pirexia
Purulência na endoscopia nasal (diagnóstico por si só)	

[a]São necessários dois fatores principais ou um principal e dois secundários. A purulência na endoscopia nasal diagnóstica. A pirexia é um fator principal apenas na fase aguda.

4. O tratamento inicial de um paciente com rinite alérgica e sinusite crônica inclui:
   A. Antibióticos orais por 3 a 6 semanas sozinhos.
   B. Antibióticos orais por 3 a 6 semanas + esteroides orais.
   C. Anti-histamínicos e *spray* nasal esteroide sozinho.
   D. Desbridamento endoscópico + antibiótico oral por 3 a 6 semanas.

Resposta: B
O tratamento médico da sinusite crônica inclui um curso prolongado de antibióticos orais durante 3 a 6 semanas, esteroides nasais e/ou orais, e irrigações nasais com soro fisiológico ou com soluções de antibióticos. A doença alérgica subjacente pode ser controlada com anti-histamínicos e possível imunoterapia da alergia. Embora o papel destes tratamentos na resolução da sinusite crônica permaneça questionável, podem ser considerados em pacientes com comorbidade com rinite alérgica ou como parte do tratamento empírico antes de se considerar a cirurgia. (Ver Schwartz, 9ª ed., p. 479 e Fig. 18-4.)

Algoritmo de sinais e sintomas da sinusite crônica por > 12 semanas

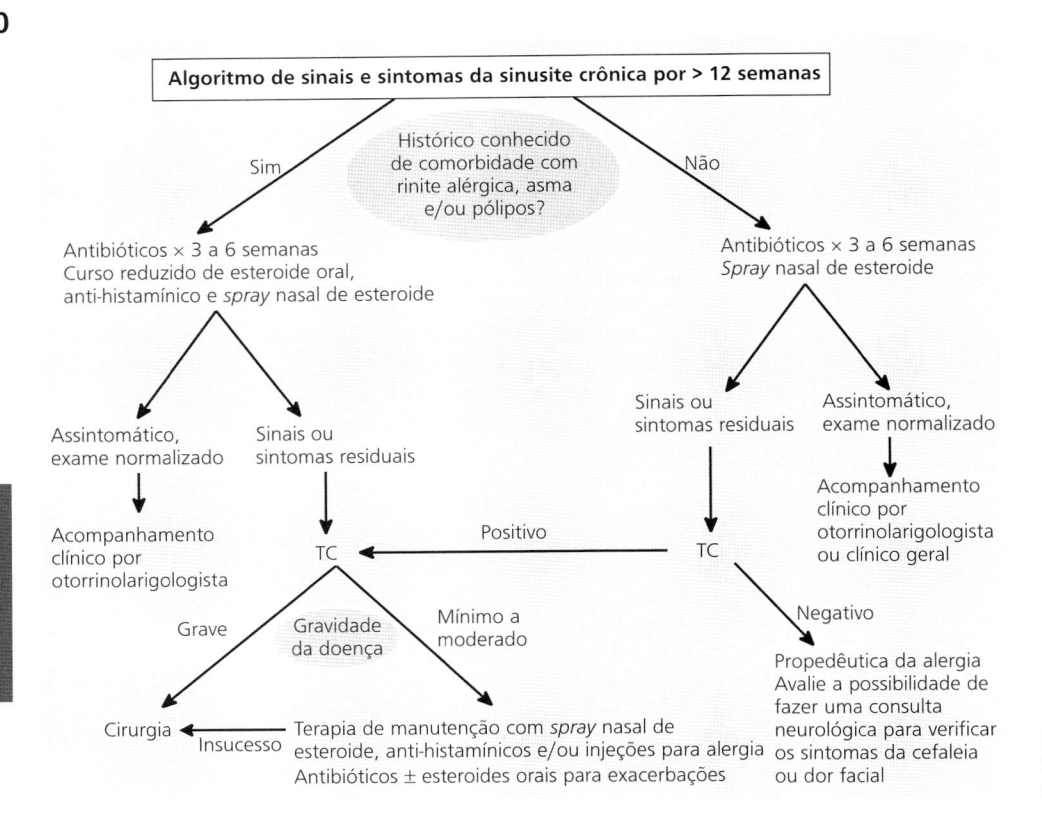

FIG. 18-4. Algoritmo de sinais e sintomas da sinusite crônica por 12 semanas.

5. A antibioticoterapia em tempo hábil tende mais a prever qual das complicações após a faringite estreptocócica?
   A. Endocardite.
   B. Glomerulonefrite.
   C. Escarlatina.
   D. Febre reumática.

Resposta: D
É particularmente importante identificar estreptococos beta-hemolíticos do grupo A em pacientes pediátricos, a fim de iniciar a terapia antibiótica em tempo hábil, dado o risco de febre reumática, que pode ocorrer em até 3% dos casos, se os antibióticos não forem utilizados.

As complicações da faringite causadas por *S. pyogenes* pode ser sistêmica, incluindo febre reumática, glomerulonefrite pós-estreptocócica e escarlatina. A incidência de glomerulonefrite não é influenciada pela terapia antibiótica. A escarlatina resulta da produção de toxinas eritrogênicas causadas por estreptococos. Isso causa uma erupção puntiforme, aparecendo primeiro no tronco e, em seguida, espalha-se distalmente, poupando as palmas das mãos e solas dos pés. Observa-se também a chamada língua de morango. (Ver Schwartz, 9ª ed., p. 481.)

6. Qual das seguintes é uma indicação de tonsilectomia em crianças?
   A. > 5 infecções.
   B. > 3 infecções com forte histórico familiar.
   C. > 3 infecções em 1 ano.
   D. > 1 semana sem ir à escola em 1 ano em razão de infecções tonsilares.

Resposta: C
A tonsilectomia e adenoidectomia são indicadas para infecção aguda recorrente ou crônica e hipertrofia obstrutiva. A American Academy of Otolaryngology-Head and Neck Surgery Indicator Compendium sugere a tonsilectomia após três ou mais infecções por ano apesar da terapia médica adequada. Alguns acham que a tonsilectomia está indicada em crianças que faltam 2 semanas ou mais de aula na escola anualmente, secundária a infecções das tonsilas. (Ver Schwartz, 9ª ed., p. 482.)

7. Qual dos seguintes é o tratamento mais comumente utilizado no tratamento de papilomatose respiratória recorrente?
   A. Laringoscopia com excisão e/ou ablação de lesões.
   B. Aciclovir oral.
   C. Injeção intralesional de cidofovir.
   D. Injeção esteroide intralesional.

Resposta: A
A papilomatose respiratória recorrente reflete o envolvimento do papilomavírus humano (HPV) no epitélio da mucosa do trato aerodigestório superior. A laringe é o sítio mais frequentemente envolvido, e os subtipos 6 e 11 são os mais implicados com frequência. O distúrbio tipicamente se apresenta na primeira infância, secundária à aquisição viral durante o parto vaginal. Muitos casos se resolvem após a puberdade, mas o distúrbio pode progre-

dir até a idade adulta. A papilomatose respiratória recorrente no início da vida adulta normalmente ocorre na terceira ou quarta década de vida, é geralmente menos grave e tende mais a envolver os sítios extralaríngeos do trato aerodigestório superior. Com o envolvimento de laringe, a papilomatose respiratória recorrente é mais propensa a estar presente com rouquidão, apesar de ser observado o comprometimento das vias aéreas. O diagnóstico pode ser estabelecido com endoscopia no consultório médico. Atualmente, não existe "cura" para a papilomatose respiratória recorrente. O tratamento envolve microlaringoscopia operatória com excisão ou ablação a *laser*, e o histórico natural é eventual recidiva. Portanto, a cirurgia tem um papel contínuo para o tratamento paliativo da doença. Múltiplos procedimentos são geralmente necessários durante a vida do paciente. Várias terapias médicas, incluindo a injeção intralesional de cidofovir e oral indol-3-carbinol, estão sendo investigadas para determinar sua capacidade para retardar a recidiva. Ademais, o advento de vacinas contra o HPV tem sugerido um papel para essa terapia na prevenção da papilomatose respiratória recorrente. (Veja Schwartz, 9ª ed., p. 482.)

8. Qual é o diagnóstico mais provável para a lesão vista na foto abaixo? (Ver Fig. 18-5):

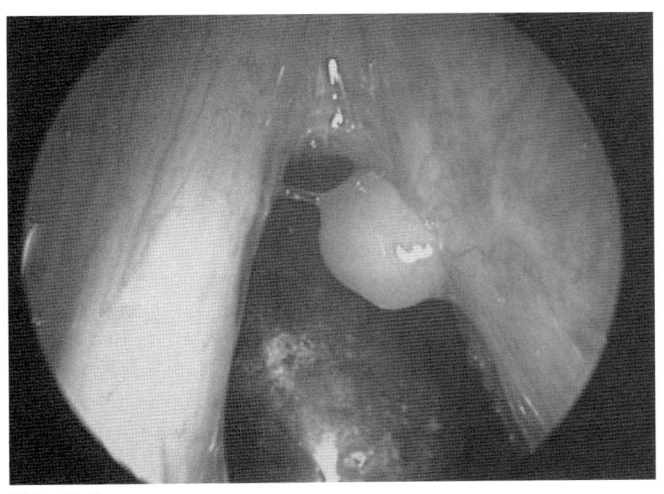

FIG. 18-5.

A. Granuloma laríngeo.
B. Laringite polipoide.
C. Cisto nas pregas vocais.
D. Leucoplasia das pregas vocais.

Resposta: A
Os granulomas de laringe geralmente ocorrem na laringe posterior sobre a mucosa dos aritenoides. O edema na própria lâmina superficial das pregas vocais é conhecido como cordite polipoide, laringite polipoide, degeneração polipoide das pregas vocais, ou edema de Reinke.

Os cistos das pregas vocais podem ocorrer sob a mucosa laríngea, sobretudo em regiões que contêm as glândulas secretoras de muco, como, por exemplo, a laringe supraglótica.

A leucoplasia da prega vocal representa uma mancha branca (que não pode ser esfregada) na superfície mucosal, geralmente na superfície superior das pregas vocais verdadeiras. (Ver Schwartz, 9ª ed., p. 484.)

9. Uma fratura clássica de Le Fort do tipo I envolve
A. Testa.
B. Nariz.
C. Maxilar.
D. Mandíbula.

Resposta: C
As fraturas de Le Fort tipo I ocorrem transversalmente através do alvéolo, acima do nível do ápice dos dentes. Na fratura de Le Fort tipo I, a abóbada palatina é móvel, enquanto as margens da pirâmide nasal e orbital são estáveis. A fratura de Le Fort tipo II estende-se através do contraforte nasofrontal, parede medial da órbita, em toda a margem infraorbital, e da articulação gomaticomaxilar. O dorso nasal, o palato e a parte medial da margem infraorbital são móveis. A fratura de Le Fort tipo III também é conhecida como disjunção craniofacial. As linhas de sutura frontozigomaticomaxilar, frontomaxilar e frontonasal são rompidas. O rosto inteiro é móvel do crânio. É conveniente conceituar as fraturas complexas do terço médio da face de acordo com esses padrões (Fig. 18-6). No entanto, na realidade, as fraturas refletem uma combinação destes três tipos. Além disso, o padrão de fratura pode variar entre os lados esquerdo e direito do terço médio da face. (Ver Schwartz, 9ª ed., p. 487.)

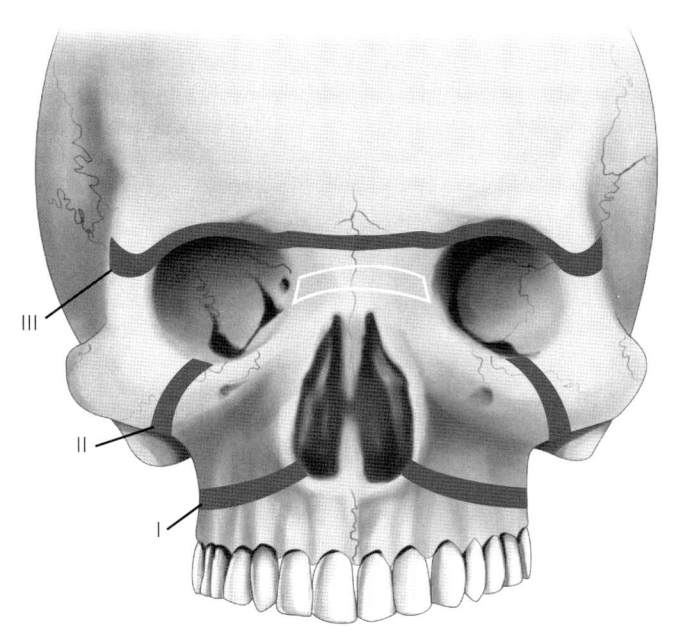

FIG. 18-6. Padrões clássicos de fratura de Le Fort.

10. Qual das seguintes fraturas dos ossos temporais é mais propensa a ter uma lesão associada ao nervo facial?
    A. Transversal.
    B. Longitudinal.
    C. Oblíquo.
    D. Exposta.

Resposta: A
As fraturas do osso temporal são divididas em dois padrões (Fig. 18-7), longitudinal e transversal, com base no quadro clínico e tomografia computadorizada. Na prática, a maioria das fraturas é oblíqua. Segundo as descrições clássicas, as fraturas longitudinais constituem 80% e são associadas ao trauma do crânio lateral. Os sinais e sintomas incluem perda auditiva condutiva, lesão ossicular, otorreia sanguinolenta e concussão labiríntica. O nervo facial é lesionado em cerca de 20% dos casos. Em contrapartida, o padrão transversal constitui apenas 20% das fraturas do osso temporal e ocorre secundária ao trauma fronto-occipital. O nervo facial é lesionado em cerca de 50% dos casos. Estas lesões frequentemente envolvem a cápsula ótica, causando a perda auditiva e perda da função vestibular. Pode ser observado hemotímpano. Deve ser suspeitado um vazamento do líquido cefalorraquidiano em casos de trauma do osso temporal. Este vazamento desaparece com medidas mais conservadoras na maioria dos casos. O aspecto mais significativo no tratamento de lesões do osso temporal é o estado do nervo facial. A paralisia parcial ou retardada quase sempre desaparece com o tratamento conservador. No entanto, a paralisia imediata que não se recupera dentro de 1 semana deve ser considerada para a descompressão do nervo. (Ver Schwartz, 9ª ed., p. 488.)

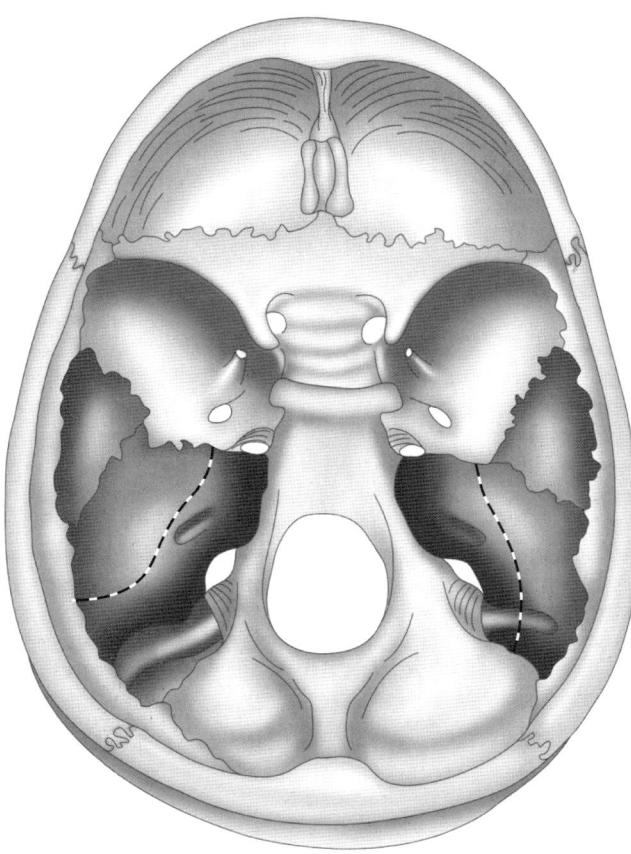

FIG. 18-7. Visão da superfície craniana da base do crânio. Fraturas do ósseo temporal longitudinal *(à esquerda)* e transversa *(à direita).*

11. O tratamento de escolha para um pequeno carcinoma escamoso do lábio é:
    A. Excisão cirúrgica sozinha.
    B. Radioterapia sozinha.
    C. Excisão cirúrgica + quimioterapia adjuvante.
    D. Radioterapia + quimioterapia adjuvante.

Resposta: A
O tratamento para o câncer de lábio é determinado pela saúde geral do paciente, pelo tamanho da lesão primária e pela presença de metástases regionais. Pequenas lesões primárias podem ser tratadas com cirurgia ou radioterapia, com igual sucesso e resultados estéticos aceitáveis. Contudo, a excisão cirúrgica, com confirmação histológica das margens livres de tumor, é a modalidade de tratamento preferencial. A metástase dos nódulos linfáticos ocorre em menos de 10% dos pacientes com câncer de lábio. O escalão principal de nódulos em risco fica nas regiões submandibular e submental. Na presença de metástase cervical clinicamente evidente, indica-se o esvaziamento cervical. O total da taxa de cura do câncer do lábio num período de 5 anos aproxima-se de 90% e cai para 50% na presença de metástases cervicais. A radioterapia pós-operatória é administrada no sítio principal e no pescoço de pacientes com dose ou margens positivas, metástase de nódulo linfático ou invasão perineural. (Ver Schwartz, 9ª ed., p. 491.)

12. O reparo primário é possível após a excisão de qual percentagem dos lábios?
    A. < 10%.
    B. < 25%.
    C. < 33%.
    D. < 50%.

Resposta: C
É possível a ressecção com fechamento primário com um defeito de até 1/3 do lábio. Quando a ressecção inclui 1/3 à metade dos lábios, as excisões retangulares podem ser fechadas, utilizando os triângulos de Burows em combinação com presilhas de avanço e incisões de liberação no vinco mental. A retirada de tecido do lábio superior pode reparar outros defeitos de tamanho médio. Para defeitos maiores de até 75%, o retalho de Karapandzic usa um retalho sensível, neuromuscular, que inclui o músculo orbicular remanescente, conservando seu fornecimento de sangue de ramos da artéria labial (Fig. 18-8). O retalho (Abbe-Estlander) ou uma técnica de avanço em degrau pode ser usada para reparar defeitos do lábio superior ou inferior. (Ver Schwartz, 9ª ed., p. 492.)

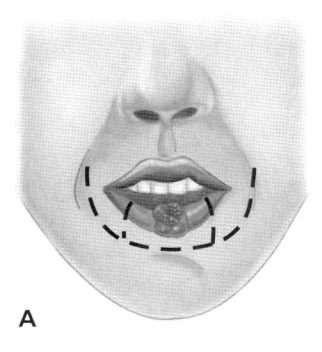

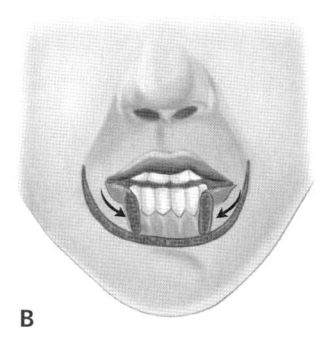

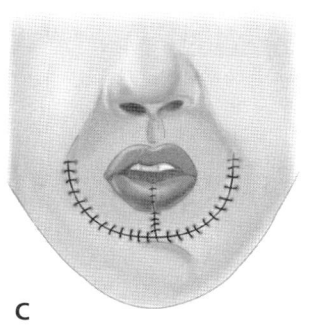

FIG. 18-8. A-C. Uma labioplastia completa com retalho de Karapandzic para carcinoma de lábio inferior.

13. O local mais comum de sarcoma de Kaposi da orofaringe é:
    A. Língua.
    B. Palato.
    C. Assoalho da boca.
    D. Tonsila.

Resposta: B
O carcinoma espinocelular e os tumores menores das glândulas salivares são as doenças malignas mais comuns do palato. Estes últimos incluem carcinoma adenoide cístico, carcinoma mucoepidermoide, adenocarcinoma e adenocarcinoma polimorfo de baixo grau. O melanoma mucoso pode ocorrer no palato e se apresenta como uma placa pigmentada não ulcerada. O sarcoma de Kaposi do palato é o sítio intraurzal mais comum para este tumor. (Ver Schwartz, 9ª ed., p. 495.)

14. Qual é a probabilidade de que uma massa cervical medindo 2,5 cm em um adulto seja maligna?
    A. 20%.
    B. 40%.
    C. 60%.
    D. 80%.

Resposta: D
Na população adulta, uma massa cervical maior que 2 cm de diâmetro tem uma maior probabilidade de 80% de ser maligna. (Ver Schwartz, 9ª ed., p. 503.)

15. Qual dos seguintes é removido em um esvaziamento cervical radical modificado?
    A. Nódulos linfáticos níveis I a V.
    B. Veia jugular interna.
    C. Músculo esternocleidomastóideo.
    D. Todas as alternativas anteriores.

Resposta: A
Conforme a tradição, o padrão ouro para o controle da metástase cervical tem sido a dissecção cervical radical, inicialmente descrita por Crile. A dissecção cervical radical clássica remove os níveis I a V das cadeias cervicais, além do músculo esternocleidomastóideo, da veia jugular interna e do nervo acessório espinhal (CN XI). Qualquer modificação da dissecção cervical radical que preserva as estruturas não linfáticas (isto é, NC XI, músculo esternocleidomastóideo ou veia jugular interna) é definida como um esvaziamento cervical radical modificado. Uma dissecção cervical que preserva compartimentos linfáticos normalmente removidos como parte de um dissecção cervical radical clássica é chamada de dissecção cervical seletiva. (Ver Schwartz, 9ª ed., p. 504.)

16. Qual das seguintes opções também é removida quando ocorre a ressecção de um cisto do ducto tireoglossal?
    A. Veia jugular anterior.
    B. Veia jugular externa.
    C. Osso hioide.
    D. Cartilagem laríngea superior.

Resposta: C
Os cistos tireglossos representam o vestígio do remanescente do trato que desce da glândula tireoide à base da língua, pela região inferior do pescoço anterior durante o desenvolvimento fetal. Apresentam-se como uma massa de linha mediana ou cística paramediana adjacente ao osso hioide. Após uma infecção do trato respiratório superior, o cisto pode crescer ou tornar-se infectado. O tratamento cirúrgico de um cisto do ducto tireoglossal exige a remoção do cisto, do trato e da porção central do osso hioide (procedimento de Sistrunk), bem como de uma porção da base da língua até o forame. Antes de excisão de um cisto de ducto tireoglossal, um estudo de imagem, como, por exemplo, ultrassonografia, é realizado para identificar se há o tecido normal tireoide na parte inferior do pescoço, e o ensaio de laboratório é realizado para avaliar se o paciente está eutireóideo. (Ver Schwartz, 9ª ed., p. 506.)

17. As anomalias da fenda branquial que envolvem o seio piriforme são decorrentes da:
    A. Primeira fenda branquial.
    A. Segunda fenda branquial.
    C. Terceira fenda branquial.
    D. Quarta fenda branquial.

18. O tumor mais comum da parótida é:
    A. Tumor de Warthin.
    B. Adenoma pleomórfico.
    C. Carcinoma mucoepidermoide.
    D. Carcinoma adenoide cístico.

Resposta: C
Cistos da primeira fenda branquial e seios estão associados intimamente ao conduto auditivo externo e à glândula parótida. Os cistos da segunda e terceira fendas branquiais são encontrados ao longo da margem anterior do músculo esternocleidomastóideo e podem produzir drenagem através do trato no seio para a pele do pescoço. Podem ocorrer infecções secundárias, produzindo alargamento, celulite e abscesso cervical que exige drenagem operatória. A remoção dos cistos da fenda branquial e da fístula requer a remoção do trato da fístula ao ponto de origem para diminuir o risco de recidiva. O trato da segunda fenda branquial remanescente corre entre as artérias carótidas internas e externas e precede na fossa tonsilar. A terceira fenda branquial remanescente corre posterior à artéria carótida comum, terminando na região do seio piriforme. (Ver Schwartz, 9ª ed., p. 506.)

Resposta: B
Oitenta e cinco por cento das neoplasias de glândulas salivares surgem dentro da glândula parótida. A maioria destas neoplasias são benignas, com a histologia mais comum para o adenoma pleomórfico (tumor misto benigno). Por outro lado, cerca 50% dos tumores que aparecem nas glândulas submandibular e sublingual são malignas. Os tumores originados do tecido menor da glândula salivar possuem um risco ainda maior de tumor maligno (75%).

Os tumores benignos e malignos das glândulas salivares são divididos em neoplasias epiteliais, não epiteliais e metastáticos. Os tumores benignos do epitélio incluem adenoma pleomórfico (80%), adenoma monomórfico, tumor de Warthin, oncocitoma ou neoplasias sebáceas. As lesões benignas não epiteliais incluem hemangioma, tumor da bainha neural e lipoma.

A neoplasia maligna epitelial mais comum das glândulas salivares é o carcinoma mucoepidermoide. O carcinoma mucoepidermoide de baixo grau é composto por células secretoras de mucina em grande parte, ao passo que tumores de alto grau predominam nas células epidermoides. Os carcinomas mucoepidermoides de alto grau assemelham-se ao carcinoma espinocelular não ceratinizante em suas características histológicas e comportamento clínico. O carcinoma adenoide cístico, que tem uma propensão para a invasão neural, é a segunda doença mais comum em adultos. As lesões despercebidas ao longo dos nervos são comuns e podem levar a falhas no tratamento pela dificuldade em tratar toda a extensão da invasão. Os carcinomas adenoides císticos apresentam uma alta incidência de metástases a distância, mas mostram crescimento indolente. Não é incomum que pacientes experimentem uma sobrevivência prolongada, apesar da presença da doença disseminada. As doenças malignas mais comuns na população infantil são carcinoma mucoepidermoide e carcinoma de células acinares. Para glândulas salivares menores, as doenças malignas mais comuns são o carcinoma adenoide cístico, carcinoma mucoepidermoide e adenocarcinoma polimorfo de baixo grau. O adenoma do carcinoma expleomórfico é uma doença maligna agressiva que surge a partir de um tumor misto benigno preexistente. (Ver Schwartz, 9ª ed., p. 507.)

CAPÍTULO 19

Parede Torácica, Pulmão, Mediastino e Pleura

PERGUNTAS SOBRE CIÊNCIA BÁSICA

1. Qual é o comprimento aproximado da traqueia distal ao espaço subglótico?
   A. 7 a 8 cm.
   B. 10 a 13 cm.
   C. 14 a 16 cm.
   D. 20 a 24 cm.

Resposta: B
A traqueia é composta por porções cartilaginosas e membranosas, começando com a cartilagem cricoide, o primeiro anel cartilaginoso completo das vias aéreas. A cartilagem cricoide consiste num arco anterior e uma placa posterior de base ampla. A articulação com a placa cricoide posterior é as cartilagens aritenoides. As pregas vocais são originárias de cartilagens aritenoides e, em seguida, juntam-se à cartilagem tireoide. O espaço subglótico, a parte mais estreita da traqueia, com um diâmetro interno de cerca de 2 cm, começa na superfície inferior das pregas vocais e se estende até o primeiro anel traqueal. O restante da traqueia distal mede de 10 a 13 cm de comprimento, constituído de 18 a 22 anéis e tem um diâmetro interno de 2,3 cm. (Ver Schwartz, 9ª ed., p. 514.)

2. A drenagem linfática dos nódulos pulmonares (N1) do pulmão termina no glânglio linfático de Borrie que está localizado do lado direito.
   A. Em todo o brônquio intermediário.
   B. Na fenda intralobar.
   C. No mediastino posterior.
   D. No nível da carina.

Resposta: A
Os nódulos linfáticos que drenam os pulmões são divididos em dois grupos de acordo com o sistema de estadiamento de TNM para câncer de pulmão: os nódulos linfáticos pulmonares, N1, e os nódulos mediastínicos, N2 (Fig. 19-1).

Os nódulos linfáticos Nl consistem no seguinte: (a) nódulos intrapulmonares ou segmentares localizados nos pontos de divisão dos brônquios segmentares ou nas bifurcações da artéria pulmonar; (b) nódulos lobares que se localizam ao longo dos brônquios dos lobos superior, médio e inferior, (c) nódulos interlobares localizados nos ângulos formados pela bifurcação dos brônquios principais nos brônquios lobares e (d) nódulos hilares localizados ao longo dos brônquios principais. Os linfonodos interlobares localizam-se no fundo da fenda interlobar de cada lado e constituem um glânglio linfático para cada pulmão, conhecido como o glânglio linfático de Borrie; todos os lobos pulmonares do dreno do pulmão correspondente a este grupo de nódulos (Fig. 19-2). No lado direito, os nódulos do glânglio linfático localizam-se em torno do brônquio intermediário (limitado acima pelo brônquio lobar superior direito e abaixo pelos brônquios segmentares superiores e lobos médios). No lado esquerdo, o coletor linfático está confinado à fenda interlobar, com os nódulos linfáticos no ângulo entre os brônquios do lobo da língula e inferior e em aposição aos ramos da artéria pulmonar. (Ver Schwartz, 9ª ed., p. 520.)

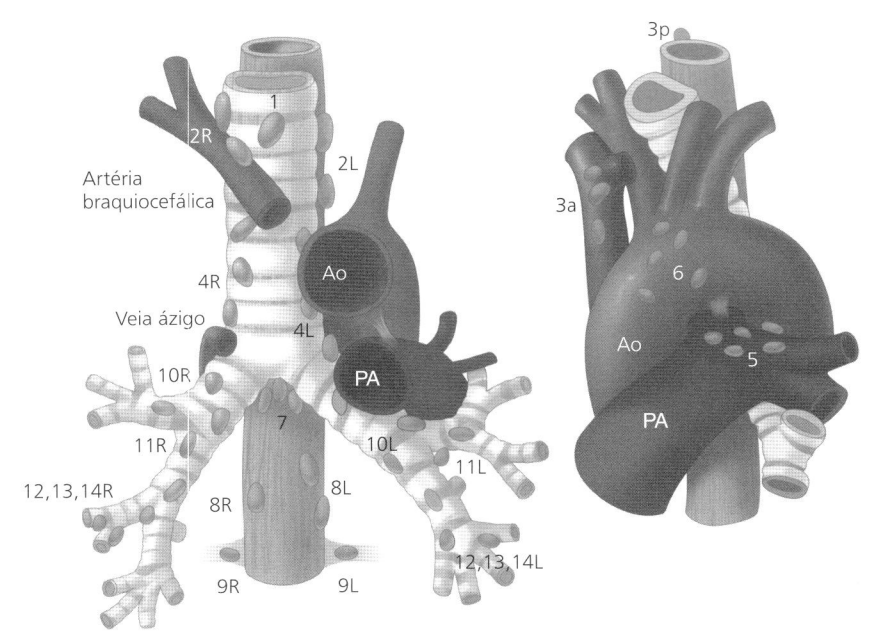

FIG. 19-1. A localização das estações regionais de nódulo linfático para o estadiamento do câncer de pulmão. Estação, descrição: 1, maiores nódulos linfáticos mediastínicos; 2, nódulos paratraqueais superiores; 3, nódulos pré-vasculares e retrotraqueais; 4, nódulos paratraqueais inferiores; 5, nódulos aortopulmonares; 6, nódulos pré-aórticos; 7, nódulos subcarnais; 8, nódulos paraesofágicos, 9, nódulos do ligamento pulmonar; 10, nódulos traqueobronquiais; 11, nódulos interlobulares; 12, nódulos lobares bronquiais; 13, nódulos segmentares; 14, nódulos subsegmentares. Observação: estações: 12, 13 e 14 não são mostradas na sua totalidade. (Reproduzida com permissão de Ferguson, MK: *Thoracic Surgery Atlas*. WB Saunders, Inc., Philadelphia, PA, 2007. Copyright © Elsevier.)

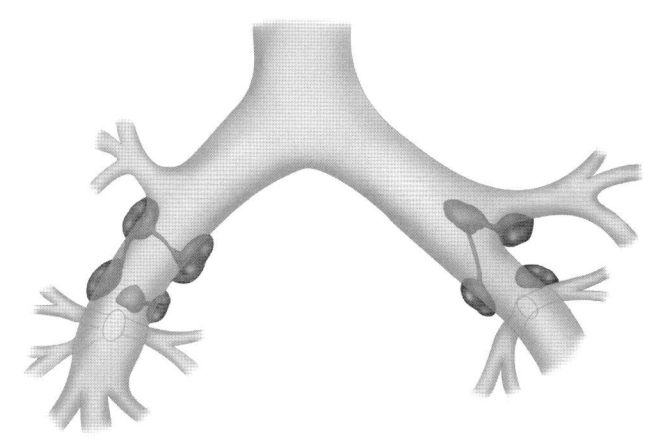

FIG. 19-2. O gânglio linfático de Borrie inclui os grupos de nódulos linfáticos que recebem a drenagem linfática de todos os lobos pulmonares do pulmão correspondente.

3. Qual dos seguintes genes está associado a tumores desmoides da parede torácica?
   A. p53.
   B. BRAC-2.
   C. Polipose adenomatosa *coli*.
   D. HER2.

Resposta: C
Os tumores desmoides mostraram recentemente que possuem alterações na polipose adenomatosa *coli*/via da catenina β, e se acredita que a desregulação de ciclina desempenhe um papel importante em sua patogênese. As associações a outras doenças e condições estão bem documentadas, sobretudo aquelas com alterações semelhantes na via da polipose adenomatosa *coli*, como, por exemplo, polipose adenomatosa familiar (síndrome de Gardner). (Ver Schwartz, 9ª ed., p. 565.)

4. Quantos segmentos há no pulmão esquerdo?
   A. Sete.
   B. Oito.
   C. Nove.
   D. Dez.

Resposta: C
Há 9 segmentos no pulmão esquerdo e 10 segmentos no pulmão direito. (Ver Schwartz, 9ª ed., p. 520 e Fig. 19-3.)

Pulmão direito e brônquios

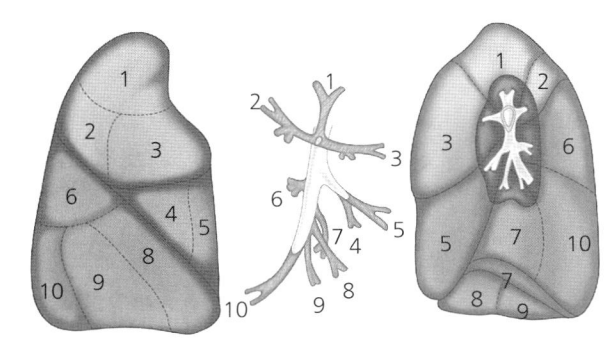

Segmentos	
1. Apical	6. Superior
2. Posterior	7. Basal medial*
3. Anterior	8. Basal anterior
4. Lateral	9. Basal lateral
5. Medial	10. Basal posterior

*O basal medial (7) não está presente no pulmão esquerdo

Pulmão esquerdo e brônquios

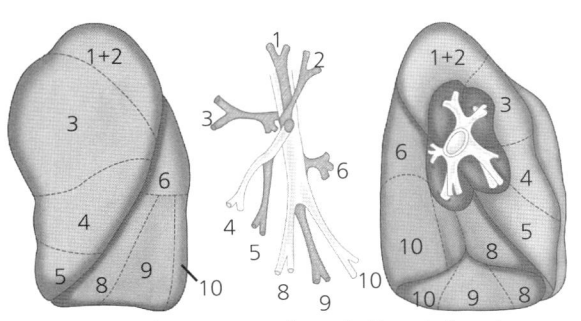

FIG. 19-3. Anatomia segmentar dos pulmões e brônquios.

PERGUNTAS CLÍNICAS

1. O tratamento mais adequado para a estenose traqueal clinicamente significativa é:
   A. Dilatação endoscópica por balão.
   B. Colocação endoscópica de *stent*.
   C. Ablação a *laser*.
   D. Ressecção e anastomose primária.

Resposta: D
O tratamento da estenose traqueal é ressecção e anastomose primária. Em quase todas as lesões pós-entubação, a lesão é transmural, e são destruídas as parcelas significativas dos apoios estruturais cartilaginosos (Fig. 19-4). As medidas, como a ablação a *laser*, são demoradas. Na fase inicial de avaliação dos pacientes, a dilatação com o broncoscópio rígido é útil para obter alívio imediato de dispneia e para permitir uma avaliação completa da lesão. É importante documentar cuidadosamente o tamanho e a posição da estenose, bem como a localização com relação às pregas vocais. Raramente, ou nunca, é necessária uma traqueostomia. Para os pacientes que não são candidatos cirúrgicos pelas comorbidades associadas, são úteis *stents* intraluminais, normalmente tubos de silicone em formato T. Os *stents* de malha de arame não devem ser utilizados, dada a sua conhecida propensão para erodir a parede da via aérea. A utilização da dilatação por balão e traqueoplastia também tem sido descrita, embora sua eficácia seja marginal. Os esforços concentrados na engenharia de tecido podem fornecer materiais adequados para a substituição traqueal na estenose traqueal no segmento longo no futuro.

A maioria das lesões por entubação está localizada no terço superior da traqueia, assim, a ressecção traqueal normalmente é feita por uma incisão em anel. A ressecção em geral envolve 2 a 4 cm da traqueia para a estenose benigna. No entanto, uma anastomose primária ainda pode ser feita sem tensão indevida, mesmo se precisar ser ressecada até a metade da traqueia. Quando for realizada a ressecção de uma lesão pós-entubação, é fundamental ressecar por completo todos os tecidos inflamados e cicatrizados. As traqueostomias e *stents* não são necessários no pós- operatório, e muitas vezes o paciente é extubado na sala de cirurgia ou logo após. (Ver Schwartz, 9ª ed., pp. 516 e 517.)

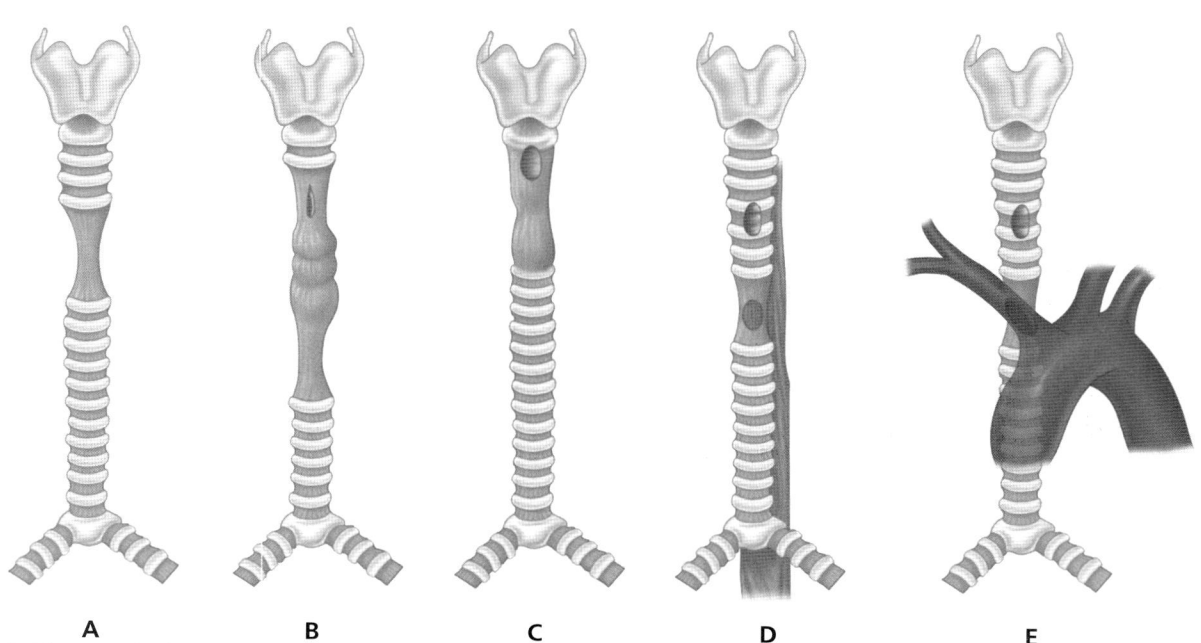

FIG. 19-4. Diagrama das lesões principais pós-entubação. **A.** Uma lesão circunferencial no local do manguito após o uso de um tubo endotraqueal. **B.** As lesões potenciais após o uso de tubos de traqueostomia. A estenose anterolateral pode ser observada no nível estomal. A estenose circunferencial pode ser vista no nível do manguito (menor do que com um tubo endotraqueal). O segmento pode ser observado entre inflamado e malacótico. **C.** Danos à laringe subglótica. **D.** Fístula traqueoesofágica que ocorre no nível do manguito da traqueostomia. Os danos circunferenciais são comuns neste nível. **E.** A fístula da artéria traqueoinominada. (Adaptada com permissão de Grillo HC: Surgical treatment of postintubation tracheal injuries. *J Thorac Cardiovasc Surg* 8:860, 1979.)

2. Qual dos seguintes é uma indicação de drenagem da efusão peripneumônica?
   A. pH < 7,20.
   B. Glicose < 60 mg/dL.
   C. LDH < 100 unidades/L.
   D. Glóbulos brancos > 10.000/dL.

Resposta: A
O achado do líquido pleural, de odor fétido, bastante purulento, torna o diagnóstico de empiema óbvio no exame visual do lado do leito. No estágio inicial, os derrames pleurais turvos, pequenos a moderados na definição de um processo pneumônico podem exigir novas análises do líquido pleural. O acompanhamento clínico de perto também é imprescindível para determinar se a progressão para o empiema estiver ocorrendo. Um curso de deterioração clínica ou um pH pleural de < 7,20 e um nível de glicose < 40 mg/dL indica a necessidade de drenar o líquido.

Como os organismos entram no espaço pleural, ocorre um influxo de células polimorfonucleares, com posterior liberação de mediadores inflamatórios e radicais livres de oxigênio. Na tentativa de controlar os organismos invasores, estes mecanismos causam graus variáveis de lesão endotelial e instabilidade capilar. Ocorre em seguida um influxo de líquido no espaço pleural, após um processo que supera as vias de saída normal da rede linfática pleural. Este derrame inicial é aguado e de fluxo livre na cavidade pleural. A toracocentese nesta fase produz líquidos com um pH geralmente superior a 7,3, um nível de glicose > 60 mg/dL e um baixo nível de

3. Observa-se que um não fumante de 55 anos de idade apresenta um nódulo pulmonar solitário na radiografia simples. Com base no resultado da tomografia computadorizada na Figura 19-5, qual é o diagnóstico mais provável para este paciente?

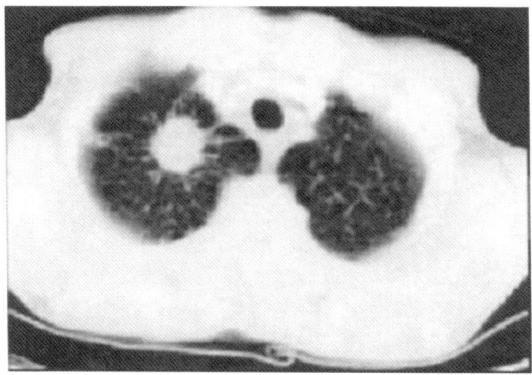

FIG. 19-5.

A. Neoplasia benigna.
B. Tumor maligno.
C. Nódulo granulomatoso.
D. Hamartoma.

4. O câncer de pulmão em um paciente que nunca fumou é mais provável de ser:
A. Carcinoma de grandes células.
B. Adenocarcinoma.
C. Carcinoma espinocelular.
D. Carcinoma broncoalveolar.

5. Verifica-se que um paciente com um tumor traqueal primário em broncoscopia apresenta um tumor séssil com infiltração submucosa extensiva. O diagnóstico mais provável é:
A. Adenocarcinoma.
B. Carcinoma espinocelular.
C. Carcinoma adenoide cístico.
D. Carcinoma de pequenas células.

LDH (< 500 unidades/L). Se for encontrado um líquido pleural relativamente fino, purulento no início da definição de um processo pneumônico, o líquido muitas vezes pode ser drenado por completo com toracocentese simples de grosso calibre. Caso seja obtida a expansão completa do pulmão e o processo pneumônico esteja respondendo aos antibióticos, uma nova drenagem poderá não ser necessária. Um achado do líquido pleural com pH < 7,2 e com um baixo nível de glicose significa que deve ser prosseguida uma abordagem mais agressiva para a drenagem. (Ver Schwartz, 9ª ed., pp. 579 e 580.)

Resposta: B
Esta tomografia computadorizada mostra um nódulo pulmonar solitário com um sinal de *corona radiata*. As margens irregulares, lobuladas ou espiculadas sugerem malignidade. O sinal de *corona radiata* (constituído por finos filamentos lineares que se estendem de 4 a 5 mm para fora e aparecendo espiculados em radiografias) é altamente específico para câncer. (Ver Schwartz, 9ª ed., p. 527.)

Resposta: B
Aproximadamente 25% de todos os cânceres de pulmão no mundo todo, e 53% dos cânceres em mulheres não estão relacionados com o tabagismo e a maioria destes (62%) é adenocarcinoma. (Ver Schwartz, 9ª ed., p. 529.)

Resposta: C
Os carcinomas espinocelulares da traqueia geralmente apresentam metástases regionais nos nódulos linfáticos e muitas vezes não são ressecáveis no momento da apresentação. Seu comportamento biológico é semelhante ao do carcinoma de células escamosas do pulmão. Os carcinomas adenoides císticos, que são um tipo de tumor da glândula salivar, são geralmente de crescimento lento, espalhados de forma submucosal e tendem a se infiltrar junto às bainhas dos nervos e dentro da parede traqueal. Pode ocorrer disseminação para os nódulos linfáticos regionais. Embora indolente por natureza, os carcinomas adenoides císticos são malignos e podem espalhar-se para os pulmões e ossos. Os carcinomas de células escamosas e carcinomas adenoides císticos representam aproximadamente 65% de todas as neoplasias de traqueia. Os 35% restantes são compostos de carcinomas de pequenas células, carcinoma mucoepidermoide, adenocarcinomas, linfomas entre outros. (Ver Schwartz, 9ª ed., p. 519.)

6. O tratamento de escolha para um paciente com um tumor de Pancoast, sem metástases e com boa função pulmonar consiste em:
   A. Ressecção cirúrgica seguida de radioterapia.
   B. Ressecção cirúrgica seguida de quimioterapia e radioterapia.
   C. Quimioterapia de indução seguida de ressecção cirúrgica.
   D. Quimioterapia de indução e radioterapia seguida de ressecção cirúrgica.

Resposta: D

O carcinoma que surge no ápice extremo do tórax com dor associada a braço e ombro, atrofia dos músculos da mão e síndrome de Horner foi inicialmente descrito por Henry Pancoast, em 1932. Qualquer tumor do sulco superior, incluindo tumores sem evidência de envolvimento do feixe neurovasculonar, agora é comumente conhecido como tumor de Pancoast. A designação deve ser reservada para os tumores envolvendo a pleura parietal ou de estruturas mais profundas que cobrem a primeira costela. O envolvimento da parede torácica na segunda costela ou abaixo dela não deve ser considerado como tumor de Pancoast. O tratamento envolve uma abordagem multidisciplinar. Os objetivos do tratamento operatório incluem, obviamente, ressecção curativa. No entanto, pela localização do tumor e o envolvimento do feixe neurovascular que abastece a extremidade ipsolateral, também é fundamental preservar a função pós-operatória da extremidade.

Historicamente, os tumores de Pancoast têm sido difíceis de tratar, com altas taxas de recorrência local e pouca sobrevida de 5 anos com radioterapia e/ou ressecção cirúrgica. A invasão do tumor em estruturas vizinhas motivou investigações em modalidades, como, por exemplo, a radiação de indução e, mais recentemente, radiação e quimioterapia concomitante, a fim de melhorar os índices de ressecção completa. O Southwest Oncology Group estudou formalmente o uso da quimiorradioterapia de indução seguida por cirurgia, e os resultados a longo prazo já estão disponíveis. O regime de tratamento foi bem tolerado, com 95% dos pacientes completando o tratamento de indução. A ressecção completa foi atingida em 76%. A sobrevida de 5 anos foi de 44% do total e 54% quando a ressecção completa foi conseguida. A progressão da doença com este regime foi predominantemente em locais distantes, com o cérebro sendo o mais comum. Um algoritmo de tratamento para tumores de Pancoast é apresentado na Figura 19-6. (Ver Schwartz, 9ª ed., pp. 544 e 545.)

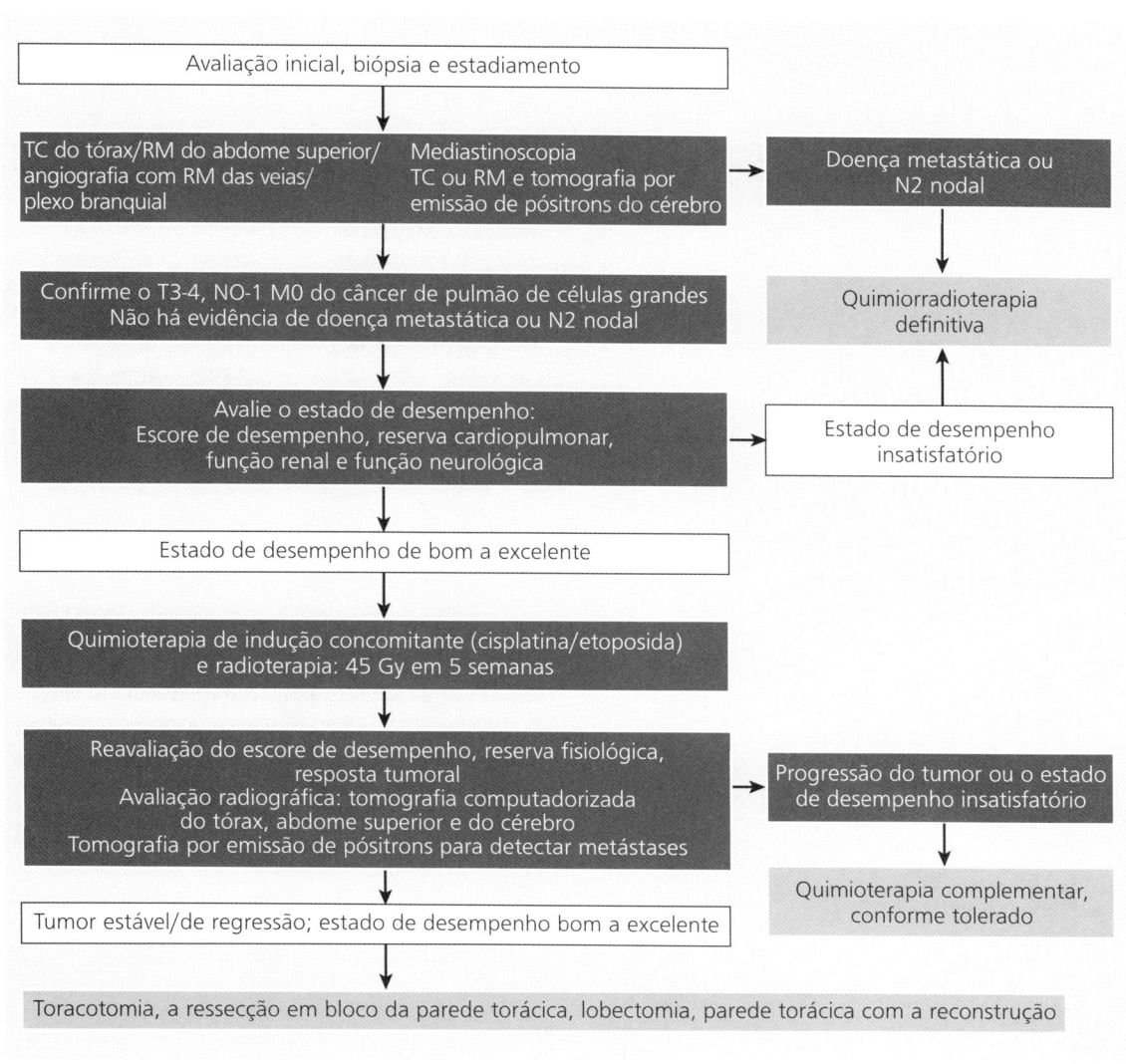

```
┌─────────────────────────────────────────────────┐
│      Avaliação inicial, biópsia e estadiamento   │
└─────────────────────────────────────────────────┘
                        │
        ┌───────────────┴───────────────┐
        ▼                               ▼
┌──────────────────────┐   ┌──────────────────────┐      ┌──────────────────────┐
│ TC do tórax/RM do    │   │ Mediastinoscopia      │─────▶│ Doença metastática ou│
│ abdome superior/     │   │ TC ou RM e tomografia │      │ N2 nodal             │
│ angiografia com RM   │   │ por emissão de        │      └──────────────────────┘
│ das veias/           │   │ pósitrons do cérebro  │                 │
│ plexo branquial      │   │                       │                 ▼
└──────────────────────┘   └──────────────────────┘      ┌──────────────────────┐
                        │                                 │ Quimiorradioterapia  │
                        ▼                                 │ definitiva           │
┌─────────────────────────────────────────────────┐      └──────────────────────┘
│ Confirme o T3-4, N0-1 M0 do câncer de pulmão de │                 ▲
│ células grandes                                  │                 │
│ Não há evidência de doença metastática ou N2 nodal│               │
└─────────────────────────────────────────────────┘                 │
                        │                                            │
                        ▼                                            │
┌─────────────────────────────────────────────────┐      ┌──────────────────────┐
│ Avalie o estado de desempenho:                   │─────▶│ Estado de desempenho │
│ Escore de desempenho, reserva cardiopulmonar,    │      │ insatisfatório       │
│ função renal e função neurológica                │      └──────────────────────┘
└─────────────────────────────────────────────────┘
                        │
                        ▼
┌─────────────────────────────────────────────────┐
│ Estado de desempenho de bom a excelente          │
└─────────────────────────────────────────────────┘
                        │
                        ▼
┌─────────────────────────────────────────────────┐
│ Quimioterapia de indução concomitante            │
│ (cisplatina/etoposida)                           │
│ e radioterapia: 45 Gy em 5 semanas               │
└─────────────────────────────────────────────────┘
                        │
                        ▼
┌─────────────────────────────────────────────────┐
│ Reavaliação do escore de desempenho, reserva     │      ┌──────────────────────┐
│ fisiológica, resposta tumoral                    │─────▶│ Progressão do tumor  │
│ Avaliação radiográfica: tomografia               │      │ ou o estado de       │
│ computadorizada do tórax, abdome superior e do   │      │ desempenho           │
│ cérebro                                          │      │ insatisfatório       │
│ Tomografia por emissão de pósitrons para detectar│      └──────────────────────┘
│ metástases                                       │                 │
└─────────────────────────────────────────────────┘                 ▼
                        │                                 ┌──────────────────────┐
                        ▼                                 │ Quimioterapia        │
┌─────────────────────────────────────────────────┐      │ complementar,        │
│ Tumor estável/de regressão; estado de desempenho │      │ conforme tolerado    │
│ bom a excelente                                  │      └──────────────────────┘
└─────────────────────────────────────────────────┘
                        │
                        ▼
┌─────────────────────────────────────────────────┐
│ Toracotomia, a ressecção em bloco da parede      │
│ torácica, lobectomia, parede torácica com a      │
│ reconstrução                                     │
└─────────────────────────────────────────────────┘
```

FIG. 19-6. O algoritmo de tratamento para tumores de Pancoast.

7. Quando comparada à toracotomia aberta, a CTVA (cirurgia torácica videoassistida) tem mostrado resultados como:
   A. Redução da mortalidade.
   B. Recuperação mais lenta da função respiratória.
   C. Retorno mais rápido ao trabalho.
   D. Diminuição da capacidade de tolerar a quimioterapia.

Resposta: C

As abordagens cirúrgicas torácicas mudaram nos últimos anos com os avanços nas abordagens minimamente invasivas. Um cirurgião treinado em técnicas avançadas minimamente invasivas pode agora realizar simpatectomia, ressecções pulmonares segmentares, lobectomias e ressecções mediastinais por meio de múltiplas portas toracoscópicas e pequenas incisões de acesso sem a necessidade de uma incisão substancial, com afastamento de costelas. Embora não tenha havido uma mudança documentada na mortalidade utilizando estas abordagens, as medidas subjetivas de qualidade de vida após a cirurgia torácica videoassistida (CTVA), como, por exemplo, o nível de dor e a percepção da recuperação funcional, de forma consistente e reprodutível, favorecem o uso de CTVA com relação à toracotomia. As medidas objetivas, como o *status* funcional, medido pela caminhada de 6 minutos, retorno ao trabalho e a capacidade para tolerar a quimioterapia também favorecem o uso da CTVA com relação à toracotomia. Finalmente, a recuperação da função respiratória ocorre mais cedo em pacientes submetidos à CTVA. Estes achados são evidentes em pacientes com doença pulmonar obstrutiva crônica (DPOC) e nos idosos, as populações cuja qualidade de vida pode ser drasticamente afetada pelas alterações nos sintomas respiratórios e função, dor torácica e no desempenho físico. (Ver Schwartz, 9ª ed., p. 522.)

8. Se o espaço pleural for alterado por processos patológicos, como derrames malignos ou infecções do espaço pleural ou seguido de pleurodese, drenos torácicos devem permanecer no local até a drenagem ficar em:
   A. 50 mL/24 horas ou menos.
   B. 150 mL/24 horas ou menos.
   C. 400 mL/24 horas ou menos.
   D. 750 mL/24 horas ou menos.

Resposta: B
O tubo é removido quando o vazamento de ar estiver resolvido e quando diminuir o volume de drenagem abaixo do nível aceitável de mais de 24 horas. É desconhecido o volume ideal de drenagem ao longo de um período de 24 horas que prevê a retirada do dreno de tórax seguro. A capacidade de o linfático pleural absorver o líquido é substancial. Pode ser tão alta quanto 0,40 mL/kg por hora, em um indivíduo saudável, possivelmente resultando na absorção de até 500 mL de líquido durante um período de 24 horas. A capacidade de o espaço pleural gerir e absorver o líquido é alta, se o revestimento interno da pleura e os linfáticos estiverem saudáveis. No passado, muitos cirurgiões exigiam um volume de drenagem menor que 150 mL durante 24 horas antes da remoção do dreno torácico. Recentemente, entretanto, tem sido demonstrado que os tubos pleurais podem ser removidos após a lobectomia ou a toracotomia com CTVA com volumes de drenagem de 24 horas tão alto quanto 400 mL, sem desenvolvimento posterior de derrame pleural. Atualmente, é prática desses autores a remoção dos drenos torácicos, quando a saída é de 24 horas ≤ 400 mL após lobectomia ou ressecções pulmonares menores.

Caso seja alterado o espaço pleural (p. ex., derrame pleural maligno, infecções do espaço pleural ou inflamação, ou pleurodese), é apropriada a adesão estrita a um requisito de volume antes da retirada do tubo (tipicamente 100 a 150 mL em 24 horas). Tais circunstâncias alteram a dinâmica norma do líquido pleural. (Ver Schwartz, 9ª ed., p. 524.)

9. Os pacientes com síndrome de Lambert-Eaton que permanecem sintomáticos após o tratamento da malignidade primária são mais bem tratados por:
   A. Neostigmina.
   B. Cloridrato de guanidina.
   C. Anticorpos monoclonais anti-igA.
   D. Ciclosporina.

Resposta: B
A síndrome de Lambert-Eaton é uma síndrome semelhante à miastenia, geralmente observada em pacientes com câncer pulmonar de células pequenas. É causada por um defeito de condução neuromuscular. Os distúrbios de marcha são decorrentes de fraqueza muscular proximal e cansaço e afetam particularmente as coxas. Os sintomas podem ocorrer antes dos sintomas do tumor primário e realmente preceder à evidência radiográfica do tumor. A síndrome é produzida por anticorpos de imunoglobulina G com alvo para canais de cálcio dependentes da voltagem, que atuam na liberação de acetilcolina dos sítios pré-sinápticos na placa motora terminal. A terapia é dirigida ao tumor primário com ressecção, radioterapia e/ou quimioterapia. Muitos pacientes apresentam melhora surpreendente após ressecção ou tratamento clínico bem-sucedido. Para pacientes com sintomas refratários, o tratamento consiste na administração de cloridrato de guanidina, agentes imunossupressores, como prednisona e azatioprina, e, ocasionalmente, plasmaférese. Ao contrário de pacientes com *miastenia gravis*, a neostigmina mostra-se geralmente ineficaz. (Ver Schwartz, 9ª ed., p. 536.)

10. Qual dos seguintes sarcomas da parede torácica seguintes é mais provável de responder à quimioterapia pré-operatória?
    A. Fibrossarcoma.
    B. Histiocitoma fibroso maligno.
    C. Sarcoma sinovial.
    D. Tumor neuroectodérmico primitivo.

Resposta: D
Os sarcomas podem ser divididos em dois grandes grupos de acordo com o potencial de resposta à quimioterapia (Tabela 19-1). A quimioterapia pré-operatória (neoadjuvante) proporciona a possibilidade de (a) avaliar a quimiossensibilidade do tumor pelo grau de redução do tamanho e por necrose microscópica, (b) determinar quais agentes quimioterápicos do tumor são sensíveis e (c) diminuir a extensão da ressecção cirúrgica, reduzindo o tamanho do tumor. Os pacientes cujos tumores são sensíveis à quimioterapia pré-operatória (a julgar pela redução no tamanho do tumor primário e/ou pelo grau de necrose observado histologicamente após a ressecção) têm um prognóstico muito melhor do que aqueles cujos tumores apresentam uma resposta insatisfatória. (Ver Schwartz, 9ª ed., p. 565.)

TABELA 19-1 Classificação dos sarcomas de resposta terapêutica

Tipo de tumor	Sensibilidade da quimioterapia
Osteossarcoma	+
Rabdomiossarcoma	+
Tumor neuroectodérmico primitivo	+
Sarcoma de Ewing	+
Histiocitoma fibroso maligno	±
Fibrossarcoma	±
Lipossarcoma	±
Sarcoma sinovial	±

11. Qual percentual de traqueia pode ser ressecado com segurança?
    A. 20%.
    B. 30%.
    C. 40%.
    D. 50%.

Resposta: D
O limite de tamanho de ressecção traqueal é de, aproximadamente, 50% da traqueia. Para evitar tensão na anastomose no pós-operatório, são necessárias manobras especializadas, como mobilização anterolateral da traqueia, sutura do queixo no esterno com a cabeça flexionada para a frente por 7 dias, liberação da laringe e liberação hilar direita. Para a maioria das ressecções traqueais (que envolvem muito menos do que 50% das vias aéreas), a mobilização anterolateral da traqueia e a sutura do queixo no esterno durante 7 dias são feitas de rotina. Determina-se o uso da liberação da laringe e hilar no momento da cirurgia, com base no julgamento dos cirurgiões sobre o grau de tensão presente. (Ver Schwartz, 9ª ed., p. 519.)

12. Qual das seguintes massas mediastinais é mais provável de ser encontrada no mediastino anterior?
    A. Cisto pleuropericárdico.
    B. Ganglioneuroma.
    C. Feocromocitoma.
    D. Tumor de células germinativas.

Resposta: D
(Ver Schwartz, 9ª ed., p. 570 e Tabela 19-2.)

TABELA 19-2 Localização habitual dos tumores primários comuns e cistos do mediastino

Compartimento anterior	Compartimento visceral	Sulcos paravertebrais
Timoma	Cisto enterógeno	Neurilemoma-schwannoma
Tumores de células germinativas	Linfoma	Neurofibroma
Linfoma	Cisto pleuropericárdico	Schwannoma maligno
Linfangioma	Granuloma mediastinal	Ganglioneuroma
Hemangioma	Hamartoma linfoide	Ganglioneuroblastoma
Lipoma	Cisto mesotelial	Neuroblastoma
Fibroma	Cisto neuroentérico	Paraganglioma
Fibrossarcoma	Paraganglioma	Feocromocitoma
Cisto tímico	Feocromocitoma	Fibrossarcoma
Adenoma da paratireoide	Cisto do ducto torácico	Linfoma

Fonte: Reproduzida com permissão de Shields TW: The mediastinum and its compartments, in Shields TW (ed): *Mediasrinal Surgery*. Philadelphia: Lea & Febiger, 1991, p. 5.

13. O tratamento primário do carcinoma neuroendócrino linfocitoide do pulmão é:
    A. Cirurgia seguida de quimioterapia.
    B. Quimioterapia sozinha.
    C. Quimioterapia e radioterapia.
    D. Imunoterapia.

Resposta: C
O câncer pulmonar de células pequenas é responsável por cerca de 20% dos cânceres de pulmão primário que, geralmente, não são tratados com cirurgia. Estas neoplasias agressivas apresentam metástases iniciais disseminadas. Histologicamente, podem ser difíceis de distinguir das lesões linfoproliferativas e tumores carcinoides atípicos. Portanto, um diagnóstico definitivo deve ser estabelecido com amostras adequadas de tecido. Três grupos de câncer pulmonar de células pequenas são reconhecidos: carcinoma de células pequenas puras (por vezes referido como carcinoma neu-

14. Observa-se que um paciente de 65 anos de idade que fumou dois maços de cigarro por dia durante 45 anos apresenta um nódulo pulmonar solitário de 2 cm a partir da superfície do segmento superior do lobo inferior direito. O melhor procedimento diagnóstico inicial é:
    A. Observação com biópsia, se isso aumentar de tamanho ao longo de 3 a 6 meses.
    B. Broncoscopia.
    C. Aspiração por agulha fina.
    D. Toracotomia aberta para a biópsia excisional.

roendócrino linfocitoide), carcinoma de células pequenas com um componente de grandes células e combinação de tumores (mistos). Ao contrário do câncer de pulmão de células grandes, o estágio clínico do câncer pulmonar de células pequenas é definido de forma ampla com a presença de qualquer local "limitado" ou distante da doença "disseminada". O câncer pulmonar de células pequenas que apresenta doença locorregional volumosa, mas sem evidência de doença metastática distante é denominado câncer pulmonar de células pequenas limitado. Na maioria das vezes, o tumor primário é grande e está associado à adenopatia mediastinal volumosa, que pode levar à obstrução da veia cava superior. O câncer pulmonar de células pequenas enquadrado na outra fase clínica, denominado disseminado, geralmente se apresenta com doença metastática pelo corpo do paciente. Independentemente da fase de apresentação, o tratamento é principalmente a quimioterapia e a radioterapia. A cirurgia é apropriada para o paciente raro com um nódulo descoberto incidentalmente periférico que é considerado um câncer pulmonar de células pequenas. Se a fase I do câncer pulmonar de células pequenas for identificada após a ressecção, realiza-se a quimioterapia pós-operatória. (Ver Schwartz, 9ª ed., pp. 548 e 549.)

Resposta: C
O cirurgião deve ter um algoritmo com base científica para chegar ao diagnóstico e ao tratamento de um nódulo pulmonar. As orientações foram elaboradas com base em uma revisão sistemática da literatura e consensos de especialistas clínicos, no campo (Fig. 19-7). Só por meio da biópsia, um nódulo pulmonar pode ser diagnosticado. A broncoscopia tem uma sensibilidade de 20 a 80% para detectar um processo neoplásico dentro de um nódulo pulmonar solitário, dependendo do tamanho do nódulo, da sua proximidade com a árvore branquial e a prevalência de câncer na população a ser amostrada. A biópsia transtorácica de aspiração por agulha fina pode identificar com precisão o *status* das lesões pulmonares periféricas em até 95% dos pacientes, a taxa de falso-negativo varia de 3 a 29%. As complicações podem ocorrer em uma taxa relativamente elevada (p. ex., uma taxa de 30% de pneumotórax). A CTVA, muitas vezes, é usada para excisar e diagnosticar nódulos pulmonares indeterminados. As lesões mais adequadas para CTVA são aquelas que estão localizadas no exterior de 1/3 do pulmão e as que medem menos do que 3 cm de diâmetro. Certos princípios devem ser seguidos ao excisar lesões potencialmente malignas por CTVA. O nódulo não deve ser manipulado diretamente com instrumentos, a pleura visceral que cobre o nódulo não deve ser violada, e o nódulo excisado deve ser extraído do tórax dentro de um saco para evitar a propagação da parede torácica. Alguns grupos defendem processo diretamente à CTVA na propedêutica de um nódulo pulmonar solitário em circunstâncias clínicas adequadas, citando acurácia do diagnóstico superior e de baixo risco cirúrgico. (Ver Schwartz, 9ª ed., pp. 527 e 528.)

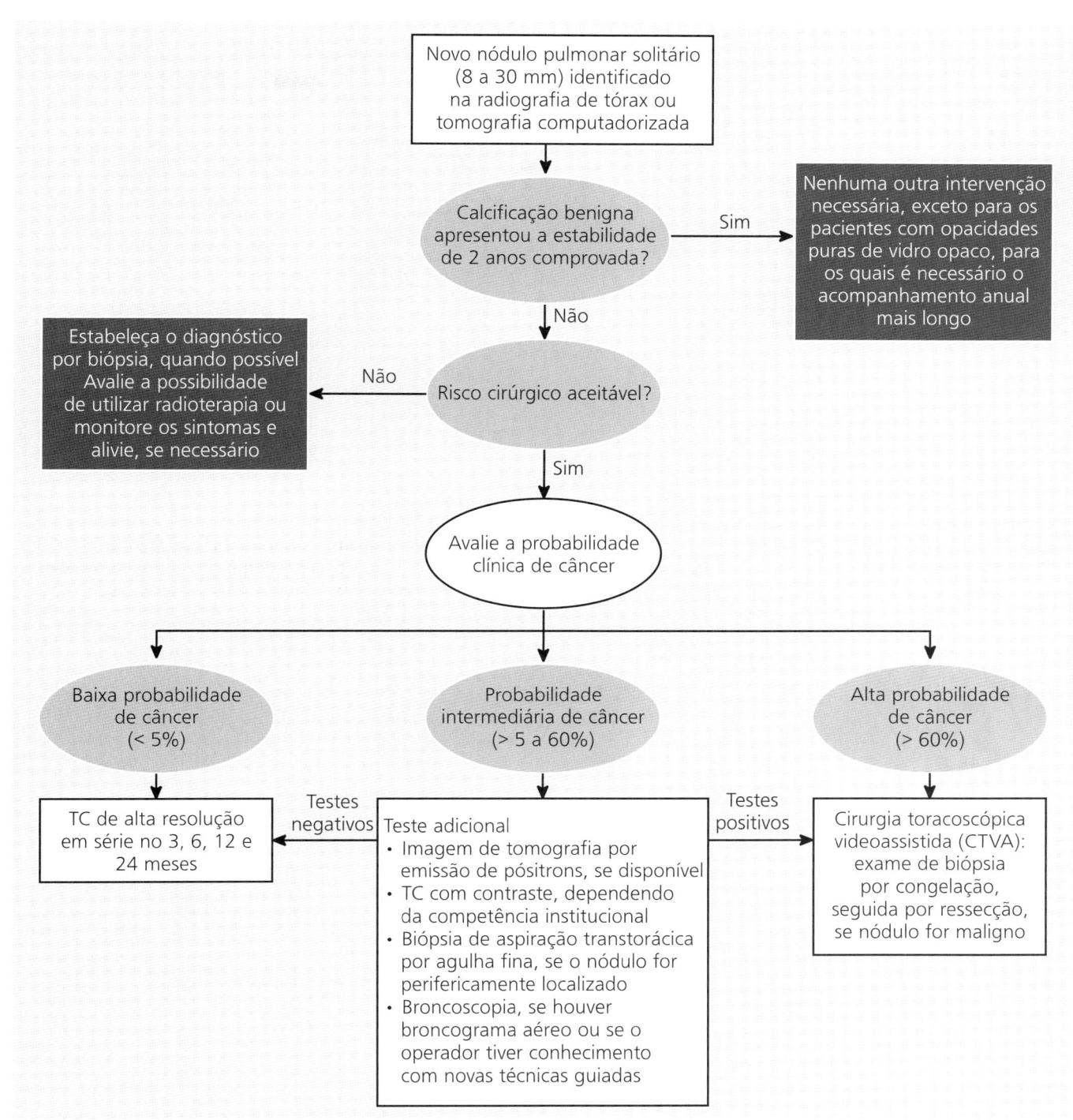

```
                    ┌─────────────────────────────┐
                    │ Novo nódulo pulmonar solitário│
                    │ (8 a 30 mm) identificado     │
                    │ na radiografia de tórax ou   │
                    │ tomografia computadorizada   │
                    └──────────────┬──────────────┘
                                   ▼
                        ╱Calcificação benigna╲              ┌──────────────────────┐
                       ╱apresentou a estabilidade╲──Sim──▶ │Nenhuma outra intervenção│
                       ╲de 2 anos comprovada?    ╱          │necessária, exceto para os│
                        ╲                        ╱          │pacientes com opacidades │
                                   │                        │puras de vidro opaco, para│
                                  Não                       │os quais é necessário o  │
                                   ▼                        │acompanhamento anual     │
  ┌───────────────────────┐                                 │mais longo               │
  │Estabeleça o diagnóstico│                                └──────────────────────┘
  │por biópsia, quando possível│
  │Avalie a possibilidade      │◀──Não──╱Risco cirúrgico aceitável?╲
  │de utilizar radioterapia ou │        ╲                           ╱
  │monitore os sintomas e      │                  │
  │alivie, se necessário       │                 Sim
  └───────────────────────┘                       ▼
                                    ╱Avalie a probabilidade╲
                                    ╲  clínica de câncer   ╱
                     ┌──────────────────┼──────────────────┐
                     ▼                  ▼                  ▼
            ╱Baixa probabilidade╲ ╱Probabilidade      ╲ ╱Alta probabilidade╲
            ╲ de câncer (< 5%)  ╱ ╲intermediária de    ╱ ╲de câncer (> 60%) ╱
                     │           ╲câncer (> 5 a 60%)  ╱          │
                     ▼                  ▼                         ▼
  ┌─────────────────┐  Testes  ┌─────────────────────┐  Testes  ┌─────────────────┐
  │TC de alta resolução│◀negativos│Teste adicional     │positivos▶│Cirurgia toracoscópica│
  │em série no 3, 6, 12 e│       │• Imagem de tomografia│         │videoassistida (CTVA):│
  │24 meses             │        │  por emissão de pósitrons,│    │exame de biópsia     │
  └─────────────────┘            │  se disponível       │         │por congelação,      │
                                 │• TC com contraste,   │         │seguida por ressecção,│
                                 │  dependendo da       │         │se nódulo for maligno │
                                 │  competência institucional│    └─────────────────┘
                                 │• Biópsia de aspiração│
                                 │  transtorácica por agulha│
                                 │  fina, se o nódulo for│
                                 │  perifericamente localizado│
                                 │• Broncoscopia, se houver│
                                 │  broncograma aéreo ou se o│
                                 │  operador tiver conhecimento│
                                 │  com novas técnicas guiadas│
                                 └─────────────────────┘
```

FIG. 19-7. Algoritmo de tratamento recomendado de pacientes com nódulo pulmonar solitário medindo 8 mm a 30 mm de diâmetro. (Adaptada de Ost D, Fein AM, Feinsilver SH. Clinical practice: the solitary pulmonar nodule. *N Engl J Med* 2003; 348:2535-2542.)

15. Qual é a probabilidade de um nódulo pulmonar solitário ser maligno em um paciente, cuja exposição ao tabagismo é desconhecida?
    A. 0 a 20%.
    B. 20 a 40%.
    C. 40 a 60%.
    D. > 60%.

Resposta: B
O diagnóstico diferencial de nódulo pulmonar solitário pode ser reduzido para uma diferenciação entre malignidade e outras inúmeras condições benignas. Idealmente, as abordagens diagnósticas proporcionariam uma distinção clara entre as duas, de modo que a ressecção cirúrgica definitiva pode ser reservada para o nódulo maligno e a ressecção evitada quando o nódulo for benigno nas populações de pacientes não selecionados, um nódulo pulmonar solitário novo observado em uma radiografia de tórax tem 20 a 40% de probabilidade de ser maligno, com o risco de, aproximadamente, 50% ou mais em fumantes. (Ver Schwartz, 9ª ed., pp. 526 e 527.)

16. A massa mais comum do mediastino em crianças é:
    A. Linfoma.
    B. Tumor neurogênico.
    C. Cisto congênito.
    D. Tumor de células germinativas.

Resposta: B
As massas mais comuns do mediastino em crianças e adultos são tumores de origem neural, apesar de cistos e timomas serem quase igualmente comuns em adultos. (Ver Schwartz, 9ª ed., p. 570 e Tabelas 19-3 e 19-4.)

TABELA 19-3 Tumores mediastinais em adultos

Tipo de tumor	Percentagem do total	Localização
Tumores neurogênicos	21	Posterior
Cistos	20	Todos
Timomas	19	Anterior
Linfomas	13	Anterior/médio
Tumores de células germinativas	11	Anterior
Tumores mesenquimais	7	Todos
Tumores endócrinos	6	Anterior/médio

Fonte: Reproduzida de Shields TW: Primary lesions of the mediastinum and their investigation and treatment, in Shields TW (ed): *General Thoracic Surgery*, 4th ed. Baltimore: Lippincott Williams & Wilkins, 1994, p. 1.731.

TABELA 19-4 Tumores mediastinais em crianças

Tipo de tumor	Percentagem do total	Localização
Tumores neurogênicos	40	Posterior
Linfomas	18	Anterior/médio
Cistos	18	Todos
Tumores de células germinativas	11	Anterior
Tumores mesenquimais	9	Todos
Timomas	Raro	Anterior

Fonte: Reproduzida com permissão de Silverman NA et al.: Mediastinal masses. *Surg Clin North Am* 60:760, 1980.

17. Um paciente com câncer de pulmão que apresenta dor torácica é mais provável de ter:
    A. Carcinoma espinocelular.
    B. Carcinoma de pequenas células.
    C. Adenocarcinoma.
    D. Carcinoma broncoalveolar.

Resposta: C
Os carcinomas espinocelulares e de células pequenas costumam surgir nos brônquios principais, lobares ou nos segmentares primeiros, que são coletivamente referidos como as vias aéreas centrais. Os sintomas de irritação das vias aéreas ou obstrução são comuns e incluem tosse, hemoptise, respiração ofegante (em decorrência de obstrução das vias aéreas de alto grau), dispneia (por obstrução brônquica com ou sem atelectasia pós-obstrutiva) e pneumonia (causada pela obstrução das vias aéreas com retenção de secreção e atelectasia).

Por outro lado, os adenocarcinomas, muitas vezes, estão localizados perifericamente. Por esta razão, eles são com frequência descobertos acidentalmente como uma lesão periférica assintomática na radiografia de tórax. Quando os sintomas ocorrem, são em razão de invasão da parede torácica ou pleural (dor pleurítica ou da parede torácica) ou disseminação pleural com derrame pleural maligno.

O carcinoma bronquioloalveolar (uma variante do adenocarcinoma) pode apresentar-se como um nódulo solitário, como nódulos multifocais, ou como um infiltrado difuso, simulando uma pneumonia infecciosa (forma pneumônica). Na forma pneumônica, podem ocorrer a dispneia e hipóxia grave, às vezes, com volumes grandes de expectoração (mais de 1 L/d) de líquido castanho-claro, com consequente desidratação e desequilíbrio eletrolítico. Como o carcinoma bronquioloalveolar tende a preencher os espaços alveolares, conforme cresce (em oposição à invasão típica, de destruição e compressão da arquitetura do pulmão observada com outros tipos de células), os broncogramas aéreos podem ser vistos radiograficamente dentro do tumor. (Ver Schwartz, 9ª ed., p. 533.)

18. Qual o percentual de pacientes com *miastenia gravis* e timoma poderá observar uma melhora ou desparecimento de fraqueza muscular após a ressecção do timoma?
    A. 25%.
    B. 50%.
    C. 75%.
    D. 95%.

19. A osteoartropatia hipertrófica pulmonar:
    A. Ocorre mais comumente em pacientes com carcinoma broncoalveolar.
    B. Pode desenvolver-se meses antes que os pacientes se tornem sintomáticos de um tumor primário.
    C. É mais bem tratada normalizando o cálcio sérico.
    D. É mais comumente observada nas vértebras de pacientes com câncer de pulmão.

Os tumores localizados perifericamente (muitas vezes adenocarcinomas) que se estendem pela pleura visceral causam irritação ou crescimento para a pleura parietal e, potencialmente, o crescimento contínuo nas estruturas da parede torácica. Três tipos de sintomas são possíveis, dependendo do grau de envolvimento da parede torácica: (a) dor pleurítica, oriunda do contato não invasivo da pleura parietal com irritação inflamatória e da invasão parietal pleural direta; (b) dor localizada na parede torácica, com invasão mais profunda e envolvimento da costela e/ou músculos intercostais e (c) dor radicular, advinda do envolvimento do(s) nervo(s) intercostal(is). A dor radicular pode ser confundida com cólica renal, no caso de tumores do lobo inferior que invadem a parede torácica posterior. (Ver Schwartz, 9ª ed., p. 534.)

Resposta: A
O timoma é a neoplasia mais frequente do mediastino anterior em adultos (observado mais com frequência entre 40 e 60 anos de idade). São raros em crianças. A maioria dos pacientes com timoma são assintomáticos, mas, dependendo dos padrões de referência institucionais, entre 10 e 50% têm sintomas sugestivos de *miastenia gravis* ou tenham anticorpos circulantes para o receptor de acetilcolina. Contudo, verifica-se que menos de 10% dos pacientes com *miastenia gravis* apresentam um timoma na tomografia computadorizada. Timectomia leva à melhora ou ao desparecimento dos sintomas de *miastenia gravis* em apenas cerca de 25% dos pacientes com timoma. Em contrapartida, em pacientes com *miastenia gravis* e sem timoma, os resultados de timectomia são superiores: até 50% dos pacientes têm remissão completa e 90% de melhora. Em 5% dos pacientes com timomas, podem estar presentes outras síndromes paraneoplásicas, incluindo aplasia de células vermelhas, hipogamaglobulinemia, lúpus eritematoso sistêmico, síndrome de Cushing, ou síndrome da secreção inadequada de hormônio antidiurético. Grandes tumores tímicos podem apresentar sintomas relacionados com o efeito de massa, que pode incluir tosse, dor torácica, dispneia ou síndrome da veia cava superior. (Ver Schwartz, 9ª ed., p. 573.)

Resposta: B
Uma das síndromes paraneoplásicas mais comuns em pacientes com câncer pulmonar de células pequenas é a osteoartropatia pulmonar hipertrófica. Clinicamente, a síndrome é caracterizada por sensibilidade e inchaço dos tornozelos, pés, antebraços e mãos em razão de periostite de fíbula, tíbia, rádio, metacarpos e metatarsos. Os sintomas podem ser graves e debilitantes O baqueteamento dos digitais ocorre com osteoartropatia pulmonar hipertrófica ou independente da mesma em até 30% dos pacientes com câncer pulmonar de células pequenas. Os sintomas da osteoartropatia pulmonar hipertrófica pode anteceder o diagnóstico do câncer por meses. Radiograficamente, as radiografias das áreas afetadas mostram inflamação e elevação do periósteo. Uma tomografia de um osso demonstra a absorção intensa, mas de forma simétrica do radiofármaco nos ossos longos. O alívio é proporcionado pelo tratamento com aspirina ou drogas anti-inflamatórias não esteroides e pela erradicação cirúrgica bem-sucedida do tumor. (Ver Schwartz, 9ª ed., p. 535.)

20. A intervenção cirúrgica em um paciente com um abscesso do pulmão deve ser considerada:
A. Se o abscesso for menor que 3 cm de diâmetro.
B. Se não houver uma diminuição de tamanho após 2 semanas de antibioticoterapia.
C. Se o abscesso estiver sob tensão.
D. Se houver abscessos bilaterais.

Resposta: C
A drenagem cirúrgica de abscesso pulmonar é incomum, porque a drenagem geralmente ocorre de forma espontânea através da árvore traqueobrônquica. Indicações para intervenção estão listadas na Tabela 19-5.

A drenagem externa pode ser realizada com drenagem pleural, drenagem percutânea ou cavemostomia cirúrgica. A escolha entre a colocação de toracostomia e a colocação radiológica de um catéter de drenagem depende da preferência dos médicos e da disponibilidade de radiologia intervencionista. É necessária a ressecção cirúrgica em menos de 10% dos pacientes com abscesso pulmonar. A lobectomia é a intervenção preferencial para o sangramento proveniente de um abscesso pulmonar ou piopneumotórax. Uma consideração importante no intraoperatório é proteger o pulmão contralateral com um tubo de duplo lúmen, bloqueador brônquico, entubação contralateral do tronco principal. O tratamento cirúrgico tem uma taxa de sucesso de 90%, com uma mortalidade associada de 1 a 13%. (Ver Schwartz, 9ª ed., p. 551.)

A duração da terapêutica antimicrobiana é variável: 1 a 2 semanas de pneumonia por aspiração simples e 3 a 12 semanas de pneumonia necrosante e abscesso pulmonar. Provavelmente é melhor tratar até que a cavidade desapareça ou até radiografias seriadas mostrarem melhora significativa (Ver Schwartz, 9ª ed., p. 550.)

TABELA 19-5 As inclinações para os procedimentos cirúrgicos de drenagem para abscessos pulmonares

1. Falha da terapia médica
2. Abscesso sob tensão
3. Abscesso aumentando de tamanho durante o tratamento adequado
4. Contaminação do pulmão contralateral
5. Abscesso maior que 4 a 6 cm de diâmetro
6. Infecção necrosante com múltiplos abscessos, hemoptise, ruptura do abscesso ou piopneumotórax
7. Incapacidade para excluir um carcinoma de cavitação

21. Qual das seguintes infecções é uma causa significativa das bronquiectasias?
A. Pneumococo.
B. Infecção por micobactérias não tuberculosas.
C. Rinovírus.
D. *Aspergillus*.

Resposta: B
O desenvolvimento de bronquiectasias pode ser atribuído a causas congênitas ou adquiridas. As principais doenças congênitas que levam à bronquiectasia incluem fibrose cística, discinesia ciliar primária e deficiências de imunoglobulinas (p. ex., a deficiência seletiva de imunoglobulina A). As causas congênitas tendem a produzir um padrão difuso de envolvimento bronquial.

As causas adquiridas são categorizadas amplamente como infecciosas e inflamatórias. Adenovírus e vírus da gripe são as infecções virais predominantes na infância associadas ao desenvolvimento de bronquiectasia. A infecção crônica com a tuberculose continua sendo uma importante causa mundial de bronquiectasias.

Nos Estados Unidos, as mais significativas são de infecções por micobactérias não tuberculosas que causam bronquiectasias, sobretudo a infecção pelo complexo *Mycobacterium aviumintracellulare*. Recentemente, vários estudos têm sugerido uma associação entre a doença crônica do refluxo gastroesofágico, a supressão ácida e a infecção por micobactérias não tuberculosas com bronquiectasia. Acredita-se que essa interação esteja relacionada com a aspiração crônica de colonização das secreções gástricas no ambiente de supressão ácida. Embora uma relação causal não tenha sido comprovada, estes resultados sugerem um papel para a doença do refluxo gastroesofágico na patogênese do processo desta doença. (Ver Schwartz, 9ª ed., pp. 551 e 552.)

22. Um tumor mediastinal da célula germinativa com níveis normais de alfafetoproteína e minimamente elevados níveis de beta-gonadotrofina coriônica é provável ocorrer no:
A. Teratoma.
B. Seminoma.
C. Coriocarcinoma.
D. Carcinoma de células embrionárias.

Resposta: B
Cerca de 1/3 de todos os tumores primários mediastinais da célula germinativa é seminomatoso. Cerca de 2/3 são tumores não seminomatosos ou teratomas. Tratamento e prognóstico variam consideravelmente dentro destes dois grupos. Os teratomas maduros são benignos e geralmente podem ser diagnosticados pelos achados característicos de tomografia computadorizada de um tumor cístico multilocular encapsulado com combinações de líquido, tecidos moles, cálcio e/ou atenuação de gordura no compartimento anterior. A biópsia de aspiração por agulha fina sozinha pode ser diagnóstica para os seminomas, e, geralmente, os níveis de marcadores séricos, incluindo gonadotrofina coriônica humana e alfafetoproteína (AFP), são normais. Em 10% dos seminomas, os níveis de gonadotrofina coriônica são ligeiramente elevados. Achados de aspiração por agulha fina, juntamente com níveis elevados de gonadotrofina coriônica humana e níveis de AFP, podem diagnosticar com precisão os tumores não seminomatosos.

Os tumores de células germinativas não seminomatosos incluem os carcinomas de células embrionárias, coriocarcinomas, tumores do seio endodérmico e tipos variados. Em geral, são tumores volumosos, irregulares do mediastino anterior, com áreas de baixa atenuação na tomografia computadorizada por causa da necrose, hemorragia ou formação de cistos. Com frequência, as estruturas adjacentes têm-se envolvido, com metástases para os nódulos linfáticos regionais, pleura e pulmões. A lactato desidrogenase (LDH), a alfafetoproteína (AFP) e gonadotrofina coriônica são frequentemente elevadas. (Ver Schwartz, 9ª ed., pp. 575 e 576.)

O uso de marcadores séricos para avaliar uma massa mediastinal pode ser inestimável em alguns pacientes. Por exemplo, os tumores de células germinativas seminomatosas e não seminomatosas podem ser frequentemente diagnosticados e muitas vezes diferenciados entre si pelos níveis de AFP e gonadotrofina coriônica humana. Em mais de 90% dos tumores de células germinativas não seminomatosas, ou o nível de AFP ou nível de gonadotrofina coriônica humana será elevado. Os resultados são dose para 100% de especificidade, se o nível de AFP ou gonadotrofina coriônica humana for maior que 500 mg/mL. (Ver Schwartz, 9ª ed., p. 571.)

23. Quanta proteína será perdida por dia em um paciente com quilotórax, cujo dreno torácico drena 1.000 mL/dia?
A. 10 a 15 g.
B. 25 a 50 g.
C. 70 a 85 g.
D. 100 a 120 g.

Resposta: B
A composição normal do quilo é de 2,2 a 5,9 g de proteínas/100 mL (22 a 60 mL g/1.000). Portanto, B é a resposta mais adequada (Ver Schwartz, 9ª ed., p. 582 e Tabela 19-6.)

TABELA 19-6	Composição de quilo
Componente	**Quantidade (por 100 mL)**
Total de gordura	0,4-5 g
Total de colesterol	65-220 mg
Total de proteína	2,21-5,9 g
Albumina	1,1-4,1 g
Globulina	1,1-3,1 g
Fibrinogênio	16-24 g
Açúcares	48-200 g
Eletrólitos	Semelhantes aos níveis no plasma
Elementos celulares	
Linfócitos	400-6.800/mm^3
Eritrócitos	50-600/mm^3
Globulina de antitrombina	> 25% da concentração plasmática
Protrombina	> 25% da concentração plasmática
Fibrinogênio	> 25% da concentração plasmática

Fonte: Reproduzida com permissão de Miller JI Ir: Diagnosis and management of chylothorax. *Chest Surg Clin N Am* 6:139, 1996. 180.

24. Um paciente com uma sinusite crônica com grânulos amarelos no pus provavelmente tem uma infecção por:
   A. *Aspergillus flavus.*
   B. *Nocardia asteroids.*
   C. *Actinomyces israelii.*
   D. *Cryptococcus neoformans.*

Resposta: C
A actinomicose é uma doença crônica, geralmente causada por *Actinomyces israelii*. É caracterizada por supuração crônica, formação de seio e secreção de material purulento amarelo-marrom, contendo grânulos de enxofre. Aproximadamente 15% das infecções envolvem o tórax. Os organismos entram nos pulmões através da cavidade bucal (onde normalmente residem). Como a doença é rara, fazer o diagnóstico correto pode ser um desafio. O médico deve primeiro suspeitar da doença e, em seguida, realizar uma análise apropriada de cultura em condições anaeróbias. O envolvimento pulmonar pode apresentar-se com fibrose pulmonar progressiva e na periferia. O envolvimento pleural e da parede torácica (periostite das costelas) é um achado associado. O tratamento consiste em penicilina em altas doses prolongadas, que é muito eficaz. Pela intensa reação fibrótica ao redor do parênquima afetado, a cirurgia é raramente possível.

A aspergilose pode manifestar-se como uma das três síndromes clínicas: doença pulmonar por hipersensibilidade de *Aspergillus*, aspergiloma ou aspergilose pulmonar invasiva. Ocorre a sobreposição entre estas síndromes, dependendo do estado imunológico do paciente. A hipersensibilidade resulta na tosse produtiva, febre, respiração ofegante, infiltrados pulmonares, eosinofilia e níveis elevados de anticorpos de imunoglobulina E para *Aspergillus*.

A *Nocardia asteroides* é um organismo Gram-positivo, resistente a ácido, aeróbio, que geralmente provoca nocardiose, uma doença semelhante à actinomicose com envolvimento complementar do sistema nervoso central. Além disso, a disseminação hematogênica oriunda de um foco pulmonar pode levar à infecção sistêmica generalizada. O processo da doença varia de supuração benigna, autolimitada da pele e tecidos subcutâneos à pulmonar (necrose extensiva do parênquima e abscessos) e manifestações sistêmicas (p. ex., sistema nervoso central). Em pacientes imunossuprimidos, a cavitação pulmonar ou disseminação hematogênica pode ser acelerada. O tratamento prolongado (2 a 3 meses) com sulfadiazina, minociclina, ou sulfametoxazol-trimetoprim é normalmente necessário. Indica-se a cirurgia para drenar abscessos e empiemas.

A criptococose é uma infecção subaguda ou crônica causada por *Cryptococcus neoformans*, uma brotação de levedura redonda (5 a 20 μm de diâmetro) que por vezes é rodeada por uma cápsula gelatinosa característica de largura. (Ver Schwartz, 9ª ed., pp. 555 e 556.)

25. O tratamento inicial de um paciente com hemoptise maciça, com comprometimento das vias aéreas é:
   A. A angiografia com embolização da artéria bronquial com sangramento.
   B. A broncoscopia rígida com lavagem de água gelada.
   C. A broncoscopia rígida e ablação a *laser* do sítio com sangramento.
   D. A toracotomia com o controle externo do sítio de hemorragia.

Resposta: B
A hemoptise volumosa geralmente é definida como expectoração de mais de 600 mL de sangue dentro de um período de 24 horas. É uma emergência médica associada a uma taxa de mortalidade de 30 a 50%. (Ver Schwartz, 9ª ed., p. 559.)

O sangramento com risco de vida exige controle de emergência das vias aéreas e preparação para a cirurgia em potencial. Tais pacientes são mais bem atendidos em um centro cirúrgico com equipamento de broncoscopia rígida. A entubação orotraqueal imediata pode ser necessária para ganhar o controle de ventilação e aspiração. No entanto, devem ser facilitados o transporte rápido para a sala de operação e a broncoscopia rígida. Esta permite a aspiração adequada do sangramento com a visualização do local do sangramento, o lado sem sangramento pode ser canulado com o endoscópico rígido e o paciente ventilado. Após a estabilização, a lavagem de gelo salino do local do sangramento pode, então, ser executada (até 1 L em alíquotas de 50 mL). O sangramento para em até 90% dos pacientes.

Como alternativa, o bloqueio do brônquio principal do lado afetado pode ser feito com tubo endotraqueal de duplo lúmen, com um bloqueador dos brônquios, ou por meio de entubação do lado não afetado, utilizando um tubo endotraqueal padrão inteiro. A colocação de um tubo endotraqueal de duplo lúmen é um desafio, nestas circunstâncias, conforme o sangramento e as secreções. O posicionamento adequado e a aspiração podem ser difíceis, e as tentativas podem comprometer a ventilação do paciente. A melhor opção é colocar um bloqueador brônquico no brônquio afetado com sua insuflação. O bloqueador é deixado no local por 24 horas, e a área é, então, reexaminada com broncoscopia. Após este período de 24 horas, pode ser realizada a embolização de artéria brônquica. (Ver Schwartz, 9ª ed., p. 561.)

26. Um osteocondroma isolado de 2 cm da costela deve ser tratado por:
    A. Biópsia por raspagem.
    B. Excisão local.
    C. Ressecção segmentar da costela com margens inteiramente claras.
    D. Ressecção segmentar da costela com margens de 2 cm.

Resposta: B

O osteocondroma é o tumor benigno mais comum. Muitos são detectados como achados radiológicos ocasionais. A maioria é solitária. Se um paciente tiver osteocondromas múltiplos, o cirurgião deve ter um índice elevado de suspeitas para a malignidade, porque a incidência de condrossarcoma é significativamente maior nesta população.

Os osteocondromas ocorrem nas primeiras 2 décadas de vida, e surgem em ou perto dos ossos da placa de crescimento. As lesões são benignas durante a adolescência ou juventude. Os osteocondromas que crescem após a conclusão do crescimento do esqueleto têm o potencial de desenvolver condrossarcomas.

Os osteocondromas no tórax surgem a partir do córtex das costelas. Eles são um dos vários componentes da síndrome autossômica dominante, conhecida como exostose múltipla hereditária. Quando parte desta síndrome, os osteocondromas têm uma alta taxa de degeneração em condrossarcomas. Qualquer paciente com síndrome de exostose múltipla hereditária que desenvolve uma nova dor no local de um osteocondroma ou que registra um crescimento gradual da massa ao longo do tempo deve ser cuidadosamente avaliado para detectar o osteossarcoma. A excisão local de um osteocondroma benigno é tratamento suficiente. Se a malignidade for determinada, é feita a excisão ampla, com uma margem de 4 cm. (Ver Schwartz, 9ª ed., p. 564.)

27. Qual das seguintes avaliações funcionais pré-operatórias está associada a um prognóstico ruim após lobectomia ou pneumonectomia por neoplasia de pulmão ressecável?
    A. Previsão da capacidade de difusão do monóxido de carbono no pós-operatório < 70%.
    B. VEF_1 < 2 L.
    C. VO_2máx < 10 mL/kg.
    D. Não é possível subir quatro lances de escada.

Resposta: C

Ver Figura 19-8. Ao obter o histórico do paciente, as questões específicas devem ser rotineiramente perguntadas, pois ajudam a determinar a quantidade de pulmão que o paciente provavelmente tolerará após ser ressecado. O paciente pode andar sobre uma superfície plana indefinidamente, sem oxigênio e sem ter que parar e descansar secundário à dispneia? Em caso afirmativo, o paciente provavelmente tolerará a toracotomia e a lobectomia. O paciente pode subir dois lances de escadas (até dois níveis-padrão), sem ter que parar e descansar secundária à dispneia? Em caso afirmativo, o paciente provavelmente tolerará pneumonectomia. Finalmente, quase todos os pacientes, exceto aqueles que apresentam retenção de dióxido de carbono na gasometria arterial, serão capazes de tolerar períodos de ventilação com um pulmão e ressecção em cunha. (Ver Schwartz, 9ª ed., p. 539.)

As diretrizes gerais para a utilização de VEF_1 ao avaliar a capacidade de o paciente de tolerar a ressecção pulmonar são as seguintes: os pacientes com VEF_1 > 2,0 L podem tolerar a pneumonectomia, e aqueles com VEF_1 > 1,5 L podem tolerar lobectomia. Deve-se ressaltar que estas são apenas diretrizes. Também é importante notar que o valor bruto é muitas vezes impreciso, porque os valores normais são registrados como percentual do previsto com base em correções feitas de acordo com a idade, altura e sexo.

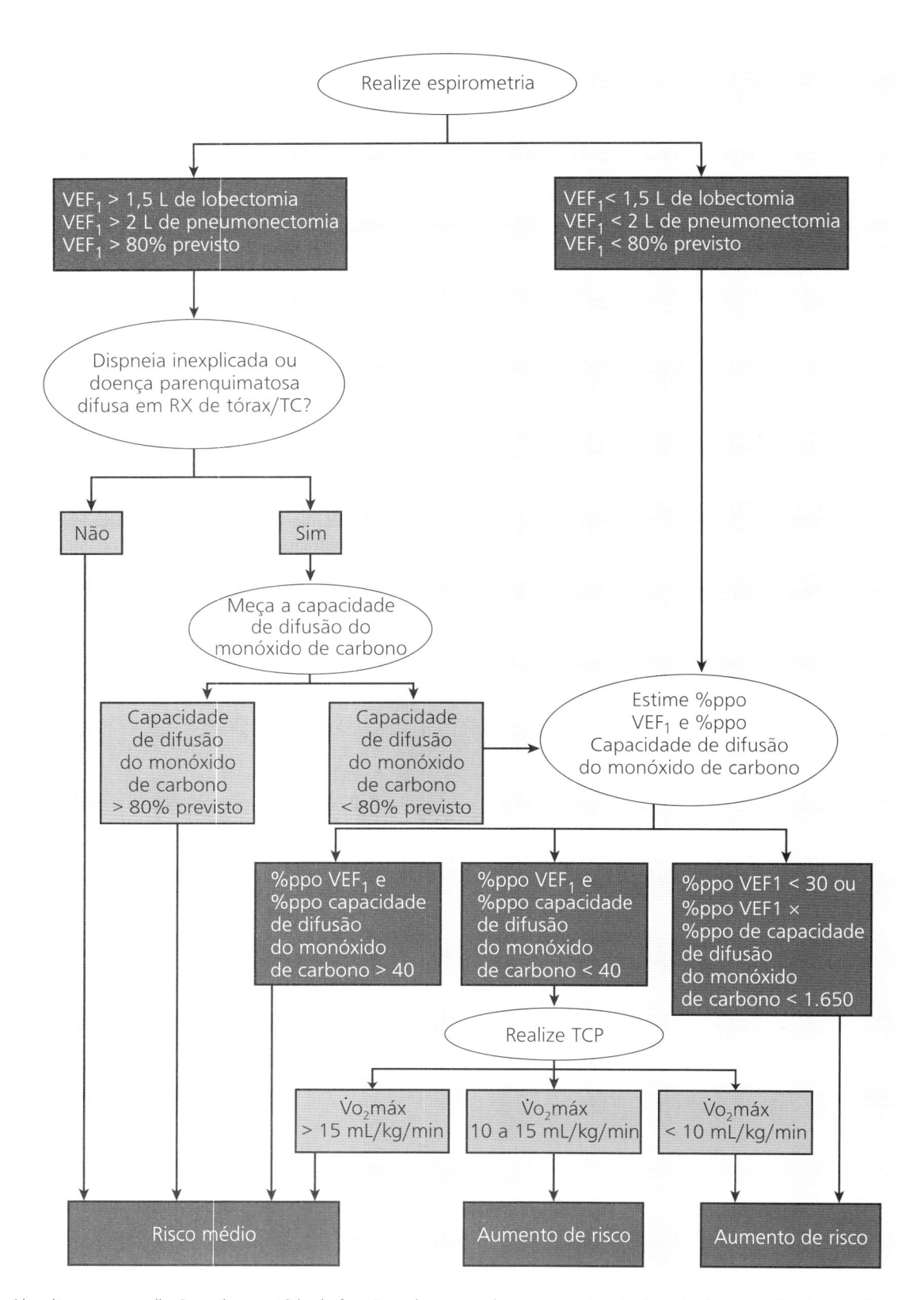

FIG. 19-8. Algoritmo para avaliação pré-operatória da função pulmonar e de reserva antes da cirurgia de ressecção do pulmão. TCP = teste de exercício cardiopulmonar; TC = tomografia computadorizada; VEF$_1$ = volume expiratório forçado em 1 segundo; %ppo = percentual previsto da função pulmonar no pós-operatório; V̇O$_2$máx = consumo de oxigênio máximo. (Reproduzida com permissão do Colice GL, Shafazand S, Griffin JP et al.: Physiologic evaluation of the patient with lung cancer being considered for resectional surgery: ACCP evidence-based clinical practice guidelines (2nd edition). Chest 132(3 Suppl):161S, 2007.)

O valor previsto do percentual para o VEF$_1$ e a capacidade de difusão do monóxido de carbono correlacionam-se com o risco de desenvolver complicações no pós-operatório, principalmente as complicações pulmonares. As taxas de complicações são significativamente maiores em pacientes com valores previstos de percentual menor que 50%, com o risco de complicações aumentando de forma gradual, para cada diminuição de 10%. A Figura 19-9 mostra a relação entre o valor previsto para a capacidade de difusão do monóxido de carbono no pós-operatório e a mortalidade operatória estimada. (Ver Schwartz, 9ª ed., p. 540.)

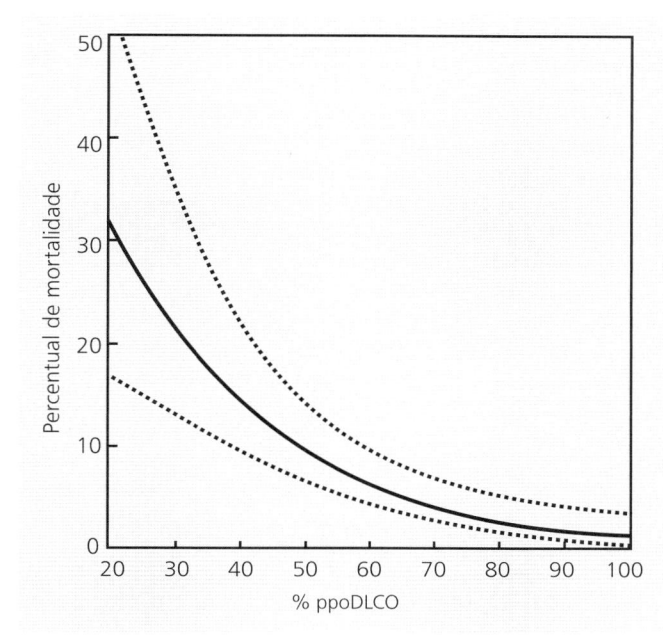

FIG. 19-9. A mortalidade operatória após a ressecção pulmonar principal para câncer pulmonar de células grandes (334 pacientes) como uma função do percentual previsto no pós-operatório da capacidade de difusão de monóxido de carbono (%ppoDLCO). A linha mais forte é o modelo de regressão logística; as linhas tracejadas representam os limites de confiança de 95%. (Adaptada com permissão de Wang J et al.: Diffusing capacity predicts operative mortality but not long-term survival after resection for lung cancer. *J Thorac Cardiovasc Surg* 117:582, 1999. Copyright © Elsevier.)

Teste de esforço que produz o consumo máximo de oxigênio (VO$_2$máx) emergiu como uma técnica valiosa para a tomada de decisão a fim de auxiliar na avaliação de pacientes com VEF$_1$ e capacidade de difusão do monóxido de carbono anormais. A Tabela 19-7 fornece um resumo dos dados existentes sobre a relação entre o VO$_2$máx e o risco de mortalidade pós-operatória. Não é raro encontrar pacientes com reduções significativas no percentual previsto de VEF$_1$ e a capacidade de difusão do monóxido de carbono, cujo histórico mostra um *status* funcional que é não compatível com os resultados do teste de função pulmonar. Nestas circunstâncias, e em outras situações em que a tomada de decisões é difícil, o VO$_2$máx deve ser medido. Os valores menores que 10 mL/kg por minuto, geralmente, proíbem qualquer ressecção pulmonar principal, porque a mortalidade associada a este nível é de 26%, comparada com apenas 8,3% para os níveis de VO$_2$máx menores que 15 mL/kg por minuto; níveis de VO$_2$máx maiores que 15 mL/kg por minuto, geralmente, indicam a capacidade de o paciente tolerar a pneumonectomia. (Ver Schwartz, 9ª ed., pp. 541 e 542.)

TABELA 19-7	Relação do consumo máximo de oxigênio (V̇O₂ máx), conforme determinado pelo teste de esforço pré-operatório e mortalidade peroperatória
Estudos	**Mortes/total**
V̇O₂máx 10 a 15 mL/kg/min	
Smith et al.	1/6 (33%)
Bechard e Wetstein	0/15 (0%)
Olsen et al.	1/14 (7,1%)
Walsh et al.	1/5 (20%)
Bolliger et al.	2/17 (11,7%)
Markos et al.	1/11 (9,1%)
Wang et al.	0/12 (0%)
Win et al.	2/16 (12,5%)
Total	8/96 (8,3%)
V̇O₂máx < 10 mL/kg/min	
Bechard e Wetstein	2/7 (29%)
Olsen et al.	3/11 (27%)
Holden et al.	2/4 (50%)
Markos et al.	0/5 (0%)
Total	7/27 (26%)

Fonte: Reproduzida com permissão do Colice GL, Shafazand S, Griffin JP et al.: Physiologic evaluation of the patient with lung cancer being considered for resectional surgery: ACCP evidence-based clinical practice guidelines (2nd edition). *Chest* 132(3 Suppl):161S, 2007.

28. Que estações de nódulo linfático podem ser avaliadas para detectar a doença metastática através de ultrassonografia endoesofágica?
 A. Nódulos paratraqueais superiores 2D e 2E.
 B. Nódulos paratraqueais inferiores 4D e 4E.
 C. Nódulos aortopulmonares 5.
 D. Nódulos pré-aortopulmonares 6.

Resposta: B
A ultrassonografia endoesofágica surgiu recentemente como um método de estadiamento no câncer de pulmão de células grandes. A ultrassonografia endoesofágica pode visualizar com precisão os nódulos paratraqueais mediastinais (estações 4D, 7 e 4E) e outras estações de nódulos linfáticos (estações 8 e 9). É possível visualizar as lesões pulmonares primárias contíguas junto ou próximas ao esôfago (ver Fig. 19-1). Usando técnicas de aspiração por agulha fina e, mais recentemente, a biópsia por agulha, podem ser obtidas amostras dos nódulos linfáticos e lesões primárias. O resultado do diagnóstico é melhorado com a avaliação citológica no intraoperatório, que pode ser realizado com o citopatologista na sala de cirurgia. As limitações da ultrassonografia endoesofágica incluem a incapacidade de visualizar o mediastino (pré-traqueal) anterior, e, portanto, não substitui a mediastinoscopia no estadiamento nodal mediastinal completo. No entanto, pode não ser necessária a realização da mediastinoscopia, se os resultados na ultrassonografia endoesofágica forem positivos para a doença nodal N2, sobretudo se for verificada mais de uma estação para acolher as metástases. (Ver Schwartz, 9ª ed., p. 538 e Fig. 19-1.)

29. A intervenção cirúrgica é necessária na maioria dos pacientes infectados com:
 A. *Actinomyces israelii*.
 B. *Mycobacterium tuberculosis*.
 C. *Mycobacterium kansasii*.
 D. Complexo de *M. avium-intracellulare*.

Resposta: D
Rifampicina e isoniazida aumentadas com uma ou mais drogas de segunda linha são mais comumente usadas para tratar infecções causadas por micobactérias não tuberculosas. Geralmente, o tratamento dura cerca de 18 meses. A resposta geral é satisfatória em 70 a 80% dos pacientes com infecção por *M. kansasii*. A intervenção cirúrgica raramente é necessária nesses 20 a 30% que não respondem à terapia médica. Em contrapartida, as infecções pelo complexo pulmonar [complexo *M. avium-intracellulare*] respondem de forma insatisfatória, até para combinações de quatro ou mais drogas, e a maioria dos pacientes acaba necessitando de intervenção cirúrgica. (Ver Schwartz, 9ª ed., p. 554.)
   A actinomicose é uma doença crônica, geralmente causada por *Actinomyces israelii*. É caracterizada por supuração crônica, formação de seio e secreção de material purulento amarelo-mar-

30. Qual dos seguintes é um indicador principal para a utilização de catéteres pleurais de uso prolongado para tratar o derrame pleural maligno?
    A. Pouca expansão do pulmão.
    B. Líquido pleural purulento, de odor fétido.
    C. Longa expectativa de vida.
    D. Resultados positivos de exame de sangue de dímero-D.

rom, contendo grânulos de enxofre. Aproximadamente 15% das infecções envolvem o tórax. Os organismos entram nos pulmões através da cavidade bucal (onde normalmente residem). Como a doença é rara, fazer o diagnóstico correto pode ser um desafio. O médico deve primeiro suspeitar da doença e, em seguida, realizar uma análise apropriada de cultura em condições anaeróbias. O envolvimento pulmonar pode apresentar-se com fibrose pulmonar progressiva e na periferia. O envolvimento pleural e da parede torácica (periostite das costelas) é um achado associado. O tratamento consiste em penicilina em altas doses prolongadas, que é muito eficaz. Pela intensa reação fibrótica ao redor do parênquima afetado, a cirurgia é raramente possível. (Ver Schwartz, 9ª ed., p. 555.)

Resposta: A
Antes de a cavidade pleural ficar endurecida, seja por dreno de tórax, seja por CTVA, o pulmão deve ficar quase completamente expandido. A pouca expansão do pulmão (por causa do aprisionamento por tumor ou aderências) geralmente prevê um mau resultado com pleurodese e é a principal indicação para a colocação de catéteres pleurais de uso prolongado. Estes catéteres mudaram radicalmente o tratamento da fase final de tratamento de câncer, porque reduzem bastante a quantidade de tempo dos pacientes no hospital durante a semana final da vida. As escolhas para o agente esclerosante incluem talco, bleomicina e doxiciclina. As taxas de sucesso para controlar o derrame variam entre 60 e 90%, dependendo do escopo exato do estudo clínico, o grau de expansão pulmonar após o líquido pleural ser drenado e o cuidado com os quais os resultados foram registrados. A Figura 19-10 apresenta um algoritmo de decisão para o tratamento do derrame pleural maligno. (Ver Schwartz, 9ª ed., p. 579.)

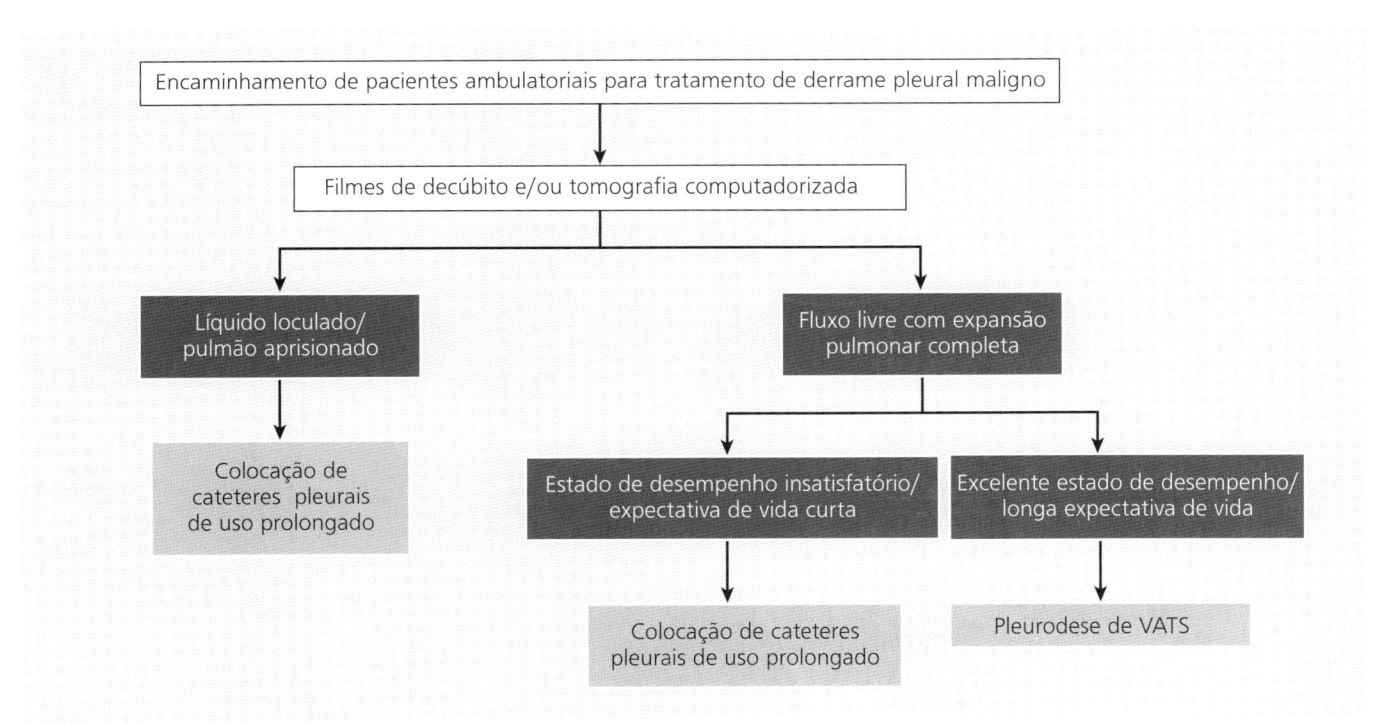

FIG. 19-10. A decisão para o tratamento de derrame pleural maligno. VATS = cirurgia torácica videoassistida.

31. Ao tratar vítimas de trauma, qual a abordagem cirúrgica torácica geralmente usada?
    A. Esternotomia mediana.
    B. Cirurgia toracoscópica videoassistida (CTVA).
    C. Toracotomia posterolateral.
    D. Toracotomia anterolateral.

Resposta: D
A toracotomia anterolateral tem sido tradicionalmente utilizada em vítimas de trauma. Esta abordagem permite a entrada rápida no tórax com o paciente na posição supina. (Ver Schwartz, 9ª ed., p. 523.)

32. Usando as alterações propostas para o sistema de estadiamento do câncer pulmonar, qual dos seguintes é o estágio adequado TNM para um paciente com câncer de células escamosas de 2 cm no lobo superior direito com nível esquerdo positivo de quatro linfonodos mediastinais e derrame pleural maligno direito?
    A. T1a Nl M0, estágio IIa.
    B. T1b N2 MIa, estágio IV.
    C. T2a Nl M0, estágio IIa.
    D. T1b N2 M0, estágio IIIa.

Resposta: B
Em 1986, um sistema de estadiamento internacional para câncer de pulmão foi desenvolvido por Mountain e aplicado a um banco de dados com mais de 3.000 pacientes do MD Anderson Hospital, em Houston, Texas e Lung Cancer Study Group. Em 1997, Moutain revisou os dados de sobrevivência de outros 1.524 pacientes além do banco de dados original. Levando em conta o total combinado de 5.319 pacientes, ele revisou o sistema de estadiamento. Essas mudanças foram posteriormente aprovadas pelo American Joint Committee on Cancer. A versão de 1997 do sistema de estadiamento internacional, que ainda está em uso, é mostrada na Tabela 19-8.

Observa-se, entretanto, a variação significativa na sobrevida dentro de cada grupo de estágio (Tabela 19-9), que tem motivado uma avaliação crítica das variáveis que predizem a sobrevivência precária a longo prazo. Por exemplo, um tumor que é de ≤ 1 cm de diâmetro tem um prognóstico significativamente melhor do que tumores de 2 a 3 cm de diâmetro. A ampla gama de taxas de sobrevivência de 5 anos no pós-operatório (5 a 25%) após a ressecção cirúrgica de pacientes com comprometimento nodal N2 demonstra o efeito do número e a localização das estações nodais envolvidas e a presença de extensão extracapsular nodal.

Para atender à grande variabilidade na sobrevivência nos estádios, foi criada a Associação Internacional para o Estudo do Comitê de Estadiamento de Câncer de Pulmão, em 1999. A base de dados originou-se com mais de 100.000 pacientes em todo o mundo e intensamente examinada para determinantes importantes de sobrevivência por tumor, nódulo e estadiamento da metástase. Os resultados desta análise, bem como as alterações recomendadas para o sistema de estadiamento de tumor, nódulo e metástase, foram recentemente publicados após rigorosa análise de dados multinacionais. Essas mudanças foram validadas em 23.583 pacientes e mostraram a previsão da sobrevida melhor do que o sistema atual de estadiamento. As mudanças propostas para o estadiamento de tumor, nódulo e metástase são descritas nas Tabelas 19-10 e 19-11. (Ver Schwartz, 9ª ed., p. 542.)

TABELA 19-8	Sistema de estadiamento para câncer de pulmão da American Joint Committee on Cancer

Estágio	Tumor, nódulo e metástase
IA	T1 N0 M0
IB	T2 N0 M0
IIA	T1 N1 M0
IIB	T2 N1 M0
	T3 N0 M0
IIIA	T3 N1 M0
	T1-3 N2 M0
IIIB	T4 qualquer N M0
	Qualquer T N3 M0
IV	Qualquer T Qualquer N M1

Definições de tumor, nódulo e metástase

T	TX	Células malignas positivas, mas o tumor primário não foi visualizado por imagens ou broncoscopia
	T0	Não há evidência de tumor primário
	Tis	Carcinoma *in situ*
	T1	Tumor ≤ 3 cm, circundado por pulmão ou pleura visceral, sem evidências broncoscópicas de invasão mais proximal que o brônquio lobar
	T2	Tumor com qualquer das seguintes características de tamanho ou grau: • > 3 cm em sua maior dimensão • Envolve o brônquio principal, ≥ 2 cm distal à carina • Invade a pleura visceral • Associado à atelectasia ou pneumonite obstrutiva que se estende até a região hilar, mas não envolve todo o pulmão
	T3	Tumor de qualquer tamanho que invade diretamente qualquer das seguintes características: parede torácica (incluindo tumores do sulco superior), diafragma, pleura mediastinal, pericárdio parietal, ou tumor no brônquio principal menor que 2 cm distal à carina, mas sem envolvimento da carina, ou associado à atelectasia ou pneumonite obstrutiva de todo o pulmão
	T4	Tumor de qualquer tamanho que invade diretamente qualquer das seguintes características: mediastino, coração, grandes vasos, traqueia, esôfago, corpo vertebral, carina, ou um tumor com derrame pleural maligno ou do pericárdio, ou com tumor de nódulo(s) satélite no lobo do tumor primário ipsolateral do pulmão
N	NX	Os nódulos linfáticos regionais não podem ser avaliados
	N0	Sem metástase de nódulos linfáticos regionais
	N1	Metástases para os nódulos linfáticos hilares ipsolaterais e/ou peribrônquicas, e nódulos intrapulmonares envolvidos por extensão direta do tumor primário
	N2	Metástase no(s) nódulo(s) linfático(s) subcarinal(is) e/ou mediastino ipsolateral
	N3	Metástase no hilar contralateral, mediastino contralateral, escaleno ipsolateral ou contralateral, ou nódulo(s) linfático(s) supraclavicular(es)
M	MX	Não pode ser avaliada a presença de metástases a distância
	M0	Ausência de metástases a distância
	M1	Metástases distantes presentes [incluindo nódulo(s) do tumor metastático no(s) lobo(s) do tumor ipsolateral não primário do pulmão)

Resumo das definições de estadiamento

Estágio oculto	Células cancerosas identificadas por microscópio em secreções pulmonares em várias ocasiões (ou várias coletas diárias); ausência perceptível de câncer primário no pulmão
Estágio 0	Carcinoma *in situ*
Estágio IA	Tumor circundado por pulmão ou pleura visceral ≤ 3 cm que surge mais de 2 cm distal à carina (T1 N0)
Estágio IB	Tumor circundado pelo pulmão mais de 3 cm ou tumor de qualquer tamanho com pleura visceral envolvida que surge mais de 2 cm distal à carina (T2 N0)
Estágio IIA	Tumor ≤ 3 cm não estendido a órgãos adjacentes, com envolvimento do nódulo linfático hilar e peribrônquico ipsolateral (T1 N1)
Estágio IIB	Tumor > 3 cm não estendido a órgãos adjacentes, com envolvimento do nódulo linfático hilar e peribrônquico ipsolateral (T2 N1) Tumor invadindo a parede torácica, pleura ou pericárdio, mas não envolvendo a carina, nódulos negativos (T3 N0)
Estágio IIIA	Tumor invadindo a parede torácica, pleura ou pericárdio e nódulos no hilo e mediastino ipsolateral (T3, N1-2) ou tumor de qualquer tamanho, invadindo o mediastino ipsolateral ou nódulos subcarinais (Tl-3, N2)
Estágio IIIB	Extensão direta para órgãos adjacentes (esôfago, aorta, coração, cava, diafragma, ou coluna); lobo do mesmo nódulo satélite, ou qualquer tumor associado a envolvimento mediastinal do nódulo linfático supraclavicular ou contralateral (T4 ou N3)
Estágio IV	Nódulo separado em diferentes lobos ou qualquer tumor com metástases distantes (M1)

TABELA 19-9	Percentual cumulativa de sobrevida por estágio após o tratamento de câncer de pulmão	
	Tempo após o tratamento	
Estágio patológico	24 meses (%)	60 meses (%)
pT1 N0 M0 (n = 511)	86	67
pT2 N0 M0 (n = 549)	76	57
pT1 N1 M0 (n = 76)	70	55
pT2 N1 M0 (n = 288)	56	39
pT3 N0 M0 (n = 87)	55	38

Dados de Mountain CF: Revisions in the International System for Staging Lung Cancer. *Chest* 111:1710, 1997.

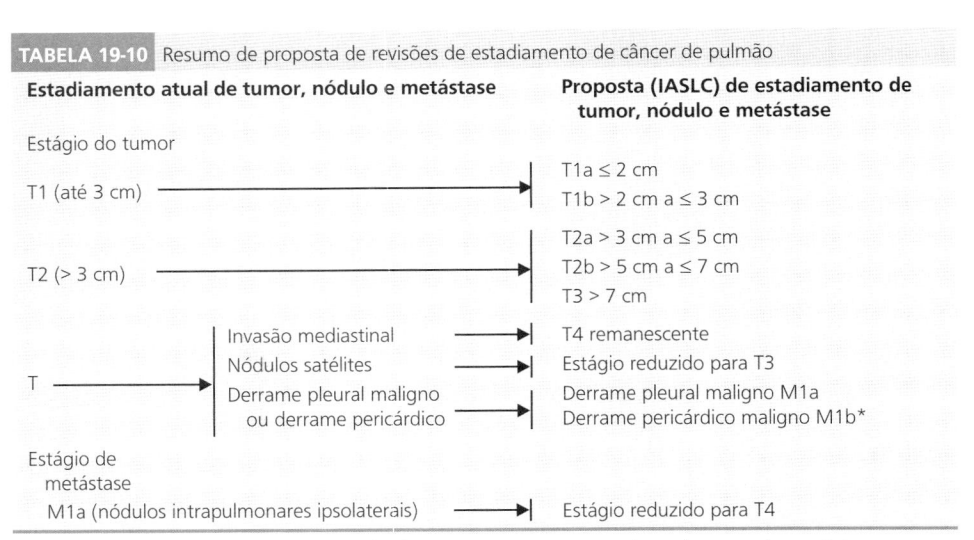

TABELA 19-10 Resumo de proposta de revisões de estadiamento de câncer de pulmão

Estadiamento atual de tumor, nódulo e metástase	Proposta (IASLC) de estadiamento de tumor, nódulo e metástase
Estágio do tumor	
T1 (até 3 cm) →	T1a ≤ 2 cm T1b > 2 cm a ≤ 3 cm
T2 (> 3 cm) →	T2a > 3 cm a ≤ 5 cm T2b > 5 cm a ≤ 7 cm T3 > 7 cm
T → Invasão mediastinal	T4 remanescente
Nódulos satélites	Estágio reduzido para T3
Derrame pleural maligno ou derrame pericárdico	Derrame pleural maligno M1a Derrame pericárdico maligno M1b*
Estágio de metástase	
M1a (nódulos intrapulmonares ipsolaterais) →	Estágio reduzido para T4

*Recomendação adicional após a validação adicional que não estava na proposta de mudanças no sistema de tumor, nódulo e metástase por Goldstraw, entre outros. IASLC = Associação Internacional para o Estudo do Câncer de Pulmão.

TABELA 19-11 Associação Internacional para o Estudo do Câncer de Pulmão propôs alterações no sistema de estadiamento de tumor, nódulo e metástase para 2009

Descritor da sexta edição T/M	M proposta T/M	N0	N1	N2	N3
T1 (≤ 2 cm)	T1a	IA	IIA	IIIA	IIIB
T1 (> 2 a 3 cm)	T1b	IA	IIA	IIIA	IIIB
T2 (≤ 5 cm)	T2a	IB	**IIA**	IIIA	IIIB
T2 (> 5 a 7 cm)	T2b	**IIA**	IIB	IIIA	IIIB
T2 (> 7 cm)	T3	**IIB**	**IIIA**	IIIA	IIIB
T3 invasão	–	IIB	IIIA	IIIA	IIIB
T4 (nódulos do mesmo lobo)	–	**IIB**	**IIIA**	**IIIA**	IIIB
T4 (extensão)	T4	**IIIA**	**IIIA**	IIIB	IIIB
M1 (pulmão ipsolateral)	–	**IIIA**	**IIIA**	**IIIB**	**IIIB**
T4 (derrame pleural)	M1a	**IV**	**IV**	**IV**	**IV**
M1 (pulmão contralateral)	–	IV	IV	IV	IV
M1 (distante)	M1b	IV	IV	IV	IV

As células em negrito representam uma mudança da 6ª edição para uma categoria específica de tumor, nódulo e metástase. Fonte: Reproduzida com permissão de Goldstraw P, Crowley J, Chansky K et al.: The IASLC Lung Cancer Staging Project: Proposals for the revision of the TNM stage groupings in the forthcoming (seventh) edition of lhe TNM classification of malignant tumours. J Thorac Oncol 2:706, 2007.

CAPÍTULO 20

Doença Coronária Congênita

PERGUNTAS SOBRE CIÊNCIA BÁSICA

1. O ducto arterioso deriva do:
   A. 2º arco da aorta.
   B. 3º arco da aorta.
   C. 4º arco da aorta.
   D. 6º arco da aorta.

Resposta: D
O ducto arterioso deriva do sexto arco da aorta e se estende normalmente da artéria pulmonar (AP) esquerda ou principal até a aorta torácica superior descendente, na extremidade da artéria subclávia esquerda. No sistema cardiovascular normal do feto o fluxo do ducto é considerável (aproximadamente 60% da saída ventricular combinada) e dirige-se exclusivamente da AP para a aorta. (Ver Schwartz, 9ª ed., p. 597.)

2. Após o nascimento, o estímulo primário para a oclusão do ducto arterioso é:
   A. A perda de PGE2, produzida na placenta.
   B. O aumento dos níveis de PGI2.
   C. O aumento da tensão do oxigênio no sangue do recém-nascido.
   D. A diminuição da bradicinina.

Resposta: C
A prostaglandina E2 (PGE2) e a PGI2, localmente produzidas, e as circulantes induzem um relaxamento ativo da musculatura do ducto, mantendo abertura máxima durante o período fetal. Com o nascimento, o aumento do fluxo sanguíneo pulmonar metaboliza estes produtos da prostaglandina, e a ausência da placenta acaba com uma importante fonte deles, resultando em pronunciada redução dessas substâncias relaxantes do ducto. Fora isso, a liberação de histaminas, catecolaminas, bradicinina e acetilcolina promove a contração do ducto. Não obstante todas essas complexas interações, o principal estímulo causador da suave contração muscular e da oclusão do ducto no intervalo de 10 a 15 horas pós-parto é a tensão crescente do oxigênio no sangue fetal. A oclusão anatômica pela fibrose produz o *ligamentum arteriosum* que liga a artéria pulmonar (AP) à aorta. (Ver Schwartz, 9ª ed., p. 598.)

3. É frequente encontrar-se tronco arterioso em pacientes com síndrome de DiGeorge. Esta associação sugere um defeito embriológico comum que envolve o desenvolvimento inicial de:
   A. Ectoderma.
   B. Mesoderma.
   C. Endoderma.
   D. Crista neural.

Resposta: D
Durante a vida embrionária, o tronco arterioso começa normalmente a separar-se e a espiralar-se em uma perceptível artéria pulmonar antecedente e numa aorta subsequente. Portanto, a persistência do tronco representa neste estágio uma interrupção do desenvolvimento embriológico. A torção do tronco divisório em razão de *looping* ventricular, atresia subinfundibular e localização anormal da valva semilunar em formação são outros eventos aí envolvidos.

A crista neural também pode representar um papel crucial na formação normal dos grandes vasos, como têm mostrado os estudos experimentais com embriões de pintinhos, em que a excisão da crista neural resulta na persistência do tronco arterioso. A crista neural também se desenvolve nas bolsas faríngeas que originam o timo e as paratireoides, o que provavelmente explica a associação predominante de tronco arterioso e síndrome de DiGeorge. (Ver Schwartz, 9ª ed., p. 602.)

PERGUNTAS CLÍNICAS

1. Qual das seguintes alternativas mais bem descreve a abordagem terapêutica para uma criança com síndrome de hipoplasia do coração esquerdo (SHCE)?
   A. A única opção é paliativa, a reparação é impossível.
   B. É impossível uma terapia paliativa razoável, tem de ser tentada a reparação.
   C. Tanto o tratamento paliativo quanto a reparação são possíveis no período neonatal, a decisão será tomada com base na fisiologia da criança.
   D. O tratamento paliativo é possível no período neonatal, e a reparação definitiva, em um período posterior da infância.

Resposta: B
A síndrome de hipoplasia do coração esquerdo (SHCE) inclui um espectro de condições que resulta no subdesenvolvimento das estruturas do lado esquerdo do coração. Logo, esse lado do coração é inadequado para apoiar a circulação sistêmica. Isto realmente responde a questão? A resposta não deveria afirmar que a citação diz respeito à síndrome de hipoplasia do coração esquerdo? A estratégia tradicional do tratamento paliativo inicial, seguido por correção definitiva em idade posterior, que dominara o pensamento da maioria dos cirurgiões, começou a evoluir para outra e enfatiza a reparação no começo, mesmo nos pacientes de mais tenra idade. Além do mais, alguns dos defeitos que constantemente eram quase fatais [como a síndrome de hipoplasia do coração esquerdo (SHCE)] agora podem ser tratados com sucesso recorrendo a formas paliativas agressivas de desvio cardiopulmonar (CPB), resultando na sobrevivência de um número significativo de tais crianças.

Como na maioria dos casos de doença coronariana (CHD) o objetivo agora é a reparação no começo, em oposição à subdivisão das lesões em cianóticas ou não cianóticas, um plano de classificação mais apropriado divide os defeitos particulares em três categorias, com base na viabilidade de alcançar esse objetivo: (a) defeitos sem terapia paliativa razoável e para os quais a única opção é a reparação; (b) defeitos para os quais não é possível a reparação e cuja única opção é o tratamento paliativo e (c) defeitos que podem ser reparados ou tratados paliativamente na infância. Cabe mencionar que todos os defeitos da segunda categoria são aqueles cujos componentes anatômicos apropriados não estão presentes, como no SHCE, ou não podem ser criados partindo das estruturas existentes. (Ver Schwartz, 9ª ed., p. 592.)

2. O tipo mais comum de defeito do septo atrial (DSA) é:
   A. Defeito do seio venoso.
   B. Defeito *ostium primum*.
   C. Defeito *ostium secundum*.
   D. Defeito atrioventricular.

Resposta: C
Os DSAs podem ser classificados em três diferentes tipos: (a) defeitos do tipo seio venoso, que compreendem aproximadamente 5 a 10% de todos os DSAs; (b) defeitos *ostium primum*, mais corretamente descritos como defeitos parciais do canal atrioventricular (AV) e defeitos *ostium secundum*, o subtipo predominante, compreendendo 80% de todos os DSAs. Os defeitos *ostium secundum* resultam de defeitos no *septum primum* e daqueles situados no interior da fossa oval. Os defeitos *secundum*, portanto, incluem forames ovais patentes. (Ver Schwartz, 9ª ed., p. 592.)

3. O tipo mais comum de defeito septal ventricular (DSV) é:
   A. Supracristal.
   B. Muscular.
   C. Perimembranoso.
   D. Canal atrioventricular.

Resposta: C
DSV refere-se a um orifício entre os [ventrículos esquerdo e direito]. Defeitos desse tipo são comuns, englobando 20 a 30% de todos os casos de CHD e podem ocorrer como uma lesão isolada ou como parte de um defeito mais complexo. Os DSVs variam de tamanho, de 3 a 4 mm até mais de 3 cm e classificam-se em quatro tipos, com base em sua localização no septo ventricular: perimembranoso, canal atrioventricular, saída ou supracristal, e muscular. Os DSVs perimembranosos são os tipos mais comuns que requerem intervenção cirúrgica e constituem aproximadamente 80% dos casos. Estes defeitos envolvem o septo membranoso e incluem os defeitos de alinhamento imperfeito observados na tetralogia de Fallot (TOF). (Ver Schwartz, 9ª ed., p. 619.)

4. O padrão de tratamento de um pequeno defeito do septo atrial (DSA) é?
   A. Oclusão eletiva na infância.
   B. Oclusão eletiva com a idade de 4-5 anos.
   C. Cirurgia ou colocação de um dispositivo oclusivo, apenas em pacientes sintomáticos.
   D. Cirurgia ou colocação de um dispositivo oclusivo em pacientes com resistência vascular pulmonar (RVP) fixa superior a 12 U/mL.

Resposta: B
Os DSAs em geral são fechados quando os pacientes têm entre 4 e 5 anos de idade. As crianças desta faixa comumente podem ser operadas sem recorrer à transfusão de sangue e geralmente com excelentes resultados. Pacientes sintomáticos podem exigir reparação mais cedo, mesmo quando bebês. Entretanto, alguns cirurgiões defendem uma rotina de reparação em bebês e crianças já que até mesmo defeitos menores estão associados ao risco de embolia paradoxal, particularmente durante a gravidez. (Ver Schwartz, 9ª ed., p. 594.)

O advento da ecocardiografia bidimensional com fluxo Doppler colorido afastou bastante a necessidade de cateterização cardíaca porque basta o eco para definir com precisão a natureza exata do DSA. Todavia, nos casos em que o paciente tem mais de 40 anos, a cateterização pode quantificar o grau de hipertensão pulmonar presente, porque as pessoas com resistência vascular pulmonar (RVP) fixa maior que 12 U/mL são consideradas não operáveis. (Ver Schwarz, 9ª ed., p. 593.)

Executada pela primeira vez em 1976, a oclusão transcatéter dos DSAs com vários distintos dispositivos oclusivos está ganhando ampla aceitação. Certos tipos de DSA, incluindo o forame oval patente (PFO), os defeitos do tipo *secundum* e alguns defeitos *secundum* fenestrados podem ser fechados por um dispositivo, desde que satisfeitos critérios anatômicos particulares (p. ex., margens adequadas superior e inferior para alojar o dispositivo distante da [valva atrioventricular]). Desde a introdução da oclusão percutânea, tem havido um aumento dramático na preferência por dispositivos de oclusão, ao ponto de esse dispositivo ter superado a terapia cirúrgica como forma de tratamento dominante para o DSA *secundum*. (Ver Schwartz, 9ª ed., p. 594.)

5. Os bebês com estenose aórtica crítica e boa função ventricular esquerda são inicialmente tratados por meio de?
   A. Substituição da válvula aórtica.
   B. Valvotomia cirúrgica da aorta.
   C. Valvotomia por balão (catéter).
   D. Observação e planejamento de cirurgia para quando atingirem 10 kg.

Resposta: C
Pacientes com o ventrículo esquerdo apto a produzir resultado sistêmico são candidatos à intervenção para aliviar [a estenose aórtica], geralmente via valvotomia por balão. Muito raramente, nos casos em que a terapia por meio de catéter não seja uma opção, o alívio da estenose valvar da aorta em bebês e crianças pode ser praticado com valvotomia cirúrgica, adotando técnicas-padrão de *bypass* cardiopulmonar (CPB) e exposição direta à válvula aórtica. Todavia, existe um debate considerável quanto ao método mais adequado para delinear os pacientes situados em uma zona morfológica indeterminada, razão pela qual não é clara a decisão entre uma estratégia mono ou biventricular. Essa decisão é crítica, já que a valvotomia por balão no recém-nascido sem um ventrículo esquerdo adequado pode ser desastrosa. (Ver Schwartz, 9ª ed., p. 595.)

6. A causa mais comum de fatalidade em pacientes com ducto arterioso patente (DAP) é?
   A. Insuficiência respiratória.
   B. Insuficiência cardíaca congestiva.
   C. Infecção respiratória.
   D. Endocardite.

Resposta: B
Ainda que se tenha reportado prolongada sobrevivência, o ducto arterioso patente não é uma entidade benigna. O índice de mortalidade em bebês com DAP isolado, não tratado, é de aproximadamente 30%. A principal causa da morte é insuficiência cardíaca congestiva, e a segunda, infecção respiratória. A endocardite é de ocorrência mais provável em casos de ducto pequeno e raramente é fatal, se não usada uma terapia antibiótica agressiva logo de início. (Ver Schwartz, 9ª ed., p. 598.)

7. Qual das seguintes é a manifestação mais comum apresentada por pacientes com estenose aórtica supravalvar.
   A. Angina.
   B. Síncope.
   C. Baixa tolerância a exercícios.
   D. Sopro assintomático.

Resposta: D
Os sinais e sintomas de estenose aortiva supravalvar são semelhantes a outras formas de obstrução do fluxo de saída do trato ventricular esquerdo. O sopro assintomático é a manifestação apresentada por cerca de metade desses pacientes. A síncope, a baixa tolerância a exercícios e a angina também podem ocorrer com quase igual frequência. (Ver Schwartz, 9ª ed., p. 597.)

8. O tratamento preferível para bebês com coarctação da aorta é:
   A. Cateterização com dilatação por meio de balão.
   B. Cateterização com colocação de *stent* na aorta.
   C. Aortoplastia cirúrgica.
   D. Ressecção com anastomose primária.

Resposta: D
O manejo rotineiro de coarctação (COA) hemodinamicamente significativa em todas as faixas etárias tem sido tradicionalmente cirúrgico. As reparações transcatéter têm sido usadas com frequência cada vez maior em pacientes mais idosos e naqueles com recoarctação em seguida a uma reparação cirúrgica. A dilatação por balão em coarctação neonatal tem sido usada com baixos resultados. As técnicas cirúrgicas mais comuns correntemente são a ressecção com anastomose de extremidade a extremidade ou a anastomose estendida de extremidade a extremidade, com a precaução de eliminar todo o tecido residual do ducto. A anastomose estendida de extremidade a extremidade também permite ao cirurgião tratar a hipoplasia do arco transverso, comumente encontrada em bebês com coarctação aórtica. Ainda que usada com menor frequência na era moderna, pelo risco de formação tardia de um aneurisma e o possível subdesenvolvimento da extremidade superior esquerda ou isquemia, a aortoplastia com retalho de subclávia é uma outra técnica de reparação usada.

Embora a reparação cirúrgica ainda seja o padrão ouro, o tratamento da coarctação mediante intervenção com base em catéter tornou-se mais difundido. Tanto a dilatação com balão, quanto a implantação de um *stent* primário foram usadas com sucesso. O estudo mais extenso de resultados da angioplastia com balão fez um relato sobre 970 procedimentos de coarctação: 422 nativos e 548 recorrentes. A redução do gradiente médio foi de 74 ± 24% nos casos de coarctação nativa, e 70 ± 31% nos recorrentes. Isto demonstrou que a terapia com base em catéter era capaz de produzir resultados igualmente efetivos na coarctação recorrente e na primária, uma descoberta com implicações de largo alcance no novo paradigma de algoritmos de tratamento multidisciplinar de CHD.

Em suma, crianças com coarctação nativa e menos de 6 meses de idade devem ser tratadas com reparação cirúrgica, enquanto as que requerem uma intervenção com mais idade podem ser candidatas ideais à dilatação com balão ou à implantação de um *stent* primário. Fora isso, a terapia com base em catéter deve ser usada nos casos de reestenose que se seguiram ao controle endovascular cirúrgico ou primário. (Ver Schwartz, 9ª ed., p. 601.)

9. O *cor triatriatum* resulta da divisão de quais das seguintes câmaras em duas câmaras?
   A. Átrio esquerdo.
   B. Átrio direito.
   C. Ventrículo esquerdo.
   D. Ventrículo direito.

Resposta: A
Cor triatriatum é uma CHD rara, caracterizada pela presença de um diafragma fibromuscular que divide o átrio esquerdo em duas câmaras: uma câmara superior que recebe a drenagem das veias pulmonares e uma inferior que se comunica com a valva mitral e o ventrículo esquerdo. Entre a câmara superior e o átrio direito frequentemente existe uma DSA ou, mais raramente, entre o átrio direito e a câmara inferior. (Ver Schwartz, 9ª ed., p. 605.)

10. Qual das anomalias seguintes está mais comumente associada a pacientes com coarctação da aorta?
    A. Entalhe da costela.
    B. Valva aórtica bicúspide.
    C. Anomalia septal ventricular (DSV).
    D. Ducto arterioso patente (DAP).

Resposta: B
Podem ser encontradas com a coarctação outras anomalias associadas, como DSV, DAP e DSA, mas a mais comum é a valva aórtica bicúspide, que se detecta em 25 a 42% dos casos.

O entalhe da costela não é uma anomalia associada, ele resul-

11. Qual dos seguintes é o tratamento apropriado para um recém-nascido com CATVP (conexão anômala total das veias pulmonares)?
    A. Tratamento farmacológico para manter aberto o ducto arterioso.
    B. Oclusão cirúrgica de qualquer ducto arterioso patente associado.
    C. Cirurgia paliativa com bandagem da artéria pulmonar.
    D. Reparação definitiva no período neonatal.

12. Qual das seguintes lesões é tratada exclusivamente com uma operação paliativa em lugar de uma reparação definitiva, como no primeiro estágio de tratamento?
    A. Atresia da tricúspide.
    B. Coarctação da aorta.
    C. Tetralogia de Fallot.
    D. Tronco arterioso.

ta da coarctação. Forma-se uma extensa circulação colateral envolvendo predominantemente as artérias intercostais e mamárias, resultado direto da obstrução do fluxo aórtico. Isto se traduz na bem conhecida identificação do "entalhe da costela" na radiografia torácica, bem como em uma pronunciada pulsação sob as costelas. (Ver Schwartz, 9ª ed., p. 601.)

Resposta: D
A ausência de uma forma definitiva de terapia paliativa é um traço único desta lesão. Assim, a CATVP com obstrução concomitante representa uma das únicas emergências cirúrgicas verdadeiras ao longo de todo o espectro da cirurgia coronariana congênita.
A correção cirúrgica da CATVP exige anastomose do canal venoso pulmonar comum com o átrio esquerdo, obliteração da conexão venosa anômala e oclusão do defeito septal atrial (DSA). (Ver Schwartz, 9ª ed., p. 604.)

Resposta: A
A atresia da tricúspide e a síndrome de hipoplasia do coração esquerdo representam duas formas de fisiologia de um ventrículo único e são, portanto, universalmente tratadas paliativamente como primeiro estágio de reparação. A atresia tricúspide, contudo, é um subtipo morfológico mais favorável, já que o ventrículo direito, em vez do esquerdo, é subdesenvolvido. Logo, o ventrículo esquerdo torna-se o ventrículo sistêmico.
No começo da era da terapia paliativa, o tratamento da atresia tricúspide visava a corrigir a anomalia na circulação pulmonar. Isto é, os pacientes com demasiado fluxo pulmonar recebiam uma bandagem pulmonar e aqueles com fluxo insuficiente recebiam um *shunt* sistêmico para a artéria pulmonar. Os *shunt*s sistêmicos para a artéria pulmonar, ou *shunt*s Blalock-Taussig (B-T), foram aplicados primeiro em pacientes com atresia tricúspide nos anos 1940 e 1950. Da mesma forma, a bandagem PA foi aplicada em pacientes com atresia tricúspide e insuficiência cardíaca congestiva em 1957. Contudo, a despeito do alívio inicial de qualquer cianose ou de insuficiência cardíaca congestiva (ICC), a mortalidade a longo prazo era alta, já que o ventrículo único ficava desprotegido de uma sobrecarga de volume ou pressão.
Reconhecendo as inadequações das reparações iniciais, Glenn descreveu a primeira anastomose cavopulmonar bem-sucedida, um *shunt* SVC para PA terminolateral em 1958 e posteriormente modificada para permitir o fluxo para ambas as artérias pulmonares. Esta anastomose terminolateral SVC para PA era conhecida como Glenn bidirecional, primeiro estágio para a reparação final Fontan, de largo uso hoje. (Ver Schwarz, 9ª ed., p. 608.)

13. Na anomalia de Ebstein, que valva é principalmente afetada?
    A. Aórtica.
    B. Mitral.
    C. Pulmonar.
    D. Tricúspide.

Resposta: D
A anomalia de Ebstein é um defeito raro que ocorre em menos de 1% dos pacientes de CHD. A malformação predominante neste tipo de lesão é o deslocamento inferior da valva tricúspide para o ventrículo direito, embora Bove e outros tenham enfatizado que a anomalia de Ebstein é principalmente um defeito na morfologia ventricular direita, em vez de um defeito isolado da valva tricúspide. (Ver Schwartz, 9ª ed., p. 613.)

14. Qual dos seguintes está quase universalmente presente em pacientes com CATVP (conexão venosa pulmonar totalmente anômala)?
   A. Defeito do septo atrial.
   B. Defeito do septo ventricular (DSV).
   C. Ducto arterioso patente (DAP).
   D. Estenose da valva pulmonar.

Resposta: C
A conexão venosa pulmonar totalmente anômala (CATVP) ocorre em 1 a 2% de todas as malformações cardíacas e caracteriza-se por uma drenagem anormal das veias pulmonares no coração direito, seja por meio das conexões do átrio direito ou para seus tributários. Em conformidade com isso, o único mecanismo através do qual o sangue oxigenado pode retornar ao coração esquerdo é por meio de um DSA, invariavelmente presente com a CATVP. (Ver Schwartz, 9ª ed., p. 603.)

15. O procedimento Norwood é usado em qual tratamento?
   A. Coarctação da aorta.
   B. Estenose aórtica.
   C. Síndrome de hipoplasia do coração esquerdo.
   D. Tetralogia de Fallot.

Resposta: C
Em 1983, Norwood *et al.* descreveram um procedimento cirúrgico paliativo em dois estágios, para alívio da síndrome de hipoplasia do coração esquerdo posteriormente modificado para o método paliativo de três estágios, atualmente em uso. O estágio 1 do tratamento paliativo, também conhecido como procedimento Norwood modificado, desvia do ventrículo esquerdo e cria um vaso único para a saída do fluxo, a neoaorta, que origina-se no ventrículo direito. (Ver Schwartz, 9ª ed., p. 611.)

16. Que valva é congenitamente anormal com mais frequência?
   A. Mitral.
   B. Tricúspide.
   C. Aórtica.
   D. Pulmonar.

Resposta: C
O espectro de anormalidade da valva aórtica representa a forma mais comum de CHD, sendo a grande maioria de seus pacientes assintomáticos até a idade madura. (Ver Schwartz, 9ª ed., p. 594.)

17. Qual das seguintes pode ser vista em um bebê com severa estenose aórtica?
   A. Choro durante a alimentação.
   B. Cianose na parte superior do corpo.
   C. Precórdio hiperativo.
   D. Sopro da máquina cardíaca.

Resposta: A
Os recém-nascidos e os bebês com severa estenose aórtica valvar podem ter uma história de irritabilidade e insuficiência relativamente não específicas para se desenvolver. Se presente, a angina geralmente se manifesta por um choro inconsolável, episódico, que coincide com a alimentação. Como já discutido anteriormente, a evidência de uma pobre perfusão periférica, tal como extrema palidez, indica uma severa obstrução do trato do fluxo de saída ventricular esquerdo (TFSVE). A constatação de cianose diferencial é incomum, mas está presente quando ocorre um fluxo anterógrado suficiente para manter a perfusão normal da parte superior do corpo, embora um grande ducto arterioso patente produza uma descoloração azul do abdome e das pernas.

Precórdio hiperativo e sopros da máquina cardíaca são ocorrências típicas em pacientes com ducto arterioso patente. (Ver Schwarz, 9ª ed., p. 595.)

18. O procedimento Fontan é usado para tratar:
   A. Síndrome de hipoplasia do coração esquerdo.
   B. Tetralogia de Fallot.
   C. Conexão venosa pulmonar anômala total (CATVP).
   D. Estenose mitral.

Resposta: A
Embora a cirurgia paliativa com o procedimento Norwood ainda seja o ponto de apoio da terapia para bebês com SHCE, uma opção cirúrgica percutânea combinada (procedimento híbrido), que consiste em bandagem bilateral da artéria pulmonar (AP) e colocação de um *stent* ductal emergiu como alternativa promissora que afasta a necessidade de um *bypass* cardiopulmonar (BCP) no frágil período pré-natal. O procedimento híbrido também pode ser usado como ponte para o transplante de coração, no caso de bebês com regurgitação aguda da válvula atrioventricular ou, senão, anatomia inadequada do ventrículo único.

Seguindo a prática paliativa do estágio 1, o segundo procedimento cirúrgico é a criação de um *shunt* cavopulmonar bidirecional ou semi-Fontan, geralmente dos 3 aos 6 meses de vida, quando [a resistência vascular pulmonar] já se tenha reduzido a níveis normais. Este é o primeiro passo na separação das circulações pulmonar e sistêmica e diminui a carga do volume no ventrículo único. O inominado *shunt* arterial-parapulmonar (ou o *shunt* ventricular direito para artéria pulmonar) é eliminado durante a mesma operação.

19. O melhor tratamento inicial de D-transposição das grandes artérias (D-TGA) num bebê de 6 meses é:
A. Septectomia atrial.
B. Septectomia atrial e bandagem da artéria pulmonar.
C. Procedimento de Senning (reparação atrial).
D. Troca arterial.

O terceiro estágio da cirurgia paliativa, conhecido como procedimento Fontan, completa a separação das circulações sistêmica e pulmonar, sendo praticado dos 18 meses aos 3 anos de idade, ou quando o paciente experimenta um aumento de cianose (isto é, tenha crescido mais do que a capacidade de difundir a circulação sistêmica com sangue adequadamente oxigenado) a partir de um fluxo inadequado por meio de sua anastomose cavopulmonar superior. (Ver Schwarz, 9ª ed., pp. 611 e 612.)

Resposta: B
A transposição integral caracteriza-se pela conexão dos átrios aos seus ventrículos apropriados com conexões ventriculoarteriais inapropriadas. Assim, a aorta origina-se anteriormente do ventrículo direito, enquanto a artéria pulmonar provém posteriormente do ventrículo esquerdo. Van Praagh *et al.* introduziram o termo *D-transposition of the great arteries* (D-TGA) para descrever esta anormalidade, enquanto a L-TGA descreve uma forma de transposição corrigida em que existe uma discordância concomitante [atrioventricular].

Blalock e Hanlon introduziram a primeira intervenção cirúrgica de D-TGA, com a criação de uma septectomia atrial para melhorar a mistura intracardíaca. Mais tarde, Rashkind e Cuaso desenvolveram uma septostomia com balão com base em catéter, que afastou em grande parte a necessidade de septectomia aberta. Estas manobras paliativas iniciais, entretanto, tiveram pouco sucesso e não foi senão no final dos anos de 1950, quando Senning e Mustard desenvolveram a primeira "reparação atrial", que os resultados melhoraram. A operação de Senning consistiu na reorientação do fluxo venoso no nível atrial, fazendo uma incisão no septo atrial, realinhando-o sobre as veias pulmonares e usando a parede livre do átrio direito para criar um defletor venoso pulmonar (Fig. 20-1). Ainda que a reparação de Mustard fosse similar, fez uso de pericárdio autólogo ou de material sintético para criar um defletor intra-atrial. (Ver Schwartz, 9ª ed., pp. 614 e 615.)

A despeito da melhora dos índices de sobrevivência, os problemas a longo prazo, como [obstrução venosa sistêmica ou venosa pulmonar], vazamento do defletor, arritmias, regurgitação da valva tricúspide e insuficiência ventricular direita, instigaram a criação do procedimento de troca arterial por Jatene, em 1975. O procedimento de troca arterial envolve a divisão da aorta e da artéria pulmonar, translocação posterior da aorta (manobra de Lecompte), mobilização das artérias coronárias, a colocação de um remendo de pericárdio, no formato de uma pantalona e um alinhamento adequado das artérias coronárias na neoaorta. [A operação de troca arterial é hoje padrão de tratamento para os recém-nascidos com transposição e morfologia arterial coronária sensível à transferência].

A consideração mais importante é o *timing* da reparação cirúrgica, porque a troca arterial deve ser executada dentro de 2 semanas após o parto, antes que o ventrículo direito perca sua habilidade de bombear contra a pós-carga sistêmica. Nos pacientes com mais de 2 semanas o ventrículo esquerdo pode ser retreinado com bandagem da artéria pulmonar e *shunt* aorticopulmonar seguido de reparação definitiva. (Ver Schwartz, 9ª ed., p. 615.)

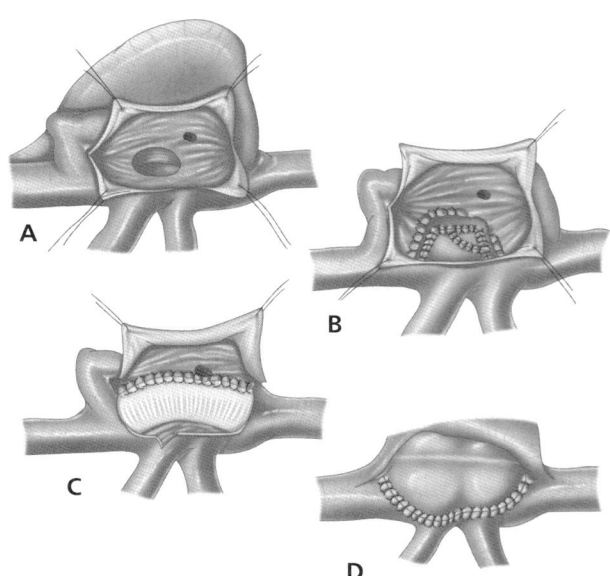

FIG. 20-1. A operação de Senning. **A.** O septo atrial é cortado junto à valva tricúspide, criando um retalho, preso posteriormente entre as veias cavas. **B.** O retalho do septo atrial é suturado à borda antecedente dos orifícios das veias pulmonares do lado esquerdo, separando efetivamente os canais venosos pulmonar e sistêmico. **C.** A borda subsequente da incisão atrial direita é suturada ao que sobrou do septo atrial, desviando o canal venoso sistêmico para a valva mitral. **D.** A borda anterior da incisão atrial direita (estendida por curtas incisões em cada canto) é suturada em torno da cava, acima e abaixo, à borda lateral da incisão no átrio esquerdo, completando o canal pulmonar e o desvio do sangue venoso pulmonar para a área da valva tricúspide. (Reproduzida com permissão de D-Transposition of the great arteries, em Mavroudis, C, Backer, CL (eds): *Pediatric Cardiac Surgery,* 2nd ed., St. Louis: Mosby, 1994, p. 345.)

20. Qual das seguintes NÃO é uma das quatro anomalias encontradas na tetralogia de Fallot?
    A. Defeito septal atrial (DSA).
    B. Aorta sobreposta.
    C. Obstrução do fluxo de saída do ventrículo direito.
    D. Hipertrofia do ventrículo direito.

Resposta: A
A descrição original da TOF, de Ettienne Louis Fallot, como o nome implica, inclui quatro anormalidades: um grande DSV perimembranoso adjacente à valva tricúspide; uma aorta sobreposta; uma obstrução do trato do fluxo de saída do ventrículo direito (TFSVD), que pode incluir hipoplasia e displasia da valva pulmonar, bem como a obstrução no nível subvalvar e da artéria pulmonar; e uma hipertrofia do ventrículo direito. Mais recentemente, Van Praagh *et al.* apontaram que a TOF podia ser denominada mais corretamente como monologia de Fallot, porque os quatro componentes são explicados pela posição inadequada do septo infundibular. Quando o septo infundibular é deslocado anteriormente e na direção esquerda, o TFSVD estreita-se, e seu deslocamento anterior resulta em insuficiência da fusão do septo ventricular, entre os braços da trabécula do septo marginal. (Ver Schwartz, 9ª ed., pp. 617 e 618.)

21. As complicações tardias mais significativas em pacientes que tiveram reparação da Tetralogia de Fallot são:
    A. Arritmias.
    B. Isquemia ou infarto do miocárdio.
    C. Aneurisma ventricular.
    D. Abscesso cerebral.

Resposta: A
As arritmias são, potencialmente, a complicação tardia mais séria que se segue à reparação de uma TOF. Em um grupo multicêntrico de 793 pacientes estudados por Gatzoulis *et al.*, foi documentado um aumento constante no predomínio de taquicardias ventricular e atrial e morte súbita nos primeiros 5 a 10 anos seguintes a uma reparação intracardíaca. Foram relatados eventos clínicos em 12% de pacientes, 35 anos depois da reparação. O predomínio de arritmias atriais em outros estudos, contudo, estende-se de 1 a 11%, um reflexo do longo tempo de dependência desde o início da arritmia.

22. Qual a probabilidade de oclusão espontânea de um DSV diagnosticado na primeira semana de vida?
   A. 10%.
   B. 32%.
   C. 65%.
   D. 80%.

23. O procedimento de Ross é usado para tratar:
   A. Insuficiência da mitral.
   B. Estenose aórtica.
   C. Coarctação da aorta.
   D. Ducto arterioso patente.

As causas subjacentes a uma arritmia em seguida a uma reparação são complexas e têm múltiplos fatores, resultando em algoritmos de escolha das causas e do tratamento mal definidos. A reparação em idade mais avançada tem sido associada a um aumento da frequência tanto das arritmias atriais, quanto das ventriculares. Uma danificação da função ventricular em seguida a um período prolongado de cianose, antes da reparação, pode contribuir para uma propensão à arritmia em pacientes mais idosos. (Ver Schwartz, 9ª ed., p. 619.)

Resposta: D
Os DSVs podem fechar ou estreitar-se espontaneamente, e a probabilidade de oclusão está inversamente relacionada com a idade em que se observou o defeito. Assim, os bebês de 1 mês de idade apresentam 80% de incidência de oclusão espontânea, enquanto uma criança com 12 meses tem apenas 25% de chance de oclusão. O impacto disto é muito importante na decisão de operar, porque um DSV pequeno ou moderado pode ser observado por um período de tempo mediante a ausência de sintomas. Defeitos maiores e os que ocorrem em recém-nascidos seriamente sintomáticos devem ser corrigidos durante a primeira infância para aliviar os sintomas, e porque mudanças irreversíveis na resistência vascular pulmonar (RVP) podem desenvolver-se durante o primeiro ano de vida. (Ver Schwartz, 9ª ed., p. 621.)

Resposta: B
O uso de aloenxertos e o advento do procedimento de Ross logo tornaram a correção definitiva da [estenose aórtica] uma opção viável. Donald Ross primeiro descreveu a transposição da valva pulmonar na posição da aorta com reconstrução de aloenxerto do trato de saída do fluxo pulmonar em 1967. O resultado desta operação é uma valva semilunar tricúspide feita de um tecido nativo do paciente com potencial para crescer passar à fase adulta na posição aórtica, em lugar da valva aórtica danificada. O procedimento de Ross tornou-se uma opção útil para a substituição da valva aórtica porque melhorou sua durabilidade e pode ser realizado com índices de morbidez e mortalidade aceitáveis. A colocação de um conduto pulmonar que não cresce e fica calcificado e [ou insuficiente], ou estenótico com o tempo, obriga o paciente a uma nova cirurgia para repor o ventrículo direito no conduto da artéria pulmonar. [Todavia, a chegada das válvulas pulmonares colocadas percutaneamente pode afastar a necessidade de intervenção cirúrgica.] (Ver Schwartz, 9ª ed., p. 596.)

CAPÍTULO 21
Cardiopatia Adquirida

PERGUNTAS SOBRE CIÊNCIA BÁSICA

1. Qual das seguintes opções constitui a alteração fisiológica primária em pacientes com insuficiência cardíaca?
   A. Pressão diastólica final atrial esquerda (AE) elevada.
   B. Pressão sistólica final AE elevada.
   C. Pressão diastólica final ventricular esquerda (VE) elevada.
   D. Pressão sistólica final VE elevada.

Resposta: C
A alteração fisiológica observada na maioria dos pacientes com insuficiência cardíaca é o aumento da pressão diastólica final no ventrículo esquerdo, seguido de dilatação cardíaca. Enquanto a lei de Starling descreve o mecanismo compensatório do coração que passa a exercer trabalho mais intenso em resposta ao estiramento das fibras em diástole, os sintomas intensificam-se, conforme a eficiência do mecanismo de compensação diminui, resultando em aumento progressivo da pressão diastólica final ventricular esquerda. (Ver Schwartz, 9ª ed., p. 628.)

2. O nó atrioventricular (AV) é irrigado pela artéria coronária direita em que percentagem de pacientes?
   A. 5%.
   B. 20%.
   C. 45%.
   D. 80%.

Resposta: D
O sistema coronariano esquerdo irriga a porção principal do miocárdio ventricular esquerdo (VE) por meio das artérias principal esquerda, descendente anterior esquerda e coronária circunflexa. A artéria coronária direita irriga o ventrículo direito, e a artéria descendente posterior irriga a parede inferior do ventrículo esquerdo. O ramo do nó atrioventricular origina-se da artéria coronária direita em 80 a 85% dos pacientes, a chamada circulação dominante direita. Em 15 a 20% dos casos, o ramo circunflexo do sistema coronariano esquerdo irriga o ramo descendente posterior e a artéria do nó atrioventricular, a chamada circulação dominante esquerda, enquanto em 5% [os sistemas] são codominantes. (Ver Schwartz, 9ª ed., p. 631.)

PERGUNTAS CLÍNICAS

1. A angina clássica ocorre em que percentagem de pacientes com coronariopatia?
   A. 40%.
   B. 56%.
   C. 75%.
   D. 90%.

Resposta: C
A angina clássica é uma dor precordial descrita como compressão de natureza forte ou queimação, com duração de 2 a 10 minutos. A dor normalmente é subesternal e irradiada para o ombro e o braço esquerdo, mas pode ocorrer na região média do epigástrio, mandibular, no braço direito ou na porção média da escápula. A angina costuma ser provocada por exercício físico, emoções, atividade sexual ou alimentação, e é aliviada com repouso ou nitroglicerina. A angina está presente em sua forma clássica em 75% dos portadores de coronariopatia, enquanto os sintomas atípicos ocorrem em 25% dos casos e mais frequentemente nas mulheres. (Ver Schwartz, 9ª ed., p. 628.)

2. A dispneia constitui um sintoma precoce em qual dos seguintes distúrbios?
   A. Estenose mitral.
   B. Insuficiência mitral.
   C. Estenose aórtica.
   D. Insuficiência aórtica.

Resposta: A
A dispneia pode aparecer como sintoma precoce em pacientes com estenose mitral pela restrição do fluxo sanguíneo do átrio esquerdo para o ventrículo esquerdo. Entretanto, em outras formas de cardiopatia, a dispneia é um sinal tardio, que se desenvolve somente quando o ventrículo esquerdo entra em disfunção, e a pressão diastólica final aumenta significativamente. A dispneia associada à insuficiência mitral, distúrbio valvar aórtico ou coronariopatia representa uma fisiopatologia relativamente avançada. (Ver Schwartz, 9ª ed., p. 628.)

3. A causa mais comum de estenose aórtica é:
   A. Congênita.
   B. Calcificação valvar adquirida.
   C. Válvula aórtica bicúspide.
   D. Doença reumática.

4. Qual das seguintes afirmativas sobre o teste de esforço [ergométrico] associado à cintilografia com tálio é FALSA?
   A. Um defeito reversível na avaliação com tálio indica uma área bem cicatrizada de infarto antigo.
   B. A captação inicial do tálio depende da perfusão miocárdica.
   C. A captação tardia do tálio depende da viabilidade miocárdica.
   D. O estudo com tálio e dipiridamol deve ser feito em pacientes que não podem ser submetidos a esforço físico.

Os principais sintomas de estenose mitral são dispneia exercional e diminuição da capacidade de exercitar-se. A dispneia ocorre quando a pressão do átrio esquerdo torna-se elevada devido à valva estenótica, resultando em congestão pulmonar. Ortopneia e dispneia paroxística noturna podem ocorrer, ou, em casos avançados, hemoptise. (Ver Schwartz 9th ed., p. 641)

Resposta: B
Na população adulta norte-americana, as principais causas de estenose aórtica incluem calcificações, valva aórtica bicúspide e doença reumática. A estenose aórtica por calcificação valvar ocorre tipicamente na sétima ou oitava década de vida e constitui a etiologia mais frequente, respondendo por mais da metade dos casos. A estenose aórtica por calcificação, também chamada estenose aórtica degenerativa ou estenose aórtica senil, parece estar relacionada com o processo de envelhecimento, com a degeneração progressiva, levando a danos e calcificação da válvula, embora o papel causal dos lipídios também tenha sido demonstrado recentemente. Os medicamentos hipolipemiantes parecem reduzir a progressão da estenose aórtica por calcificação. A ocorrência de válvula aórtica bicúspide responde por aproximadamente 1/3 dos casos de estenose aórtica em adultos, com apresentação típica entre a 4ª e a 5ª década de vida, após anos de fluxo turbulento através da válvula bicúspide, resultando em danos e calcificação.

Terceira maior causa de estenose aórtica, a cardiopatia reumática, responde por aproximadamente 10 a 15% dos pacientes na América do Norte, mas é mais comum em países subdesenvolvidos. Na doença reumática, o grau de estenose progride com o tempo. A doença mitral concomitante está quase sempre presente, ainda que nem sempre clinicamente significativa. (Ver Schwartz, 9ª ed., p. 647.)

Resposta: A
Atualmente, o estudo de triagem da perfusão miocárdica mais amplamente usado é a cintilografia com tálio, que utiliza o isótopo 201. A captação inicial de tálio-201 pelas células do miocárdio depende da perfusão miocárdica, enquanto a captação tardia depende da viabilidade desse músculo. Portanto, defeitos reversíveis ocorrem em zonas com baixa perfusão, isquêmicas, mas viáveis, enquanto defeitos irreversíveis ocorrem em áreas de infarto. A presença de defeitos irreversíveis na cintilografia com tálio sugere miocárdio inviável e pode ter valor prognóstico. A cintilografia com tálio aliada ao teste de esforço é amplamente utilizada para identificar áreas em que a indução de isquemia é possível e apresenta 95% de sensibilidade para detectar doença coronariana de vasos múltiplos. Esse é, de modo geral, o melhor exame para detectar isquemia miocárdica, mas requer o esforço físico do paciente na esteira. O exame também fornece informações específicas excelentes sobre a condição funcional cardíaca do paciente. O estudo com tálio e dipiridamol depende de provocação com dipiridamol endovenoso, que induz vasodilatação e consequentemente desmascara a isquemia miocárdica como resposta ao esforço. Esse é o exame de provocação mais amplamente usado para a estratificação do risco em pacientes que não podem ser submetidos a esforço físico. Em pacientes submetidos a cirurgias não cardiológicas, o valor prognóstico do resultado positivo no estudo tálio-dipiridamol é de 5 a 20% para infarto agudo do miocárdio ou óbito, enquanto o resultado negativo é de 99 a 100% prognóstico de que um evento cardíaco não ocorrerá. É, portanto, um estudo de triagem bastante eficaz para pacientes de risco moderado a alto que requerem um procedimento de cirurgia geral. (Ver Schwartz, 9ª ed., p. 630.)

5. Qual das seguintes opções é comumente observada em pacientes com pericardite crônica?
   A. Dispneia em repouso.
   B. Ascite.
   C. Dor no peito.
   D. Tosse.

Resposta: B
A fisiopatologia dessa doença continua a ser a limitação do enchimento dos ventrículos em diástole. Isso leva à redução do rendimento cardíaco pela redução do volume sistólico. A pressão diastólica ventricular direita sobe, com aumento correspondente da pressão atrial direita e venosa central na faixa de 10 a 30 mmHg. Essa hipertensão venosa pode gerar hepatomegalia, ascite, edema periférico e um aumento generalizado do volume sanguíneo. A doença progride lentamente com a intensificação da ascite e do edema. Cansaço e dispneia no esforço são comuns, mas a dispneia em repouso é rara. Frequentemente, a ascite é grave, e o diagnóstico é facilmente confundido com cirrose. Hepatomegalia e ascite costumam ser as anormalidades físicas mais facilmente notadas. O edema periférico pode ser moderado em alguns pacientes e grave em outros. Tais achados constituem manifestações de insuficiência cardíaca congestiva avançada em todos os tipos de cardiopatia. Na pericardite constritiva, entretanto, os achados cardíacos habituais são um coração de tamanho normal sem sopros ou sons anormais. Fibrilação atrial está presente em cerca de 1/3 dos pacientes e é comum a ocorrência de derrame pleural nos casos mais graves. Pulso paradoxal é observado em pequena proporção de pacientes. (Ver Schwartz, 9ª ed., pp. 659, 660.)

6. Um paciente que desenvolve angina após caminhar um quarteirão apresenta angina de que classe, segundo o escore da Sociedade Cardiovascular Canadense:
   A. I.
   B. II.
   C. III.
   D. IV.

Resposta: C
(Ver Schwartz, 9ª ed., p. 629 e Tabela 21-1.)

TABELA 21-1	Classificação da angina do peito segundo a Sociedade Cardiovascular Canadense (SCC)
Classe I: Atividade física habitual, como caminhar ou subir escadas, não causa angina. A angina pode acontecer no esforço extenuante, rápido ou prolongado, no trabalho ou no lazer	
Classe II: Não há nenhuma limitação para atividades habituais. A angina pode ocorrer ao andar ou subir escadas rapidamente, subir ladeiras, andar ou subir escadas após as refeições, no frio, no vento, sob estresse emocional, ao caminhar mais de dois quarteirões em nível plano, subir mais de um lance de escadas sob condições habituais e em passo normal	
Classe III: Existe limitação marcada da atividade física habitual. A angina pode ocorrer depois de andar mais de um quarteirão em nível plano ou subir um lance de escadas sob condições habituais e em passo normal	
Classe IV: Incapacidade de exercer qualquer atividade física sem desconforto; a angina pode estar presente em repouso	

7. Qual dos seguintes é o mais comum entre os tumores cardíacos primários?
   A. Mixoma.
   B. Angiossarcoma.
   C. Fibroma.
   D. Fibrossarcoma.

Resposta: A
As neoplasias cardíacas primárias são raras, com relato de incidência na faixa de 0,001 a 0,3% em séries de necropsia. Os tumores benignos respondem por 75% das neoplasias primárias, e os tumores malignos, por 25%. A neoplasia cardíaca primária mais frequente é o mixoma, presente em 30 a 50% dos casos. Outras neoplasias benignas, em ordem decrescente de ocorrência, incluem lipoma, fibroelastoma papilar, rabdomioma, fibroma, hemangioma, teratoma, linfangioma e outros. As neoplasias malignas primárias constituem em sua maioria sarcomas (angiossarcoma, rabdomiossarcoma, leiomiossarcoma e lipossarcoma), sendo que os linfomas malignos respondem por 1 a 2% dos casos. (Ver Schwartz, 9ª ed., p. 660.)

8. O diagnóstico diferencial de síncope inclui todos os seguintes EXCETO:
   A. Estenose aórtica.
   B. Cardiomiopatia hipertrófica.
   C. Insuficiência tricúspide.
   D. Reação vasovagal.

Resposta: C
A síncope, ou perda súbita da consciência, costuma advir de uma redução súbita da perfusão sanguínea do cérebro. Os diagnósticos diferenciais incluem: (a) bloqueio cardíaco de terceiro grau com bradicardia ou assístole, (b) taquiarritmia ventricular maligna ou fibrilação ventricular, (c) estenose aórtica, (d) cardiomiopatia hipertrófica, (e) arteriopatia carotídea, (f) distúrbios convulsivos e (g) reação vasovagal. Todo o episódio de síncope deve ser cuidadosamente avaliado, pois muitos desses distúrbios podem resultar em morte súbita. (Ver Schwartz, 9ª ed., p. 629.)

9. Qual dos seguintes sintomas constitui um sintoma TARDIO de insuficiência mitral crônica não tratada?
   A. *Flutter* atrial.
   B. Edema pulmonar.
   C. Fração de ejeção VE reduzida.
   D. Volume sistólico AE reduzido.

Resposta: C
A anomalia fisiológica básica em pacientes com insuficiência mitral é o refluxo de parte do volume sanguíneo na sístole do VE para o átrio esquerdo. Isso leva à redução do fluxo sanguíneo avante e ao aumento da pressão no átrio esquerdo, o que gera congestão pulmonar e uma sobrecarga de volume no ventrículo esquerdo. Conforme a insuficiência mitral progride, observa-se um aumento correspondente em tamanho do átrio esquerdo e, por fim, subsequente fibrilação atrial. Ao mesmo tempo, o ventrículo esquerdo dilata-se. Inicialmente, o volume sistólico no VE aumenta segundo a lei de Starling, mas finalmente esse mecanismo compensatório se extingue, e a fração de ejeção é reduzida. Contudo, a função sistólica reduzida do coração constitui um achado relativamente tardio, pois o ventrículo é "descarregado" como resultado da insuficiência valvar. Uma vez desenvolvidas a disfunção ventricular esquerda e a insuficiência cardíaca, o VE costuma tornar-se significativamente, e muitas vezes, irreversivelmente, danificado. (Ver Schwartz, 9ª ed., p. 642.)

10. As indicações para a substituição da válvula aórtica em um paciente portador de estenose aórtica incluem:
    A. Todas as disfunções de VE.
    B. Hipertensão pulmonar progressiva.
    C. Disfunção ventricular direita durante o esforço físico.
    D. Todas as respostas anteriores.

Resposta: D
A substituição da válvula aórtica é indicada para quase todos os pacientes portadores de estenose aórtica. Mesmo em pacientes com sintomas NYHA classe IV e função ventricular reduzida, considera-se que a cirurgia leva tanto à melhora da condição funcional quanto ao aumento da sobrevida. Em pacientes assintomáticos com estenose moderada à grave, a pesquisa ecocardiográfica periódica é conduzida para avaliar o gradiente transvalvular, a área valvular, o tamanho do VE e a função do VE. A cirurgia é indicada quando se observa o primeiro sinal de disfunção sistólica ventricular esquerda, manifestada no ecocardiograma como um aumento de tamanho sistólico final do ventrículo esquerdo ou uma queda da fração de ejeção ventricular esquerda. A cirurgia também pode ser recomendada para pacientes assintomáticos com estenose aórtica com aumento progressivo do gradiente transvalvular ou ecocardiogramas em série, dilatação rápida das dimensões em diástole, área valvar < 0,80 cm^2, hipertensão pulmonar progressiva ou disfunção ventricular direita durante o teste de esforço físico. (Ver Schwartz, 9ª ed., p. 648.)

11. Qual dos seguintes NÃO é um fator de risco para coronariopatia?
    A. Homocisteína sérica elevada.
    B. Gênero feminino.
    C. Lipoproteína (a) elevada.
    D. Sedentarismo.

Resposta: B
A etiologia da DAC é primariamente a aterosclerose. A doença é multifatorial, e seus fatores de risco primários incluem hiperlipidemia, tabagismo, diabetes, hipertensão, obesidade, sedentarismo e gênero masculino. Fatores de risco identificados recentemente incluem níveis altos de proteína C-reativa, lipoproteína (a) e homocisteína. (Ver Schwartz, 9ª ed., p. 633.)

12. A causa mais comum de estenose da válvula mitral é:
    A. Coronariopatia.
    B. Estenose congênita.
    C. Endocardite bacteriana.
    D. Cardiopatia reumática.

Resposta: D
A estenose da válvula mitral e a estenose combinada com insuficiência mitral quase sempre são causadas por cardiopatia reumática, embora a história clínica do paciente possa ser obtida em somente 50% dos casos. (Ver Schwartz, 9ª ed., p. 640.)

13. No procedimento de Ross, a válvula aórtica é substituída por:
    A. Uma válvula mecânica bicúspide.
    B. Uma válvula de tecido porcino com *stent*.
    C. Uma válvula de tecido bovino sem *stent*.
    D. A válvula pulmonar do paciente.

Resposta: D
O procedimento de Ross envolve a substituição da válvula aórtica por um autoenxerto da válvula pulmonar do paciente. A válvula pulmonar ressecada é, então, substituída por um homoenxerto pulmonar. (Ver Schwartz, 9ª ed., p. 652.)

14. Um paciente cardiopata que se sente confortável em repouso, mas apresenta angina ao caminhar 2 a 3 quarteirões tem doença de que classe, segundo a classificação funcional da New York Heart Association (NYHA):
    A. 1.
    B. 2.
    C. 3.
    D. 4.

Resposta: B
Consulte a Tabela 21-2. Uma parte importante da história é a avaliação da capacidade funcional cardíaca geral, que confere uma boa estimativa da gravidade da doença subjacente do paciente. A New York Heart Association (NYHA) desenvolveu uma classificação para pacientes cardiopatas com base nos sintomas e no grau de limitação funcional (Tabela 21-2). A classificação NYHA tem-se mostrado extremamente útil na avaliação do grau de limitação funcional do paciente, na comparação de regimes de tratamento e no prognóstico de risco operatório. (Ver Schwartz, 9ª ed., p. 629.)

TABELA 21-2	Classificação funcional da New York Heart Association (NYHA)
Classe I: Paciente portador de cardiopatia, mas sem qualquer limitação da atividade física. Atividades habituais não provocam fadiga indevida, palpitação, dispneia ou angina	
Classe II: Paciente portador de cardiopatia com limitação leve da atividade física. Confortável no repouso. Atividades habituais provocam fadiga, palpitação, dispneia ou angina	
Classe III: Paciente portador de cardiopatia com limitação marcada da atividade física. Confortável no repouso. Atividades mais leves do que o habitual provocam fadiga, palpitação, dispneia ou angina	
Classe IV: Paciente portador de cardiopatia e incapaz de conduzir qualquer atividade física sem desconforto. Os sintomas de insuficiência cardíaca ou síndrome anginosa podem estar presentes mesmo em repouso. Desconforto crescente em qualquer situação de esforço físico	

15. Qual dos seguintes pacientes deverá obter mais benefícios com a cirurgia de revascularização coronária?
    A. Pacientes com classificação SCC da angina do peito classe I e doença em dois vasos.
    B. Pacientes com coronariopatia direita proximal em vaso único e insuficiência cardíaca congestiva.
    C. Pacientes com classificação SCC da angina do peito classe I e diabetes.
    D. Pacientes com classificação SCC da angina do peito classe II e hipertensão.

Resposta: C
Em alguns pacientes com angina crônica, a cirurgia de revascularização miocárdica (CABG) está associada ao aumento da sobrevida e aumento da sobrevida sem complicações quando comparada ao tratamento clínico. Em geral, pacientes com angina mais grave (sintomas de SCC classe III ou IV) são os mais propensos ao benefício com o uso do *bypass*. Para os pacientes com angina menos grave (SCC classe I ou II), outros fatores, como a distribuição anatômica da doença (acometimento da artéria coronária esquerda principal ou três vasos) e o grau de comprometimento ventricular esquerdo, são utilizados para determinar os casos mais beneficiados pela cirurgia de revascularização.

Resumindo, embora o tratamento clínico seja apropriado para muitos pacientes portadores de angina crônica estável, a cirurgia de *bypass* é indicada para a maioria dos casos de doença em vasos múltiplos e sintomas de SCC classe III ou IV. Em pacientes com sintomas mais leves (SCC classe I ou II), a cirurgia leva ao aumento da sobrevida, quando há estenose importante à esquerda, doença em três vasos, função ventricular esquerda reduzida ou diabetes. (Ver Schwartz, 9ª ed., p. 634.)

16. Qual dos seguintes constitui indicação para reparo cirúrgico ou substituição da válvula mitral em paciente com insuficiência mitral?
    A. Teste de esforço físico anormal.
    B. Fibrilação atrial de instalação recente.
    C. Qualquer sintoma, mesmo que a função ventricular esquerda esteja preservada.
    D. Todas as respostas anteriores.

Resposta: D
De acordo com as normas do Colégio Americano de Cardiologia/Associação Americana do Coração, o reparo ou a substituição da válvula mitral é recomendado para qualquer paciente sintomático portador de insuficiência mitral, mesmo com função ventricular esquerda normal (definida como fração de ejeção > 60% e dimensão sistólica final < 45 mm). A cirurgia também é atualmente recomendada para pacientes assintomáticos com insuficiência

17. Os mixomas cardíacos são mais comumente achados no:
    A. Átrio direito.
    B. Ventrículo direito.
    C. Átrio esquerdo.
    D. Ventrículo esquerdo.

18. Qual das alternativas abaixo NÃO constitui um marcador clínico de risco aumentado em um paciente submetido a procedimento cirúrgico em geral?
    A. AVE prévio.
    B. Idade avançada.
    C. Hipertensão (controlada com medicação).
    D. Fibrilação atrial.

19. Comparada com a angioplastia (PCI), a revascularização coronária *(bypass)*:
    A. É menos cara.
    B. Proporciona um alívio mais completo da angina.
    C. Apresenta um índice de mortalidade mais alto.
    D. Apresenta um índice de morbidade mais baixo.

20. Qual das alternativas a seguir NÃO eleva o risco operatório para pacientes submetidos à cirurgia de *bypass* coronário?
    A. Gênero feminino.
    B. Condição funcional NYHA classe II.
    C. Hipertensão.
    D. Ampla área de superfície corporal.

mitral grave quando há sinais de disfunção sistólica no VE (dimensão sistólica final aumentada ou fração de ejeção reduzida). Fibrilação atrial de instalação recente, hipertensão pulmonar ou resposta anormal ao teste de esforço físico são consideradas indicações relativas para a cirurgia. (Ver Schwartz, 9ª ed., p. 643.)

Resposta: C
Sessenta a 75% dos mixomas cardíacos desenvolvem-se no átrio esquerdo, quase sempre a partir do septo atrial próximo à fossa oval. Entre as demais ocorrências de mixomas, a maioria se desenvolve no átrio direito; < 20% foram relatados no ventrículo direito ou esquerdo. (Ver Schwartz, 9ª ed., p. 660.)

Resposta: C
A estratificação do risco cardíaco em pacientes submetidos a cirurgias não cardíacas constitui parte importantíssima na avaliação pré-operatória do paciente cirúrgico em geral. O grupo de ação conjunta do Colégio Americano de Cardiologia/Associação Americana do Coração, presidida por Eagle, publicou normas e recomendações recentes resumidas nesta seção. De modo geral, a avaliação cardiovascular pré-operatória envolve a pesquisa de marcadores clínicos, a capacidade funcional subjacente do paciente e diversos fatores de risco específicos da cirurgia.

Os marcadores clínicos prognósticos de risco aumentado de evento cardíaco em cirurgias não cardiológicas são divididos em três graus. Fatores prognósticos fortes incluem síndromes coronarianas instáveis, incluindo infarto agudo ou recente do miocárdio e angina instável (SCC classe III ou IV), insuficiência cardíaca descompensada (NYHA classe IV) e arritmia significativa acompanhada de valvulopatia grave. Fatores prognósticos intermediários são angina leve (SCC classes I e II), infarto miocárdico antigo, insuficiência cardíaca compensada (NYHA classes II e III), diabetes e insuficiência renal. Fatores prognósticos leves incluem idade avançada, hipertensão sistêmica descontrolada, ritmo irregular, AVE prévio, eletrocardiograma (ECG) anormal e comprometimento funcional leve. (Ver Schwartz, 9ª ed., p. 629.)

Resposta: B
Na comparação da cirurgia de revascularização miocárdica (CRM) com o procedimento de angioplastia miocárdica (PCI) para o tratamento de pacientes com doença arterial coronária (DAC), os resultados demonstram que, com a seleção correta de pacientes, os dois procedimentos mostram-se seguros e eficazes, com pouca diferença em mortalidade. A PCI está associada a menos morbidade a curto prazo, custo mais baixo e um período mais curto de internação hospitalar, mas requer mais intervenções a longo prazo. A CRM parece oferecer uma vantagem de sobrevida em pacientes diabéticos com doença em vasos múltiplos. (Ver Schwartz, 9ª ed., p. 634.)

Resposta: B
As variáveis que comprovadamente influenciam o risco operatório de acordo com o escore de risco da STS incluem: gênero feminino, idade, raça, área da superfície corporal, condição funcional NYHA classe IV, baixa fração de ejeção, hipertensão, doença vascular periférica, AVE prévio, diabetes, terapia imunossupressiva, cirurgia cardiológica prévia, infarto recente, entrada em hospital em caráter de urgência ou emergência, choque cardiogênico, acometimento da artéria coronária esquerda principal e doença valvar concomitante. (Ver Schwartz, 9ª ed., p. 636.)

CAPÍTULO 22
Aneurismas Torácicos e Dissecção Aórtica

PERGUNTAS SOBRE CIÊNCIA BÁSICA

1. Uma mutação no gene da fibrilina está associada a qual das seguintes:
   A. Síndrome Ehlers-Danlos.
   B. Síndrome de Marfan.
   C. Síndrome Loeys-Dietz.
   D. Valva aórtica bicúspide congênita.

Resposta: B

A síndrome de Marfan é um distúrbio genético autônomo, dominante, caracterizado por um defeito no tecido conectivo específico que leva à formação de um aneurisma. O fenótipo de pacientes com síndrome de Marfan inclui alta estatura, palato ogival, hipermobilidade articular, deslocamento do cristalino, prolapso da valva mitral e aneurismas da aorta. A parede da aorta enfraquece-se com a fragmentação das fibras elásticas e a deposição de extensas quantidades de mucopolissacarídeos (um processo anteriormente chamado de degeneração medial cística). Os pacientes com síndrome de Marfan apresentam mutação no gene da fibrilina localizado no longo braço do cromossomo 15.

A síndrome de tipo vascular Ehlers-Danlos caracteriza-se por um defeito autossômico dominante na síntese do colágeno tipo III.

Descrita recentemente, a síndrome de Loeys-Dietz é fenotipicamente distinta da síndrome de Marfan. Ela se caracteriza como uma síndrome aneurísmica com envolvimento sistêmico de ampla extensão. A síndrome de Loeys-Dietz é uma condição autossômica dominante, agressiva, que se distingue pela tríade de tortuosidade e aneurismas, hipertelorismo (olhos largamente espaçados) e úvula bífida ou fenda palatina. Ela é causada pelas mutações heterozigóticas nos genes que codificam os receptores TGF-β, em vez de fibrilina 1.

Valva aórtica bicúspide é a malformação congênita mais comum do coração ou dos grandes vasos, afetando até 2% dos americanos. Comparado com pacientes com valva da aorta normal tricúspide, os pacientes com valvas aórticas bicúspides apresentam incidência maior de formação de aneurisma da aorta ascendente e, com frequência, uma taxa mais rápida de dilatação aórtica. O mecanismo exato responsável pela formação de aneurisma em pacientes com valva aórtica bicúspide permanece controverso. As duas teorias mais populares postulam que a dilatação é causada por (a) defeito congênito envolvendo a matriz da parede da aorta, resultando em degeneração progressiva, ou (b) estresse hemodinâmico contínuo, causado por fluxo turbulento por meio de valva com anomalia. É provável que ambos os mecanismos propostos estejam envolvidos: pacientes com valvas aórticas bicúspides podem ter uma anormalidade do tecido conectivo que predispõe a aorta à formação de aneurisma, especialmente na presença de fluxo turbulento crônico mediante uma valva deformada. (Ver Schwartz, 9ª ed., pp. 667 e 668.)

2. Os níveis de elastina são os mais elevados na parede da:
   A. Aorta torácica ascendente.
   B. Arco da aorta.
   C. Aorta torácica descendente.
   D. Aorta abdominal.

Resposta: A
A aorta normal deriva sua elasticidade da camada medial que contém aproximadamente 45 a 55 lamelas de elastina, colágeno, células musculares lisas e substância base. O conteúdo da elastina é mais elevado no interior da aorta, como seria de se esperar, pela sua natureza complacente que diminui distalmente na aorta descendente e na abdominal. A manutenção da matriz da aorta envolve interações complexas entre células musculares lisas, macrófagos, proteases e inibidores da protease. Qualquer alteração neste delicado equilíbrio pode levar a uma doença aórtica. (Ver Schwartz, 9ª ed., p. 667.)

PERGUNTAS CLÍNICAS

1. Qual das seguintes é uma causa comum de aneurismas micóticos da aorta torácica?
   A. *Candida glabrata*.
   B. *Estafilococo áureo*.
   C. *Aspergillus clavatus*.
   D. *Stenotrophonomas maltophilia*.

Resposta: B
É rara a infecção da parede da aorta que resulta na formação de aneurisma. Embora estas lesões sejam chamadas de aneurismas micóticos, os patógenos responsáveis comumente são bactérias em vez de fungos. A invasão bacteriana da parede aórtica pode resultar de endocardite bacteriana, de trauma endotelial causado por lesão de jato da aorta ou pela extensão de um coágulo laminar infectado, no interior de um aneurisma preexistente. Os organismos causadores mais comuns são o estafilococo áureo, a *Salmonella* e o estreptococo. Diferente da maioria das outras causas de aneurismas torácicos da aorta, que geralmente produzem aneurismas fusiformes, a infecção com frequência produz aneurismas saculares localizados em áreas de tecido aórtico destruído pelo processo infeccioso. (Ver Schwartz, 9ª ed., p. 668.)

2. Qual das seguintes NÃO é uma causa de aneurismas torácicos da aorta?
   A. Síndrome de Marfan.
   B. Osteogênese imperfeita.
   C. Síndrome de Ehlers-Danlos.
   D. Arterite de Takayasu.

Resposta: B
Ver a Tabela 22-1. A osteogênese imperfeita não está associada ao aumento de risco de aneurisma aórtico. (Ver Schwartz, 9ª ed., p. 667.)

TABELA 22-1 Causas de aneurismas da aorta torácica
Degeneração medial não específica
Dissecção aórtica
Transtornos genéticos
Síndrome de Marfan
Síndrome de Loeys-Dietz
Síndrome de Ehlers-Danlos
Aneurismas aórticos familiares
Valva aórtica bicúspide congênita
Dilatação pós-estenótica
Infecção
Aortite
Arterite de Takayasu
Arterite celular gigante
Aortite reumatoide
Trauma

3. Pacientes com quais dos seguintes aneurismas deveriam sofrer reparação cirúrgica eletiva de sua condição?
   A. Aneurisma de 5 cm da aorta ascendente.
   B. Aneurisma de 5 cm da aorta descendente.
   C. Aneurisma de 5 cm da aorta ascendente em paciente com síndrome de Marfan.
   D. Qualquer aneurisma que tenha crescido 0,5 cm de diâmetro em 1 ano.

Resposta: C
Aneurismas aórticos torácicos são reparados para prevenir uma ruptura fatal. Portanto, com base em estudos de história natural discutidos anteriormente, recomenda-se a operação eletiva quando o diâmetro do aneurisma da aorta ascendente for maior que 5,5 cm, quando o da aorta descendente for superior a 6,5 cm ou quando o índice de dilatação for maior que 1 cm/y. Em pacientes com distúrbios no tecido conectivo, como as síndromes de Marfan e Loeys-Dietz, o limiar para a operação é inferior tanto com relação ao tamanho absoluto (5 cm para a aorta ascendente e 6 cm para a

4. Qual dos seguintes NÃO se usa para proteger a perfusão para a medula espinal, durante a reparação aberta dos aneurismas torácicos aórticos descendentes e torcoabdominais?
   A. Hipotermia moderada permissiva (32-34°C).
   B. *Bypass* do coração esquerdo.
   C. Religação das artérias intercostais.
   D. Perfusão das artérias intercostal ou lombar com uma solução cristaloide de 4°C.

aorta torácica descendente) quanto com relação ao índice de crescimento. Também se consideram reparáveis os aneurismas aórticos ascendentes de menor tamanho (4 a 5,5 cm) quando estiverem associados a uma regurgitação significativa da valva aórtica. (Ver Schwartz, 9ª ed., p. 671.)

Resposta: D
O pinçamento da aorta torácica descendente causa isquemia da medula espinal e das vísceras abdominais. Manifestações clinicamente significativas de isquemia hepática, pancreática e intestinal são relativamente incomuns. Todavia, tanto a insuficiência renal aguda quanto uma lesão na medula espinal que resulte em paraplegia ou paraparesia permanecem como causas da maior importância de morbidez e mortalidade, após essas cirurgias. Logo, vários aspectos da operação são dedicados a minimizar a isquemia renal e espinhal (Tabela 22-2). Nossa abordagem multimodal à proteção da medula espinal inclui ágil reparação para minimizar o tempo de pinçamento da aorta, moderar a heparinização sistêmica (1 mg/kg) e evitar trombose nos pequenos vasos, hipotermia permissiva atenuada [32 a 34°C (89,6 a 93,2°F) de temperatura nasofaríngea] e religamento de segmentos das artérias lombar e intercostal. (Ver Schwartz, 9ª ed., p. 678.)

O *bypass* do coração esquerdo, que propicia a perfusão da aorta distal e de suas ramificações durante o período de pinçamento, também é usado durante extensas reparações da aorta toraco-abdminal. Como o *bypass* do coração esquerdo esvazia o coração, ele também é útil em pacientes com baixa reserva cardíaca. As cânulas de perfusão com balão ligadas ao circuito do *bypass* do coração esquerdo podem ser usadas para fazer o sangue chegar diretamente ao tronco celíaco e à artéria mesentérica superior durante seu religamento. Os benefícios potenciais da redução dos riscos de isquemia do fígado e do intestino incluem redução dos riscos de coagulopatia pós-operatória e translocação bacteriana, respectivamente. Sempre que possível, a proteção renal é obtida mediante perfusão dos rins com cristaloide frio [4°C (39,2°F)]. Em experiência clínica randomizada, descobriu-se que a temperatura reduzida dos rins estava associada à proteção renal, e o uso de cristaloide frio é preditor independente da preservação da função renal. (Ver Schwartz, 9ª ed., p. 679.)

TABELA 22-2 Estratégia atual para proteção da medula espinal e das vísceras durante a reparação de aneurismas da aorta torácica distal

Todas as extensões
- Hipotermia moderada permissiva (32-34°C [89,6-93,2°F] nasofaríngea)
- Heparinização moderada (1 mg/kg)
- Religamento agressivo de segmentos arteriais, especialmente entre T8 e L1
- Pinçamento sequencial da aorta, quando possível
- Perfusão das artérias renais com solução cristaloide a 4°C (39,2°F)

Reparos toracoabdominais nas extensões Crawford I e II
- Drenagem do fluido cerebrospinal
- *Bypass* do coração esquerdo durante a anastomose proximal
- Perfusão seletiva do eixo celíaco e da artéria mesentérica superior durante as anastomoses intercostais e viscerais

5. O sintoma mais comum em paciente com dissecção aórtica aguda é:
   A. Falta de ar.
   B. Dor.
   C. Palpitações.
   D. Síncope.

Resposta: B
A Força-Tarefa sobre Dissecção Aórtica da Sociedade Europeia de Cardiologia afirmou: "O principal desafio no controle da dissecção aguda da aorta é suspeitar e daí diagnosticar a doença o mais cedo possível." Um alto índice de suspeita é crítico, particularmen-

6. A fase aguda da dissecção aórtica dura:
   A. 48 horas.
   B. 7 dias.
   C. 14 dias.
   D. 3 meses.

7. Um paciente com aneurisma toracoabdominal, que envolve toda a aorta torácica descendente e se estende às artérias ilíacas (envolvendo toda a aorta abdominal) tem aneurisma Crawford extensão:
   A. I.
   B. II.
   C. III.
   D. IV.

te em pacientes mais jovens, atípicos, que podem ter transtornos do tecido conectivo ou outros fatores de risco menos comuns. A maioria dos pacientes com dissecção aórtica aguda (80 a 90%) experimenta uma dor muito forte no peito, nas costas ou no abdome. A dor geralmente ocorre repentinamente, de natureza pungente ou dilacerante e, frequentemente, migra distalmente à medida que a dissecção avança ao longo da aorta. Para efeito de classificação (aguda *vs.* subaguda *vs.* crônica), comumente se considera que o início da dor representa o início do processo de dissecção. A maioria dos demais sintomas comuns são não específicos ou causados por manifestações secundárias da dissecção. (Ver Schwartz, 9ª ed., p. 688.)

Resposta: C
A dissecção aórtica também se classifica conforme o tempo decorrido desde o primeiro. Ela é considerada aguda dentro dos primeiros 14 dias após o esgarçamento inicial; a partir daí, a dissecção é considerada crônica. Embora arbitrária, a distinção entre dissecções agudas e crônicas tem implicações relevantes não só para a tomada de decisão relativa às estratégias e técnicas cirúrgicas perioperatórias, mas também para avaliar resultados cirúrgicos. À luz da importância da acuidade, Borst *et al.* associados propuseram uma terceira fase – chamada subaguda – para descrever a transição entre as fases aguda e crônica. O período subagudo compreende do décimo quinto ao sexagésimo dia após a lágrima inicial. A despeito de isso ser após a fase aguda tradicional de 14 dias, os pacientes com dissecção subaguda continuam a ter um tecido aórtico extremamente frágil, que pode complicar o tratamento operatório e aumentar os riscos associados à cirurgia. (Ver Schwartz, 9ª ed., p. 686.)

Para o efeito de classificação (aguda *vs.* subaguda *vs.* crônica), comumente se considera que o início da dor representa o início do processo de dissecção. A maioria dos demais sintomas comuns são não específicos ou causados por manifestações secundárias da dissecção. (Ver Schwartz, 9ª ed., p. 688.)

Resposta: B
Aneurismas toracoabdominais podem envolver toda a aorta toracoabdominal, desde a origem da artéria subclávia esquerda até a bifurcação da aorta e classificam-se em categorias que obedecem ao esquema de classificação de Crawford (Fig. 22-1). Os aneurismas aórticos toracoabdominais de extensão I envolvem a maioria das aortas torácicas descendentes, geralmente começando próximo à artéria subclávia esquerda e estendendo-se para baixo para abranger a aorta nas origens do eixo celíaco e das artérias mesentéricas superiores. As artérias renais também podem estar envolvidas. Os aneurismas de extensão II também nascem próximos à artéria subclávia esquerda, mas estendem-se distalmente na aorta abdominal infrarrenal e com frequência alcançam a bifurcação aórtica. Os aneurismas de extensão III têm origem na aorta torácica descendente inferior (abaixo da sexta costela) e estendem-se para o abdome. Os aneurismas de extensão IV começam no interior do hiato do diafragma e, com frequência, por toda a aorta abdominal. (Ver Schwartz, 9ª ed., p. 678.)

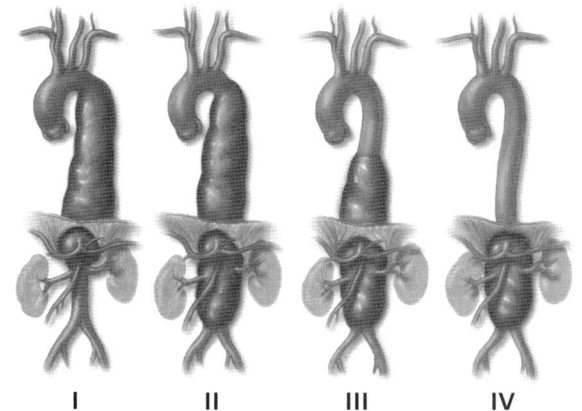

FIG. 22-1. A ilustração da classificação de Crawford dos aneurismas da aorta toracoabdominal com base na extensão do envolvimento aórtico. (Reproduzida com permissão de Coselli JS, LeMaire SA: Descending and Thoracoabdominal Aortic Aneurysms, in Co-hn LH (ed): *Cardiac Surgery in the Adult,* 3rd ed. New York: McGraw-Hill, Inc., 2008, Cap. 54, Fig. 54-5.).

8. O "diâmetro crítico" (isto é, associado a marcante aumento no risco de complicações) para a ocorrência de aneurismas da aorta torácica descendente é de:
   A. 5 cm.
   B. 6 cm.
   C. 7 cm.
   D. 8 cm.

Resposta: C
As decisões de tratamento nos casos de aneurisma aórtico descendente são guiadas por nossa compreensão corrente da história natural desses aneurismas, que se caracteriza classicamente como dilatação progressiva até a dissecção, ruptura, ou ambos. Uma análise de Elefteríades dos dados de 1.600 pacientes com doença da aorta torácica ajudou a quantificar esses bem reconhecidos riscos. Os índices de expansão média foram de 0,07 cm/y em aneurismas da aorta descendente e de 0,19 cm/y em aneurismas da aorta torácica descendente. Como esperado, o diâmetro da aorta foi um forte indicador de ruptura, dissecção e mortalidade. Para aneurismas da aorta torácica maiores que 6 cm de diâmetro, as taxas anuais de complicações catastróficas foram de 3,6 cm para ruptura, 3,7% para dissecção e 10,8% para morte. Os diâmetros críticos em que a incidência de complicações esperadas aumentou significativamente foram de 6 cm para aneurismas da aorta ascendente e 7 cm para aneurismas da aorta torácica descendente; os riscos correspondentes de ruptura depois de alcançar esses diâmetros foram de 31 e 43%, respectivamente. (Ver Schwartz, 9ª ed., p. 669.)

9. Qual dos seguintes é usado para proteger a medula espinal durante reparação endovascular de aneurismas da aorta torácica descendente?
   A. Heparinização (TCA maior que 300 segundos).
   B. Hipotermia.
   C. Drenagem do fluido espinal.
   D. Posição de Trendelenburg.

Resposta: C
Para proteger pacientes contra isquemia da medula espinal durante essas reparações endovasculares, muitos cirurgiões utilizam drenagem do fluido cerebrospinal. Este fluido é drenado para manter sua pressão em, aproximadamente, 12 a 14 mmHg. (Ver Schwartz, 9ª ed., p. 679.)

10. Qual dos seguintes é o teste mais sensível para o diagnóstico de uma dissecção aguda da aorta?
    A. ECG.
    B. Radiografia de tórax.
    C. Enzimas cardíacas.
    D. Dímero-D.

Resposta: D
Vários relatórios demonstraram que o dímero-D é um indicador extremamente sensível de dissecção aórtica aguda; encontram-se níveis elevados em cerca de 97% dos pacientes afetados. Testes que são comumente usados para detectar eventos coronarianos agudos – incluindo ECG e testes dos marcadores séricos de danos ao miocárdio – merecem especial consideração e precisam ser interpretados cuidadosamente. Um nível normal de marcador sérico e um ECG normal em pacientes com dor torácica aguda devem levantar suspeitas sobre a possibilidade de dissecção aórtica. É importante lembrar que mudanças no ECG e níveis elevados de marcador sérico associados a um infarto do miocárdio não excluem o diagnóstico de dissecção aórtica, porque a dis-

11. Qual das seguintes é uma indicação para retardar (mais do que tornar urgente) a reparação de uma dissecção torácica ascendente aguda?
    A. Cirurgia cardíaca recente (menos de 3 semanas).
    B. Evidência de um infarto agudo do miocárdio.
    C. Isquemia mesentérica.
    D. Síndrome de Marfan.

12. Qual das seguintes é a modalidade de imagem preferível para o diagnóstico de aneurismas torácicos da aorta?
    A. Radiografia simples de tórax.
    B. Ultrassonografia.
    C. Tomografia computadorizada.
    D. Aortografia.

secção pode causar má perfusão coronária. Em última análise, embora a questão não tenha sido bem estudada, os ECGs parecem ter sido de pouca utilidade para detectar ou descartar a dissecção. De modo semelhante, embora as radiografias de tórax (RTs) possam mostrar um mediastino dilatado ou um contorno anormal da aorta, até 16% dos pacientes com dissecção parecem normais na RT. O valor da RT para detectar dissecção aórtica é limitado, com uma sensitividade de 67% e uma especificidade de 86%. (Ver Schwartz 9ª ed., pp. 688 e 689.)

Resposta: C
Na maioria dos pacientes com dissecção aórtica ascendente aguda, o risco de complicação fatal, como a ruptura da aorta, durante controle clínico supera o risco associado à operação prematura. Por isso, a dissecção aguda da aorta ascendente tem sido tradicionalmente considerada uma indicação absoluta de reparação cirúrgica emergencial. Contudo, grupos de pacientes específicos podem beneficiar-se de uma conduta não operatória a de uma cirurgia postergada. Pode-se considerar o retardo da cirurgia em pacientes que (a) estão na fase aguda de um derrame ou isquemia mesentérica; (b) são idosos e apresentam comorbidade substancial; (c) estão em condição estável e podem beneficiar-se de uma transferência para centros especializados, ou (d) sofreram cirurgia cardíaca em passado remoto. Com respeito a este último grupo é importante que sua cirurgia anterior não tenha sido muito recente; as dissecções que ocorrem durante as primeiras 3 semanas após a cirurgia cardíaca apresentam um alto risco de ruptura e tamponamento, e tais dissecções autorizam/justificam uma operação prematura. (Ver Schwartz, 9ª ed., p. 690.)

Resposta: C
A tomografia computadorizada (TC) é amplamente disponível e propicia uma visualização de todas as aortas torácica e abdominal. Por isso, a TC é a modalidade de imagem mais comum – e controvertidamente a mais útil – para avaliar o aneurisma da aorta torácica. Os sistemas capazes de construir imagens multiplanares e realizar reconstruções aórticas tridimensionais estão amplamente disponíveis. Além de estabelecer o diagnóstico, a TC proporciona informações sobre a localização do aneurisma, sua extensão, anomalias anatômicas e a relação com os principais vasos. A TC é particularmente útil para determinar o diâmetro absoluto da aorta, especialmente na presença de um coágulo laminado. A TC com contraste acentuado dá informação sobre o lúmen da aorta e pode detectar trombo mural, dissecção da aorta, fibrose periaórtica inflamatória e hematoma mediastinal ou retroperitoneal em razão de ruptura aórtica contida.

As radiografias torácicas (RTs) frequentemente aparecem normais em pacientes com doença na aorta torácica e assim não podem excluir o diagnóstico de aneurisma da aorta.

Embora útil para avaliar os aneurismas da aorta abdominal infrarrenal, a ultrassonografia transabdominal padrão não permite a visualização da aorta torácica.

Ainda que a aortografia diagnóstica tenha sido considerada até recentemente o padrão ouro para avaliar a doença da aorta torácica, a TC e a ARM substituíram amplamente esta modalidade. As melhoras tecnológicas possibilitaram a TC e ao ARM proverem excelentes imagens da aorta, provocando menos morbidade do que os estudos com base em catéteres, portanto, a TC e a ARM agora podem ser consideradas o padrão ouro. Por isso, o papel da angiografia de diagnóstico em pacientes com doença aórtica torácica é limitado atualmente. Em casos selecionados, usa-se a aortografia para obter informação importante, quando outros tipos de análise são contraindicados ou não deram resul-

13. Qual das seguintes NÃO é uma complicação típica de uma dissecção aguda da aorta ascendente?
    A. Infarto do miocárdio.
    B. Efusão pleural.
    C. Regurgitação da valva aórtica.
    D. Efusão do pericárdio.

tados satisfatórios. Por exemplo, informação sobre lesões obstrutivas das artérias braquiocefálica, visceral, renal ou ilíaca é útil quando se está planejando tratamento cirúrgico; se outros estudos de imagem não deram detalhe adequado, os aortogramas podem ser obtidos em pacientes com suspeita de doença oclusiva de vaso. (Ver Schwartz, 9ª ed., pp. 669-671.)

Resposta: B
A dissecção da aorta ascendente pode danificar diretamente a valva aórtica, causando regurgitação. A severidade da regurgitação varia conforme o grau de rompimento comissural que se estende desde a separação parcial de apenas uma comissura, que produz uma regurgitação valvar moderada, a uma total separação das três comissuras e prolapso completo da valva no ventrículo esquerdo, produzindo uma aguda insuficiência cardíaca.

As dissecções ascendentes também podem estender-se às artérias coronarianas ou avulsionar a óstia coronariana do verdadeiro lúmen, causando oclusão coronária aguda. O repentino rompimento do fluxo sanguíneo coronariano pode provocar um infarto do miocárdio. A parede externa fina e inflamada de uma aorta ascendente dissecada frequentemente produz um derrame pericárdico serossanguíneo que pode acumular-se e provocar tamponamento. Sinais sugestivos incluem a distensão venosa jugular, tons cardíacos abafados, pulso paradoxal e traçados de baixa voltagem do eletrocardiograma. O livre rompimento no espaço pericárdico produz um rápido tamponamento e geralmente é fatal.

À medida que progride a dissecção, qualquer vaso ramo desde a aorta pode envolver-se, resultando em comprometimento do fluxo sanguíneo e complicações isquêmicas (isto é, má perfusão). Portanto, dependendo de quais artérias estejam envolvidas, a dissecção pode produzir derrame agudo, paraplegia, insuficiência hepática, infarto intestinal, insuficiência renal, ou a ameaça de um membro isquêmico. (Ver Schwartz, 9ª ed., p. 688 e Tabela 22-3.)

TABELA 22-3	Complicações anatômicas da dissecção aórtica e seus sintomas e indícios associados
Manifestação anatômica	**Sintomas e indícios**
Insuficiência da valva aórtica	Dispneia
	Sopro
	Crepitações pulmonares
	Choque
Má perfusão coronária	Dor no peito com características de angina
	Náusea, vômito
	Choque
	Alterações isquêmicas no eletrocardiograma
	Níveis elevados de enzimas cardíacas
Tamponação pericárdica	Dispneia
	Distensão venosa jugular
	Pulso paradoxal
	Sons cardíacos abafados
	Choque
	Baixa tensão no eletrocardiograma

(Continua)

TABELA 22-3	Complicações anatômicas da dissecção aórtica e seus sintomas e indícios associados *(Cont.)*
Manifestação anatômica	**Sintomas e indícios**
Má perfusão da artéria subclávia	Extremidade dolorosa, fria ou iliofemoral
	Déficits na extremidade sensorial e motora
	Déficit de pulso periférico
Má perfusão da artéria carótida	Síncope
	Déficits focais neurológicos (transitórios ou persistentes)
	Déficit de pulso na carótida
	Coma
Má perfusão espinal	Paraplegia
	Incontinência
Má perfusão mesentérica	Náusea, vômito
	Dor abdominal
Má perfusão renal	Oligúria ou anúria
	Hematúria

14. Qual das seguintes é indicado no tratamento inicial de um paciente com dissecção aórtica aguda?
    A. Nitroprussiato.
    B. Labelatol.
    C. Cateterização emergencial e colocação de um *stent* na aorta.
    D. Cirurgia emergencial para reparar a aorta.

Resposta: B
A estratégia de controle inicial, geralmente descrita como terapia anti-hipertensiva ou controle da pressão sanguínea, concentra-se na redução do estresse na parede da aorta, na força de ejeção do ventrículo esquerdo, no cronotropismo e na taxa de mudança na pressão sanguínea (dP/dT). As reduções na relação dP/dT são alcançadas reduzindo-se tanto a contratibilidade cardíaca quanto a pressão sanguínea. As medicações usadas inicialmente para conseguir estes objetivos incluem bloqueadores beta-adrenérgicos IV, vasodilatadores diretos, bloqueadores do canal de cálcio e inibidores da enzima que converte a angiotensina. Esses agentes são usados para chegar a uma taxa cardíaca entre 60 e 80 bpm, pressão sanguínea sistólica entre 100 e 110 mmHg e uma pressão arterial média entre 60 e 75 mmHg. Estes alvos hemodinâmicos são mantidos enquanto a produção de urina permanecer adequada e a função neurológica não for prejudicada. Conseguir um controle adequado da dor com opiáceos IV, como a morfina e o fentanil, é importante para manter o controle de uma pressão sanguínea aceitável.

Os betabloqueadores são administrados a todos os pacientes com dissecções agudas da aorta, a menos que existam fortes contraindicações, como severa insuficiência cardíaca, bradiarritmia, bloqueio de alto grau da condução atrioventricular ou doença broncoespástica. O Esmolol pode ser útil em pacientes com doença broncoespástica porque é um agente cardiosseletivo de ação ultra rápida, com curta meia-vida. Labelatol, que provoca tanto bloqueamento beta não seletivo, quanto bloqueamento alfa1 póssináptico, reduz a resistência vascular sistêmica sem preducar a produção cardíaca. Doses de betabloqueadores são titulados para alcançar uma taxa cardíaca de 60 a 80 bpm. Em pacientes que não podem receber bloqueadores beta, os bloqueadores do canal de cálcio, como o diltiazem, são uma eficiente alternativa. O nitroprussiato, um vasodilatador direto, pode ser administrado desde que o bloqueamento beta seja adequado. Quando usado sozinho, contudo, o nitroprussiato pode provocar aumentos de reflexo na taxa cardíaca e contratibilidade, dP/dT elevada e progressão da dissecção aórtica. O Enalapril e outros inibidores da enzima conversora de angiotensina são úteis para pacientes com má perfusão renal. Estas drogas inibem a liberação de renina, que pode melhorar o fluxo sanguíneo renal. (Ver Schwartz, 9ª ed., p. 690.)

15. O exame de imagem de escolha em paciente hemodinamicamente estável com suspeita de dissecção aórtica torácica aguda é:
    A. Ecocardiografia transesofágica.
    B. Tomografia computadorizada.
    C. Radiografia de tórax.
    D. Aortografia.

Resposta: B
A tomografia com contraste tem sensitividade de 98% e especificidade de 87% para diagnóstico de dissecção aórtica. Embora a angiografia por ressonância magnética (ARM) seja agora considerada o padrão, com ambas, sensitividade e especificidade de 98%, a tomografia computadorizada é a modalidade de imagem preferida no departamento de emergências, principalmente em razão de sua ágil captação de imagens. Em mãos apropriadas, a ecocardiografia transesofágica (ETE) tem comprovada sensitividade e especificidade, tão elevadas quanto 98 e 95%, respectivamente. Além do mais, a ETE oferece informação importante sobre a função ventricular e a competência da valva aórtica. Finalmente, a ETE é a modalidade de diagnóstico preferível para os pacientes hemodinamicamente instáveis em quem o diagnóstico de dissecção ascendente é suspeito; idealmente, estes pacientes deveriam ser levados para a sala de cirurgia, onde se pode realizar o ETE e se ele for confirmatório, a cirurgia pode ser iniciada imediatamente. (Ver Schwartz, 9ª ed., p. 689.)

16. Uma dissecção aórtica que se estenda da artéria subclávia esquerda para a bifurcação aórtica é:
    A. Dissecção DeBakey tipo I.
    B. Dissecção DeBakey tipo II.
    C. Dissecção DeBakey tipo III.
    D. Dissecção DeBakey tipo IV.

Resposta: D
As dissecções são categorizadas conforme sua localização anatômica e a extensão para orientar o tratamento. Os dois esquemas de classificação tradicionais que permanecem de uso comum são os sistemas de classificação DeBakey e Stanford (Fig. 22-2). Em sua forma corrente ambos descrevem os segmentos da aorta envolvidos na dissecção, em lugar do local do rasgo intimal inicial. A principal inconveniência do sistema de classificação Stanford é que não distingue entre pacientes com dissecção isolada da aorta ascendente e pacientes com dissecção envolvendo a aorta toda. (Ver Schwartz, 9ª ed., pp. 684 e 686.)

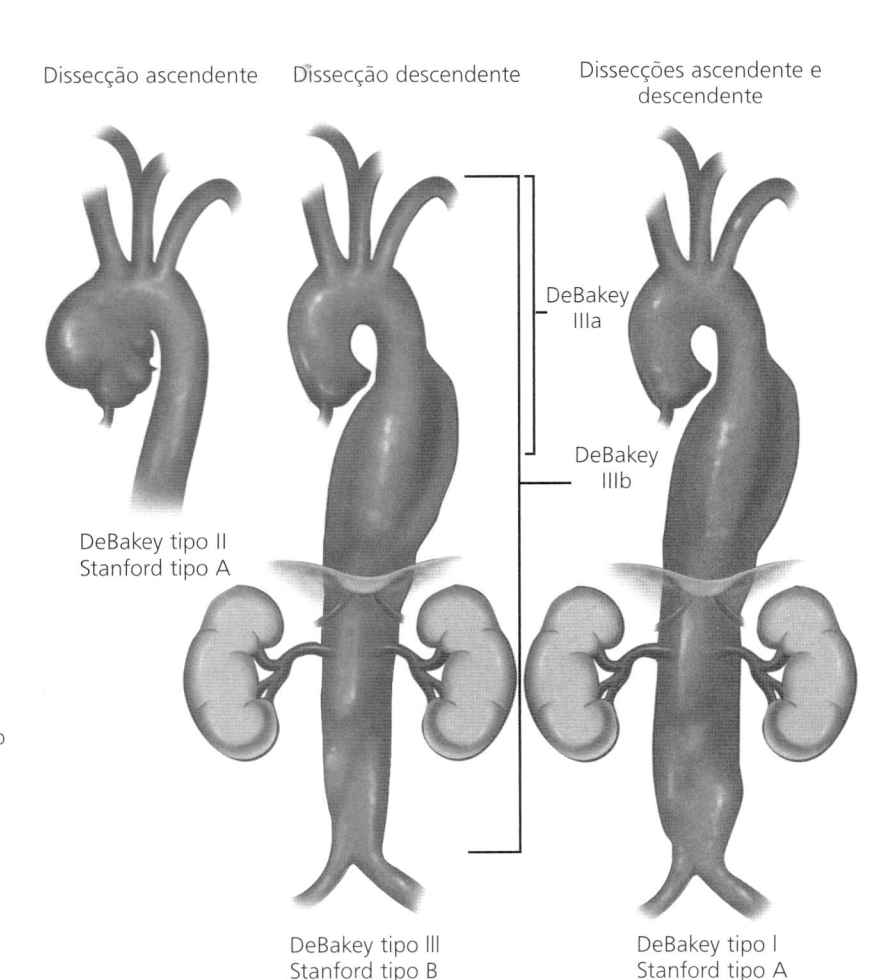

FIG. 22-2. Ilustração dos esquemas de classificação para dissecção da aorta com base em quais porções da aorta estão envolvidos. A dissecção pode estar confinada à aorta ascendente (à esquerda) ou descendente (no meio) ou pode envolver a aorta toda (à direita). Reproduzida com permissão Creager MA, Dzau VS, Loscalzo J (eds): *Vascular Medicine*. Philadelphia: WB Saunders, 2006. Copyright © Saunders/Elsevier, 2006, Fig. 35-2.)

17. O melhor tratamento para um paciente com dissecção torácica descendente não complicada é:
A. Monitoramento sem procedimento cirúrgico.
B. Cateterização com colocação de *stent* na aorta.
C. Substituição da aorta envolvida por um enxerto (reparação em estágio único).
D. Procedimento de tronco (reparação em estágios).

Resposta: A
Controle farmacológico da dissecção aguda da aorta descendente sem operar resulta em morbidade e índices de mortalidade mais baixos do que o tratamento cirúrgico. As causas mais comuns de morte durante o tratamento sem cirurgia são a ruptura da aorta e a má perfusão na extremidade do órgão. Portanto, os pacientes ficam em constante reavaliação para evitar novas complicações. Pelo menos duas tomografias computadorizadas – geralmente obtidas no 2º ou 3º dias de tratamento e no 8º ou 9º – são comparadas às imagens iniciais para descartar uma expansão significativa da aorta.

Muitos pacientes podem ser liberados depois de sua pressão sanguínea estar bem controlada com agentes orais e depois de uma série de imagens confirmar a ausência de expansão da aorta. Reserva-se a cirurgia tipicamente para pacientes que passaram por complicações. Em termos gerais, a intervenção cirúrgica para dissecção aguda da aorta descendente visa a prevenir ou reparar e aliviar manifestações isquêmicas.

Durante a fase aguda de uma dissecção as indicações específicas para intervenção cirúrgica incluem a ruptura da aorta, aumento do volume de fluido periaórtico ou pleural, diâmetro da aorta em rápida expansão, hipertensão incontrolada e dor persistente, apesar de terapia médica adequada. A dissecção aguda que se superimpõe a um aneurisma preexistente é condição de risco de vida e, portanto, outra indicação de cirurgia. Finalmente, pacientes com histórico insatisfatório com terapia clínica podem beneficiar-se, em último caso, de tratamento cirúrgico se de outro modo forem candidatos razoáveis à cirurgia. (Ver Schwartz, 9ª ed., p. 692.)

CAPÍTULO 23
Arteriopatia

PERGUNTAS SOBRE CIÊNCIA BÁSICA

1. A razão normal entre a pressão arterial na artéria braquial e nas artérias distais da perna é:
   A. < 0,8.
   B. 0,8.
   C. 1.
   D. > 1.

Resposta: D
O índice tornozelo-braço (ITB) é determinado das seguintes formas. A pressão arterial (PA) é determinada nos dois membros superiores, utilizando-se a PA sistólica mais alta como denominador para o ITB. A pressão do tornozelo é determinada com o posicionamento do manguito de pressão acima do tornozelo e a aferição do retorno do fluxo sanguíneo nas artérias tibial posterior e dorsal do pé com uma sonda Doppler sobre cada artéria. A razão da pressão sistólica pode ser usada para expressar o ITB tanto na artéria tibial posterior quanto na artéria dorsal do pé (Fig. 23-1). A razão normal é acima de 1. (Ver Schwartz, 9ª ed., p. 704.)

ITB Direito = índice de

Pressão sistólica mais alta medida no tornozelo direito (tibial posterior ou dorsal do pé)

Pressão sistólica mais alta no braço (direito ou esquerdo)

ITB Esquerdo = índice de

Pressão sistólica mais alta medida no tornozelo esquerdo (tibial posterior ou dorsal do pé)

Pressão sistólica mais alta no braço (direito ou esquerdo)

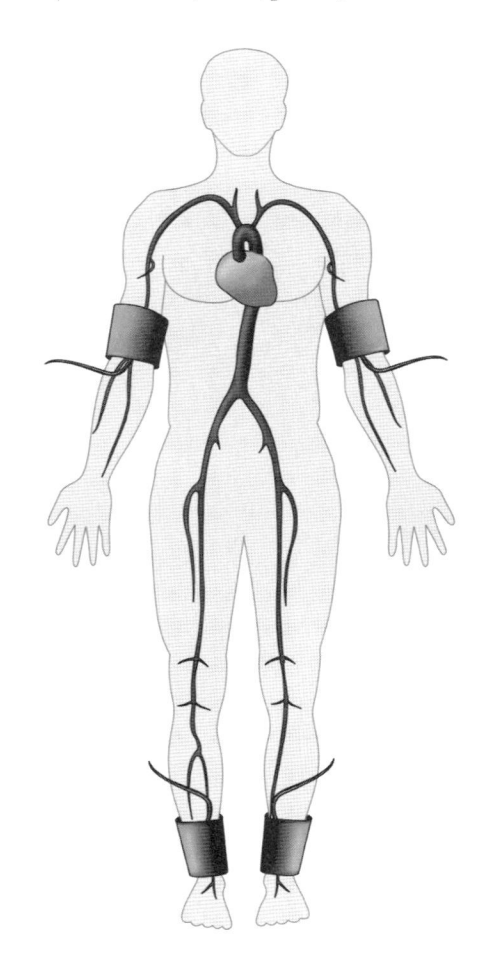

FIG. 23-1. Calculando o índice tornozelo-braço.

2. O fluxo colateral entre o tronco celíaco e a artéria mesentérica superior ocorre principalmente onde?
A. Arco de Riolan.
B. Artérias mesentéricas sinuosas.
C. Artérias pancreaticoduodenais.
D. Artéria marginal de Drummond.

Resposta: C
As redes colaterais entre o tronco celíaco e a artéria mesentérica superior existem principalmente entre as artérias pancreaticoduodenais superior e inferior. A artéria mesentérica inferior pode proporcionar fluxo sanguíneo arterial à artéria mesentérica superior através da artéria marginal de Drummond, do arco de Riolan e outros vasos retroperitoneais colaterais não nomeados e conhecidos como artérias mesentéricas sinuosas. (Ver Schwartz, 9ª ed., p. 731.)

3. Mutações no gene 6, subfamília C, da gaveta de ligação de ATP (ABCC6) são encontradas em pacientes com:
A. Síndrome de Ehlers-Danlos.
B. Pseudoxantoma elástico.
C. Arterite de Takayasu.
D. Síndrome de Marfan.

Resposta: B
O pseudoxantoma elástico é uma doença herdada rara do tecido conectivo, caracterizada por metabolismo e síntese de fibras elásticas desequilibradas, levando à fragmentação e calcificação das fibras. As manifestações clínicas ocorrem na pele e nos sistemas ocular, gastrointestinal e cardiovascular. Lesões características são observadas nas axilas, fossa antecubital, fossa poplítea e virilhas. As pápulas amarelas, tipo xantoma, ocorrem em dobras de excesso de pele e assemelham-se à pele de galinha depenada. O padrão de herança inclui genes autossômicos dominantes e recessivos e apresenta prevalência de um para cada 160.000 indivíduos. Demonstrou-se que o gene 6, subfamília C, da gaveta de ligação de ATP (ABCC6) é responsável, e foram identificadas 43 mutações, todas levando à calcificação da lâmina elástica interna na parede de vasos de médio calibre.

A síndrome de Ehlers-Danlos é um distúrbio do metabolismo do colágeno fibrilar, com defeitos identificáveis e específicos encontrados na via de biossíntese do colágeno que produzem as formas clinicamente distintas da doença.

A arterite de Takayasu constitui uma arterite crônica rara bem reconhecida que afeta grandes vasos, predominantemente a aorta e seus ramos principais.

A síndrome de Marfan é caracterizada por traços musculoesqueléticos, oculares e cardiovasculares primeiramente descritos por Antoine Marfan, em 1896. O erro inato do metabolismo nessa síndrome se localiza no braço longo do cromossomo 15 (15q21,3). Os defeitos ocorrem na fibrilina, uma proteína básica no aparato microfibrilar que serve de arcabouço para a elastina, uma das principais proteínas estruturais extracelulares nos vasos sanguíneos. (Ver Schwartz, 9ª ed., p. 767.)

4. O nervo fibular está localizado no:
A. Compartimento anterior.
B. Compartimento lateral.
C. Compartimento posterior superficial.
D. Compartimento posterior profundo.

Resposta: B
O nervo fibular superficial está localizado no compartimento lateral. O nervo fibular profundo está localizado no compartimento anterior. (Ver Schwartz, 9ª ed., p. 757 e Tabela 23-1.)

TABELA 23-1 Compartimentos fasciais da porção inferior da perna

	Compartimento anterior	Compartimento lateral	Compartimento posterior superficial	Compartimento posterior profundo
Músculos	Tibial anterior	Fibular longo	Gastrocnêmio	Tibial posterior
	Extensor longo dos dedos	Fibular curto	Plantar	Flexor longo dos dedos
	Fibular terceiro		Sóleo	Flexor longo do hálux
	Extensor longo do hálux			
	Extensor curto dos dedos			
	Extensor curto do hálux			
Artéria	Artéria tibial anterior	Ramos tibial anterior e tibial posterior da artéria poplítea	–	Artéria tibial posterior
				Artéria fibular
Nervo	Nervo fibular profundo	Nervo fibular superficial	–	Nervo tibial

5. A origem do corpo carotídeo é:
   A. Ectoderma.
   B. Mesoderma.
   C. Endoderma.
   D. Células da crista neural.

Resposta: D
O corpo carotídeo origina-se do terceiro arco braquial e da linhagem da crista neural derivada do neuroectoderma. O corpo carotídeo normal está localizado na camada adventícia ou periadventícia na bifurcação da artéria carótida comum. A glândula é inervada pelo nervo glossofaríngeo. Seu suprimento de sangue deriva predominantemente da artéria carótida externa, mas também pode vir da artéria vertebral. Tumores do corpo carotídeo constituem lesões raras do sistema neuroendócrino. Outras glândulas originadas da crista neural são observadas no pescoço, espaços parafaríngeos, mediastino, retroperitônio e medula suprarrenal. Tumores que envolvem tais estruturas já foram chamados de paragangliomas, tumores glômicos e quimiodectomas. (Ver Schwartz, 9ª ed., p. 721.)

PERGUNTAS CLÍNICAS

1. Aproximadamente que percentagem de pacientes com distúrbio vascular é diabética?
   A. 5%.
   B. 15%.
   C. 30%.
   D. 50%.

Resposta: C
A história adequada do paciente deve enfocar os sintomas apresentados com relação ao sistema vascular (Tabela 23-2). É de importância particular na história pregressa do paciente a observação de intervenções vasculares (endovasculares ou cirurgias abertas). Além disso, todo o paciente vascular deve ser questionado quanto a eventos pregressos e sintomas atuais de natureza cardiológica. Aproximadamente 30% dos pacientes vasculares serão diabéticos. O histórico de tabagismo pregresso ou atual deve ser registrado. (Ver Schwartz, 9ª ed., p. 703.)

TABELA 23-2 Elementos pertinentes à história vascular

- História de AVE ou crise isquêmica transitória
- História de doença coronariana, incluindo episódios anteriores de infarto do miocárdio ou angina
- História de arteriopatia periférica
- História de diabetes
- História de hipertensão
- História de uso de tabaco
- História de hiperlipidemia

2. O tipo mais comum de displasia fibromuscular da artéria carótida é:
   A. Fibroplasia da camada íntima.
   B. Fibroplasia da camada média.
   C. Displasia da camada pré-média.
   D. Hiperplasia da camada média.

Resposta: B
Quatro tipos histológicos de displasia fibromuscular (DFM) foram descritos na literatura. O tipo mais comum é de fibroplasia da camada média, que se apresenta como estenose focal ou múltiplas lesões com sacos aneurismáticos intercalados. A doença envolve a camada média com a substituição da musculatura lisa por tecido conectivo fibroso. Em geral, dilatações murais e microaneurismas podem ser vistos nesse tipo de DFM. A hiperplasia medial constitui um tipo raro de DFM, em que a camada média demonstra quantidade excessiva de músculo liso. A fibroplasia da camada íntima responde por 5% de todos os casos e ocorre igualmente em ambos os sexos. As camadas média e adventícia permanecem normais, mas há um acúmulo de células mesenquimais subendoteliais com uma matriz solta de tecido conectivo, causando estenose focal em adultos. Por fim, a displasia pré-medial representa um tipo de DFM com acúmulo de tecido elástico entre as camadas média e adventícia. (Ver Schwartz, 9ª ed., p. 720.)

3. Qual dos seguintes tipos de *stents* seria a melhor escolha para a estenose de um segmento longo da artéria carótida interna?
   A. *Stent* autoexpansivo.
   B. *Stent* de enxerto biológico.
   C. *Stent* expansível por balão.
   D. *Stent* medicamentoso.

Resposta: A
Os *stents* autoexpansivos costumam vir em comprimentos mais longos do que os expansíveis por balão e são, por isso, usados para tratar lesões longas e tortuosas. Sua capacidade de expansão contínua após a entrega do medicamento permite que acomodem vasos adjacentes de diferentes tamanhos. Isso torna esses *stents* ideais para a colocação na artéria carótida interna (ACI). (Ver Schwartz, 9ª ed., p. 711.)

4. O conduto de escolha para o enxerto em *bypass* infrainguinal é:
   A. Veia autóloga.
   B. Veia umbilical humana.
   C. Prótese de PTFE.
   D. Prótese de Dacron.

Resposta: A
A veia autóloga mostra-se superior aos condutos prostéticos para todas as cirurgias de *bypass*, infrainguinal, mesmo em posições acima do joelho. Essa preferência se aplica não só para o procedimento inicial de *bypass*, como para os casos de operação repetida. Nas derivações (*bypass*), longas, utiliza-se a veia safena magna ipsolateral, a safena magna contralateral, a safena menor, a veia braquial e os remendos de veias, em ordem decrescente de preferência. (Ver Schwartz, 9ª ed., p. 765.)

5. Qual das alternativas a seguir NÃO constitui uma das características avaliadas para determinar se um paciente é candidato a reparo endovascular de um aneurisma aorticoabdominal?
   A. Comprimento do colo da aorta.
   B. Calcificação mural no colo da aorta.
   C. Comprimento da artéria ilíaca comum.
   D. Calcificação da artéria ilíaca comum.

Resposta: D
A elegibilidade anatômica para o reparo endovascular baseia-se principalmente em três áreas: colo proximal da aorta, artérias ilíacas comuns, e ilíaca externa e artérias femorais comuns, relacionadas com as zonas proximal e distal de entrada ou pontos de fixação e vasos de acesso, respectivamente. Consulte a Tabela 23-3 para características específicas usadas no estabelecimento de elegibilidade para reparo endovascular. (Ver Schwartz, 9ª ed., p. 727.)

TABELA 23-3	Características ideais do aneurisma no reparo de aneurisma aorticoabdominal endovascular
Comprimento do colo (mm)	> 15
Diâmetro do colo (mm)	> 18, < 32
Ângulo do colo aórtico (°)	< 60
Calcificação mural do colo (% da circunferência)	< 50
Trombo luminal no colo (% da circunferência)	< 50
Diâmetro da artéria ilíaca comum (mm)	Entre 8-20
Comprimento da artéria ilíaca comum (mm)	> 20
Diâmetro da artéria ilíaca externa (mm)	> 7

6. O risco de AVE aumenta marcadamente em pacientes que apresentam o diâmetro luminal da artéria carótida interna reduzido em:
   A. 40%.
   B. 50%.
   C. 60%.
   D. 70%.

Resposta: D
Quanto maior o grau de estenose na artéria carótida interna, mais o fluxo se torna turbulento e o risco de ateroembolia aumenta gradativamente. A gravidade da estenose é comumente dividida em três categorias, de acordo com a redução do diâmetro luminal: leve (menos de 50%), moderado (50 a 69%) e grave (70 a 99%). A estenose carotídea grave é um fator prognóstico forte para AVE. (Ver Schwartz, 9ª ed., p. 712.)

7. A qual dos seguintes pacientes deve ser oferecida revascularização (endoluminal ou por endarterectomia) para a estenose de carótida?
   A. Paciente sintomático com 35% de estenose unilateral.
   B. Paciente sintomático com 35% de estenose bilateral.
   C. Paciente assintomático com 80% de estenose unilateral.
   D. Nenhuma das respostas anteriores.

Resposta: C
Em pacientes com estenose carotídea sintomática, o grau de estenose parece ser o fator prognóstico mais importante para determinar o risco de AVE ipsolateral. O risco de AVE ipsolateral recorrente em pacientes com estenose carotídea grave aproxima-se de 40%.

Tem-se como consenso que pacientes assintomáticos com estenose carotídea grave (80 a 99%) apresentam risco significativamente mais alto de AVE e devem ser beneficiados tanto com a revascularização cirúrgica, quanto com a endovascular. Contudo, a revascularização em pacientes assintomáticos com grau menos intenso de estenose (60 a 79%) ainda é controversa. (Ver Schwartz, 9ª ed., p. 715.)

8. Qual das seguintes opções NÃO constitui causa de claudicação intermitente?
   A. Cisto poplíteo.
   B. Doença de Takayasu.
   C. Síndrome de compressão da artéria poplítea.
   D. Dano de radiação aguda.

Resposta: D
Consulte a Tabela 23-4 para outras causas de claudicação intermitente não ateroscleróticas. (Ver Schwartz, 9ª ed., p. 754.)

TABELA 23-4 Causas não ateroscleróticas de claudicação intermitente

- Coartação aórtica
- Fibrodisplasia arterial
- Síndrome ilíaca do ciclista
- Êmbolos periféricos
- Artéria esquiática persistente
- Aneurisma poplíteo
- Cisto poplíteo
- Síndrome de compressão da artéria poplítea
- Tumores vasculares primários
- Pseudoxantoma elástico
- Trauma remoto ou dano de radiação
- Doença de Takayasu
- Tromboangeíte obliterante

9. Ao se realizar uma fasciotomia de quatro compartimentos para síndrome de compartimento, são feitas incisões médias e laterais. Qual dos seguintes compartimentos será aberto com incisão medial?
   A. Compartimento anterior.
   B. Compartimento posterior profundo.
   C. Compartimento fibular.
   D. Nenhuma das respostas anteriores.

Resposta: B
A pressão nos compartimentos é aliviada na perna com incisões medial e lateral. Na incisão medial, são feitas longas aberturas na fáscia dos compartimentos posteriores superficial e profundo. Através da incisão lateral, os compartimentos anterior e fibular são abertos. (Ver Schwartz, 9ª ed., p. 757 e Fig. 23-2)

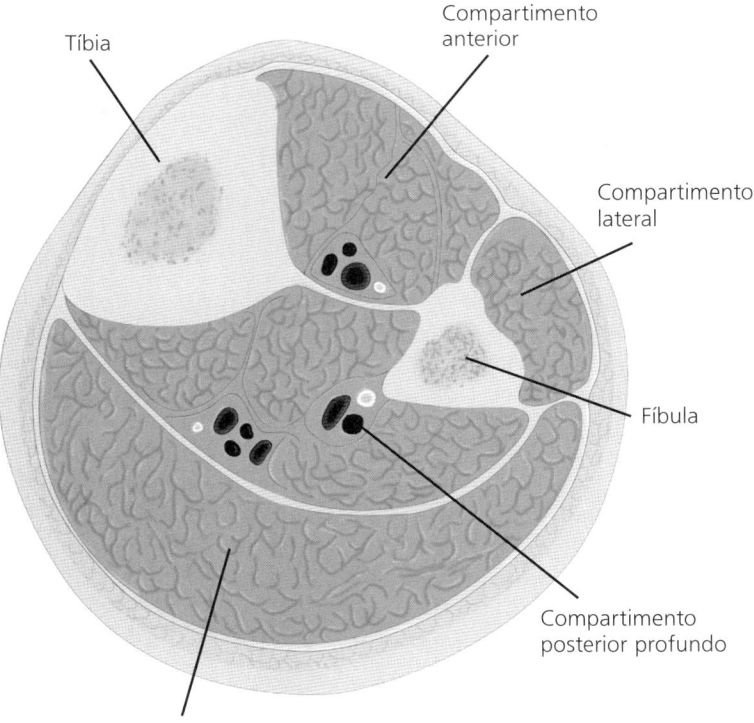

FIG. 23-2. Ilustração esquemática dos compartimentos fasciais da extremidade inferior.

10. A amaurose fugaz é um sintoma de oclusão de?
    A. Artéria cerebral posterior.
    B. Polígono de Willis.
    C. Artéria carótida interna.
    D. Artéria carótida externa.

Resposta: C
Sintomas oculares comuns associados à doença oclusiva da artéria carótida extracranial incluem amaurose fugaz e a presença de placas de Hollenhorst. A amaurose fugaz, comumente chamada de cegueira monocular transitória, é a perda temporária da visão em um dos olhos tipicamente descrita pelos pacientes como uma janela veneziana sendo fechada ou um turvamento cinza da visão. Essa cegueira parcial costuma manter-se por alguns minutos e, então, desaparece. A maior parte desses fenômenos (> 90%) deve-se à oclusão embólica da artéria principal ou das divisões superior e inferior. A progressão da cegueira monocular por intervalos acima de 20 minutos sugere etiologia enxaquecosa. Algumas vezes, o paciente não se recorda de nenhum sintoma visual, mas o oftalmologista nota a presença de placas amareladas entre os vasos da retina, também conhecidas como placas de Hollenhorst. Elas são frequentemente derivadas de êmbolos de colesterol. (Ver Schwartz, 9ª ed., p. 713.)

11. O crescimento médio anual dos aneurismas aórticos abdominais é de aproximadamente:
    A. 1 mm.
    B. 3 mm.
    C. 1 cm.
    D. 3 cm.

Resposta: B
O comportamento natural de um aneurisma da aorta abdominal (AAA) é expandir-se e romper. O AAA mostra um padrão de crescimento em *staccato*, em que períodos de relativa quietude podem alternar-se com expansão. Assim, embora um padrão individual de crescimento não possa ser previsto, o crescimento médio agregado é de, aproximadamente, 3 a 4 mm/ano. Há também certa evidência sugerindo que aneurismas maiores possam expandir-se mais rapidamente do que os menores. Entretanto, os índices de crescimento sobrepõem-se significativamente entre os vários estratos de tamanho. (Ver Schwartz, 9ª ed., p. 723.)

12. Qual o risco aproximado de 90 dias para AVE em um paciente com crise isquêmica transitória?
    A. < 2%.
    B. 10-15%.
    C. 25-30%.
    D. 40-50%.

Resposta: B
Normalmente, os pacientes com doença oclusiva da bifurcação da carótida são divididos em duas categorias amplas: pacientes sem história pregressa de AVE ipsolateral ou crise sistêmica transitória (assintomáticos) e aqueles com sintomas neurológicos ipsolaterais anteriores ou presentes (sintomáticos). Estima-se que 15% de todos os AVEs sejam precedidos por crise isquêmica transitória. O risco de 90 dias para AVE em paciente apresentando crise isquêmica transitória é de 3 a 17%. (Ver Schwartz, 9ª ed., p. 715.)

13. Qual das seguintes alternativas constitui o exame de escolha para o diagnóstico de hipertensão arteriorrenal?
    A. Varredura renal com administração de captopril.
    B. Ultrassonografia dúplex da artéria renal.
    C. Angiografia seletiva.
    D. Ressonância magnética com gadolínio IV.

Resposta: C
A angiografia com subtração digital continua a ser o exame de escolha para avaliar a doença oclusiva arteriorrenal. Um aortograma com contraste é realizado previamente para que todas as artérias renais acessórias possam ser detectadas, e a origem de todas as artérias renais seja corretamente mostrada. A presença de vasos colaterais em torno da estenose arteriorrenal sugere fortemente a importância hemodinâmica da estenose. É necessário um gradiente de pressão de 10 mmHg ou mais para o desenvolvimento de vasos colaterais, o que também está associado à ativação da cascata de renina-angiotensina.

A varredura renal com captopril é um estudo funcional que avalia a perfusão renal antes e após a administração do inibidor da ECA captopril. O captopril inibe a secreção de angiotensina II. Por esse mecanismo, ele reduz a vasoconstrição da arteríola eferente e, como resultado, a taxa de filtração glomerular (TFG). O teste consiste em uma varredura renal na linha de base e uma segunda varredura após a administração de captopril. Um resultado positivo indica que a administração de captopril (a) eleva o tempo até o pico de atividade acima de 11 minutos ou que (b) eleva a TFG entre os lados acima de 1,5:1 comparado à varredura normal no *baseline*.

A ultrassonografia dúplex da artéria renal é um teste não invasivo que avalia a estenose arteriorrenal tanto pela visualização do vaso, quanto pela aferição do efeito da estenose sobre a velocidade do fluxo sanguíneo e a formação de ondas. A presença de estenose arteriorrenal grave correlaciona-se com velocidades sistólicas de pico > 180 cm/s e a razão dessas velocidades para aquelas observadas na aorta > 3,5.

A angiografia por ressonância magnética contrastada com gadolínio IV é cada vez mais usada para o exame de imagem da artéria renal por sua capacidade de produzir imagens de alta resolução (Figs. 23-3 e 23-4) com o uso de um agente minimamente nefrotóxico. O sinal de hipervascularização *(flow void)* pode ser incorretamente interpretado como oclusão ou estenose na angiografia por ressonância magnética. Assim, a menos que a qualidade do *software* de análise das imagens seja superior, a angiografia por ressonância magnética deve ser vista com cautela e utilizada em conjunto com outras modalidades de exame antes que sejam feitos quaisquer planos para o tratamento cirúrgico ou endovascular. (Ver Schwartz, 9ª ed., p. 738.)

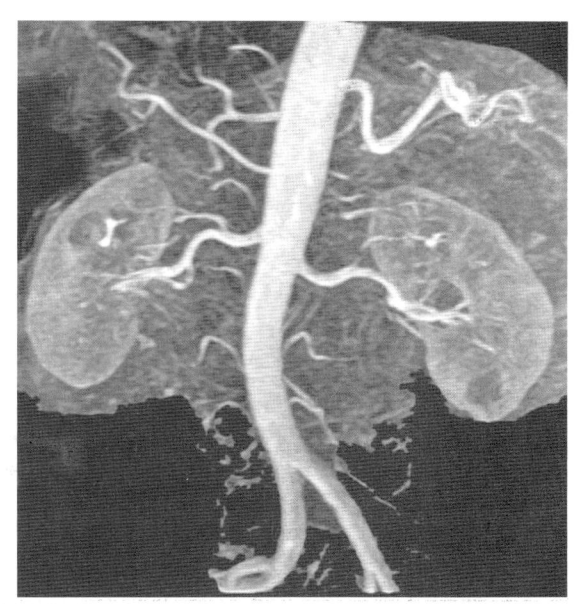

FIG. 23-3. A angiografia por ressonância magnética da aorta abdominal revelou artérias renais normais em ambos os lados.

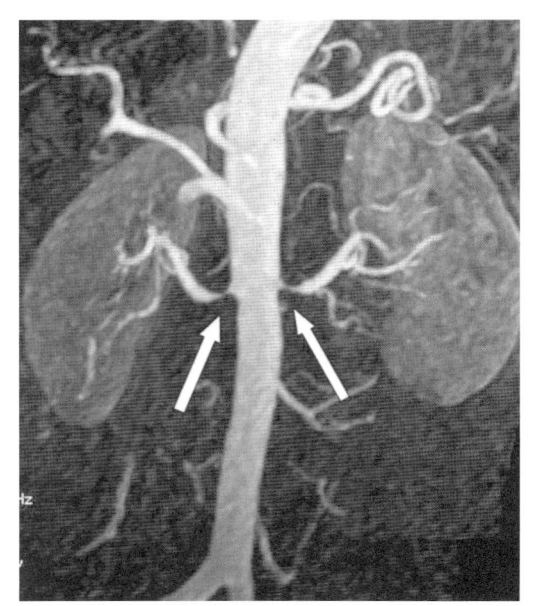

FIG. 23-4. A angiografia por ressonância magnética da aorta abdominal revelou estenose bilateral do óstio das artérias renais (setas).

14. Qual das seguintes alternativas NÃO constitui uma complicação da arterite temporal?
A. Dissecção da aorta.
B. Cegueira.
C. Claudicação mandibular.
D. Aneurisma temporal.

Resposta: D
A síndrome clínica de arterite temporal (arterite de células gigantes) inicia-se na fase prodrômica dos sintomas constituintes, incluindo cefaleia, febre, mal-estar e mialgia. Como resultado do estreitamento vascular e da isquemia do órgão-alvo, pode haver complicações como alterações visuais, incluindo cegueira e enfraquecimento mural, resultando em dissecção aórtica aguda possivelmente devastadora. A neurite óptica isquêmica que produz cegueira parcial ou completa ocorre em até 40% dos pacientes e é considerada uma emergência médica. Os sintomas cerebrais ocorrem quando o processo patológico se estende às artérias carótidas. Claudicação mandibular e sensibilidade dolorosa na região temporal podem estar presentes. As lesões aórticas costumam ser assintomáticas até que alcancem estágios mais avançados e consistem em aneurismas torácicos e dissecções da aorta. (Ver Schwartz, 9ª ed., p. 767.)

15. Qual das seguintes alternativas constitui uma contraindicação para a colocação de *stents* na artéria carótida?
A. Estenose de segmento de 1,5 cm.
B. Oclusão > 80% do diâmetro luminal.
C. Calcificação extensiva.
D. Artéria cerebral média ocluída.

Resposta: C
Há condições anatômicas com base na avaliação angiográfica em que a colocação de *stents* na artéria carótida deve ser evitada pelo risco aumentado relacionado com o procedimento (Tabela 23-5). (Ver Schwartz, 9ª ed., p. 719.)

TABELA 23-5	Apresentação angiográfica desfavorável da carótida em que a colocação de *stents* deve ser evitada
• Calcificação extensiva da carótida • Lesões polipoides ou globulares de carótida • Tortuosidade intensa da artéria carótida comum • Longo segmento de estenose (comprimento > 2 cm) • Oclusão da artéria carótida • Trombo intraluminal grave (defeitos angiográficos) • Aterosclerose extensiva da artéria cerebral média	

16. Quando comparado ao reparo aberto de um aneurisma aorticoabdominal, o reparo endovascular:
A. Requer acompanhamento por imagem até o fim da vida.
B. Resulta em uma necessidade maior de transfusão.
C. Apresenta custo equiparado.
D. Resulta em internações mais longas em UTI.

Resposta: A
O acompanhamento vitalício é essencial para o sucesso a longo prazo após o reparo endovascular de aneurisma aorticoabdominal. De fato, há quem diga que a ausência de acompanhamento adequado é o mesmo que não realizar reparo algum. Uma tomografia computadorizada espiral trifásica (sem contraste, com contraste, em *delay*) e radiografia abdominal em quatro posições (anteroposterior, lateral e dois oblíquos) devem ser obtidas no primeiro mês. Imagens subsequentes podem ser feitas em intervalos de 6 meses nos primeiros 1 a 2 anos e anualmente depois disso.

O índice de sucesso primário alcançado após o reparo endovascular de aneurisma aorticoabdominal chega a 95%. A natureza menos invasiva deste procedimento é atrativa para muitos médicos e pacientes. Além disso, virtualmente, todos os relatos indicam menos perda de sangue, necessidade menor de transfusão e internação em UTI mais curta para o reparo endovascular de aneurisma aorticoabdominal em comparação à abordagem cirúrgica padrão. Com o advento dos enxertos bifurcados e sistemas melhores de entrega da medicação no futuro, a única limitação real será o custo. (Ver Schwartz, 9ª ed., p. 728.)

Os custos em hospital tanto para o reparo endovascular quanto para o reparo aberto incluem o custo do enxerto, as cobranças de sala cirúrgica, a radiologia, a farmácia e os tratamentos auxiliares, as cobranças de UTI e as cobranças mínimas. Apesar de índices melhores de morbidade e mortalidade, diversos estudos iniciais relataram a ausência de custo-benefício com a aplicação de reparo endovascular. O fator limitante parece ser o custo do dispositivo. Embora o reparo endovascular seja encontrado habitualmente no mercado, o custo do dispositivo ainda está na faixa de $5.000 a $6.000 sem sinais de redução do preço. Um relatório

17. A doença aortoilíaca tipo 1 está associada a:
    A. Diabetes.
    B. Hipertensão.
    C. Hiperlipidemia.
    D. Níveis elevados de homocisteína.

recente apresentado por Angle *et al.* corrobora com os estudos anteriores. Nessa revisão, a despeito do período mais longo de internação em hospital e UTI e do uso de serviços de farmácia e respiração assistida, o custo do reparo endovascular mostrou-se 1,74 vez superior ao obtido com a abordagem cirúrgica padrão. (Ver Schwartz, 9ª ed., p. 729.)

Resposta: C
A doença aortoilíaca tipo I, que ocorre em 5 a 10% dos pacientes, está restrita à porção distal da aorta abdominal e aos vasos ilíacos comuns. Esse tipo de doença oclusiva aortoilíaca ocorre em um grupo relativamente jovem de pacientes (na faixa dos 50 anos de idade), comparado aos pacientes com acometimento femoropoplíteo. Os pacientes com o padrão de doença tipo I apresentam incidência mais baixa de hipertensão e diabetes, porém com uma frequência significativa de níveis anormais de lipídios no sangue, principalmente hiperlipoproteinemia tipo IV.

A doença aortoilíaca tipo II representa uma progressão aterosclerótica mais difusa com o acometimento predominante da aorta abdominal, estendendo-se até a artéria ilíaca comum.

A doença aortoilíaca tipo III, que afeta aproximadamente 65% dos pacientes com doença aortoilíaca oclusiva, é uma doença comum observada acima e abaixo do ligamento inguinal. (Ver Schwartz, 9ª ed., p. 744 e Fig. 23-5.)

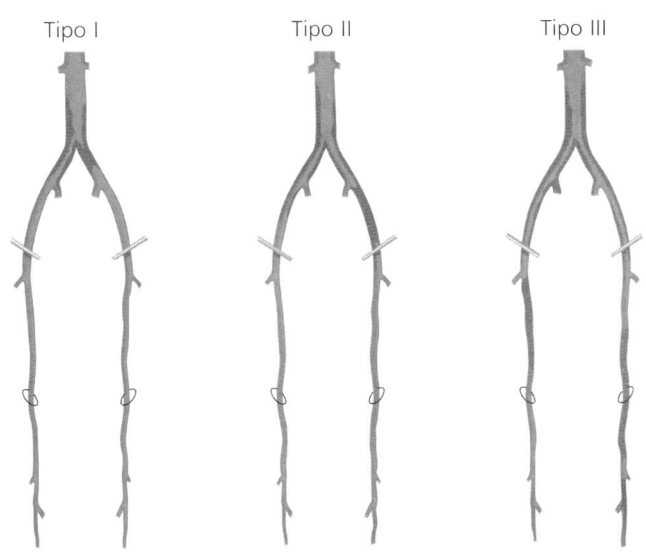

FIG. 23-5. A doença aortoilíaca pode ser classificada em três tipos. O tipo I representa a doença focal, que afeta a porção distal da aorta e a porção proximal da artéria ilíaca comum. O tipo II representa a doença aortoilíaca difusa acima do ligamento inguinal. O tipo III representa a doença oclusiva em múltiplos segmentos, envolvendo as artérias aortoilíaca e infrainguinal.

18. Qual dos seguintes pacientes deve ser submetido a reparo eletivo de um aneurisma aorticoabdominal?
    A. Um homem com um aneurisma de 4,5 cm.
    B. Uma mulher com um aneurisma de 5 cm.
    C. Um homem com um aneurisma que cresceu 0,5 cm no último ano.
    D. Uma mulher com um aneurisma que cresceu 0,5 cm no último ano.

Resposta: B
Com base nas melhores evidências disponíveis, o risco anual de ruptura é apresentado na Tabela 23-6. O risco de ruptura é bastante reduzido para aneurismas < 5,5 cm e passa a aumentar exponencialmente a partir desse ponto. Esse tamanho pode servir como limite aproximado para a recomendação de reparo eletivo já que a mortalidade cirúrgica está abaixo de 5%. Entretanto, para cada estrato de tamanho, as mulheres parecem apresentar um risco mais alto de ruptura do que os homens. Além disso, um limite mais baixo (entre 4,5 e 5 cm) pode mostrar-se razoável em pacientes com risco mais favorável. Embora os dados sejam menos atrativos, um padrão de expansão > 0,5 cm no prazo de 6 meses pode ser considerado uma indicação relativa para o reparo eletivo. (Ver Schwartz, 9ª ed., p. 723.)

TABELA 23-6	Risco anual de ruptura de aneurisma aorticoabdominal com base no tamanho		
Descrição	Diâmetro da aorta (cm)	Risco anual estimado de ruptura (%)	Risco estimado de ruptura em 5 anos (%)[a]
Aorta normal	2-3	0	0 (exceto em caso de desenvolvimento de AAA)
AAA pequeno	4-5	1	5-10
AAA moderado	5-6	2-5	30-40
AAA grande	6-7	3-10	> 50
AAA muito grande	> 7	> 10	Próximo de 100

[a]O risco estimado após 5 anos é mais de cinco vezes o risco estimado por ano, pois, após esses 5 anos, o aneurisma aorticoabdominal, se deixado sem tratamento, continuará a crescer em tamanho.

19. A colocação de um *stent* na artéria carótida é indicada para pacientes com "alto risco" para endarterectomia. Qual das alternativas a seguir NÃO é critério para o paciente de alto risco?
    A. Idade > 70 anos.
    B. Irradiação prévia do colo.
    C. Doença pulmonar obstrutiva crônica grave.
    D. Doença renal em estágio terminal sob diálise.

Resposta: A
Desde que a colocação de *stents* na artéria carótida foi aprovada pelo FDA, em 2004, para a aplicação clínica, esse procedimento percutâneo tornou-se uma alternativa de tratamento para pacientes considerados de "alto risco" para endarterectomia (Tabela 23-7). Pacientes com idade acima de 80 anos são considerados de alto risco. (Ver Schwartz, 9ª ed., p. 716.)

TABELA 23-7	Condições para a qualificação de pacientes considerados de "alto risco cirúrgico" para endarterectomia carotídea
Fatores anatômicos	**Fatores fisiológicos**
• Bifurcação alta da carótida (acima do corpo vertebral C2) • Artéria carótida comum baixa (abaixo da clavícula) • Oclusão de carótida contralateral • Reestenose de endarterectomia de carótida ipsolateral realizada anteriormente • Irradiação prévia do colo • Dissecção radical prévia do colo • Paralisia do nervo laríngeo contralateral • Presença de traqueostomia	• Idade ≥ 80 anos • Fração de ejeção ventricular esquerda ≤ 30% • Insuficiência cardíaca de classe III/IV segundo a classificação da New York Heart Association • Angina instável: angina do peito classe III/IV segundo o escore da Associação Cardiovascular Canadense • Infarto recente do miocárdio • Doença cardiológica clinicamente significativa (insuficiência cardíaca congestiva, teste de esforço anormal ou necessidade de revascularização coronariana) • Doença pulmonar obstrutiva crônica grave • Doença renal em estágio terminal sob diálise

20. Aproximadamente que percentagem de tumores do corpo carotídeo é de origem hereditária?
    A. < 2%.
    B. 10%.
    C. 35%.
    D. 50%.

Resposta: C
Aproximadamente 5 a 7% dos tumores de corpo carotídeo são malignos. Embora a hipoxemia crônica tenha sido invocada como estímulo para a hiperplasia do corpo carotídeo, aproximadamente 35% destes têm origem hereditária. O risco de malignidade é maior nos pacientes mais novos com tumores herdados. (Ver Schwartz, 9ª ed., p. 722 e Fig. 23-6.)

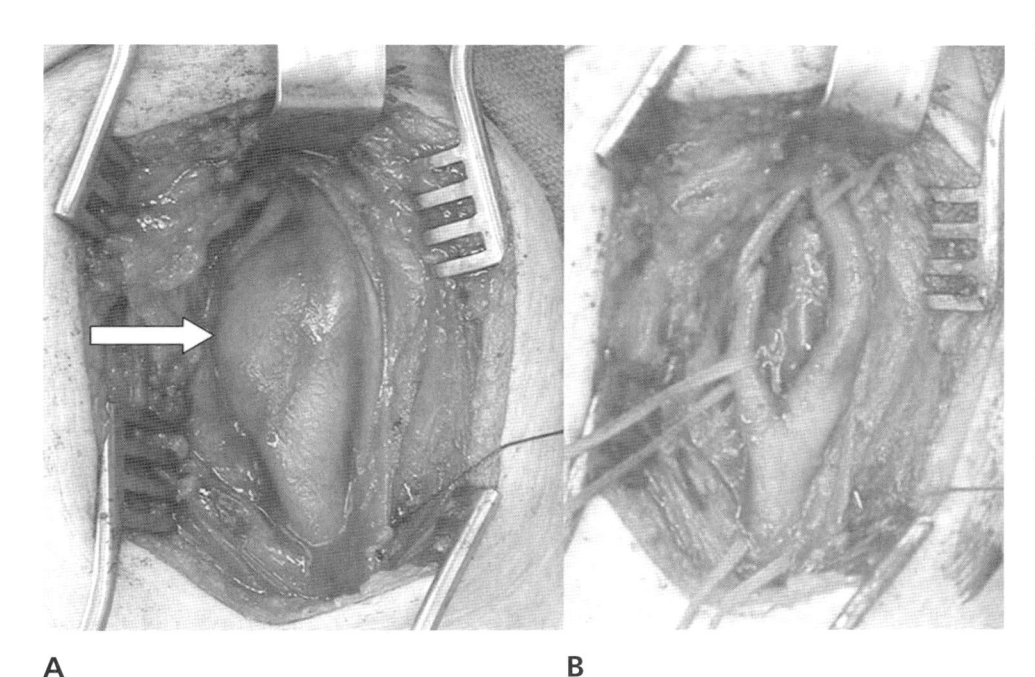

FIG. 23-6. A. Um tumor de corpo carotídeo *(seta)* com localização adjacente ao bulbo carotídeo.
B. Após dissecção periadventícia, o tumor de corpo carotídeo é removido.

21. A displasia fibromuscular das artérias renais:
    A. Ocorre mais comumente nos homens.
    B. Normalmente envolve a artéria proximal.
    C. Afeta a artéria renal direita mais frequentemente do que a esquerda.
    D. É a causa mais comum de hipertensão renovascular.

Resposta: C
A segunda causa mais comum de estenose da artéria renal, depois da aterosclerose, é a displasia fibromuscular (DFM), que responde por 20% dos casos e é observada mais frequentemente em mulheres jovens, muitas vezes multíparas. A DFM da artéria renal representa um grupo heterogêneo de lesões que podem produzir alterações histopatológicas nas camadas íntima, média e adventícia. A variedade mais comum consiste em fibroplasia medial, em que rugas de espessamento fibromuscular se alternam com a camada média mais atenuada, produzindo a aparência clássica de "colar de contas" na angiografia. A causa da fibroplasia medial ainda não é clara. As teorias mais comuns envolvem: uma modificação das células da musculatura lisa arterial em resposta ao estímulo estrogênico durante os anos reprodutivos; uma tração incomum dos vasos afetados; e uma isquemia causada pelo fluxo sanguíneo prejudicado nos *vasa vasorum*. A hiperplasia fibromuscular normalmente afeta os 2/3 distais da artéria renal principal. A artéria renal direita é mais frequentemente afetada do que a esquerda. (Ver Schwartz, 9ª ed., p. 737 e Fig. 23-7.)

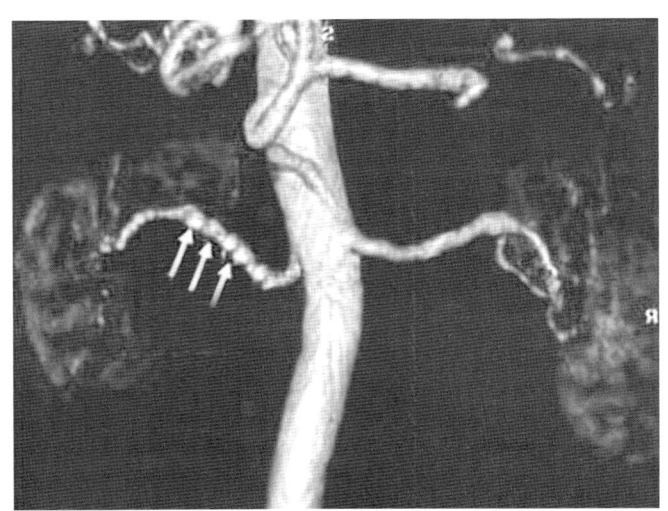

FIG. 23-7. A angiografia por ressonância magnética da aorta abdominal revelou a presença de displasia fibromuscular na artéria renal esquerda *(setas)*.

22. Pacientes com isquemia mesentérica crônica podem referir:
A. Dor desproporcional frente aos achados físicos.
B. Diarreia com sangue.
C. Febre.
D. "Medo de comer".

Resposta: D
Dor abdominal desproporcional aos achados físicos é a apresentação clássica em pacientes com isquemia mesentérica aguda e ocorre depois de um evento isquêmico embólico ou trombótico na artéria mesentérica superior. Outras manifestações incluem espasmos abdominais súbitos em pacientes com doença cardíaca ou aterosclerose subjacente, muitas vezes associados à diarreia com sangue, resultante da escamação mucosa secundária à isquemia. Febre, náusea, vômitos e distensão abdominal são algumas manifestações comuns, mas não específicas. Sensibilidade dolorosa difusa, distensão e rigidez abdominal constituem sinais tardios e normalmente indicam infarto e necrose intestinal.

As manifestações clínicas de isquemia mesentérica crônica são mais sutis em razão do vasto desenvolvimento colateral. Contudo, quando o fluxo sanguíneo intestinal não é capaz de suprir a necessidade fisiológica gastrointestinal, instala-se a insuficiência mesentérica. Os sintomas clássicos incluem dor abdominal pós-prandial, "medo de comer" e redução do peso corporal. Náusea persistente e, ocasionalmente, diarreia podem coexistir. O diagnóstico continua desafiador, e a maioria dos pacientes será submetida a uma série de exames caros para a investigação gastrointestinal dos sintomas anteriores antes do encaminhamento a um especialista vascular. (Ver Schwartz, 9ª ed., p. 732.)

23. Qual das seguintes alternativas constitui o melhor tratamento inicial para um paciente com isquemia aguda grave de membro?
A. Trombólise endovascular.
B. Trombólise sistêmica.
C. Embolectomia cirúrgica.
D. Anticoagulação.

Resposta: D
Na ausência de qualquer contraindicação significativa, o paciente com isquemia aguda de membro deve ser imediatamente anticoagulado. Isso prevenirá a propagação do coágulo para leitos vasculares não afetados. A infusão IV de fluido deve ser iniciada, e uma sonda de Foley inserida para o monitoramento do débito urinário. Exames básicos devem ser realizados, e os níveis de creatinina, anotados. Testes adicionais de hipercoagulação devem ser realizados antes do início da heparina, caso haja suspeitas justificáveis. De acordo com os resultados de estudos randomizados, não há superioridade clara da trombólise sobre a cirurgia em termos do salvamento de membros em 30 dias ou mortalidade. O acesso a cada opção de tratamento é uma questão importante no processo de tomada de decisão, assim como o tempo é muitas vezes um fator crítico. Dados de Registro dos Estados Unidos revelam que a cirurgia é utilizada com frequência 3 a 5 vezes mais alta do que a trombólise. (Ver Schwartz, 9ª ed., p. 755.)

24. Qual dos seguintes índices tornozelo-braço deve ser esperado em um paciente com claudicação?
A. 1.
B. 0,8.
C. 0,6.
D. 0,4.

Resposta: C
É cada vez maior o interesse no uso do índice tornozelo-braço (ITB) para avaliar pacientes em risco para eventos cardiovasculares (Fig. 23-1). Um ITB < 0,9 está relacionado com o risco aumentado de infarto do miocárdio e indica doença vascular periférica subjacente significativa, embora talvez assintomática. A razão normal é acima de 1. Pacientes com claudicação costumam apresentar um ITB na faixa de 0,5 a 0,7, enquanto aqueles com dor em repouso estão na faixa de 0,3 a 0,5. Pacientes com gangrena apresentam ITB < 0,3. Essas faixas podem variar dependendo do grau de compressibilidade do vaso. O teste é menos confiável em pacientes que apresentam vasos fortemente calcificados. Pela característica de não compressibilidade, alguns pacientes como os diabéticos ou portadores de doença renal em estágio final podem apresentar ITB de 1,40 ou mais e requerer exames diagnósticos não invasivos adicionais para a avaliação da doença arterial periférica (DAP). (Ver Schwartz, 9ª ed., p. 704.)

25. Qual das seguintes alternativas é o tipo mais comum de *endoleak* após o reparo endovascular de um aneurisma aorticoabdominal?
A. Tipo I.
B. Tipo II.
C. Tipo III.
D. Tipo IV.

Resposta: B
Foram descritos quatro tipos de *endoleak* (Tabela 23-8). O tipo I refere-se aos vazamentos relacionados com a fixação que ocorrem nos pontos de ancoragem proximal ou distal. Esses representam menos de 5% de todos os *endoleaks* e são visualizados como pequenas quantidades de contraste presentes no saco aneurismático na ponta proximal ou distal do dispositivo durante a realização da angiografia.

O tipo II refere-se ao fluxo retrógrado originado de uma artéria lombar, mesentérica inferior, renal acessória ou hipogástrica. Esse é o tipo mais comum, respondendo por 20 a 30% de todos os casos, com resolução espontânea de cerca de metade.

O tipo III refere-se à perda da integridade do dispositivo ou à separação de um componente dos sistemas modulares. Se detectado durante a operação ou no período pós-operatório imediato, normalmente é por causa da sobreposição indevida de dois enxertos de *stent*. Quando detectado mais tarde, pode ser decorrente de um rompimento do tecido ou pela separação de uma junção em função de alterações na conformação do aneurisma. Independentemente da etiologia ou do momento em que se instala, o *endoleak* deve ser prontamente reparado.

O tipo IV refere-se à visualização rápida e difusa do contraste durante a realização da angiografia em virtude da porosidade do enxerto e/ou perfurações na sutura de dispositivos de Dacron. Não apresenta nenhum significado clínico e normalmente não pode ser observado após 48 horas da reversão da heparinização. (Ver Schwartz, 9ª ed., p. 730 e Fig. 23-8.)

TABELA 23-8	Classificação dos *endoleaks*
Classificação	**Descrição**
Tipo I	Vazamento no ponto de ancoragem
Tipo II	Vazamento em ramo lateral causado por artéria lombar ou mesentérica inferior
Tipo III	Vazamento juncional (de componentes de endoenxerto sobrepostos)
Tipo IV	Vazamento em tecido de endoenxerto ou porosidade

FIG. 23-8. Quatro tipos de *endoleak* que incluem: tipo I – vazamento no ponto de ancoragem; tipo II = vazamento em ramo lateral causado por artéria lombar ou mesentérica inferior; tipo III = vazamento juncional por causa da sobreposição de componentes do dispositivo; tipo IV = vazamento em tecido de endoenxerto ou porosidade.

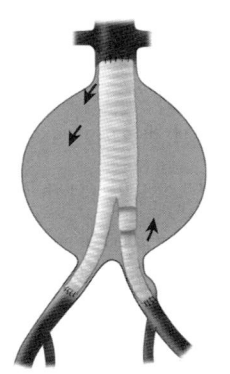

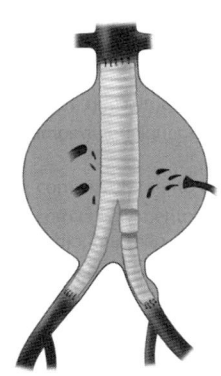

Endoleak tipo I   *Endoleak* tipo II   *Endoleak* tipo III   *Endoleak* tipo IV

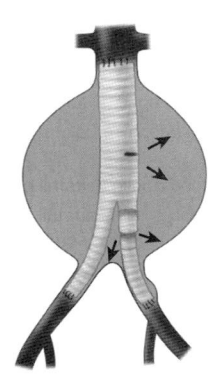

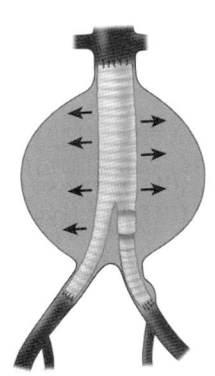

26. O índice de desobstrução para 10 anos nos enxertos de *bypass* aortobifemoral é de aproximadamente:
    A. 30%.
    B. 50%.
    C. 70%.
    D. 90%.

Resposta: C
As opções cirúrgicas para o tratamento de doenças oclusivas aortoilíacas consistem em várias configurações de *bypass* com enxerto aortobifemoral (ABF), vários tipos de *bypass* com enxerto extra-anatômico e endarterectomia aortoilíaca. O procedimento realizado é determinado por diversos fatores, incluindo a distribuição anatômica da doença, a condição clínica do paciente e a preferência pessoal do cirurgião. Na maioria dos casos, o *bypass* aortobifemoral é realizado, porque os pacientes costumam apresentar doença nos dois sistemas ilíacos. Embora um lado possa ser mais severamente afetado do que o outro, a progressão ocorre, e o *bypass* bilateral não complica o procedimento, nem aumenta o estresse fisiológico da operação. A confiabilidade do *bypass* aortofemoral alivia os sintomas, mostra excelente desobstrução a longo prazo (aproximadamente 70 a 75% em 10 anos) e pode ser finalizada com um índice tolerável de mortalidade perioperatória (2 a 3%). (Ver Schwartz, 9ª ed., p. 745.)

27. O procedimento de escolha para isquemia mesentérica trombótica aguda é:
    A. Lise do coágulo endovascular e angioplastia por balão.
    B. Lise do coágulo endovascular e colocação de *stent* na artéria mesentérica superior.
    C. Trombectomia aberta com angioplastia com *patch*.
    D. *Bypass* aberto da artéria mesentérica superior.

Resposta: D
A isquemia mesentérica trombótica normalmente envolve um vaso gravemente aterosclerótico, tipicamente o tronco celíaco proximal ou a artéria mesentérica superior. Assim, tais pacientes requerem um procedimento reconstrutivo da artéria mesentérica superior para *bypass* da lesão oclusiva proximal e restauração do fluxo mesentérico adequado. A veia safena constitui o enxerto de escolha, e materiais prostéticos devem ser evitados em pacientes com porções não viáveis de intestino, pelo risco de contaminação bacteriana, caso a ressecção do intestino necrótico seja realizada. O enxerto de *bypass* pode originar-se tanto da aorta como da artéria ilíaca. (Ver Schwartz, 9ª ed., p. 734.)

Existem dois obstáculos importantes com relação à terapia trombolítica na isquemia mesentérica. A trombólise percutânea guiada por catéter não permite a possibilidade de inspecionar segmentos potencialmente isquêmicos de intestino após a restauração do fluxo sanguíneo mesentérico. Além disso, pode ser necessário um intervalo prolongado de tempo para se alcançar êxito na trombólise percutânea guiada por catéter, em parte pelo acompanhamento angiográfico em série para a documentação da resolução do trombo. Uma trombólise incompleta ou malsucedida pode levar à revascularização operatória retardada, que pode, por sua vez, requerer a ressecção de segmentos de intestino por necrose irreversível. Dessa forma, a terapia trombolítica guiada por catéter para isquemia mesentérica aguda somente deve ser considerada em pacientes selecionados, segundo um protocolo clínico cuidadosamente verificado. (Ver Schwartz, 9ª ed., p. 735.)

28. Aproximadamente que percentagem de pacientes com doença vascular periférica também apresenta coronariopatia?
    A. 20%.
    B. 40%.
    C. 60%.
    D. 80%.

Resposta: B
O aspecto mais importante e controverso da avaliação pré-operatória em pacientes com doença aterosclerótica com necessidade de intervenção cirúrgica é a detecção e o posterior manejo da doença arterial coronariana (DAC) associada. Diversos estudos documentaram a existência de DAC significativa em 40 a 50% ou mais de pacientes com necessidade de procedimentos de reconstrução vascular periférica, 10 a 20% dos quais possivelmente assintomáticos em função de uma incapacidade de exercitar-se fisicamente. O infarto do miocárdio é responsável pela maior parte tanto dos óbitos pós-operatórios precoces, quanto tardios em pacientes portadores de coronariopatia. (Ver Schwartz, 9ª ed., p. 708.)

CAPÍTULO 24
Doenças Venosa e Linfática

PERGUNTAS SOBRE CIÊNCIA BÁSICA

1. Qual das seguintes veias não tem válvulas?
   A. *Sinus* cranial.
   B. Veia porta.
   C. Veias ilíacas.
   D. Todas as anteriores.

Resposta: D
A veia cava inferior (VIC), as veias ilíacas comuns, o sistema venoso portal e os *sinus* craniais não têm válvulas. (Ver Schwartz, 9ª ed., p. 778.)

2. A heparina induz à anticoagulação principalmente:
   A. Aumentando a produção de antitrombina.
   B. Aumentando a atividade da antitrombina.
   C. Aumentando a conversão do fator X em Xa.
   D. Aumentando a conversão do fator XI em XIa.

Resposta: B
A heparina não fracionada (HNF) se adere à antitrombina por meio de uma sequência específica de 18 sacarídeos, que aumenta sua atividade mais de mil vezes. O complexo heparina-antitrombina inibe principalmente o fator IIa (trombina) e o fator Xa, e, em menor grau, os fatores IXa, XIa e XIIa. Além disso, a HNF também se adere ao fator tecidual inibidor do trajeto, que inibe a conversão do fator X em Xa e do fator IX em IXa. Por último, a HNF catalisa a inibição da trombina pelo cofator II por meio de um mecanismo independente da antitrombina. (Ver Schwartz, 9ª ed., p. 784.)

3. As veias perfurantes de Cockett estão localizadas:
   A. No meio da coxa.
   B. No lado da coxa.
   C. No meio da parte inferior da perna.
   D. Na parte lateral inferior da perna.

Resposta: C
Múltiplas veias perfurantes atravessam as fáscias profundas para conectar os sistemas venosos profundo e superficial. As veias perfurantes clinicamente importantes são a Cockett e a Boyd. As veias perfurantes Cockett drenam a região média da parte inferior da perna e são relativamente constantes. Elas conectam a veia do arco posterior [tributária da grande veia safena (GVS)] e da veia posterior da tíbia. Em condições de insuficiência venosa elas podem tornar-se varicosas ou incapazes. As veias perfurantes Boyd conectam a GVS às veias profundas, cerca de 10 cm abaixo do joelho e 1 a 2 cm da região média da tíbia. (Ver Schwartz, 9ª ed., p. 778.)

4. A varfarina inibe a carboxilação gama de qual das seguintes?
   A. Fator III.
   B. Fator VII.
   C. Fator VIII.
   D. Fator XI.

Resposta: B
Os antagonistas da vitamina K, que incluem a varfarina e outros derivados da cumarina, são o principal apoio de uma terapia antitrombótica a longo prazo para pacientes com tromboembolia venosa (TEV). A varfarina inibe a carboxilação gama dos pró-coagulantes dependentes da vitamina K (fatores II, VII, IX, X) e dos anticoagulantes (proteínas C e S), resultando na formação de proteínas menos funcionais. (Ver Schwartz, 9ª ed., p. 785.)

5. As drogas trombolíticas servem para:
   A. Converter o plasminogênio em plasmina.
   B. Aumentar a atividade da plasmina.
   C. Converter a trombina em fibrina.
   D. Diminuir a atividade da trombina.

Resposta: A
Diversas preparações trombolíticas estão disponíveis, incluindo a estreptoquinase, a uroquinase, a alteplase (ativador de plasminogênio recombinante tecidual), reteplase e tenecteplase. Todos estes agentes compartilham a habilidade de converter o plasminogênio em plasmina, que leva à degradação da fibrina. Eles diferem com relação às suas meias-vidas, ao seu potencial para induzir a inativação do fibrinogênio (estado lítico generalizado), ao seu potencial de antigenicidade e às suas indicações de uso aprovadas pelo FDA. (Ver Schwartz, 9ª ed., p. 786.)

6. Um dos fatores que previne a trombose no sistema venoso normal é:
   A. Contração muscular suave na parede da veia.
   B. Distensão da veia à medida que aumenta o volume na diástole.
   C. Produção endotelial de prostaglandina.
   D. Produção endotelial do fator relaxante do endotélio.

Resposta: D
As veias têm uma parede fina, altamente dilatável, e estruturas retráteis. Sua estrutura dá apoio especificamente a suas duas funções principais, transportar o sangue para o coração e servir de reservatório para evitar a sobrecarga de volume intravascular. A íntima venosa é composta de um endotélio não trombogênico com uma membrana subjacente à base e uma lâmina elástica. O endotélio produz um fator relaxante derivado do próprio endotélio e a prostaciclina, que ajuda a manter uma superfície não trombogênica, mediante a inibição do agregado de plaquetas e a promoção da desagregação dessas plaquetas. (Ver Schwartz, 9ª ed., p. 778.)

PERGUNTAS CLÍNICAS

1. A anticoagulação com heparina requer monitoramento de qual dos seguintes?
   A. Tromboelastograma (TEG).
   B. Tempo de sangramento.
   C. Tromboplastina Parcial (TP).
   D. Tempo da tromboplastina parcial (TTP).

Resposta: D
O nível de terapia antitrombótica, após a aplicação de heparina, deve ser monitorado a cada 6 horas usando o tempo de tromboplastina parcial ativada (TTPA), com o objetivo de variar de 1,5 a 2,5 vezes acima dos valores de controle.

Isto deve corresponder aos níveis de atividade de 0,3 a 0,7 IU/mL de heparina anti-Xa no plasma. (Ver Schwartz, 9ª ed., p. 784.)

2. Qual dos seguintes NÃO é um fator de risco de tromboembolia?
   A. Elevação do fator XI.
   B. Elevação da proteína C.
   C. Síndrome nefrótica.
   D. Viagem superior a 6 horas.

Resposta B
A deficiência de proteína C é um fator de risco de tromboembolia. (Ver Schwartz, 9ª ed., p. 781 e Tabela 24-1.)

TABELA 24-1 Fatores de risco de tromboembolia venosa

Adquiridos	Herdados
Idade avançada	Fator V de Leiden
Hospitalização/Imobilização	Protrombina 20210A
Terapia de substituição hormonal e uso de anticoncepcional oral	Deficiência de antitrombina
	Deficiência de proteína C
	Deficiência de proteína S
Gravidez e puerpério	Elevação do fator XI
Tromboembolia venosa anterior	Desfibrinogemia
Malignidade	**Etiologia mista**
Cirurgia importante	Homocistenemia
Obesidade	Elevação dos fatores VII, VIII, IX, XI
Síndrome nefrológica	Hiperfibrinogenemia
Trauma ou dano na medula espinal	Resistência à proteína C ativada, sem o fator V de Leiden
Trajeto de longo curso (mais de 6 horas)	
Veias varicosas	
Síndrome de anticorpos antifosfolípides	
Doença mieloproliferativa	
Policitemia	

3. Quando se usa varfarina alcança-se a coagulação completa (condição estável) em:
   A. 24 horas.
   B. 48 horas.
   C. 4-5 dias.
   D. 7-10 dias.

Resposta: C
A varfarina geralmente requer vários dias para alcançar seu efeito total, porque as proteínas da coagulação que circulam regularmente têm de sofrer primeiro sua degradação normal. Os fatores X e XII têm as meias-vidas mais longas, na faixa de 36 a 72 horas, respectivamente. Ademais, a concentração de varfarina em condição estável geralmente não é obtida senão em 4-5 dias. (Ver Schwartz, 9ª ed., p. 785.)

4. A terapia mais eficiente para um linfedema é:
   A. Compressão do vestuário.
   B. Excisão cirúrgica da área afetada.
   C. *Bypass* cirúrgico dos vasos linfáticos obstruídos.
   D. Combinação da excisão das áreas afetadas com o *bypass* dos vasos linfáticos obstruídos.

Resposta: A
Um aspecto importante da administração do linfedema é a compreensão do paciente de que não há cura para o linfedema. Os principais objetivos do tratamento são minimizar o inchaço e prevenir as infecções recorrentes. Controlar o inchaço crônico do membro pode melhorar o desconforto, o abatimento e o retesamento e, potencialmente, reduzir a progressão da doença.

Meias de compressão são largamente usadas no tratamento do linfedema. As meias reduzem o volume do inchaço na extremidade envolvida, evitando o acúmulo de edema, enquanto a extremidade for dependente. Quando usadas diariamente, as meias de compressão têm sido associadas à manutenção a longo prazo da circunferência do membro reduzido. Elas também podem proteger os tecidos contra pressões intrínsecas cronicamente elevadas, que levam ao espessamento da pele e do tecido subcutâneo. As meias de compressão também oferecem um grau de proteção contra o trauma externo. (Ver Schwartz, 9ª ed., p. 798.)

5. *Phlegmasia cerulea albans* é provocada por:
   A. Obliteração dos principais canais venosos profundos da perna.
   B. Obliteração dos principais canais venosos profundos e das veias colaterais da perna.
   C. Lesão de reperfusão seguinte a uma lesão isolada na veia femoral.
   D. Lesão de reperfusão seguinte a uma lesão tanto na veia quanto na artéria femoral.

Resposta: B
Uma trombose maciça de veia profunda (TVP) que oblitera o principal canal venoso profundo da extremidade, poupando relativamente as veias colaterais, o que causa uma condição chamada *phlegmasia alba dolens*. Esta condição se caracteriza por dor, edema nas extremidades e branqueamento da pele. Não há nenhuma associação à cianose. Quando a trombose se estende às veias colaterais, segue-se um sequestro maciço de fluido e um edema mais significativo, resultando na condição conhecida como *phlegmasia cerulea dolens*. Esta é precedida pela *phegmasia cerulea alba dolens* em 50 a 60% dos pacientes. A extremidade afetada na *phlegmasia cerulea dolens* é extremamente dolorosa, edematosa e cianótica, e pode manifestar-se a insuficiência arterial ou a síndrome compartimentada. Se esta condição não for tratada, pode sobrevir uma gangrena venosa que leve à amputação. (Ver Schwartz, 9ª ed., p. 782.)

6. A incidência de trombose venosa profunda (TVP) em pacientes que passam por uma reparação de fratura dos quadris e que NÃO receberam profilaxia é maior que:
   A. 10%.
   B. 20%.
   C. 30%.
   D. 40%.

Resposta: D
Pacientes que passam por uma cirurgia geral importante, ginecológica, urológica e por procedimentos neurocirúrgicos sem tromboprofilaxia apresentam uma incidência relevante de TVP perioperatória (15 a 40%). A incidência é ainda maior no caso de grandes traumas (40 a 80%), de cirurgia para a substituição de quadril e joelho (40 a 60%) e lesão na medula espinal (60 a 80%). (Ver Schwartz, 9ª ed., p. 787 e Tabela 24-2.)

TABELA 24-2	Risco de tromboembolia e tromboprofilaxia recomendada em pacientes cirúrgicos	
Nível de risco	Risco aproximado de TVP sem tromboprofilaxia (%)	Opções de tromboprofilaxia recomendadas
Baixo risco	< 10	Nenhuma tromboprofilaxia específica
Cirurgia de menor monta em pacientes		Deambulação antecipada e "agressiva"
Risco moderado	10–40	Heparina de baixo peso molecular (LMWH), em doses recomendadas, doses baixas de heparina não fracionada (LDUH) duas ou três vezes ao dia, fondaparinux
Risco moderado de tromboembolia venosa		Tromboprofilaxia mecânica
(TEV) mais o risco de sangramento abundante		
Alto risco	40–80	LMWH (em doses recomendadas), fondaparinux,
Artroplasia do quadril ou joelho, cirurgia de fratura do quadril		
Trauma grave, lesão na medula espinal		Antagonista oral da vitamina K (INR 2-3)
Alto risco de VTE mais alto risco de sangramento		Tromboprofilaxia mecânica

TVP = trombose de veia profunda; INR = Índice de Normalização Internacional; LDHU = baixa dose de heparina não fracionada; LMWH = heparina de baixo peso molecular; TVP = tromboembolia venosa.
Fonte: Adaptada com permissão de Geerts WH, Bergqvist D, Pineo GF, et al: Prevention of venous thromboembolism: American College of Chest Physicians Evidence-Based Clinical Practice Guidelines (8th edition). Chest 133:381, 2008.

7. A forma mais comum de linfedema é:
   A. Linfedema congênito.
   B. Linfedema *praecox*.
   C. Linfedema *tarda*.
   D. Linfedema secundário.

Resposta: D
O linfedema secundário é muito mais comum que o primário. O linfedema secundário desenvolve-se em resultado de uma obstrução ou rompimento linfático. A dissecção de gânglios axilares que leva ao linfedema do braço é a causa mais comum de linfedema secundário nos Estados Unidos. Incluem-se entre as outras causas de linfedema secundário terapia por radiação, trauma, infecção e malignidade. Globalmente, a causa mais comum de linfedema secundário é a filariose (provocada por Wuchereria bancrofti, Brugia malayi e Brugia timori).

O linfedema congênito pode envolver uma única extremidade inferior, múltiplos membros, a genitália ou o rosto. O edema se desenvolve tipicamente antes dos 2 anos de idade e pode estar associado a síndromes hereditárias específicas (síndrome de Turner, síndrome de Milroy, síndrome de Klippel-Trenaunay-Weber). O linfedema *praecox* é a forma mais comum de linfedema primário, responsável por 94% dos casos, e muito mais comum em mulheres, sendo que na questão de gênero a proporção favorece as mulheres na razão de 10:1. Inicia durante a infância ou na adolescência, e o inchaço envolve o pé e a barriga da perna. O linfedema tardio é raro, representando menos de 10% dos casos de linfedema primário. O edema começa após os 35 anos de idade. (Ver Schwartz, 9ª ed., p. 796.)

8. A dose inicial de heparina administrada para produzir o efeito anticoagulante em paciente com trombose venosa profunda é:
   A. 50 unidades/kg.
   B. 80 unidades/kg.
   C. 120 unidades/kg.
   D. 200 unidades/kg.

Resposta: B
A terapia com base em heparina não fracionada (HNF) é a que se administra mais comumente com um *bolus* IV inicial de 80 unidades/kg ou 5.000 unidades. Dosagens de HNF com base no peso têm-se mostrado mais eficientes do que *bolus* de padrão fixo, para alcançar rapidamente os níveis terapêuticos. O *bolus* inicial é seguido por um gotejamento IV contínuo, começando com 18 unidades/kg por hora, ou 1.300 unidades por hora. A meia-vida da HNF IV estende-se de 45 a 90 minutos e depende da dose. O nível de terapia antitrombótica deve ser monitorado a cada 6 horas, usando o tempo de tromboplastina parcial ativada (TTPA), com o objetivo de ficar na faixa de 1,5 a 2,5 vezes os valores de controle. Isto deverá corresponder aos níveis de atividade de 0,3 a 0,7 IU/mL de heparina anti-Xa no plasma. (Ver Schwartz, 9ª ed., p. 784.)

9. Em paciente com veias varicosas sintomáticas, em que a grande veia safena tem refluxo e diâmetro de 1 cm, o tratamento cirúrgico preferível é:
   A. Escleroterapia.
   B. ARF (ablação por radiofrequência) ou ablação a *laser*.
   C. Valvuloplastia da veia.
   D. *Bypass* cirúrgico.

Resposta: B
Pacientes com refluxo sintomático na pequena ou na grande veia safena podem ser tratados com técnicas de ablação endovenosa ou remoção cirúrgica. Os tratamentos com *laser* endovenoso e ablação por radiofrequência (ARF) ganharam em popularidade nos últimos anos.

A escleroterapia por injeção pode ser bem-sucedida em veias varicosas com menos de 3 mm de diâmetro e em vasos telangiectásicos.

Ligadura e extirpação da veia safena ainda são os procedimentos mais executados mundialmente e podem ser a terapia preferida para pacientes cuja grande veia safena (GVS) tenha largo diâmetro (maior que 2 cm). (Ver Schwartz, 9ª ed., p. 791.)

10. A terapia inicial preferida para a insuficiência venosa crônica com ulceração é:
    A. Terapia de compressão, com bota de Unna ou meias elásticas.
    B. Ligadura e extirpação da veia safena ou ablação endovenosa.
    C. Ligadura aberta de veias perfurantes.
    D. Reconstrução da junção safenofemoral.

Resposta: A
A terapia de compressão normalmente tem melhor resultado com meias elásticas de compressão graduadas. Essas meias foram inicialmente desenvolvidas por Conrad Jobst nos anos de 1950 para simular o gradiente de forças hidrostáticas exercidas pela água numa piscina. (Ver Schwartz, 9ª ed., p. 793.)

O dermatologista alemão, Paul Gerson Unna, criou outro método de compressão em 1896. A bota de Unna, tem sido usada por muitos anos para tratar de úlceras venosas e está disponível em muitas versões. Uma bota de Unna típica consiste em três camadas de revestimento e requer pessoal treinado em sua aplicação. Uma bandagem de gaze enrolada, impregnada de calamine, óxido de zinco, glicerina, sorbitol, gelatina e silicato de alumínio e magnésio é aplicada primeiro com compressão graduada desde a ponta do pé até logo abaixo do joelho. A camada seguinte consiste em um revestimento contínuo de gaze, com 4 cm de largura envolta por uma camada elástica externa, também aplicada com compressão graduada. Depois de seca, a bandagem endurece, e essa rigidez pode auxiliar, evitando a formação de edema. A bota de Unna é trocada semanalmente ou antes, caso o paciente experimente uma drenagem significativa do leito da ferida. (Ver Schwartz, 9ª ed., p. 794.)

A incapacidade de as veias perfurantes ligarem os sistemas venosos superficial e profundo das extremidades inferiores está implícita no desenvolvimento de úlceras venosas. A técnica aberta clássica descrita por Linton, em 1938, para a ligadura de veias perfurantes, apresenta alta incidência de complicação das feridas e já foi, em grande parte, abandonada. (Ver Schwartz, 9ª ed., p. 795.)

11. A trombocitopenia induzida por heparina (TIH) ocorre muito comumente:
    A. Dentro de 24 horas do início da terapia.
    B. 3 dias após o início da terapia.
    C. 7 dias após o início da terapia.
    D. 14 dias após o início da terapia.

Resposta: D
A trombocitopenia induzida por heparina (TIH) resulta de anticorpos antiplaquetários associados à heparina (HAAbs), dirigidos contra a plaqueta de fator IV em complexo com heparina. A TIH ocorre em 1 a 5% dos pacientes tratados com heparina. Em pacientes com exposição repetida à heparina (como pacientes de cirurgia vascular), a incidência de HAAbs pode chegar a 21%. A TIH ocorre com mais frequência na segunda semana de terapia e pode levar a desastrosas complicações trombóticas venosas ou arteriais. Por isso, a contagem de plaquetas deve ser monitorada periodicamente em pacientes submetidos a uma terapia contínua fundamentada em heparina. (Ver Schwartz, 9ª ed., p. 785.)

12. Indicações para colocar um filtro na veia cava inferior (VIC) incluem:
    A. Trombose recorrente de veia profunda (TVP) mesmo com anticoagulação adequada.
    B. Contraindicação de anticoagulação em paciente com TVP proximal.
    C. Hipertensão pulmonar com embolismo pulmonar recorrente.
    D. Todas as alternativas.

Resposta: D
A colocação de um filtro na VCI é indicada para pacientes que desenvolvem TVP recorrente (propagação significativa do trombo original ou do TVP proximal em nova localização) ou embolia pulmonar (EP), mesmo com terapia de anticoagulação adequada, e para pacientes com hipertensão pulmonar que experimentam PE recorrente. Em pacientes que recebem filtros na VCI para estas indicações, deve-se continuar a terapêutica de anticoagulação. A duração da anticoagulação é determinada pelo tromboembolismo (TEV) subjacente e não pela presença do filtro da VCI em si. Contudo, muitos pacientes que requerem um filtro na VCI para uma TEV recorrente são, praticamente falando, os mesmos que se beneficiariam mais de uma anticoagulação indefinida. Outra indicação importante para a colocação de um filtro na VCI é uma contraindicação da terapia de anticoagulação ou uma complicação dessa terapia na presença de um TVP proximal. (Ver Schwartz, 9ª ed., p. 787.)

13. A terapia inicial de um jogador profissional de beisebol com síndrome de saída venosa torácica aguda inclui:
    A. Observação.
    B. Imobilização.
    C. Terapia trombolítica.
    D. Embolectomia cirúrgica e correção da anomalia subjacente.

Resposta: C
Pacientes com trombose venosa primária subclávio-axilar (TVSA) frequentemente apresentam uma história de desempenhar atividades prolongadas com movimentos repetitivos que resultam em dano à veia subclávia, geralmente no ponto em que ela passa entre a cabeça da clavícula e a primeira costela. Esta condição também é conhecida como síndrome da saída torácica venosa, trombose por esforço e síndrome Paget-Schroetter. A terapia de anticoagulação deve ser iniciada assim que diagnosticada a TVSA para prevenir a EP e diminuir os sintomas. Os pacientes que apresentam TVSA primário agudo sintomático podem ser candidatos à terapia trombolítica direcionada por catéter. (Ver Schwartz, 9ª ed., p. 790.)

14. Um paciente desenvolve um primeiro episódio de trombose venosa profunda em seguida a uma ressecção do cólon. Por quanto tempo ele deve ser tratado com anticoagulantes?
    A. 2 semanas.
    B. 4-6 semanas.
    C. 3 meses.
    D. 1 ano.

Resposta: C

A duração recomendada de terapia antitrombótica usando varfarina está ficando cada vez mais estratificada com base nas questões: a trombose de veia profunda (TVP), provocada ou não, foi o primeiro episódio ou é recorrente, onde está localizada a TVP e se existe malignidade. As recomendações atuais do American College of Chest Physicians (ACCP) quanto à duração da terapia de varfarina estão sumarizadas na Tabela 24-3. Em pacientes com TVP proximal, vários testes clínicos randomizados demonstraram que a terapia antitrombótica de prazo mais curto (4 a 6 semanas) está associada a um índice mais alto de recorrência do que 3 a 6 meses de anticoagulação. (Ver Schwartz, 9ª ed., p. 786.)

TABELA 24-3 Sumário das recomendações do American College of Chest Physicians relativas à duração da terapia antitrombótica a longo prazo para trombose de veia profunda (TVP)

Subgrupo clínico	Duração do tratamento antitrombótico
Primeiro episódio de TVP/risco temporário	AVK por 3 meses
Primeiro episódio de TVP/não provocado	AVK por 3 meses pelo menos Considere para terapia a longo prazo se: • TVP for proximal • Risco de sangramento mínimo • Monitoramento da coagulação estável
TVP distal/não provocado	AVK por 3 meses
Segundo episódio do TVP/não provocado	AVK em terapia a longo prazo
TVP e câncer	HBPM de 3-6 meses Depois, AVK ou HBPM por tempo indefinido até a solução do câncer

HBPM = heparina de baixo peso molecular; AVK = antagonista da vitamina K.
Dados de Kearon C, Kahn SR, Agnelli G et al.: Antithrombotic therapy for venous thromboembolic disease: American College of Chest Physicians Evidence-Based Clinical Practice Guidelines (8th edition) Chest 133:454S, 2008.

CAPÍTULO 25
Esôfago e Hérnia Diafragmática

PERGUNTAS SOBRE CIÊNCIA BÁSICA

1. O esôfago apresenta três pontos de estreitamento. Qual das seguintes opções NÃO constitui um dos pontos normais de estreitamento?
   A. No músculo cricofaríngeo.
   B. Na altura do arco aórtico.
   C. Na altura da carina.
   D. Na altura do diafragma.

Resposta: C
As três áreas normais de estreitamento do esôfago são evidentes no esofagograma com bário ou durante esofagoscopia. O estreitamento mais alto está localizado na entrada do esôfago e é provocado pelo músculo cricofaríngeo. Seu diâmetro luminal é de 1,5 cm, e este constitui o ponto mais estreito do esôfago. O estreitamento intermediário deve-se à indentação da parede esofágica anterior e lateral esquerda, causada pelo cruzamento do brônquio principal esquerdo com o arco aórtico. O diâmetro luminal neste ponto é de 1,6 cm. O estreitamento mais baixo está na altura do hiato diafragmático e é causado pelo mecanismo do esfíncter gastroesofágico. O diâmetro luminal neste ponto varia levemente, dependendo da distensão do esôfago pela passagem de alimentos, mas costuma ser medido entre 1,6 e 1,9 cm. (Ver Schwartz, 9ª ed., p. 805.)

2. A geometria do músculo circular no esôfago é:
   A. Segmentada.
   B. Longitudinal.
   C. Oblíqua.
   D. Helicoidal.

Resposta: D
A camada de musculatura circular no esôfago é mais espessa do que a camada externa longitudinal. *In situ*, a geometria do músculo circular é helicoidal e faz o peristaltismo do esôfago assumir uma dinâmica vermiforme, oposta à compressão segmentada e sequencial. Como consequência, anormalidades motoras graves do esôfago assumem um padrão espiralado na radiografia com contraste de bário. (Ver Schwartz, 9ª ed., p. 808.)

3. Os componentes que contribuem para a função do esfíncter esofágico inferior (EEI) incluem todos os seguintes, EXCETO:
   A. Extensão do esôfago intra-abdominal.
   B. Largura do hiato diafragmático.
   C. Pressão em repouso (tônus) do músculo esofágico inferior.
   D. Extensão da área de maior tônus no músculo esofágico inferior.

Resposta: B
Como definido por manometria esofágica, há três características do EEI que funcionam em uníssono para manter sua função de barreira. Essas características incluem a pressão do EEI em repouso, sua extensão total e a extensão intra-abdominal, que fica exposta à pressão positiva do ambiente abdominal.

Assim, um esfíncter permanentemente defeituoso define-se por uma ou mais das seguintes características: EEI com pressão média em repouso inferior a 6 mmHg, extensão total do esfíncter < 2 cm e extensão intra-abdominal do esfíncter < 1 cm. Quando comparados aos valores de indivíduos saudáveis sem doença de refluxo gastroesofágico (DRGE), estes números se mostram abaixo do percentil 2,5 para cada parâmetro. A causa mais comum de defeito no esfíncter é a extensão abdominal inadequada. (Ver Schwartz, 9ª ed., p. 828 e Tabela 25-1.)

TABELA 25-1	Valores manométricos normais do esfíncter esofágico distal, n = 50		
Parâmetro	Mediana	2,5° Percentil	97,5° Percentil
Pressão (mmHg)	13	5,8	27,7
Extensão total (cm)	3,6	2,1	5,6
Extensão abdominal (cm)	2	0,9	4,7

4. A principal razão pela qual o refluxo é comum após uma refeição farta é:
A. Encurtamento do EEI.
B. Produção aumentada de ácido.
C. Hiperperistaltismo do estômago.
D. Produção aumentada de gastrina.

Resposta: A
A resistência ao refluxo gastroesofágico é uma função tanto da pressão do EEI em repouso, quanto do comprimento ao longo do qual essa pressão é exercida. Assim, quanto mais curto o esfíncter, maior será a pressão necessária para prevenir certa quantidade de refluxo. É como o pescoço de um balão quando este é inflado. Conforme o estômago se enche e distende, o esfíncter torna-se mais curto. Dessa forma, se a extensão total do esfíncter se torna permanentemente reduzida em razão da distensão repetida do fundo do estômago ocasionada por refeições de grande volume, então, com episódios de pressão e dilatação gástrica mínima, o comprimento esfincteriano será insuficiente para manter a competência da barreira, ocasionando refluxo. (Ver Schwartz, 9ª ed., p. 851 e Fig. 25-1.)

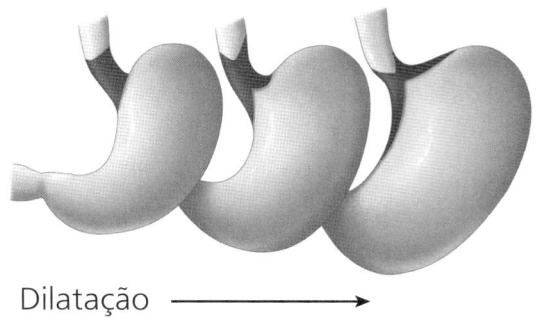

FIG. 25-1. Uma representação gráfica do encurtamento do esfíncter esofágico inferior, que ocorre quando o esfíncter é "puxado" pela cárdia durante a dilatação do estômago.

5. Qual das seguintes opções AUMENTA a pressão do esfíncter esofágico inferior (EEI)?
A. Glucagon.
B. Gastrina.
C. Somatostatina.
D. Secretina.

Resposta: B
O EEI apresenta um tônus miogênico intrínseco modulado por mecanismos neurais e hormonais. Os neurotransmissores alfa-adrenérgicos e os betabloqueadores estimulam o EEI, enquanto os alfabloqueadores e betaestimulantes reduzem seu tônus. Não está claro até que ponto a atividade nervosa colinérgica controla o tônus do EEI. O nervo vago conduz tanto fibras excitatórias, quanto inibitórias até o esôfago e o esfíncter. Já foi demonstrado que os hormônios gastrina e motilina aumentam o tônus do EEI, enquanto a colecistoquinina, o estrogênio, o glucagon, a progesterona, a somastatina e a secretina reduzem o tônus do EEI. Os peptídeos bombesina, 1-encefalina e a substância P aumentam o tônus do EEI, enquanto o peptídeo relacionado com o gene da calcitonina, o peptídeo inibidor gástrico, o neuropeptídeo Y e o polipeptídeo intestinal vasoativo reduzem o tônus do EEI. Alguns agentes farmacológicos, como antiácidos, colinérgicos, agonistas, domperidona, metoclopramida e prostaglandina F2, sabidamente aumentam o tônus do EEI, enquanto anticolinérgicos, barbituratos, bloqueadores do canal de cálcio, cafeína, diazepam, dopamina, meperidina, prostaglandinas E1 e E2 e teofilina reduzem o tônus do EEI. Hortelã, chocolate, café, álcool e gordura estão associados à redução do tônus do EEI e podem ser os responsáveis pelos sintomas esofágicos após as refeições fartas. (Ver Schwartz, 9ª ed., p. 812.)

6. Qual das seguintes opções NÃO faz parte do suprimento sanguíneo do esôfago?
A. Artéria tireóidea inferior.
B. Artérias brônquicas.
C. Artéria frênica inferior.
D. Artéria gástrica direita.

Resposta: D
A porção cervical do esôfago recebe seu suprimento principal de sangue da artéria tireóidea inferior. A porção torácica recebe seu suprimento sanguíneo das artérias brônquicas, com 75% dos indivíduos apresentando um ramo no lado direito e dois no esquerdo. Dois ramos esofágicos saem diretamente da aorta. A porção abdominal do esôfago recebe seu suprimento sanguíneo do ramo ascendente da artéria gástrica esquerda e das artérias frênicas inferiores. Ao penetrar a parede do esôfago, as artérias assumem uma divisão em T para formar um plexo longitudinal, que constitui uma rede vascular intramural nas camadas muscular e submucosa. Como resultado, o esôfago pode ser mobilizado do estômago no nível do arco aórtico sem receio de desvascularização e necrose isquêmica. Deve haver cautela com relação à mobilização esofágica em pacientes submetidos à tireoidectomia prévia com ligaduras das artérias tireóideas inferiores próximas à origem dos ramos esofágicos. (Ver Schwartz, 9ª ed., p. 808 e Fig. 25-2.)

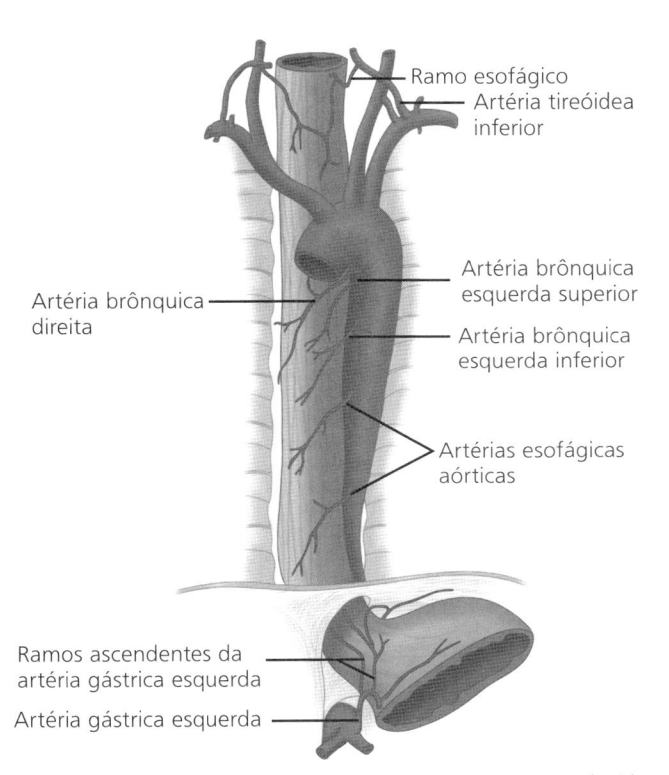

FIG. 25-2. Suprimento sanguíneo arterial do esôfago. (Reproduzida com permissão de Rothberg M, DeMeester TR: Surgical anatomy of the esophagus, in Shields TW (ed): *General Thoracic Surgery,* 3rd ed. Philadelphia: Lea & Febiger, 1989, p. 84.)

PERGUNTAS CLÍNICAS

1. Em um paciente com esofagite de Barrett, uma fundoplicatura deverá:
   A. Cicatrizar o dano da mucosa.
   B. Prevenir a progressão da esofagite de Barrett.
   C. Melhorar os sintomas.
   D. Todas as respostas anteriores.

Resposta: C
O alívio a longo prazo dos sintomas continua a ser a razão principal para realizar a cirurgia antirrefluxo em pacientes com esofagite de Barrett. A cicatrização do dano na mucosa esofágica e a prevenção da progressão da doença constituem objetivos secundários importantes. Nesse sentido, os pacientes com esofagite de Barrett não diferem da população mais ampla de pacientes portadores de refluxo gastroesofágico. Deve-se considerar a cirurgia antirrefluxo quando os dados do paciente sugerem doença grave ou prognóstico de necessidade de farmacoterapia de longa duração. A maior parte dos pacientes com esofagite de Barrett é sintomática. Embora tenha sido sugerido que alguns pacientes com esofagite de Barrett podem não apresentar sintomas, uma investigação cuidadosa da história pregressa do paciente deve revelar a presença de sintomas na maioria, senão em todos os pacientes. (Ver Schwartz, 9ª ed., p. 831.)

2. Qual dos seguintes achados manométricos é indicativo de esfíncter esofágico inferior (EEI) incompetente?
   A. Pressão média do EEI < 20 mmHg.
   B. Esôfago intra-abdominal médio < 4 cm.
   C. Extensão média do esfíncter < 2 cm.
   D. Pico médio de pressão < 25 mmHg.

Resposta: C
Um esfíncter mecanicamente defeituoso é identificado pela presença de uma ou mais das seguintes características: pressão média de EEI < 6 mmHg, extensão média do esôfago exposta ao ambiente de pressão positiva do abdome de 1 cm ou menos e/ou um comprimento total esfincteriano médio de 2 cm ou menos. Comparado aos voluntários saudáveis, esses valores estão abaixo do percentil 2,5 para tônus esfincteriano e extensão total e para comprimento abdominal. (Ver Schwartz, 9ª ed., p. 816 e Tabela 25-2.)

TABELA 25-2	Valores manométricos normais do esfíncter esofágico distal, n = 50		
		Percentil	
	Mediana	**2,5**	**97,5**
Pressão (mmHg)	13	5,8	27,7
Extensão total (cm)	3,6	2,1	5,6
Extensão abdominal (cm)	2	0,9	4,7
	Média	**Média -2 DP**	**Média +2 DP**
Pressão (mmHg)	13,8 ± 4,6	4,6	23
Extensão total (cm)	3,7 ± 0,8	2,1	5,3
Extensão abdominal (cm)	2,2 ± 0,8	0,6	3,8

DP = desvio-padrão.
Fonte: Reproduzida com permissão de DeMeester TR, et al.: Gastroesophageal reflux disease, in Moody FG, Carey LC et al. (eds): *Surgical Treatment of Digestive Disease*. Chicago: Year Book Medical, 1990, p. 89. Copyright © Elsevier.

3. A conduta não cirúrgica em um caso de perfuração esofágica pode ser considerada em pacientes que:
   A. Apresentam sintomas leves.
   B. Mostram a drenagem de contraste extravasada para dentro do esôfago.
   C. Apresentam sinais leves de sepse.
   D. Todas as respostas anteriores.

Resposta: D
A conduta conservadora (em caso de perfuração esofágica) não deve ser usada em pacientes com perfurações livres no espaço pleural. Cameron propôs três critérios para o manejo não cirúrgico da perfuração esofágica: (a) o estudo com contraste de bário deve mostrar que a perfuração se restringe ao mediastino com boa drenagem para o interior do esôfago (Fig. 25-3), (b) os sintomas devem ser leves e (c) deve haver mínima evidência de sepse clínica. Dentro dessas condições, é possível tratar o paciente com hiperalimentação, antibióticos e cimetidina para diminuir a secreção de ácido e suavizar a ação da pepsina. A ingestão oral é retomada no prazo de 7 a 14 dias, dependendo dos exames radiográficos subsequentes. (Ver Schwartz, 9ª ed., p. 876.)

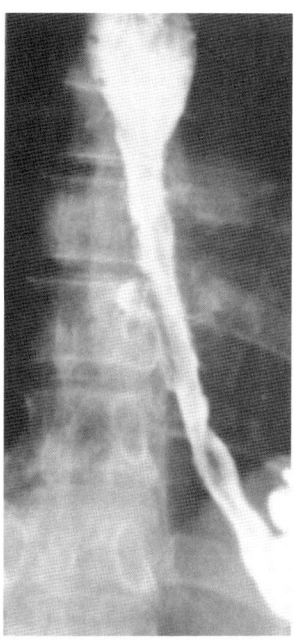

FIG. 25-3. Um esofagograma com bário mostra constrição e perfuração restrita após dilatação. O dano se enquadra nos critérios de Cameron: está restrito ao mediastino com drenagem para o esôfago, o paciente apresenta sintomas leves e não há evidências de sepse clínica. O manejo não cirúrgico foi bem-sucedido.

4. A alteração patológica inicial que leva aos achados clínicos de acalasia é:
   A. Hipertensão do EEI.
   B. Relaxamento do EEI.
   C. Hipertensão do corpo do esôfago.
   D. Relaxamento difuso do corpo do esôfago.

Resposta: A
Presume-se que a patogênese da acalasia seja uma degeneração neurogênica, possivelmente idiopática ou causada por infecção. Em estudos animais, a doença foi reproduzida por meio da destruição do núcleo ambíguo e do núcleo motor dorsal do nervo vago. Em portadores da doença, as alterações degenerativas são demonstradas no nervo vago e nos gânglios do plexo mioentérico do próprio esôfago. Essa degeneração leva à hipertensão do EEI, incapacidade de relaxamento do esfíncter durante a deglutição, aumento da pressão intraluminal do esôfago, dilatação esofágica e subsequente perda do peristaltismo progressivo no corpo do esôfago. A dilatação esofágica resulta da combinação de um esfíncter permanentemente tenso, que produz uma retenção funcional de material ingerido no esôfago, e o aumento da pressão intraluminal causada pela deglutição repetida de ar da faringe (Fig. 25-4.) Com o tempo, a disfunção leva a alterações anatômicas observadas em estudos radiográficos, como a dilatação do esôfago com um afunilamento em forma de "bico de pássaro" na extremidade distal (Fig. 25-5). (Ver Schwartz, 9ª ed., p. 851.)

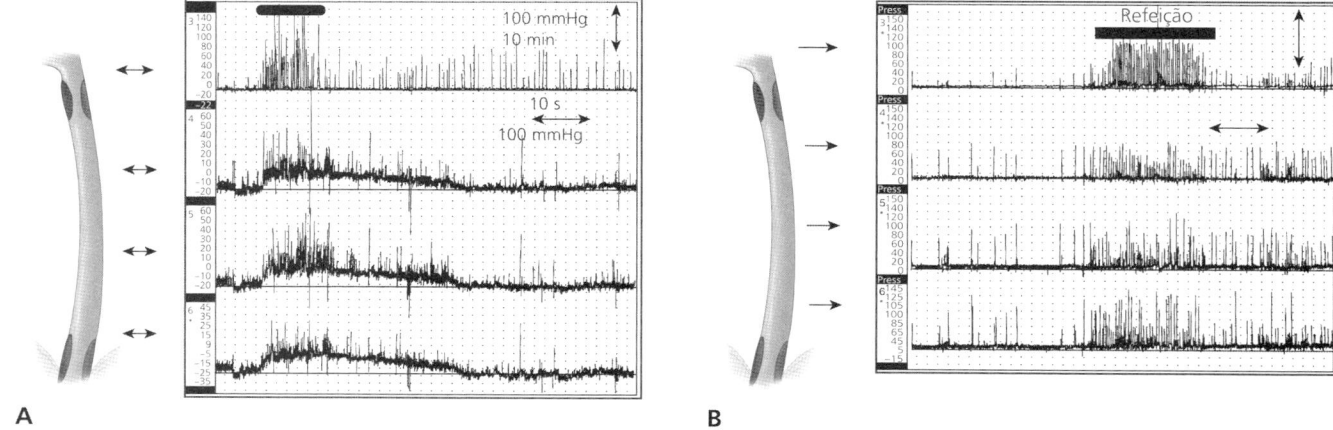

FIG. 25-4. Pressurização do esôfago: rastreamento ambulatorial da motilidade esofágica de um paciente com acalasia. **A.** Antes de miotomia esofágica. **B.** Após miotomia esofágica. Os resultados foram condensados com o objetivo de ressaltar os picos de motilidade e elevações no *baseline*. Observe o aumento da pressão esofágica no *baseline* durante uma refeição representada pela elevação do patamar a partir do *baseline* à esquerda do painel **A.** Este aumento não ocorre depois da miotomia (painel **B**).

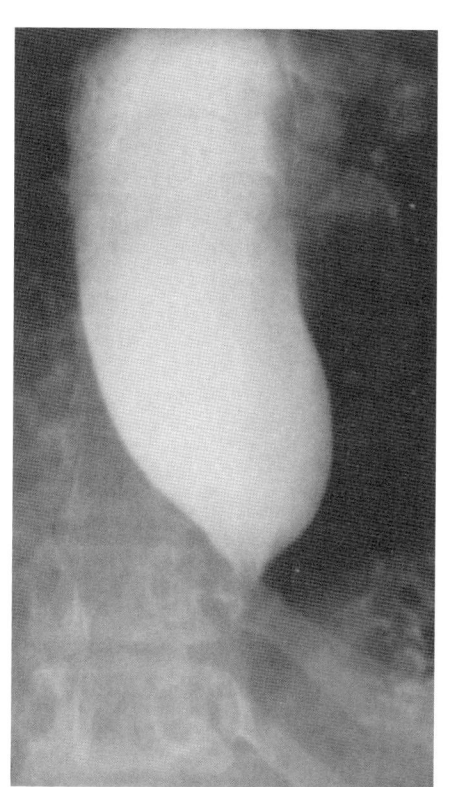

FIG. 25-5. Esofagograma com bário mostrando um esôfago marcadamente dilatado e o "bico de pássaro" característico na acalasia. (Reproduzida com permissão de Waters PF, DeMeester TR: Foregut motor disorders and their surgical management. *Med Clin North Am* 65:1244, 1981. Copyright © Elsevier.)

5. O tratamento de escolha para um anel de Schatzki assintomático é:
   A. Observação.
   B. Dilatação.
   C. Incisão (divisão do anel).
   D. Ressecção com anastomose terminoterminal.

Resposta: A
O anel de Schatzki refere-se a uma circunferência submucosa fina na porção inferior do esôfago, na junção escamocolunar, muitas vezes associada à hérnia de hiato.

A melhor forma de tratamento para casos sintomáticos de anel de Schatzki em pacientes sem refluxo consiste em dilatação esofágica para alívio dos sintomas obstrutivos. Em pacientes com anel, refluxo comprovado e esfíncter mecanicamente defeituoso, é necessário executar um procedimento antirrefluxo para obter alívio e evitar a dilatação repetida. (Ver Schwartz, 9ª ed., p. 846 e Fig. 25-6.)

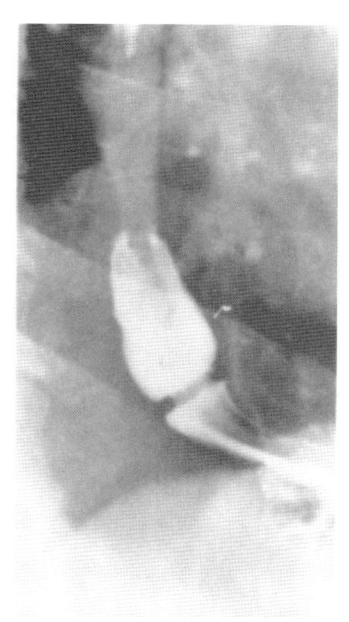

FIG. 25-6. Esofagograma com bário mostrando o anel de Schatzki (uma circunferência fina na junção escamocolunar da porção distal do esôfago). Abaixo do anel está uma hérnia de hiato.

6. Qual das seguintes alternativas NÃO é um dos cinco princípios de correção cirúrgica do refluxo gastroesofágico?
   A. A fundoplicatura deve ser mantida no abdome por um reparo crural.
   B. A operação deve restaurar a pressão do EEI para 10 vezes a pressão gástrica em repouso.
   C. Uma extensão adequada do esôfago intra-abdominal deve ser obtida (aproximadamente 2 cm).
   D. A fundoplicatura não deve aumentar a resistência além do que o peristaltismo do esôfago consegue vencer (válvula de, aproximadamente, 2 cm).

Resposta: B
Primeiro, a operação deve restaurar a pressão do esfíncter esofágico distal até o dobro da pressão gástrica em repouso (ou seja, 12 mmHg para uma pressão gástrica de 6 mmHg) e seu comprimento em pelo menos 3 cm.

Segundo, a operação deve posicionar uma porção adequada do esfíncter esofágico distal no ambiente de pressão positiva do abdome por meio de um método que assegure sua resposta frente às alterações na pressão intra-abdominal. A restauração permanente de 1,5 cm a 2 cm de esôfago abdominal em um paciente cuja pressão do esfíncter foi aumentada para o dobro da pressão gástrica em repouso manterá a competência da cárdia frente aos vários desafios da pressão intra-abdominal.

Terceiro, a operação deve permitir o relaxamento da cárdia durante a deglutição. Ao engolir normalmente, ocorre um relaxamento mediado pelo nervo vago do esfíncter esofágico distal e do fundo gástrico. Esse relaxamento dura por, aproximadamente, 10 segundos e é seguido por uma rápida recuperação da tonicidade anterior. Para assegurar o relaxamento do esfíncter, três fatores são importantes: (a) Somente o fundo do estômago deve ser usado para apoiar o esfíncter, pois se sabe que ele relaxa em consonância com o esfíncter; (b) a válvula gástrica deve ser devidamente posicionada ao redor do esfíncter, sem incorporar parte do estômago, ou ao redor do próprio estômago, pois o corpo do estômago não relaxa durante a deglutição e (c) deve-se evitar qualquer dano ao nervo vagal durante a dissecção do esôfago torácico pois isso pode prejudicar o relaxamento do esfíncter.

7. Divertículos de tração no esôfago são resultado de:
   A. Defeito congênito.
   B. Infecção ou inflamação.
   C. Distúrbios de motilidade.
   D. Trauma, normalmente iatrogênico.

Resposta: B
Divertículos do esôfago podem ser caracterizados por sua localização no esôfago (proximal, média ou distal) ou pela natureza da patologia concomitante. Divertículos associados a distúrbios motores são chamados divertículos de pulsão, e aqueles associados a doenças inflamatórias são chamados divertículos de tração. Os divertículos de pulsão são mais comuns com distúrbios não específicos de motilidade, mas podem ocorrer com todas as principais doenças de motilidade. No segundo caso, o distúrbio de motilidade costuma ser diagnosticado antes do desenvolvimento do divertículo. (Ver Schwartz, 9ª ed., p. 853 e Fig. 25-7.)

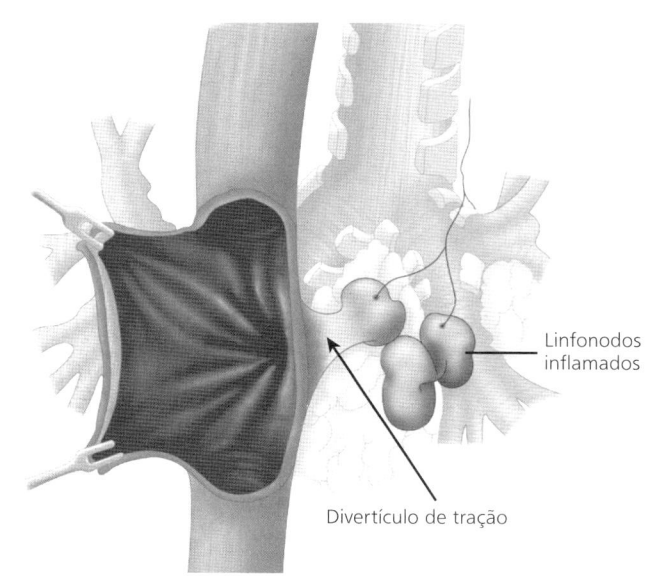

FIG. 25-7. Ilustração da fisiopatologia do divertículo esofágico médio mostrando tração na parede do esôfago em razão de aderências aos linfonodos subcarinais inflamados.

8. Qual das seguintes opções constitui o tratamento de escolha para um paciente com esclerodermia e constrições sintomáticas múltiplas do esôfago?
   A. Terapia medicamentosa isolada (IBPs).
   B. Dilatação e IBPs.
   C. Fundoplicatura de Toupet, caso a dilatação forçada e o uso de IBPs se mostrem ineficazes.
   D. Fundoplicatura de Nissen, caso a dilatação forçada e o uso de IBPs se mostrem ineficazes.

Resposta: C
Tradicionalmente, sintomas esofágicos (em pacientes com esclerodermia) são tratados com IBPs, antiácidos, elevação da cabeça da cama e diversos procedimentos de dilatação forçada para as constrições, o que, normalmente, gera resultados insatisfatórios. O grau de esofagite costuma ser grave e pode levar a encurtamento esofágico importante, bem como constrição. Pacientes com esclerodermia frequentemente já passaram por diversas dilatações antes de serem encaminhados a um cirurgião. A conduta cirúrgica é de certa forma controversa, mas a maioria das opiniões sugere que a fundoplicatura parcial (anterior ou posterior), executada por laparoscopia, constitui o tratamento de escolha. A necessidade de fundoplicatura parcial é ditada pela probabilidade de disfagia gra-

9. Qual dos seguintes tratamentos deve ser considerado em um paciente com disfagia e um tumor T4N1M0 na junção gastroesofágica?
   A. Quimioterapia neoadjuvante, esofagectomia.
   B. Esofagectomia, quimioterapia pós-operatória.
   C. *Stent* intraluminal paliativo.
   D. Radioterapia paliativa.

10. Pacientes com esofagite de Barrett apresentam um risco para desenvolver adenocarcinoma de esôfago que é:
    A. 5 vezes o apresentado pela população em geral.
    B. 40 vezes o apresentado pela população em geral.
    C. 90 vezes o apresentado pela população em geral.
    D. 200 vezes o apresentado pela população em geral.

11. O tipo mais comum de hérnia de hiato é:
    A. Tipo I.
    B. Tipo II.
    C. Tipo III.
    D. Tipo IV.

ve, caso uma fundoplicatura total seja realizada na presença de aperistaltismo. O encurtamento do esôfago pode levar à necessidade de uma gastroplastia de Collis aliada a uma fundoplicatura parcial. (Ver Schwartz, 9ª ed., p. 847.)

Resposta: D
O tratamento do câncer de esôfago é dito pelo estágio do câncer no momento do diagnóstico. Em palavras simples, é preciso determinar se a doença se restringe ao esôfago (T1-T2, N0), se apresenta avanço local (T1-3, N1) ou se está disseminada (qualquer T, qualquer N, M1). Se o câncer estiver restrito ao esôfago, a remoção do tumor com linfonodos adjacentes pode ser curativa. Tumores em fase muito prematura e confinados à mucosa (T *in situ*, T1a, câncer na intramucosa) podem ser tratados endoscopicamente. Quando o tumor é agressivo localmente, a terapia moderna dita uma abordagem multimodal em pacientes elegíveis para cirurgia. O tratamento multimodal pode ser quimioterapia seguida de cirurgia ou radiação e quimioterapia seguidas de cirurgia. Quando administrada anteriormente à cirurgia, tais tratamentos são chamados de neoadjuvantes ou terapia de indução. No câncer disseminado, o tratamento é direcionado à mitigação de sintomas. Se o paciente apresentar disfagia, o que é comum, a forma mais rápida de mitigar o sintoma é a colocação de um *stent* esofágico expansível, por endoscopia. Entre os paliativos para um câncer na junção gastroesofágica, a radiação pode ser a primeira escolha, pois *stents* posicionados transversalmente na junção gastroesofágica provocam intenso refluxo gastroesofágico. (Ver Schwartz, 9ª ed., p. 863.)

Resposta: B
O desenvolvimento de um adenocarcinoma na mucosa de Barrett era considerado raro até 1975. Hoje, ele ocorre em aproximadamente 100 anos/pacientes de acompanhamento, o que representa um risco 40 vezes maior que o da população em geral. Na maioria, senão em todos os casos, o adenocarcinoma de esôfago instala-se no epitélio de Barrett. (Ver Schwartz, 9ª ed., p. 832.)

Resposta: A
Com o advento da radiologia clínica, tornou-se claro que as hérnias diafragmáticas constituem uma anomalia relativamente comum e que nem sempre são acompanhadas por sintomas. Três tipos de hérnia de hiato esofágico foram identificados: (a) a hérnia por deslizamento, tipo I, caracterizada por um deslocamento ascendente da cárdia no mediastino posterior (Fig. 25-8A); (b) a hérnia por rolamento ou paraesofágica, tipo II, caracterizada pelo deslocamento ascendente do fundo gástrico ao longo da cárdia em posição normal (Fig. 25-8B) e (c) a combinação deslizamento-rolamento ou hérnia mista, tipo III, caracterizada pelo deslocamento ascendente tanto da cárdia, quanto do fundo gástrico (Fig. 25-8C). O estágio final das hérnias tipos I e II ocorre quando todo o estômago migra para dentro do tórax rodando 180° sobre seu eixo longitudinal, com a cárdia e o piloro mantidos como pontos fixos. Nessa situação, a anomalia costuma ser chamada de estômago intratorácico (Fig. 25-8D). Em algumas taxonomias, a hérnia de hiato tipo IV é aquela em que outro órgão, normalmente o cólon, também tem hérnia.

Quando exames radiológicos são feitos em resposta a sintomas gastrointestinais, a incidência de hérnia de hiato por deslizamento é sete vezes mais alta que a de hérnia paraesofágica. A hérnia paraesofágica também é chamada de hérnia hiatal gigante. Com o passar do tempo, o gradiente de pressão entre o abdome e o tórax alarga a hérnia. Em muitos casos, a hérnia tipo I, por deslizamento, evolui para a hérnia mista, tipo III. As hérnias tipo II são bastante raras. (Ver Schwartz, 9ª ed., p. 842.)

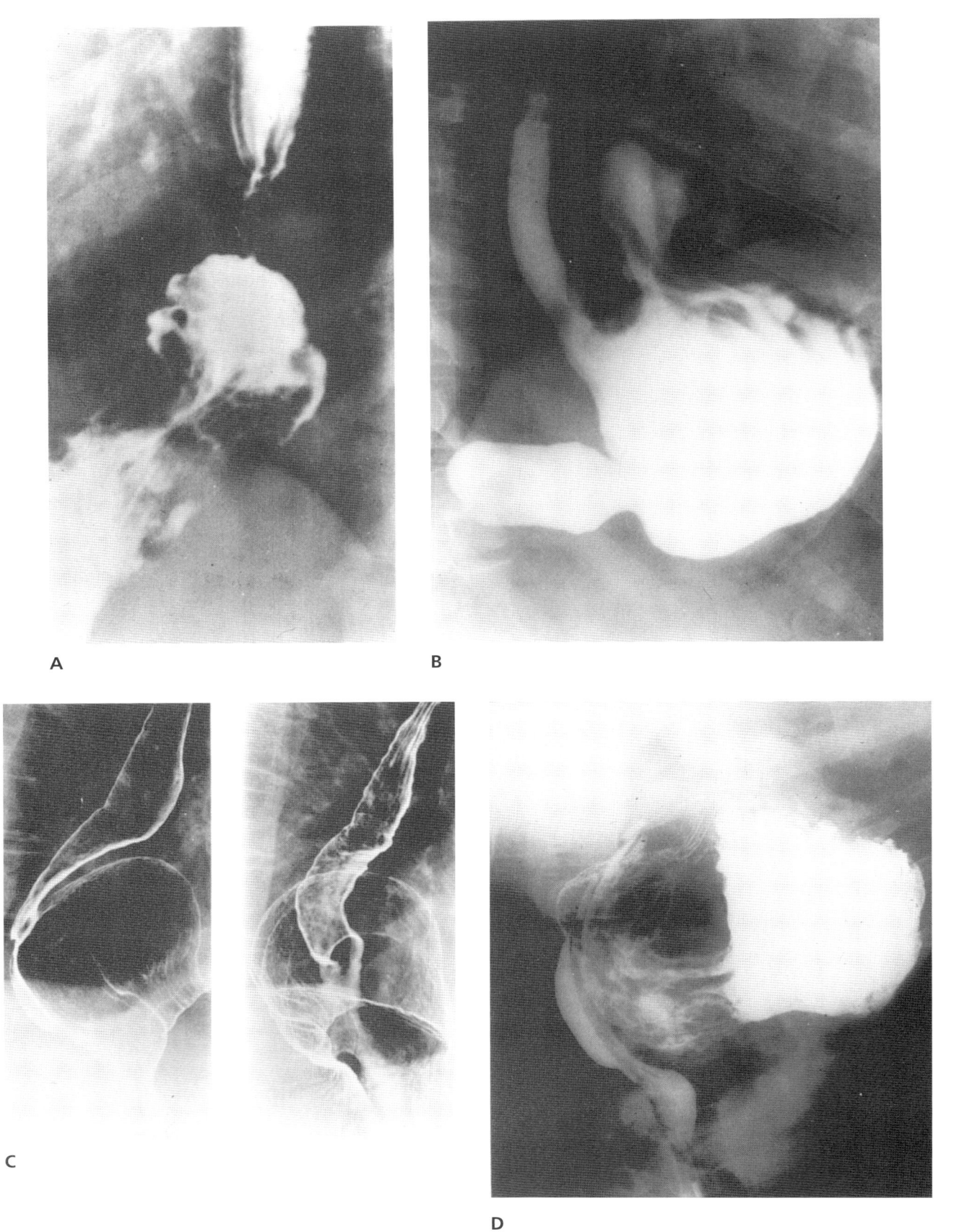

FIG. 25-8. A. Radiografia de uma hérnia de hiato tipo I (por deslizamento). **B.** Radiografia de uma hérnia de hiato tipo II (por rolamento ou paraesofágica). **C.** Radiografia de uma hérnia de hiato tipo III (combinada deslizamento-rolamento ou mista). **D.** Radiografia de um estômago intratorácico. Este é o estágio final de uma hérnia de hiato grande, independentemente de sua classificação inicial. Observe que o estômago rodou 180° em torno de seu eixo longitudinal, com a cárdia e o piloro como pontos fixos. (Reproduzida com permissão de DeMeester TR, Bonavina L: Paraesophageal hiatal hernia, in Nyhus LM, Cordon RE (eds): *Hernia,* 3rd ed. Philadelphia: Lippincott, 1989, p. 684.)

12. Qual das seguintes opções constitui o melhor tratamento inicial para um paciente com acalasia e uma pequena hérnia de hiato?
   A. Dilatação forçada com balão.
   B. Toxina botulínica.
   C. Miotomia do EEI.
   D. Miotomia esofágica longa.

Resposta: C
Estudos com acompanhamento a longo prazo mostram que a dilatação pneumática produz alívio adequado para a disfagia e a regurgitação faríngea em 50 a 60% dos casos de acalasia. É necessário manter um acompanhamento rigoroso e se o procedimento de dilatação não tiver sucesso, a miotomia é indicada. Para os pacientes com esôfago dilatado e tortuoso ou associado à hérnia de hiato, a dilatação forçada com balão é perigosa, e a cirurgia mantém-se como a melhor opção. O resultado de um estudo controlado e randomizado (38 pacientes) que comparou as duas modalidades de terapia sugere que a miotomia cirúrgica como tratamento primário gera melhores resultados a longo prazo. Diversos estudos randomizados que compararam a cardiotomia laparoscópica com a dilatação com balão ou injeção de toxina botulínica também mostraram preferência pela conduta cirúrgica. (Ver Schwartz, 9ª ed., p. 857.)

Ao executar uma miotomia cirúrgica do esfíncter esofágico inferior (EEI), quatro princípios importantes devem ser observados: (a) a separação completa de todas as fibras musculares circulares e oblíquas, (b) miotomia distal adequada para reduzir a resistência do fluxo de saída, (c) "enfraquecimento" da camada muscular para permitir ampla separação do músculo esofágico e (d) prevenção do refluxo pós-operatório. No passado, a desvantagem de uma miotomia cirúrgica era a necessidade de um procedimento aberto, que muitas vezes dissuadia o paciente da escolha da melhor opção de tratamento para acalasia. Com o advento de técnicas cirúrgicas minimamente invasivas há duas décadas, a cardiotomia laparoscópica (miotomia de Heller) tornou-se o tratamento de escolha para a maioria dos portadores de acalasia. (Ver Schwartz, 9ª ed., p. 859.)

13. Qual das seguintes opções aumenta o risco de esofagite em um paciente com refluxo gastroesofágico?
   A. Tempo total de exposição da mucosa esofágica a fluido com pH < 4.
   B. Tempo total de exposição da mucosa esofágica a fluido com pH > 7.
   C. Tempo total de exposição da mucosa esofágica a sais da bile.
   D. Todas as respostas anteriores.

Resposta: D
Complicações do refluxo gastroesofágico, como esofagite, constrição e metaplasia de Barrett, ocorrem na presença de dois fatores predisponentes: um EEI mecanicamente deficiente e uma exposição esofágica maior a fluidos com pH de < 4 a > 7. (Ver Schwartz, 9ª ed., p. 830.)

Existe um corpo considerável de evidências experimentais que indicam que o dano epitelial máximo ocorre durante a exposição a sais da bile combinados a ácido e pepsina. Esses estudos mostram que o ácido isoladamente provoca danos mínimos à mucosa do esôfago, mas a combinação de ácido e pepsina é altamente prejudicial. Da mesma forma, o refluxo do suco duodenal isoladamente causa poucos danos à mucosa, mas a combinação de suco duodenal e ácidos gástricos é particularmente ruim. (Ver Schwartz, 9ª ed., p. 829.)

14. Qual das seguintes opções torna a ressecção curativa de um câncer esofágico pouco provável?
   A. Extensão do tumor > 6 cm.
   B. Redução do peso corporal > 10%.
   C. Paralisia recorrente do nervo laríngeo.
   D. Mais de 2 linfonodos anormais na tomografia computadorizada.

Resposta: C
Fatores clínicos que indicam um estágio avançado de carcinoma e excluem a cirurgia de caráter curativo são a paralisia recorrente do nervo, a síndrome de Horner, a dor espinal persistente, a paralisia do diafragma, a formação de fístula e a efusão pleural maligna. Fatores que tornam a cura cirúrgica improvável incluem uma extensão tumoral > 8 cm, eixo anormal do esôfago na radiografia com bário, mais de quatro linfonodos aumentados na tomografia computadorizada, redução do peso acima de 20% e perda do apetite. Estudos indicam que há diversos parâmetros favoráveis associados a tumores < 4 cm de comprimento, menos parâmetros favoráveis para tumores entre 4 cm e 8 cm e nenhum critério favorável para tumores com mais de 8 cm de comprimento. Consequentemente, o achado de um tumor com extensão > 8 cm deverá excluir a opção de ressecção curativa; o achado de um tumor menor deverá encorajar uma abordagem agressiva. (Ver Schwartz, 9ª ed., p. 865.)

15. Depois de uma miotomia cricofaríngea, qual a melhor opção para tratar um divertículo de Zenker associado a 3 cm de extensão?
A. Nenhuma, o divertículo deve ser deixado no lugar.
B. Diverticulopexia.
C. Plicatura do divertículo.
D. Diverticulectomia.

Resposta: D
Se um divertículo estiver presente e for grande o suficiente para persistir após uma miotomia, ele pode ser suturado em posição inversa à fáscia pré-vertebral com uma sutura permanente (ou seja, diverticulopexia) (Fig. 25-9). Se o divertículo for grande demais, de modo que ficaria volumoso demais se suspenso, ou se suas paredes estiverem espessadas, deve-se realizar uma diverticulectomia. (Ver Schwartz, 9ª ed., p. 849.)

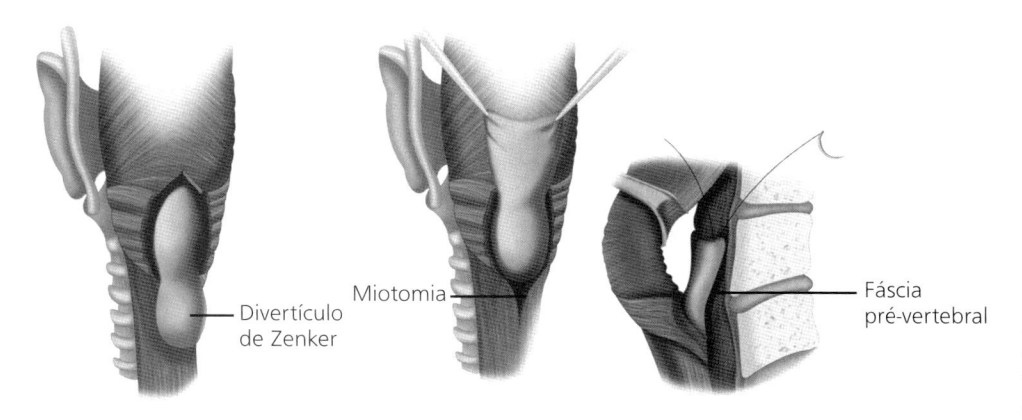

FIG. 25-9. Plano posterior da anatomia da faringe e do esôfago cervical mostrando miotomia faringoesofágica e diverticulopexia à fáscia pré-vertebral.

16. Um paciente apresenta disfagia e é submetido a uma radiografia com bário. Com base na imagem apresentada na Figura 25-10, o diagnóstico mais provável é:
A. Adenocarcinoma.
B. Adenoma.
C. Sarcoma.
D. Leiomioma.

Resposta: D
Uma radiografia com contraste de bário é o método mais útil de demonstrar um leiomioma de esôfago (Fig. 25-10). De perfil, o tumor aparece como um defeito liso, com formato semilunar ou de lua crescente que se move durante a deglutição, é fortemente demarcado e coberto e rodeado por mucosa normal. (Ver Schwartz, 9ª ed., p. 874.)

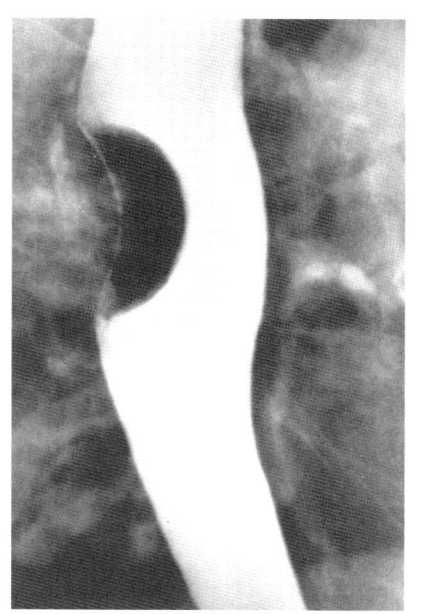

FIG. 25-10.

17. O tratamento inicial mais adequado para um paciente com esôfago em quebra-nozes sintomático é:
A. Agentes redutores de ácido.
B. Bloqueadores dos canais de cálcio.
C. Nitroglicerina.
D. Dilatação.

Resposta: A
Na extremidade inferior do pico de pressão, não está claro se o esôfago em quebra-nozes provoca qualquer sintoma. Na verdade, os sintomas de dor no peito observados em pacientes com esôfago em quebra-nozes podem estar mais relacionados com o refluxo gastroesofágico (DRGE) do que com a hipertensão intraluminal. O tratamento desses pacientes deve ser direcionado para o tratamento da DRGE. (Ver Schwartz, 9ª ed., p. 852.)

18. Em um paciente com esclerodermia, qual das seguintes opções seria de se esperar em uma radiografia com bário?
A. Luz do esôfago dilatada.
B. Luz do esôfago estreitada.
C. Formato de "bico de pássaro" da porção distal do esôfago.
D. Constrições múltiplas do esôfago proximal.

Resposta: A
O diagnóstico de esclerodermia pode ser feito por manometria pela observação do peristaltismo normal no esôfago estriado proximal, com peristaltismo ausente na porção distal com musculatura lisa. A pressão do EEI é progressivamente enfraquecida conforme a doença avança. Uma vez que muitas sequelas sistêmicas da doença podem não ser diagnosticadas, o padrão de motilidade é frequentemente utilizado como um indicador diagnóstico específico. O refluxo gastroesofágico ocorre comumente em pacientes com esclerodermia, pois estes apresentam tanto esfíncteres hipotensivos como baixo *clearance* esofágico. Esse defeito combinado pode levar à esofagite grave e à formação de constrição. A radiografia com bário típica mostra esôfago, estômago e duodeno dilatados, preenchidos por contraste, ou uma hérnia de hiato com constrição esofágica distal e dilatação proximal. (Ver Schwartz, 9ª ed., p. 846.)

19. O adenocarcinoma esofágico ocorre mais comumente:
A. No esôfago cervical.
B. Na porção torácica superior do esôfago.
C. Na porção torácica média do esôfago.
D. Na porção torácica inferior do esôfago.

Resposta: D
Os tumores do esôfago inferior e da cárdia costumam ser adenocarcinomas. (Ver Schwartz, 9ª ed., p. 865 e Fig. 25-11.)

Localização	Incidência
Cervical	8%
Torácica superior	3%
Torácica média	32%
Torácica inferior	25%
Cárdia	32%

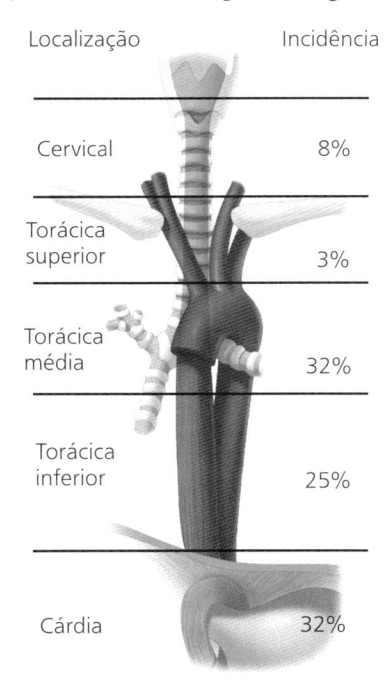

FIG. 25-11. Incidência de carcinoma no esôfago e cárdia com base na localização do tumor.

20. Qual o tratamento adequado para um paciente com hérnia de hiato tipo III (mista) e anemia ferropriva?
A. Observação.
B. Agentes redutores de ácido.
C. Reparo isolado da hérnia de hiato.
D. Reparo da hérnia de hiato e fundoplicatura.

Resposta: D
Muitos pacientes com hérnia por deslizamento e sintomas de refluxo perderão os sintomas de refluxo, quando a hérnia se desenvolver para a forma paraesofágica. Isso se explica pela formação de um novo ângulo cardiofrênico, quando o estômago hernia ao longo da junção gastroesofágica ou se torce no saco. O reparo da hérnia sem medicar o refluxo pode provocar uma azia extremamente incômoda. (Ver Schwartz, 9ª ed., p. 843.)

21. Um paciente com disfagia é submetido a uma radiografia com bário. Com base na imagem apresentada na Figura 25-12, o diagnóstico mais provável é:
A. Acalasia.
B. Espasmo esofágico difuso.
C. Esôfago em quebra-nozes.
D. Distúrbio de motilidade esofágica ineficiente.

Resposta: B
(Ver Schwartz, 9ª ed., p. 852 e Fig. 25-12.)

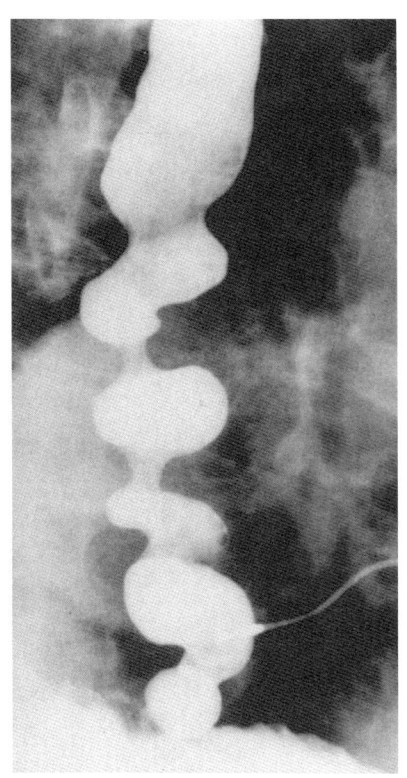

FIG. 25-12. Esofagograma com bário de um paciente com espasmos difusos, mostrando deformidade em formato de saca-rolhas.

22. Em um paciente submetido à ressecção curativa de um adenocarcinoma da junção gastroesofágica, que extensão de esôfago proximal normal deve ser retirada?
A. 3 cm.
B. 5 cm.
C. 8 cm.
D. Toda a porção torácica do esôfago (divisão cervical).

Resposta: D
Pela propensão dos tumores gastrointestinais para o espalhamento por longas distâncias pela submucosa, grandes extensões de trato gastrointestinal normal devem ser retiradas. O fluxo linfático longitudinal no esôfago pode levar à omissão de áreas com pequenos focos de tumor acima da lesão primária, o que ressalta a importância da ampla ressecção de tumores esofágicos. Wong demonstrou que a recorrência local na anastomose pode ser prevenida por uma margem de 10 cm de esôfago normal acima do tumor. Estudos anatômicos também mostram que não existe uma barreira linfática submucosa entre o esôfago e o estômago na região da cárdia. Wong demonstrou que 50% das recorrências locais em pacientes com câncer esofágico submetidos à ressecção curativa ocorrem na porção intratorácica do estômago ao longo da linha de ressecção gástrica. Considerando que o comprimento do esôfago está na faixa de 17 a 25 cm e o comprimento da curvatura menor do estômago é de, aproximadamente, 12 cm, uma ressecção curativa requer uma separação cervical do esôfago e gastrectomia proximal > 50% na maioria dos pacientes portadores de carcinoma na porção distal do esôfago ou na cárdia. (Ver Schwartz, 9ª ed., p. 865.)

23. Qual dos seguintes distúrbios é caracterizado pela ausência de peristaltismo no corpo do esôfago?
A. Espasmos esofágicos difusos.
B. Esôfago em quebra-nozes.
C. Acalasia.
D. Esfíncter esofágico inferior hipertenso.

Resposta: C
(Ver Schwartz, 9ª ed., p. 851 e Tabela 25-3.)

TABELA 25-3	Características manométricas dos distúrbios de motilidade esofágica primária
Acalasia	
Relaxamento do esfíncter esofágico inferior (EEI) incompleto (< 75% de relaxamento)	
Ausência de peristaltismo no corpo esofágico	
Pressão elevada do EEI ≤ 26 mmHg	
Pressões intraesofágicas elevadas na linha de base com relação à linha de base gástrica	
Espasmos esofágicos difusos (EED)	
Simultâneos (contrações não peristálticas) (> 20% das deglutições úmidas)	
Contrações repetidas e com picos múltiplos	
Contrações espontâneas	
Peristaltismo normal intermitente	
As contrações podem ter maior amplitude e duração	
Esôfago em quebra-nozes	
Amplitude peristáltica média (10 deglutições) no esôfago distal ≥ 180 mmHg	
Duração média das contrações aumentada (> 7 s)	
Sequência peristáltica normal	
Esfíncter esofágico inferior hipertenso	
Pressão elevada do EEI (≥ 26 mmHg)	
Relaxamento normal do EEI	
Peristaltismo normal no corpo do esôfago	
Distúrbios de motilidade esofágica ineficiente	
Amplitude do peristaltismo esofágico reduzida ou ausente (< 30 mmHg)	
Número elevado de contrações não transmitidas	

Fonte: Reproduzida com permissão de DeMeester TR, *et al.*: Physiologic diagnostic studies, in Zuidema GD, Orringer MB (eds): *Shackelford's Surgery of the Alimentary Tract*, 3rd ed., Vol. I. Philadelphia: WB Saunders, 1991, p. 115. Copyright © Elsevier.

24. Um paciente se apresenta após vomitar 500 mL de sangue vermelho vivo. A endoscopia mostra dilaceração da mucosa na junção gastroesofágica (síndrome de Mallory-Weiss). O tratamento mais adequado é:
A. Observação.
B. Administração de antieméticos.
C. Colocação de um tubo de Sengstaken-Blakemore.
D. Gastrotomia cirúrgica e sutura de laceração.

Resposta: B
Na maior parte dos pacientes [com síndrome de Mallory-Weiss], o sangramento cessa de modo espontâneo com o manejo não cirúrgico. Além da reposição do sangue, o estômago deve ser descomprimido, e antieméticos, administrados, pois o estômago distendido e o vômito continuado agravam ainda mais o sangramento. Um tubo de Sengstaken-Blakemore não interromperá o sangramento, pois a pressão no balão não é suficiente para superar a pressão arterial. A injeção endoscópica de epinefrina pode ser terapêutica, se o sangramento não cessar espontaneamente. Só ocasionalmente a cirurgia será necessária para interromper a perda de sangue. O procedimento consiste em laparotomia e gastrotomia alta com sutura de laceração linear. Mortalidade é incomum, e a recorrência, rara. (Ver Schwartz, 9ª ed., p. 876.)

25. Qual das seguintes opções NÃO constitui um fator de risco para carcinoma espinocelular do esôfago?
   A. Esofagite de Barrett.
   B. Tilose.
   C. Papilomavírus humano.
   D. Deficiência de zinco.

Resposta: A
A esofagite de Barrett é um fator de risco para adenocarcinoma do esôfago.

O carcinoma espinocelular responde pela maior parte dos carcinomas esofágicos em todo o mundo. Sua incidência é altamente variável, desde a faixa de, aproximadamente, 20 por 100.000 nos Estados Unidos e na Inglaterra, a 160 por 100.000 em certas partes da África do Sul e da província de Honan na China, e até 540 por 100.000 no distrito de Guriev, Kazaquistão. Os fatores ambientais responsáveis por essas áreas de alta incidência localizada não foram identificados de forma conclusiva, embora aditivos usados em alimentos locais (compostos nitrosos em verduras em conserva e carnes defumadas) e deficiências minerais (zinco e molibdênio) tenham sido sugeridos. Nas sociedades ocidentais, o tabagismo e o consumo de álcool estão fortemente ligados ao carcinoma espinocelular. Outras associações definitivas ligam o carcinoma espinocelular com a acalasia a longo prazo, constrições por lixívia, tilose (um distúrbio autossômico dominante caracterizado por hiperceratose da palma das mãos e da sola dos pés) e papilomavírus humano. (Ver Schwartz, 9ª ed., p. 862.)

CAPÍTULO 26
Estômago

PERGUNTAS SOBRE CIÊNCIA BÁSICA

1. A maioria das células parietais estão:
   A. No fundo.
   B. Na cárdia.
   C. No corpo gástrico.
   D. No antro.

Resposta: C
O corpo do estômago contém a maioria das células parietais (oxínticas), algumas das quais também estão presentes na cárdia e no fundo. O estômago humano normal contém cerca de um bilhão de células parietais; a produção total de ácido gástrico é proporcional à massa de células parietais. (Ver Schwartz, 9ª ed., p. 890 e Fig. 26-1.)

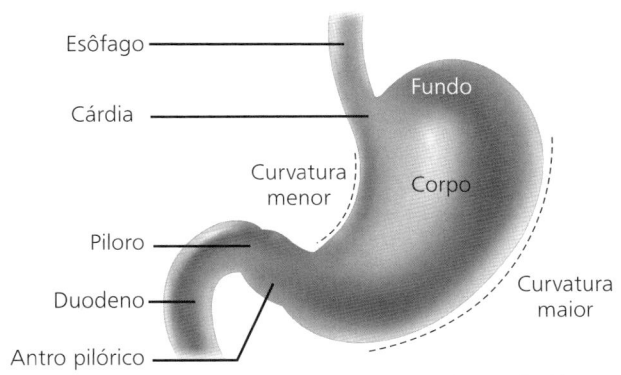

FIG. 26-1. As regiões anatômicas do estômago. (Reproduzida com permissão de Mercer DW, Liu TH, Castaneda A: Anatomy and physiology of the stomach, in Zuidema GD, Yeo CJ (eds): *Shackelford's Surgery of the Alimentary Tract*, 5th ed., Vol. II. Philadelphia: Saunders, 2002, p. 3. Copyright © Elsevier.)

2. Qual das seguintes é, consistentemente, a maior artéria para o estômago?
   A. Artéria gástrica esquerda.
   B. Artéria gástrica direita.
   C. Artéria gastroepiploica esquerda.
   D. Artéria gastroepiploica direita.

Resposta: A
Consistentemente, a maior artéria que se dirige ao estômago é a gástrica esquerda, que comumente sai do tronco celíaco e se divide nos ramos ascendente e descendente, ao longo da curvatura gástrica menor. Cerca de 15% do tempo a artéria gástrica esquerda abastece um vaso aberrante, que atravessa do ligamento gastro-hepático (omento menor) para o lado esquerdo do fígado. Raramente, este é o único suprimento de sangue arterial para esta parte do fígado, e uma ligadura inadvertida pode conduzir a uma isquemia hepática, clinicamente relevante nesta circunstância inusitada. A artéria hepática esquerda menor aberrante, a mais comum, geralmente pode ser ligada sem consequências significativas. (Ver Schwartz, 9ª ed., p. 890 e Fig. 26-2.)

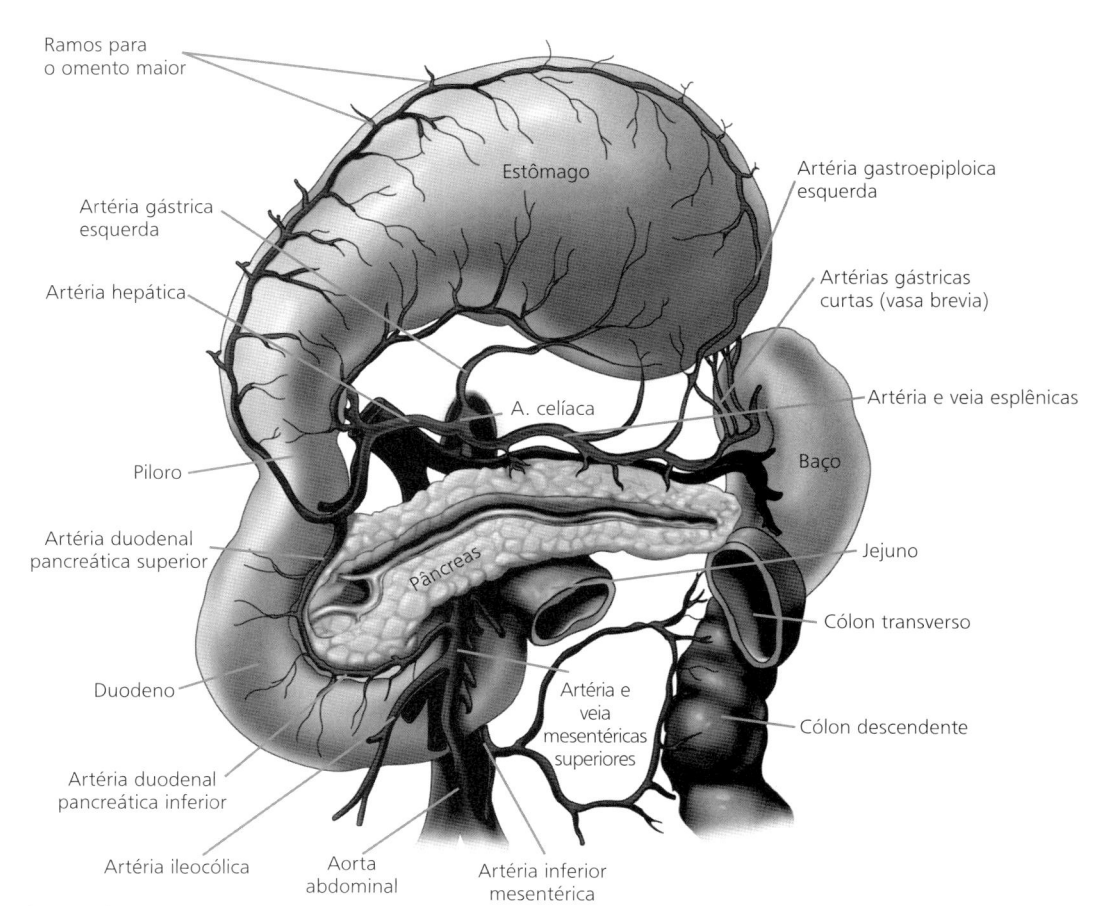

FIG. 26-2. Suprimento do sangue arterial para o estômago. (Reproduzida com permissão de Mercer DW, Liu TH, Castaneda A: Anatomy and physiology of the stomach, in Zuidema GD, Yeo CJ (eds): *Shackelford's Surgery of the Alimentary Tract,* 5th ed., Vol. II. Philadelphia: Saunders, 2002, p. 3. Copyright © Elsevier.)

3. Qual das células gástricas seguintes secreta o fator intrínseco?
   A. Células principais.
   B. Células parietais.
   C. Células G.
   D. Células D.

Resposta: B
As células parietais ativadas secretam fator intrínseco, além de ácido clorídrico. Supostamente, os estimulantes são semelhantes, mas a secreção do ácido e do fator intrínseco pode não estar ligada. O fator intrínseco liga-se à vitamina luminal B_{12} e o complexo é absorvido no ílio terminal por meio dos receptores da mucosa. A deficiência em vitamina B_{12} pode ameaçar a vida, e os pacientes que sofreram gastrectomia total ou anemia perniciosa (*i. e.,* pacientes sem células parietais) requerem suplemantação de B_{12} por uma rota não entérica. Alguns pacientes criam uma deficiência de vitamina B_{12} em seguida a um *bypass* gástrico, presumivelmente em função da presença de fator intrínseco insuficiente na pequena bolsa gástrica proximal. Sob condições normais é secretado um excesso significativo de fator intrínseco, e a medicação supressiva não parece inibir a produção e liberação de fator intrínseco.

As células principais secretam pepsinogênio, as células G secretam gastrina, e as células D secretam somatostatina. (Ver Schwartz, 9ª ed., p. 898.)

4. Um dos importantes mediadores da fase gástrica da secreção do ácido é:
   A. O hipotálamo.
   B. Os nervos vagos.
   C. A produção de gastrina pelas células G antrais.
   D. A estimulação hormonal pelo intestino delgado.

Resposta: C
A resposta secretória ácida que ocorre após uma refeição é descrita tradicionalmente em três fases: cefálica, gástrica e intestinal. A cefálica ou fase vagal começa com pensamento, visão, cheiro e gosto do alimento. Estes estímulos ativam várias áreas corticais e hipotalâmicas (p. ex., trato solitário, núcleo motor dorsal e complexo vago dorsal) e transmitem sinais ao estômago pelos nervos vagos. (Ver Schwartz, 9ª ed., p. 897.)

Quando o alimento chega ao estômago começa a fase de secreção gástrica ácida. Esta fase dura até que o estômago esvazie e responde por cerca de 60% do total de secreção ácida em resposta a uma refeição. A fase gástrica da secreção ácida tem vários componentes. Os aminoácidos e os pequenos peptídeos estimulam diretamente as células G antrais a secretar gastrina, que é transportada pela corrente sanguínea às paredes parietais e estimulam a secreção ácida de modo endócrino. Além disso, a distensão gástrica proximal estimula a secreção ácida via um arco reflexo vasovagal, que é eliminado pela vagotomia troncular ou superseletiva (VSS). A distensão antral também estimula a secreção da gastrina antral. A acetilcolina estimula a liberação de gastrina, e a gastrina estimula a liberação de histamina das células do tipo enterocromafins (ECL).

A fase intestinal da secreção gástrica é insuficientemente compreendida. Acredita-se que ela seja mediada por um hormônio ainda não descoberto, liberado da mucosa do intestino delgado proximal em resposta a um quimioluminal. (Ver Schwartz, 9ª ed., p. 898.)

5. A função principal da leptina é:
   A. Estimular a produção do ácido estomacal.
   B. Diminuir a produção do ácido estomacal.
   C. Reduzir o apetite.
   D. Aumentar o apetite.

Resposta: C
A leptina é uma proteína sintetizada principalmente nos adipócitos. Ela também é produzida pelas células principais no estômago, principal fonte de peptina no trato gastrointestinal (GI). A leptina funciona pelo menos em parte por meio de trajetos vagamente interpostos para diminuir a ingestão de alimentos em animais. Não é de surpreender que a leptina, um hormônio que sinaliza a saciedade, e a grelina, um hormônio que sinaliza a fome, sejam sintetizados principalmente no estômago, um órgão cada vez mais reconhecido como central para o controle dos mecanismos do apetite.

A grelina é um potente secretagogo do hormônio hipofisário do crescimento (mas não do hormônio adrenocorticotrópico, do hormônio estimulante folicular, do hormônio luteinizante, da prolatina, ou do hormônio estimulante da tireoide). A grelina parece ser um regulador orexigênico do apetite (i. e., quando a grelina se eleva, cresce o apetite, e quando é suprimida, acaba o apetite). A ressecção da fonte primária deste hormônio (i. e., o estômago) pode ser parcialmente responsável pela anorexia e pela perda de peso observadas em alguns pacientes em seguida a uma gastrectomia (Fig. 26-3). Alguns pesquisadores mostraram que a operação de *bypass* gástrico, um tratamento muito eficiente para a obesidade mórbida, está associada nos seres humanos à supressão dos níveis de grelina (e de apetite) no plasma (Fig. 26-4A). Outros grupos falharam em mostrar um decréscimo significativo nos níveis de grelina seguintes a um *bypass* gástrico, mas descobriram que esses decréscimos seguiram-se a uma gastrectomia vertical, outra operação eficiente de perda de peso (Fig. 26-4B). Obviamente, o controle do apetite é complexo com trajetos e sinais orexigênicos e não orexigênicos redundantes e sobrepostos.

Recentemente, notou-se que o hormônio anorexigênico leptina, secretado principalmente pela gordura, mas também pela mucosa gástrica, inibe o esvaziamento gástrico, talvez por meio do mesmo percurso que a colecistoquinina (CCK) (que também tem as propriedades de um hormônio da saciedade). O hormônio orexigênico grelina tem efeito oposto. (Ver Schwartz, 9ª ed., pp. 899 e 900.)

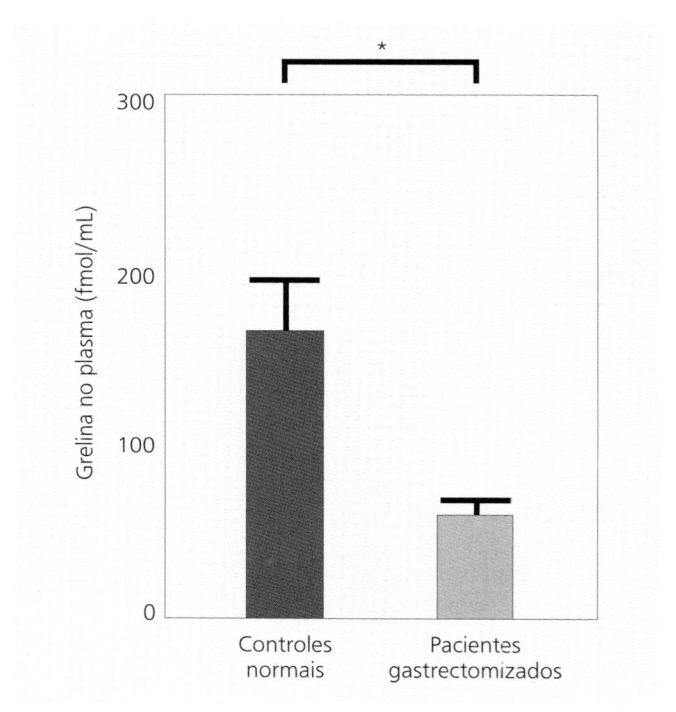

FIG. 26-3. Os níveis de grelina diminuem após a gastrectomia. (Reproduzida com permissão de Ariyasu H, Takaya K, Tagami T *et al.*: Stomach is a major source of circulating ghrelin, and feeding state determines plasma ghrelin-like immunoreactivity levels in humans. *J Clin Endocrinol Metab* 86:4753, 2001.)

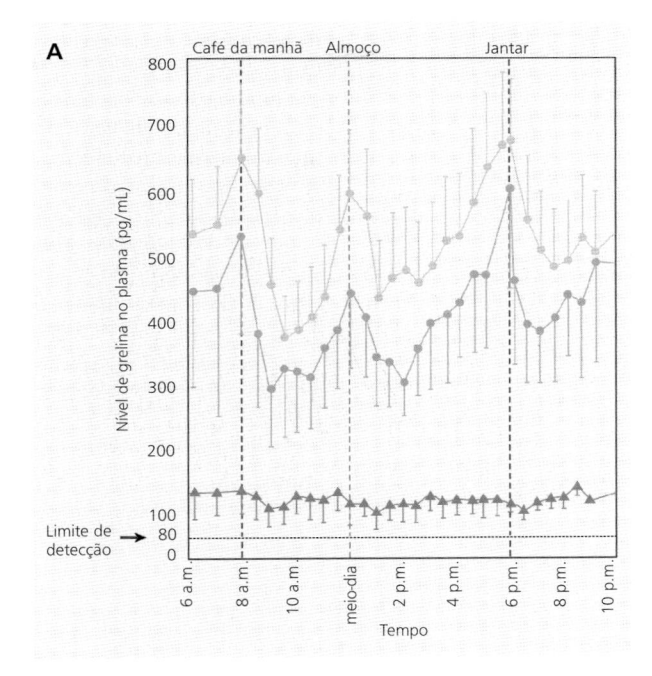

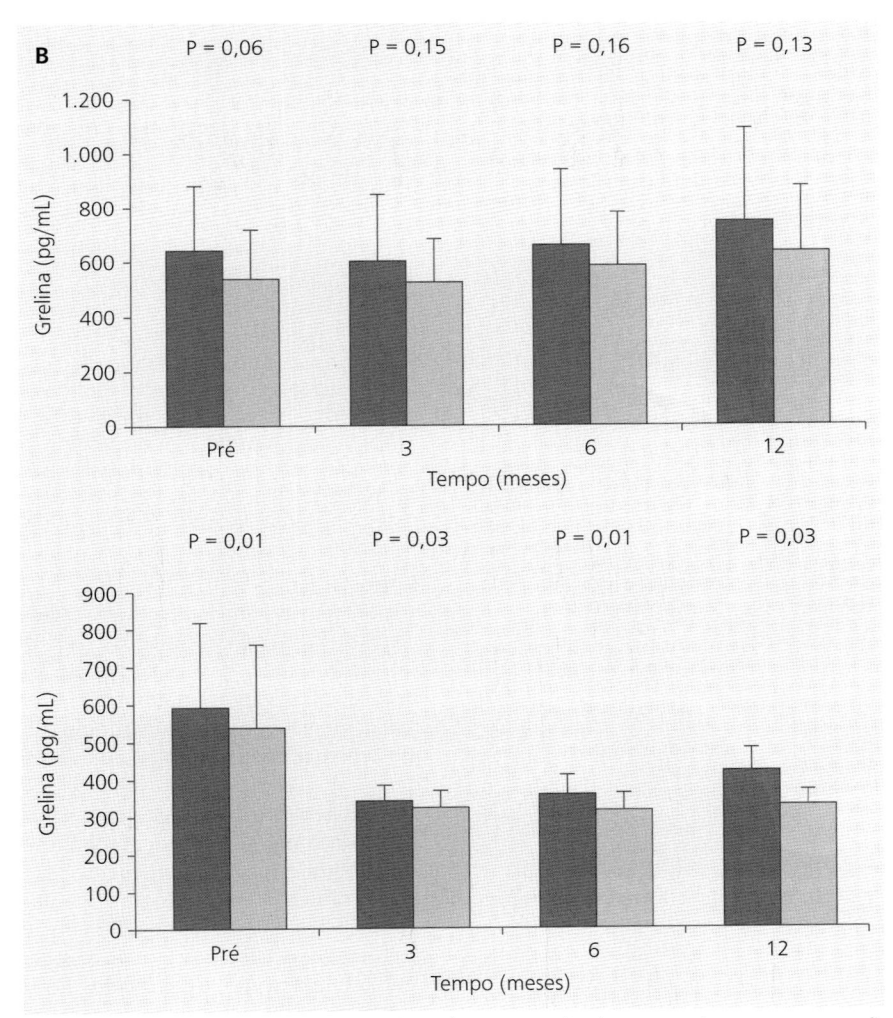

FIG. 26-4. A e **B.** A secreção de grelina depois da cirurgia bariátrica. Alguns pesquisadores sugeriram que a secreção de grelina diminui dramaticamente após o *bypass* gástrico. Outros grupos mostraram mudanças insignificantes estatisticamente nos níveis de grelina após o *bypass* gástrico, mas reduções significativas após a gastrectomia vertical. (Fig. 26-4A reproduzida com permissão de Cummings DE, *et al.*: Plasma ghrelin levels after diet-induced weight loss or gastric *bypass* surgery. *N Engl J Med* 346:1623, 2002. Copyright © 2002 Massachusetts Medical Society. Todos os direitos reservados. Fig. 26-4B reproduzida com permissão de Karamanakos SN *et al.*: Weight loss, appetite suppression, and changes in fasting and postprandial ghrelin and peptide-YY levels after Roux-en-Y gastric *bypass* and sleeve gastrectomy: A prospective, double blind study. *Ann Surg* 247:401, 2008.)

6. Trinta minutos depois de beber 360 mL de água, quanto de água aproximadamente, ainda continuará no estômago?
A. 70 mL.
B. 110 mL.
C. 180 mL.
D. 250 mL.

Resposta: A
O esvaziamento gástrico de água ou de solução isotônica salina segue um padrão cinético de primeira ordem, com metade do tempo de esvaziamento em cerca de 12 minutos. Logo, se bebermos 200 mL de água, perto de 100 mL entram no duodeno por 12 minutos; se bebermos 400 mL de água, cerca de 200 mL entram no duodeno por 12 minutos. Este padrão de esvaziamento de líquidos modifica-se consideravelmente se mudarmos a densidade calórica, a osmolaridade e a composição dos nutrientes do líquido (Fig. 26-5).

Até uma osmolaridade de 1 M, aproximadamente, o esvaziamento do líquido ocorre a um índice de perto de 200 kcal por hora.

Em 12 minutos, permanecerá metade dos 360 mL (180). Em 24 minutos, 50% mais (ou 90 mL) terá esvaziado, deixando 90 mL. Seis minutos depois se esvaziarão 25% dos restantes 90 mL (mais ou menos 20 mL), deixando 70 mL. (Ver Schwartz, 9ª ed., p. 903.)

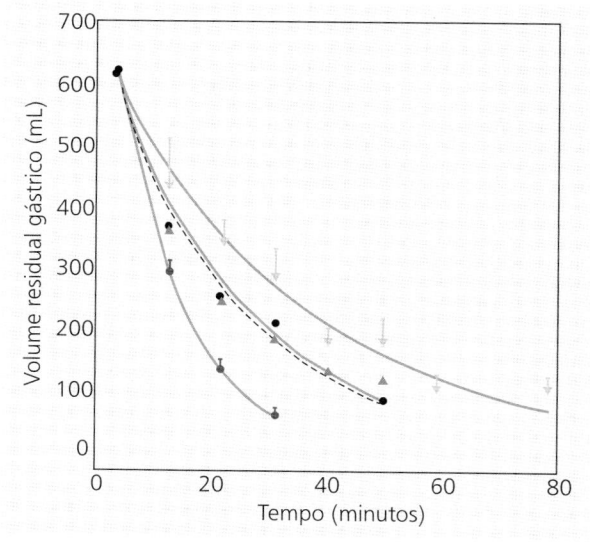

FIG. 26-5. A composição dos nutrientes e a densidade calórica afetam o esvaziamento do líquido gástrico. A solução de glucose (círculos sólidos), a menos densa caloricamente, esvaziou mais rápido. Outras soluções mais densas caloricamente, como a proteína do leite (triângulos sólidos) e hidrolisatos peptídeos (círculos abertos e triângulos sólidos), esvaziaram mais devagar. Reproduzida com permissão de Calbet JA, MacLean DA; Role of caloric content on gastric emptying in humans. *J Physiol* 498:533, 1997.)

7. Quanto tempo aproximadamente o estômago leva para esvaziar metade de uma refeição sólida?
A. Menos de 1 hora.
B. Menos de 2 horas.
C. 2-3 horas.
D. 3-4 horas.

Resposta: B
Normalmente, o meio tempo de sólido gástrico esvazia-se em menos de 2 horas. Diferente dos líquidos, que exibem uma fase inicial rápida, seguida de uma fase linear de esvaziamento mais vagaroso, os sólidos apresentam uma fase inicial vagarosa durante a qual ocorre pouco esvaziamento de sólidos. É durante esta fase que ocorre muito da mastigação e da misturação. Segue-se uma fase linear de esvaziamento, durante a qual as partículas menores são levadas para o duodeno. O esvaziamento gástrico de sólidos é função do tamanho da partícula de alimento, do conteúdo calórico e da composição (especialmente gordura). Quando líquidos e sólidos são ingeridos juntos, os líquidos esvaziam primeiro. Os sólidos são armazenados no fundo do estômago e liberados para o estômago distal, em taxas constantes, para a trituração. Os líquidos também são sequestrados no fundo, mas parecem ser prontamente liberados para o estômago distal para esvaziar primeiro. Quanto maior o componente sólido da refeição, mais demorado é o esvaziamento do líquido. Pacientes incomodados pela síndrome de *dumping* são aconselhados a limitar o volume de líquido consumido com a refeição sólida, tirando vantagem deste efeito. (Ver Schwartz, 9ª ed., p. 904.)

8. Qual dos seguintes agentes é um agonista da motilina?
   A. Metaclopramida.
   B. Cisaprida.
   C. Eritromicina.
   D. Domperidona.

Resposta: C
(Ver Schwartz, 9ª ed., p. 904 e Tabela 26-1.)

TABELA 26-1 Drogas que aceleram o esvaziamento gástrico

Agente	Dose adulta típica	Mecanismo de ação
Metoclopramida	10 mg de PO 4 ×/dia	Antagonista de dopamina
Eritromicina	250 mg PO 4 ×/dia	Agonista de motilina
Domperidona	10 mg PO 4 ×/dia	Antagonista de dopamina

9. Que percentagem da população mundial é infectada por *Helicobacter pylori*?
   A. 5%.
   B. 20%.
   C. 35%.
   D. 50%.

Resposta: D
Com flagelo especializado e um rico suprimento de urease, o *H. pylori* está unicamente equipado para sobreviver no ambiente hostil do estômago. Cinquenta por cento da população mundial é infectada por *H. pylori*, uma causa importante de gastrite crônica. A mesma sequência da inflamação, para metaplasia, para displasia, para carcinoma, que, como se sabe muito bem, ocorre no esôfago partindo de uma inflamação induzida pelo refluxo (e no cólon, partindo de doença inflamatória do intestino), hoje se sabe que cada vez mais ocorre no estômago, com a gastrite induzida pelo *Helicobacter*. A influência de prolongada suspensão ácida com bloqueadores IBPs ou H_2RAs sobre esses processos esofagogástricos é largamente desconhecida. O *Helicobacter* também tem um papel etiológico claro no desenvolvimento do linfoma gástrico. (Ver Schwartz, 9ª ed., p. 908.)

10. *Helicobacter pylori* causa um aumento na produção de ácido no estômago pela:
    A. Estimulação de células parietais.
    B. Inibição de células D.
    C. Estimulação de células de Cajal.
    D. Inibição de células G.

Resposta: B
Um dos mecanismos pelos quais o *Helicobacter* causa lesão gástrica pode ser por uma perturbação na secreção do ácido gástrico. Isto se deve, em parte, ao efeito inibitório que o *H. pylori* exerce sobre as células antrais D, que secretam somatostatina, um potente inibidor da produção de gastrina pela célula G antral. A infecção por *H. pylori* está associada a níveis reduzidos de somatostatina, produção reduzida do mensageiro do RNA, a somatostatina e poucas células D produtoras de somatostatina. Estes efeitos são provavelmente mediados pela alcalinização local do antro induzida pelo *H. pylori* (a acidificação antral é o antagonista mais potente contra a secreção da gastrina antral) e os aumentos mediados pelo *H. pylori* em outros mediadores locais e citoquinas. O resultado final é a hipergastrinemia e a hipersecreção ácida. (Ver Schwartz, 9ª ed., pp. 908, 909 e Fig. 26-6.)

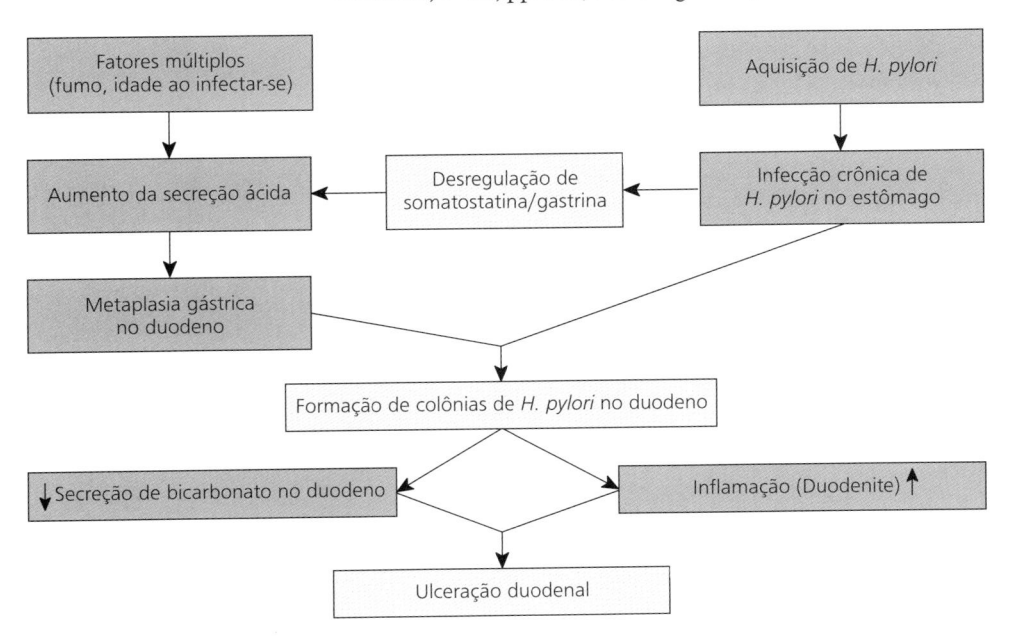

FIG. 26-6. Modelo dos efeitos do *Helicobacter* na patogênese da úlcera duodenal. (Reproduzida com permissão de Peek RM Jr, Blaser MJ: Pathophysiology of Helicobacter pylori-induced gastritis and peptic ulcer disease. *Am J Med* 102:200, 1997. Copyright © Elsevier.)

11. Qual dos seguintes é um fator de risco de câncer gástrico?
    A. Grupo sanguíneo A.
    B. Grupo sanguíneo B.
    C. Grupo sanguíneo AB.
    D. Grupo sanguíneo O.

Resposta: A

O câncer gástrico é mais comum em pacientes com anemia perniciosa, grupo sanguíneo A ou uma história familiar de câncer gástrico. Quando os pacientes migram de uma região de alta incidência para uma de baixa, o risco de câncer gástrico diminui nas gerações subsequentes nascidas na nova região. Isto sugere fortemente uma influência ambiental no desenvolvimento do câncer gástrico. Fatores ambientais parecem ser mais relacionados etiologicamente com a forma intestinal de câncer gástrico do que com a forma difusa mais agressiva. Os fatores de risco comumente aceitos para o câncer gástrico estão listados na Tabela 26-2. (Ver Schwartz, 9ª ed., p. 927.)

TABELA 26-2	Fatores que aumentam ou diminuem o risco de câncer gástrico
Aumentam o risco	
História familiar	
Dieta (alta em nitratos, sal, gordura)	
Polipose familial	
Adenomas gástricos	
Câncer colorretal sem polipose hereditária	
Infecção por *Helicobacter pylori*	
Gastrite atrófica, metaplasia intestinal, displasia	
Gastrectomia ou gastrojejunostomia prévia (menos de 10 anos atrás)	
Uso de tabaco	
Doença de Ménétrier	
Diminuem o risco	
Aspirina	
Regime alimentar (alta ingestão de fruta e vegetais frescos)	
Vitamina C	

12. A célula de origem de tumores estromais gastrointestinais (TEGI) é:
    A. Musculatura lisa.
    B. Célula G.
    C. Célula D.
    D. Célula intersticial de Cajal.

Resposta: D

Os TEGIs (tumores estromais gastrointestinais) nascem de células intersticiais de Cajal (CIC) e são distintos de leiomioma e leiomiossarcoma, que nascem da musculatura lisa.

Quase todos os TEGIs (e quase nenhum tumor da musculatura lisa) exsudam c-kit (CD117) ou o PDGFRA (plaquetas derivadas do fator receptor de crescimento) relacionado, bem como o CD34; quase todos os tumores da musculatura lisa (e quase nenhum TEGI) exsudam actina e desmina. Estes marcadores podem ser frequentemente detectados em espécimes e obtidos por aspiração com agulha fina e são úteis para diferenciar entre TEGI e tumor da musculatura lisa histopatologicamente.

Os TEGIs são geralmente positivos para a proto-oncogene, c-kit, uma característica compartilhada com a CIC. Imatinib (Gleevec), um agente quimioterápico que bloqueia a atividade do produto tirosina quinase do c-kit, dá excelentes resultados em muitos pacientes com TEGI metastático ou não ressecionável. Até 50% dos pacientes tratados desenvolvem resistência ao Imatinib por 2 anos, e vários agentes mais novos são uma promessa para pacientes com doença refratária. (Ver Schwartz, 9ª ed., p. 937.)

13. A absorção de cálcio ocorre no:
    A. Corpo do estômago.
    B. Antro do estômago.
    C. Duodeno.
    D. Jejuno proximal.

Resposta: C

A cirurgia gástrica às vezes perturba o metabolismo do cálcio e da vitamina C. A absorção de cálcio ocorre principalmente no duodeno, que é contornado com gastrojejunostomia. (Ver Schwartz, 9ª ed., p. 946.)

PERGUNTAS CLÍNICAS

1. A supressão a longo prazo do ácido gástrico com inibidores da bomba de prótons (IBPs) foi associada a:
   A. Linhagens mais virulentas de *Salmonella*.
   B. Aumento da incidência de úlcera gástrica.
   C. Risco mais alto de colite *Clostridium difficile*.
   D. Anemia macrocítica.

Resposta: C
A supressão a longo prazo do ácido com inibidores da bomba de prótons (IBPs) foi associada ao aumento de risco de colite *Clostridium difficile* adquirida na comunidade e de outras gastroenterites, presumivelmente pela ausência desta barreira germicida protetora. (Ver Schwartz, 9ª ed., p. 897.)

2. Um paciente com vagotomia e piloroplastia retorna com uma úlcera recorrente. O melhor método para determinar se foi realizada uma vagotomia inadequada é:
   A. Estimulação vagal direta.
   B. Análise gástrica estimulada.
   C. Níveis de IBPs estimulados (pancreático polipeptídeo).
   D. Nenhum das alternativas – não existe teste bom para determinar vagotomia inadequada.

Resposta: C
Historicamente, a análise gástrica foi realizada mais comumente para testar a adequação da vagotomia nos pacientes pós-operados com úlcera persistente ou recorrente. Agora isto pode ser feito avaliando os níveis de polipeptídeos pancreáticos periféricos em resposta à suposta alimentação. Um aumento de 50% no polipeptídeo pancreático dentro dos 30 minutos de suposta alimentação sugere integridade vagal. (Ver Schwartz, 9ª ed., p. 906.)

3. Qual dos seguintes é o melhor teste para confirmar a erradicação do *Helicobacter pylori*?
   A. Histologia negativa após biópsia durante EDA (endoscopia digestiva alta).
   B. Antígeno fecal negativo.
   C. Teste negativo de ureia no hálito.
   D. Teste negativo de ureia no sangue.

Resposta: C
Uma variedade de testes pode ajudar o clínico a determinar se o paciente tem infecção ativa de *H. Pylori*. O valor preditivo (positivo e negativo) de qualquer destes testes quando usado como ferramenta de filtragem depende da prevalência da infecção por *H. pylori* na população escolhida. Um teste positivo é bastante preciso para predizer a infecção por *H. pylori*, mas um teste negativo é caracteristicamente inconfiável. Assim, no cenário clínico apropriado o tratamento por *H. pylori* deve ser iniciado com base em um teste positivo, mas não necessariamente se o teste for negativo.

Um teste serológico positivo é uma evidência presumível de infecção ativa, se o paciente nunca foi tratado por *H. pylori*. O exame histológico de uma biópsia da mucosa antral usando manchas especiais é o teste padrão ouro. Outros testes sensitivos incluem testes rápidos de urease disponíveis comercialmente que estimam a presença de urease nas biópsias da mucosa (forte evidência presumível de infecção). A urease é uma enzima onipresente nas linhagens de *H. pylori* que colonizam a mucosa gástrica. O teste de hálito de ureia rotulado carbono-13 tornou-se o teste padrão para confirmar a erradicação de *H. pylori* em seguida ao tratamento apropriado. Neste teste, o paciente ingere ureia rotulada com 13C não radioativo. A urease presente no *H. pylori* e convertida em amônia e dióxido de carbono sobreage sobre a ureia rotulada. O dióxido de carbono rotulado por rádio é excretado dos pulmões e pode ser detectado no ar expirado. Ele também pode ser detectado em uma amostra de sangue. O teste de antígeno fecal também é bastante sensível e específico para a infecção ativa por *H. pylori* e pode ser mais prático para confirmar a cura. (Ver Schwartz, 9ª ed., p. 906.)

4. Qual das localizações seguintes de úlceras gástricas está associada ao aumento da produção de ácido?
   A. Cárdia.
   B. Fundo.
   C. *Lincisiura angularis.*
   D. Piloro.

Resposta: D
Em pacientes com úlcera gástrica, a secreção ácida é variável. Correntemente são descritos cinco tipos de úlcera gástrica, embora a classificação original de Johnson contivesse três tipos (Fig. 26-7). O mais comum, o tipo Johnson I de úlcera gástrica, está localizado tipicamente próximo à incisura *angularis* na curvatura menor, próximo ao limite entre o antro e o corpo do estômago. Os pacientes com úlcera gástrica tipo I geralmente têm secreção ácida normal ou reduzida. O tipo II de úlcera gástrica está associado à úlcera duodenal ativa ou quiescente, e o tipo III de úlcera gástrica é uma úlcera pré-pilórica. Tanto o tipo II quanto o III de úlceras gástricas estão associados a uma secreção ácida gástrica normal ou aumentada. O tipo IV de úlceras gástricas ocorre próximo à junção GE, e a secreção ácida é normal ou abaixo do normal. O tipo V de úlceras gástricas é induzida por medicação e pode ocorrer em qualquer parte do estômago. (Ver Schwartz, 9ª ed., p. 909.)

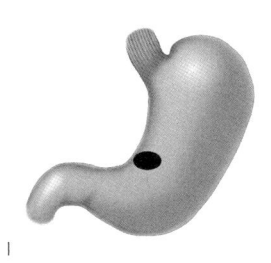

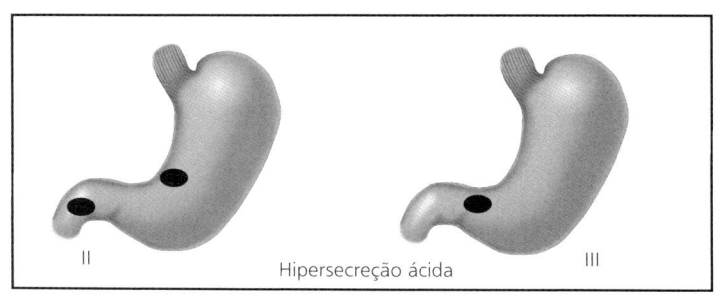

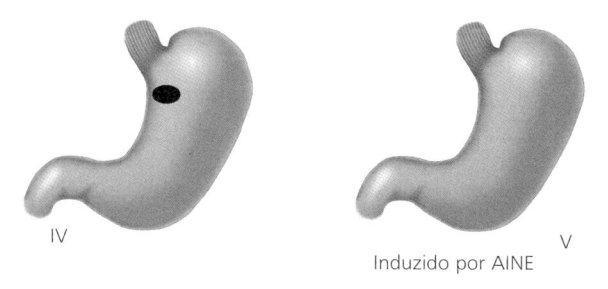

FIG. 26-7 Classificação Johnson modificada para úlcera gástrica. I. Curva menor, incisura. II. Corpo do estômago, incisura + úlcera duodenal (ativa ou curada). III. Pré-pilórica. IV. Alta na curva menor próxima à junção gastroesofágica. V. Induzida por medicação (AINE/ácido acetilsalicílico) em qualquer lugar do estômago. (Reproduzida com permissão de Fisher WE, Brunicardi FC: Benign gastric ulcer, in Cameron JL (ed): *Current Surgical Therapy*, 9th ed. Philadelphia: Mosby Elsevier, 2008, p. 81. Copyright © Elsevier.)

5. Qual das seguintes variáveis confere o mais alto risco de mortalidade para um paciente com úlcera duodenal com sangramento?
   A. Pressão sanguínea sistólica menor que 90 mmHg.
   B. NUS (nitrogênio da ureia no sangue) 10-25 mmol/L.
   C. Hg menor que 10 g/dL.
   D. Doença cardíaca.

Resposta: C
A contagem Blatchford fornece o peso mais alto para um NUS maior que 25 mmol/L e um Hg menor que 10 gm/dL. (Ver Schwartz, 9ª ed., p. 914 e Tabela 26-3.)

| TABELA 26-3 | Ferramentas de estratificação de risco para hemorragia gastrointestinal superior[a] |

A. Contagem de Blatchford

Na apresentação	Pontos
Pressão sanguínea sistólica	
100-109 mmHg	1
90-99 mmHg	2
< 90 mmHg	3
Nitrogênio da ureia no sangue	
6,5-7,9 mmol/L	2
8-9,9 mmol/L	3
10-24,9 mmol/L	4
≥ 25 mmol/L	6
Hemoglobina para homens	
12,0-12,9 g/dL	1
10-11,9 g/dL	3
< 10 g/dL	6
Hemoglobina para mulheres	
10-11,9 g/dL	1
< 10 g/dL	6
Outras variáveis na apresentação	
Pulso ≥ 100 batidas/min	1
Melena	1
Síncope	2
Doença hepática	2
Insuficiência cardíaca	2

B. Escore Rockall

Escore Rockall Completo
- Escore Rockall Clínico
  - Idade, Choque, Doença coexistente
- Diagnóstico endoscópico
- Stigmata endoscópica de hemorragia recente

Variável	Pontos
Idade	
< 60 anos	0
60-79 anos	1
≥ 80 anos	2
Choque	
Frequência cardíaca > 100 bpm	1
Pressão sanguínea sistólica < 100 mmHg	2
Doença coexistente	
Doença cardíaca isquêmica, insuficiência cardíaca congestiva, outras doenças relevantes	2
Insuficiência renal, insuficiência hepática, câncer metastático	3
Diagnóstico endoscópico	
Não foram observadas lesões, síndrome Mallory-Weiss	0
Úlcera péptica, doença erosiva, esofagite	1
Câncer no trato GI superior	2
Stigmata endoscópica de hemorragia recente	
Úlcera de base limpa, ponto flat pigmentado	0
Sangue no trato GI superior, sangramento ativo, vaso visível, coágulo	2

[a]O painel A mostra os valores usados na contagem de estratificação de risco de Blatchford que variam de 0 a 23; as contagens mais elevadas indicam riscos mais altos. O painel B mostra a contagem de Rockall que atribui pontos para cada uma das três variáveis clínicas (idade, a presença de choque e a coexistência de doenças) e para duas variáveis endoscópicas (diagnóstico e stigmata de hemorragia recente). A contagem completa de Rockall varia de 0 a 11; as contagens mais elevadas indicam maior risco. Os pacientes com contagem clínica de Rockall de 0 ou uma contagem completa de Rockall de 2 ou menos são considerados de baixo risco de novo sangramento ou morte. Fonte: Reproduzida com permissão de Gralnek IM et al.: Management of acute bleedeing from peptic ulcer. N Engl J Med 359:928, 2008. Copyright © 2008 Massachussets Medical Society. Todos os direitos reservados.

6. Qual dos seguintes procedimentos para úlcera péptica tem a mais alta incidência de diarreia pós-operativa?
    A. Patch de Graham.
    B. Vagotomia celular parietal.
    C. Vagotomia troncular e piloroplastia.
    D. Gastrectomia distal sem vagotomia.

Resposta: C
(Ver Schwartz, 9ª ed., p. 916 e Tabela 26-4.)

7. Qual dos seguintes é o procedimento preferível para um paciente de baixo risco com úlcera duodenal perfurada, reconhecida como *Helicobacter pylori* negativo e que não usa drogas anti-inflamatórias não esteroidais (AINEs)?
   A. Apenas o *patch* de Graham.
   B. O *patch* de Graham com vagotomia superseletiva.
   C. Vagotomia truncal e piloroplastia.
   D. Vagotomia truncal e antrectomia.

TABELA 26-4	Resultados clínicos de cirurgia de úlcera duodenal		
	Parietal celular vagotomia	Troncular vagotomia piloroplastia	Troncular vagotomia antrectomia
Taxa de mortalidade cirúrgica (%)	0	< 1	1
Taxa de recorrência de úlcera (%)	5-15	5-15	< 2
Dumping (%)			
Moderado	< 5	10	10-15
Severo	0	1	1-2
Diarreia (%)			
Moderada	< 5	25	20
Severa	0	2	1-2

Fonte: Modificada com permissão de: Mullholland MW, Debas HT: Chronic duodenal and gastric ulcer. *Surg Clin North Am* 67:489, 1987. Copyright © Elsevier.

Resposta: B
Ver Tabela 26-5. As opções para o tratamento cirúrgico de úlcera duodenal perfurada são o simples fechamento da perfuração, fechamento da perfuração e vagotomia superseletiva (VSS), ou fechamento da perfuração e V + D (vagotomia e drenagem). O simples fechamento com remendo só deve ser feito em pacientes com instabilidade hemodinâmica e/ou peritonite exsudativa, o que significa uma perfuração que já tem mais de 24 horas. Em todos os outros pacientes, a adição de VSS pode ser considerada porque numerosos estudos reportaram mortalidade negligenciável com esta abordagem. Contudo, nos Estados Unidos e na Europa Ocidental existe uma clara tendência a se afastar da operação definitiva de úlcera duodenal perfurada, talvez pela pronta disponibilidade do inibidor da bomba de prótons (IBP) e pela não familiaridade do cirurgião com a operação definiva neste cenário. (Ver Schwartz, 9ª ed., p. 921.)

TABELA 26-5	Opções cirúrgicas no tratamento das úlceras duodenal e gástrica	
Indicação	Duodenal	Gástrica
Sangramento	1. Sutura[a]	1. Sutura e biópsia[a]
	2. Sutura V + D	2. Sutura, biópsia, V + D
	3. V + A	3. Gastrectomia distal[b]
Perfuração	1. Sutura[a]	1. Biópsia e sutura[a]
	2. Sutura, VSS[b]	2. Excisão em cunha, V + D
	3. Sutura, V+D	3. Gastrectomia distal[b]
Obstrução	1. VSS + GJ	1. Biópsia; VSS + GJ
	2. V + A	2. Gastrectomia distal[b]
Intratabilidade/ sem cura	1. VSS[b]	1. VSS e excisão em cunha
	2. V + D	2. Gastrectomia distal
	3. V + A	

[a]A menos que o paciente esteja em choque ou moribundo deve-se considerar um procedimento definitivo.
[b]Operação preferível em paciente de baixo risco.
GJ = gastrojejunostomia; VSS = vagotomia superseletiva; V + A = vagotomia e antrectomia; V + D = vagotomia e drenagem.

8. Qual dos seguintes pólipos gástricos é considerado pré-maligno?
   A. Hamartomatoso.
   B. Heterotópico.
   C. Inflamatório.
   D. Adenomatoso.

Resposta: D
Existem cinco tipos de pólipos epiteliais gástricos: inflamatório, hamartomatoso, heterotópico, hiperplásico e adenoma. Os três primeiros têm potencial maligno negligenciável. Os adenomas podem levar ao carcinoma, tal como no cólon e devem ser removidos quando diagnosticados. Ocasionalmente, os pólipos hiperplásicos podem ser associados a carcinoma. Os pacientes com polipose adenomatosa familial têm alta preponderância de pólipos ade-

9. A lesão do estômago pré-maligna mais comum é:
   A. Adenoma.
   B. Úlcera gástrica crônica.
   C. Gastrite atrófica.
   D. Gastrite verrucosa.

nomatosos (cerca de 50%) e têm 10 vezes mais probabilidade de desenvolver adenocarcinomas do estômago do que a população em geral. Indica-se fazer uma pesquisa com o esofagogastroduodenoscópio (EGD) nessas famílias. Pacientes com câncer colorretal não poliposo hereditário também podem ter risco de câncer gástrico. (Ver Schwartz, 9ª ed., p. 928.)

Resposta: C
(Ver Schwartz, 9ª ed., p. 930 e Fig. 26-8.)

1.900 casos			
Lesão pré-cancerosa		Número de casos	%
Pólipo hiperplásico		10	0,53
Adenoma		47	2,47
Úlcera crônica		13	0,68
Gastrite atrófica		1.802	94,84
Gastrite verrucosa		26	1,37
Remanescente no estômago		2	0,11
Pâncreas aberrante		0	0
	Total 1.900		100

N.C.C.H., Tokyo April 1988

FIG. 26-8. Lesões pré-cancerosas do estômago. (Reproduzida com permissão de Ming S-C, Hirota T: Malignant epithelial tumors of the stomach, in Ming S-C, Goldman H (eds): *Pathology of the Gastrointestinal Tract*, 2nd ed. Baltimore: Williams & Wilkins, 1998, p. 607.)

10. A gastrectomia total profilática pode ser indicada em:
    A. Doença de Ménétrier.
    B. Mutação familial do gene caderina-D.
    C. Hx de primeiro grau relativo a câncer gástrico.
    D. Carcinoma coloretal não poliposo hereditário.

Resposta: B
Um gene E-caderina que sofreu mutação está associado ao câncer gástrico difuso hereditário. Deve-se considerar a gastrectomia total profilática. Obviamente, uma miríade de fatores genéticos e ambientais afetará membros da mesma família, e até 10% dos casos de câncer gástrico parecem ser familiais, sem um diagnóstico genético bem definido. Os parentes de primeiro grau de pacientes com câncer gástrico têm um risco duas a três vezes maior de desenvolver a doença. Pacientes com câncer colorretal não poliposo hereditário têm 10% de risco de contrair câncer gástrico, predominantemente o subtipo intestinal. Considera-se que a hiperplasia celular da mucosa, da doença de Ménétrier, geralmente responde por 5 a 10% do risco de adenocarcinoma. A vigilância periódica com a esofagogastroduodenoscopia (EGD) é prudente em todas as condições anteriores. A hiperplasia glandular associada a gastrinoma não é pré-maligna, mas podem ocorrer hiperplasia de células tipo enterocromafins (ECL) e/ou tumores carcinoides. (Ver Schwartz, 9ª ed., p. 930.)

11. Qual a margem bruta mínima considerada na ressecção de um adenocarcinoma gástrico?
    A. 2 cm.
    B. 3 cm.
    C. 4 cm.
    D. 5 cm.

Resposta: D
O objetivo do tratamento cirúrgico curativo é a ressecção do tumor todo (i. e., ressecção R0). Assim, todas as margens (proximal, distal e radial) devem ser negativas, e deve ser realizada uma linfadenectomia adequada. Geralmente, o cirurgião se empenha em obter uma margem negativa aproximada de, pelo menos, 5 cm. Alguns tumores gástricos, particularmente a variedade difusa, são bastante infiltrativos, e as células tumorais podem estender-se bem além da massa tumoral; logo, podem ser desejáveis as margens brutas superiores a 5 cm. É importante confirmar as margens negativas da seção de congelamento ao executar a cirurgia curativa, mas ela é menos importante em pacientes com metástases nodais além da cadeia nodal N1. (Ver Schwartz, 9ª ed., p. 933.)

12. Qual o número mínimo de nódulos linfáticos considerado adequado quando se procede à ressecção de um adenocarcinoma do estômago?
    A. 10.
    B. 15.
    C. 20.
    D. 25.

Resposta: B
Deve-se enfatizar com firmeza que muitos pacientes com nódulos linfáticos positivos são curados por uma cirurgia adequada. Também deve ser enfatizado que os nódulos linfáticos que, com frequência, parecem estar envolvidos grosseiramente com tumores acabam se mostrando benignos ou reativos no exame patológico. São necessários mais de 15 nódulos linfáticos ressectados para uma representação adequada. (Ver Schwartz, 9ª ed., p. 933.)

13. O tratamento cirúrgico inicial mais apropriado para um paciente diabético com gastroparesia é:
    A. Implantação de um marca-passo gástrico.
    B. Gastrostomia e jejunostomia.
    C. Ressecção gástrica.
    D. Controle acentuado do diabetes.

Resposta: D
Os cirurgiões precisam entender o papel da cirurgia na gastroparesia primária. Se apropriado, o paciente com severa diabetes gastroparésica deve ser avaliado para um transplante de pâncreas antes de qualquer procedimento abdominal invasivo; alguns pacientes melhoram substancialmente após um transplante de pâncreas. Se o paciente gastroparético diabético não for candidato a transplante de pâncreas, tanto a gastrostomia (para descompressão) quanto os tubos de jejunostomia (para alimentação e prevenção de hipoglicemia) podem ser efetivos. A infecção e problemas com feridas são mais comuns em diabetes com tubos transabdominais do que em não diabéticos. Outras opções cirúrgicas incluem o implante de um marca-passo gástrico e uma ressecção gástrica. Geralmente, a ressecção gástrica, se é que precisa ser feita, não deve ser frequente em gastroparesia primária. (Ver Schwartz, 9ª ed., p. 939.)

14. O tratamento mais apropriado para o sangramento crônico de um estômago em melancia é:
    A. Com betabloqueadores.
    B. Com nitratos orais.
    C. Com estrogênio.
    D. Gastrectomia total.

Resposta: C
As listras vermelhas paralelas no topo das dobras da mucosa do estômago distal confere a esta entidade rara seu apelido. Histologicamente, a ectasia gástrica antral vascular caracteriza-se pela dilatação dos vasos sanguíneos da mucosa, que frequentemente têm trombos na lâmina própria. A hiperplasia fibromuscular mucosal e a hialinização estão frequentemente presentes. A aparência histológica pode assemelhar-se a uma gastropatia portal hipertensiva, mas esta última geralmente afeta o estômago proximal, enquanto o estômago em melancia afeta predominantemente o estômago distal. Betabloqueadores e nitratos, úteis no tratamento da gastropatia portal hipertensiva, são ineficazes em pacientes com ectasia antral gástrica vascular. Pacientes com este último diagnóstico são geralmente mulheres idosas com perda crônica de sangue GI, que requerem transfusão. A maioria tem um transtorno no tecido conectivo associado autoimune e, no mínimo, 25% têm uma doença crônica no fígado. As opções de tratamento não cirúrgico incluem estrogênio e progesterona, e o tratamento endoscópico a *laser garnet* com neodímio e cristais de ítrio e alumínio (Nd:YAG) ou com coagulador de argônio no plasma. Talvez seja necessária uma antrectomia para controlar a perda de sangue; esta operação é bastante eficiente, mas leva consigo um aumento de morbidez para este grupo de pacientes idosos. Pacientes com hipertensão portal e ectasia vascular antral devem ser considerados para um *shunt* portossistêmico intra-hepático transjugular. (Ver Schwartz, 9ª ed., p. 940.)

15. A sindrome de *dumping* caracteriza-se por:
   A. Taquicardia.
   B. Dor abdominal tipo cólica e diarreia.
   C. Diaforese.
   D. Todas as anteriores.

Resposta: D
O *dumping* clinicamente significativo ocorre em 5 a 10% dos pacientes após uma piloroplastia, piloromiotomia ou gastrectomia distal, e consiste em uma constelação de sintomas pós-prandiais, cuja severidade se estende do incômodo à incapacitação. Julga-se que os sintomas sejam resultado de uma liberação abrupta de carga hiperosmolar no intestino delgado. Isto comumente se deve à ablação do piloro, mas a redução do ajuste gástrico com o acelerado esvaziamento de líquidos (p. ex., após uma vagostomia superseletiva) é outro mecanismo aceito. Cerca de 15 a 30 minutos após uma refeição, o paciente se torna diaforético, fraco, cabeça vaga e tem taquicardia. Estes sintomas podem ser melhorados por recumbência ou infusão salina. A dor de cólica abdominal não é incomum, e frequentemente a diarreia segue-se a ela. Esta situação é referida como *dumping* inicial e deve-se distingui-lo da hipoglicemia pós-prandial (reativa), também chamada de *dumping* final, que ocorre geralmente mais tarde (2 a 3 horas depois da refeição), aliviado pela administração de açúcar (Ver Schwartz, 9ª ed., p. 942.)

CAPÍTULO 27

Manejo Cirúrgico da Obesidade

PERGUNTAS SOBRE CIÊNCIA BÁSICA

1. Qual das opções seguintes tem sido diretamente implicada como causa da obesidade?
   A. Falta de exposição na infância a frutas e verduras.
   B. Falta de exposição na infância de exercícios físicos.
   C. Apetite aumentado e desejo de comer.
   D. Sensação de saciedade reduzida.

Resposta: D
O aumento da obesidade é multifatorial. A genética tem um papel importante no desenvolvimento da doença. Embora os filhos de pais com peso normal tenham uma chance de 10% de tornarem-se obesos, os filhos de ambos os pais obesos apresentam uma chance de 80 a 90% de desenvolver obesidade na vida adulta. O peso de crianças adotadas correlaciona-se fortemente com o peso de seus pais biológicos. Além disso, os índices de concordância para obesidade em gêmeos monozigóticos são 2 vezes mais altos do que os apresentados por gêmeos dizigóticos.

Dieta e cultura também constituem fatores importantes. Esses fatores ambientais contribuem significativamente para a epidemia de obesidade nos Estados Unidos, pois o rápido aumento da incidência da doença nas últimas duas décadas não pode ser explicado por nenhuma causa genética. Outros fatores parecem contribuir significativamente para a obesidade grave.

A ingestão calórica intermitente ou consistente ocorre. A falta de saciedade, intermitente ou constante, parece fortemente relacionada com tais episódios de ingestão calórica excessiva. A explicação fisiológica para a falta de saciedade ainda não foi entendida.

Outros fatores comumente implicados no distúrbio de obesidade incluem o gasto menor de energia na atividade metabólica reduzida, uma redução da resposta termogênica após as refeições, um nível básico anormalmente alto para o peso corpóreo e a redução da perda de energia calorífica. Outro fator que pode influenciar a absorção de alimentos ingeridos é a flora bacteriana luminal no interior do trato intestinal. Estudos recentes documentaram diferenças entre a flora intestinal de indivíduos obesos comparados a indivíduos com peso normal. (Ver Schwartz, 9ª ed., p. 951.)

2. A perda de peso requer a criação de um déficit calórico. Que déficit é preciso para se perder meio quilo por semana?
   A. 1.000 calorias.
   B. 2.250 calorias.
   C. 3.500 calorias.
   D. 4.200 calorias.

Resposta: C
Mudanças no estilo de vida envolvendo dieta, exercícios físicos e reforma comportamental constituem o tratamento de primeira linha da obesidade. A restrição dietética e o exercício físico podem, independentemente um do outro, gerar um déficit calórico. Um déficit energético diário de 500 calorias, resultando no déficit total semanal de 3.500 calorias leva à perda de meio quilo por semana de gordura corpórea. Foi demonstrado que dietas de baixa caloria (800 a 1.500 kcal/dia) são tão eficazes quanto as dietas de baixíssima caloria após 1 ano, mas produzem um índice mais baixo de deficiência nutricional. Essas dietas podem produzir em média 8% de redução do peso ao longo de um período de 6 meses. O acompanhamento por períodos mais longos mostra recidiva. A atividade física moderada pode produzir a redução de 2 a 3% do peso corpóreo. (Ver Schwartz, 9ª ed., p. 952.)

PERGUNTAS CLÍNICAS

1. Um paciente com IMC de 38 é considerado:
   A. Sobrepeso.
   B. Obeso.
   C. Gravemente obeso.
   D. Superobeso.

Resposta: C
(Ver Schwartz, 9ª ed., p. 950 e Tabela 27-1.)

TABELA 27-1	Classificação da obesidade por índice de massa corpórea (IMC)
Classificação	**Faixa de IMC (kg/m²)**
Peso normal	20-25
Sobrepeso	26-29
Obeso	30-34
Gravemente obeso	35-49
Superobeso	≥ 50

2. Qual das seguintes opções está associada ou é causada pela obesidade?
   A. Cefaleia em salvas.
   B. Pseudotumor cerebral.
   C. Lipossarcoma.
   D. Embolia gordurosa.

Resposta: B
Comorbidades significativas, definidas como problemas médicos associados ou causados pela obesidade, são muitas. As mais prevalentes e reconhecidas entre as comorbidades são distúrbio degenerativo das articulações, lombalgia, hipertensão, apneia obstrutiva do sono, doença de refluxo gastroesofágico (DRGE), colelitíase, diabetes tipo 2, hiperlipidemia, hipercolesterolemia, asma, síndrome de hipoventilação da obesidade, arritmias cardíacas fatais, insuficiência cardíaca direita, cefaleia enxaquecosa, pseudotumor cerebral, úlceras de estase venosa, trombose venosa profunda, exantema fúngico dermatológico, abscessos cutâneos, incontinência urinária de estresse, infertilidade, dismenorreia, depressão, hérnias na parede abdominal e incidência aumentada de diversos cânceres, como os que acometem o útero, as mamas, o cólon e a próstata.

Embora as enxaquecas estejam ligadas à obesidade mórbida, a cefaleia em salvas não está. Os cânceres uterinos, mamários, colônicos e prostáticos apresentam incidência aumentada em pacientes com obesidade mórbida, mas não o lipossarcoma. A embolia gordurosa, observada após fraturas, não é mais comum em pacientes morbidamente obesos. (Ver Schwartz, 9ª ed., p. 951.)

3. Que percentagem de pacientes morbidamente obesos conseguem reduzir e manter a redução de peso com sucesso ingerindo menos calorias e aumentando a quantidade de exercícios físicos que realizam?
   A. < 5%.
   B. 5-10%.
   C. 10-15%.
   D. > 15%.

Resposta: A
O tratamento grave da obesidade grave está voltado à redução do peso corpóreo por uma combinação de ingestão calórica reduzida e aumento associado do gasto energético por meio de exercício moderado. Este método de redução de peso é o mais seguro possível e pode funcionar bem para indivíduos obesos com pouco peso a perder para chegar a uma faixa normal ou voltar a ser caso de sobrepeso em vez de obeso. Para os gravemente obesos, contudo, que normalmente precisam perder mais de 165 quilos para sair da faixa de obesidade, essa é uma tarefa assustadora e extremamente difícil. O índice de sucesso entre os pacientes gravemente obesos que recorrem à dieta e aos exercícios como forma de perder peso o suficiente para sair da obesidade e manter o resultado é de, aproximadamente, 3%. (Ver Schwartz, 9ª ed., p. 951.)

4. Qual dos seguintes medicamentos é aprovado pelo FDA para a redução do peso?
   A. Fentermina.
   B. Nufedragen.
   C. Ambislim.
   D. Sibutramina.

Resposta: D
Atualmente, há somente duas drogas aprovadas pela agência americana Food and Drug Administration (FDA) para o tratamento da obesidade e que promove a perda de peso. A sibutramina é um inibidor da recaptação de noradrenalina e 5-hidroxitriptamina que age como inibidor de apetite. O orlistat inibe as enzimas lipases gástrica e pancreática que promovem a absorção de gorduras no intestino. Qualquer uma dessas drogas pode produzir uma redução entre 6 e 10% do peso corpóreo após 1 ano, mas a supressão da medicação normalmente leva à recuperação imediata do peso perdido.

A fentermina é um inibidor de apetite quimicamente semelhante às anfetaminas. Associada à fenfluramina (Phen-Fen), ela pode provocar hipertensão pulmonar. A fentermina não foi aprovada pelo FDA. O nufedragen é vendido como "queimador de gordura". Não há dados sobre segurança e eficácia e, portanto, não é aprovado pelo FDA. O ambislim é uma associação fitoterápica, também não testada, que não é aprovada pelo FDA. (Ver Schwartz, 9ª ed., p. 952.)

5. O *bypass* biliopancreático com *swicth* duodenal é primariamente um:
   A. Procedimento restritivo.
   B. Procedimento de redução da absorção.
   C. Procedimento combinado de restrição de redução da absorção.
   D. Nenhuma das anteriores.

Resposta: C
O *bypass* biliopancreático é uma associação entre os procedimentos restritivos e de redução da absorção. (Ver Schwartz, 9ª ed., p. 953 e Tabela 27-2.)

TABELA 27-2	Tipos de cirurgias bariátricas comumente realizadas por mecanismo de ação
Restritivas	
Banda gástrica laparoscópica ajustável (BGLA)	
Gastrectomia vertical (GV)	
Gastroplastia vertical com bandagem (GVB)[a]	
Redução da absorção	
Bypass biliopancreático (BBP)	
Bypass jejunoileal (BJI)[a]	
Procedimento associado restritivo e de redução da absorção	
Bypass gástrico em Y de Roux (BGYR)	
Bypass biliopancreático com *switch* duodenal (SD)	

[a]Hoje raramente executadas, de interesse histórico somente.

6. Qual dos seguintes pacientes seria considerado candidato à cirurgia bariátrica?
   A. Pessoa de 70 anos de idade, com IMC 48 e diabetes bem controlado.
   B. Pessoa de 22 anos de idade, com IMC 34 e diabetes sensibilizado (descontrolado).
   C. Pessoa de 35 anos de idade, com IMC 38, sem comorbidades.
   D. Pessoa de 56 anos de idade, com IMC 42, sem comorbidades.

Resposta: D
As indicações para cirurgia bariátrica estão claramente definidas e listadas na Tabela 27-3. Dos pacientes apresentados anteriormente, somente D constitui uma resposta correta. (Ver Schwartz, 9ª ed., p. 954.)

TABELA 27-3	Indicações para cirurgia bariátrica
O paciente deve:	
1. Apresentar um índice de massa corpórea (peso em quilos/altura em metros quadrados) ≥ 40 com ou sem distúrbios médicos comórbidos associados à obesidade	
2. Apresentar índice de massa corpórea de 35-40 com distúrbios médicos comórbidos	
Além disso, espera-se que os pacientes:	
3. Não tenham alcançado sucesso com outros tratamentos para emagrecer	
4. Sejam psicologicamente estáveis	

Fonte: Adaptada de National Institutes of Health Consensus Conference. Gastrointestinal surgery for severe obesity. Consensus Development Conference Panel. *Ann Intern Med* 115:956, 1991.

7. Que grupo de pacientes apresenta resultado precário após a colocação de um anel gástrico ajustável?
   A. Sobrepeso.
   B. Obeso.
   C. Obesidade mórbida.
   D. Superobeso.

Resposta: D
Os pacientes superobesos apresentam menos perda de peso do que os obesos ou morbidamente obesos submetidos à cirurgia de colocação de anel gástrico. Os indivíduos acima do peso não são candidatos a nenhum procedimento bariátrico.

8. Qual dos seguintes procedimentos apresenta o índice mais alto de complicação nutricional?
   A. Colocação de anel ajustável por laparoscopia.
   B. *Bypass* gástrico em Y de Roux.
   C. Gastrectomia vertical.
   D. *Switch* duodenal.

9. Qual das seguintes opções constitui a complicação emergente mais comum da colocação de anel gástrico ajustável por laparoscopia?
   A. Deslizamento do anel.
   B. Disfunção ou vazamento do conteúdo do reservatório ou do tubo.
   C. Prolapso.
   D. Erosão.

10. Qual das seguintes opções constitui um componente do *bypass* gástrico em Y de Roux?
    A. A confecção de uma bolsa gástrica com volume aproximado de 100 mL.
    B. Uma alça proximal (biliopancreática) > 100 cm de comprimento.
    C. Uma alça em Y (alimentar) com 75-150 cm de comprimento.
    D. A colocação de uma alça de Roux em posição retrocólica.

A eficácia da operação entre os superobesos (índice de massa corpórea [IMC] > 50 kg/m^2) é menos abrangente, com IMC médio permanecendo > 40 kg/m^2 após acompanhamento de 5 a 8 anos. É nossa impressão que os resultados ideais obtidos com essa cirurgia ocorrem em pacientes motivados, com necessidade de perder < 50 kg para chegar a um IMC < 30 kg/m^2, têm a intenção de realizar exercícios físicos regularmente e moram em área geográfica suficientemente próxima para permitir o acompanhamento. Pacientes ansiosos para perder peso, inativos, que não conseguem fazer exercícios, gostam de mordiscar doces altamente calóricos e pensam que poderão manter seus antigos hábitos alimentares não são bons candidatos para esse procedimento. Da mesma forma, os pacientes previamente submetidos à cirurgia gástrica alta, como a fundoplicatura de Nissen, são candidatos relativamente ruins para a colocação de anel gástrico ajustável por laparoscopia (BGLA) pelo potencial de lesão gástrica durante a liberação da válvula prévia para o implante da banda. (Ver Schwartz, 9ª ed., p. 959.)

Resposta: D
O *switch* duodenal, também chamado *bypass* biliopancreático com *switch* duodenal, apresenta o índice mais alto de complicação nutricional. (Ver Schwartz, 9ª ed., pp. 961, 968 e Tabela 27-4.)

TABELA 27-4 Resultados para cirurgias bariátricas

	BGLA	BGYR	BBP/SD
Redução do peso em excesso (%)	47,5	61,6	70,1
Mortalidade (%)	0,1	0,5	1,1
Morbidade (%)	10-25	13-38	27-33
Morbidade nutricional (%)	0-10	15-25	40-77

BBP/SD = bypass biliopancreático com *switch* duodenal; BGLA = colocação de anel ajustável por laparoscopia; BGYR = *bypass* gástrico em Y de Roux.
Fonte: Dados de Buchwald H, Avidor Y, Braunwald E, et al.: Bariatric surgery. A systematic review and meta-analysis. *JAMA* 292:1724, 2004.

Resposta: C
O prolapso é talvez a complicação emergente mais comum que requer nova cirurgia após a colocação de anel gástrico ajustável por laparoscopia (BGLA). A incidência costuma estar na faixa de 3%. O vômito pós-operatório predispõe a esse problema, pois a porção inferior do estômago pode ser empurrada para cima e ficar presa na luz do anel. Os sintomas típicos experimentados pelo paciente incluem disfagia imediata, vômito e incapacidade de ingerir alimentos ou líquidos por via oral. Pode ocorrer prolapso anterior ou posterior. Nova cirurgia laparoscópica para reduzir o prolapso e suturar novamente o anel é recomendada. (Ver Schwartz, 9ª ed., p. 961.)

Resposta: C
A principal característica da operação é a criação de uma bolsa gástrica proximal pequena (em geral < 20 mL) totalmente separada do estômago. Uma alça de Roux do jejuno proximal é puxada para cima e anastomosada à bolsa. A alça pode ser anterior ao cólon e ao estômago, posterior a ambos ou posterior ao cólon e anterior ao estômago. O comprimento da alça biliopancreática a partir do ligamento de Treitz até a enterostomia distal é de 20 a 50 cm, e o comprimento da alça de Roux é de 75 a 150 cm. (Ver Schwartz, 9ª ed., p. 962.)

11. Sabe-se que os pacientes submetidos a *bypass* gástrico em Y de Roux têm um risco mais alto de desenvolver colelitíase. A conduta atualmente recomendada para pacientes com ultrassonografia negativa (sem colelitíase) anteriormente à cirurgia é:
    A. Colecistectomia profilática durante a cirurgia de *bypass*.
    B. Ultrassonografia em série a cada 3 meses após cirurgia de *bypass*, por 2 anos.
    C. Ultrassonografia após a cirurgia de *bypass* somente, caso o paciente venha a desenvolver sintomas.
    D. Administração oral de ursodiol para prevenir a formação de pedras na vesícula após a cirurgia de *bypass*.

Resposta: D
Costumamos realizar uma ultrassonografia para a pesquisa do abdome em pacientes com planejamento de cirurgia de *bypass* gástrico em Y de Roux com vesícula biliar intacta para excluir a presença de cálculos. Caso a litíase seja observada, recomenda-se atualmente a realização de colecistectomia laparoscópica simultânea. Outra abordagem é adiar a colecistectomia até que o *bypass* gástrico seja realizado, quando o paciente é sintomático. Quando o paciente não apresenta colelitíase, confirmado por ultrassonografia pré-operatória, seguimos as recomendações de um estudo publicado que mostrou que a administração profilática de ursodiol na dosagem de 300 mg, 2 vezes ao dia, reduz a incidência de colelitíase após *bypass* gástrico em Y de Roux para aproximadamente 4%. (Ver Schwartz, 9ª ed., p. 955.)

12. Qual das seguintes opções constitui uma contraindicação relativa ao *bypass* gástrico em Y de Roux?
    A. Esferocitose.
    B. Anemia ferropriva grave.
    C. Deficiência de vitamina B12.
    D. Doença de von Willebrand.

Resposta: B
A cirurgia de *bypass* gástrico em Y de Roux por laparoscopia (BGYRL) constitui um procedimento adequado para a maioria dos pacientes elegíveis para a cirurgia bariátrica. As contraindicações relativas da BGYRL incluem cirurgia gástrica anterior, cirurgia antirrefluxo anterior, anemia ferropriva grave, lesões distais no estômago ou no duodeno com necessidade de acompanhamento posterior e esofagite de Barrett com displasia grave.

As complicações nutricionais pós-operatórias incluem a deficiência de ferro em 20 a 40% dos pacientes, anemia ferropriva em 20%, deficiência de vitamina B12 em 15% dos casos e a deficiência de vitamina D em pelo menos 15%, normalmente presente já previamente à operação.

Pelo risco de anemia ferropriva pós-operatória, a presença de deficiência grave de ferro anteriormente à cirurgia constitui uma contraindicação relativa para o procedimento. (Ver Schwartz, 9ª ed., p. 965.)

13. Que percentagem do excesso de peso corpóreo os pacientes perdem no primeiro ano após *bypass* gástrico em Y de Roux?
    A. 20-30%.
    B. 40-50%.
    C. 60-70%.
    D. 80-90%.

Resposta: C
Pacientes submetidos a BGYRL costumam perder entre 60 e 80% do excesso de peso corpóreo durante o primeiro ano após a cirurgia. Essa afirmação é tida como verdadeira desde que a primeira série ampla de resultados dessa operação foi relatada. A resolução das comorbidades varia dependendo da doença, mas é superior a 90% para a DRGE e as úlceras de estase venosa e superior a 80% para o diabetes tipo 2 com duração acima de 5 anos. As hiperlipidemias quase sempre melhoram, apresentando resolução total em aproximadamente 70% dos casos. A hipertensão cessa em 50 a 65% dos pacientes (Tabela 27-5). Mesmo os indivíduos superobesos que não atingem um IMC inferior a 35 kg/m² podem experimentar melhora significativa das comorbidades após BGYR laparoscópica ou aberta. (Ver Schwartz, 9ª ed., pp. 962 e 965.)

TABELA 27-5	Efeito da cirurgia bariátrica sobre as complicações clínicas comórbidas	
Doença	**% de Resolução**	**% de Melhora**
Diabetes	76,8	85,4
Hipertensão	61,7	78,5
Apneia do sono	83,6	85,7
Hiperlipidemia	70	96,9

Fonte: Dados de Buchwald H, Avidor Y, Braunwald E et al.: Bariatric surgery. A systematic review and meta-analysis. *JAMA* 292:1724, 2004.

14. Um homem de 42 anos de idade foi submetido à cirurgia de *bypass* gástrico em Y de Roux 1 ano antes e se apresenta para tratamento referindo vômito intermitente de 24 horas. Ele encontra-se estável e bem hidratado e seus eletrólitos estão normais. A tomografia computadorizada confirma a suspeita clínica de obstrução parcial do intestino delgado. O tratamento inicial adequado para esse paciente é:
    A. Hidratação IV e observação.
    B. Hidratação IV e entubação nasogástrica.
    C. Hidratação IV, entubação nasogástrica e repetição da tomografia após 24 horas.
    D. Exploração cirúrgica imediata.

Resposta: D
Diversas complicações intrínsecas do procedimento laparoscópico de *bypass* gástrico em Y de Roux (BGYRL) devem ser enfatizadas. A mais importante é a obstrução do intestino delgado. Essa complicação deve ser tratada de modo diferente das obstruções em pacientes submetidos a cirurgias em geral, em que a obstrução costuma ser provocada por aderências que muitas vezes se resolverão com tratamento conservador, não operatório. Os pacientes submetidos a BGYRL com sintomas de obstrução requerem tratamento cirúrgico emergencial (ver a Tabela 27-6). Isso se deve ao fato de que a causa da obstrução intestinal após BGYRL é muitas vezes uma hérnia interna ocasionada pelo fechamento inadequado ou o não fechamento das falhas mesentéricas pelo cirurgião no momento da operação. O tratamento desses pacientes, portanto, difere daquele mantido para a maioria dos pacientes com obstrução de intestino delgado. O único e mais importante ponto realçado nesse capítulo é chamar a atenção dos cirurgiões gerais para a necessidade de operar imediatamente o paciente que se apresentar com obstrução intestinal após BGYRL. Os centros que atualmente realizam o transplante de intestino delgado têm observado que o grupo principal encaminhado para esse procedimento é o de pacientes com obstrução de intestino delgado após a cirurgia de BGYRL, que desenvolvem infarto em grande extensão intestinal causado por hérnia interna e passam a ser acometidos por síndrome de intestino curto. (Ver Schwartz, 9ª ed., p. 966.)

TABELA 27-6	Complicações para as quais os pacientes submetidos à cirurgia laparoscópica de *bypass* gástrico em Y de Roux requerem intervenção cirúrgica urgente
Obstrução do intestino delgado	
Vômito pós-operatório precoce com sinais e sintomas sugerindo obstrução	
Hematêmese pós-operatória precoce com sinais e sintomas sugerindo obstrução	

15. Uma úlcera marginal em paciente submetido a *bypass* gástrico em Y de Roux é mais bem tratada com:
    A. Terapia tripla para *Helicobacter pylori*.
    B. Inibidores da bomba de prótons.
    C. Dilatação endoscópica com uso subsequente de inibidores da bomba de prótons.
    D. Ressecção da úlcera com revisão cirúrgica da gastrojejunostomia.

Resposta: B
As úlceras marginais constituem outra complicação relativamente específica do *bypass* gástrico em Y de Roux, quer ajustável por laparoscopia (BGYRL) quer por cirurgia aberta (BGYR). O paciente refere dor na região epigástrica que não se altera depois da alimentação. O diagnóstico é feito por endoscopia. O tratamento é clínico com a administração de inibidores da bomba de prótons, que se mostram eficazes em 90% dos casos. Somente aqueles que apresentam fístula gastrogástrica com o estômago distal ou estenose grave da luz da gastrojejunostomia ou úlceras que não cicatrizam precisam de cirurgia. (Ver Schwartz, 9ª ed., p. 966.)

16. Qual das seguintes opções constitui um componente da derivação biliopancreática?
    A. A construção de uma bolsa gástrica com volume aproximado de 20 mL.
    B. Sobressutura do coto duodenal.
    C. A confecção de uma alça de Roux com comprimento mínimo de 150 cm.
    D. Colecistectomia profilática.

Resposta: D
A operação, mostrada na Figura 27-1, envolve a ressecção da metade distal até 2/3 do estômago e a construção de um trato alimentar ligado aos 200 cm distais do íleo, com anastomose com o estômago. A alça biliopancreática é ligada ao tubo digestório proximalmente, a 75 ou 100 cm de distância da válvula ileocecal, dependendo da quantidade de proteína presente na dieta do paciente. Esse procedimento mostrou-se pouco popular ao redor do mundo, provavelmente pela dificuldade técnica de realização, juntamente com a percentagem significativa de complicações nutricionais que se instalam no pós-operatório. A derivação biliopancreática (DBP) começa com a realização de uma gastrectomia distal subtotal. Uma bolsa gástrica residual de 200 mL é construída no caso de pacientes superobesos e uma bola ligeiramente maior no caso de pacientes

com IMC < 50 kg/m². A porção terminal do íleo é identificada e dividida nos 250 cm proximais à válvula ileocecal. A extremidade distal do íleo dividido é anastomosada ao estômago, criando um estoma de 2 a 3 cm. A extremidade proximal do íleo é, então, anastomosada lado a lado ao íleo terminal, aproximadamente 100 cm proximalmente à válvula ileocecal. Alguns cirurgiões realizam a anastomose somente da porção de 50 cm proximal à válvula. Mas, nesses pacientes, a probabilidade de uma boa ingestão de proteínas depois da operação deve ser alta. A colecistectomia profilática é realizada em razão da alta incidência de colelitíase com a absorção ineficiente dos sais da bile. (Ver Schwartz, 9ª ed., pp. 969 e 968.)

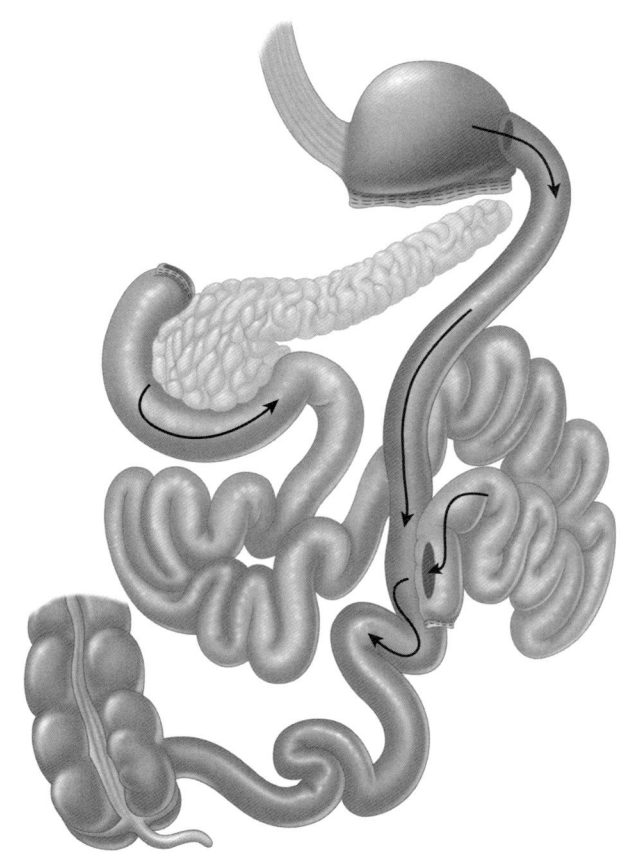

FIG. 27-1. Configuração da derivação biliopancreática. (Reproduzida com permissão de Austrheim-Smith I *et al.*: Evolução da cirurgia bariátrica minimamente invasiva, in Schauer PR *et al.* (eds): *Minimally Invasive Bariatric Surgery*, 1st ed. New York: Springer, 2007, p. 21.)

17. Que componente da derivação biliopancreática difere de um procedimento de *switch* duodenal?
    A. O tamanho do estômago remanescente.
    B. O comprimento da alça alimentar.
    C. O comprimento da alça biliopancreática.
    D. Nenhuma das anteriores – é a mesma operação.

Resposta: A
O procedimento de *switch* duodenal (SD) difere da derivação biliopancreática somente na operação da porção proximal do intestino. Em vez de uma gastrectomia distal, a ressecção de todo o estômago, exceto por uma faixa estreita da curvatura menor do tubo, é realizada. O diâmetro desse tubo é calibrado com um dilatador e, quando limitado a um valor aproximado de 32F (11 mm), produz perda de peso ideal, permitindo ainda uma ingestão oral adequada. O duodeno é dividido em sua primeira porção, e uma porção de duodeno com cerca de 2 cm é deixada intacta além do piloro. Essa extremidade do duodeno é, então, anastomosada aos 250 cm distais do íleo. (Ver Schwartz, 9ª ed., pp. 969, 968 e Fig. 27-2.)

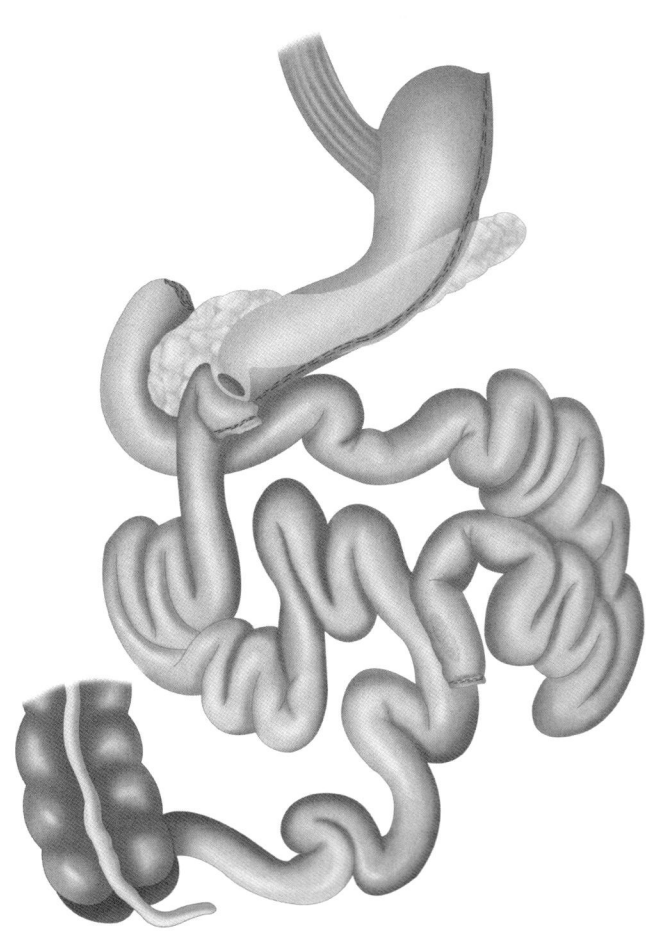

FIG. 27-2. Configuração de *switch* duodenal. (Reproduzida com permissão de Austrheim-Smith I *et al.*: Evolução da cirurgia bariátrica minimamente invasiva, in Schauer PR *et al.* (eds): *Minimally Invasive Bariatric Surgery,* 1st ed. New York: Springer, 2007, p. 22.)

CAPÍTULO 28
Intestino Delgado

PERGUNTAS SOBRE CIÊNCIA BÁSICA

1. O cálcio é absorvido principalmente no?
   A. Estômago.
   B. Duodeno.
   C. Jejuno.
   D. Íleo.

Resposta: B
O cálcio é absorvido tanto por meio do transporte celular quanto pela difusão paracelular. O duodeno é o principal local para o transporte transcelular; o transporte paracelular ocorre em toda parte do intestino delgado. Um passo-chave no transporte do cálcio transcelular é mediado pela calbindina, uma proteína ligada ao cálcio, localizada no citoplasma dos enterócitos. A regulação da síntese da calbindina é o principal mecanismo por meio do qual a vitamina D regula a absorção do cálcio intestinal. (Ver Schwartz, 9ª ed., p. 985.)

2. Qual dos seguintes distingue o jejuno do íleo?
   A. A prega circular menos proeminente.
   B. O diâmetro menor.
   C. A parede mais fina.
   D. Os vasos retos mais longos.

Resposta: D
Inexiste um marco anatômico que diferencie o jejuno do íleo; o proximal de 40% do segmento jejuno-íleo é definido arbitrariamente como o jejuno e o de 60% distal, como o íleo. O íleo é separado do ceco pela válvula ileocecal. O intestino delgado contém dobras mucosas conhecidas como pregas circulares ou válvulas coniventes, visíveis a uma inspeção grosseira. Estas dobras também são visíveis radiograficamente e contribuem para a distinção entre intestino delgado e cólon, em radiografias abdominais, que não contêm essas dobras. Essas dobras são mais proeminentes no intestino proximal do que no intestino delgado distal. Outros traços evidentes em uma inspeção grosseira, que são mais característicos do intestino delgado proximal do que do distal, incluem circunferência maior, parede mais grossa, mesentério menos gorduroso e vasos retos mais longos (Fig. 28-1). (Ver Schwartz, 9ª ed., p. 980.)

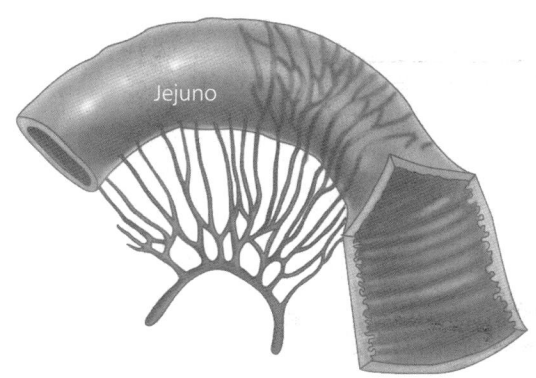

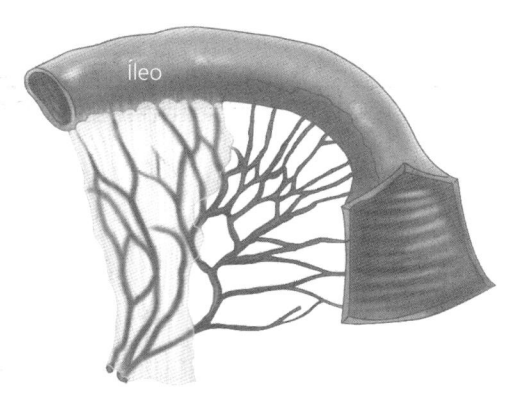

FIG. 28-1. Características grosseiras do jejuno contrastadas com as do íleo. Com relação ao íleo, o jejuno tem diâmetro mais largo, parede mais espessa, pregas circulares mais proeminentes, mesentério menos gorduroso e vasos retos mais longos.

3. Existem quatro tipos de células que originam-se nas criptas da mucosa do intestino delgado. Qual destes tipos de células completa a diferenciação na cripta, em vez de durante a sua migração para as vilosidades intestinais?
   A. Enterócito.
   B. Célula caliciforme.
   C. Célula enteroendócrina.
   D. Célula de Paneth.

Resposta: D
A proliferação celular epitelial, intestinal, confina-se às criptas, cada uma das quais transporta em média de 250 a 300 células. Todas as células epiteliais de cada cripta são derivadas de um número desconhecido das multipotentes células-tronco ainda não caracterizadas, localizadas na base da cripta ou próximas a ela. Sua geração imediata é ampliada, sofrendo vários ciclos de rápida divisão. Estes descendentes, então, comprometem-se a diferenciar-se ao longo de quatro diferentes trajetórias que ao final vão produzir células enterócitas e células caliciformes, enteroendócrinas e células de Paneth. Excetuadas as células Paneth, essas linhagens completam sua diferenciação durante uma migração para cima, de cada cripta para as vilosidades intestinais adjacentes.

As células de Paneth estão localizadas na base da cripta e contêm grânulos secretórios que abrigam fatores de crescimento, enzimas digestivas e peptídeos antimicrobiais. (Ver Schwartz, 9ª ed., p. 981.)

4. O primeiro hormônio descoberto no corpo humano foi:
   A. Insulina.
   B. Secretina.
   C. Peptídeo intestinal vasoativo.
   D. Somatostatina.

Resposta: B
A endocrinologia surgiu como disciplina com a descoberta da secretina, um peptídeo regulador intestinal, o primeiro hormônio a ser identificado. Agora se reconhece o intestino delgado como o maior órgão do corpo produtor de hormônios, tanto com relação ao número de células produtoras de hormônios, quanto ao número de hormônios individuais produzidos. Mais de 30 genes peptídeos hormonais foram identificados como sendo expressos no trato GI. (Ver Schwartz, 9ª ed., p. 987.)

5. A somatostatina causa:
   A. Estimulação da secreção intestinal.
   B. Estimulação da motilidade intestinal.
   C. Inibição da perfusão esplâncnica.
   D. Estimulação do crescimento da mucosa intestinal.

Resposta: C
(Ver Schwartz, 9ª ed., p. 987 e Tabela 28-1.)

TABELA 28-1	Peptídeos regulatórios representativos produzidos no intestino delgado	
Hormônio	**Fonte[a]**	**Ações**
Somatostatina	Célula D	Inibe a secreção, a motilidade e a perfusão esplâncnica GI
Secretina	Célula S	Estimula a secreção exócrina pancreática
		Estimula a secreção intestinal
Colecistoquinina	Célula I	Estimula a secreção exócrina pancreática
		Estimula o esvaziamento da bexiga
		Inibe a contração do esfíncter de Oddi
Motilina	Célula M	Estimula a motilidade intestinal
Peptídeo YY	Célula L	Inibe a motilidade e a secreção intestinal
Glucagon tipo Peptídeo 2	Célula L	Estimula a proliferação do epitélio intestinal
Neurotensina	Célula N	Estimula as secreções pancreática e biliar
		Inibe a motilidade do intestino delgado
		Estimula o crescimento da mucosa intestinal

[a]Este quadro indica quais tipos de células enteroendócrinas localizadas no epitélio intestinal esses peptídeos produzem. Esses peptídeos também são largamente expressos nos tecidos não intestinais.

6. O volume total de fluido secretado diariamente por um adulto normal por glândulas salivares, fígado e pâncreas é de aproximadamente:
   A. 2 litros.
   B. 4 litros.
   C. 6 litros.
   D. 8 litros.

Resposta: C
(Ver Schwartz, 9ª ed., p. 983 e Fig. 28-2.)

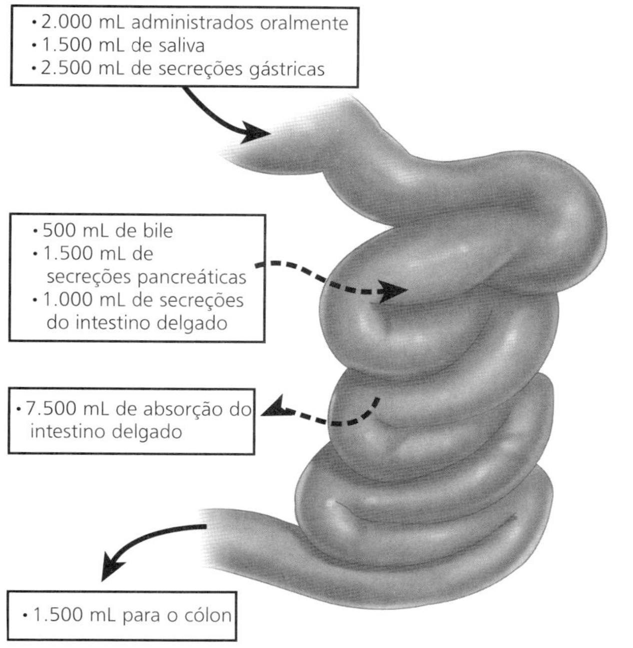

- 2.000 mL administrados oralmente
- 1.500 mL de saliva
- 2.500 mL de secreções gástricas

- 500 mL de bile
- 1.500 mL de secreções pancreáticas
- 1.000 mL de secreções do intestino delgado

- 7.500 mL de absorção do intestino delgado

- 1.500 mL para o cólon

FIG. 28-2. Fluxos do fluido do intestino delgado. Mostram-se as quantidades típicas (em volume diário) que entram e saem do lúmen do intestino delgado de um adulto saudável.

7. A mutação do gene NOD2 está associada ao aumento do risco de:
   A. Doença de Crohn.
   B. Cólera.
   C. Adenocarcinoma do intestino delgado.
   D. Pseudo-obstrução.

Resposta: A
Os defeitos genéticos específicos associados à doença de Crohn em pacientes humanos estão começando a ser definidos. Por exemplo, a presença de um *locus* no cromossomo 16 (o assim chamado *locus* IBD1) foi ligada à doença de Crohn. Identificou-se o *locus* IBD1 como o gene *NOD2*. As pessoas com variantes alélicas em ambos os cromossomos apresentam um risco relativo de adquirir a doença de Crohn 40 vezes maior, comparado com as pessoas não portadoras dos genes da variante NOD2. A relevância deste gene para a patogênese da doença de Crohn é plausível biologicamente, já que o produto da proteína do gene *NOD2* intermedeia a resposta imunoinata aos patogêneos microbiais. Outros *loci* IBD putativos foram identificados em outros cromossomos (IBD2 no cromossomo 12q e o IBD3 no cromossomo 6) e estão sendo pesquisados. (Ver Schwartz, 9ª ed., p. 994.)

8. Qual das seguintes afirmações sobre o tecido linfoide associado ao intestino (TLAI) NÃO é verdadeira?
   A. O TLAI contém cerca de 20% das células imunes do corpo.
   B. As placas de Peyer são parte do TLAI e funcionam como local inductivo (para processar antígenos estranhos).
   C. O IgA é produzido pela células do plasma na lâmina própria do intestino delgado.
   D. Os *dimmers* IgA destinados a componentes secretórios são resistentes à degradação no lúmen das vísceras, por enzimas proteolíticas.

Resposta: A
O componente intestinal do sistema de imunidade, conhecido como tecido linfoide associado ao intestino (TLAI), contém mais de 70% das células imunes. Conceitualmente, o TLAI é dividido em locais inductivos e efetores. Os locais inductivos incluem os remendos de Peyer, os nódulos linfáticos mesentéricos e os foliculos linfoides isolados e menores espalhados por todo o intestino delgado (Fig. 28-3).
   Os linfócitos efetores estão distribuídos em compartimentos distintos. As células do plasma que produzem IgA são derivadas das células B e estão localizadas na lâmina própria. As células CD4+ T também estão localizadas na lâmina própria. As células CD8+ T migram preferencialmente para o epitélio, mas também são encontradas na lâmina própria. Estas células T são centrais para a regulação imunológica; ademais, as células CD8+ T têm potente atividade linfócita citotóxica T. O IgA é transportado por meio das células epiteliais intestinais para o interior do lúmen, onde ele existe na forma de um *dimmer* complexo com um componente secretório. Esta configuração torna o IgA resistente à proteólise pelas enzimas digestivas. Acredita-se que o IgA de ambas ajuda a prevenir a entrada de micróbios por intermédio do epitélio e promove a excreção de antígenos ou micróbios que já penetraram na lâmina própria. (Ver Schwartz, 9ª ed., pp. 985 e 986.)

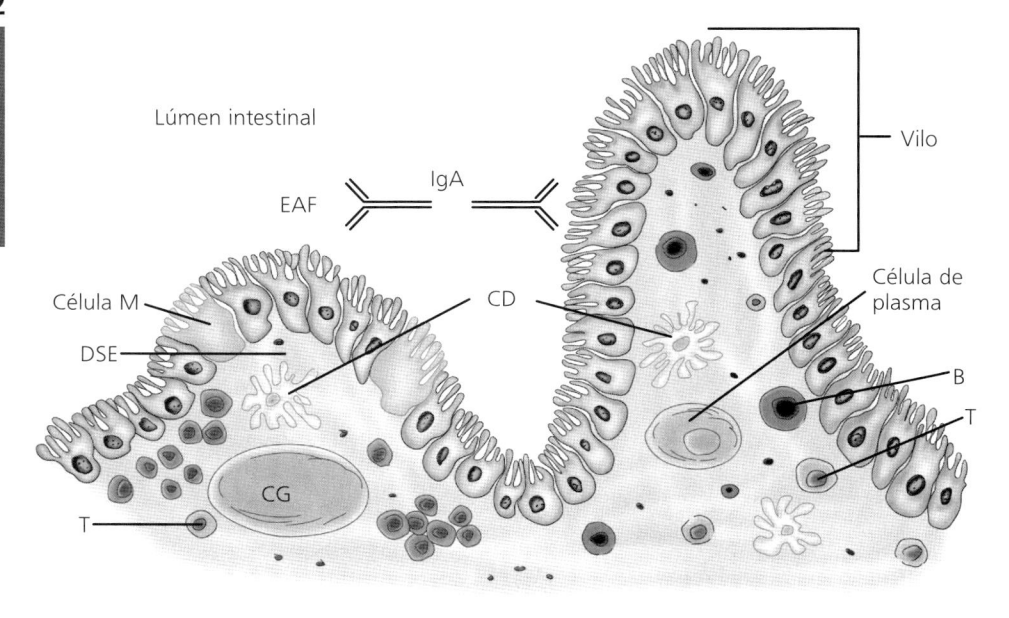

FIG. 28-3. Tecido linfoide associado às vísceras. Componentes seletos do tecido linfoide associado às vísceras estão representados esquematicamente. As placas de Peyer consistem em um epitélio especializado associado a um folículo (EAF) que contém células M, um domo subepitelial (DSE) rico em células dendríticas (CD) e um folículo de célula B, contendo células germinais (CG). As células de plasma na lâmina própria produzem imunoglobulina A (IgA), que é transportada ao lúmen intestinal, onde serve como a primeira linha de defesa contra os patógenos. Outros componentes do tecido linfoide associados às vísceras incluem folículos linfoides isolados, nódulos linfáticos mesentéricos e linfócitos regulatórios e efetores.

9. A digestão de proteínas em indivíduos saudáveis é iniciada pela:
   A. Pepsina.
   B. Tripsina.
   C. Quimotripsina.
   D. Carboxipeptidase.

Resposta: A
A digestão da proteína começa no estômago com a ação de pepsinas. Contudo, este não é um passo essencial, porque os pacientes cirúrgicos, que são aclorídricos, ou perderam parte ou todo o seu estômago, ainda são capazes de digerir proteínas com sucesso. A digestão continua no duodeno com a ação de uma variedade de peptidases pancreáticas. Estas enzimas são secretadas como pró-enzimas inativas. Isto contrasta com a amilase e a lipase pancreáticas, secretadas em sua forma ativa. Em resposta à presença de ácidos biliares, libera-se enteroquinase da membrana da borda ciliar intestinal para catalisar a conversão de tripsinogênio em tripsina ativa. (Ver Schwartz, 9ª ed., p. 984 e Fig. 28-4.)

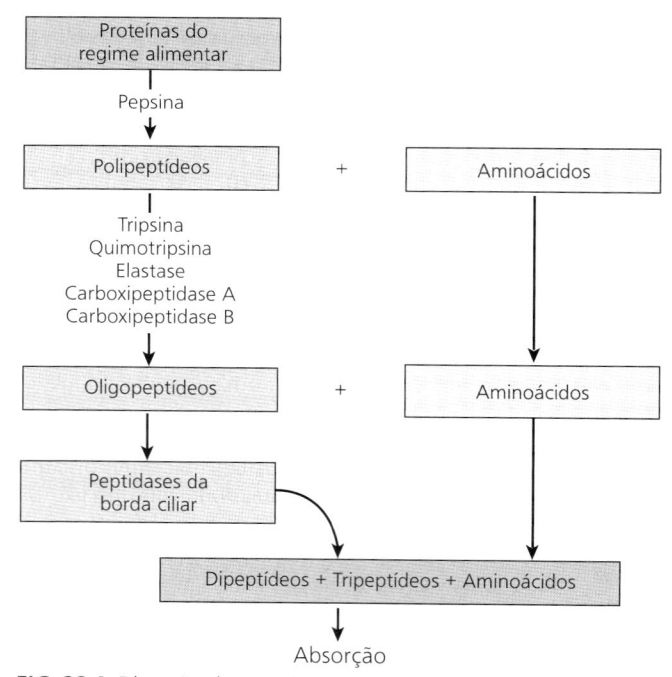

FIG. 28-4. Digestão da proteína. As proteínas do regime alimentar têm de sofrer hidrólise em constituintes singulares, aminoácidos e dipeptídeos e tripeptídeos, antes de serem absorvidas pelo epitélio intestinal. Estas reações hidrolíticas são catalisadas pelas peptidases pancreáticas (p. ex., tripsina) e pelas peptidases enterócitas da borda ciliar.

10. A contração da camada circular interior da parede do intestino:
    A. Encurta o intestino.
    B. Estreita o lúmen do intestino.
    C. Promove a motilidade das vilosidades, mas não afeta o peristaltismo.
    D. Promove a mistura do conteúdo luminal, mas não afeta o peristaltismo.

Resposta: B
A contração da camada muscular longitudinal exterior resulta no encurtamento do intestino; a contração da camada circular interior resulta no estreitamento luminal. As contrações da mucosa *muscularis* contribuem para a motilidade da mucosa ou da vilosidade, mas não para a do peristaltismo. (Ver Schwartz, 9ª ed., p. 986.)

11. Qual dos seguintes é um transmissor excitatório da motilidade do intestino delgado?
    A. Óxido nítrico.
    B. Peptídeo intestinal vasoativo.
    C. Trifosfato de adenosina.
    D. Acetilcolina.

Resposta: D
Este mecanismo contrátil intrínseco é sujeito à regulação neural e hormonal. O sistema motor entérico (SME) provê estímulos tanto inibitórios quanto excitatórios. Os transmissores excitatórios predominantes são a acetilcolina e a substância P, e os transmissores inibidores incluem o óxido nítrico, o peptídeo intestinal vasoativo e o trifosfato de adenosina. Em geral, a provisão do motor simpático é inibitório do SME; logo, o aumento da entrada simpática no intestino conduz a uma diminuição da atividade da musculatura lisa intestinal. A provisão motora parassimpática é mais complexa, com projeções para os neurônios motores SME tanto inibitórias quanto excitatórias. De modo correspondente, os efeitos dos ingressos parassimpáticos na motilidade intestinal são mais difíceis de prever. (Ver Schwartz, 9ª ed., p. 986, 987.)

12. Quais células são responsáveis por gerar o ritmo básico de peristaltismo no intestino?
    A. As célujas de Paneth.
    B. As células de Cajal.
    C. As células ganglionares do plexo de Auerbach.
    D. As células ganglionares do plexo de Meissner.

Resposta: B
As células intersticiais de Cajal são células pleomórficas do mesênquima dentro da própria *muscularis* do intestino, que gera a onda elétrica vagarosa (ritmo elétrico básico ou potencial de regular o passo) que representa o papel de marca-passo na fixação do ritmo das contrações do intestino delgado. (Ver Schwartz, 9ª ed., p. 986.)

13. Qual das seguintes é o tipo predominante de gordura consumida na dieta ocidental?
    A. Triglicérides de cadeia longa.
    B. Triglicérides de cadeia média.
    C. Triglicérides de cadeia curta.
    D. Colesterol.

Resposta: A
Aproximadamente 40% da média da dieta ocidental consiste em gordura. Acima de 95% dessa dieta alimentar é gordura na forma de triglicérides de cadeia longa; o restante inclui fosfolipídios como a lecitina, os ácidos graxos, o colesterol e as vitaminas solúveis em gordura. Mais de 94% das gorduras ingeridas são absorvidas no jejuno proximal. (Ver Schwartz, 9ª ed., p. 985.)

14. Qual das seguintes é a origem do epitélio do intestino delgado:
    A. Ectoderma.
    B. Mesoderma.
    C. Endoderma.
    D. Crista neural.

Resposta: C
O primeiro precursor reconhecível do intestino delgado é o tubo visceral embriônico, formado a partir do endoderma, durante a quarta semana de gestação. O tubo visceral é dividido em intestinos proximal, médio e distal. Fora o duodeno, que é a estrutura do intestino proximal, o resto do intestino delgado deriva do intestino médio. O tubo visceral comunica-se inicialmente com o saco vitelino; contudo, a comunicação entre essas duas estruturas estreita-se na altura da sexta semana para formar o ducto vitelino. O saco vitelino e o ducto vitelino comumente sofrem uma obliteração ao final da gestação. A obliteração incompleta do ducto vitelino resulta na gama de defeitos associados aos divertículos de Meckel. (Ver Schwartz, 9ª ed., p. 981.)

15. A digestão dos amidos da dieta alimentar é iniciada por:
A. Amilase.
B. Sucrase.
C. Maltase.
D. Hidrolases da borda ciliar.

Resposta: A
A amilase pancreática é a principal enzima da digestão do amido, embora seja a amilase salivar que inicie o processo. Os produtos terminais da digestão do amido mediados pela amilase são: oligossacarídeos, maltotriose, maltose e dextrinas limite alfa. (Fig. 28-5). (Ver Schwartz, 9ª ed., p. 983.)

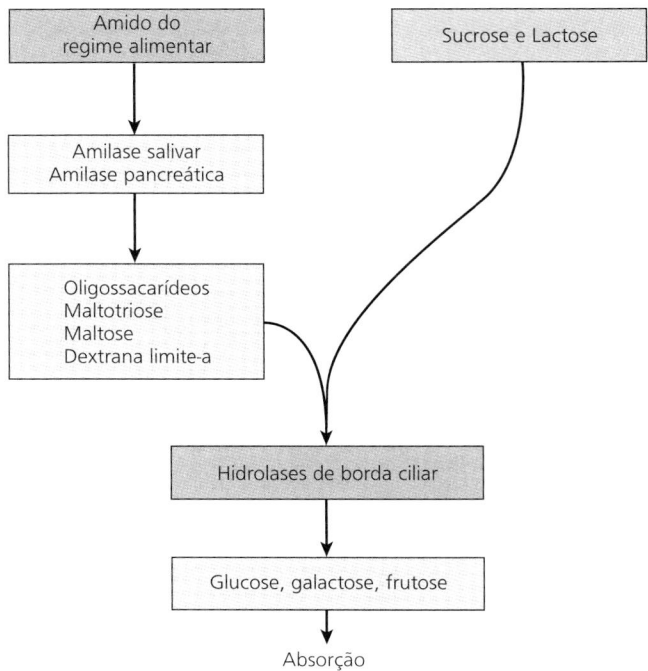

FIG. 28-5. Digestão de carboidratos. Os carboidratos do regime alimentar, incluindo o amido e os dissacarídeos sucrose e lactose, têm de passar pela hidrólise em seus constituintes monossacarídeos glucose, lactose e frutose, antes de absorvidos pelo epitélio intestinal. Estas reações hidrolíticas são catalisadas pelas amilases salivar e pancreática e pelas hidrolases da borda ciliar dos enterócitos.

16. O plexo de Meissner localiza-se em que camada da parede do intestino?
A. Mucosa.
B. Submucosa.
C. *Muscularis*.
D. Serosa.

Resposta: B
A submucosa consiste em denso tecido conectivo e em uma população heterogênea de células, incluindo leucócitos e fibroblastos. A submucosa também contém uma extensa rede de vasos vasculares e linfáticos, fibras nervosas e células ganglionares do *plexus* da mucosa (Meissner). A própria *muscularis* consiste em uma camada externa, orientada longitudinalmente, e uma interna, orientada circularmente, de fibras musculares lisas.
Localizadas na interface entre estas duas camadas, são células ganglionares do plexo mientérico (Auerbach). (Ver Schwartz 9th ed., p 981.)

PERGUNTAS CLÍNICAS

1. Qual das seguintes diminui a absorção da água intraluminal no intestino delgado?
A. Dopamina.
B. Somatostatina.
C. Glucosteroides.
D. Vasopressina.

Resposta: D
Dopamina, somatostatina e glucosteroides, todos aumentam a absorção da água do intestino delgado. Vasopressina diminui a absorção da água. (Ver Schwartz, 9ª ed., p. 983 e Tabela 28-2.)

TABELA 28-2	Regulação da absorção e secreção intestinal
Agentes que estimulam a absorção ou inibem a secreção de água	
Aldosterona	
Glicocorticoides	
Angiotensina	
Norepinefrina	
Epinefrina	
Dopamina	
Somatostatina	
Neuropeptídeo Y	
Peptídeo YY	
Enquefalina	
Agentes que estimulam a secreção ou inibem a absorção de água	
Secretina	
Bradiquinina	
Prostaglandina	
Acetilcolina	
Fator natriurético atrial	
Vasopressina	
Peptídeo intestinal vasoativo	
Bombesina	
Substância P	
Serotonina	
Neurotensina	
Histamina	

2. Qual a taxa aproximada de recorrência clínica (retorno dos sintomas) 5 anos depois da cirurgia da doença de Crohn?
   A. 10%.
   B. 35%.
   C. 60%.
   D. 95%.

Resposta: C
A maioria dos pacientes cuja doença é ressectada acaba desenvolvendo recorrência. Se a recorrência for definida endoscopicamente, 70% recorrem dentro de 1 ano de uma ressecção intestinal e 85% em 3 anos. A recorrência clínica, definida como retorno dos sintomas confirmados como decorrentes da doença de Crohn, afeta 60% dos pacientes em 5 anos e 94% em 15 anos, após a ressecção intestinal. Torna-se necessária uma nova cirurgia, em cerca de 1/3 dos pacientes, 5 anos após a cirurgia inicial, sendo o tempo médio para a nova cirurgia de 7 a 10 anos. (Ver Schwartz, 9ª ed., p. 997.)

3. Qual das seguintes NÃO é uma causa conhecida da pseudo-obstrução intestinal crônica?
   A. Esclerodermia.
   B. Doença de Parkinson.
   C. Hipertireoidismo.
   D. Miopatia visceral familial (tipo I).

Resposta: C
A pseudo-obstrução intestinal crônica pode ser causada por um grande número de anormalidades específicas que afetam a musculatura intestinal, o *plexus* mientérico ou o sistema nervoso extraintestinal (Tabela 28-3). As miopatias viscerais constituem um grupo de doenças caracterizadas por degeneração e fibrose da própria *muscularis* intestinal. Neuropatias viscerais englobam uma variedade de transtornos degenerativos dos *plexus* mientérico e submucosa. Existem ambas as formas, esporádica e familial, de miopatias e neuropatias viscerais. Distúrbios sistêmicos envolvendo a musculatura lisa, como as escleroses sistêmica e progressiva e a distrofia muscular progressiva, e doenças neurológicas, como a de Parkinson, também podem ser complicados pela pseudo-obstrução intestinal crônica. Além disso, infecções virais, como aquelas associadas a citomegalovírus (CMV) e o vírus Epstein-Barr, podem provocar pseudo-obstrução intestinal (Ver Schwartz, 9ª ed., p. 992.)

TABELA 28-3	Pseudo-obstrução intestinal crônica: etiologias
Causas primárias	
Tipos familiais	
Miopatias viscerais familiais (tipos I, II e III)	
Neuropatias viscerais familiais (tipos I e II)	
Miopatias viscerais infantis (tipos I e II)	
Tipos esporádicos	
Miopatias viscerais	
Neuropatias viscerais	
Causas secundárias	
Distúrbios da musculatura lisa	
Doenças vasculares do colágeno (p. ex., esclerodermia)	
Distrofias musculares (p. ex., distrofia miotônica)	
Amiloidose	
Transtornos neurológicos	
Mal de Chagas, Doença de Parkinson, lesão na medula espinal	
Transtornos endócrinos	
Diabetes, hipotireoidismo, hipoparatireoidismo	
Transtornos diversos	
Enterite por radiação	
Causas farmacológicas	
(p. ex., fenotiazinas e antidepressivos tricíclicos	
Infecções virais	

4. A deficiência em B12 pode ocorrer após:
A. Gastrectomia.
B. *Bypass* gástrico.
C. Ressecção ileal.
D. Todas as anteriores.

Resposta: D
A má absorção da vitamina B12 (cobalamina) pode resultar de uma variedade de manipulações cirúrgicas. De início, a vitamina é ligada pela proteína R derivada da saliva. No duodeno, a proteína R é hidrolisada pelas enzimas pancreáticas, permitindo que a cobalamina livre se ligue ao fator intrínseco, derivado da célula parietal gástrica. O complexo cobalamina-fator intrínseco é capaz de escapar à hidrólise por meio das enzimas pancreáticas, permitindo-o chegar ao terminal íleo, que exsuda receptores específicos para o fator intrínseco. Eventos subsequentes na absorção da cobalamina são mal caracterizados, mas o complexo intacto provavelmente entra nos enterócitos por translocação. Como cada um desses passos é necessário para a assimilação da cobalamina, a ressecção gástrica, o *bypass* gástrico e a ressecção ideal, cada um deles pode resultar em insuficiência da vitamina B12. (Ver Schwartz, 9ª ed., p. 985.)

5. Qual dos seguintes NÃO é verdade sobre as imagens de um paciente com suspeita de obstrução intestinal?
A. A imagem tem pouca sensibilidade para detectar isquemia intestinal.
B. Nos casos de obstrução intestinal são preferíveis contrastes enterais solúveis em água para imagens em tomografia computadorizada.
C. Um intestino maior que 3 cm em filme simples sugere uma obstrução do intestino delgado.
D. A especificidade de filmes simples e em tomografia computadorizada para o diagnóstico de obstrução do intestino delgado é a mesma (aproximadamente 80%).

Resposta: D
A descoberta mais específica de obstrução do intestino delgado em radiografias abdominais é a tríade de alças dilatadas no intestino delgado (maior que 3 cm), níveis de ar fluido vistos em filmes verticais e uma escassez de ar no cólon. A sensitividade de radiografias abdominais na detecção de obstruções do intestino delgado varia de 70 a 80%. A especificidade é baixa porque a obstrução ílea e colônica pode estar associada a dados que imitam os observados na obstrução do intestino delgado. Podem ocorrer dados falsamente negativos em radiografias, quando o sítio da obstrução se localiza no intestino delgado proximal e quando o lúmen do intestino se enche de fluido, mas não de gás, evitando dessa forma a visualização dos níveis de ar fluido ou de distensão intestinal. Esta última situação está associada à obstrução da alça fechada. (Ver Schwartz, 9ª ed., p. 989.)

A tomografia computadorizada (TC) é 80 a 90% sensível e 70 a 90% específica, na detecção da obstrução do intestino delgado. As descobertas de obstrução do intestino delgado incluem uma zona discreta de transição com dilatação do intestino proximalmente, descompressão do intestino distalmente, contraste luminal que não passa além da zona de transição e um cólon contendo pouco gás ou fluido (Fig. 28-6). A tomografia computadorizada também pode fornecer evidência da presença de obstrução e estrangulamento pela alça fechada. A obstrução por alça fechada é sugerida pela presença de uma alça intestinal dilatada em forma de U ou C, associada a uma distribuição radial de vasos mesentéricos convergentes em direção a um ponto de torção. (Ver Schwartz, 9ª ed., p. 989.)

O estrangulamento é sugerido pelo espessamento da parede do intestino, pneumatose intestinal (ar na parede do intestino), gás venoso portal, nebulosidade mesentérica e pobre captação do contraste IV na parede do intestino afetado (Fig. 28-7). O exame tomográfico computadorizado também oferece uma avaliação global do abdome e pode, portanto, revelar a etiologia da obstrução. (Ver Schwartz, 9ª ed., p. 988.)

A pesquisa com tomografia computadorizada é realizada após administração oral de contraste solúvel em água ou diluído em bário. Já se mostrou que o contraste solúvel em água tem valor de prognóstico e também terapêutico. Vários estudos e uma meta-análise subsequente mostraram que a aparência do contraste no cólon, dentro de 24 horas, é preditiva de resolução não cirúrgica da obstrução intestinal. Embora o uso de contraste oral não tenha alterado a incidência de intervenção cirúrgica, ela reduziu a extensão total de permanência no hospital nos casos de pequena obstrução intestinal no intestino delgado.

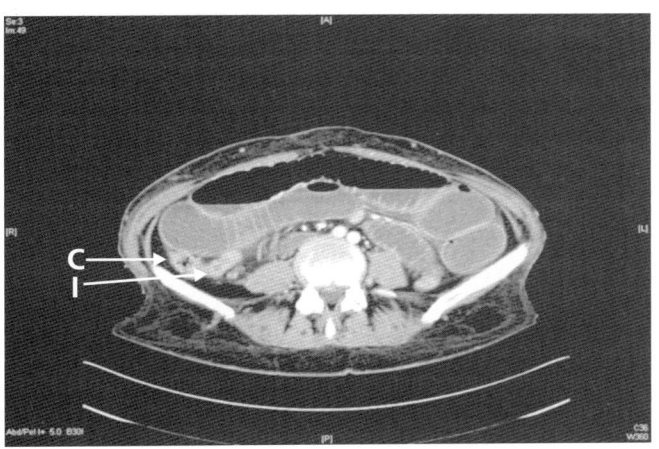

FIG. 28-6. Obstrução do intestino delgado. Uma pesquisa com tomografia computadorizada de um paciente que apresenta sinais e sintomas de obstrução intestinal. A imagem mostra alças do intestino delgado grosseiramente dilatadas com o terminal ílio (I) e o cólon ascendente (C) descomprimidos, sugerindo uma obstrução distal completa do intestino delgado. Durante a laparotomia, as aderências de cirurgia anterior foram identificadas e divididas.

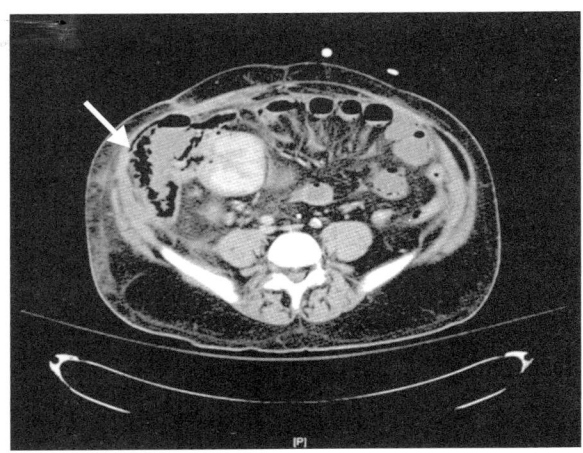

FIG. 28-7. Pneumatose intestinal. Esta pesquisa tomográfica computadorizada mostra a pneumatose intestinal (seta). A causa desta descoberta radiológica foi a isquemia intestinal. O paciente foi removido às pressas para a sala de cirurgia e sofreu uma ressecção de um segmento infartado do intestino delgado.

6. Qual das seguintes é a indicação mais comum de cirurgia em paciente com a doença de Crohn?
    A. Obstrução intestinal.
    B. Perfuração intestinal.
    C. Hemorragia gastrointestinal.
    D. Crescimento retardado.

Resposta: A
Cinquenta a setenta por cento dos pacientes com a doença de Crohn irão exigir no final pelo menos uma intervenção cirúrgica para sua doença. A cirurgia geralmente é reservada a pacientes cuja doença não responde à terapia clínica agressiva ou que desenvolvem complicações de seu mal. (Tabela 28-4). A falta de gerenciamento clínico pode ser o indício para cirurgia, caso os sintomas persistam apesar de uma terapia agressiva durante vários meses, ou se os sintomas voltarem a ocorrer sempre que se reduzir a terapia agressiva. Caso ocorram complicações provocadas pela medicação deve considerar-se a cirurgia, especificamente complicações relacionadas com corticosteroides, como as características da doença de Cushing, catarata, glaucoma, hipertensão sistêmica, compressão de fraturas ou necrose asséptica da cabeça femoral. O retardamento do crescimento constitui uma indicação para a cirurgia em 30% das crianças com doença de Crohn.

Um dos indícios mais comuns para a intervenção cirúrgica é a obstrução intestinal. Abscessos e fístulas são frequentemente encontrados durante operações executadas, nestes pacientes, para a obstrução intestinal, mas raramente são as únicas indicações de cirurgia. A maioria dos abscessos é sujeita à drenagem percutânea e fístulas, e, a menos que associados a sintomas ou desarranjos metabólicos, não exige intervenção cirúrgica. Complicações menos comuns que requerem intervenção cirúrgica são: hemorragia gastrointestinal aguda, perfurações e desenvolvimento de um câncer. (Ver Schwartz, 9ª ed., p. 996.)

TABELA 28-4 Indicações para a intervenção cirúrgica na doença de Crohn

Ataque agudo de doença grave
   Colite de Crohn, mais ou menos megacólon tóxico (raro)
Falha de terapia clínica
   Sintomas persistentes a despeito do uso de esteroides a longo prazo
   Recorrência de sintomas quando se afunilam altas doses de esteroides
   Complicações induzidas por remédios (doença de Cushing, hipertensão)
Desenvolvimento de complicações da doença
   Obstrução
   Perfuração
   Fístulas complicadas
   Hemorragia
   Risco de malignidade

7. A localização mais comum de um adenocarcinoma do intestino delgado é:
    A. Duodeno.
    B. Jejuno.
    C. Íleo.
    D. Nenhuma das anteriores – a distribuição é igual, a grosso modo.

Resposta: A
Os adenocarcinomas, bem como os adenomas (dos quais acredita-se que surja a maioria), são encontrados geralmente no duodeno, exceto em pacientes com a doença de Crohn, em que a maioria se encontra no íleo. As lesões na região periampular podem causar icterícia obstrutiva ou pancreatite. Os adenocarcinomas localizados no duodeno tendem a ser diagnosticados mais cedo, em sua progressão, do que os localizados no jejuno ou no íleo, os quais raramente são diagnosticados antes do início da doença metastática ou localmente avançada. (Ver Schwartz, 9ª ed., p. 1000.)

8. Em seguida a um *bypass* gástrico em forma de cálcio deve ser usada como suplemento:
    A. Carbonato de cálcio.
    B. Cloreto de cálcio.
    C. Gluconato de cálcio.
    D. Citrato de cálcio.

Resposta: D
Cada vez mais se constatam níveis anormais de cálcio em pacientes de cirurgia que passaram por um *bypass* gástrico. Embora a suplementação usual de cálcio seja na forma de carbonato de cálcio, que é mais barato, nesses pacientes com baixa exposição ácida, o citrato de cálcio é uma formulação melhor para uma terapia substitutiva.

O cloreto de cálcio e o gluconato de cálcio são usados como aditivos alimentares, mas não como suplementos de cálcio. (Ver Schwartz, 9ª ed., p. 985.)

9. A causa mais comum de isquemia mesentérica aguda é:
   A. Embolismo arterial.
   B. Trombose arterial.
   C. Vasospasmo (isquemia não oclusiva mesentérica).
   D. Trombose venosa.

Resposta: A
Quatro mecanismos fisiopatológicos distintos podem levar a uma isquemia aguda mesentérica:
   1. Êmbolo arterial.
   2. Trombose arterial.
   3. Vasospasmo (também conhecido como isquemia mesentérica não oclusiva).
   4. Trombose venosa.

O êmbolo é a causa mais comum de isquemia mesentérica aguda e responsável por mais de 50% dos casos. A fonte embólica situa-se comumente no coração; mais frequentemente nas lesões dos trombos atriais ou ventriculares do lado esquerdo, ou nas lesões valvares. De fato, até 95% dos pacientes com isquemia mesentérica aguda por êmbolos terão uma história documentada de doença cardíaca. O embolismo para a artéria mesentérica superior é responsável por 50% dos casos; a maioria desses êmbolos forma uma cunha e provoca oclusão em postos da ramificação no meio ou na extremidade distal superior da artéria mesentérica, geralmente distal com relação à origem da artéria cólica média. Em contraste, as oclusões agudas por trombose tendem a ocorrer nas artérias mesentéricas proximais, perto de suas origens. A trombose aguda comumente se superpõe às lesões ateroescleróticas preexistentes nesses locais. A isquemia mesentérica não oclusiva resulta do vasospasmo e, com frequência, é diagnosticada em pacientes criticamente enfermos, que recebem agentes vasopressores. (Ver Schwartz, 9ª ed., p. 1006.)

10. Qual dos seguintes fatores está associado à taxa baixa de fechamento espontâneo de fístulas enterocutâneas?
    A. Radiação.
    B. Nível de albumina maior que 4.
    C. Trato fistular longo (maior que 2 cm).
    D. Ausência de epitelização no trato fistular.

Resposta: A
As fístulas têm potencial para fechar espontaneamente. Os fatores que inibem o fechamento espontâneo, contudo, incluem má nutrição, septicemia, radiação, obstrução do intestino distal à origem da fístula, corpos estranhos, saída elevada, trato curto da fístula (menor que 2 cm) e epitelização do trato fistular (Tabela 28-5). (Ver Schwartz, 9ª ed., p. 998.)

Um útil dispositivo mnemônico designa fatores que inibem espontaneamente o fechamento das fístulas intestinais: FRIEND (corpo estranho no interior do trato fistular, enterite de radiação, infecção/inflamação na origem da fístula, epitelização no trato da fístula, neoplasia na origem da fístula, obstrução distal do intestino). (Ver Schwartz, 9ª ed., p. 998.)

TABELA 28-5	Fatores que impactam negativamente o fechamento da fístula entérica
Fatores do paciente	
Má nutrição	
Medicações como esteroides	
Fatores etiológicos	
Fístula maligna	
Fístula relacionada com a doença de Crohn	
Fístula em campos com radiação	
Local da fístula	
Gástrica	
Duodenal	
Fatores locais	
Persistência de inflamação local e septicemia	
Presença de um corpo estranho (p. ex., redes ou suturas)	
Epitelização do trato fistular	
Trato da fístula menor que 2 cm	
Obstrução distal do trato fistular	

11. Qual dos seguintes mostrou-se eficiente para reduzir a duração do íleo pós-operatório?
A. Aspiração nasogástrica (NG).
B. Administração agressiva de fluido.
C. Alimentação enteral precoce.
D. Supositório retal.

Resposta: C
Dada a frequência do íleo pós-operatório e de seu impacto financeiro, foram conduzidas muitas pesquisas para definir estratégias para reduzir sua duração. Embora frequentemente recomendado, não foi demonstrado que o uso de hospitalização antecipada e entubação nasogástrica está associado a uma resolução antecipada do íleo pós-operatório. Existe alguma evidência de que os protocolos precoces de alimentação pós-operatória são geralmente bem tolerados, reduzem o íleo pós-operatório e podem resultar em estadias hospitalares mais curtas. A administração de AINEs (medicamentos anti-inflamatórios não esteroidais), como ketorolac, e reduções concomitantes na dosagem de opioides, comprovou reduzir a duração do íleo na maioria dos estudos. De modo semelhante, a utilização de anestesia/analgesia peridural torácica perioperatória em regimes que combinam anestesia local com opioides administrados sistemicamente demonstrou reduzir a duração do íleo pós-operatório, mesmo não tendo reduzido a duração total da estadia hospitalar. Curiosamente, dados recentes sugeriram que limitar a administração de fluidos nas fases intra e pós-operatória, também, pode resultar em redução do íleo pós-operatório e da estadia hospitalar. A Tabela 28-6 resume algumas das medidas usadas para minimizar o íleo pós-operatório. (Ver Schwartz, 9ª ed., p. 993.)

TABELA 28-6 Medidas para reduzir o íleo pós-operatório

Medidas intraoperatórias
Minimizar a manipulação dos intestinos
Abordagem laparoscópica, se possível
Evitar administração excessiva de fluidos na fase intraoperatória
Medidas pós-operatórias
Alimentação enteral precoce
Anestesia peridural, se indicada
Evitar a administração excessiva de fluido IV
Corrigir anormalidades eletrolíticas
Considerar anatagonistas m-opioides

12. Qual dos seguintes é um reconhecido fator de risco para a doença de Crohn?
A. Gênero masculino.
B. Ter-se alimentado de leite materno quando bebê.
C. Baixo *status* socioeconômico.
D. Fumar.

Resposta: D
A incidência da doença de Crohn varia entre os grupos étnicos dentro da mesma região geográfica. Por exemplo, indivíduos pertencentes à população judaica ashkenazi têm 2 a 4 vezes mais risco de desenvolver a doença de Crohn do que membros de outras populações, vivendo na mesma localidade. A maioria dos estudos sugere que a doença de Crohn é ligeiramente mais predominante entre as mulheres do que entre os homens.

Tanto fatores genéticos quanto ambientais parecem influenciar o risco de desenvolver a doença de Crohn. Entre os parentes de primeiro grau de pacientes portadores da doença de Crohn, o risco relativo é de 14 a 15 vezes mais elevado do que o da população em geral. Cerca de 1 em cada 5 pacientes com doença de Crohn reportará a existência de pelo menos um parente também afetado por ela. A taxa de concordância entre gêmeos monozigóticos chega a 67%; todavia, a doença de Crohn não está associada a simples padrões de herança mendeliana. Embora exista uma tendência na família à presença de colite ulcerativa ou doença de Crohn exclusivamente, também ocorrem parentescos mistos, sugerindo a presença de alguns traços genéticos compartilhados, como base de ambas as doenças.

Um *status* social mais elevado está associado ao aumento do risco da doença de Crohn. A maioria dos estudos revelou que a alimentação com leite materno protege contra a doença de Crohn. Ela é predominante entre os fumantes e fumar está associado a um maior risco tanto da necessidade de cirurgia quanto de recidiva da doença de Crohn, após a cirurgia. (Ver Schwartz, 9ª ed., p. 993.)

13. Um paciente com divertículo duodenal assintomático de 4 cm deve ser tratado com:
    A. Apenas observação.
    B. Ablação endoscópica da mucosa diverticular.
    C. Diverticulotomia.
    D. Duodenotomia segmentar.

Resposta: A
Divertículos assintomáticos adquiridos devem ser deixados de lado. O crescimento exagerado de bactérias associado a divertículos adquiridos é tratado com antibióticos. Outras complicações, como o sangramento e a diverticulite, são tratados com a ressecção intestinal segmentar de divertículos localizados no jejuno ou no íleo.

Sangramento e obstrução relacionados com divertículos duodenais laterais geralmente são tratados apenas com diverticulotomia. Esse procedimento pode ser tecnicamente difícil, porque os divertículos do duodeno médio penetram no parênquima pancreático. As complicações relacionadas com estes divertículos do duodeno médio devem ser controladas, se possível, não cirurgicamente, recorrendo-se à endoscopia. Em situações de emergência, o sangramento relativo aos divertículos do duodeno médio podem ser controlados lançando mão de uma duodenotomia lateral e de uma sutura do vaso sangrante. De modo similar, a perfuração pode ser controlada com abundante drenagem, em vez de uma cirurgia complexa. É uma questão controversa se a diverticulotomia deve ser feita em pacientes com sintomas biliares ou pancreáticos; ela não é recomendada rotineiramente. (Ver Schwartz, 9ª ed., p. 1006.)

14. A localização mais comum de tumores estromais gastrointestinais (TEGI) é:
    A. Estômago.
    B. Duodeno.
    C. Jejuno.
    D. Íleo.

Resposta: A
Sessenta a setenta por cento dos TEGIs estão localizados no estômago. O intestino delgado é o segundo local mais comum, contendo 25 a 30% deles. Parece não haver variação regional no predomínio dos TEGIs no intestino delgado. Eles têm maior propensão a estar associados à hemorragia aberta do que outras malignidades do intestino delgado. (Ver Schwartz, 9ª ed., p. 1000.)

15. Qual das seguintes descobertas é virtualmente patognomônica da doença de Crohn?
    A. Inflamação ileal terminal.
    B. Parede ileal espessada.
    C. Envoltório adiposo.
    D. Ulceração da mucosa ileal.

Resposta: C
Uma característica grosseiramente evidente da doença de Crohn e útil na identificação dos segmentos afetados do intestino durante a cirurgia é a presença de um envoltório adiposo, que representa a invasão de gordura mesentérica na superfície serosa do intestino (Fig. 28-8). Esta descoberta é virtualmente patognomônica da doença de Crohn. A presença de um envoltório adiposo correlaciona-se bem com a presença de inflamação subjacente aguda e crônica. (Ver Schwartz, 9ª ed., p. 993.)

Os outros dados relacionados podem ser encontrados na doença de Crohn, mas não são específicos, porque também podem ser encontrados em outras causas de inflamação ileal, como uma infecção.

A ileíte aguda causada pelas espécies *Campylobacter* e *Yersinia* pode ser difícil de distinguir daquela causada por uma manifestação aguda da doença de Crohn. A enterite tifóidea provocada pela *Salmonella typhosa* pode levar a sangramento e perfuração intestinais, que afetam mais frequentemente o íleo. O íleo e o ceco distal são os locais mais comuns de envolvimento intestinal pela infecção por *Mycobacterium tuberculosis*. Esta condição pode resultar em inflamação intestinal, estenoses e formação fistular, semelhantes às vistas na doença de Crohn. O citomegalovírus (CMV) pode provocar úlceras intestinais, sangramento e perfuração. (Ver Schwartz, 9ª ed., p. 995.)

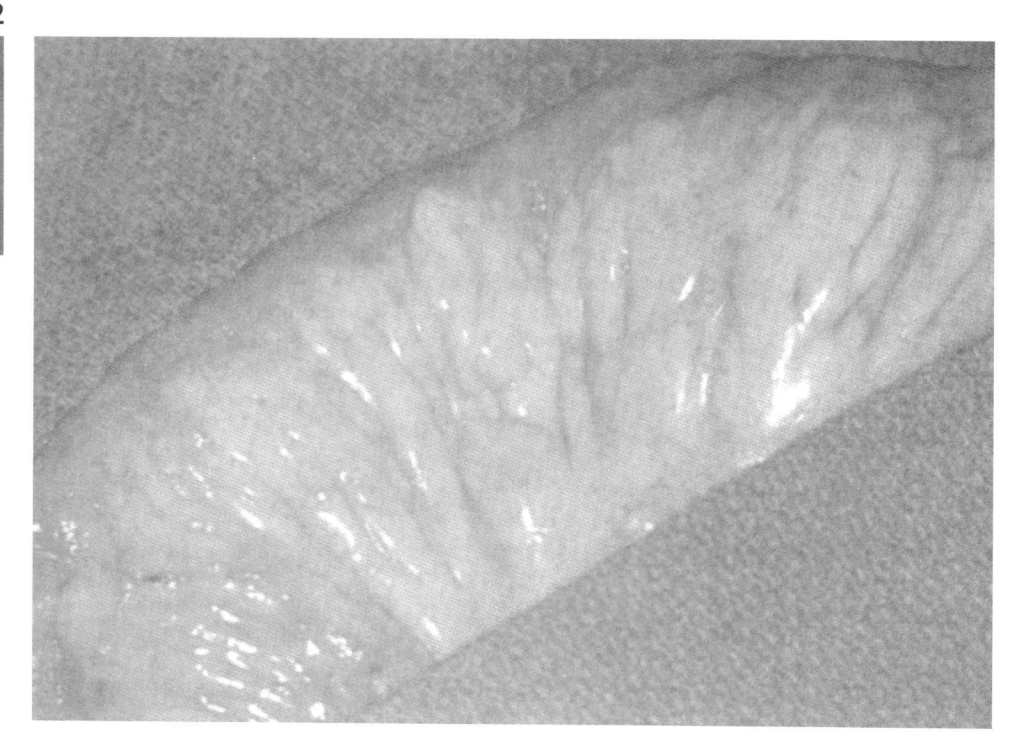

FIG. 28-8. A doença de Crohn. Esta fotografia cirúrgica demonstra invasão da gordura mesentérica na superfície serosal do intestino ("invólucro adiposo"), típica de segmentos intestinais afetados pela doença de Crohn ativa.

16. A obstrução inicial pós-operatória, em seguida a uma laparotomia:
    A. Ocorre em cerca de 8% dos pacientes submetidos a uma laparotomia.
    B. É mais bem tratada cirurgicamente se forem detectados sinais de isquemia.
    C. É mais comum após extensa dissecção retroperitoneal.
    D. Pode ser diagnosticada com radiografia simples em mais de 90% dos pacientes.

Resposta: B
A presença de obstrução no período inicial pós-operatório foi relatada em 0,7% dos pacientes que sofreram laparostomia. Os pacientes que sofrem cirurgia pélvica, especialmente pelos procedimentos colorretais, apresentam maior risco de desenvolver uma obstrução do intestino delgado no começo do período pós-operatório. Se os sintomas de obstrução intestinal ocorrerem após o retorno da função intestinal, ou caso esta deixe de ocorrer dentro da expectativa de 3 a 5 dias após a cirurgia abdominal, deve-se considerar a possibilidade da presença de obstrução. As radiografias simples podem evidenciar alças dilatadas no intestino delgado, com níveis de ar-fluido, sendo interpretadas como normais ou não específicas em até 1/3 dos pacientes com obstrução inicial pós-cirúrgica. A tomografia computadorizada ou uma série do intestino delgado é frequentemente necessária para fazer o diagnóstico. A obstrução que ocorre no início do período pós-operatório é geralmente parcial e só raramente está associada a estrangulamento. Portanto, um período extenso de terapia não cirúrgica (2 a 3 semanas) que consiste em repouso intestinal, hidratação e administração de nutrição parenteral total (NPT) é o que se recomenda costumeiramente. Contudo, se for revelada uma total obstrução ou detectados sinais que sugiram peritonite, uma nova cirurgia deve ser realizada sem demora. (Ver Schwartz, 9ª ed., p. 990.)

17. A célula de origem presumida de tumores estromais gastrointestinais (TEGI) é:
    A. Célula de Cajal.
    B. Célula de Paneth.
    C. Célula enteroendócrina.
    D. Enterócito.

Resposta: A
Uma característica definidora dos TEGIs é a aquisição de uma função de mutação da proto-oncogene KIT, receptora da tirosina quinase. Acredita-se que o sinal de transdução patológica KIT seja um evento central na patogênese do TEGI. A maioria dos TEGIs têm mutações que se ativam na proto-oncogene *c-kit*, que ativa constitutivamente a KIT, levando-a presumivelmente à persistência do crescimento celular ou aos sinais de sobrevivência. Como as células intersticiais de Cajal exudam normalmente a proteína KIT, elas estão implícitas na origem dos TEGIs. A exudação da KIT é avaliada tingindo os tecidos do antígeno CD-117, que é parte do receptor da KIT e está presente em 95% dos TEGIs. (Ver Scwartz, 9ª ed., p. 999.)

18. Qual dos seguintes é o ÚLTIMO a recobrar-se do íleo pós-operatório?
    A. Estômago.
    B. Intestino delgado.
    C. Cólon.
    D. Nenhuma das anteriores – a recuperação é simultânea.

Resposta: C
Em seguida à maioria das operações ou lesões abdominais, a motilidade do trato GI fica transitoriamente incapacitada. Entre os mecanismos sugeridos como responsáveis por esta falta de motilidade estão os reflexos simpáticos induzidos pelo estresse cirúrgico, a liberação do mediador da resposta inflamatória e os efeitos anestésicos/analgésicos; cada um deles pode inibir a motilidade intestinal. O retorno da motilidade normal geralmente segue uma sequência temporal característica, com pequena motilidade intestinal, voltando ao normal dentro das primeiras 24 horas após a laparotomia, e as motilidades gástrica e do cólon, voltando ao normal em 48 horas e 3 a 5 dias, respectivamente. Como a motilidade do intestino delgado volta antes das motilidades do cólon e gástrica, ouvir os sons do intestino não é um indício confiável de que o íleo se tenha dissipado inteiramente. A evidência funcional de motilidade gastrointestinal coordenada em forma de gases ou movimento intestinal é um indicador mais útil. A dissipação do íleo pode ser retardada na presença de outros fatores capazes de incitá-lo, como a presença de abscessos intra-abdominais ou anormalidades eletrolíticas. (Ver Schwartz, 9ª ed., p. 992.)

19. Qual dos seguintes NÃO é uma causa conhecida de íleo?
    A. Pneumonia.
    B. Hipomagnesemia.
    C. Infarto do miocárdio.
    D. Hipercalemia.

Resposta: D
(Ver Schwartz, 9ª ed., p. 992 e Tabela 28-7.)

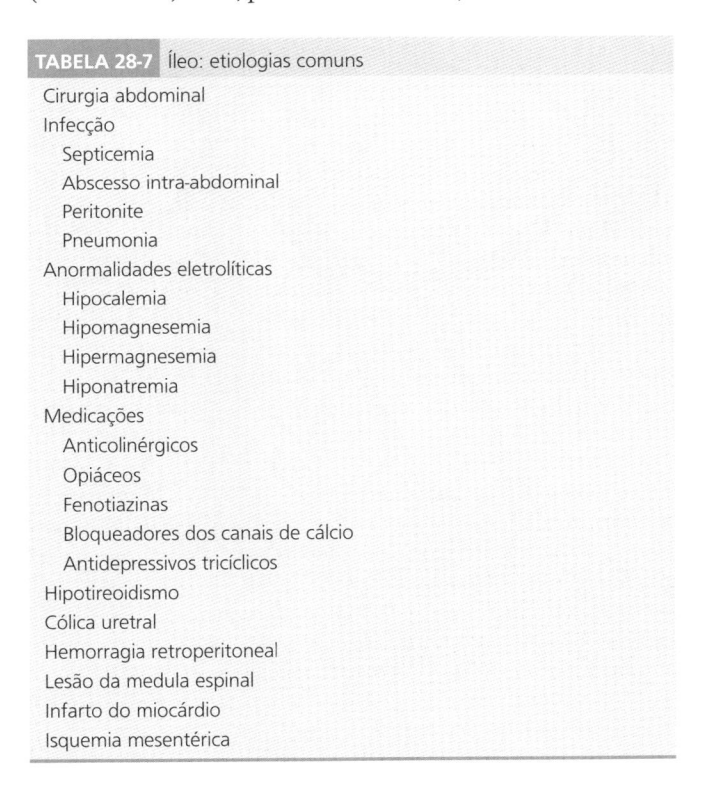

TABELA 28-7 Íleo: etiologias comuns

Cirurgia abdominal
Infecção
　Septicemia
　Abscesso intra-abdominal
　Peritonite
　Pneumonia
Anormalidades eletrolíticas
　Hipocalemia
　Hipomagnesemia
　Hipermagnesemia
　Hiponatremia
Medicações
　Anticolinérgicos
　Opiáceos
　Fenotiazinas
　Bloqueadores dos canais de cálcio
　Antidepressivos tricíclicos
Hipotireoidismo
Cólica uretral
Hemorragia retroperitoneal
Lesão da medula espinal
Infarto do miocárdio
Isquemia mesentérica

20. Define-se como fístula enterocutânea de alto débito a que drena mais de:
    A. 100 mL/dia.
    B. 500 mL/dia.
    C. 1.000 mL/dia.
    D. 2.000 mL/dia.

Resposta: B
Fístulas enterocutâneas que drenam menos de 200 mL de fluido por dia são conhecidas como fístulas de baixo débito, enquanto as que drenam mais de 500 mL de fluido por dia são conhecidas como fístulas de alto débito. (Ver Schwartz, 9ª ed., p. 998.)

21. A complicação mais comum com o divertículo de Meckel detectada em adultos é:
    A. Obstrução.
    B. Diverticulite de Meckel.
    C. Perfuração.
    D. Sangramento.

Resposta: A
Obstrução intestinal é a forma mais comum de manifestação dos divertículos de Meckel em adultos. A diverticulite, presente em 20% dos pacientes com divertículos sintomáticos de Meckel, está associada a uma síndrome clínica indistinguível da apendicite. Os neoplasmas, mais comumente os tumores carcinoides, estão presentes em 0,5 a 3,2% dos divertículos sintomáticos de Meckel ressectados.

A obstrução intestinal associada ao divertículo de Meckel pode resultar de vários mecanismos:
1. Volvos intestinais em torno da trave fibrosa que anexa o divertículo ao umbigo.
2. Aprisionamento do intestino por uma aderência mesodiverticular (Fig. 28-9).
3. Intussuscepção em que o divertículo age como ponto de invaginação.
4. Estenose secundária à diverticulite crônica.

Os divertículos de Meckel podem ser encontrados nos sacos da hérnia inguinal ou femoral (conhecidos como hérnia de Littre). Quando aprisionadas, estas hérnias podem provocar obstrução intestinal.

O sangramento é a manifestação mais comum em crianças com divertículo de Meckel e representa mais de 50% das complicações com ele relacionadas, entre pacientes com idade inferior a 18 anos. O sangramento associado aos divertículos de Meckel é raro entre pacientes acima de 30 anos de idade. (Ver Schwartz, 9ª ed., p. 1003.)

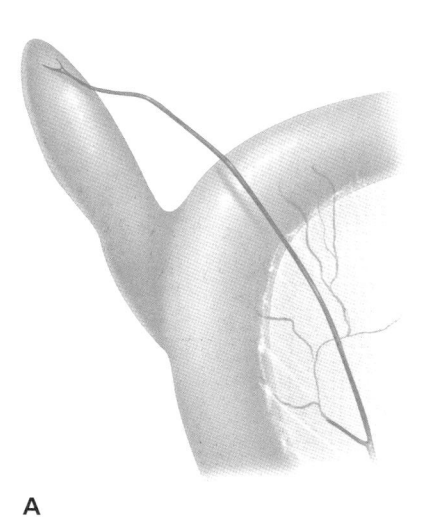

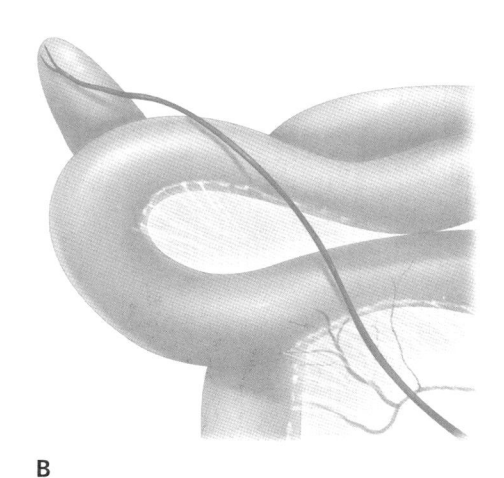

FIG. 28-9. A. O divertículo de Meckel com a trave mesodiverticular. **B.** O aprisionamento do intestino por uma aderência mesodiverticular é o mecanismo por meio do qual os divertículos de Meckel podem causar obstrução do intestino delgado.

A   B

22. Qual das seguintes NÃO é uma manifestação extraintestinal da doença de Crohn?
    A. Pioderma gangrenoso.
    B. Eritema nodoso.
    C. Alopecia.
    D. Artrite.

Resposta: C
Aproximadamente 1/4 de todos os pacientes com a doença de Crohn terão uma manifestação extraintestinal de sua doença; 25% dos afetados terão mais de uma manifestação. Muitas dessas complicações são comuns tanto à doença de Crohn quanto à colite ulcerativa. As manifestações extraintestinais mais comuns estão listadas na Tabela 28-8. A severidade clínica de algumas dessas manifestações, como o eritema nodoso e a artrite periférica, está correlacionada com a severidade da inflamação intestinal. A severidade de outras manifestações, como o pioderma gangrenoso e a espondilite anquilosante, aparentemente, não tem nenhuma relação com a severidade da inflamação intestinal. (Ver Scwartz, 9ª ed., p. 995.)

TABELA 28-8	Manifestações extraintestinais da doença de Crohn
Dermatológicas	
Eritema nodoso	
Pioderma gangrenoso	
Reumatológicas	
Artrite periférica	
Espondilite anquilosante	
Sacroileíte	
Oculares	
Conjuntivite	
Uveíte/irite	
Episclerite	
Hepatobiliares	
Esteatose hepática	
Colelitíase	
Colangite primária esclerosante	
Pericolangite	
Urológicas	
Nefrolitíase	
Obstrução uretral	
Diversas	
Doença tromboembólica	
Vasculite	
Osteoporose	
Endocardite, miocardite, pleuricardite	
Doença pulmonar intersticial	
Amiloidose	
Pancreatite	

23. A estrituroplastia é contraindicada em paciente com a doença de Crohn que, na mesma época da cirurgia, foi diagnosticado como tendo:
    A. Múltiplas áreas de estenose.
    B. Estenose(s) maiores que 12 cm de comprimento.
    C. Uma fístula no nível da estenose.
    D. Uma estenose proximal a uma grave doença ileocecal.

Resposta: C
Uma alternativa à ressecção segmentar para lesões obstrutivas é a estrituroplastia (Fig. 28-10). Esta técnica permite a preservação da área superficial do intestino, sendo especialmente apropriada para pacientes com doença extensa e estreitamentos fibróticos, que podem ter sofrido ressecção prévia e enfrentam o risco de criar síndrome do intestino curto. Nesta técnica, abre-se um corte longitudinal para expor o lúmen. Quaisquer ulcerações intraluminais devem ser objeto de biópsia para eliminar a presença de neoplasia. Dependendo da extensão do estreitamento, a reconstrução pode ser moldada à semelhança da piloroplastia de Heinecke-Mikulicz (para estreitamentos abaixo de 12 cm de comprimento) ou a piloroplastia de Finney (para estreitamentos não superiores a 25 cm de comprimento). Para o caso de estreitamentos mais longos, foram defendidas variações no padrão de estrituroplastia, especificamente a enteroenterostomia isoperistáltica lado a lado, usada em estenoses com 50 cm de extensão, em média. Os locais da estrituroplastia devem ser marcados com clipes metálicos para facilitar sua identificação nas radiografias e durante as operações subsequentes. A estrituroplastia está associada a índices de recorrência que não diferem dos associados à ressecção segmentar. Como o intestino afetado é deixado *in situ* em vez de ser ressecado, existe um potencial de se desenvolver um câncer no local da estrituroplastia. Todavia, como os dados sobre esta complicação são limitados a histórias, este risco permanece teórico. A estrituroplastia é contraindicada em pacientes com abscessos intra-abdominais ou fístulas intestinais. A presença de um estreitamento solitário, razoavelmente próximo a um segmento para o qual se planeja uma ressecção, é relativamente contraindicada. Em geral, executa-se a estrituroplastia nos casos em que se identificam estreitamentos singulares ou múltiplos em segmentos do intestino difusamente envolvidos, ou naqueles em que se executaram ressecções prévias, e a manutenção do comprimento do intestino era de suma importância. (Ver Schwartz, 9ª ed., p. 997.)

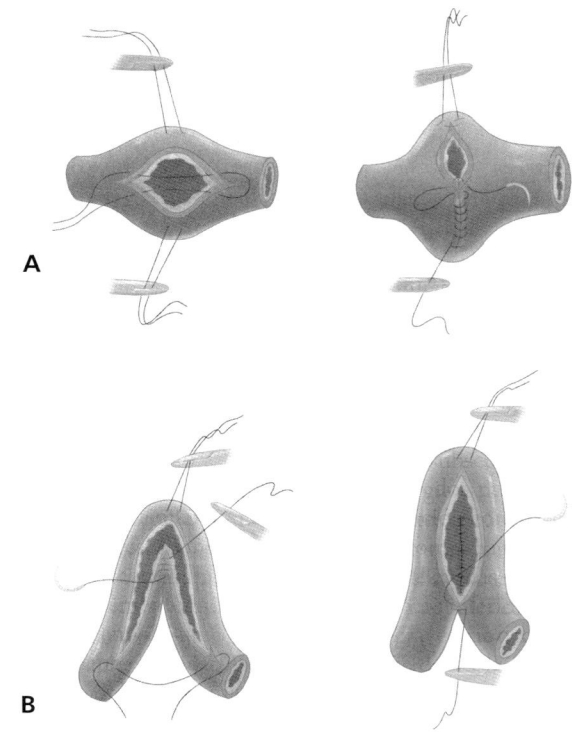

FIG. 28-10. Estrituroplastia. A parede do intestino estreitado é cortada longitudinalmente. Executa-se a reconstrução fechando o defeito transversalmente de modo similar ao da piloroplastia de Heinecke-Mikulicz em estenoses curtas (**A**), ou ao da piloroplastia de Finney em estenoses longas (**B**).

24. A causa mais comum de obstrução do intestino delgado é:
    A. Aderência.
    B. Hérnia.
    C. Malignidade.
    D. Doença de Crohn.

Resposta: A
As aderências abdominais relacionadas com a cirurgia abdominal anterior são responsáveis por até 75% dos casos de obstrução do intestino delgado. Estima-se que, nos Estados Unidos, mais de 300 mil pacientes anualmente sofrem cirurgia para tratar de obstrução do intestino delgado induzida por aderência. Etiologias menos comuns de obstrução do intestino delgado incluem hérnias, obstrução maligna do intestino e doença de Crohn. (Ver Schwartz, 9ª ed., p. 998 e Tabela 28-9.)

TABELA 28-9 Obstrução do intestino delgado: etiologias comuns
Aderências
Neoplasmas
Neoplasmas primários do intestino delgado
Câncer secundário do intestino delgado (p. ex., metástase derivada de melanoma)
Invasão local por malignidade intra-abdominal (p. ex., tumores desmoides)
Carcinomatose
Hérnias
Externas (p. ex., inguinal e femoral)
Internas (p. ex., em seguida a uma cirurgia de *bypass* gástrico em Y de Roux)
Doença de Crohn
Volvo
Intussuscepção
Estreitamento induzido por radiação
Estreitamento pós-isquêmico
Corpo estranho
Íleo de cálculos biliares
Diverticulite
Diverticulite de Meckel
Hematoma
Anormalidades congênitas (p. ex., redes, duplicações e má rotação)

25. Qual dos seguintes NÃO está associado à suspensão bem-sucedida da nutrição parenteral total (NPT) de pacientes com síndrome de intestino curto?
A. Comprimento do intestino delgado maior que 200 cm.
B. Presença de válvula ileocecal.
C. Presença de cólon.
D. Idade acima de 30 anos.

Resposta: D
Veja Tabela 28-10. Os pacientes pediátricos se adaptam melhor que os adultos. (Ver Schwartz, 9ª ed., p. 1010.)

TABELA 28-10	Fatores de risco no desenvolvimento da síndrome de intestino curto, após uma vasta ressecção do intestino delgado
Comprimento do intestino delgado menor que 200 cm	
Ausência de válvula ileocecal	
Ausência de cólon	
Permanência do intestino doente (p. ex., doença de Crohn)	
Ressecção ileal	

26. Qual dos seguintes agentes mostrou melhorar o fechamento das fístulas enterocutâneas na doença de Crohn:
A. Metotrexato.
B. 5-ASA.
C. Infliximabe.
D. Corticosteroides.

Resposta: C
O infliximabe é um anticorpo monoclonal quimérico antifator tumoral alfa que demonstrou ser eficaz na indução de remissão e na facilitação do fechamento de fístulas enterocutâneas. Geralmente é usado para pacientes resistentes à terapia-padrão para ajudar a reduzir gradualmente a dosagem do esteroide. O infliximabe geralmente é bem tolerado, mas não deve ser usado em pacientes com processos sépticos em andamento, como abscessos intra-abdominais não drenados. (Ver Schwartz, 9ª ed., p. 996.)

CAPÍTULO 29
Cólon, Reto e Ânus

PERGUNTAS SOBRE CIÊNCIA BÁSICA

1. Qual dos vasos seguintes é ramo da artéria mesentérica inferior?
   A. Artéria cólica média.
   B. Artéria ileocólica.
   C. Artérias sigmoides.
   D. Artéria cólica direita.

Resposta: C
O suprimento de sangue arterial do cólon é altamente variável (Fig. 29-1). Em geral, a artéria mesentérica superior liga-se à artéria ileocólica (ausente em até 20% dos indivíduos), que é responsável pelo fluxo sanguíneo da porção terminal do íleo e da porção proximal ascendente do cólon, à artéria cólica direita, que irriga o cólon ascendente, e à artéria cólica média, que irriga o cólon transverso. A artéria mesentérica inferior liga-se à artéria cólica esquerda, que irriga o cólon descendente, a diversos ramos sigmoides, que irrigam o cólon sigmoide, e à artéria retal superior, que irriga a porção proximal do reto. Os ramos terminais de cada artéria formam anastomoses com os ramos terminais da artéria adjacente e se comunicam por intermédio da artéria marginal de Drummond. Essa arcada costuma estar completa somente em 15 a 20% das pessoas. (Ver Schwartz, 9ª ed., p. 1018.)

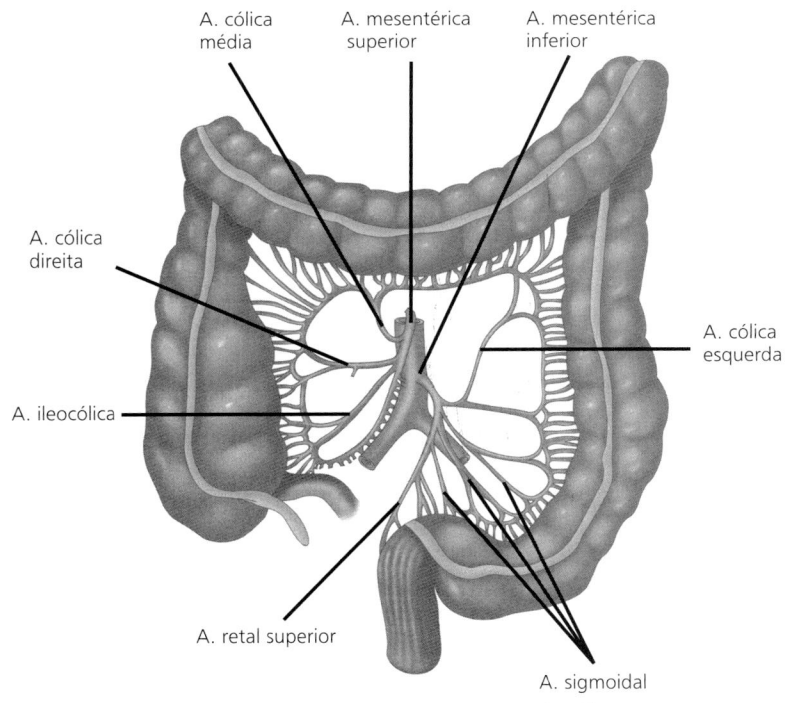

FIG. 29-1. Suprimento arterial sanguíneo do cólon. A.= artéria.

2. Qual a percentagem de peso das bactérias nas fezes?
A. 10%.
B. 30%.
C. 50%.
D. 70%.

Resposta: B
Aproximadamente 30% do peso fecal desidratado é composto por bactérias (1.011 a 1.012 bactérias por grama de fezes). Os organismos anaeróbicos constituem a classe predominante, e as espécies *Bacteroides* são as mais comuns (1.011 a 1.012 organismos/mL). *Escherichia coli* constitui o mais comum dos organismos aeróbicos (108 a 1.010 organismos/mL). (Ver Schwartz, 9ª ed., p. 1019.)

3. Qual das seguintes opções está associada ao carcinoma colorretal?
A. Ativação do gene K-ras.
B. Ativação da APC.
C. Ativação da proteína DCC.
D. Ativação da proteína p53.

Resposta: A
Durante as últimas duas décadas, um movimento intenso de pesquisas enfocou a elucidação dos defeitos genéticos e anormalidades moleculares associados ao desenvolvimento e à progressão dos adenomas e carcinomas colorretais. Mutações podem causar a ativação de oncogenes (K-ras) e/ou a inativação de genes supressores tumorais (APC, DCC [*deleted in colorectal carcinoma*], p53). Tem-se que o carcinoma colorretal se desenvolve a partir de pólipos adenomatosos pelo acúmulo dessas mutações (Fig. 29-2). (Ver Schwartz, 9ª ed., p. 1041.)

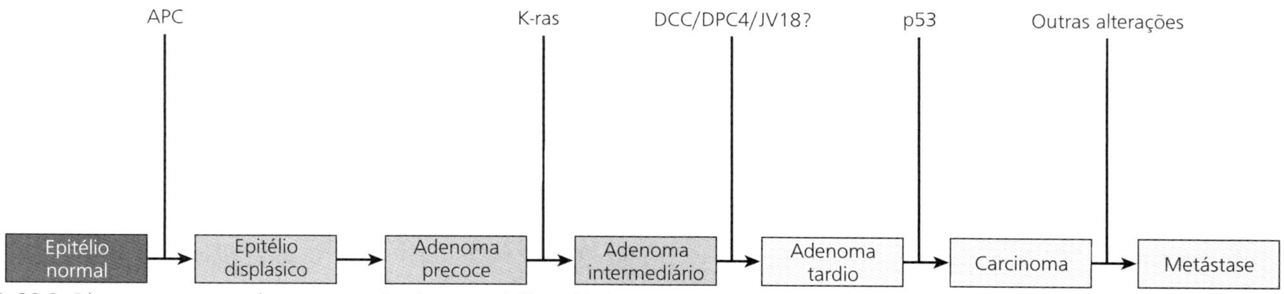

FIG. 29-2. Diagrama mostrando a progressão de um epitélio colônico normal para um carcinoma de cólon.

4. A remoção do gene supressor de tumor homólogo de fosfatase e tensina (PTEN) está associada a todas as opções a seguir, EXCETO:
A. Polipose adenomatosa familiar.
B. Síndrome de Peutz-Jeghers.
C. Polipose juvenil.
D. Síndrome de Cowden.

Resposta: A
A remoção do gene supressor tumoral homólogo à fosfatase e à tensina (PTEN) parece estar envolvida com diversas síndromes de polipose hamartomatosa. A remoção do PTEN foi identificada na polipose juvenil, na síndrome de Peutz-Jeghers, na síndrome de Cowden e na síndrome do tumor hamartoma PTEN, além de outras neoplasias endócrinas IIB. (Ver Schwartz, 9ª ed., p. 1042.)

5. Qual dos seguintes é importante para manter a integridade da mucosa colônica?
A. Ácidos graxos de cadeia curta.
B. Alanina.
C. Ácidos graxos de cadeia média.
D. Glutamina.

Resposta: A
Os ácidos graxos de cadeia curta (acetato, butirato e propionato) são produzidos pela fermentação bacteriana dos carboidratos da dieta. Os ácidos graxos de cadeia curta constituem uma fonte importante de energia para a mucosa colônica, e o metabolismo dos colonócitos fornece energia para processos, como o transporte ativo do sódio. A falta de uma fonte dietética para a produção de ácidos graxos de cadeia curta ou a derivação do fluxo fecal por ileostomia ou colostomia pode levar à atrofia da mucosa e colite pós-derivação. (Ver Schwartz, 9ª ed., p. 1019.)

6. A inervação parassimpática do cólon transverso origina-se de:
A. T6-T12.
B. L1-L3.
C. S2-S4.
D. Nervo vago.

Resposta: D
O cólon é inervado tanto por fibras do sistema simpático (inibitórias) quanto do sistema parassimpático (estimulatórias), que seguem o curso das artérias. As fibras simpáticas vêm dos nervos de T6-T12 e L1-L3. A inervação parassimpática nas porções direita e transversa do cólon origina-se do nervo vago, e as fibras parassimpáticas da porção esquerda do cólon vêm dos nervos sacrais S2-S4 para formar os nervos erigentes. (Ver Schwartz, 9ª ed., p. 1018.)

7. A origem da artéria retal média é:
   A. A artéria mesentérica inferior.
   B. A artéria ilíaca.
   C. A artéria pudenda interna.
   D. A artéria epigástrica inferior.

Resposta: B
A artéria retal superior origina-se do ramo terminal da artéria mesentérica inferior e irriga a porção superior do reto. A artéria retal média origina-se da artéria ilíaca interna; a presença e o tamanho desses vasos variam muito. A artéria retal inferior origina-se da artéria pudenda interna, que é ramo da artéria ilíaca interna. Uma rede abundante de vasos colaterais liga-se às arteriolas terminais de cada uma dessas artérias, tornando o reto relativamente resistente a isquemias (Fig. 29-3). (Ver Schwartz, 9ª ed., p. 1018.)

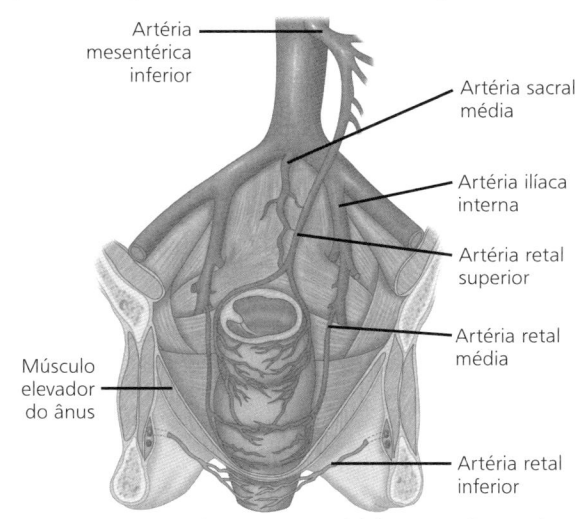

FIG. 29-3. Suprimento de sangue arterial do reto e do canal anal.

8. Os cânceres colorretais que se desenvolvem a partir de defeitos na via ERR (erros de reparo de replicação), quando comparados aos tumores que se desenvolvem a partir da via LOH (perda de heterozigosidade):
   A. Ocorrem mais comumente no cólon esquerdo.
   B. Apresentam um prognóstico pior.
   C. Possuem DNA diploide.
   D. Expressam instabilidade microssatélite.

Resposta: D
A via ERR está associada à instabilidade microssatélite (IMS). As regiões microssatélites do genoma em que os segmentos curtos de pares de bases são repetidos diversas vezes. Essas áreas são particularmente propensas a ERR. Consequentemente, a mutação de um gene de reparo errado produz comprimentos variáveis dessas sequências repetidas, um achado descrito como instabilidades microssatélites. Aproximadamente 15% dos cânceres colorretais estão associados à IMS.

Os tumores associados à IMS parecem apresentar características biológicas diferentes do que os tumores resultantes da via LOH. Os tumores com IMS apresentam uma probabilidade maior de ocorrer no lado direito, apresentam DNA diploide e estão associados a um prognóstico melhor que os tumores advindos da via LOH com instabilidade microssatélite. Os tumores originados pela via LOH tendem a ocorrer na porção mais distal do cólon, muitas vezes apresentam aneuploidia cromossômica e estão associados a prognóstico menos favorável. (Ver Schwartz, 9ª ed., p. 1042.)

9. O condiloma acuminado extenso é mais bem tratado com:
   A. Esteroides tópicos.
   B. Podofilina tópica.
   C. Imiquimod tópico.
   D. Excisão cirúrgica e fulguração.

Resposta: D
O tratamento do condiloma anal depende da localização e da extensão da doença. Pequenas verrugas na pele perianal e na porção distal do canal anal podem ser tratadas em consultório com a aplicação tópica de ácido bicloroacético ou podofilina. Embora 60 a 80% dos pacientes respondam a esses agentes, recorrência e reinfecção são comuns. O imiquimod (Aldara) é um imunomodulador recentemente introduzido para o tratamento tópico de diversas infecções virais, inclusive para o condiloma anorretal. Relatos iniciais sugerem que esse agente é altamente eficaz no tratamento do condiloma localizado na pele perianal e na porção distal do canal anal. Verrugas maiores e/ou mais numerosas requerem exci-

são e/ou fulguração em centro cirúrgico. As verrugas removidas devem ser enviadas para exame patológico para descartar a possibilidade de displasia ou malignidade. É importante notar que o uso anterior de podofilina pode induzir alterações histológicas semelhantes à displasia. (Ver Schwartz, 9ª ed., p. 1067.)

PERGUNTAS CLÍNICAS

1. Qual dos seguintes achados manométricos indica disfunção do esfíncter interno?
   A. Pressão em repouso de 20 mmHg.
   B. Pressão de contração de 60 mmHg.
   C. Zona de alta pressão de 2 cm.
   D. Presença de reflexo inibitório retroanal.

Resposta: A
A pressão em repouso do canal anal reflete a função do esfíncter anal interno (normal: 40 a 80 mmHg), enquanto a pressão de contração, definida como a pressão máxima de contração voluntária menos a pressão em repouso, reflete a função do esfíncter anal externo (normal: 40 a 80 mmHg acima da pressão em repouso). A zona de alta pressão estima a extensão do canal anal (normal: 2 a 4 cm). O reflexo inibitório retroanal pode ser detectado ao inflar um balão na porção distal do reto; a ausência desse reflexo é característica da doença de Hirschsprung. (Ver Schwartz, 9ª ed., p. 1021.)

2. O tratamento de escolha para fissuras anais agudas é:
   A. Excisão e fechamento primário.
   B. Esfincterotomia interna lateral.
   C. Injeção de toxina botulínica.
   D. Laxantes e banho de assento.

Resposta: D
A terapia da fissura anal aguda é direcionada à quebra do ciclo de dor, espasmo, isquemia, tido como responsável pelo desenvolvimento de fissuras no ânus. A terapia de primeira linha para minimizar o trauma local inclui agentes formadores de bolo fecal, laxantes e banhos mornos de assento. Pomadas com lidocaína a 2% ou outros cremes analgésicos podem fornecer alívio adicional para os sintomas. O uso de toxina botulínica (Botox) provoca a paralisia temporária do músculo ao impedir a liberação de acetilcolina dos terminais nervosos pré-sinápticos. A injeção de toxina botulínica é usada em alguns centros, como alternativa à esfincterotomia para fissuras crônicas. O tratamento cirúrgico é tradicionalmente recomendado para fissuras anais crônicas não responsivas à terapia medicamentosa, e a esfincterotomia interna lateral é o procedimento de escolha de muitos cirurgiões. (Ver Schwartz, 9ª ed., p. 1060.)

3. Um paciente com obstipação e distensão abdominal apresenta-se no pronto-socorro. Com base nos resultados do enema contrastado mostrado na Figura 29-4, a conduta seguinte será:
   A. Sucção nasogástrica, repouso intestinal e observação.
   B. Enemas até que a obstrução seja aliviada.
   C. Proctoscopia.
   D. Laparoscopia exploratória.

Resposta: C
O volvo de sigmoide pode ser diferenciado do volvo cecal ou do cólon transverso pela visualização de uma radiografia simples de abdome. A torção sigmoide produz uma imagem típica de U invertido ou grão de café, com a parte convexa do volvo posicionada sobre o quadrante superior direito (oposto ao ponto de obstrução). O enema hiperosmolar radiopaco (gastrografina) mostra um estreitamento ao lado da obstrução e o sinal patognomônico de bico de pato (ver a Fig. 29-4).

Exceto na presença de sinais óbvios de gangrena ou peritonite, a conduta inicial no volvo de sigmoide é a ressuscitação seguida por distorção endoscópica. A distorção costuma ser mais facilmente realizada com o uso de proctoscópio rígido, mas o sigmoidoscópio ou colonoscópio flexíveis também podem ser eficazes. (Ver Schwartz, 9ª ed., p. 1055.)

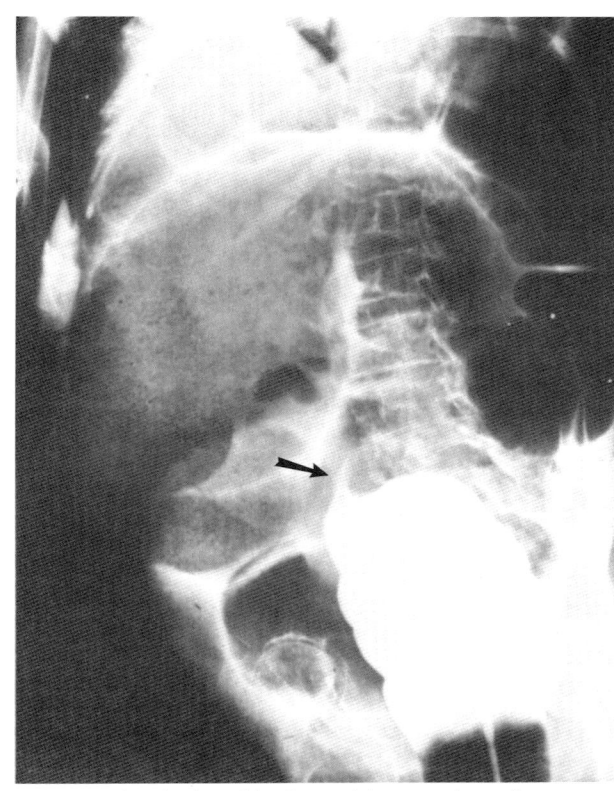

FIG. 29-4. Volvo de sigmoide. Enema hiperosmolar radiopaco (gastrografina) mostrando sinal de "bico de pato" *(seta)*. (Reproduzida com permissão de Nivatvongs S, Becker ER: Cólon, rectum and anal canal, in James EC, Corry RJ, Perry JCF Jr. (eds): *Basic Surgical Practice*. Philadelphia: Hanley & Belfus, 1987. Copyright © Elsevier.)

4. A proctocolectomia eletiva deve ser aconselhada para qual dos seguintes pacientes com colite ulcerativa?
   A. Baixo grau de displasia na biópsia.
   B. Grau moderado de displasia na biópsia.
   C. Doença pancolônica por mais de 20 anos, independentemente dos resultados da biópsia.
   D. Todas as alternativas anteriores.

Resposta: D
Embora há muito se considere que um baixo grau de displasia representa risco mínimo, estudos mais recentes mostram que o câncer invasivo pode estar presente em até 20% desses pacientes. Por essa razão, qualquer paciente com displasia deve ser aconselhado para proctocolectomia. Há controvérsias com relação à recomendação do procedimento profilático para pacientes que tiveram colite ulcerativa crônica por mais de 10 anos na ausência de displasia. Os defensores dessa abordagem dizem que a colonoscopia de vigilância com biópsia múltipla coleta amostras somente de uma pequena fração da mucosa colônica e frequentemente não acusa a presença de displasia ou carcinoma. Os oponentes citam o risco relativamente baixo de progressão para carcinoma, quando nenhuma biópsia apresenta displasia (aproximadamente 2,4%). Nenhuma das duas opções mostrou de forma definitiva a redução da mortalidade por câncer colorretal.

O risco de malignidade aumenta com a doença pancolônica, e a duração dos sintomas é de aproximadamente 2% após 10 anos, 8% após 20 anos e 18% após 30 anos. (Ver Schwartz, 9ª ed., p. 1035.)

5. A fim de se evitarem complicações, o débito fecal após a ileostomia deve ser mantido abaixo de:
   A. 500 mL/dia.
   B. 1.000 mL/dia.
   C. 1.500 mL/dia.
   D. 2.000 mL/dia.

Resposta: C
O procedimento de ileostomia contorna a capacidade de absorção do cólon e a desidratação com anormalidades de fluido, e eletrólitos não são incomuns. O ideal é que o débito fecal após a ileostomia seja mantido inferior a 1.500 mL/dia para evitar esse problema. Agentes formadores de bolo fecal e opioides (Lomotil, Imodium, tintura de ópio) são úteis. A Octreotida, um análogo da somatostatina, tem sido usada com sucesso variável nesse cenário. (Ver Schwartz, 9ª ed., p. 1031.)

6. Uma hemorroida interna que prolapsa para baixo da linha dentada com estrangulamento é uma:
   A. Hemorroida de primeiro grau.
   B. Hemorroida de segundo grau.
   C. Hemorroida de terceiro grau.
   D. Hemorroida de quarto grau.

Resposta: A
As hemorroidas internas apresentam localização proximal à linha dentada e são cobertas por mucosa anorretal sem sensibilidade. As hemorroidas internas podem prolapsar ou sangrar, mas raramente tornam-se dolorosas a menos que desenvolvam trombose ou necrose (normalmente relacionadas com prolapso grave, encarceramento e/ou estrangulamento). As hemorroidas internas são graduadas de acordo com a extensão do prolapso. *As de primeiro grau* invadem o canal anal e podem ultrapassar a linha dentada no esforço. *As de segundo grau* prolapsam através do ânus, mas reduzem espontaneamente. *As de terceiro grau* prolapsam através do canal anal e requerem redução manual. *As de quarto grau* prolapsam, mas não podem ser reduzidas em função do risco de estrangulamento. (Ver Schwartz, 9ª ed., p. 1058.)

7. Em pacientes com doença intestinal inflamatória, o eritema nodoso:
   A. É mais observado nos homens.
   B. Pode ocorrer próximo ao estoma.
   C. Normalmente ocorre na porção distal dos membros inferiores.
   D. Todas as alternativas anteriores.

Resposta: C
O eritema nodoso é observado em 5 a 15% dos pacientes com doença intestinal inflamatória e costuma coincidir com a atividade da doença clínica. As mulheres são afetadas com uma frequência 3 a 4 vezes maior que os homens. As lesões são elevadas, vermelhas e predominantemente localizadas nos membros inferiores. O pioderma gangrenoso é uma doença rara, mas grave, que ocorre quase exclusivamente em pacientes portadores de doença intestinal inflamatória. As lesões começam como placas, pápulas ou vesículas eritematosas, normalmente localizadas na região pré-tibial da perna e algumas vezes perto de um estoma. A lesão progride com ulceração, levando a ferimentos necróticos dolorosos. O pioderma gangrenoso pode responder à ressecção da porção afetada de intestino em alguns pacientes. Em outros, o tratamento da doença intestinal inflamatória subjacente não afeta a condição da pele. (Ver Schwartz, 9ª ed., p. 1034.)

8. O linfoma de cólon é mais comumente encontrado no:
   A. Ceco.
   B. Cólon transverso.
   C. Cólon sigmoide.
   D. Reto.

Resposta: A
Linfoma envolvendo o cólon e o reto é raro, mas responde por cerca de 10% de todos os linfomas gastrointestinais. O ceco é afetado com mais frequência, provavelmente como resultado de uma propagação do íleo terminal. Os sintomas incluem sangramento e obstrução, sendo esses tumores distinguíveis clinicamente dos adenocarcinomas. A ressecção intestinal é o tratamento de escolha para linfomas colorretais isolados. Terapia adjunta pode ser indicada com base do estágio da doença. (Ver Schwartz, 9ª ed., p. 1052.)

9. Qual dos seguintes constitui o primeiro exame a ser realizado em um paciente com sangramento gastrointestinal?
   A. Aspiração nasogástrica.
   B. Anoscopia.
   C. Proctoscopia.
   D. Colonoscopia.

Resposta: A
Uma vez que a origem mais comum de hemorragia gastrointestinal seja esofágica, gástrica ou duodenal, a aspiração nasogástrica deve ser sempre realizada. O retorno da bile sugere que a fonte do sangramento é distal ao ligamento de Treitz. Se a aspiração revelar sangue ou secreções sem bile, ou se os sintomas sugerirem origem na porção alta do intestino, uma esofagogastroduodenoscopia deverá ser realizada. A anoscopia e/ou proctoscopia limitada pode identificar sangramentos por hemorroidas. Se o paciente for hemodinamicamente estável, pode ser realizada uma rápida preparação intestinal (durante 4 a 6 horas) para permitir colonoscopia. (Ver Schwartz, 9ª ed., p. 1022.)

10. Em um paciente com colite inflamatória, qual das opções a seguir é sugestiva de um diagnóstico de colite de Crohn?
    A. Ileíte.
    B. Abscesso nas criptas.
    C. Reto poupado.
    D. Proctite.

Resposta: C
Embora a colite ulcerativa e a doença de Crohn tenham muitas semelhanças patológicas e clínicas, elas podem ser diferenciadas em 85% dos pacientes. A colite ulcerativa é um processo mucoso em que a mucosa e a submucosa do cólon são infiltradas por células inflamatórias. A mucosa pode ser atrófica, e os abscessos de cripta são comuns. Endoscopicamente, a mucosa frequentemente é friável e pode apresentar pseudopólipos inflamatórios múltiplos. Na colite ulcerativa prolongada, o cólon pode encolher, e a mucosa, ser substituída por tecido cicatricial. Na colite ulcerativa quiescente, a mucosa colônica pode parecer normal endoscópica e microscopicamente. A colite ulcerativa pode afetar o reto (proctite), o reto e o cólon sigmoide (proctosigmoidite), o reto e o cólon esquerdo (colite esquerda) ou o reto e toda a extensão do cólon (pancolite). A colite ulcerativa não envolve o intestino delgado, mas a porção terminal do íleo pode demonstrar alterações inflamatórias (ileíte de refluxo). Uma característica importante da colite ulcerativa é o envolvimento contínuo do reto e do cólon; o reto poupado ou lesões salteadas sugerem o diagnóstico de doença de Crohn. (Ver Schwartz, 9ª ed., p. 1034.)

11. Qual dos seguintes é o procedimento de escolha para um paciente com colite de Crohn envolvendo o cólon esquerdo e reto poupado?
    A. Colectomia esquerda com anastomose primária.
    B. Colectomia esquerda com colostomia.
    C. Colectomia total com anastomose primária.
    D. Colectomia total com ileostomia.

Resposta: A
Ao contrário da colite ulcerativa, a doença de Crohn pode ser segmentada, e o reto costuma ser poupado. Uma colectomia segmentar pode ser adequada, quando o restante do cólon e/ou reto estiver normal. Um estreitamento colônico isolado também pode ser tratado com colectomia segmentar. (Ver Schwartz, 9ª ed., p. 1037.)

12. Aproximadamente 5% dos pacientes com diverticulite complicada desenvolvem fístula para algum órgão adjacente. O órgão mais comumente envolvido é:
    A. Intestino delgado.
    B. Pele.
    C. Bexiga.
    D. Vagina.

Resposta: C
Aproximadamente 5% dos pacientes com diverticulite complicada desenvolvem fístulas entre o cólon e um órgão adjacente. As fístulas colovesicais são as mais comuns, seguidas pelas colovaginais e coloentéricas. As fístulas colocutâneas constituem complicações raras da diverticulite. (Ver Schwartz, 9ª ed., p. 1040.)

13. A azatioprina (que pode ser usada no tratamento da doença intestinal inflamatória):
    A. Reduz a eficácia dos leucócitos.
    B. Pode ser usada no lugar dos esteroides em pacientes refratários a estes.
    C. Apresenta um início de ação de 6-12 semanas.
    D. Requer administração intravenosa.

Resposta: C
A azatioprina e a 6-mercaptopurina constituem agentes antimetabólicos que interferem na síntese de ácidos nucleicos e, assim, reduzem a proliferação das células inflamatórias. Esses agentes são úteis para tratar a colite ulcerativa e a doença de Crohn em pacientes refratários à terapia com salicilato ou corticosteroides. É importante notar, entretanto, que o início da ação dessas drogas se dá após 6 a 12 semanas, e o uso concomitante de corticosteroides é quase sempre necessário. (Ver Schwartz, 9ª ed., p. 1035.)

14. A causa infecciosa mais comum para a laparoscopia de emergência em pacientes com AIDS é:
    A. Citomegalovírus.
    B. Toxoplasmose.
    C. *Salmonella*.
    D. Herpes simples.

Resposta: A
As infecções oportunistas por bactérias (espécies de *Salmonella, Shigella, Campylobacter, Chlamydia e Micobacterium*), fungos (histoplasmose, coccidiose e criptococose), protozoários (toxoplasmose, criptosporidiose, isosporíase) e vírus (citomegalovírus, herpes simples) podem provocar diarreia, dor abdominal e perda de peso. O CMV, particularmente, pode causar uma enterocolite grave e é a causa infecciosa mais comum de laparotomia em pacientes aidéticos. A colite por *C. difficile* constitui grande preocupação para esses pacientes, principalmente porque muitos deles recebem terapia antibioticossupressiva. (Ver Schwartz, 9ª ed., p. 1070.)

15. Um foco microscópico de câncer é encontrado em um pólipo após a ressecção endoscópica. Qual das seguintes opções constitui uma indicação para colectomia nesse paciente?
   A. Foco de câncer com 2 mm de distância da margem de ressecção.
   B. Pólipo com tamanho > 2 cm.
   C. Invasão linfovascular.
   D. História de pólipos múltiplos.

Resposta: C
Ocasionalmente, pode-se descobrir após polipectomia que um pólipo anteriormente considerado benigno abriga um carcinoma invasivo. O tratamento de um pólipo maligno baseia-se no risco de recorrência local e no risco de metástase linfonodal. O risco de metástase para os linfonodos depende primariamente da profundidade de invasão. Um carcinoma invasivo na cabeça de um pólipo pedunculado sem envolvimento do pedúnculo apresenta baixo risco de metástase (< 1%) e pode ser completamente retirado por endoscopia. Entretanto, invasão linfovascular, histologia pouco diferenciada ou tumor com distância de 1 mm da margem de ressecção são características que aumentam sobremaneira o risco de recorrência local e difusão metastática. A colectomia segmentar passa a ser indicada. O carcinoma invasivo originado de pólipo séssil estende-se para dentro da submucosa e costuma ser mais bem tratado com colectomia segmentar (Fig. 29-5). (Ver Schwartz, 9ª ed., p. 1048.)

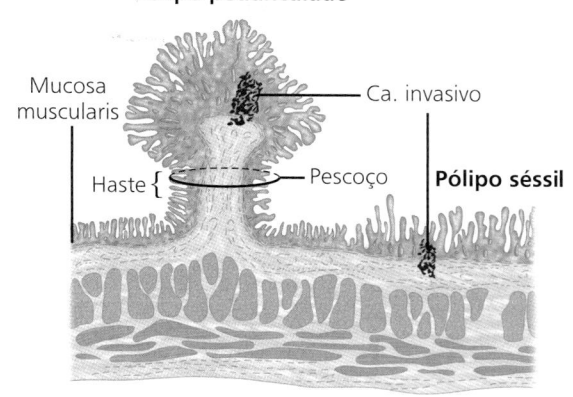

FIG. 29-5. Níveis de carcinoma invasivo em pólipos pendunculares e sésseis. Ca. = carcinoma.

16. O risco de câncer é mais alto em:
   A. Adenomas tubulares.
   B. Adenomas vilosos.
   C. Adenomas tubulovilosos.
   D. Adenomas hamartomatosos.

Resposta: B
Os pólipos adenomatosos são comuns, ocorrendo em até 25% da população com mais de 50 anos de idade nos Estados Unidos. Por definição, essas lesões são displásicas. O risco de degeneração maligna está relacionado tanto com o tamanho quanto com o tipo de pólipo. Os adenomas tubulares são associados à malignidade em somente 5% dos casos, enquanto os adenomas vilosos podem abrigar câncer em até 40% dos pacientes. Os adenomas tubulovilosos apresentam risco intermediário (22%). (Ver Schwartz, 9ª ed., p. 1042.)

Ao contrário dos pólipos adenomatosos, os pólipos hamartomatosos (pólipos juvenis) não costumam ser pré-malignos. (Ver Schwartz, 9ª ed., p. 1042.)

17. Qual das seguintes opções costuma ser eficaz para o tratamento de um tumor desmoide mesentérico em um paciente com história familiar de polipose adenomatosa?
   A. Tamoxifeno.
   B. Metotrexato.
   C. Esteroides.
   D. Radioterapia.

Resposta: A
Os tumores desmoides, particularmente, podem tornar o manejo cirúrgico difícil e são uma fonte de morbidade e mortalidade importante em pacientes com polipose adenomatosa familiar. Os tumores desmoides são muitas vezes responsivos a hormônios, e seu crescimento pode ser inibido em alguns pacientes com a administração de tamoxifeno. Os inibidores da COX-2 e os AINEs também podem mostrar-se benéficos nesses casos. (Ver Schwartz, 9ª ed., p. 1044.)

18. O tratamento da síndrome de Ogilvie inclui:
    A. Proctoscopia.
    B. Colectomia sigmoide.
    C. Neostigmina intravenosa.
    D. Enemas salinos.

Resposta: C

A pseudo-obstrução colônica (síndrome de Ogilvie) é um distúrbio funcional em que o cólon se torna massivamente dilatado na ausência de obstrução mecânica. O tratamento inicial consiste na interrupção do uso de narcóticos, anticolinérgicos ou outros medicamentos que possam contribuir com o íleo paralítico. Repouso intestinal estrito e hidratação IV são cruciais. A maior parte dos pacientes responde a essas medidas. Em pacientes que não apresentam melhora, a descompressão colonoscópica é muitas vezes eficaz. Contudo, esse procedimento é tecnicamente difícil, e muito cuidado deve ser tomado para evitar perfurações. A recorrência é observada em até 40% dos pacientes. A administração IV de neostigmina (um inibidor da acetilcolinesterase) também é extremamente eficaz para a descompressão do cólon dilatado e está associada a um baixo índice de recorrência (20%). A neostigmina, entretanto, pode produzir bradicardia transitória, mas profunda, e é inadequada para o uso em pacientes com doença cardiopulmonar. Dado que a dilatação colônica é tipicamente mais intensa na porção proximal do cólon, a colocação de um tubo retal é raramente eficaz. (Ver Schwartz, 9ª ed., p. 1056.)

19. Qual das seguintes opções apresenta o índice mais baixo de recorrência após redução e reparo de um prolapso retal?
    A. Retirada do excesso de mucosa retal por via perineal (técnica de Delorme).
    B. Retopexia abdominal (técnica de Ripstein).
    C. Retossigmoidectomia perineal (técnica de Altemeier).
    D. Redução da hérnia perineal e fechamento do fundo cego (técnica de Moschcowitz).

Resposta: B

O tratamento primário do prolapso retal é a cirurgia, e mais de 100 procedimentos diferentes foram descritos para tal. As operações podem ser categorizadas em abdominais e perineais. As operações abdominais incluem três abordagens importantes: (a) redução da hérnia perineal e fechamento do fundo cego (cirurgia de Moschcowitz), (b) a fixação do reto com um laço prostético (retopexia de Ripstein ou Wells) ou com sutura (retopexia com sutura) ou (c) a ressecção do cólon sigmoide excedente. Em alguns casos, a ressecção é associada à fixação retal (retopexia com ressecção). A retopexia abdominal com ou sem ressecção tem sido cada vez mais executada por laparoscopia. As abordagens perineais enfocam o estreitamento do ânus com diversos materiais prostéticos, a retirada do excesso de mucosa retal (técnica de Delorme) ou a ressecção do intestino prolapsado através do períneo (retossigmoidectomia perineal ou técnica de Altemeier) (Fig. 29-6).

Uma vez que o prolapso retal ocorra mais comumente em mulheres idosas, a escolha da operação dependerá em parte da condição clínica geral do paciente. A retopexia abdominal (com ou sem ressecção sigmoide) oferece o reparo mais durável, com índice de recorrência em menos de 10% dos pacientes. A retossigmoidectomia perineal evita a operação abdominal e pode ser preferível em pacientes de alto risco, mas está associada a um índice mais alto de recorrência. A retirada do excesso de mucosa retal por via perineal é eficaz em pacientes com prolapso limitado. Os procedimentos de cerclagem anal em geral foram abandonados. (Ver Schwartz, 9ª ed., p. 1054.)

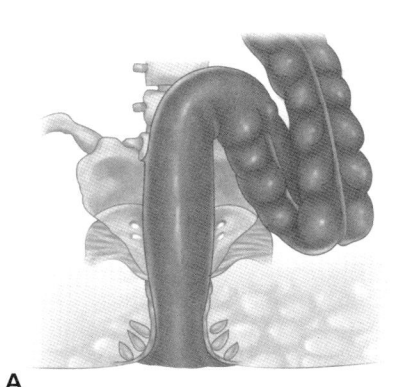

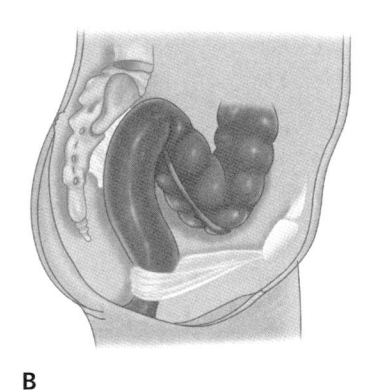

FIG. 29-6. Proctopexia transabdominal para prolapso retal. O reto totalmente mobilizado é suturado à fáscia pré-sacral. **A.** Visão anterior. **B.** Visão Lateral. Se desejada, uma colectomia sigmoide pode ser realizada concomitantemente para excisar a porção excedente de cólon.

20. Um carcinoma invasivo de 2 cm no cólon transverso proximal deve ser tratado com qual dos seguintes procedimentos?
    A. Ileocecectomia.
    B. Colectomia ascendente.
    C. Hemicolectomia direita.
    D. Hemicolectomia direita estendida.

Resposta: D
A ressecção curativa de um câncer colorretal é normalmente realizada com a ligadura de um vaso mesentérico proximal e limpeza mesentérica radical da drenagem linfática na base do tumor com ressecção concomitante do omento sobrejacente (Fig. 29-7). (Ver Schwartz, 9ª ed., p. 1024 e Fig. 29-8.)

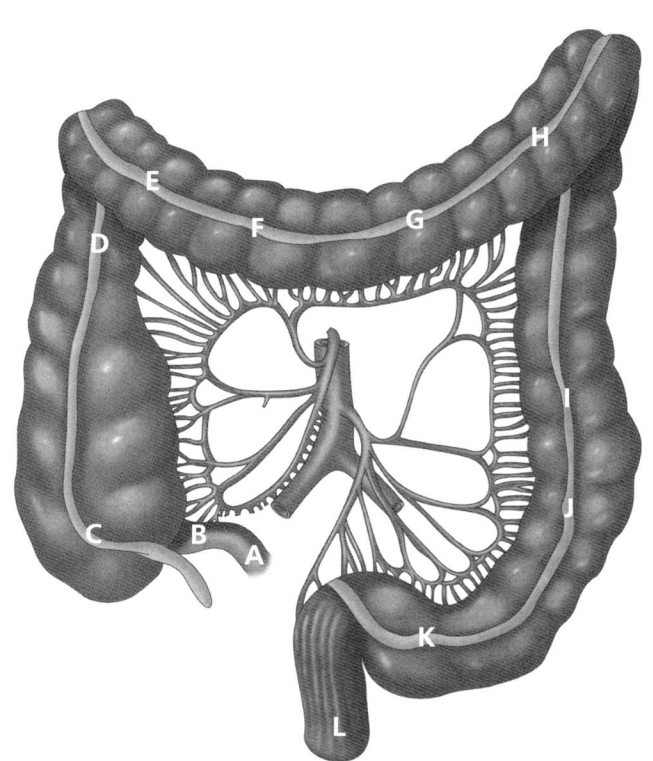

FIG. 29-7. Terminologia dos tipos de ressecção colorretal: A → C ileocecectomia; + A + B → D colectomia ascendente; + A + B → F hemicolectomia direita; + A + B → G hemicolectomia direita estendida; + E + F → G + H colectomia transversa; G → I hemicolectomia esquerda; F → I hemicolectomia esquerda estendida; J + K colectomia sigmoide; + A + B → J colectomia subtotal; + A + B → K colectomia total; + A + B → L proctocolectomia total. (Reproduzida com permissão de Fielding LP, Goldberg SM (eds): *Rob & Smith's Operative: Surgery of the Cólon,* Rectum, and Anus. UK: Elsevier Science Ltda., 1993, p. 349.)

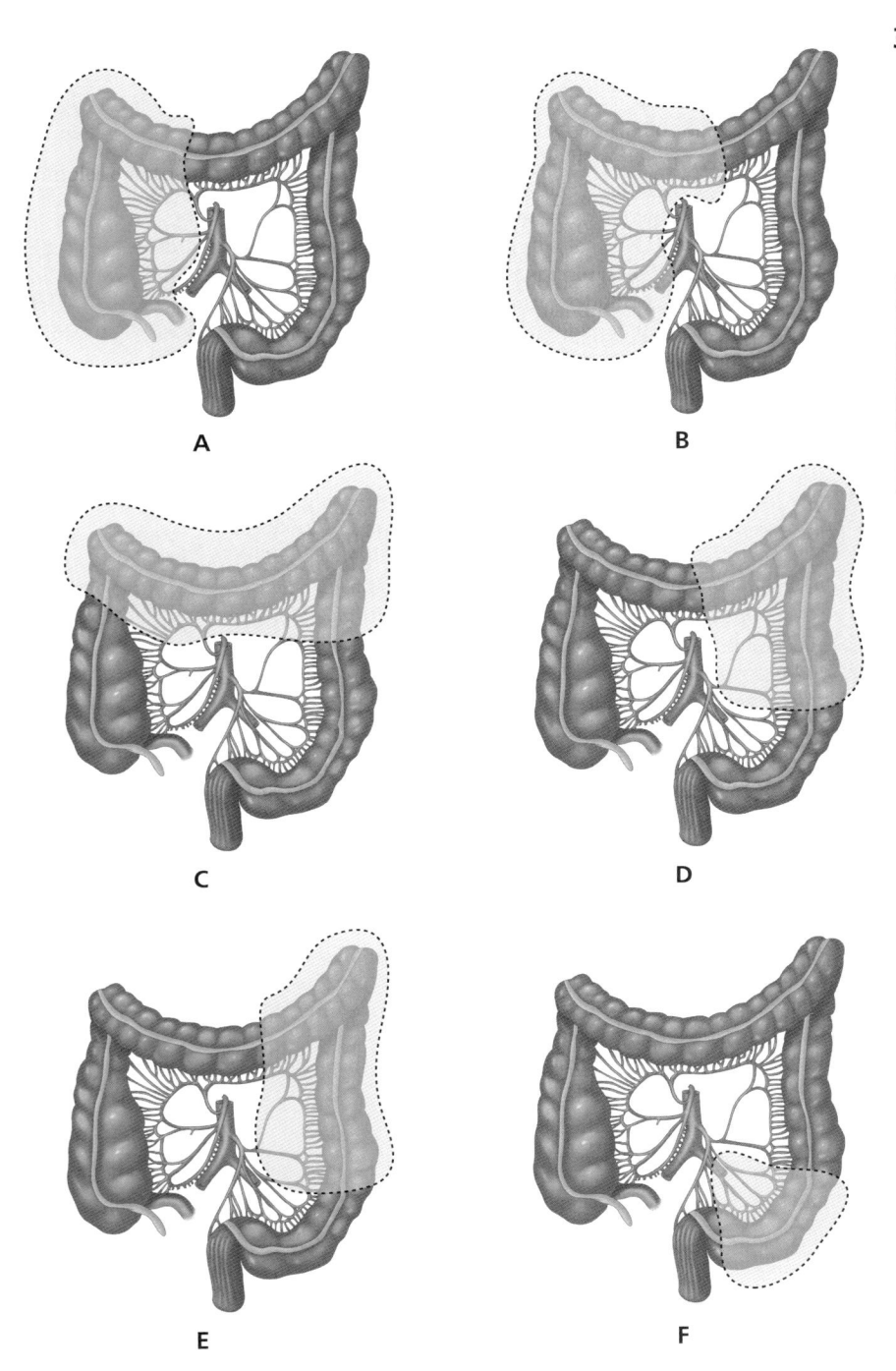

FIG. 29-8. Ressecção estendida para carcinoma de cólon. **A.** Câncer cecal. **B.** Câncer no ângulo hepático. **C.** Câncer no cólon transverso. **D.** Câncer no ângulo esplênico. **E.** Câncer no cólon descendente. **F.** Câncer no cólon sigmoide.

21. Qual das seguintes opções constitui uma manifestação extraintestinal de doença intestinal inflamatória?
    A. Esteatose hepática.
    B. Colangite esclerosante primária.
    C. Pericolangite.
    D. Todas as alternativas anteriores.

Resposta: D
O fígado é um local comum de doença extracolônica nas condições inflamatórias do intestino. A infiltração de gordura no fígado está presente em 40 a 50% dos pacientes, e cirrose, em 2 a 5% dos casos. A esteatose pode ser revertida com tratamento clínico e cirúrgico, mas a cirrose é irreversível. A colangite esclerosante primária é uma doença progressiva, caracterizada por estreitamentos intra e extra-hepáticos nos ductos biliares. Cerca de 40 a 60% dos pacientes com colangite esclerosante primária apresentam colite ulcerativa. A colectomia não reverte esse quadro, e o único tratamento eficaz é o transplante de fígado. A pericolangite também está associada à doença intestinal inflamatória e pode ser diagnosticada com uma biópsia de fígado. O carcinoma nos ductos biliares é uma complicação rara da doença intestinal inflamatória prolongada. Os pacientes que desenvolvem carcinoma nos ductos biliares na presença de doença intestinal inflamatória são, em média, 20 anos mais jovens que os demais portadores de carcinoma com essa localização. (Ver Schwartz, 9ª ed., p. 1034.)

22. As fissuras anais na doença de Crohn apresentam localização mais comum:
    A. Anterior.
    B. Posterior.
    C. Lateral.
    D. Nenhuma das respostas anteriores, a distribuição é igual.

Resposta: C
As lesões perianais mais comuns na doença de Crohn são pápulas pediculadas, minimamente sintomáticas. As fissuras também são comuns. Tipicamente, as fissuras na doença de Crohn são particularmente profundas e amplas e talvez mais bem descritas como úlceras anais. Elas costumam ser múltiplas e localizadas em posição lateral e não nas linhas médias anterior e posterior, como observadas nas fissuras anais idiopáticas. O aparecimento clássico de fissura anal com localização lateral deve despertar suspeita de doença de Crohn. (Ver Schwartz, 9ª ed., p. 1038.)

23. O risco de câncer de cólon em um paciente diagnosticado com colite ulcerativa 20 anos antes é de aproximadamente?
    A. 8%.
    B. 18%.
    C. 28%.
    D. 38%.

Resposta: A
O risco de malignidade aumenta com a doença pancolônica, e a duração dos sintomas é de, aproximadamente, 2% após 10 anos, 8% após 20 anos e 18% após 30 anos. Ao contrário dos cânceres colorretais esporádicos, o desenvolvimento de carcinoma no contexto de colite ulcerativa é mais provável em áreas de displasia plana e pode ser difícil de diagnosticar nos estágios mais precoces. (Ver Schwartz, 9ª ed., p. 1036.)

24. A complicação mais comum após hemorroidectomia é:
    A. Constipação.
    B. Sangramento.
    C. Retenção urinária.
    D. Infecção.

Resposta: C
A retenção urinária é uma complicação comum após hemorroidectomia e ocorre em 10 a 50% dos pacientes. O risco de retenção urinária pode ser minimizado pela limitação da administração intravenosa de fluidos durante a após a operação e também de analgesia adequada. A dor também pode provocar constipação. O risco de constipação pode ser reduzido com enemas pré-operatórios ou preparo mecânico intestinal limitado, uso liberal de laxantes após a cirurgia e o controle adequado da dor. Espera-se um pouco de sangramento, principalmente com a movimentação do intestino, mas hemorragias massivas também podem ocorrer após hemorroidectomia. O sangramento pode ser observado no período pós-operatório imediato (muitas vezes na sala de recuperação) como resultado da ligação inadequada do pedículo vascular. Esse tipo de hemorragia requer retorno urgente ao centro cirúrgico, e a sutura do vaso que sangra frequentemente resolverá o problema. Também pode haver sangramento de 7 a 10 dias após a cirurgia, quando a necrose da mucosa sobrejacente ao pedículo vascular se desprende. Embora alguns desses pacientes possam ser observados com segurança, outros precisarão de exame sob anestesia para ligar o vaso que sangra ou suturar novamente a ferida, caso não se consiga identificar o ponto específico de sangramento. Infecções são incomuns após hemorroidectomia, contudo, a infecção do tecido mole necrótico pode ocorrer. (Ver Schwartz, 9ª ed., p. 1059.)

25. Um carcinoma colorretal que invade a submucosa e apresenta dois linfonodos positivos e nenhuma metástase está em:
    A. Estágio I.
    B. Estágio II.
    C. Estágio III.
    D. Estágio IV.

Resposta: C
Esse é um tumor T1, N1, M0 e, portanto, com estadiamento III. (Ver Schwartz, 9ª ed., p. 1047 e Tabelas 29-1 e 29-2.)

TABELA 29-1	Estadiamento TNM do carcinoma colorretal e sobrevida após 5 anos	
Estágio	**TNM**	**Sobrevida após 5 anos (%)**
I	T1-2, N0, M0	70-95
II	T3-4, N0, M0	54-65
III	Qualquer T, N1-3, M0	39-60
IV	Qualquer T, qualquer N, M1	0-16

Fonte: Dados de Greene FL PD, Fleming ID, Fritz A et al.: *AJCC Cancer Staging Manual*, 6th ed. New York: Springer, 2002.

TABELA 29-2 Estadiamento TNM do carcinoma colorretal	
Estágio do tumor (T)	**Definição**
TX	Não pode ser avaliado
T0	Sem evidências de câncer
Tis	Carcinoma *in situ*
T1	Tumor invadindo a submucosa
T2	Tumor invadindo a camada muscular própria
T3	Tumor invadindo a camada muscular própria até a camada subserosa ou até os tecidos não peritonizados pericólicos e perirretais
T4	Tumor invadindo diretamente outros órgãos ou tecidos ou perfurando o peritônio visceral da amostra
Estágio nodal (N)	
NX	Linfonodo regional não pode ser avaliado
N0	Sem metástases em linfonodos
N1	Metástase em um a três linfonodos pericólicos ou perirretais
N2	Metástase em quatro ou mais linfonodos pericólicos ou perirretais
N3	Metástase em qualquer linfonodo localizado ao longo de um tronco vascular de maior calibre
Metástase distante (M)	
MX	A presença de metástases distantes não pode ser avaliada
M0	Sem metástases distantes
M1	Metástases distantes presentes

Fonte: Dados de Greene FL PD, Fleming ID, Fritz A et al.: *AJCC Cancer Staging Manual*, 6th ed. New York: Springer, 2002. Utilizada com permissão de American Joint Committee on Cancer (AJCC), Chicago, Illinois. The original source for this material is *AJCC Cancer Staging Manual*, Sixth Edition (2002), publicada por Springer Science and Business Media LLC, *www.springerlink.com*.

26. O tratamento de uma proctossigmoidite grave por *C. difficile* não responsiva à antibioticoterapia intravenosa inclui:
    A. Enemas salinos.
    B. Enemas esteroidais.
    C. Enemas com vancomicina.
    D. Enemas probióticos.

Resposta: C
O manejo (da colite causada por *C. difficile*) deve incluir a interrupção imediata do agente antimicrobiano ofensivo. Os pacientes com doença leve (diarreia, mas sem febre ou dor abdominal) podem ser tratados ambulatorialmente com um curso de 10 dias de metronidazol oral. O tratamento com vancomicina oral constitui a segunda escolha em pacientes alérgicos a metronidazol ou aqueles que apresentam recidiva da doença. Diarreia mais grave associada à desidratação e/ou febre e dor abdominal deve ser tratada com repouso intestinal, hidratação IV e metronidazol ou vancomicina por via oral. A proctossigmoidite pode responder a enemas com vancomicina. Colite recorrente ocorre em até 20% dos pacientes e pode ser tratada com um curso prolongado de metronidazol ou vancomicina oral (até 1 mês). A reintrodução da flora normal por meio da ingestão de probióticos tem sido sugerida como possível tratamento para a doença recorrente e refratária. Colite fulminante, caracterizada por septicemia e/ou evidências de perfuração, requer laparotomia de emergência. A colectomia abdominal total com ileostomia terminal pode salvar uma vida. (Ver Schwartz, 9ª ed., p. 1057.)

27. Qual das seguintes opções constitui uma manifestação extraintestinal de polipose adenomatosa familiar?
    A. Artrite.
    B. Uveíte.
    C. Tumores no sistema nervoso central.
    D. Eritema nodoso.

Resposta: C
A polipose adenomatosa familiar está associada a manifestações extraintestinais, como a hipertrofia congênita do epitélio pigmentado da retina, tumores desmoides, cistos epidermoides, osteomas mandibulares (síndrome de Gardner) e tumores no sistema nervoso central (síndrome de Turcot). (Ver Schwartz, 9ª ed., p. 1044.)

28. Qual das seguintes opções é caracterizada por hamartomas formados a partir das três camadas embrionárias?
    A. Polipose juvenil familiar.
    B. Síndrome de Peutz-Jeghers.
    C. Síndrome de Cronkite-Canada.
    D. Síndrome de Cowden.

29. Quantas camadas distintas da parede retal podem ser visualizadas na ultrassonografia endorretal?
    A. 2.
    B. 3.
    C. 4.
    D. 5.

Resposta: D
A síndrome de Cowden é um distúrbio autossômico dominante com hamartomas em tecidos derivados das três camadas embrionárias. Triquelemomas faciais, câncer de mama, câncer de tireoide e pólipos gastrointestinais são típicos da síndrome. Os pacientes devem ser triados para a presença de cânceres. O tratamento se baseia nos sintomas. (Ver Schwartz, 9ª ed., p. 1043.)

Resposta: D
A ultrassonografia endorretal é primariamente utilizada para avaliar a profundidade de invasão das lesões neoplásicas no reto. A parede retal normal aparece como uma estrutura com cinco camadas (Fig. 29-9). A ultrassonografia pode diferenciar com segurança a maioria dos pólipos benignos de tumores invasivos com base na integridade da camada submucosa. A ultrassonografia também diferencia tumores superficiais T1-T2 de tumores mais profundos T3-T4. De modo geral, a precisão da ultrassonografia em detectar a profundidade da invasão mural vai de 81 a 94%. Essa modalidade de exame também consegue detectar linfonodos perirretais aumentados, o que pode sugerir metástases nodais. A precisão de detecção de linfonodos com patologia positiva é de 58 a 83%. A ultrassonografia também se mostra útil na detecção precoce de recidiva local após a cirurgia. (Ver Schwartz, 9ª ed., p. 1020.)

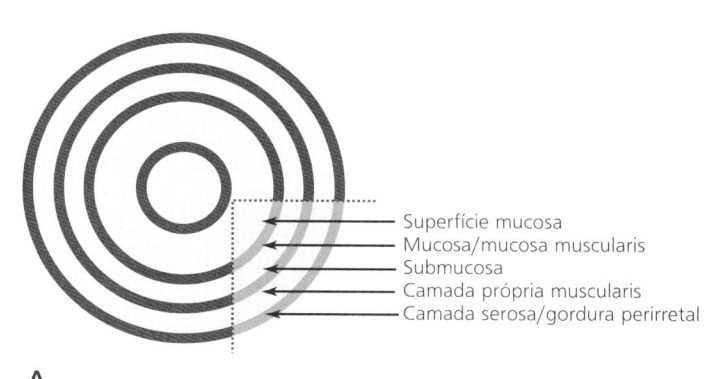

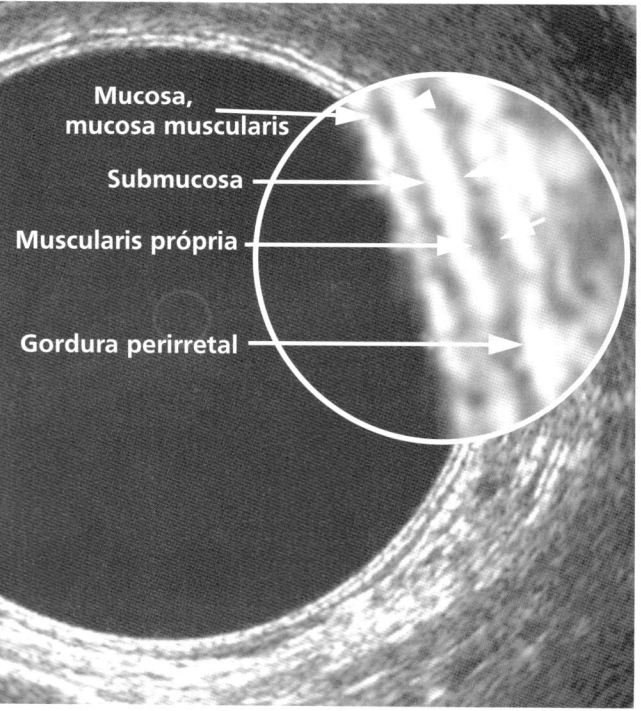

FIG. 29-9. A. Diagrama das camadas da parede retal observadas na ultrassonografia endorretal. **B.** Ultrassonografia endorretal normal. *(A. Cortesia de Charles O. Finne III, MD, Minneapolis, MN.)*

30. O tratamento inicial da pouchite sintomática inclui:
A. Antibióticos orais.
B. Antibióticos intravenosos.
C. Enemas probióticos.
D. Enemas esteroidais.

Resposta: A

A pouchite é um distúrbio inflamatório que afeta a bolsa ileoanal e a bolsa coletora da ileostomia. A incidência da pouchite varia de 30 a 55%. Os sintomas incluem diarreia forte, hematoquezia, dor abdominal, febre e mal-estar. O diagnóstico é feito por endoscopia com biópsia. O diagnóstico diferencial inclui infecções e doença de Crohn não diagnosticada. A etiologia da pouchite é desconhecida. Alguns acreditam que a pouchite resulta de estase fecal no interior da bolsa, mas estudos de esvaziamento não são conclusivos. Os antibióticos (metronidazol ± ciprofloxacina) constituem a terapia de base, e a maioria dos pacientes responde rapidamente tanto às formulações orais, como aos enemas. Alguns pacientes desenvolvem pouchite crônica com necessidade de terapia antibiótica supressiva contínua. Enemas com salicilato ou corticosteroides também têm sido usados com algum sucesso. A reintrodução da flora normal por meio da ingestão de probióticos foi sugerida como a possível tratamento em casos refratários. Ocasionalmente, a excisão da bolsa é necessária para controlar os sintomas na pouchite crônica. (Ver Schwartz, 9ª ed., p. 1032.)

CAPÍTULO 30
Apêndice

PERGUNTAS SOBRE CIÊNCIA BÁSICA

1. Qual dos seguintes é produzido pelo apêndice?
   A. Células T.
   B. Células B.
   C. IgG.
   D. IgA.

   Resposta: D
   Durante muitos anos o apêndice foi erroneamente considerado um órgão rudimentar de função desconhecida. Atualmente, sabe-se que o apêndice é um órgão imunológico que ativamente participa na secreção de imunoglobulinas, particularmente a imunoglobulina IgA. (Ver Schwartz, 9ª ed., p. 1073.)

2. O tecido linfoide no apêndice:
   A. Está presente ao nascimento.
   B. Aumenta gradualmente ao longo da vida.
   C. Está totalmente presente na puberdade.
   D. Desaparece ao redor da 5ª década de vida.

   Resposta: C
   O tecido linfoide aparece primeiro no apêndice, aproximadamente 2 semanas após o nascimento. A quantidade de tecido linfoide aumenta durante a puberdade, permanece constante durante a década seguinte, iniciando, então, uma redução gradual com a idade. Após os 60 anos de idade, quase nenhum tecido linfoide permanece no apêndice, e a completa obliteração do lúmen apendicular é comum. (Ver Schwartz, 9ª ed., p. 1074.)

3. A capacidade luminal do apêndice normal é de:
   A. 0,1 mL.
   B. 1 mL.
   C. 5 mL.
   D. 10 mL.

   Resposta: A
   A capacidade luminal do apêndice normal é de apenas 0,1 mL. Uma secreção de apenas 0,5 mL de fluido na porção distal de uma obstrução aumenta a pressão intraluminal para 60 cm H_2O. (Ver Schwartz, 9ª ed., p. 1075.)

PERGUNTAS CLÍNICAS

1. A apendicectomia pode reduzir o risco de desenvolver qual das seguintes doenças?
   A. HIV.
   B. Linfoma de Burkitt.
   C. Colite ulcerativa.
   D. Câncer de cólon.

   Resposta: C
   Embora o apêndice não tenha uma clara função no desenvolvimento de doença humana, recentes estudos demonstram uma possível correlação entre a apendicectomia e o desenvolvimento de doença inflamatória intestinal. Parece haver uma associação negativa relacionada com a idade entre uma prévia apendicectomia e um subsequente desenvolvimento de colite ulcerativa. Além disso, análises comparativas claramente demonstram que uma prévia apendicectomia está associada a um fenótipo mais benigno na colite ulcerativa e um atraso no início da doença. A associação entre a doença de Crohn e a apendicectomia é menos evidente. Embora estudos mais antigos tenham sugerido que a apendicectomia aumenta o risco de desenvolver a doença de Crohn, estudos mais recentes, que cautelosamente avaliaram o tempo decorrido entre a apendicectomia e o início da doença de Crohn, demonstraram uma correlação negativa. Estes dados sugerem que a apendicectomia pode proteger contra o subsequente desenvolvimento da doença inflamatória intestinal; no entanto, o mecanismo é desconhecido. (Ver Schwartz, 9ª ed., p. 1073.)

2. Culturas devem ser obtidas no momento da cirurgia:
   A. De todos os pacientes com apendicite.
   B. De todos (porém somente) os pacientes com apendicite perfurada.
   C. Dos pacientes imunocomprometidos com apendicite.
   D. Nunca.

Resposta C:
A cultura de rotina de amostras intraperitoneais em pacientes com apendicite perfurada ou não perfurada é questionável. Quando os resultados da cultura são disponibilizados, o paciente geralmente já se recuperou da enfermidade. Além disso, o número de organismos cultivados e a habilidade de um determinado laboratório em cultivar organismos anaeróbios amplamente variam. A cultura peritoneal deve ser reservada para pacientes imunodeprimidos por doença ou medicação, e para pacientes que desenvolvem um abscesso após o tratamento da apendicite. (Ver Schwartz, 9ª ed., p. 1076.)

3. Qual dos seguintes é um sinal de Rovsing positivo?
   A. Dor na percussão do quadrante inferior direito.
   B. Dor no quadrante inferior direito com a compressão do quadrante inferior esquerdo.
   C. Hiperestesia cutânea na distribuição T10-T12.
   D. Dor suprapúbica no exame retal.

Resposta: B
O sinal de Rovsing – dor no quadrante inferior direito quando uma pressão palpatória é exercida no quadrante inferior esquerdo – também indica o sítio de irritação peritoneal.

As outras três alternativas são achados físicos importantes na apendicite, porém não são o sinal de Rovsing. Dor com a percussão no quadrante inferior direito significa uma descompressão brusca dolorosa.

Hiperestesia cutânea na área suprida pelos nervos espinhais no lado direito no nível de T10, T11 e T12 frequentemente acompanha a apendicite aguda. Em pacientes com apendicite evidente, este sinal é supérfluo, porém, em alguns casos de estágio inicial, pode ser o primeiro sinal positivo. A hiperestesia é induzida por uma agulhada ou ao segurar levemente a pele entre o dedo indicador e o polegar.

Com um apêndice retrocecal, os achados abdominais anteriores são menos notáveis, e a sensibilidade no flanco pode ser mais intensa. Quando o apêndice inflamado está localizado na pelve, os achados abdominais podem estar totalmente ausentes, e o diagnóstico pode não ser detectado, a menos que o reto seja examinado. Visto que o exame de toque retal exerce pressão sobre o peritônio do fundo de saco de Douglas, o paciente sente dor na área suprapúbica e no reto. (Ver Schwartz, 9ª ed., p. 1076.)

4. Qual das seguintes condições é importante considerar no diagnóstico diferencial de um paciente HIV+ com dor abdominal no quadrante inferior direito?
   A. Enterite pelo herpes-vírus tipo 1.
   B. Infecção pelo citomegalovírus.
   C. Vólvulo cecal.
   D. Diverticulite de intestino delgado.

Resposta: B
O diagnóstico diferencial da dor no quadrante inferior direito é ampliado nos pacientes infectados pelo HIV, quando comparado à população em geral. Além das condições discutidas neste capítulo, as infecções oportunistas deveriam ser consideradas como uma possível causa de dor no quadrante inferior direito. Tais infecções oportunistas incluem a infecção pelo citomegalovírus (CMV), sarcoma de Kaposi, tuberculose, linfoma e outras causas de colite infecciosa. Infecção pelo CMV pode ser observada em qualquer local do trato GI. A infecção pelo CMV causa uma vasculite dos vasos sanguíneos na submucosa do intestino, resultando em trombose. Isquemia da mucosa se desenvolve, resultando em ulceração, gangrena da parede intestinal e perfuração. Peritonite espontânea pode ser causada por patógenos oportunistas, incluindo CMV, complexo *Mycobacterium avium-intracellulare*, *Mycobacterium tuberculosis*, *Cryptococcus neoformans* e *Strongyloids*. O sarcoma de Kaposi e o linfoma não Hodgkin podem manifestar-se clinicamente como dor e uma massa no quadrante inferior direito. Colite viral e bacteriana ocorre com maior frequência em pacientes infectados pelo HIV que na população em geral. A colite deve sempre ser considerada em pacientes infectados pelo HIV, apresentando dor no quadrante inferior direito. A enterocolite neutropênica (tiflite) também deve ser considerada no diagnóstico diferencial de dor no quadrante inferior direito em pacientes infectados pelo HIV. O herpes tipo 1 não causa enterite. Vólvulo cecal e diverticulite de intestino delgado são muito

5. Apendicectomia incidental é indicada em qual dos seguintes pacientes?
   A. Pacientes saudáveis entre 16 e 30 anos de idade.
   B. Pacientes com a doença de Crohn com doença ativa no apêndice.
   C. Pacientes sendo submetidos à cirurgia que irão viajar para locais remotos.
   D. Crianças entre 12 e 18 anos de idade com dor abdominal crônica recorrente.

6. Um paciente com um tumor carcinoide de 1,5 cm da porção média do apêndice deveria ser submetido a:
   A. Somente apendicectomia.
   B. Tiflectomia parcial e tomada de amostra linfonodal para confirmar as margens negativas.
   C. Ressecção do ceco, íleo terminal e mesentério adjacente (ressecção em monobloco.)
   D. Hemicolectomia direita.

7. Durante a cirurgia laparoscópica para uma suposta apendicite, foi observado que o paciente possui um apêndice distendido preenchido por material mucinoso, medindo 3 cm de diâmetro. Não há inflamação aguda ou sinais de perfuração. O correto tratamento para este paciente é:
   A. Apenas diagnóstico laparoscópico (sem ressecção) com TC antes de prosseguir com a cirurgia.
   B. Apendicectomia laparoscópica com confirmação patológica de uma margem negativa na base do apêndice.
   C. Conversão para apendicectomia aberta com a confirmação patológica de uma margem negativa na base do apêndice.
   D. Hemicolectomia direita.

raros e não apresentam uma maior probabilidade de ocorrer em um paciente com HIV que em alguém não infectado pelo HIV. (Ver Schwartz, 9ª ed., p. 1083.)

Resposta: C
Dados epidemiológicos sobre a apendicite não defendem mais a realização de apendicectomia incidental em pacientes.
  Embora a apendicectomia incidental geralmente não seja clinica ou economicamente apropriada, há alguns grupos especiais de pacientes em que esta técnica deveria ser realizada durante a laparotomia ou laparoscopia para outras indicações. Estes grupos incluem crianças prestes a ser submetida a uma quimioterapia, o inválido que não consegue descrever os sintomas ou reagir normalmente à dor abdominal, os pacientes com doença de Crohn em que o ceco está livre de doença macroscópica e os indivíduos que estão prestes a viajar para lugares remotos onde não há acesso a cuidados médicos ou cirúrgicos. (Ver Schwartz, 9ª ed., p. 1088.)

Resposta: A
Por ser um tumor < 2 cm na região média do apêndice, uma apendicectomia é o tratamento adequado. (Ver Schwartz, 9ª ed., p. 1088 e Fig. 30-1.)

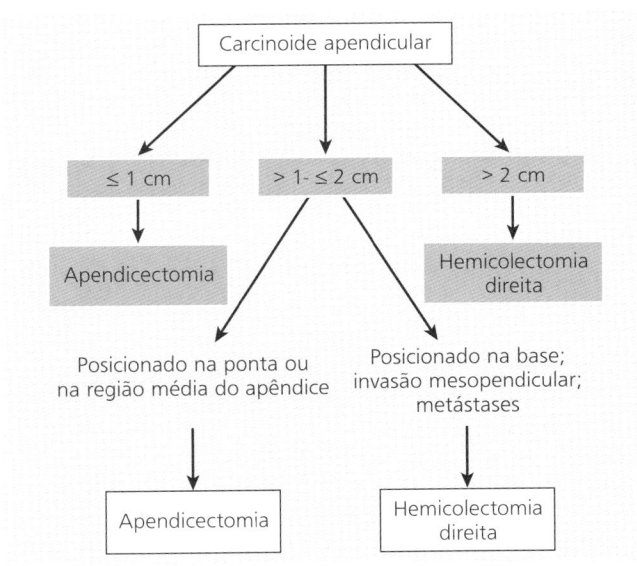

FIG. 30-1. Algoritmo para o controle de pacientes com carcinoide apendicular.

Resposta: C
Uma mucocele intacta não apresenta risco para o paciente; entretanto, o oposto é verdade, se a mucocele se romper, e as células epiteliais escaparem para o interior da cavidade peritoneal. Como resultado, quando uma mucocele é visualizada durante o exame laparoscópico, recomenda-se a conversão para uma laparotomia aberta. Conversão de uma abordagem laparoscópica para uma laparotomia garante que um processo benigno não se transforme em um maligno por meio da ruptura da mucocele. Além disso, a laparotomia possibilita uma completa exploração abdominal para excluir a presença de acúmulo de líquido mucoide. A presença de uma mucocele do apêndice não exige a realização de uma hemicolectomia direita. Os princípios da cirurgia incluem ressecção do apêndice, ampla ressecção do mesoapêndice para incluir todos os linfonodos apendiculares, coleta e exame citológico de qualquer

8. Qual dos seguintes procedimentos é indicado em um paciente com pseudomixoma peritoneal de origem apendicular?
   A. Hemicolectomia direita.
   B. Histerectomia com salpingo-ooforectomia bilateral.
   C. Radioterapia abdominal.
   D. Quimioterapia sistêmica.

9. O tratamento para linfoma confinado ao apêndice é:
   A. Somente apendicectomia.
   B. Apendicectomia com quimioterapia sistêmica.
   C. Somente hemicolectomia direita.
   D. Hemicolectomia direita com quimioterapia sistêmica.

muco intraperitoneal e minuciosa inspeção da base do apêndice. Hemicolectomia direita ou, de preferência, tiflectomia, é reservada para pacientes com uma margem positiva na base do apêndice ou linfonodos periapendiculares positivos. (Ver Schwartz, 9ª ed., p. 1088.)

Resposta: B
O pseudomixoma é invariavelmente causado por células neoplásicas secretoras de muco presentes no peritônio. Pode ser difícil classificar estas células como malignas, pois podem ser esparsas, amplamente dispersas e ter um aspecto citológico de baixo grau. Completa remoção cirúrgica é a base do tratamento. Toda a doença macroscópica e o omento devem ser removidos. Se não realizada previamente, a apendicectomia é rotineiramente realizada. Histerectomia com salpingo-ooforectomia bilateral é realizada em mulheres. *Pelo fato de as neoplasias apendiculares mucinosas apresentarem uma taxa de sobrevida em 5 anos de apenas 30%*, a quimioterapia intraperitoneal hipertérmica é defendida como uma terapia adjuvante padrão à cirurgia citorredutora radical. Radioterapia abdominal e quimioterapia sistêmica não são utilizadas no tratamento do pseudomixoma peritoneal. Hemicolectomia direita não é indicada como um procedimento de rotina. (Ver Schwartz, 9ª ed., pp. 1088 e 1089.)

Resposta: A
O controle do linfoma apendicular confinado no apêndice é a apendicectomia. Hemicolectomia direita é indicada quando o tumor se estende além do apêndice, para o ceco ou o mesentério. Um estadiamento pós-operatório é indicado antes de iniciar a terapia adjuvante. A terapia adjuvante não é indicada nos linfomas confinados ao apêndice. (Ver Schwartz, 9ª ed., p. 1089.)

CAPÍTULO 31

Fígado

PERGUNTAS SOBRE CIÊNCIA BÁSICA

1. Qual é o peso médio de um fígado adulto?
   A. 700 g.
   B. 1.100 g.
   C. 1.500 g.
   D. 1.900 g.

Resposta C:
O fígado é o maior órgão [intestinal] no corpo, pesando aproximadamente 1.500 g. (Ver Schwartz, 9ª ed., p. 1094.)

2. O ligamento falciforme divide:
   A. Segmentos I e II.
   B. Segmentos III e IV.
   C. Segmentos V e VI.
   D. Segmentos VII e VIII.

Resposta: B
O ligamento redondo é o remanescente da veia umbilical obliterada e penetra o hilo hepático esquerdo na margem frontal do ligamento falciforme. O ligamento falciforme separa os segmentos lateral esquerdo e medial esquerdo ao longo da fissura umbilical e prende o fígado à parede abdominal anterior.

Couinaud dividiu o fígado em oito segmentos, numerando-os no sentido horário, começando com o lobo caudado como segmento I. Os segmentos II e III compreendem o segmento lateral esquerdo, e o segmento IV é o segmento medial esquerdo. Portanto, o lobo esquerdo é composto pelo segmento lateral esquerdo (segmentos II e III de Couinaud) e o segmento medial esquerdo (segmento IV.) O segmento IV pode ser subdividido em segmentos IVB e IVA. O segmento IVA é cranial e logo abaixo ao diafragma, indo desde segmento VIII até a porção do ligamento falciforme adjacente ao segmento II. O segmento IVB é caudal e adjacente à fossa da vesícula biliar. O lobo direito é composto pelos segmentos V, VI, VII e VIII, com os segmentos V e VIII compondo o lobo anterior direito, e os segmentos VI e VII o lobo posterior direito. (Ver Schwartz, 9ª ed., p. 1095 e Fig. 31-1.)

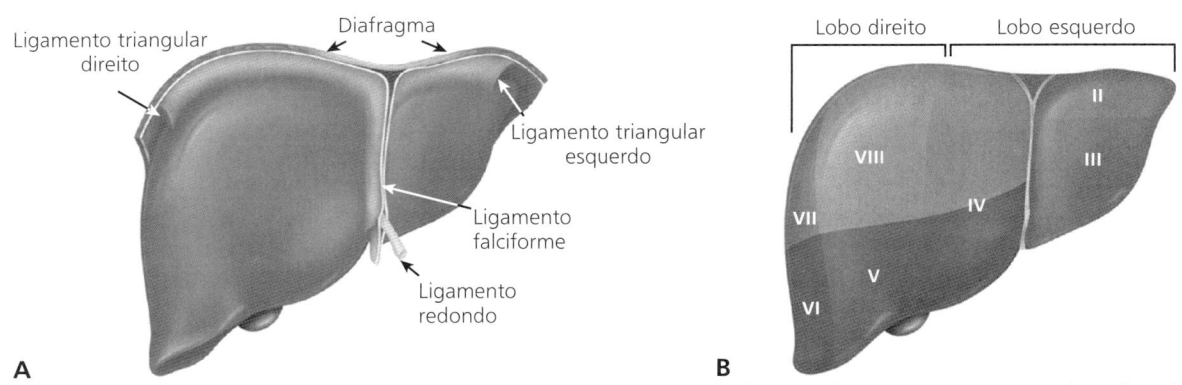

FIG. 31-1. A. Ligamentos hepáticos suspendendo o fígado até o diafragma e parede abdominal anterior. **B.** Segmentos hepáticos de Couinaud (I até VIII), numerados em direção horária. O lobo esquerdo inclui os segmentos II a IV, o lobo direito inclui os segmentos V a VIII, e o lobo caudado é o segmento I.

3. Aproximadamente qual percentagem de suprimento sanguíneo a artéria hepática fornece ao fígado?
   A. < 10%.
   B. 25%.
   C. 50%.
   D. 75%.

4. A artéria hepática geralmente origina-se no tronco celíaco e, após se desprender da artéria gastroduodenal, divide-se em artérias hepáticas esquerda e direita. Qual dos seguintes é a variante mais comum desta anatomia normal?
   A. Bifurcação mais proximal da artéria hepática comum (próxima ao celíaco) em artérias hepáticas direita e esquerda.
   B. Bifurcação mais distal da artéria hepática comum (próximo ao fígado) em artérias hepáticas direita e esquerda.
   C. Artéria hepática direita reposicionada (origem da AMS.)
   D. Artéria hepática esquerda reposicionada (origem da AMS.)

Resposta: B
O fígado tem duplo suprimento sanguíneo, consistindo na artéria hepática e na veia porta. A artéria hepática é responsável por, aproximadamente, 25% do suprimento sanguíneo, e a veia porta por, aproximadamente, 75%. (Ver Schwartz, 9ª ed., p. 1096.)

Resposta: C
A artéria hepática origina-se no eixo celíaco (tronco), no qual dá origem à artéria gástrica esquerda, esplênica e hepática comum (Fig. 31-2.) A artéria hepática comum divide-se em artéria gastroduodenal e artéria hepática própria. A artéria gástrica direita tipicamente origina-se da artéria hepática própria, porém isto é variável. A artéria hepática própria divide-se nas artérias hepáticas direita e esquerda. Esta anatomia arterial "clássica" ou padrão está presente em apenas 75% dos casos, com os 25% restantes tendo anatomia variável.

As variantes arteriais hepáticas mais comuns são exibidas na Figura 31-3. A artéria hepática direita é reposicionada saindo da artéria mesentérica superior (AMS) 18 a 22% do tempo. Quando há um reposicionamento da artéria hepática direita acessória, a mesma percorre posterior à veia porta, adotando uma posição lateral direita antes de penetrar o parênquima hepático. (Ver Schwartz, 9ª ed., p. 1096.)

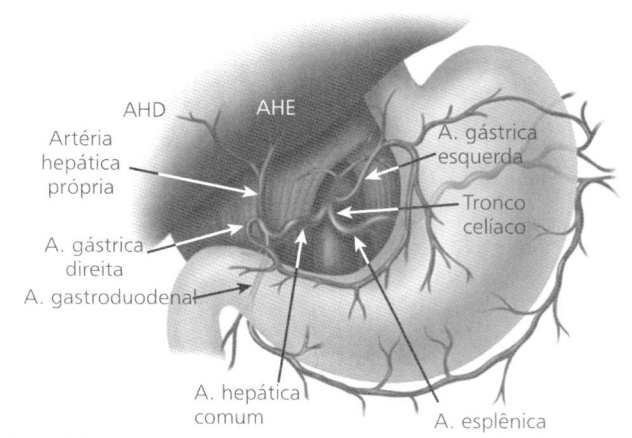

FIG. 31-2. Anatomia arterial do abdome superior e fígado, incluindo o tronco celíaco e os ramos da artéria hepática.
A.= artéria; AHE = artéria hepática esquerda; AHD = artéria hepática direita.

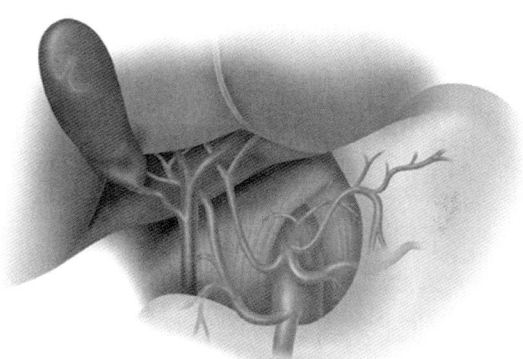

Artéria hepática direita reposicionada a partir da AMS (18-22%)

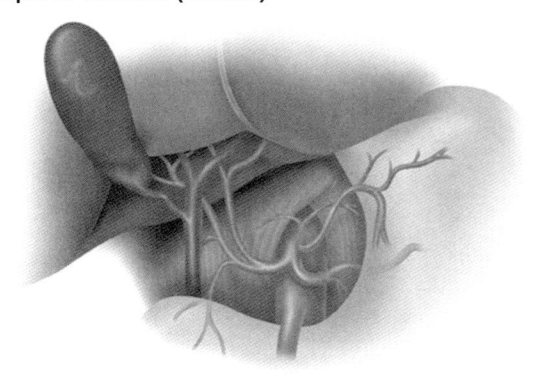

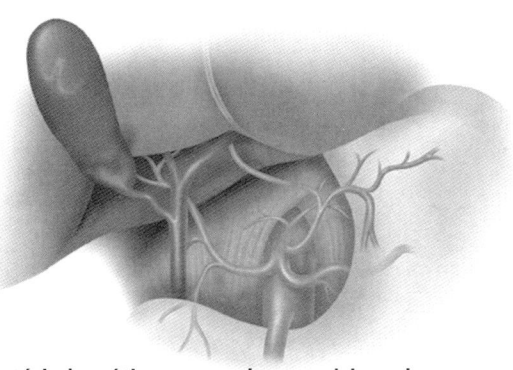

Artéria hepática esquerda reposicionada a partir da artéria gástrica esquerda (12-15%)

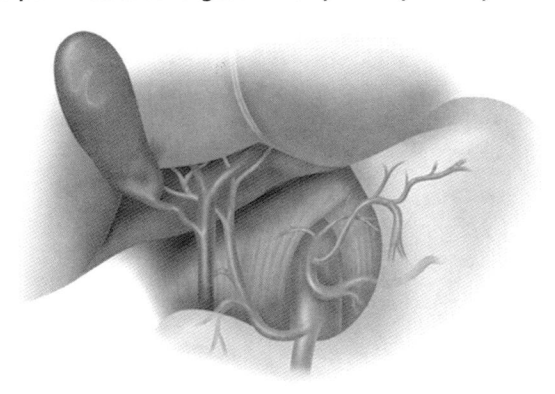

Bifurcação precoce da artéria hepática comum (1-2%)

Artéria hepática comum completamente reposicionada a partir da AMS (1-2%)

FIG. 31-3. Variantes anatômicas da artéria hepática comum.

5. A veia hepática direita drena:
   A. Apenas o segmento I.
   B. Segmento II-III.
   C. Segmento V-VIII.
   D. Apenas segmento VIII.

Resposta: C
Há três veias hepáticas (direita, média e esquerda) que passam obliquamente pelo fígado para drenar o sangue à VCI supra-hepática e, eventualmente, ao átrio direito (Fig. 31-4.) A veia hepática direita drena os segmentos V a VIII; a veia hepática média drena o segmento IV, assim como os segmentos V e VIII; a veia hepática esquerda drena os segmentos II e III. O lobo caudado [segmento I] é único, visto que sua drenagem venosa se conecta diretamente à VCI. (Ver Schwartz, 9ª ed., p. 1098.)

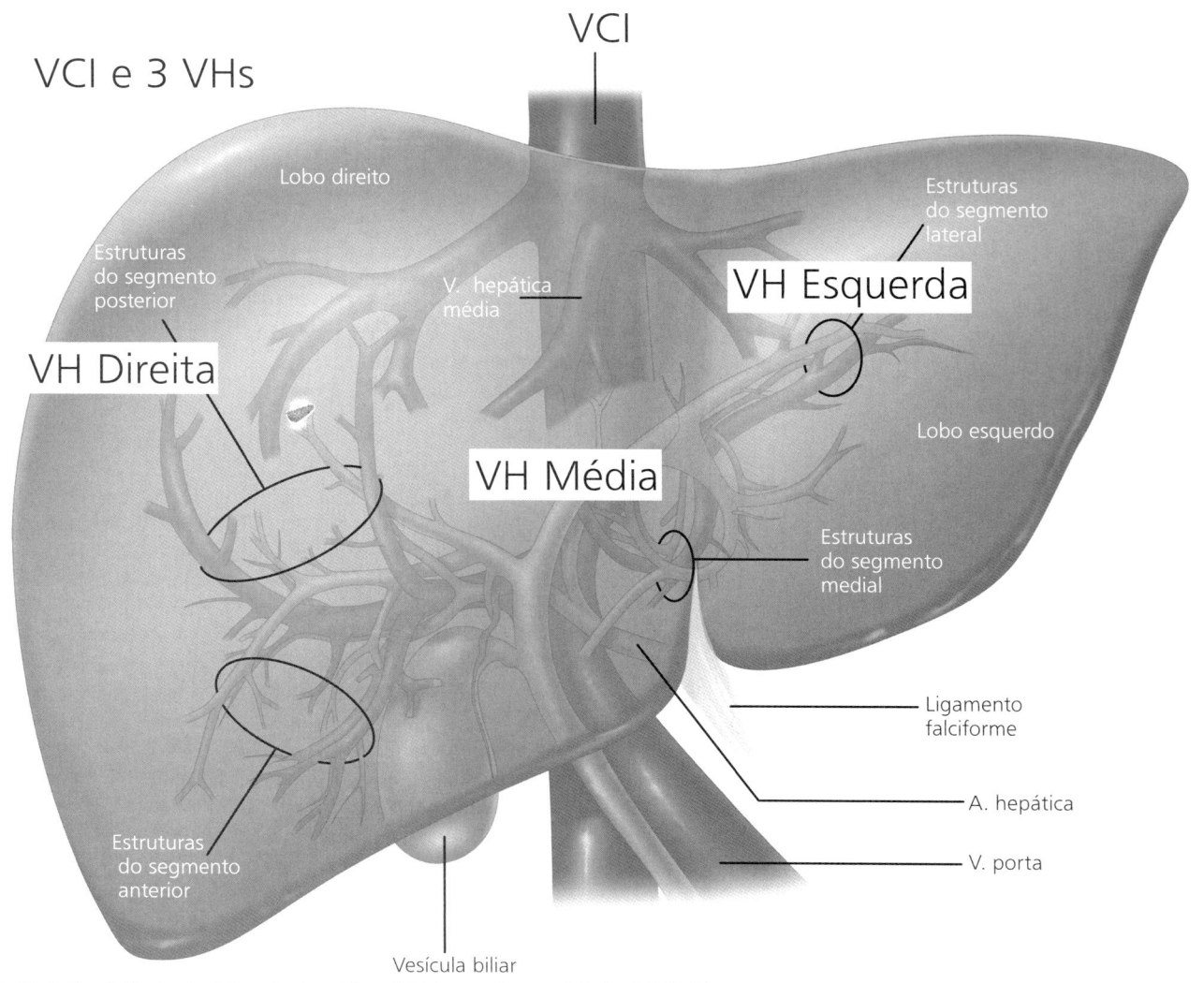

FIG. 31-4. Confluência das três veias hepáticas (VHs) e a veia cava inferior (VCI). Observar que as veias hepáticas (VHs) média e esquerda drenam um tronco comum antes de penetrar na VCI. A. = artéria; V. = veia. (Adaptada com permissão de Cameron JL (ed): *Atlas of Surgery*. Vol. I, Gallbladder and Biliary Tract, the Liver, Portasystemic *Shunt*s, the Pancreas. Toronto: BC Decker, 1990, p. 153.)

6. Os ácidos biliares produzidos no fígado são conjugados a qual dos seguintes aminoácidos antes da secreção na bile?
   A. Alanina.
   B. Glicina.
   C. Triptofano.
   D. Valina.

Resposta: B
Os sais biliares, junto aos fosfolipídios, são responsáveis pela digestão e pela absorção de lipídios no intestino delgado. Os sais biliares são sais de sódio e potássio dos ácidos biliares conjugados aos aminoácidos. Os ácidos biliares derivam do colesterol sintetizado no hepatócito. O colesterol, proveniente da dieta ou derivado da síntese hepática, é convertido nos ácidos biliares ácido cólico e ácido quenodesoxicólico. Estes ácidos biliares são conjugados com a glicina ou taurina antes de serem secretados no sistema biliar. As bactérias no intestino podem remover glicina e taurina dos sais biliares. Elas também convertem alguns dos ácidos biliares primários em ácidos biliares secundários, removendo um grupo hidroxila, produzindo ácido desoxicólico a partir do ácido cólico e do ácido litocólico a partir do ácido quenodesoxicólico. (Ver Schwartz, 9ª ed., p. 1100.)

7. *Overdose* de acetaminofeno causa lesão hepática por:
   A. Criação de um metabólito tóxico por meio do sistema citocromo P-450.
   B. Criação de um metabólito tóxico por conjugação.
   C. Lesão direta à membrana celular do hepatócito.
   D. Lesão direta à mitocôndria do hepatócito.

Resposta: A
Há duas reações principais que podem ocorrer no fígado no metabolismo de drogas. As reações de fase I incluem oxidação, redução e hidrólise de moléculas que resultam em metabólitos mais hidrofílicos do que os químicos originais. O sistema citocromo P-450 é uma família de hemoproteínas importante para as reações oxidati-

vas, envolvendo drogas e substâncias tóxicas. As reações de fase II, também conhecidas como *reações de conjugação*, são reações sintéticas que envolvem a adição de subgrupos à molécula da droga. Estes subgrupos incluem glucuronato, acetato, glutationa, glicina, sulfato e grupos metil.

É importante observar que algumas drogas podem ser convertidas em produtos ativos pelo metabolismo hepático. Um exemplo é a ingestão de grandes doses de acetaminofeno. Normalmente, o acetaminofeno é conjugado pelo fígado nos metabólitos inofensivos glucuronida e sulfato, nos quais são hidrossolúveis e eliminados na urina. Durante uma *overdose,* as vias metabólicas normais são esgotadas, e parte da droga é convertida em um intermediário tóxico e reativo pelo sistema citocromo P-450. Normalmente, a glutationa se liga a este intermediário, resultando na excreção de um produto inofensivo. No entanto, à medida que as reservas de glutationa são reduzidas, o intermediário reativo não consegue ser detoxificado e se une às bicamadas lipídicas dos hepatócitos, resultando em necrose celular. Portanto, o tratamento das *overdoses* de acetaminofeno consiste em substituir a glutationa com compostos sulfídricos, como a acetilcisteína. (Ver Schwartz, 9ª ed., p. 1100.)

8. Qual das seguintes é uma proteína de fase aguda?
   A. Albumina.
   B. Pré-albumina.
   C. Transferrina.
   D. Ceruloplasmina.

Resposta: D
O fígado é o sítio de síntese das proteínas de fase aguda, nas quais consiste em um grupo de proteínas plasmáticas que são rapidamente liberadas em resposta a condições inflamatórias em outro local do corpo. A síntese destas proteínas no fígado é influenciada por diversos mediadores inflamatórios. Citocinas, como o fator de necrose tumoral alfa (FNT-α), interferon γ, interleucina 1 (IL-1), interleucina 6 (IL-6) e interleucina 8 (IL-8), são liberadas na circulação pelas células inflamatórias nos sítios de lesão e modulam a resposta de fase aguda. Em resposta a estas citocinas, o fígado aumenta a síntese e a liberação de uma ampla gama de proteínas, incluindo ceruloplasmina, fatores do complemento, proteína C reativa, proteína D-dímero, alfa-1-antitripsina e amiloide A sérica. Há proteínas, como a albumina sérica e a transferrina, cujos níveis também aumentam (proteínas de fase aguda negativas) em resposta à inflamação. (Ver Schwartz, 9ª ed., p. 1102.)

9. Quais células hepáticas proporcionam a defesa primária contra o lipopolissacarídeo (LPS)?
   A. Hepatócitos.
   B. Células de Kupffer.
   C. Células epiteliais do ducto biliar.
   D. Células endoteliais intra-hepáticas.

Resposta: B
As complicações da septicemia por organismos Gram-negativos são iniciadas por uma endotoxina (lipopolissacarídeo, ou LPS.) O LPS é um glicolipídio constituinte das membranas externas das bactérias Gram-negativas compostas de uma porção polissacarídea hidrofílica e um domínio hidrofóbico denominado *lipídio* A. A estrutura do lipídio A é o componente do LPS responsável pelos efeitos biológicos do LPS. Meras quantidades (nanogramas) de LPS injetadas em humanos podem resultar em manifestações de choque séptico. Os efeitos intensos do LPS são causados não apenas pelo efeito direto do LPS, como também pela ativação das células sensíveis ao LPS, resultando na liberação excessiva de citocinas e outros mediadores inflamatórios.

O fígado é o principal órgão envolvido na depuração do LPS proveniente da corrente sanguínea e, portanto, desempenha um papel crítico na identificação e no processamento do LPS. As células de Kupffer são os macrófagos residentes do fígado e participam na depuração do LPS. Estudos demonstraram que a grande parte do LPS radiomarcado, injetado endovenosamente, é rapidamente eliminada da circulação e encontrada no fígado, localizado primariamente nas células de Kupffer. As células de Kupffer também

10. O heme é quebrado pela enzima heme oxigenase em três produtos do metabolismo. Qual dos seguintes é um destes três produtos do metabolismo?
    A. Sulfato ferroso.
    B. Monóxido de carbono.
    C. Bilirrubina conjugada.
    D. Ferritina.

contribuem com a cascata inflamatória com a produção de citocinas em resposta ao LPS. De maneira interessante, os hepatócitos, as células parenquimatosas do fígado, também, possuem todos os componentes necessários para o reconhecimento e a sinalização do LPS, podem participar na resposta ao LPS e processam o LPS para a depuração. (Ver Schwartz, 9ª ed., p. 1102.)

Resposta: B
A heme oxigenase (HO) é a enzima que catabolisa o heme em biliverdina, monóxido de carbono (CO) e ferro livre (Fig. 31-5.) Foi demonstrado que o sistema HO, o qual é ativado em resposta a múltiplas condições de estresse celular, é um citoprotetor endógeno em várias condições inflamatórias. Atualmente, três isoenzimas HO foram identificadas. HO-1 é a forma induzível da HO, enquanto a HO-2 e a HO-3 são expressas constitutivamente. A função da HO na degradação do heme é essencial em razão dos efeitos potencialmente tóxicos do heme. Um excesso de heme pode causar lesão celular proveniente do estresse oxidativo em decorrência da sua produção de espécies reativas de oxigênio. Portanto, o sistema HO é um importante mecanismo de defesa contra o estresse oxidativo mediado pelo heme livre. (Ver Schwartz, 9ª ed., p. 1104.)

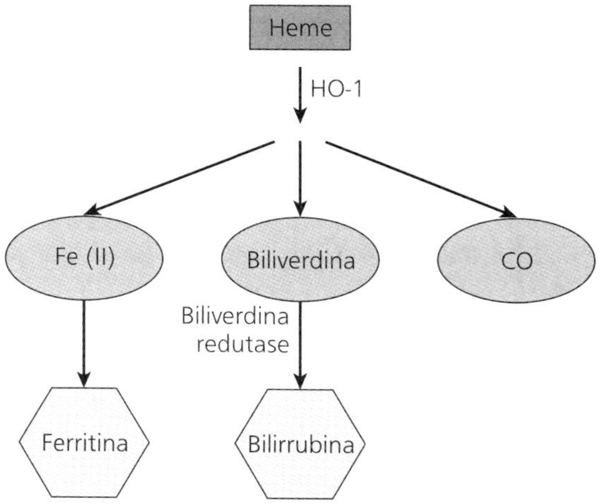

FIG. 31-5. Via de sinalização da heme oxigenase 1 (HO-1) e monóxido de carbono (CO). A HO-1 é uma enzima envolvida na degradação do heme. Seus efeitos protetores em quadros de estresse hepático são mediados pelos produtos catalíticos da degradação do heme: ferritina, bilirrubina e CO.

11. A função primária dos receptores do tipo *toll* é:
    A. Vasodilatação.
    B. Remoção dos radicais livres de oxigênio.
    C. Ativação do sistema imune.
    D. Regulação do canal de cálcio.

Resposta: C
O fígado é um regulador central da resposta imune sistêmica após os insultos agudos ao corpo. O fígado não apenas desempenha uma função crucial na modulação da resposta inflamatória sistêmica à infecção ou lesão, como também está sujeito à lesão e disfunção proveniente dos mesmos processos. Recentes avanços no estudo dos mecanismos da ativação do sistema imune inato indicaram os TLRs como uma via comum para o reconhecimento imune de invasão microbiana e lesão tecidual. Reconhecendo os produtos microbianos ou as moléculas endógenas liberadas dos sítios lesionados, o sistema TLR é capaz de alertar o hospedeiro do perigo pela ativação do sistema imune inato. (Ver Schwartz, 9ª ed., p. 1105.)

12. As derivações portossistêmicas podem ocorrer no:
   A. Reto.
   B. Pâncreas.
   C. Ligamento falciforme.
   D. Nenhuma das alternativas.

Resposta: C
O sistema venoso portal não possui válvulas e drena o sangue do baço, do pâncreas, da vesícula biliar e da porção abdominal do trato alimentar para o fígado. As tributárias da veia porta comunicam-se com as veias que drenam diretamente a circulação sistêmica. Estas comunicações ocorrem na junção gastroesofágica, no canal anal, no ligamento falciforme, no leito venoso esplênico e na veia renal esquerda, e no retroperitônio (Fig. 31-6.) A pressão venosa portal normal é de 5 a 10 mmHg, e nesta pressão muito pouco sangue é desviado do sistema venoso portal para a circulação sistêmica. No entanto, conforme a pressão venosa portal aumenta, as comunicações com a circulação sistêmica dilatam, e uma grande quantidade de sangue pode ser desviada para as proximidades do fígado e para a circulação sistêmica. (Ver Schwartz, 9ª ed., p. 1111.)

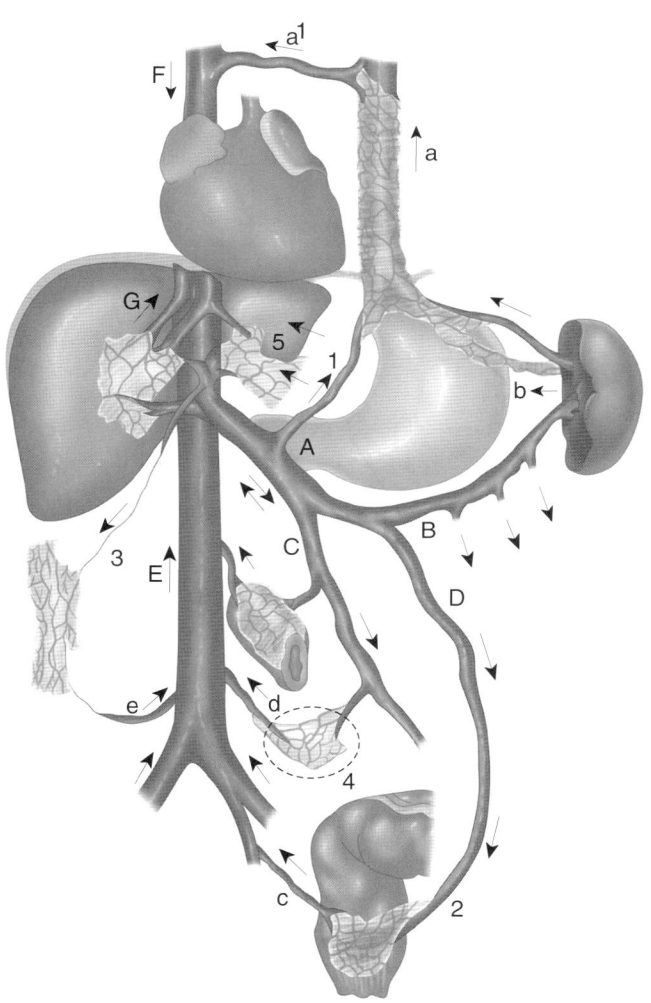

FIG. 31-6. Trajetos do fluxo venoso intra-abdominal, resultando em veias ingurgitadas (varizes) por causa da hipertensão porta. *1*, veia coronária; *2*, veias hemorroidárias superiores; *3*, veias paraumbilicais; *4*, veias de Retziu; *5*, veias de Sappey; *A*, veia portal; *B*, veia esplênica; *C*, veia mesentérica superior; *D*, veia mesentérica inferior; *E*, veia cava inferior; *F*, veia cava superior; *G*, veias hepáticas; *a*, veias esofágicas; *a*[1], sistema ázigo; *b*, vasos gástricos curtos; *c*, veias hemorroidárias médias e inferiores; *d*, intestinal; *e*, veias epigástricas.

13. A mutação genética mais comum na doença hepática policística do adulto ocorre em qual dos seguintes genes?
    A. Gene da doença renal policística.
    B. Bilirrubina UDP-glucuronosiltransferase.
    C. Alfa-1-antitripsina.
    D. ATP7B.

Resposta: A
A doença hepática policística do adulto (DHPA) ocorre na forma de uma doença autossômica dominante e geralmente se manifesta na terceira década de vida. Mutações do PKD1 são encontradas em 44 a 76% das famílias afetadas, e aproximadamente 75% apresentam mutações do PKD2.

Mutações na bilirrubina UDP-glucuronosiltransferase estão associadas às síndromes de Gilbert e de Crigler-Najjar. Mutação no gene ATP7B causa a doença de Wilson.

Mutações no alfa-1-antitripsina causam deficiência em alfa-1-antitripsina. (Ver Schwartz, 9ª ed., p. 1119.)

PERGUNTAS CLÍNICAS

1. Qual dos seguintes testes laboratoriais é o mais específico para a doença hepática?
   A. AST.
   B. ALT.
   C. Fosfatase alcalina.
   D. Albumina.

Resposta: B
Lesão hepatocelular do fígado é geralmente indicada por alterações nos níveis das aminotransferases hepáticas AST e ALT. Estas enzimas participam da gliconeogênese catalisando a transferência de grupos amina do ácido aspártico ou alanina ao ácido cetoglutárico e ácido pirúvico, respectivamente (estas enzimas eram anteriormente denominadas *transaminase glutâmico-oxaloacética* e *transaminase glutâmico-pirúvica*.) AST é encontrada em fígado, músculo cardíaco, músculo esquelético, rim, cérebro, pâncreas, pulmões e eritrócitos e, portanto, é menos específica para distúrbios hepáticos. A ALT é predominantemente encontrada no fígado e, portanto, é mais específica para a doença hepática.

A fosfatase alcalina está presente no osso e no rim, assim como no fígado.

A síntese de albumina é uma função hepática importante e, portanto, pode ser medida para avaliar a função sintética do fígado. O fígado produz aproximadamente 10 g de albumina por dia. No entanto, os níveis de albumina são dependentes de diversos fatores, como estado nutricional, disfunção renal, enteropatias perdedoras de proteínas e distúrbios hormonais. Além disso, o nível de albumina não é um marcador de disfunção hepática aguda por causa da longa meia-vida da albumina de 15 a 20 dias. (Ver Schwartz, 9ª ed., p. 1101.)

2. Qual das seguintes seria uma causa provável de hiperbilirrubinemia indireta?
   A. Atresia biliar.
   B. Câncer pancreático.
   C. Síndrome de Mirizzi.
   D. Reabsorção de um grande hematoma.

Resposta: D
A bilirrubina é um produto resultante do metabolismo da hemoglobina. A bilirrubina não conjugada é insolúvel e, portanto, transportada ao fígado ligada a uma albumina. No fígado, é conjugada para permitir a excreção na bile. Os níveis de bilirrubina total podem ser baixos, normais ou altos em pacientes com significativa doença hepática, pela habilidade de reserva do fígado em conjugar significativas quantidades de bilirrubina. Portanto, para ajudar no diagnóstico da hiperbilirrubinemia, o fracionamento da bilirrubina total geralmente é realizado para distinguir entre bilirrubina conjugada (direta) e não conjugada (indireta.) Bilirrubina indireta é um termo frequentemente usado para reportar bilirrubina não conjugada na circulação, pois a adição de outro químico é necessária para diferenciar esta fração do total. Normalmente, > 90% da bilirrubina sérica é não conjugada. Ao contrário, o teste para quantificação da bilirrubina conjugada é direto, sem a adição de outros agentes. O teste de bilirrubina direta mede os níveis de bilirrubina conjugada e bilirrubina delta (bilirrubina conjugada ligada à albumina.) Os padrões de elevação das diferentes frações de bilirrubina fornecem importantes indícios diagnósticos com relação à causa da colestase. Em geral, um nível elevado de bilirrubina indireta sugere a presença de colestase intra-hepática, e um nível elevado de bilirrubina direta sugere a presença de obstrução extra-hepática. Mecanismos que podem resultar em aumentos nos níveis de bilir-

rubina não conjugada incluem uma produção aumentada de bilirrubina (distúrbios hemolíticos e reabsorção de hematomas) ou defeitos (hereditários ou adquiridos) na captação ou conjugação hepática. A etapa limitante no metabolismo de bilirrubina é a excreção de bilirrubina dos hepatócitos e, portanto, uma hiperbilirrubinemia conjugada pode ser observada em distúrbios hereditários ou adquiridos de excreção intra-hepática ou obstrução extra-hepática.

Atresia biliar, câncer pancreático e síndrome de Mirizzi causam obstrução do sistema biliar, resultando em hiperbilirrubinemia direta (conjugada.) (Ver Schwartz, 9ª ed., p. 1100.)

3. Um paciente com a síndrome de Gilbert chegou ao PS com uma leve enfermidade do tipo gripe e uma bilirrubina de 5.2. O tratamento mais adequado é:
A. Dar alta, nenhum tratamento é necessário.
B. Apenas hidratação IV.
C. Hidratação IV, transfusão para Hg < 10 g/dL.
D. Plasmaférese.

Resposta: A
A síndrome de Gilbert é uma variante genética caracterizada pela atividade reduzida da enzima glicuroniltransferase, resultando em conjugação reduzida da bilirrubina com glucoronídeo. É uma condição benigna que afeta aproximadamente 4 a 7% da população. Tipicamente, a doença resulta em um leve aumento transitório nos níveis de bilirrubina não conjugada e icterícia durante episódios de jejum, estresse ou doença. Estes episódios são autolimitantes e geralmente não necessitam de tratamento. (Ver Schwartz, 9ª ed., p. 1102.)

4. A causa mais comum de insuficiência hepática aguda (IHA) nos Estados Unidos é:
A. Hepatite C.
B. Hepatite B.
C. Ingestão de drogas.
D. Trauma.

Resposta: C
A insuficiência hepática aguda (IHA) ocorre quando a taxa de extensão de morte de hepatócitos excede a capacidade de regeneração hepática. Na década de 1950, foi descrita como uma doença específica. Também foi referida como *insuficiência hepática fulminante*. A IHA é um distúrbio raro, afetando aproximadamente 2.000 pacientes anualmente nos Estados Unidos. No Oriente e países subdesenvolvidos, as causas mais comuns de IHA são as infecções virais, primariamente hepatites B, A e E. Nestas áreas, há um número relativamente pequeno de casos induzidos por drogas. Em contraste, 65% dos casos de IHA no Ocidente são supostamente causados por drogas e toxinas, com o acetaminofeno (paracetamol) sendo o agente etiológico mais comum nos Estados Unidos, Austrália, Reino Unido e maior parte da Europa. É interessante que na França e na Espanha, onde as vendas de acetaminofeno são restritas, a taxa de IHA induzida pelo acetaminofeno é bem baixa. A IHA induzida pelo acetaminofeno também é incomum na América do Sul. O *U.S. Acute Liver Failure Study Group* identificou diversas outras causas de IHA, incluindo hepatite autoimune, hipoperfusão do fígado (na cardiomiopatia ou no choque cardiogênico), condições associadas à gravidez e doença de Wilson. Mesmo com esforços exaustivos para identificar a causa, aproximadamente 20% de todas as causas de IHA permanecem indeterminadas. Na suspeita de *overdose* por acetaminofeno após algumas horas da apresentação clínica, a administração de carvão ativado pode ser útil para reduzir o volume de acetaminofeno no trato GI. N-acetilcisteína (NAC), o antídoto clinicamente eficaz para *overdose* por acetaminofeno, deve ser administrada o mais rápido possível em qualquer paciente com suspeita de IHA associada ao acetaminofeno. A NAC também deve ser administrada a pacientes com IHA de etiologia desconhecida, pois a estabilização da glutationa também pode ser benéfica nesta população de pacientes. (Ver Schwartz, 9ª ed., p. 1107.)

5. Qual dos seguintes pode estar associado a um prognóstico mais favorável para um paciente com insuficiência hepática aguda?
   A. Hipofosfatemia.
   B. Hipercalemia.
   C. Hipocalemia.
   D. Hipernatremia.

Resposta: A
A maioria dos pacientes com IHA necessita ser monitorada na unidade de terapia intensiva (UTI), e atenção específica deve ser dada ao gerenciamento de fluidos, profilaxia para úlcera, monitoramento hemodinâmico, controle eletrolítico e vigilância e tratamento da infecção. Culturas de vigilância devem ser realizadas para identificar infecções bacterianas e fúngicas o mais rápido possível. Níveis séricos de fósforo precisam ser monitorados. Hipofosfatemia, na qual pode indicar uma maior probabilidade de recuperação espontânea, precisa ser corrigida pela administração IV de fósforo. (Ver Schwartz, 9ª ed., p. 1108.)

6. Um paciente com cirrose requer uma ressecção eletiva segmentar do cólon para um pólipo benigno. Sua bilirrubina é de 2,3, albumina de 2,4 e INR de 1,8 e ele não possui ascite ou encefalopatia. Seu risco de morrer por ressecção de cólon é de aproximadamente:
   A. 10%.
   B. 30%.
   C. 50%.
   D. 80%.

Resposta: B
A classificação de Child-Turcotte-Pugh (CTP) foi originalmente desenvolvida para avaliar o risco de procedimentos de derivação porto-cava secundário à hipertensão porta e subsequentemente demonstrou ser útil em predizer os riscos cirúrgicos de outras operações intra-abdominais realizadas em pacientes cirróticos (Tabela 31-1.) Vários estudos demonstraram taxas gerais de mortalidade cirúrgica de 10% para pacientes com cirrose classe A, 30% para aqueles com cirrose classe B e 75 a 80% para aqueles com cirrose classe C.

Este paciente apresenta uma classificação de Child-Turcotte-Pugh de 2 (bilirrubina 2-3 mg/dL) +3 (albumina < 2,8 g/dL) +2 (INR 1,7-2,2), o que o torna um cirrótico classe B. (Ver Schwartz, 9ª ed., p. 1111.)

TABELA 31-1 Classificação de Child-Turcotte-Pugh (CTP)

Variável	1 ponto	2 pontos	3 pontos
Nível de bilirrubina	< 2 mg/dL	2-3 mg/dL	> 3 mg/dL
Nível de albumina	> 3,5 g/dL	2,8-3,5 g/dL	< 2,8 g/dL
Índice de normalização internacional (INR)	< 1,7	1,7-2,2	> 2,2
Encefalopatia	Nenhum	Controlado	Não controlado
Ascite	Nenhum	Controlado	Não controlado

Classe child-turcotte-pugh
Classe A = 5-6 pontos
Classe B = 7-9 pontos
Classe C = 10-15 pontos

7. A escala MELD é calculada usando:
   A. Bilirrubina, creatinina, INR.
   B. Bilirrubina, INR, ascite.
   C. INR, ascite, encefalopatia.
   D. Nenhum das alternativas.

Resposta: A
O modelo para a doença hepática terminal (MELD) é um modelo de regressão linear com base em valores laboratoriais objetivos (INR, nível de bilirrubina e nível de creatinina.) Foi originalmente desenvolvido para predizer a mortalidade após a anastomose portossistêmica intra-hepática transjugular (TIPS), porém foi validado e tem sido utilizado como o único método de alocação para o transplante hepático nos Estados Unidos desde 2002. A fórmula do MELD é como se segue: escala MELD = 10 [0,957 Ln(SCr) + 0,378 Ln (Tbil) + 1,12 Ln(INR) + 0,643], em que SCr é o nível de creatinina sérica (em miligramas por decilitro) e Tbil é o nível de bilirrubina sérica (em miligramas por decilitro.) (Ver Schwartz, 9ª ed., p. 1111.)

8. Hipertensão porta é definida como:
   A. Pressão venosa hepática ocluída > 10 mmHg.
   B. Pressão esplênica > 15 mmHg.
   C. Pressão venosa hepática ocluída > 20 mmHg.
   D. Pressão venosa (medida na cirurgia) > 25 mmHg.

Resposta: B
O método mais preciso para determinar a hipertensão porta é a venografia hepática. O procedimento mais comumente utilizado envolve a introdução de um catéter balão diretamente na veia hepática para medir a pressão venosa hepática livre (PVHL) com o balão desinflado e a pressão venosa hepática ocluída (PVHO) com o balão inflado a fim de ocluir a veia hepática. O gradiente de pressão venosa hepática (GPVH) é então calculado subtraindo a pressão venosa livre da ocluída (GPVH = PVHO – PVHL.) O GPVH representa a pressão nos sinusoides hepáticos e na veia porta e é uma medida da pressão venosa portal.

Um GPVH ou pressão venosa portal direta 5 mmHg que é maior que a pressão da veia cava inferior (VCI), uma pressão esplênica de > 15 mmHg, ou uma pressão venosa portal medida na cirurgia de > 20 mmHg é anormal e indica hipertensão porta. Uma pressão portal de >12 mmHg é necessária para a formação e o subsequente sangramento de varizes. (Ver Schwartz, 9ª ed., p. 1112.)

9. Distúrbios mieloproliferativos causam uma hipertensão porta:
   A. Pré-sinusoidal (extra-hepática.)
   B. Pré-sinusoidal (intra-hepática.)
   C. Intra-hepática.
   D. Pós-sinusoidal.

Resposta: B
As causas de hipertensão porta podem ser divididas em três grupos principais: pré-sinusoidal, sinusoidal e pós-sinusoidal. Embora múltiplos processos de doenças possam resultar em hipertensão porta (Tabela 31-2), nos Estados Unidos a causa mais comum de hipertensão porta é geralmente intra-hepática, ou seja, cirrose. (Ver Schwartz, 9ª ed., p. 1112.)

TABELA 31-2 Etiologia da hipertensão porta

Pré-sinusoidal
    Sinistral/extra-hepática
        Trombose da veia esplênica
        Esplenomegalia
        Fístula arteriovenosa esplênica
    Intra-hepática
        Esquitossomíase
        Fibrose hepática congênita
        Hiperplasia nodular regenerativa
        Fibrose portal idiopática
        Distúrbio mieloproliferativo
        Sarcoide
        Doença do enxerto *versus* hospedeiro
Sinusoidal
    Intra-hepática
        Cirrose
            Infecção viral
            Abuso de álcool
            Cirrose biliar primária
            Hepatite autoimune
            Colangite esclerosante primária
            Anormalidade metabólica
Pós-sinusoidal
    Intra-hepática
        Doença vascular oclusiva
    Pós-hepática
        Síndrome de Budd-Chiari
        Insuficiência cardíaca congestiva
        Obstrução da veia cava inferior
        Pericardite constritiva

10. Um paciente com cirrose Child B foi internado na UTI com uma massiva hemorragia varicosa aguda. As prescrições iniciais deveriam incluir:
A. Fator VIIa.
B. Transfusão de concentrado de hemácias para Hg < 12 g.
C. Ceftriaxona.
D. Dopamina titulada para manter a PS ≥ 100 mmHg.

Resposta: C
A manifestação mais significante da hipertensão porta e a principal causa de morbidade e mortalidade associada à hipertensão porta é a hemorragia varicosa. Aproximadamente 30% dos pacientes com cirrose compensada e 60% dos pacientes com cirrose descompensada possuem varizes esofágicas. Cerca de 1/3 de todos os pacientes com varizes sofrem hemorragia varicosa. Cada episódio de hemorragia está associado a um risco de 20 a 30% de mortalidade. Cerca de 70% dos pacientes que sobrevivem ao sangramento inicial irão sofrer hemorragias varicosas recorrentes em 1 ano se não tratados.

Pacientes com hemorragia varicosa aguda devem ser internados em uma UTI para ressuscitação e controle. A ressuscitação com sangue deve ser realizada cautelosamente a um nível de hemoglobina de, aproximadamente, 8 g/dL. A reposição excessiva de concentrado de hemácias e a administração excessivamente zelosa de salina podem resultar em um novo episódio hemorrágico e em um aumento da mortalidade. Pode-se considerar a administração de plaquetas e plasma fresco congelado em pacientes com severa coagulopatia. Não foi demonstrado que o uso do fator VIIa recombinante seja mais benéfico do que a terapia-padrão e, portanto, não é recomendado neste momento. Pacientes cirróticos com hemorragia varicosa apresentam um alto risco de desenvolver infecções bacterianas, nas quais estão associadas a uma recidiva hemorrágica e um maior índice de mortalidade. Foi demonstrado que o uso de antibióticos profiláticos a curto prazo reduz a taxa de infecções bacterianas e aumenta a sobrevida. Portanto, seu uso é recomendado, e ceftriaxona 1 g/dia é geralmente administrada. A terapia farmacológica para a hemorragia varicosa pode ser iniciada assim que o diagnóstico seja feito. Vasopressina, administrada endovenosamente a 0,2 a 0,8 unidade/min, é o vasoconstritor mais potente. No entanto, seu uso é limitado pelo seu grande número de efeitos colaterais, devendo ser administrada por apenas um curto período de tempo a altas doses para prevenir complicações isquêmicas. Somatostatina e seu análogo octreotida (*bolus* inicial de 50 μg IV, seguido pela infusão contínua de 50 μg/h) também causam vasoconstrição esplênica. A octreotida tem a vantagem de poder ser administrada por um período igual ou maior a 5 dias e é atualmente o agente farmacológico de escolha para o controle inicial da hemorragia varicosa aguda. Além da terapia farmacológica, uma EDA deve ser realizada assim que possível, assim como uma LEV. Foi demonstrado que esta combinação de terapia farmacológica com LEV melhora o controle inicial do sangramento e aumenta a taxa de hemostasia em 5 dias. (Ver Schwartz, 9ª ed., p. 1113.)

11. A melhor terapia inicial para hemorragia varicosa na grande curvatura (gástrica) em um paciente com veia esplênica patente é:
A. Embolismo da veia esplênica.
B. Esplenectomia.
C. Ablação endoscópica das varizes.
D. Derivação esplenorrenal.

Resposta: C
Varizes gástricas que ocorrem ao longo da pequena curvatura do estômago devem ser consideradas uma extensão das varizes esofágicas e tratadas de maneira similar. As varizes gástricas ao longo da grande curvatura, no entanto, requerem a avaliação da veia esplênica para garantir a patência. Na presença de cirrose e uma veia esplênica patente, as varizes gástricas na grande curvatura podem ser controladas com obturação das varizes, usando N-butil-cianoacrilato, quando disponível. A TIPS deve ser considerada quando a obturação das varizes estiver indisponível ou se a terapia endoscópica falhar; a TIPS controlará a hemorragia varicosa em > 90% dos casos. (Ver Schwartz, 9ª ed., p. 1113.)

12. A terapia inicial para a síndrome de Budd-Chiari primária é:
    A. Anticoagulação.
    B. Controle sintomático do sangramento das varizes.
    C. TIPS.
    D. Derivação porto-cava.

Resposta: A
A síndrome de Budd-Chiari (SBC) é uma hepatopatia congestiva incomum, caracterizada pela obstrução do fluxo sanguíneo venoso hepático. Os pacientes podem apresentar sinais e sintomas agudos de dor abdominal, ascite e hepatomegalia ou sintomas mais crônicos relacionados com hipertensão porta prolongada.

A SBC é definida como primária quando o processo obstrutivo envolve uma trombose venosa endoluminal. A SBC é considerada como um processo secundário, quando as veias são comprimidas ou invadidas por uma lesão adjacente que origina-se fora da veia. Uma avaliação completa demonstra um ou mais fatores de risco trombóticos em, aproximadamente, 75 a 90% dos pacientes com SBC primária. Cerca de 25% dos pacientes com SBC primária apresentam dois ou mais fatores de risco. No entanto, a SBC ainda é pouco compreendida, e distúrbios mieloproliferativos primários são responsáveis por, aproximadamente, 35 a 50% dos casos primários de SBC.

O tratamento inicial consiste em diagnóstico e controle clínico da doença subjacente e prevenção da extensão da trombose da veia hepática com o uso de anticoagulantes sistêmicos. Ascite e hipertensão porta associada à SBC são clinicamente controladas de maneira similar àquela realizada na maioria dos pacientes cirróticos. Terapia trombolítica para trombose aguda pode ser tentada. No entanto, a razão risco:benefício ainda é desconhecida. A descompressão hepática tem como objetivo reduzir a pressão sinusoidal com a restauração do fluxo sanguíneo de saída do fígado por meio de terapia médica, recanalização das veias hepáticas obstruídas ou derivação porto-cava laterolateral. Intervenções radiográfica e cirúrgica devem ser reservadas para aqueles pacientes cuja condição não é responsiva à terapia clínica. (Ver Schwartz, 9ª ed., p. 1114.)

13. O organismo mais comumente isolado do abscesso hepático é:
    A. *Escherichia coli*.
    B. *Bacteroides fragilis*.
    C. *Staphylococcus aureus*.
    D. *Streptococcus* do grupo A.

Resposta: A
Aproximadamente 40% dos abscessos são não microbianos e um adicional de 40% são polimicrobianos, e 20% apresentam cultura negativa. Os agentes infecciosos mais comuns são os organismos Gram-negativos. A *Escherichia coli* é encontrada em 2/3, e o *Streptococcus faecalis*, *Klebsiella* e *Proteus vulgaris* também são comuns. Organismos anaeróbicos, como a *Bacteroides fragilis*, também são vistos frequentemente. *Staphylococcus* e *Streptococcus* são mais comuns em pacientes com endocardite e sondas vesicais de demora infectadas. (Ver Schwartz, 9ª ed., p. 1115.)

14. Qual das seguintes técnicas é atualmente considerada o tratamento-padrão de um abscesso piogênico de 5 cm do lobo hepático direito?
    A. Aspiração percutânea.
    B. Drenagem percutânea.
    C. Drenagem laparoscópica.
    D. Drenagem cirúrgica aberta.

Resposta: A
A atual base do tratamento inclui correção da causa subjacente, punção aspirativa por agulha e antibioticoterapia IV. No início do quadro, a realização de uma aspiração percutânea e a cultura do aspirado podem ser benéficas para guiar a subsequente antibioticoterapia. A antibioticoterapia inicial necessita ter atividade contra organismos Gram-negativos e anaeróbios. Aspiração e introdução de um catéter de drenagem é benéfico somente para uma minoria de abscessos piogênicos, pois a maioria é muito viscosa, e a drenagem é ineficaz. A antibioticoterapia deve ser continuada por, pelo menos, 8 semanas. O tratamento com aspiração e antibioticoterapia IV é eficaz em 80 a 90% dos pacientes. Se esta terapia inicial falhar, os pacientes devem ser submetidos à terapia cirúrgica, incluindo drenagem laparoscópica ou aberta. Uma ressecção anatômica pode ser realizada em pacientes com abscessos recalcitrantes. (Ver Schwartz, 9ª ed., p. 1115.)

15. Qual das seguintes medicações empíricas deveria ser adicionada aos pacientes com abscesso hepático que tenham viajado para a América do Sul?
A. Metronidazol.
B. Albendazol.
C. Citrato de piperazina.
D. Mebendazol.

Resposta: A

A *Entamoeba histolytica* é um parasita mundialmente endêmico, infectando aproximadamente 10% da população mundial. A amebíase é mais comum nos climas subtropicais, especialmente em áreas com deficiência no saneamento básico. A amebíase deve ser considerada em pacientes que tenham viajado para uma área endêmica e que apresentem dor no quadrante superior direito, febre, hepatomegalia e abscesso hepático. Embora esta doença seja secundária a uma infecção colônica, a presença de diarreia é incomum. Na maioria dos pacientes, os achados da imunofluorescência indireta para *E. histolytica* são positivos, e os resultados podem permanecer positivos por algum tempo após a cura clínica. A amebíase é improvável de estar presente, se os testes sorológicos forem negativos.

O tratamento de escolha é 750 mg de metronidazol três vezes ao dia por 10 dias, sendo bem-sucedido em 95% dos casos. A defervescência geralmente ocorre em 3 a 5 dias. O tempo necessário para a resolução do abscesso depende de seu tamanho no início do quadro, variando de 30 a 300 dias.

A hidatidose é mais comum em áreas com criação de ovinos, onde cachorros possuem acesso às vísceras infectadas. Estas áreas incluem o sul da Austrália, Nova Zelândia, Grécia, Espanha e Oriente Médio. O diagnóstico da hidatidose é fundamentado nos achados de um ensaio imunoabsorvente de ligação de enzimas (ELISA) para antígenos equinococos, e os resultados são positivos, em aproximadamente, 85% dos pacientes infectados. Os resultados do ELISA podem ser negativos em um paciente infectado, se o cisto não tiver vazado ou não conter escólices, ou se o parasita não for mais viável. Eosinofilia de > 7% é encontrada em, aproximadamente, 30% dos pacientes infectados. Ultrassonografia e TC do abdome são sensíveis para a detecção de cistos hidáticos. O aspecto dos cistos nas imagens depende do estágio de desenvolvimento do cisto. Tipicamente, os cistos hidáticos são lesões hipodensas bem definidas com uma parede distinta. Calcificações em forma de anel dos pericistos estão presentes em 20 a 30% dos casos. À medida que ocorre a resolução, o cisto inteiro calcifica densamente, e uma lesão com este aspecto é geralmente morta ou inativa. Cistos-filhos geralmente ocorrem em um local periférico, sendo ligeiramente hipodensos, quando comparados com os cistos-mãe. A menos que os cistos sejam pequenos ou o paciente não seja um candidato adequado para a ressecção cirúrgica, o tratamento da hidatidose é cirúrgico, em razão do alto risco de infecção secundária e ruptura. O tratamento médico com albendazol depende da difusão da droga através da membrana do cisto. A concentração da droga que alcança o cisto é incerta, porém é maior que a do mebendazol, e o albendazol pode ser utilizado como tratamento inicial para cistos pequenos e assintomáticos.

A ascaridíase é particularmente comum no Oriente, na Índia e na África do Sul. Os ovos do ascarídeo *Ascaris lumbricoides* chegam ao fígado pelo fluxo retrógrado nos ductos biliares. O parasita adulto possui um comprimento de 10 a 20 cm e pode alojar-se no ducto biliar comum, produzindo uma obstrução parcial do ducto biliar e abscessos secundários à colangite. O *Ascaris* pode ser um núcleo para o desenvolvimento de cálculos intra-hepáticos. A apresentação clínica em um paciente afetado pode incluir qualquer um dos seguintes: cólica biliar, colecistite aguda, pancreatite aguda ou abscesso hepático. Radiografias abdominais simples, ultrassonografia abdominal e colangiografia endoscópica retrógrada (CER) podem demonstrar o *Ascaris* como defeitos lineares de preenchimento nos ductos biliares. Ocasionalmente, os parasitas provenientes do duodeno podem ser vistos movendo-se para o interior e para fora da árvore biliar. O tratamento consiste na administração

16. O melhor tratamento para um cisto hepático simples e sintomático de 6 cm do lobo esquerdo é:
    A. Somente aspiração.
    B. Aspiração e escleroterapia.
    C. Fenestração laparoscópica.
    D. Lobectomia esquerda.

17. Uma massa isolada no fígado, que apresenta uma cicatriz central na TC é provavelmente:
    A. Um adenoma.
    B. Hiperplasia nodular focal.
    C. Um hemangioma.
    D. Carcinoma hepatocelular.

de citrato de piperazina, mebendazol ou albendazol, em conjunto com a extração por DER dos parasitas. (Ver Schwartz, 9ª ed., pp. 1115 e 1116.)

Resposta: B
O tratamento de escolha para cistos sintomáticos é a aspiração percutânea do cisto guiada por ultrassonografia ou TC, seguida por escleroterapia. Esta abordagem apresenta uma eficácia de 90% no controle dos sintomas e ablação da cavidade do cisto. Se o tratamento percutâneo não estiver disponível ou for ineficaz, o tratamento pode incluir a fenestração laparoscópica ou por cirurgia aberta dos cistos. A abordagem laparoscópica está sendo utilizada com maior frequência, apresentando uma eficácia de 90%. A parede cística excisada é enviada para análise patológica para excluir a presença de carcinoma, e a parede cística restante deve ser cautelosamente inspecionada para as evidências de alterações neoplásicas. Se tal alteração estiver presente, uma ressecção completa é necessária, tanto por enucleação quanto por ressecção hepática formal. (Ver Schwartz, 9ª ed., pp. 1118 e 1119.)

Resposta: B
Uma TC bifásica de boa qualidade geralmente é diagnóstica de HNF, em que tais lesões aparecem bem circunscritas com uma típica cicatriz central (ver Fig. 31-7.) Estas lesões exibem uma captação intensa e homogênea de contraste na fase arterial, sendo geralmente isodensas ou invisíveis quando comparadas ao fígado na fase venosa. Nas RMs, as lesões de HNF são hipointensas em imagens ponderadas em T_1 e isointensas a hiperintensas em imagens ponderadas em T_2. Após a administração de gadolínio, as lesões são hiperintensas, porém se tornam isointensas nas imagens tardias. Os septos fibrosos que se estendem da cicatriz central também são mais facilmente observados com a RM. Se a TC ou a RM não exibirem o aspecto clássico, imagens obtidas com o radiofármaco enxofre coloidal podem ser utilizadas para o diagnóstico da HNF, com base na captação seletiva pelas células de Kupffer.

A maioria dos hemangiomas pode ser diagnosticada por imagem do fígado. Na TC bifásica com contraste, grandes hemangiomas exibem um realce periférico nodular assimétrico isodenso com grandes vasos e exibem realce centrípeto progressivo ao longo do tempo (Fig. 37-7.) Na RM, os hemangiomas são hipointensos em imagens ponderadas em T_1 e hiperintensos em imagens ponderadas em T_2. Com o realce pelo gadolínio, os hemangiomas exibem um padrão de realce nodular periférico similar àquele observado na TC com contraste.

Na TC, os adenomas geralmente apresentam bordas nitidamente definidas e podem ser confundidos com tumores metastáticos. Com contraste na fase venosa, eles podem parecer hipodensos ou isodensos, quando comparados ao fígado, enquanto no contraste em fase arterial, um discreto realce hipervascular geralmente é observado (ver Fig. 31-7.) Na RM, os adenomas são hiperintensos em imagens ponderadas em T_1 e realçam logo após a injeção de gadolínio. Nas imagens de medicina nuclear, os adenomas tipicamente aparecem como "frios", ao contrário da HNF.

CHCs são tipicamente hipervasculares com o suprimento sanguíneo sendo predominantemente da artéria hepática. Portanto, a lesão geralmente parece hipervascular durante a fase arterial da TC (Fig. 31-8) e relativamente hipodensa durante as fases tardias em razão da remoção prematura do meio de contraste pelo sangue arterial. A IRM também é eficaz na caracterização do CHC. O CHC é variável nas imagens ponderadas em T_1 e geralmente hiperintenso nas imagens ponderadas em T_2. Tal como com a TC com contraste, o CHC realça na fase arterial após a injeção do gadolínio, pela sua hipervascularidade, e se torna hipointenso nas fases tardias pela remoção do contraste. O CHC tende a invadir a veia porta, e a presença de uma trombose da veia porta realçada é altamente sugestiva de CHC. (Ver Schwartz, 9ª ed., p. 1120.)

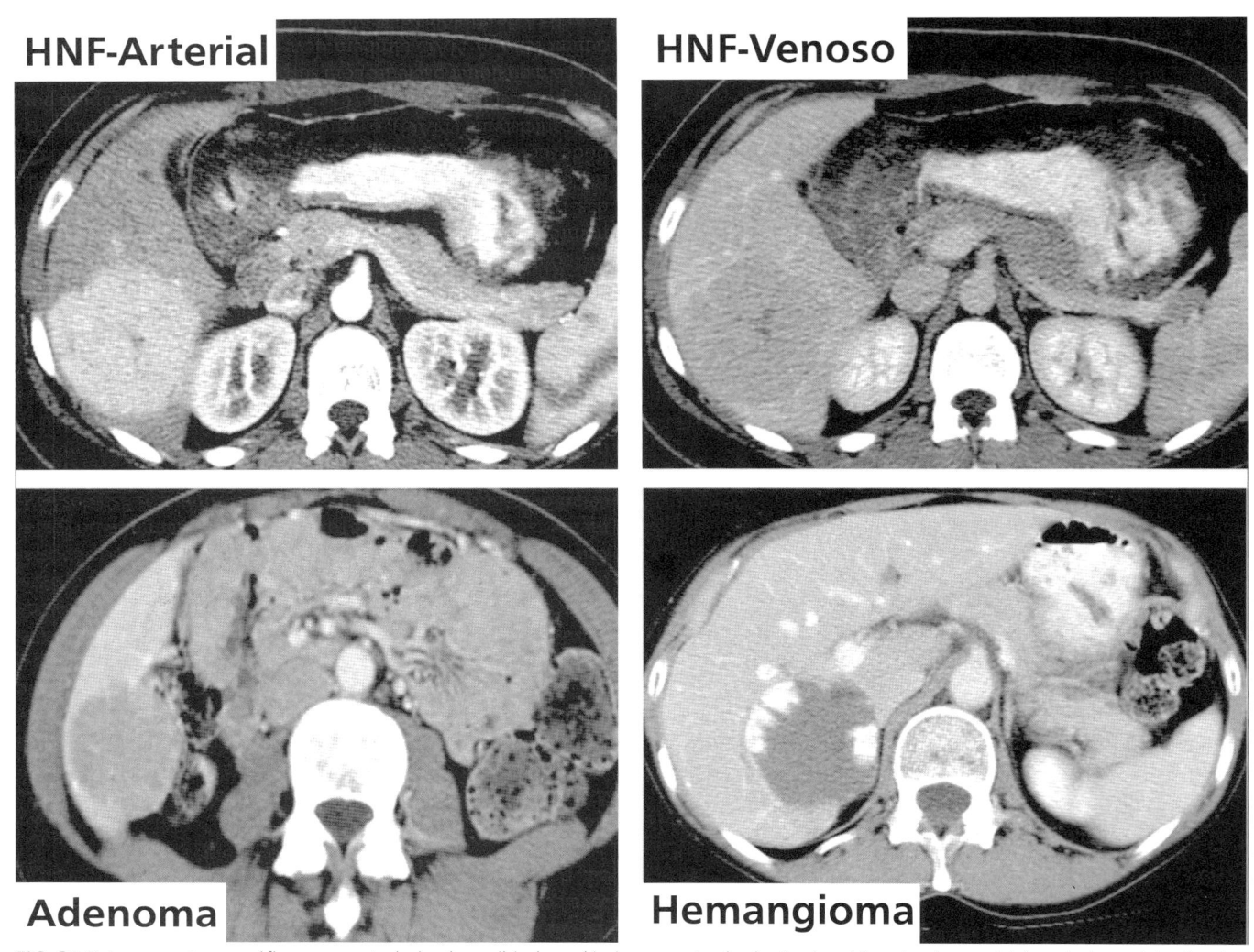

FIG. 31-7. Imagens tomográficas computadorizadas exibindo o clássico aspecto das lesões hepáticas benignas. A hiperplasia nodular focal (HNF) é hipervascular na fase arterial, é isodensa com relação ao fígado na fase venosa e possui uma cicatriz central *(painéis superiores)*. O adenoma é hipovascular *(painel esquerdo inferior)*. O hemangioma exibe realce periférico assimétrico *(painel direito inferior)*.

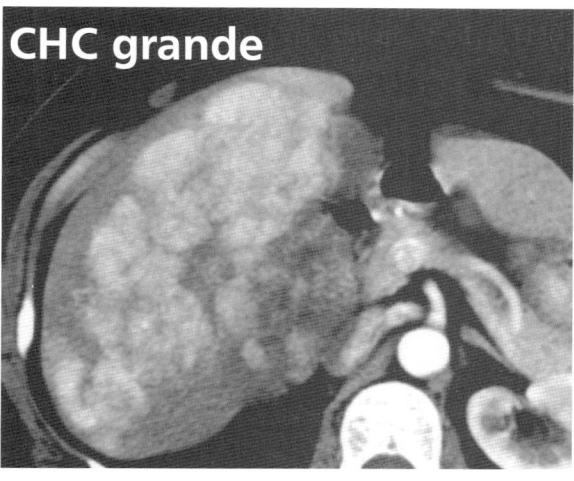

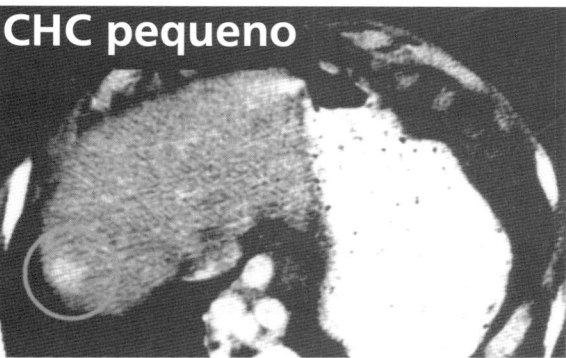

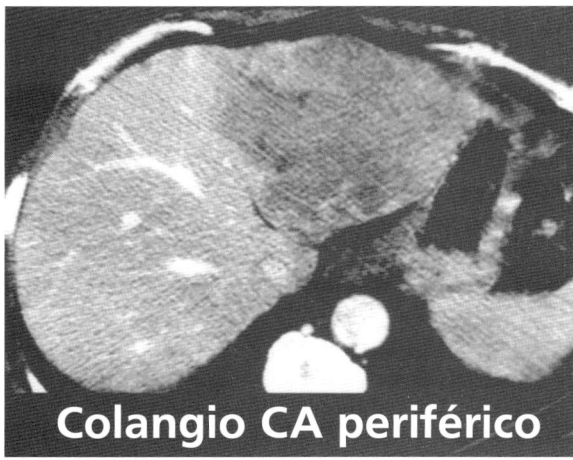

FIG. 31-8. Imagens tomográficas computadorizadas (TC) do carcinoma hepatocelular (CHC) e colangiocarcinoma periférico. A TC revela um CHC hipervascular grande *(painel superior)* e pequeno *(painel do meio)*. Um colangiocarcinoma periférico do lobo esquerdo hipovascular (colangio CA) também é exibido *(painel inferior)*.

18. A terapia-padrão para um adenoma hepático do lobo direito de 4 cm é:
    A. Apenas observação.
    B. Embolismo arterial, a fim de evitar o crescimento adicional.
    C. Ablação laparoscópica.
    D. Ressecção cirúrgica.

Resposta: D
Os adenomas hepáticos apresentam um risco significativo de ruptura espontânea com sangramento intraperitoneal. A apresentação clínica pode ser de dor abdominal e, em 10 a 25% dos casos, os adenomas hepáticos apresentam hemorragia intraperitoneal espontânea. Os adenomas hepáticos também apresentam o risco de transformação maligna para um CHC bem diferenciado. Portanto, geralmente recomenda-se que um adenoma hepático (uma vez diagnosticado) seja cirurgicamente retirado. O uso de contraceptivo oral ou estrogênio deve ser interrompido, quando uma HNF ou um adenoma é diagnosticado. (Ver Schwartz, 9ª ed., p. 1120.)

19. O melhor tratamento para um paciente de 42 anos de idade com cirrose classificada na classe B de Child e um único carcinoma hepatocelular de 4 cm no segmento IV é:
    A. Radiofrequência.
    B. Ressecção segmentar com margens de 1 cm.
    C. Lobectomia direita.
    D. Transplante hepático.

Resposta: D
Para pacientes sem cirrose que desenvolvem CHC, a ressecção é o tratamento de escolha. Para aqueles pacientes com cirrose classificada na classe A de Child com função hepática preservada e sem hipertensão porta, a ressecção também é considerada. Se a ressecção não for possível por causa da função hepática deficiente e o CHC satisfizer os critérios de Milan (um nódulo < 5 cm, ou dois ou três nódulos < 3 cm cada, ausência de invasão vascular macroscópica ou disseminação extra-hepática), o transplante hepático é o tratamento de escolha. (Ver Schwartz, 9ª ed., p. 1121.)

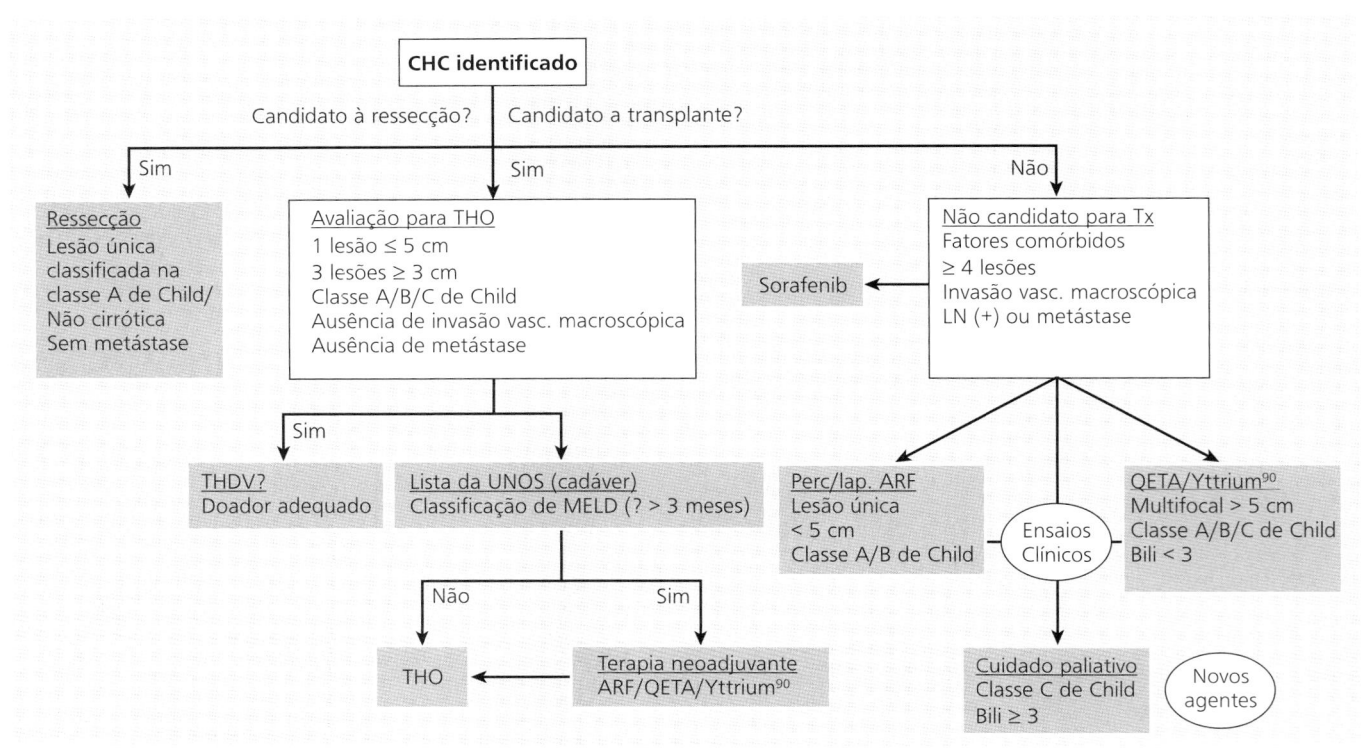

FIG. 31-9. Algoritmo para o controle do carcinoma hepatocelular (CHC). O algoritmo para tratamento do CHC inicia determinando se o paciente é um candidato para ressecção ou um candidato para transplante hepático. Bili = nível de bilirrubina (em miligramas por decilitro); Child = classificação de Child-Turcotte-Pugh; lap = laparoscópico; THDV = transplante hepático com doador vivo; LN = linfonodo; MELD = modelo para doença hepática terminal; THO = transplante hepático ortotópico; Perc = percutâneo; ARF = ablação por radiofrequência; QETA = quimioembolização transarterial; Tx = transplante; UNOS = rede unida para o compartilhamento de órgãos; vasc. = vascular.

CAPÍTULO 32

Vesícula Biliar e o Sistema Biliar Extra-Hepático

PERGUNTAS SOBRE CIÊNCIA BÁSICA

1. O ducto biliar comum e o ducto pancreático unem-se para entrar no duodeno como um único ducto em qual percentagem da população?
   A. 20%.
   B. 30%.
   C. 50%.
   D. 70%.

Resposta: D
A união do ducto biliar comum com o ducto pancreático principal ocorre em uma de três configurações. Em aproximadamente 70% das pessoas, estes ductos se unem fora da parede duodenal, atravessando-a como um ducto único. Em cerca de 20%, os ductos se unem no interior da parede duodenal e não possuem um ducto comum ou possuem um ducto comum curto, porém ambos desembocam no mesmo orifício no duodeno. Em cerca de 10%, os ductos desembocam no duodeno por orifícios distintos. (Ver Schwartz, 9ª ed., p. 1138.)

2. Qual a quantidade de bile que um adulto saudável produz por dia?
   A. 50-100 mL.
   B. 200-300 mL.
   C. 500-1.000 mL.
   D. 1.200-1.800 mL.

Resposta: C
O fígado produz bile continuamente, secretando-a no canalículo biliar. O adulto normal que consome uma dieta comum produz 500 a 1.000 mL de bile no fígado por dia. A secreção de bile é responsiva aos estímulos neurogênicos, humorais e químicos. O estímulo vagal aumenta a secreção de bile, enquanto o estímulo do nervo esplâncnico resulta em redução do fluxo de bile. Ácido hidroclorídrico, proteínas parcialmente digeridas e ácidos graxos no duodeno estimulam a liberação de secretina do duodeno, na qual, por sua vez, aumenta a produção e o fluxo biliar. A bile sai do fígado através dos ductos hepáticos, flui para o ducto hepático comum, o ducto biliar comum e, finalmente, para o duodeno. Com um esfíncter de Oddi intacto, o fluxo biliar é direcionado para a vesícula biliar. (Ver Schwartz, 9ª ed., p. 1138.)

3. A bile normalmente possui um pH neutro ou ligeiramente alcalino. O consumo de grandes quantidades de qual dos seguintes irá reduzir o pH da bile?
   A. Gordura.
   B. Carboidrato.
   C. Proteína.
   D. Etanol.

Resposta: C
A bile é composta principalmente de água, eletrólitos, sais biliares, proteínas, lipídios e pigmentos biliares. Sódio, potássio, cálcio e cloro possuem a mesma concentração na bile, assim como no plasma ou fluido extracelular. O pH da bile hepática é geralmente neutro ou ligeiramente alcalino, porém varia com a dieta; um aumento na ingestão de proteína acidifica o pH da bile. (Ver Schwartz, 9ª ed., p. 1138.)

4. A artéria cística geralmente origina-se da artéria hepática direita (80-90%.) A segunda configuração anatômica mais comum da artéria cística, que ocorre em 10% dos indivíduos, consiste em:
   A. Duas artérias císticas, ambas surgindo da artéria hepática direita.
   B. Duas artérias císticas, uma surgindo da artéria hepática direita, e a outra, da artéria hepática esquerda.
   C. Uma artéria cística, surgindo de uma artéria hepática aberrante.
   D. Uma artéria cística, surgindo da artéria gastroduodenal.

Resposta: C
A segunda configuração anatômica mais comum é uma artéria cística surgindo de uma artéria hepática direita acessória ou aberrante. (Ver Schwartz, 9ª ed., p. 1139 e Fig. 32-1.)

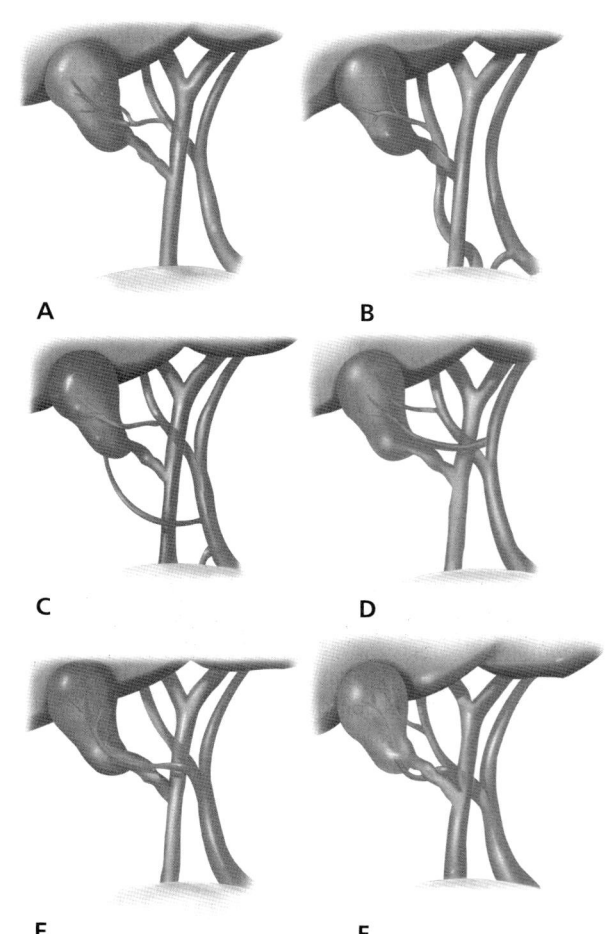

FIG. 32-1. Variações no suprimento arterial para a vesícula biliar. **A.** Artéria cística proveniente da artéria hepática direita, aproximadamente 80-90%. **B.** Artéria cística proveniente da artéria hepática direita (acessória ou substituta) da artéria mesentérica superior, cerca de 10%. **C.** Duas artérias císticas, uma proveniente da artéria hepática direita e a outra da artéria hepática comum, raro. **D.** Duas artérias císticas, uma proveniente da artéria hepática direita, e a outra, da artéria hepática esquerda, raro. **E.** A artéria cística se ramificando da artéria hepática direita e percorrendo anterior ao ducto hepático comum, raro. **F.** Duas artérias císticas surgindo da artéria hepática direita, raro.

5. A vesícula biliar é capaz de armazenar apenas uma pequena fração da bile produzida pelo fígado. Qual é o mecanismo primário utilizado para impedir que a vesícula biliar se distenda (e desenvolva alta pressão) por causa deste volume de bile?
   A. Assim que a pressão na vesícula biliar aumenta, a bile é continuamente secretada no duodeno.
   B. Em resposta à refeição há suficiente contração da vesícula biliar para esvaziar o grande volume da bile.
   C. A vesícula biliar concentra o grande volume da bile.
   D. O fígado reduz a produção de bile quando a pressão na vesícula biliar aumenta.

Resposta: C
No estado de jejum, aproximadamente 80% da bile secretada pelo fígado é armazenada na vesícula biliar. Este armazenamento é possível em razão da notável capacidade absortiva da vesícula biliar, visto que a mucosa da vesícula biliar possui o maior poder absortivo por unidade de área de qualquer estrutura no corpo. Ela rapidamente absorve sódio, cloro e água contra significantes gradientes de concentração, concentrando a bile até 10 vezes e induzindo a uma marcante alteração na composição biliar. Esta rápida absorção é um dos mecanismos que previne o aumento da pressão no sistema biliar sob as circunstâncias normais. Relaxamento gradual, assim como o esvaziamento da vesícula biliar durante o período de jejum, também mantém uma pressão intraluminal relativamente baixa na árvore biliar. (Ver Schwartz, 9ª ed., p. 1139.)

6. O mediador primário da contração da vesícula biliar é:
   A. Polipeptídeo intestinal vasoativo.
   B. Somatostatina.
   C. Colecistocinina.
   D. Encefalina.

Resposta: C
Um dos principais estímulos para o esvaziamento da vesícula biliar é o hormônio colecistocinina (CCK.) A CCK é secretada endogenamente da mucosa duodenal em resposta a uma refeição. Quando estimulada pela refeição, a vesícula biliar esvazia 50 a 70% de seu conteúdo em 30 a 40 minutos. Durante os 60 a 90 minutos seguintes, a vesícula biliar gradualmente reenche. Este reenchimento está correlacionado com um nível reduzido de CCK.

O polipeptídeo intestinal vasoativo inibe a contração e causa relaxamento da vesícula biliar. A somatostatina e seus análogos são potentes inibidores da contração da vesícula biliar. Pacientes tratados com análogos da somatostatina e aqueles tratados com somatostatinoma possuem uma alta incidência de litíase biliar, presumivelmente em virtude da inibição da contração e do esvaziamento da vesícula biliar. Outros hormônios, como a substância P e a encefalina, afetam a motilidade da vesícula biliar, porém a função fisiológica é desconhecida. (Ver Schwartz, 9ª ed., p. 1139.)

7. A meia-vida da CCK é de:
   A. 2-3 minutos.
   B. 20-30 minutos.
   C. 2-3 horas.
   D. 20-30 horas.

Resposta: A
A CCK é um peptídeo produzido pelas células epiteliais do trato GI superior, e as maiores concentrações de CCK são encontradas no duodeno. A CCK é secretada na corrente sanguínea quando há ácidos, gorduras e aminoácidos no duodeno. A CCK possui uma meia-vida plasmática de 2 a 3 minutos e é metabolizada pelo fígado e pelos rins. A CCK age diretamente nos receptores de músculo liso e estimula a contração da vesícula biliar. Também relaxa o ducto biliar terminal, o esfíncter de Oddi e o duodeno. O estímulo da vesícula biliar a da árvore biliar pela CCK também é mediado pelos neurônios vagais colinérgicos. Em pacientes que tenham sofrido uma vagotomia, a resposta ao estímulo da CCK é reduzida, e o tamanho e o volume da vesícula biliar são aumentados. (Ver Schwartz, 9ª ed., p. 1139.)

PERGUNTAS CLÍNICAS

1. A sensibilidade da ultrassonografia na detecção de litíases biliares é:
   A. > 99%.
   B. 90-95%.
   C. 85-90%.
   D. 80-85%.

Resposta: B
Uma ultrassonografia é o primeiro exame a ser realizado em qualquer paciente com suspeita de doença da árvore biliar. É uma técnica não invasiva, indolor, não submete o paciente à radiação e pode ser realizada em pacientes criticamente enfermos. É uma técnica dependente das habilidades e da experiência do operador e é dinâmica (ou seja, imagens estáticas não fornecem a mesma informação como aquelas obtidas durante a investigação por ultrassonografia.) A ultrassonografia irá exibir cálculos na vesícula biliar com sensibilidade e especificidade de > 90%. Cálculos são acusticamente densos e refletem as ondas ultrassonográficas de volta para o transdutor ultrassônico. Os cálculos também produzem uma sombra acústica, pois bloqueiam a passagem das ondas de som para a região atrás deles (Fig. 32-2). Quando a posição do paciente é alterada, os cálculos se movem. Pólipos podem estar calcificados e refletem sombras, porém não se movem com alteração na postura. Alguns cálculos formam uma camada na vesícula biliar; outros um sedimento ou borra. (Ver Schwartz, 9ª ed., p. 1140.)

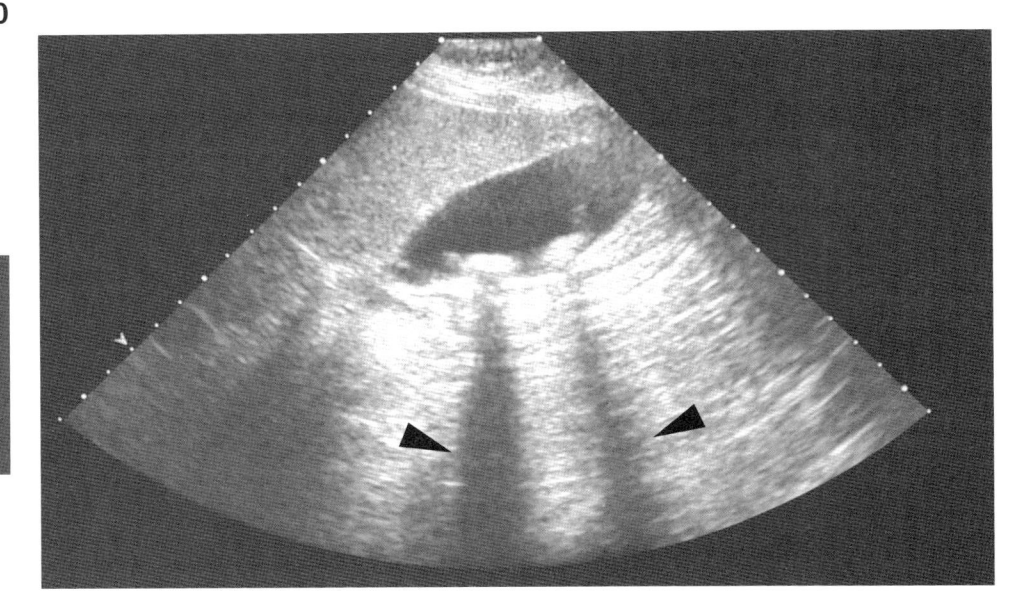

FIG. 32-2. Uma ultrassonografia da vesícula biliar. As setas indicam as sombras acústicas causadas pelos cálculos na vesícula biliar.

2. Qual dos seguintes está associado a um risco elevado de colelitíase?
   A. Colite ulcerativa.
   B. Doença de Crohn.
   C. Ressecção jejunal.
   D. Carcinoma do cólon.

Resposta: B
Certas condições predispõem ao desenvolvimento de litíases biliares. Obesidade, gravidez, fatores dietéticos, doença de Crohn, ressecção ileal terminal, cirurgia gástrica, esferocitose hereditária, doença falciforme e talassemia estão associados a um risco elevado de desenvolver litíases biliares. As mulheres são 3 vezes mais propensas do que os homens em desenvolver cálculos biliares, e parentes de primeiro grau de pacientes com cálculos biliares apresentam uma prevalência 2 vezes maior. (Ver Schwartz, 9ª ed., p. 1142.)

3. Uma mulher de 35 anos de idade apresenta um achado incidental de colelitíase em uma radiografia simples obtida após um pequeno acidente de carro. Seu risco de desenvolver sintomas destas litíases biliares nos próximos 20 anos é de:
   A. 7%.
   B. 18%.
   C. 33%.
   D. 52%.

Resposta: C
As litíases biliares em pacientes sem sintomas biliares são comumente diagnosticadas incidentalmente na ultrassonografia, TC ou radiografia abdominal, ou na laparotomia. Diversos estudos examinaram a probabilidade de desenvolver cólica biliar ou complicações da litíase biliar. Todo ano, aproximadamente 3% dos indivíduos assintomáticos se tornam sintomáticos (ou seja, desenvolvem cólica biliar). Uma vez sintomático, os pacientes tendem a apresentar ataques recorrentes de cólica biliar. Por ano, ocorre o desenvolvimento de litíase biliar complicada em 3 a 5% dos pacientes sintomáticos. Durante um período de 20 anos, cerca de 2/3 dos pacientes assintomáticos com cálculos biliares irão permanecer livres de sintomas. (Ver Schwartz, 9ª ed., p. 1143.)

4. Qual dos seguintes é uma indicação para colecistectomia em um paciente assintomático com um achado incidental de litíases biliares?
   A. Um histórico de dor abdominal.
   B. Histórico familiar de complicações da colelitíase.
   C. Vesícula biliar em porcelana.
   D. Frequentes viagens para fora do país.

Resposta: C
A colecistectomia profilática em pessoas assintomáticas com litíases biliares é raramente indicada, pois poucos pacientes desenvolvem complicações sem prévios sintomas biliares. Para pacientes idosos com diabetes, para indivíduos que serão isolados do tratamento médico por um período prolongado de tempo e nas populações com risco elevado de câncer de vesícula biliar, uma colecistectomia profilática pode ser aconselhável. A vesícula em porcelana, uma rara condição pré-maligna em que a parede da vesícula biliar se torna calcificada, é uma indicação absoluta para colecistectomia. (Ver Schwartz, 9ª ed., p. 1143.)

5. Qual das opções a seguir é um dos componentes das litíases biliares?
   A. Biliverdina.
   B. Hemoglobina.
   C. Lecitina.
   D. Ácidos graxos de cadeia curta.

Resposta: C
A lecitina, um fosfolipídio, é um dos três principais componentes das litíases biliares (ver Fig. 32-3.) Os cálculos biliares formam-se como resultado de sólidos que se depositam fora da solução. Os principais solutos orgânicos na bile são a bilirrubina, sais biliares, fosfolipídios e colesterol. As litíases biliares são classificadas pelo seu conteúdo de colesterol como cálculos de colesterol ou cálculos pigmentares. Os cálculos pigmentares podem ser classificados em pretos ou castanhos. Nos países ocidentais, aproximadamente 80% das litíases biliares são cálculos de colesterol, e cerca de 15 a 20% são cálculos pigmentares pretos. Os cálculos pigmentares castanhos são responsáveis por apenas uma pequena percentagem. Ambos os tipos de cálculos pigmentares são mais comuns na Ásia. (Ver Schwartz, 9ª ed., p. 1143.)

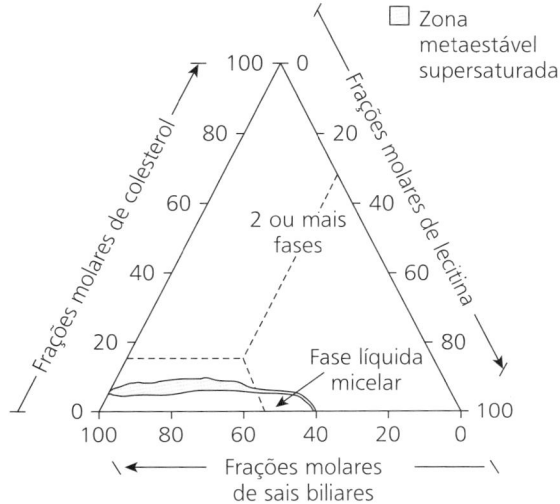

FIG. 32-3. Os três principais componentes da bile representados nas coordenadas triangulares. Um determinado ponto representa as razões molares relativas e sais biliares, lecitina e colesterol. A área rotulada "líquida micelar" exibe a faixa de concentrações consistentes com uma solução micelar clara (fase única), em que o colesterol é completamente solubilizado. A área sombreada diretamente acima desta região corresponde a uma zona metaestável, supersaturada com colesterol. Bile com uma composição que recai acima da área sombreada representa uma bile que excedeu a capacidade de solubilização do colesterol, ocorrendo precipitação de cristais de colesterol. (Reproduzida com permissão de Holzbach RT: Pathogenesis and medical treatment of gallstones, in Slesinger MH, Fordtran JS, (eds): *Gastrointestinal Diseases*. Philadelphia: WB Saunders, 1989, p. 1.672.)

6. Qual das opções a seguir é a região mais comum para dor durante um ataque de cólica biliar?
   A. Periumbilical esquerda.
   B. Ombro direito.
   C. Epigástrio.
   D. Escápula.

Resposta: C
O local mais comum de dor durante um episódio de cólica biliar é o epigástrio (64%), seguido pelo quadrante superior direito (50%.)

Uma apresentação atípica da litíase biliar é comum. Associação a refeições está presente em apenas 50% dos pacientes. Alguns pacientes relatam ataques de dor mais brandos, porém relacionam estes ataques às refeições. A dor pode estar primariamente localizada nas costas ou nos quadrantes direitos superior e inferior. Distensão abdominal e eructação podem estar presentes e associadas aos ataques de dor. Em pacientes com apresentação atípica, outras condições com dor abdominal superior devem ser procuradas, mesmo na presença de litíases biliares. Estas incluem úlcera péptica, refluxo gastroesofágico, hérnias da parede abdominal, síndrome do intestino irritável, doença diverticular, doenças hepáticas, cálculos renais, dor pleurítica e dor miocárdica. Muitos pacientes com outras condições possuem cálculos biliares. (Ver Schwartz, 9ª ed., p. 1146 e Fig. 32-4.)

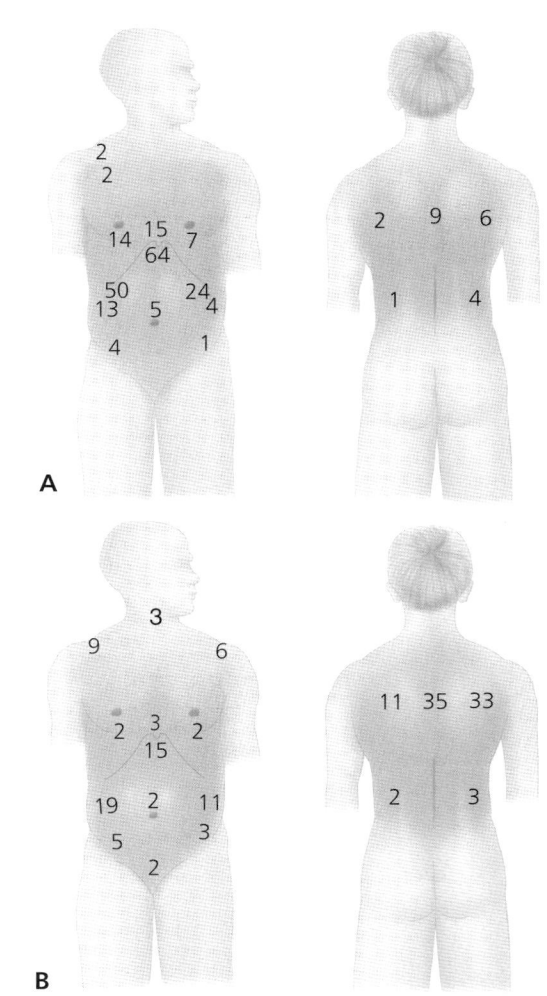

FIG. 32-4. A. Locais de dor mais severa durante um episódio de dor biliar em 107 pacientes com litíases biliares (% dos valores somaram em >100% graças às múltiplas respostas). As áreas subxifoide e subcostal direita foram os sítios mais comuns; notar que a área subcostal esquerda não foi um sítio comum de dor.
B. Sítios de irradiação da dor (%) durante um episódio de dor biliar no mesmo grupo de pacientes. (Reproduzida com permissão de Gunn A, Keddie N: Some clinical observations on patients with gallstones. *The Lancet* 300(7771):239-241, Copyright © 1972, com permissão de Elsevier.)

7. Qual das opções a seguir é o tratamento apropriado para adenomiomatose da vesícula biliar?
   A. Apenas observação.
   B. INH.
   C. Exames seriados com EGD e ultrassonografia a cada 12 meses.
   D. Colecistectomia.

Resposta: D
A adenomiomatose ou colecistite glandular proliferante é microscopicamente caracterizada por feixes hipertróficos de músculo liso e por crescimento de glândulas mucosas no interior da camada muscular (formação de seio epitelial.) Os pólipos granulomatosos se desenvolvem no lúmen, no fundo, e a parede da vesícula biliar é espessa e septada, ou estenoses podem ser observadas na vesícula biliar. Em pacientes sintomáticos, a colecistectomia é o tratamento de escolha. (Ver Schwartz, 9ª ed., p. 1146.)

8. Mulher de 24 anos de idade na 20ª semana de gestação sofre um único episódio de cólica biliar. O controle inicial mais apropriado é:
   A. Observação com planos de acompanhamento pós-parto para episódios recorrentes.
   B. Mudanças na dieta.
   C. Colecistectomia laparoscópica eletiva durante o 2º trimestre.
   D. Colecistectomia aberta eletiva durante o 2º trimestre.

Resposta: B
Pacientes com cálculos biliares sintomáticos devem ser aconselhados a realizar uma colecistectomia laparoscópica eletiva. Enquanto espera pela cirurgia, ou se a cirurgia necessita ser adiada, o paciente deve ser aconselhado a evitar a ingestão de gorduras e de grandes refeições. Os pacientes diabéticos com cálculos biliares sintomáticos devem ser imediatamente submetidos a uma colecistectomia, visto que eles são mais propensos a desenvolver colecistite

9. Um homem de 53 anos de idade apresentando dor por 24 horas em razão da colecistite aguda é internado. Ele é tratado com antibióticos IV, analgesia e NPO. Ele deveria ser submetido à colecistectomia:
   A. Urgentemente.
   B. Em 1-3 dias.
   C. Em 7-10 dias.
   D. Em 6-8 semanas.

aguda, que é frequentemente severa. Gestantes com cálculos biliares sintomáticos, que não podem ser tratadas com uma conduta expectante com modificações na dieta, podem ser submetidas com segurança a uma colecistectomia laparoscópica durante o segundo trimestre. A colecistectomia laparoscópica é segura e eficaz em crianças, assim como em idosos. (Ver Schwartz, 9ª ed., p. 1146.)

Resposta: B
Pacientes que apresentam colecistite aguda necessitarão de fluidos IV, antibióticos e analgesia. A ação dos antibióticos deve abranger os aeróbios Gram-negativos, assim como os organismos anaeróbios. Uma cefalosporina de terceira geração com uma boa ação anaeróbica ou uma cefalosporina de segunda geração combinada ao metronidazol é um regime terapêutico típico. Para pacientes com alergias às cefalosporinas, um aminoglicosídeo com metronidazol é apropriado. Embora a inflamação na colecistite aguda possa ser estéril em alguns pacientes, mais da metade apresentará culturas positivas da bile vesicular. É difícil saber quem é secundariamente infectado; portanto, os antibióticos se tornaram parte do controle na maioria dos centros médicos. A colecistectomia é o tratamento definitivo para a colecistite aguda. No passado, o momento da realização da colecistectomia foi causa de debate. A colecistectomia precoce realizada em 2 a 3 dias da doença é preferível, quando comparada a uma colecistectomia de intervalo ou tardia realizada 6 a 10 semanas após o tratamento médico inicial e a recuperação.

Vários estudos demonstraram que, salvo se o paciente é inadequado para cirurgia, a colecistectomia precoce deve ser recomendada, visto que oferece ao paciente uma solução definitiva, uma recuperação mais rápida e um retorno mais cedo ao trabalho. A colecistectomia laparoscópica é o procedimento de escolha. (Ver Schwartz, 9ª ed., p. 1148.)

10. Cálculos primários do colédoco são geralmente:
    A. Cálculos de colesterol.
    B. Cálculos pigmentares pretos.
    C. Cálculos pigmentares castanhos.
    D. Cálculos de oxalato de cálcio.

Resposta: C
Nos países ocidentais, a grande maioria dos cálculos ductais é formada na vesícula biliar e migra pelo ducto cístico até o ducto biliar comum. Estes são classificados como cálculos secundários do ducto biliar comum, em contraste aos cálculos primários que se formam nos ductos biliares. Os cálculos secundários são geralmente cálculos de colesterol, enquanto os cálculos primários são normalmente de pigmento castanho. Os cálculos primários estão associados à estase biliar e infecção e são observados mais comumente nas populações asiáticas. As causas de estase biliar que levam ao desenvolvimento de cálculos primários incluem estenose biliar, estenose papilar, tumores ou outros cálculos (secundários.) (Ver Schwartz, 9ª ed., p. 1148.)

11. Um paciente apresenta cólica biliar. Na ultrassonografia, há múltiplos cálculos pequenos na vesícula biliar, e o ducto biliar comum mede 9 mm em diâmetro. Nenhum cálculo é visualizado no ducto biliar comum. Qual das seguintes opções é a próxima etapa mais racional?
    A. Repetir a ultrassonografia em 24-48 horas.
    B. Colangio-RM.
    C. Colangiografia percutânea.
    D. Colecistectomia laparoscópica e colangiografia intraoperatória.

Resposta: D
Para pacientes com cálculos biliares sintomáticos e suspeita de cálculos no ducto biliar comum, a colangiografia endoscópica pré-operatória ou o colangiograma intraoperatório documentarão os cálculos do ducto biliar. Se um colangiograma endoscópico revelar cálculos, é apropriado a realização de uma esfincterotomia e desobstrução ductal dos cálculos, seguido por uma colecistectomia laparoscópica. Um colangiograma intraoperatório durante a colecistectomia também documentará a presença ou ausência de cálculos no ducto biliar (Fig. 32-5). A exploração laparoscópica do ducto biliar comum através do ducto cístico ou com coledocotomia formal possibilita a remoção dos cálculos. Se a experiência e/ou instrumentação para exploração laparoscópica do ducto biliar comum não estiverem disponíveis, um dreno deve ser colocado adjacente ao ducto cístico, e o paciente agendado para esfincterotomia endoscópica para o dia seguinte. Uma exploração aberta do ducto biliar comum é uma opção, quando o método endoscópico já tenha sido tentado ou é, por algum motivo, impraticável. (Ver Schwartz, 9ª ed., p. 1148.)

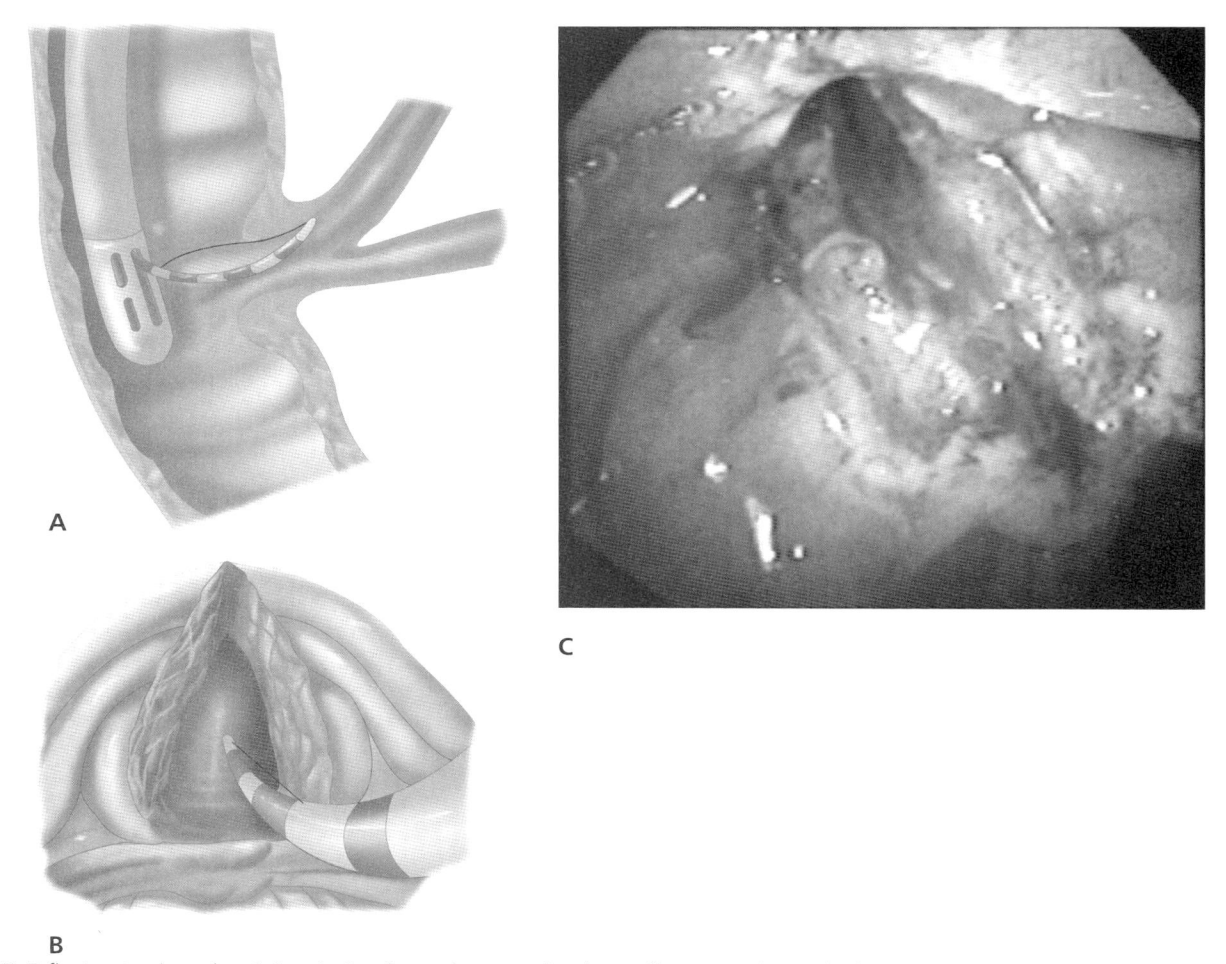

FIG. 32-5. Esfincterotomia endoscópica. **A.** O esfincterótomo no local. **B.** Esfincterotomia concluída. **C.** Imagem endoscópica da esfincterotomia concluída.

12. Um homem de 75 anos de idade apresenta colangite, colelitíase sintomática e coledocolitíase. O melhor tratamento é:
    A. CPRE seguido por colecistectomia.
    B. Colecistectomia, irrigação do ducto biliar comum com subsequente CPRE, se necessário.
    C. Colecistectomia laparoscópica e exploração do ducto biliar comum.
    D. CER e esfincterotomia endoscópica.

Resposta: D
Pacientes com > 70 anos de idade com cálculos no ducto biliar devem ter seus cálculos ductais removidos endoscopicamente. Estudos comparando a cirurgia e o tratamento endoscópico neste grupo de pacientes relataram uma menor morbidade e mortalidade para o tratamento endoscópico. Estes pacientes não necessitam ser submetidos a uma colecistectomia, visto que somente 15% tornarão sintomáticos; tais pacientes podem ser tratados por colecistectomia, conforme necessário. (Ver Schwartz, 9ª ed., p. 1149.)

13. Qual das seguintes opções não faz parte da pêntade de Reynolds?
   A. Choque hipovolêmico.
   B. Icterícia.
   C. Alterações no estado de consciência.
   D. Febre.

Resposta: A
A apresentação mais comum [da colangite] é febre, dor epigástrica ou no quadrante superior direito e icterícia.
   Estes sintomas clássicos, conhecidos como a *tríade de Charcot*, estão presentes em cerca de 2/3 dos pacientes. A enfermidade pode evoluir rapidamente com septicemia e desorientação, conhecida como a *pêntade de Reynold* (ex., febre, icterícia, dor no quadrante superior direito, choque séptico e alterações no estado de consciência). Entretanto, a apresentação pode ser atípica, com pouca ou nenhuma febre, icterícia ou dor. Isto ocorre mais comumente nos idosos que podem apresentar sintomas comuns até colapsarem com septicemia. (Ver Schwartz, 9ª ed., p. 1149.)

14. A colangio-hepatite é observada mais comumente em qual dos seguintes grupos?
   A. Pacientes caucasianos de descendência da Europa Setentrional.
   B. Pacientes judeus de descendência Ashkenazi.
   C. Pacientes asiáticos de descendência chinesa.
   D. Pacientes americanos nativos.

Resposta: C
A colangio-hepatite, também conhecida como *colangite piogênica recorrente*, é endêmica no Oriente. Também foi encontrada na população chinesa nos Estados Unidos, assim como na Europa e Austrália. Afeta igualmente ambos os gêneros e ocorre mais frequentemente na 3ª e 4ª décadas de vida. A colangio-hepatite é causada por contaminação bacteriana (comumente a *E. coli, Klebsiella, Bacteroides* ou *Enterococcus faecalis*) da árvore biliar, e, geralmente, está associada a parasitas biliares, como *Clonorchis sinensis, Opisthorchis viverrini* e *Ascaris lumbricoides*. As enzimas bacterianas causam desconjugação da bilirrubina, que se precipita na forma de barro biliar. O barro biliar e os corpos celulares das bactérias mortas formam os cálculos pigmentares castanhos. O núcleo do cálculo pode conter um *Clonorchis* adulto, um ovo ou um ascarídeo. Estes cálculos são formados em toda a árvore biliar, causando obstrução parcial, que contribui com os surtos repetidos de colangite. Como resultado da colangite recorrente, há a formação de estenoses biliares, induzindo à formação de cálculo, infecção, abscessos hepáticos e falência hepática (cirrose biliar secundária.) (Ver Schwartz, 9ª ed., p. 1151.)

15. O tratamento do cisto de colédoco tipo II é:
   A. Observação com ultrassonografia anual.
   B. CPRE com esfincterotomia.
   C. Drenagem com uma coledocojejunostomia em Y de Roux.
   D. Ressecção com uma hepaticojejunostomia em Y de Roux.

Resposta: D
Para os tipos I, II e IV [cistos de colédoco], a excisão da árvore biliar extra-hepática, incluindo colecistectomia, com uma hepaticojejunostomia em Y de Roux, é o tratamento ideal. No tipo IV, uma adicional ressecção segmentar do fígado pode ser apropriada, particularmente se cálculos intra-hepáticos, estenoses ou abscessos estiverem presentes, ou se as dilatações forem confirmadas em um lobo. O risco de desenvolvimento de colangiocarcinoma nos cistos de colédoco é equivalente a 15% em adultos, e suporta completa excisão quando são diagnosticados. Para o tipo III, recomenda-se a esfincterotomia. (Ver Schwartz, 9ª ed., p. 1155; 1158 e Fig. 32-6.)

Tipo I　　　　　　　　　　Tipo II　　　　　　　　　　Tipo III

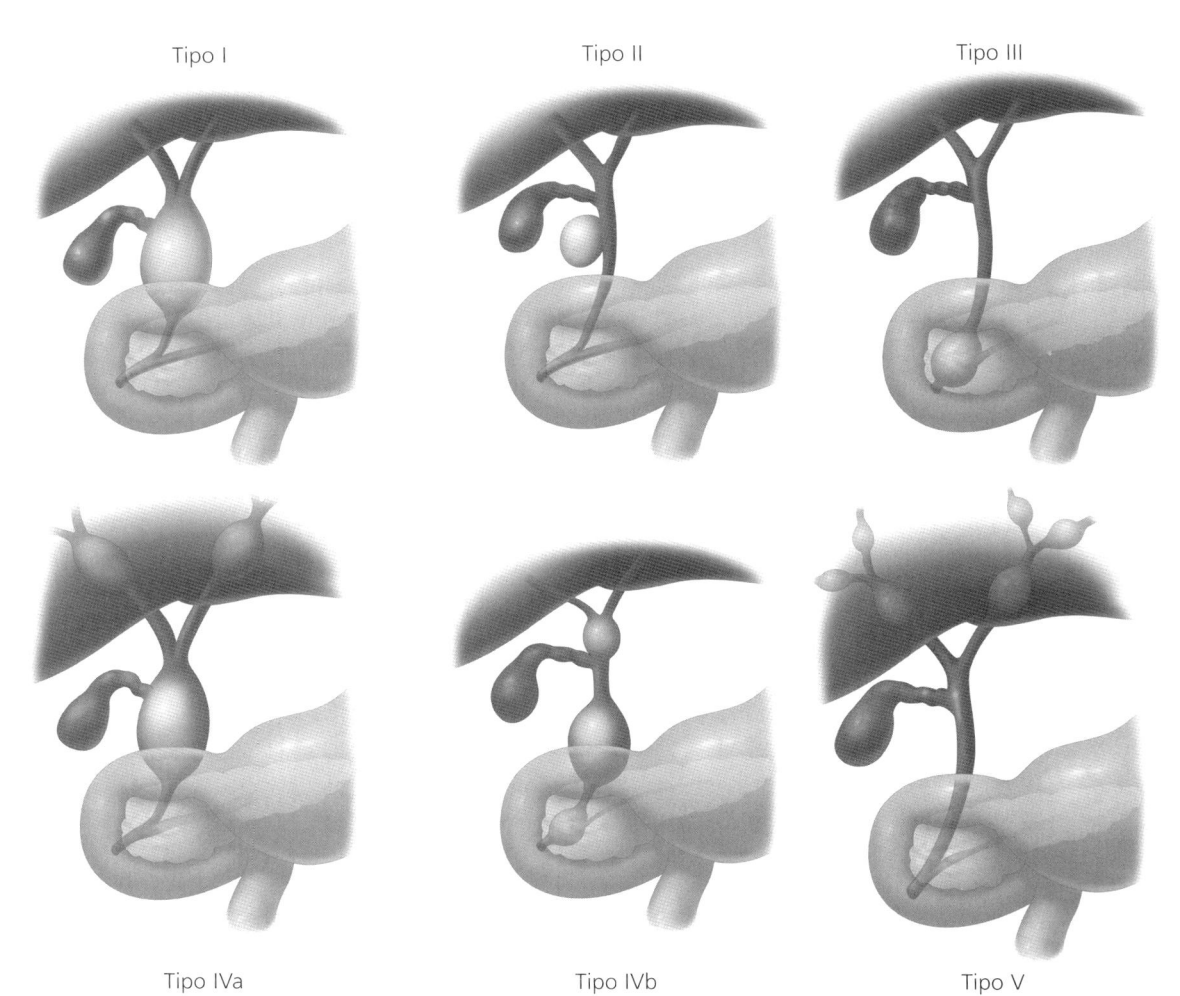

Tipo IVa　　　　　　　　　Tipo IVb　　　　　　　　　Tipo V

FIG. 32-6. Classificação dos cistos de colédoco. Tipo I, dilatações fusiformes ou císticas da árvore biliar extra-hepática, é o tipo mais comum, compondo > 50% dos cistos de colédoco. Tipo II, divertículo sacular de um ducto biliar extra-hepático. Raro, < 5% dos cistos de colédoco. Tipo III, dilatação do ducto biliar na parede duodenal (coledococeles), compondo 5% dos cistos de colédoco. Tipos IVa e IVb, múltiplos cistos, compondo até 5-10% dos cistos de colédoco. O tipo IVa afeta os ductos biliares extra-hepáticos e intra-hepáticos, enquanto os cistos do tipo IVb afetam apenas os ductos biliares extra-hepáticos. Tipo V, cistos biliares intra-hepáticos, é muito raro e compõe 1% dos cistos de colédoco.

16. Colangite esclerosante primária é observada com maior frequência em pacientes com:
    A. Colite ulcerativa.
    B. Doença de Crohn.
    C. Artrite reumatoide.
    D. Doença celíaca.

Resposta: A
[Colangite esclerosante primária] está associada à colite ulcerativa em aproximadamente 2/3 dos pacientes. Outras doenças associadas à colangite esclerosante incluem a tireoidite de Riedel e a fibrose retroperitoneal. Reação autoimune, infecção viral ou infecção bacteriana crônica de baixo grau, reação tóxica e fatores genéticos são indicados para atuar em sua patogênese. Os haplótipos do sistema antígeno leucocitário humano HLA-B8, -DR3, -DQ2 e -DRw52A, comumente encontrados em pacientes com doenças autoimunes, também são observados com maior frequência em pacientes com colangite esclerosante do que nos controles. (Ver Schwartz, 9ª ed., p. 1156.)

17. Além da linfadenectomia regional, o tratamento cirúrgico apropriado para um carcinoma de vesícula biliar T2 é:
    A. Somente colecistectomia.
    B. Colecistectomia com ressecção dos segmentos hepáticos IVB e V.
    C. Colecistectomia com hepatectomia direita limitada.
    D. Colecistectomia com hepatectomia direita estendida.

Resposta: B
Tumores limitados à camada muscular da vesícula biliar (T1) são geralmente identificados incidentalmente, após colecistectomia para a litíase biliar. Há um consenso quase que universal que a colecistectomia simples é um tratamento adequado para lesões T1, resultando em uma taxa de sobrevida em 5 anos de quase 100%. Quando o tumor invade o tecido conectivo perimuscular sem extensão além da serosa ou para o interior do fígado (T2), uma cole-

18. O colangiocarcinoma geralmente ocorre:
    A. Nos ductos intra-hepáticos.
    B. No ducto hepático comum, na bifurcação.
    C. Na junção entre o ducto hepático e o ducto biliar comum.
    D. No ducto biliar comum distal.

cistectomia estendida deveria ser realizada. Isto inclui ressecção dos segmentos hepáticos IVB e V e linfadenectomia do ducto cístico e pericolédoco, linfonodos portais, celíaco direito e pancreatoduodenal posterior. No exame patológico, metade dos pacientes com tumores T2 apresenta doença dos linfonodos. Portanto, linfadenectomia regional é uma parte importante da cirurgia para neoplasias T2. Para tumores que crescem além da serosa ou invadem o fígado ou outros órgãos (tumores T3 e T4), há uma alta probabilidade de disseminação intraperitoneal e distante. Se nenhum envolvimento peritoneal ou dos linfonodos for encontrado, uma excisão tumoral completa com uma hepatectomia direita estendida (segmentos IV, V, VI, VII e VIII) deve ser realizada para uma remoção adequada do tumor. Uma abordagem agressiva em pacientes que irão tolerar a cirurgia resultou em um aumento na taxa de sobrevida para lesões T3 e T4. (Ver Schwartz, 9ª ed., p. 1161.)

Resposta: B
O colangiocarcinoma é um tumor raro que se origina no epitélio biliar e pode ocorrer em qualquer local ao longo da árvore biliar. Aproximadamente 2/3 estão localizados na bifurcação do ducto hepático. A ressecção cirúrgica oferece a única chance de cura; entretanto, muitos pacientes apresentam doença avançada no momento do diagnóstico. Portanto, procedimentos paliativos objetivando fornecer drenagem biliar para prevenir falência hepática e colangite são geralmente as únicas possibilidades terapêuticas. A maioria dos pacientes com doença irressecável morre em até 1 ano após o diagnóstico.

Aproximadamente 2/3 dos colangiocarcinomas estão localizados na região peri-hilar. Colangiocarcinomas peri-hilares, denominados tumores de Klatskin, são classificados com base no local anatômico pela classificação de Bismuth-Corlette (Fig. 32-7.) Os tumores tipo I são confinados ao ducto hepático comum, porém os tumores tipo II envolvem a bifurcação sem envolvimento dos ductos intra-hepáticos secundários. Os tumores dos tipos IIIa e IIIb estendem-se até os ductos intra-hepáticos secundários direito e esquerdo, respectivamente. Os tumores tipo IV envolvem os ductos intra-hepáticos secundários direito e esquerdo. (Ver Schwartz, 9ª ed., p. 1162.)

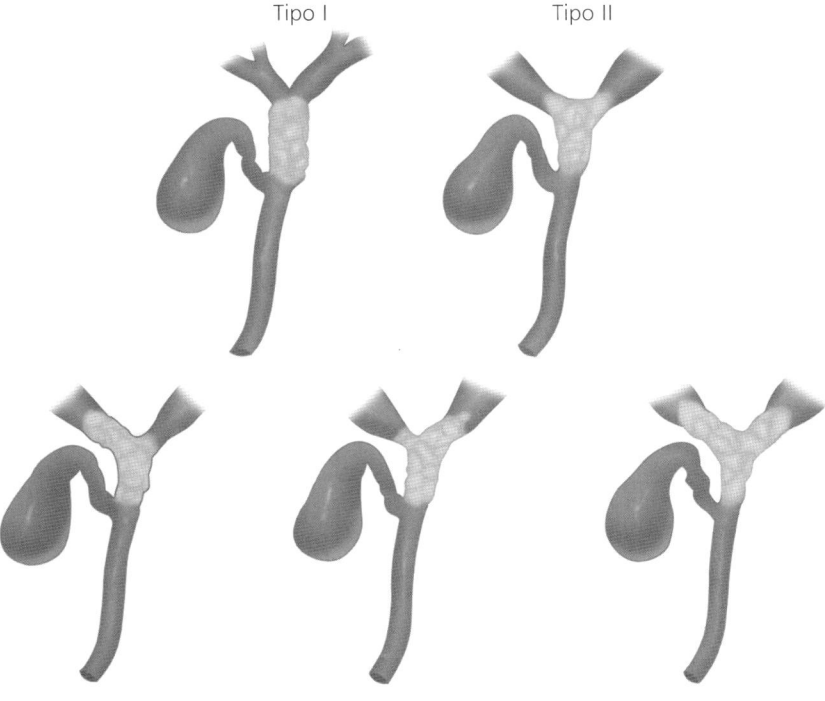

FIG. 32-7. Classificação de Bismuth-Corlette dos tumores dos ductos biliares.

CAPÍTULO 33
Pâncreas

PERGUNTAS SOBRE CIÊNCIA BÁSICA

1. A origem da artéria pancreaticoduodenal inferior é:
   A. Artéria gastroduodenal.
   B. Artéria mesentérica superior.
   C. Artéria pancreaticoduodenal superior.
   D. Artéria hepática comum.

Resposta: B
O suprimento sanguíneo do pâncreas é proveniente de múltiplos ramos das artérias celíaca e mesentérica superior (Fig. 33-1). A artéria hepática comum origina a artéria gastroduodenal antes de continuar em direção à *porta hepatis* como a própria artéria hepática. A artéria gastroduodenal torna-se a artéria pancreaticoduodenal superior à medida que passa atrás da primeira porção do duodeno e se ramifica nas artérias pancreaticoduodenais anterior e posterior. Conforme a artéria mesentérica superior passa atrás do colo do pâncreas, origina a artéria pancreaticoduodenal inferior na margem inferior do colo do pâncreas. Este vaso rapidamente se divide nas artérias pancreaticoduodenais inferior anterior e posterior. As artérias pancreaticoduodenais inferior e superior unem-se no parênquima das faces anterior e posterior da cabeça do pâncreas, ao longo da face medial da alça em C do duodeno para formar as arcadas que originam diversos ramos destinados ao duodeno e à cabeça do pâncreas. Portanto, é impossível excisar a cabeça do pâncreas sem desvascularizar o duodeno, a menos que uma margem do pâncreas contendo a arcada pancreaticoduodenal seja preservada. (Ver Schwartz, 9ª ed., p. 1171.)

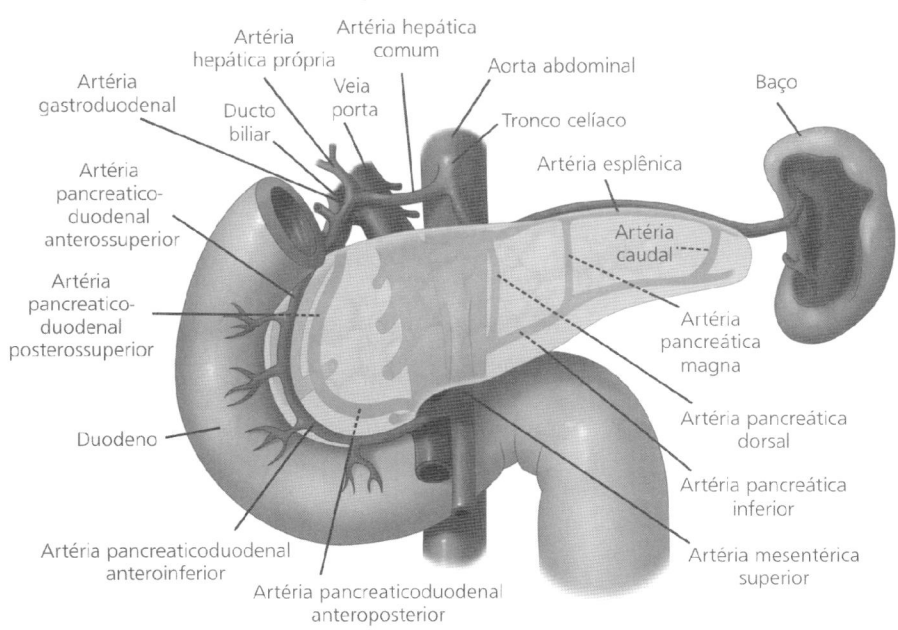

FIG. 33-1. Suprimento arterial do pâncreas. Múltiplas arcadas na cabeça e no corpo do pâncreas fornecem um rico suprimento sanguíneo. A cabeça do pâncreas não pode ser excisada sem desvascularizar o duodeno, a menos que uma borda do pâncreas contendo a arcada pancreaticoduodenal seja preservada.

2. A secreção de insulina é estimulada por:
   A. Lisina.
   B. Somatostatina.
   C. Amilina.
   D. Estímulo alfa-adrenérgico.

Resposta: A
Glicose oral estimula a secreção de hormônios entéricos, como o peptídeo inibitório gástrico (também conhecido como *polipeptídeo insulinotrópico glicose-dependente* ou *PIG*), o peptídeo semelhante ao glucagon 1 (GLP-1) e a CCK, nos quais aumentam a secreção de insulina e são, portanto, denominados de *incretinas*.

A secreção de insulina pelas células β pancreáticas também é influenciada pelos níveis plasmáticos de certos aminoácidos, como arginina, lisina, leucina e ácidos graxos livres. Glucagon, GLP-1 e CCK estimulam a secreção de insulina, enquanto a somatostatina, a amilina e a pancreastatina inibem a secreção de insulina. Fibras colinérgicas e fibras simpáticas beta estimulam a liberação de insulina, enquanto as fibras simpáticas alfa inibem a secreção de insulina. (Ver Schwartz, 9ª ed., p. 1175.)

3. A maior concentração de células PP (células produtoras de polipeptídeo pancreático) é encontrada na:
   A. Cabeça do pâncreas.
   B. Corpo do pâncreas.
   C. Cauda do pâncreas.
   D. Nenhuma das alternativas – elas são igualmente distribuídas em todo o pâncreas.

Resposta: A
As células β e δ são igualmente distribuídas pelo pâncreas, porém as ilhotas na cabeça e o processo uncinado (primórdio ventral) apresentam uma maior percentagem de células PP e menor percentagem de células α, enquanto as ilhotas no corpo e na cauda (primórdio dorsal) contêm a maioria das células α e poucas células Pp. Isto é clinicamente significativo, pois a pancreatoduodenectomia remove 95% das células PP no pâncreas. Isto parcialmente explica a maior incidência de intolerância à glicose após o procedimento de Whipple que após a pancreatectomia distal. Além disso, a pancreatite crônica, que afeta desproporcionalmente a cabeça pancreática, está associada à deficiência de PP e diabetes pancreatogênica. (Ver Schwartz, 9ª ed., p. 1177.)

4. Qual das seguintes enzimas pancreáticas é secretada em uma forma ativa?
   A. Amilase.
   B. Quimiotripsinogênio.
   C. Tripsinogênio.
   D. Pepsina.

Resposta: A
A amilase pancreática é secretada em sua forma ativa e completa o processo digestivo já iniciado pela amilase salivar. A amilase é a única enzima pancreática secretada em sua forma ativa, hidrolisando o amido e o glicogênio em glicose, maltose, maltotriose e dextrinas.

As enzimas proteolíticas são secretadas na forma de pró-enzimas que requerem ativação. O tripsinogênio é convertido para sua forma ativa, tripsina, por outra enzima, a enteroquinase, que é produzida pelas células da mucosa duodenal. (Ver Schwartz, 9ª ed., p. 1174.)

5. O estímulo simpático do pâncreas resulta em:
   A. Estímulo das secreções endócrina e exócrina.
   B. Inibição das secreções endócrina e exócrina.
   C. Estímulo da secreção endócrina e inibição da secreção exócrina.
   D. Inibição da secreção endócrina e estímulo da secreção exócrina.

Resposta: B
O pâncreas é inervado pelos sistemas nervosos simpático e parassimpático. As células acinares são responsáveis pela secreção exócrina, as células das ilhotas são responsáveis pela secreção endócrina, e a vasculatura das ilhotas é inervada por ambos os sistemas. O sistema parassimpático estimula as secreções endócrina e exócrina, e o sistema simpático inibe as secreções. (Ver Schwartz, 9ª ed., p. 1173.)

6. A somatostatina-28, uma das duas formas ativas da somatostatina presente no corpo humano, liga-se seletivamente ao:
   A. SSTR1.
   B. SSTR3.
   C. SSTR5.
   D. Nenhuma das alternativas.

Resposta: C
Um gene codifica um precursor comum que é diferencialmente processado para gerar quantidades tecido-específicas de dois produtos bioativos, a somatostatina-14 e a somatostatina-28. Estes peptídeos inibem as secreções endócrina e exócrina e afetam a neurotransmissão, as motilidades GI e biliar, a absorção intestinal, o tônus vascular e a proliferação celular. Cinco receptores de somatostatina diferentes (SSTRs) foram clonados, e as propriedades biológicas de cada um estão sendo esclarecidas.

Os cinco receptores são acoplados à proteína G com sete domínios transmembranares altamente conservados e domínios carboxi e aminoterminais únicos. Os sítios de fosforilação, localizados na segunda e na terceira alça intracelular e no segmento citoplasmático C-terminal, supostamente medeiam a regulação

7. A mutação genética mais comum encontrada no câncer pancreático é:
   A. HER2/*neu*.
   B. K-*ras*.
   C. *p53*.
   D. *Smad 4*.

Resposta: B
A carcinogênese pancreática provavelmente envolve múltiplas mutações, que são hereditárias e adquiridas durante o envelhecimento. O oncogene K-*ras* é atualmente considerado o gene mais comumente mutado no câncer pancreático, com aproximadamente 90% dos tumores possuindo uma mutação. Esta mutação prevalente está presente nas lesões precursoras, sendo, portanto, considerada ocorrer precocemente e ser essencial ao desenvolvimento do câncer pancreático. As mutações do K-*ras* podem ser detectadas no DNA a partir do soro, fezes, suco pancreático e aspirados de tecido de pacientes com câncer pancreático, sugerindo que a presença desta mutação pode fornecer a base para os testes diagnósticos em indivíduos selecionados. O oncogene HER2/*neu*, homólogo ao receptor do fator de crescimento epidérmico (RFCE), é hiperexpresso nos cânceres pancreáticos. Este receptor está envolvido nas vias de transdução de sinal que induzem a proliferação celular. Múltiplos genes supressores tumorais são deletados e/ou mutados no câncer pancreático, incluindo o *p53*, *p16* e o *DPC4 (Smad 4)* e, em uma minoria dos casos, o *BRCA2*. A maioria dos cânceres pancreáticos apresenta três ou mais das mutações anteriores. (Ver Schwartz, 9ª ed., p. 1220.)

8. As células delta pancreáticas produzem:
   A. Somatostatina.
   B. Grelina.
   C. Polipeptídeo pancreático (PP).
   D. Glucagon.

Resposta: A
Há quase 1 milhão de ilhotas de Langerhans no pâncreas adulto normal. Estas ilhotas variam amplamente em tamanho, de 40 a 900 μm. Ilhotas maiores estão localizadas mais próximas das arteríolas maiores, e as ilhotas menores estão incrustadas mais profundamente no parênquima pancreático. A maioria das ilhotas contém de 3.000 a 4.000 células de cinco tipos principais: células alfa que secretam glucagon, células β que secretam insulina, células delta que secretam somatostatina, células épsilon que secretam grelina e células PP que secretam PP (Tabela 33-1.) (Ver Schwartz, 9ª ed., p. 1175.)

TABELA 33-1 Produtos pancreáticos dos peptídeos das ilhotas

Hormônios	Células das ilhotas	Funções
Insulina	β (célula beta)	Redução na gliconeogênese, glicogenólise, degradação de ácidos graxos e cetogênese
		Aumento na glicogênese, síntese proteica
Glucagon	α (célula alfa)	Efeitos opostos da insulina; aumento da gliconeogênese e glicogenólise hepática
Somatostatina	δ (célula delta)	Inibe a secreção GI
		Inibe a secreção e a ação de todos os peptídeos endógenos GI
		Inibe o crescimento celular
Polipeptídeo pancreático	PP (célula PP)	Inibe a secreção exócrina pancreática e seção da insulina
		Facilita o efeito hepático da insulina
Amilina (IAPP)	β (célula beta)	Contrarregula a secreção e a função da insulina
Pancreastatina	β (célula beta)	Reduz a secreção de insulina e a somatostatina
		Aumenta a secreção de glucagon
		Reduz a secreção pancreática exócrina
Grelina	ε (célula épsilon)	Reduz a secreção de insulina e a ação da insulina

IAPP = polipeptídeo amiloide das ilhotas.

do receptor. Embora os peptídeos que ocorrem naturalmente se ligam aos cinco receptores, a somatostatina-28 é relativamente seletiva para o SSTR5. (Ver Schwartz, 9ª ed., p. 1176.)

9. As células acinares pancreáticas secretam:
   A. Lipases.
   B. Amilase.
   C. Proteases.
   D. Todos anteriores.

Resposta: D
As células acinares secretam amilase, proteases e lipases, que são as enzimas responsáveis pela digestão dos três tipos de alimentos: carboidrato, proteína e gordura. As células acinares possuem o formato de uma pirâmide, com seus ápices voltados para o lúmen do ácino. Próximo ao ápice de cada célula há numerosos grânulos de zimogênio que se unem à membrana celular apical. Ao contrário do pâncreas endócrino, em que as células das ilhotas secretam um tipo de hormônio, as células acinares individuais secretam todos os tipos de enzimas. No entanto, a razão das diferentes enzimas secretadas é ajustada à composição do alimento digerido pela regulação não paralela da secreção. (Ver Schwartz, 9ª ed., p. 1174 e Tabela 33-2.)

TABELA 33-2 Enzimas pancreáticas

Enzima	Substrato	Produto
Carboidrato		
Amilase (ativa)	Amido, glicogênio	Glicose, maltose, maltotriose, dextrinas
Proteína		
Endopeptidases	Clivam bandas entre os aminoácidos	Aminoácidos, dipeptídeos
Tripsinogênio (inativo) →(Enteroquinase)→ Tripsina (ativa)		
Quimiotripsinogênio (inativo) →(Enteroquinase/Tripsina)→ Quimiotripsina (ativa)		
Proelastase (inativa) →(Enteroquinase/Tripsina)→ Elastase (ativa)		
Exopeptidases	Clivam aminoácidos no final das cadeias peptídicas	–
Procarboxipeptidase A&B (inativa) →(Enteroquinase)→ Carboxipeptidase A&B (ativa)		
Gordura		
Lipase pancreática (ativa)	Triglicerídeos	Ácidos graxos monoglicerídeos 2
Fosfolipase A2 (Inativa) →(Tripsina)→ Fosfolipase A2 (ativa)	Fosfolipase	–
Colesterol esterase	Lipídios neutros	–

10. Qual dos seguintes é o estímulo primário para a secreção de bicarbonato pelo pâncreas?
    A. CCK.
    B. Gastrina.
    C. Acetilcolina.
    D. Secretina.

Resposta: D
O hormônio secretina é liberado de células presentes na mucosa duodenal em resposta ao quimo ácido que atravessa o piloro e chega ao duodeno. A secretina é o principal estimulante para a secreção de bicarbonato, que tampona o fluido ácido do estômago que achega ao duodeno. A CCK também estimula a secreção de bicarbonato, porém em uma proporção muito menor que a secretina. A CCK potencializa a secreção de bicarbonato estimulada pela secretina. A gastrina e a acetilcolina são estimulantes da secreção de ácido gástrico e também são fracos estimulantes da secreção de bicarbonato pancreático. (Ver Schwartz, 9ª ed., p. 1175.)

11. Aproximadamente, qual percentagem da população possui uma artéria hepática direita reposicionada?
    A. < 2%.
    B. 5%.
    C. 10%.
    D. 15%.

Resposta: D
Variações na anatomia arterial ocorrem em 1 de cada 5 pacientes. A artéria hepática direita, artéria hepática comum ou artérias gastroduodenais podem originar-se da artéria mesentérica superior. Em 15 a 20% dos pacientes, a artéria hepática direita irá originar-se da artéria mesentérica superior e ascender em direção ao fígado ao longo da face posterior da cabeça do pâncreas (denominada como uma *artéria hepática direita reposicionada*). É importante procurar por esta variação na tomografia computadorizada (TC) pré-operatória e na sala cirúrgica, de modo que a artéria hepática reposicionada seja reconhecida, e uma lesão seja evitada. (Ver Schwartz, 9ª ed., p. 1171.)

12. As veias da cabeça do pâncreas drenam para:
    A. Superfície anterior da veia porta.
    B. Superfície posterolateral da veia porta.
    C. Veia renal direita.
    D. Veia cava inferior.

Resposta: B
Os ramos venosos drenando a cabeça pancreática e o processo uncinado penetram na veia porta ao longo dos lados posterior e lateral direito. Geralmente não há tributárias venosas anteriores e, normalmente, um plano pode ser desenvolvido entre o colo do pâncreas e as veias porta e mesentérica superior durante a ressecção pancreática, a menos que o tumor esteja invadindo a veia anteriormente. (Ver Schwartz, 9ª ed., p. 1171 e Fig. 33-2.)

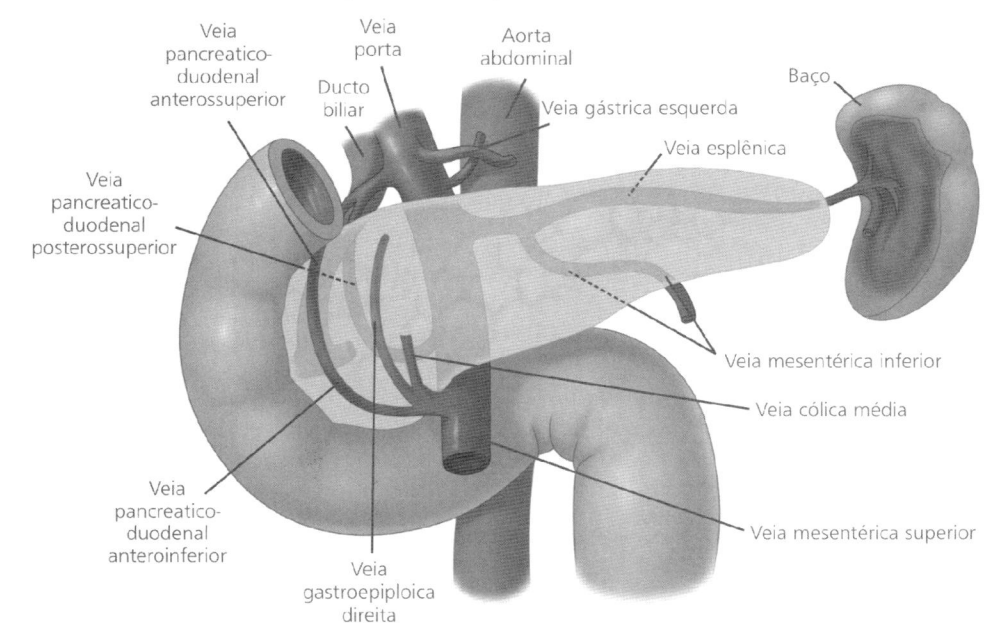

FIG. 33-2. Drenagem venosa do pâncreas. A drenagem venosa do pâncreas segue um padrão similar ao suprimento arterial, com as veias geralmente superficiais às artérias. Tração anterior sobre o cólon transverso pode romper ramos frágeis ao longo da borda inferior do pâncreas, que se retrai para o interior do parênquima do pâncreas. Os ramos venosos que drenam a cabeça pancreática e o processo uncinado penetram ao longo dos lados posterior e lateral direito da veia porta. Geralmente, não há tributárias venosas anteriores, e um plano pode ser desenvolvido entre o colo do pâncreas e as veias porta e mesentérica superior.

PERGUNTAS CLÍNICAS

1. Qual dos seguintes NÃO é uma causa de gastrina elevada?
   A. Inibidores da bomba de prótons.
   B. Obstrução da saída gástrica.
   C. Pancreatite crônica.
   D. Anemia perniciosa.

Resposta: C
O diagnóstico da (síndrome de Zollinger-Ellison [pelo excesso de secreção de gastrina por um gastrinoma]) é feito pela dosagem do nível sérico de gastrina. É importante que os pacientes parem de tomar os inibidores da bomba de prótons para a realização deste teste. Na maioria dos pacientes com gastrinoma, o nível é > 1.000 pg/mL. Os níveis de gastrina podem estar elevados em outras condições que não a SZE. As causas comuns de hipergastrinemia incluem anemia perniciosa, tratamento com inibidores da bomba de prótons, insuficiência renal, hiperplasia de células G, gastrite atrófica, antro retido ou excluído e obstrução da saída gástrica. Em casos duvidosos, quando o nível de gastrina não está intensamente elevado, o teste de estímulo com secretina é útil. (Ver Schwartz, 9ª ed., p. 1218.)

2. Qual dos seguintes testes deveria ser pedido em um paciente com um gastrinoma?
   A. Nível sérico de vitamina D.
   B. Cálcio sérico.
   C. Nível sérico de B12.
   D. Sangue oculto nas fezes.

Resposta: B
É importante excluir a síndrome de NEM1 verificando os níveis séricos de cálcio antes da cirurgia, pois a ressecção do(s) gastrinoma(s) nestes pacientes raramente resulta em normalização das concentrações séricas de gastrina ou um prolongamento da sobrevida. Somente 1/4 dos gastrinomas está associado à síndrome de NEM1. Metade dos pacientes com gastrinomas possuirão tumores solitários, enquanto o restante terá múltiplos gastrinomas. Múltiplos tumores são mais comuns em pacientes com a síndrome de NEM1. Um tratamento cirúrgico agressivo é justificado em pacientes com gastrinomas esporádicos. Se pacientes possuem a síndrome de NEM1, a hiperplasia da paratireoide é tratada com paratireoidectomia total e implante do tecido paratireoidiano no antebraço. (Ver Schwartz, 9ª ed., p. 1219.)

3. A preservação do piloro durante o procedimento de Whipple pode:
   A. Aumentar a incidência de úlceras malignas.
   B. Manter a secreção de hormônios gástricos em níveis normais.
   C. Acelerar o esvaziamento gástrico.
   D. Melhorar a qualidade de vida.

Resposta: B
A preservação do piloro possui várias vantagens teóricas, incluindo a prevenção de refluxo das secreções pancreático-biliares para dentro do estômago, redução na incidência de ulceração marginal, secreção hormonal e de ácido gástrico normal e aumento da função gástrica. Os pacientes com ressecções preservando o piloro aparentemente recuperaram o peso mais rápido do que os controles históricos em alguns estudos. O retorno do esvaziamento gástrico no período pós-operatório imediato pode demorar mais após a cirurgia com preservação do piloro, sendo controverso se há alguma melhora significativa na qualidade de vida a longo prazo com a preservação pilórica. (Ver Schwartz, 9ª ed., p. 1226.)

4. Qual das seguintes drogas foi demonstrada melhorar o resultado em pacientes com pancreatite leve?
   A. Bloqueadores H_2.
   B. Somatostatina.
   C. Glucagon.
   D. Nenhuma das alternativas.

Resposta: D
A pancreatite é classificada como leve quando o paciente não possui complicações sistêmicas, possui valores baixos de APACHE II e sinais de Ranson, e melhora clínica sustentada, e quando uma TC exclui pancreatite necrosante. Geralmente, o tratamento é de suporte e possui o importante objetivo de dar um *descanso ao pâncreas* com restrição de fluidos e alimentos orais. Aspiração nasogástrica e bloqueadores H_2 têm sido rotineiramente usados nesta relação, com base no raciocínio de que até as menores quantidades de ácido gástrico chegando ao duodeno poderiam estimular a secreção pancreática. No entanto, estas medidas são de pouco valor. O uso das seguintes drogas inibidoras da secreção também foi tentado sem um sucesso notável: atropina, calcitonina, somatostatina, glucagon e fluorouracil. (Ver Schwartz, 9ª ed., p. 1184 e Fig. 33-3.)

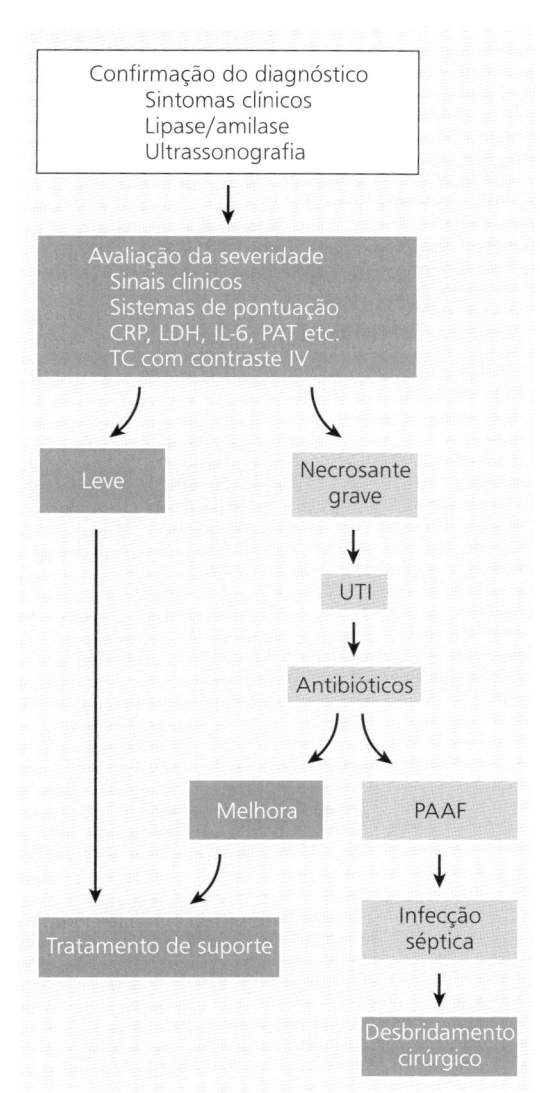

FIG. 33-3. Algoritmo para o controle da pancreatite aguda. CRP = proteína C-reativa; TC = tomografia computadorizada; PAAF = punção aspirativa por agulha fina; UTI = unidade de terapia intensiva; IL-6 = interleucina 6; LDH = lactato desidrogenase; PAT = peptídeo ativador de tripsinogênio.

5. Qual dos seguintes procedimentos é o melhor tratamento para um insulinoma de 1,5 cm localizado na porção média do pâncreas?
   A. Enucleação.
   B. Ressecção cuneiforme.
   C. Pancreatectomia distal.
   D. Pancreatectomia total com preservação duodenal.

Resposta: A
Ao contrário da maioria dos tumores pancreáticos endócrinos, a maioria (90%) dos insulinomas são benignos e solitários, com apenas 10% sendo malignos. Estes tumores são tipicamente curados por enucleação simples. Entretanto, tumores localizados perto do ducto pancreático principal e tumores grandes (> 2 cm) podem necessitar de uma pancreatectomia distal ou de uma pancreatoduodenectomia. Uma US intraoperatória é útil para determinar a relação entre o tumor e o ducto pancreático principal, além de orientar a tomada de decisão intraoperatória. Enucleação dos insulinomas solitários e pancreatectomia distal para insulinoma podem ocasionalmente ser realizadas com uma técnica minimamente invasiva. (Ver Schwartz, 9ª ed., p. 1218.)

6. O tipo mais comum de câncer pancreático é:
   A. Adenocarcinoma ductal.
   B. Carcinoma adenoescamoso.
   C. Carcinoma de células acinares.
   D. Carcinoma de células escamosas.

Resposta: A
Além do adenocarcinoma ductal, no qual compõe cerca de 75% das neoplasias não endócrinas do pâncreas, há uma variedade de tipos menos comuns de câncer pancreático. O carcinoma adenoescamoso é uma variante com diferenciações granular e escamosa. Infelizmente, o comportamento biológico desta lesão não é me-

7. Qual das seguintes técnicas reduz o risco de fístula anastomótica pancreática no procedimento de Whipple?
   A. Anastomose terminolateral.
   B. Anastomose laterolateral.
   C. Suturas ducto-mucosas.
   D. Nenhuma das alternativas.

8. Qual dos seguintes geralmente está adjacente à borda inferior de um pseudocisto pancreático?
   A. Parede posterior do estômago.
   B. Veia esplênica.
   C. Mesocólon transverso.
   D. Rim esquerdo.

9. Qual das seguintes técnicas por imagem é a mais sensível para estudar e localizar um gastrinoma?
   A. TC.
   B. RM.
   C. PET.
   D. Cintilografia com octreotida.

10. Qual das seguintes alternativas é sugestiva de malignidade em uma lesão cística do pâncreas?
    A. LDH elevada no líquido cístico.
    B. Parede cística > 3 mm em espessura.
    C. Fluido espesso, mucinoso na cavidade cística.
    D. Fluido hemorrágico na cavidade cística.

lhor que o típico adenocarcinoma ductal. Carcinoma de células acinares é um tipo incomum de câncer pancreático que geralmente se manifesta como um grande tumor, normalmente de diâmetro igual ou maior a 10 cm, porém o prognóstico dos pacientes com estes tumores pode ser mais favorável do que com o câncer ductal. (Ver Schwartz, 9ª ed., p. 1220.)

Resposta: D
As técnicas para a pancreatojejunostomia incluem invaginação ou suturas terminolaterais, terminoterminais e ducto-mucosas. A pancreatogastrostomia também foi investigada. Alguns cirurgiões utilizam próteses, cola para selar a anastomose ou octreotida para reduzir as secreções pancreáticas. Não importa qual combinação destas técnicas é utilizada, a taxa de fístula pancreática é sempre de aproximadamente 10%. Portanto, a escolha da técnica depende mais da experiência pessoal do cirurgião. (Ver Schwartz, 9ª ed., p. 1227.)

Resposta: C
Os pseudocistos pancreáticos normalmente se desenvolvem na área do omento menor, e a face posterior do estômago pode formar a parede anterior do pseudocisto, permitindo a drenagem para o interior do estômago. A base do mesocólon transverso fixa-se à margem inferior do corpo e à cauda do pâncreas. O mesocólon transverso geralmente forma a parede inferior do pseudocisto pancreático ou os processos inflamatórios permitindo a drenagem cirúrgica através do mesocólon transverso. (Ver Schwartz, 9ª ed., p. 1168.)

Resposta: D
Em 70 a 90% dos pacientes, o gastrinoma primário é encontrado no triângulo de Passaro, uma área definida por um triângulo com pontas localizadas na junção do ducto cístico no ducto biliar comum, na segunda e na terceira porções do duodeno e no colo e no corpo do pâncreas. No entanto, a imagem de todo o corpo é necessária, pois os gastrinomas podem ser encontrados quase em qualquer lugar. O teste de escolha é a cintilografia de SSTR (octreotida) em combinação com a TC. A cintilografia com octreotida é mais sensível do que a TC, localizando cerca de 85% dos gastrinomas e detectando tumores < 1 cm. Com a técnica de cintilografia com octreotida, foi reduzida a necessidade de realização de uma angiografia seletiva tediosa e tecnicamente exigente e a mensuração dos gradientes de gastrina. A USE é outra modalidade nova que auxilia na localização pré-operatória dos gastrinomas. É particularmente útil em localizar tumores na cabeça pancreática ou na parede duodenal, onde os gastrinomas são geralmente < 1 cm. Uma combinação de cintilografia com octreotida e USE detecta > 90% dos gastrinomas (Ver Schwartz, 9ª ed., p. 1218.)

Resposta: C
É necessário considerar a presença de uma neoplasia cística quando um paciente apresenta uma lesão pancreática contendo fluidos. As neoplasias císticas do pâncreas podem ser mais frequentes do que previamente reconhecidas e, após o aumento no uso de TC abdominal, estão cada vez mais sendo identificadas. A maioria destas lesões é benigna ou de crescimento lento, e o prognóstico é significativamente mais favorável do que com o adenocarcinoma pancreático. No entanto, algumas destas neoplasias sofrem uma lenta transformação maligna e, portanto, representam uma oportunidade de cura cirúrgica, no qual é extremamente incomum em um quadro de adenocarcinoma pancreático. Os cistos que contêm um fluido espesso com mucina, níveis elevados do antígeno carcinoembrionário (ACE) ou células atípicas devem ser tratados como potencialmente malignos (Fig. 33-4.) (Ver Schwartz, 9ª ed., p. 1232.)

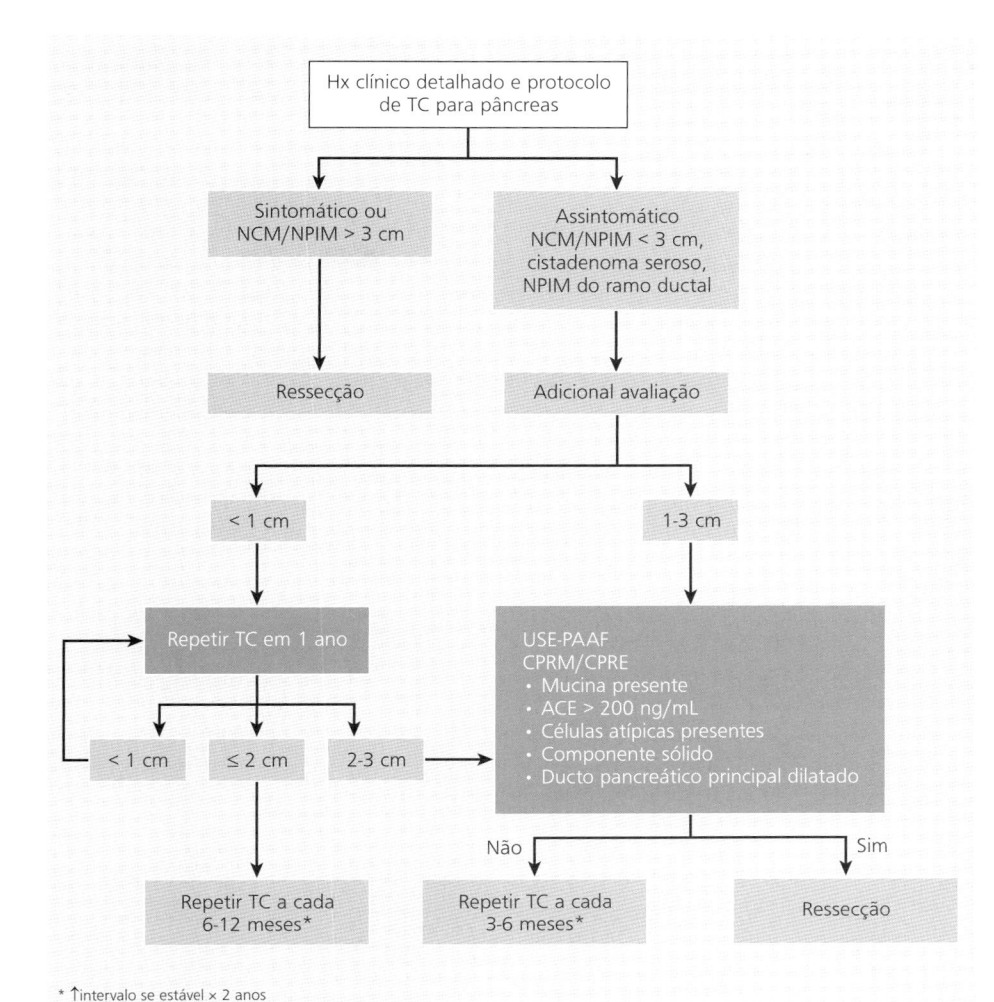

FIG. 33-4. Algoritmo para o controle de neoplasias císticas pancreáticas. ACE = antígeno carcinoembrionário; TC = tomografia computadorizada; CPRE = colangiopancreatografia retrógrada endoscópica; USE = ultrassonografia endoscópica; PAAF = punção aspirativa por agulha fina; Hx = histórico; NPIM = neoplasia papilar intraductal mucinosa do pâncreas; NCM = neoplasia cística mucinosa; CPRM = colangio-pancreatografia por ressonância magnética.

11. O local mais comum para um VIPoma é:
   A. Cabeça do pâncreas.
   B. Cauda do pâncreas.
   C. Triângulo de Passaro.
   D. Parede duodenal.

Resposta: B
Em 1958, Verner e Morrison descreveram pela primeira vez a síndrome associada a uma neoplasia pancreática secretora de VIP (polipeptídeo intestinal vasoativo). A síndrome clínica clássica associada a esta neoplasia endócrina pancreática consiste em severa diarreia aquosa intermitente, resultando em desidratação e fraqueza causados por perda de líquido e eletrólitos. Grandes quantidades de potássio são perdidas nas fezes. A *síndrome de tumor secretor de peptídeo intestinal vasoativo (VIPoma)* também é denominada de *síndrome de WDHA*, pela presença de diarreia aquosa, hipocalemia e acloridria. A natureza massiva e episódica da diarreia (5L/d), associada às alterações eletrolíticas, deve levantar a suspeita do diagnóstico. Os níveis séricos de VIP devem ser mensurados em múltiplas ocasiões, pois a secreção em excesso de VIP é episódica, e dosagens únicas podem ser normais ou enganosas. Uma TC localiza a maioria dos VIPomas, embora, tal como os tumores de células das ilhotas pancreáticas, uma USE é o método de imagem mais sensível. Ocasionalmente, é difícil a correção dos balanços eletrolítico e hídrico no pré-operatório, porém deve ser realizada agressivamente. Análogos da somatostatina ajudam a controlar a diarreia e possibilitam as reposições hídrica e eletrolítica. Os VIPomas geralmente estão localizados no pâncreas distal, e a maioria se espalha para fora do pâncreas. (Ver Schwartz, 9ª ed., p. 1219.)

12. Falha em inibir a ativação de qual das seguintes enzimas pode causar pancreatite familiar?
A. Tripsinogênio.
B. Pepsinogênio.
C. Quimiotripsinogênio.
D. Elastase.

Resposta: A
A ativação do tripsinogênio no pâncreas é impedida pela presença de inibidores que também são secretados pelas células acinares. Falha em expressar um inibidor de tripsinogênio, inibidor da tripsina secretória pancreática (ITSP) ou o gene *SPINK1*, é uma causa de pancreatite familiar. O tripsinogênio é expresso em várias isoformas, e uma mutação *missense* no tripsinogênio catiônico, ou *PRSS1*, resulta em uma ativação prematura e intrapancreática do tripsinogênio. Isto é responsável por cerca de 2/3 dos casos de pancreatite hereditária. (Ver Schwartz, 9ª ed., p. 1174.)

13. Qual dos seguintes NÃO é uma causa reconhecida de pancreatite?
A. Pâncreas *divisum*.
B. Hipermagnesemia.
C. Veneno.
D. Hipercalcemia.

Resposta: B
A etiologia da pancreatite aguda é um assunto complexo, pois muitos fatores diferentes foram implicados na causa da doença e, algumas vezes, não há uma causa identificável (Tabela 33-3). Dois fatores, cálculo no trato biliar e alcoolismo, são responsáveis por 80 a 90% dos casos. Os restantes 10 a 20% são responsáveis pela doença idiopática ou por uma variedade de causas, incluindo trauma, cirurgia, drogas, hereditariedade, infecção e toxinas. (Ver Schwartz, 9ª ed., p. 1178.)

TABELA 33-3 Etiologias da pancreatite aguda

Álcool
Doença do trato biliar
Hiperlipidemia
Hereditariedade
Hipercalcemia
Trauma
   Externo
   Cirúrgico
   Colangiopancreatografia retrógrada endoscópica
Isquemia
   Hipoperfusão
   Ateroembólica
   Vasculite
Obstrução do ducto pancreático
   Neoplasias
   Pâncreas *divisum*
   Lesões ampulares e duodenais
Infecções
Veneno
Drogas
Idiopático

Fonte: Reproduzida com permissão de Yeo CJ, Cameron JL: Exocrine pancreas, in Townsend CM et al. (eds): *Sabiston's Textbook of Surgery*. Philadelphia: Saunders, 2000, p. 1117. Copyright © Elsevier.

14. Qual dos seguintes achados por TC NÃO é considerado um sinal de que um tumor pancreático é não ressecável?
A. Linfonodos aumentados fora do limite da ressecção.
B. Ascite.
C. Invasão da veia mesentérica superior.
D. Invasão da artéria mesentérica superior.

Resposta: C
Os achados obtidos por TC indicando que um tumor não é ressecável incluem invasão da artéria hepática ou mesentérica superior, linfonodos aumentados fora dos limites da ressecção, ascite e metástases distantes (p. ex., fígado). Invasão da veia mesentérica superior ou veia porta não é em si mesma uma contraindicação à ressecção, desde que as veias estejam patentes. Em contraste, uma TC é menos precisa em predizer a doença ressecável. A TC não irá detectar pequenas metástases hepáticas, e a predição de envolvimento arterial é algumas vezes difícil. (Ver Schwartz, 9ª ed., p. 1222.)

15. Os níveis séricos de amilase aumentam no início da pancreatite e permanecem elevados por:
A. 24 horas.
B. 48 horas.
C. 3-5 dias.
D. 7-10 dias.

Resposta: C
A concentração sérica de amilase aumenta quase imediatamente com o início da doença, alcançando o pico em algumas horas. Permanece elevada por 3 a 5 dias antes de retornar ao normal. Não há uma correlação significativa entre a magnitude da elevação sérica de amilase e a severidade da pancreatite; na verdade, uma forma mais branda de pancreatite aguda está geralmente associada a níveis séricos mais altos de amilase, quando comparada aos níveis de amilase em uma forma mais grave da doença.

Outras enzimas pancreáticas também foram avaliadas para melhorar a precisão diagnóstica das dosagens séricas. A especificidade destes marcadores varia de 77 a 96%, a mais alta sendo para lipase. Pelo fato de os níveis séricos de lipase permanecerem elevados por um período mais longo do que a amilase total ou p-amilase, a lipase é o indicador sérico de maior probabilidade de doença. (Ver Schwartz, 9ª ed., p. 1182.)

16. Qual dos seguintes NÃO é um fator de risco para câncer pancreático?
A. Idade > 60.
B. Descendência afro-americana.
C. Tabagismo.
D. Gênero feminino.

Resposta: D
O câncer pancreático é mais comum no idoso, com a maioria dos pacientes tendo > 60 anos de idade. O câncer pancreático é mais comum em afro-americanos e ligeiramente mais comum em homens do que em mulheres. O risco de desenvolver câncer pancreático é 2 a 3 vezes maior quando um dos pais ou irmãos tiveram a doença. Outro fator de risco que está consistentemente ligado ao câncer pancreático é o tabagismo. O tabagismo aumenta o risco de desenvolver câncer pancreático em, no mínimo, 2 vezes, por causa dos carcinógenos contidos no cigarro. O álcool e o café foram investigados como possíveis fatores de risco, porém os dados são inconsistentes. Tal como em neoplasias GI, dietas com alto teor de gordura e baixo teor em fibras, frutas e vegetais são consideradas estarem associadas a um maior risco de câncer pancreático. (Ver Schwartz, 9ª ed., p. 1220.)

17. O sinal de "olho de peixe", ou mucina sendo expelida da ampola de Vater durante a CPRE, é quase patogmônica para:
A. Cistadenoma do pâncreas.
B. Cistadenoma mucinoso.
C. Neoplasia papilar intraductal mucinosa.
D. Adenocarcinoma mucinoso do pâncreas.

Resposta: C
Na CPRE, a mucina pode ser vista sendo expelida da ampola de Vater, uma lesão denominada olho de peixe, na qual é quase diagnóstica da NPIM.

As neoplasias papilares intraductais mucinosas (NPIMs) geralmente ocorrem na cabeça do pâncreas e surgem nos ductos pancreáticos. O epitélio ductal forma uma projeção papilar para o interior do ducto, e a produção de mucina causa dilatação cística intraluminal dos ductos pancreáticos. Os pacientes estão geralmente na sétima ou oitava década de vida e apresentam dor abdominal ou pancreatite recorrente, supostamente causada pela obstrução do ducto pancreático pela mucina espessa. Alguns pacientes (5 a 10%) apresentam esteatorreia, diabetes e perda de peso secundário à insuficiência pancreática. (Ver Schwartz, 9ª ed., p. 1234.)

18. Qual das seguintes drogas analgésicas NÃO deveria ser utilizada em um paciente com pancreatite?
A. Meperidina.
B. Morfina.
C. Buprenorfina.
D. Pentazocina.

Resposta: B
A dor severa da pancreatite aguda impede o paciente de descansar, resultando em uma descarga colinérgica contínua, na qual estimula as secreções gástrica e pancreática. Portanto, o controle da dor é de grande importância. Administração de buprenorfina, pentazocina, hidrocloreto de procaína e meperidina são todos de valor para o controle da dor abdominal. O uso de morfina deve ser evitado, pelo seu potencial em causar espasmo do esfíncter de Oddi. (Ver Schwartz, 9ª ed., p. 1184.)

19. A complicação mais comum da pancreatite crônica é:
A. Hemorragia.
B. Infecção necrosante.
C. Pseudocisto.
D. Obstrução duodenal.

Resposta: C
Uma coleção crônica de fluido pancreático envolta por uma parede não epitelializada de tecido de granulação e fibrose é denominada *pseudocisto*. Pseudocistos ocorrem em até 10% dos pacientes com pancreatite aguda e em 20 a 38% dos pacientes com pancreatite crônica, consistindo, consequentemente, na complicação mais comum da pancreatite crônica. (Ver Schwartz, 9ª ed., p. 1200 e Tabela 33-4.)

TABELA 33-4 Complicações da pancreatite crônica

Complicações intrapancreáticas
  Pseudocistos
    Obstrução duodenal ou gástrica
    Trombose da veia esplênica
    Abscesso
    Perfuração
    Erosão na artéria visceral
  Massa inflamatória na cabeça do pâncreas
    Estenose do ducto biliar
    Trombose da veia porta
    Obstrução duodenal
  Estenoses e/ou cálculos no ducto biliar
    Dilatação e hipertensão ductal
  Carcinoma pancreático
Complicações extrapancreáticas
  Vazamento do ducto pancreático com ascite ou fístula
  Extensão do pseudocisto além do omento menor para o interior do mediastino, do retroperitônio, dos espaços pericólicos laterais, da pelve ou das vísceras adjacentes

20. Conduta adequada de um paciente com um cistadenoma assintomático de 3 cm na cauda do pâncreas é:
A. Observação e TC seriada.
B. Esclerose e aspiração percutânea do cisto.
C. Enucleação.
D. Pancreatectomia distal.

Resposta: A
Os cistadenomas serosos são essencialmente considerados tumores benignos sem potencial maligno. O cistadenocarcinoma seroso foi raras vezes relatado (< 1%). Portanto, o potencial maligno não deve ser utilizado como um argumento para a ressecção cirúrgica, e a maioria destas lesões pode ser observada com segurança na ausência de sintomas que ocorrem por causa do efeito da massa tumoral ou do crescimento rápido.

    Todas as regiões do pâncreas são afetadas, com metade dos cistadenomas sendo encontrada na cabeça/processo uncinado e metade no colo, corpo e cauda do pâncreas. Estes cistadenomas possuem uma aparência esponjosa, e múltiplos cistos pequenos (microcístico) são mais comuns do que grandes cistos (macrocístico ou oligocístico). Estas lesões contêm um fluido seroso fino que não colore positivo para mucina e é baixo em ACE (< 200 ng/mL). As imagens típicas incluem uma massa cística bem circunscrita, pequenas septações, fluido de densidade próxima à da água e, algumas vezes, uma cicatriz central com calcificação. É importante estar seguro do diagnóstico quando um controle conservativo é adotado. USE-PAAF deve resultar em fluido não viscoso com baixos níveis de ACE e amilase e, se as células são obtidas, o que é raro, elas são cuboides com um citoplasma claro. (Ver Schwartz, 9ª ed., p. 1233.)

21. Qual dos seguintes NÃO é uma indicação para laparoscopia diagnóstica para determinar a ressecabilidade em um paciente com câncer pancreático?
A. TC demonstra doença ressecável.
B. CA19-9 está alta.
C. Tamanho do tumor > 2 cm.
D. Ascite.

Resposta: C
No câncer pancreático, a laparoscopia diagnóstica é mais bem aplicada em uma base seletiva. A laparoscopia diagnóstica é mais útil em pacientes com tumores grandes (> 4 cm), tumores localizados no corpo ou na cauda do pâncreas, pacientes com achados ambíguos de metástase ou em TC, ascite, alto CA 19-9 ou intensa perda de peso. (Ver Schwartz, 9ª ed., pp. 1223, 1224 e Fig. 33-5.)

```
                    ┌─────────────────┐
                    │ TC              │
                    │ Quatro fases    │
                    │ Multidetector   │
                    │ Cortes finos    │
                    └─────────────────┘
```

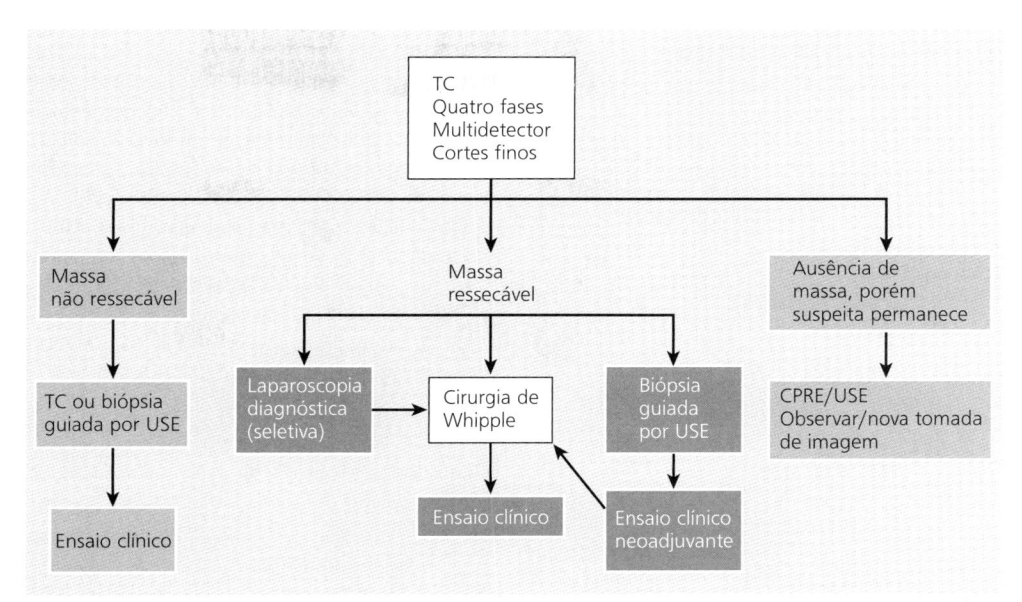

FIG. 33-5. Algoritmo diagnóstico e de tratamento para o câncer pancreático. A participação em um ensaio clínico é oferecida aos pacientes, quando a tomografia computadorizada (TC) demonstra um tumor potencialmente ressecável, após a confirmação histológica por TC ou biópsia guiada por ultrassonografia endoscópica (USE). Se a TC demonstrar doença ressecável, a laparoscopia diagnóstica é utilizada seletivamente em pacientes com tumores no corpo/cauda do pâncreas, em achados ambíguos de metástase ou na TC, ascite e alto CA19-9 ou grande perda de peso. Os pacientes também são submetidos a uma laparoscopia diagnóstica se decidirem participar em um ensaio clínico neoadjuvante. Em casos em que nenhuma massa é demonstrada na TC, porém ainda há suspeita de câncer, a USE ou a colangiopancreatografia retrógrada endoscópica (CPRE) com escovados são realizadas, podendo-se repetir a TC após um intervalo de observação.

22. Qual dos seguintes é o tratamento de escolha para um pseudocisto persistente após a lesão traumática ao pâncreas?
A. Drenagem externa.
B. Prótese endoscópica no ducto pancreático.
C. Cistogastrostomia.
D. Cistojejunostomia.

Resposta: B
Pelo fato de os pseudocistos geralmente se comunicarem com o sistema ductal pancreático, duas abordagens mais recentes para o controle do pseudocisto se baseiam na drenagem do ducto principal, e não na drenagem do pseudocisto propriamente dito. As próteses transpapilares inseridas durante a CPRE podem ser direcionadas para o interior de um pseudocisto por meio da própria comunicação ductal, ou podem ser deixadas obliquamente à área de suspeita de fístula ductal para facilitar a descompressão e a drenagem do cisto, análogo ao uso de próteses do ducto biliar comum em um cenário de fístula do ducto cístico. Em uma série de cirurgias realizadas em pacientes com pancreatite crônica, dilatação ductal e um pseudocisto coexistente, Nealon e Walser demonstraram que somente a drenagem do ducto, sem uma anastomose cistoentérica separada, foi tão bem-sucedida quanto um procedimento de drenagem combinado. Além disso, o grupo de "somente drenagem ductal" teve um período de internação menor e menos complicações do que o grupo submetido a uma cistoenterostomia separada. Estas observações sugerem que a drenagem transductal pode ser uma abordagem segura e eficaz para o controle da doença pseudocística. A abordagem endoscópica parece lógica no tratamento de pseudocistos pós-operatórios ou pós-traumáticos, quando a ruptura do ducto é documentada ou naqueles pacientes com pseudocistos que se comunicam com o ducto. (Ver Schwartz, 9ª ed., p. 1202.)

23. O tumor endócrino mais comum do pâncreas é:
A. Gastrinoma.
B. Glucagonoma.
C. Insulinoma.
D. Somatostatinoma.

Resposta: C
Os *insulinomas* são as neoplasias pancreáticas endócrinas mais comuns e se manifestam na forma de uma síndrome clínica típica, conhecida como tríade de Whipple. A tríade consiste em hipoglicemia de jejum sintomática, um nível sérico documentado de glicose < 50 mg/dL e alívio dos sintomas com a administração de glicose. (Ver Schwartz, 9ª ed., p. 1217.)

24. Qual dos seguintes é um dos critérios de Ranson determinado durante a avaliação inicial de um paciente com pancreatite?
    A. Cálcio sérico < 8 mg/dL.
    B. LDH sérica > 350 UI/dL.
    C. Glicemia > 120 mg/dL.
    D. AST sérica > 150 U/dL.

Resposta: B
Em 1974, Ranson identificou uma série de sinais prognósticos para a identificação precoce de pacientes com pancreatite grave. Destes 11 parâmetros objetivos, cinco foram mensurados no momento da admissão hospitalar, os seis restantes foram mensurados em 48 horas da admissão (Tabela 33-5). Morbidade e mortalidade da doença estão diretamente relacionadas com o número de sinais presentes. Se o número de sinais de Ranson positivos for menor que dois, a mortalidade é geralmente zero; com três a cinco sinais positivos, a mortalidade aumenta para 10 a 20%. A taxa de mortalidade aumenta para > 50%, quando há mais que sete sinais de Ranson positivos. (Ver Schwartz, 9ª ed., p. 1183.)

TABELA 33-5 Critérios de Ranson: sinais prognósticos na pancreatite

Critérios para pancreatite aguda na ausência de cálculos biliares

Na admissão	Durante as primeiras 48 horas
Idade > 55 anos	Queda do hematócrito > 10 pontos
Leucócitos > 16.000/mm^3	Elevação do NUS > 5 mg/dL
Glicemia > 200 mg/dL	Cálcio sérico < 8 mg/dL
LDH sérica > 350 UI/L	PO$_2$ < 60 mmHg
AST sérica > 250 U/dL	Déficit de bases > 4 mEq/L
	Retenção de fluidos > 6 L

Critérios para pancreatite aguda biliar

Na admissão	Durante as primeiras 48 horas
Idade > 70 anos	Queda do hematócrito > 10 pontos
Leucócitos > 18.000/mm^3	Elevação do NUS > 2 mg/dL
Glicemia > 220 mg/dL	Cálcio sérico < 8 mg/dL
LDH sérica > 400 UI/L	Déficit de bases > 5 mEq/L
AST sérica > 250 U/dL	Retenção de fluidos > 4L

AST = aspartato transaminase; NUS = nitrogênio ureico sanguíneo; LDH = lactato desidrogenase; PO$_2$ = pressão parcial de oxigênio arterial.
Fonte: Ranson JHC: Etiological and prognostic factors in human acute pancreatitis: A review. *Am J Gastroenterol* 77:633, 1982. De Macmillan Publishers Ltd. Ranson JH, Rifkind KM, Roses DF et al.: Prognostic signs and the role of operative management in acute pancreatitis. *Surg Gynecol Obstet* 139:69, 1974.

25. Qual dos seguintes é o teste diagnóstico mais sensível para pancreatite crônica?
    A. Amilase sérica.
    B. Lipase sérica.
    C. Hormônio polipeptídico pancreático pós-prandial.
    D. Teste oral de tolerância à glicose.

Resposta: C
A dosagem direta das enzimas pancreáticas (p. ex., lipase e amilase) por exame de sangue é altamente sensível e razoavelmente específica na pancreatite aguda, porém é raramente útil no diagnóstico da pancreatite crônica. O produto endócrino pancreático que mais se correlaciona com a pancreatite crônica é a resposta PP a uma refeição teste. A pancreatite crônica grave está associada a uma resposta PP fraca ou ausente à alimentação, mas, assim como com muitos outros testes, uma resposta PP normal não exclui a presença de doença em estágio inicial. (Ver Schwartz, 9ª ed., p. 1198.)

26. Durante a laparotomia, qual dos seguintes é uma contraindicação à realização de uma ressecção de Whipple?
    A. Invasão duodenal.
    B. Invasão pilórica.
    C. Linfonodos hilares clinicamente positivos.
    D. Linfonodos peripancreáticos clinicamente positivos.

Resposta: C
O envolvimento do linfonodo hilar hepático é uma contraindicação à realização do procedimento de Whipple (Tabela 33-6). Linfonodos aumentados ou firmes que podem ser retirados com a amostra não impedem a ressecção. Invasão do duodeno ou piloro não é uma contraindicação à ressecção. (Ver Schwartz, 9ª ed., p. 1225.)

TABELA 33-6	Achados na exploração
Achados contraindicando a ressecção	
Metástase hepática (qualquer tamanho)	
Envolvimento do linfonodo celíaco	
Implantes peritoneais	
Envolvimento do linfonodo hilar hepático	
Achados que não contraindicam a ressecção	
Invasão do duodeno ou do estômago distal	
Linfonodos peripancreáticos envolvidos	
Linfonodos envolvidos ao longo do *porta hepatis* que podem ser retirados com a amostra	

27. Pacientes com pancreatite biliar deveriam ser submetidos a uma colecistectomia:
  A. Urgentemente (nas primeiras 12-24 horas de admissão hospitalar).
  B. Em 48-72 horas da admissão hospitalar.
  C. Após uma CPRE.
  D. 4-6 semanas após a resolução dos sintomas.

Resposta: B
O consenso geral favorece uma intervenção urgente (colecistectomia) nas primeiras 48 a 72 horas da admissão hospitalar, ou uma intervenção brevemente tardia (após 72 horas, porém durante a hospitalização inicial) para permitir a recuperação de um pâncreas inflamado. Colecistectomia e desobstrução cirúrgica do ducto biliar comum são provavelmente o melhor tratamento para pacientes saudáveis com pancreatite obstrutiva. No entanto, o melhor tratamento para pacientes de alto risco para intervenção cirúrgica é a esfincterotomia endoscópica, com eliminação dos cálculos por CPRE. No caso de pancreatite biliar aguda, em que estudos químicos sugerem que a obstrução persiste após 24 horas de observação, é indicada uma esfincterotomia endoscópica de urgência e extração do cálculo. Não é aconselhável a realização de uma CPRE de rotina para exame do ducto biliar em casos de pancreatite biliar, visto que a probabilidade de encontrar cálculos residuais é baixa, e o risco de pancreatite induzida por CPRE é significativo. (Ver Schwartz, 9ª ed., p. 1186.)

28. Qual percentagem de pacientes que consomem 100 a 150 g (7-10 doses) de álcool por dia irá desenvolver pancreatite?
  A. 1-3%.
  B. 10-15%.
  C. 20-30%.
  D. 50-65%.

Resposta: B
A natureza do álcool consumido (ou seja, cerveja, vinho ou licor) é menos significativa do que uma ingestão diária de 100 a 150 g de etanol. Entre 10 e 15% de indivíduos com este grau de ingestão alcoólica desenvolve pancreatite, enquanto uma similar proporção desenvolve cirrose hepática. (Ver Schwartz, 9ª ed., p. 1179.)

29. A causa mais comum de pancreatite crônica é:
  A. Consumo de álcool.
  B. Hipertrigliceridemia.
  C. Pancreatite autoimune.
  D. Pancreatite hereditária.

Resposta: A
Mundialmente, o consumo e o abuso de álcool estão associados à pancreatite crônica em até 70% dos casos. Em 1878, Friedreich propôs que "uma pancreatite intersticial crônica geral pode resultar do alcoolismo excessivo (pâncreas alcoólatra)". Desde aquela observação, numerosos estudos demonstraram que uma relação causal existe entre o álcool e a pancreatite crônica, porém a prevalência desta etiologia da doença nos países ocidentais varia amplamente, de 38 a 94%. Outras causas incluem doença tropical (nutricional) e idiopática, como também causas hereditárias.

Há uma relação linear entre a exposição ao álcool e o desenvolvimento de pancreatite crônica. O risco de doença está presente em pacientes com até mesmo uma baixa ou ocasional exposição ao álcool (1 a 20 g/d) e, portanto, não há um nível de referência de exposição ao álcool abaixo do qual não há risco de desenvolvimento de pancreatite crônica. Além disso, embora o risco da doença esteja associado à dose, e seja maior nos consumidores pesados de bebida alcoólica (150 g/d), < 15% dos que abusam do álcool sofrem de pancreatite crônica. (Ver Schwartz, 9ª ed., p. 1186 e Tabela 33-7.)

TABELA 33-7	Etiologia da pancreatite crônica
Álcool, 70%	
Idiopática (incluindo tropical), 20%	
Outros, 10%	
Hereditária	
Hiperparatireoidismo	
Hipertrigliceridemia	
Pancreatite autoimune	
Obstrução	
Trauma	
Pâncreas *divisum*	

30. Qual dos seguintes é o tratamento inicial mais comumente utilizado na ascite pancreática?
    A. Octreotida, descanso intestinal, NPT.
    B. Prótese endoscópica no ducto pancreático.
    C. Pancreatojejunostomia em Y de Roux.
    D. Pancreatectomia distal.

Resposta: A
A CPRE é mais utilizada para delinear o local da fístula ductal pancreática em pacientes com ascite pancreática e para elucidar a anatomia ductal pancreática subjacente. A prótese ductal pancreática pode ser considerada durante a CPRE, porém se uma terapia não cirúrgica for realizada e então abandonada, é apropriada a obtenção de uma nova imagem do ducto pancreático para guiar o tratamento cirúrgico. A terapia antissecretória com o análogo da somatostatina acetato de octreotida, junto com descanso intestinal e nutrição parenteral, é bem-sucedida em mais da metade dos pacientes. Reaposição das superfícies serosas para facilitar o fechamento da fístula é considerada como parte da terapia, sendo realizada por paracentese completa. Nas efusões pleurais, um período de drenagem torácica pode facilitar o fechamento da fístula interna. A terapia cirúrgica é reservada para aqueles que não respondem ao tratamento médico. Se a fístula origina-se da região central do pâncreas, uma pancreatojejunostomia em Y de Roux é realizada no sítio da fístula ductal. Se a fístula for na cauda, uma pancreatectomia distal pode ser considerada, ou uma drenagem interna pode ser realizada. Os resultados do tratamento cirúrgico são geralmente favoráveis se a anatomia ductal tiver sido cautelosamente delineada no pré-operatório. (Ver Schwartz, 9ª ed., p. 1204.)

31. A sobrevida média após uma pancreatoduodenectomia (procedimento de Whipple) para câncer pancreático é de aproximadamente:
    A. 9 meses.
    B. 2 anos.
    C. 4 anos.
    D. 8 anos.

Resposta: B
A sobrevida média após uma pancreatoduodenectomia é de aproximadamente 22 meses. Mesmo sobreviventes a longo prazo (5 anos) eventualmente morrem por causa da recorrência do câncer pancreático. Embora a pancreatoduodenectomia possa ser realizada com a esperança de uma cura rara, a cirurgia fornece uma melhor paliação do que qualquer outro tratamento e é a única modalidade que oferece qualquer melhora significativa na sobrevida. Geralmente, muitos meses de paliação são alcançados quando o procedimento é realizado sem grandes complicações. O cirurgião tem como função se certificar de que os pacientes e seus familiares tenham um entendimento realista dos verdadeiros objetivos da pancreatoduodenectomia no cenário de um câncer pancreático. (Ver Schwartz, 9ª ed., p. 1230.)

32. Qual dos seguintes é o medicamento inicial utilizado para tratar a dor em pacientes com pancreatite crônica?
    A. Preparações contendo enzimas pancreáticas com revestimento entérico.
    B. Preparações contendo enzimas pancreáticas com revestimento não entérico.
    C. Octreotida.
    D. Somatostatina.

Resposta: B
As preparações enzimáticas convencionais (com revestimento não entérico) são parcialmente degradadas pelo ácido gástrico, porém estão disponíveis nas regiões duodenais e jejunais para se ligar ao peptídeo liberador de CCK, reduzindo a liberação de CCK. Isto teoricamente reduz o sinal entérico para a secreção pancreática exócrina, que reduz a pressão no interior de um ducto pancreático parcial ou completamente obstruído. As preparações com revestimento entérico resultam em pouco ou nenhum alívio da dor, presumivelmente pela sua reduzida biodisponibilidade no intestino proximal.

Foi demonstrado que a administração de somatostatina inibe a secreção pancreática exócrina e a liberação de CCK. A somatostatina simula pacientes com pancreatite crônica. Em um ensaio randomizado, duplo-cego, prospectivo de 4 semanas, 65% dos pacientes que receberam subcutaneamente 200 μg de acetato de octreotida, 3 vezes ao dia, relataram alívio da dor, comparados aos 35% de sujeitos tratados com placebo. Os pacientes que obtiveram os melhores resultados foram aqueles com dor abdominal crônica, sugestivo de pancreatopatia obstrutiva. No entanto, em outro ensaio clínico de 3 dias de tratamento, não foi observado nenhum alívio significativo da dor. Nenhum dos estudos publicados até agora examinou a formulação de liberação prolongada do octreotida, e permanece incerto quais subgrupos de pacientes, ou qual dose de octreotida, podem ser benéficos no tratamento da dor. (Ver Schwartz, 9ª ed., p. 1206.)

33. Qual dos seguintes tratamentos é mais provável de resultar em alívio sintomático em um paciente com pancreatite crônica, cálculos pancreáticos e um ducto pancreático de 6 mm?
    A. Remoção endoscópica do cálculo e uso de prótese no ducto pancreático.
    B. Esfincteroplastia transduodenal com remoção dos cálculos pancreáticos.
    C. Pancreatojejunostomia caudal em Y de Roux (procedimento de Duval).
    D. Pancreatojejunostomia longitudinal em Y de Roux (procedimento de Puestow ou de Frey).

Resposta: D
A remoção endoscópica dos cálculos no ducto pancreático é geralmente realizada junto ao uso de uma prótese no ducto pancreático, que apresenta o risco de subsequente inflamação. Apesar do risco de complicações perioperatórias, ensaios clínicos randomizados demonstraram que o controle cirúrgico dos cálculos e estenoses do ducto pancreático, com a técnica laterolateral da pancreatojejunostomia, é superior ao tratamento endoscópico.

A eficácia da descompressão do ducto pancreático depende da extensão da hipertensão ductal. Portanto, o diâmetro do ducto pancreático representa o grau de hipertensão ductal, e foi demonstrado que o procedimento de Puestow é eficaz para o alívio da dor quando o máximo diâmetro do ducto é de 6 mm.

Em 1954, Zollinger *et al.* descreveram a pancreatojejunostomia caudal em Y de Roux para o tratamento de pancreatite crônica. O assim chamado procedimento de Duval foi utilizado durante décadas por alguns cirurgiões, porém esta técnica quase invariavelmente falhou em razão de reestenose e obstrução segmentar do pâncreas por causa da progressiva cicatrização.

Foi relatado um alívio de dor após o procedimento de descompressão de Puestow em 75 a 85% dos pacientes nos primeiros anos após a cirurgia, porém com recidiva da dor em > 20% dos pacientes após 5 anos, até mesmo em pacientes abstinentes de álcool. (Ver Schwartz, 9ª ed., p. 1210.)

34. O pâncreas *divisum* ocorre como resultado de:
    A. Pancreatite.
    B. Carcinoma do pâncreas.
    C. Trauma.
    D. Fusão anormal dos ductos pancreáticos.

Resposta: D
Para uma correta avaliação das variações na anatomia dos ductos pancreáticos, é necessário o conhecimento da embriologia. O pâncreas é formado pela fusão de um broto dorsal e ventral. O ducto do menor broto ventral, que se origina no divertículo hepático, conecta-se diretamente ao ducto biliar comum. O ducto do maior broto dorsal, que se origina no duodeno, drena diretamente no duodeno. O ducto do primórdio ventral torna-se o ducto de Wirsung, e o ducto do primórdio dorsal torna-se o ducto de Santorini. Com a rotação do intestino, o primórdio ventral rotaciona para a direita e ao redor do lado posterior do duodeno para unir-se com o broto dorsal. O primórdio ventral torna-se a porção inferior da cabeça pancreática e o processo uncinado, enquanto o primórdio dorsal torna-se o corpo e a cauda do pâncreas. Os ductos de cada primórdio unem-se na cabeça pancreática, de modo que a maior parte do pâncreas drena via ducto de Wirsung, ou ducto pancreático principal, até o interior do canal comum formado pelo ducto biliar e o ducto pancreático.

Em 10% dos pacientes, os ductos de Wirsung e Santorini não se unem. Isto resulta na maioria do pâncreas drenando via ducto de Santorini e papila menor, enquanto a porção inferior da cabeça pancreática e processo uncinado drenam via ducto de Wirsung e papila maior. Esta variante anatômica normal, que ocorre em 1 de cada 10 pacientes, é denominada de pâncreas *divisum* (Fig. 33-6). Em uma minoria destes pacientes, a papila menor pode não dar conta dos sucos pancreáticos provenientes da glândula. Esta obstrução relativa do fluxo de saída pode resultar em pancreatite e é algumas vezes tratada por esfincteroplastia da papila menor. (Ver Schwartz, 9ª ed., p. 1171).

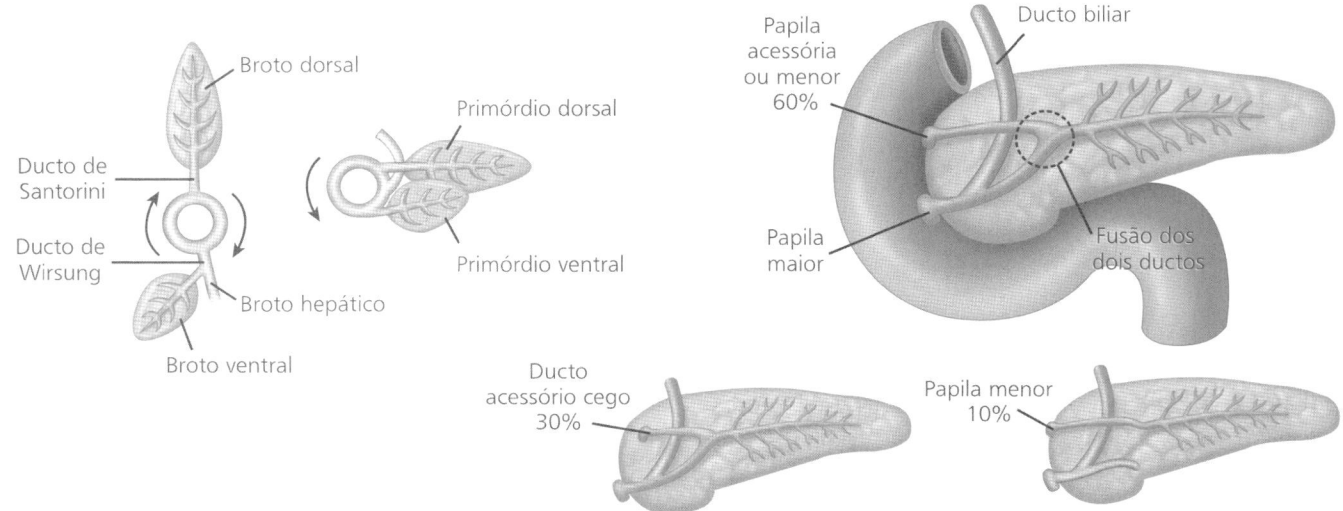

FIG. 33-6. Embriologia do pâncreas e variações dos ductos. O ducto de Wirsung, proveniente do broto ventral, conecta-se ao ducto biliar, enquanto o ducto de Santorini, proveniente do maior broto dorsal, conecta-se ao duodeno. Com a rotação do intestino, os dois ductos geralmente se unem, de modo que a maior parte do pâncreas drena via ducto de Wirsung até a papila maior. O ducto de Santorini pode persistir como um ducto acessório cego ou drenar através da papila menor. Em uma minoria dos pacientes, os ductos permanecem separados, e a maioria do pâncreas é drenado pelo ducto de Santorini, uma condição denominada como pâncreas *divisum*.

CAPÍTULO 34

Baço

PERGUNTAS SOBRE CIÊNCIA BÁSICA

1. Mais de 80% dos baços acessórios são encontrados no hilo esplênico. Qual o segundo local mais comum para um baço acessório?
   A. Omento maior.
   B. Ligamento gastrocólico.
   C. Cauda do pâncreas.
   D. Ligamento esplenocólico.

   Resposta: B
   A anomalia mais comum da embriologia esplênica é o baço acessório. Presente em até 20% da população, um ou mais baços acessórios podem ocorrer em até 30% dos pacientes com doença hematológica. Mais de 80% dos baços acessórios são encontrados na região do hilo esplênico e do pedículo vascular. Em ordem decrescente de frequência, os baços acessórios também são encontrados no ligamento gastrocólico, na cauda do pâncreas, no omento maior, na curvatura maior do estômago, no ligamento esplenocólico, no mesentério dos intestinos delgado e grosso, no ligamento largo em mulheres e no cordão espermático em homens. (Ver Schwartz, 9ª ed., p. 1246.)

2. Qual das seguintes alternativas é a função primária do baço em humanos?
   A. Produção de eritrócitos.
   B. Produção de leucócitos.
   C. Armazenamento de sangue.
   D. Defesa do hospedeiro.

   Resposta: D
   Muitos mamíferos possuem cápsulas e trabéculas esplênicas com números abundantes de células musculares lisas, nas quais, diante da estimulação automática, contraem para expelir na circulação geral grandes volumes de sangue armazenado. Tais baços são, de modo descritivo, caracterizados como *baços de armazenamento*. Em contraste, as cápsulas e trabéculas esplênicas humanas contêm pouca ou nenhuma célula muscular lisa, e sua função está em grande parte relacionada com a proteção imunológica. Portanto, o termo *defesa esplênica* caracteriza o órgão humano. Historicamente, as quatro funções esplênicas são: (a) filtração, (b) defesa do hospedeiro, (c) armazenamento e (d) citopoese. Para o humano adulto, as funções dominantes e mais importantes são filtração e defesa do hospedeiro. (Ver Schwartz, 9ª ed., p. 1248.)

3. Aproximadamente, qual volume de hemácias envelhecidas é removido pelo baço todos os dias?
   A. 2 mL.
   B. 20 mL.
   C. 100 mL.
   D. 250 mL.

   Resposta: B
   O baço age como o principal sítio de remoção de hemácias defeituosas ou envelhecidas e, além disso, participa na remoção de plaquetas e leucócitos anormais. Os eritrócitos, dos 120 dias de seu ciclo de vida, ficam sequestrados no baço por, no mínimo, 2 dias. Diariamente, aproximadamente 20 mL de hemácias envelhecidas são removidas. (Ver Schwartz, 9ª ed., p. 1248.)

4. Em um paciente normal, qual é a percentagem de plaquetas sequestrada no baço?
   A. 2%.
   B. 16%.
   C. 33%.
   D. 50%.

   Resposta: C
   Os ciclos de vida dos elementos celulares variam amplamente no sangue humano. Na circulação, um neutrófilo possui uma meia-vida normal de aproximadamente 6 horas. Não é bem estabelecida a função do baço na depuração normal de neutrófilos. Sabe-se que o hiperesplenismo pode resultar em neutropenia com o sequestro de hemácias normais ou a remoção das anômalas. Por outro lado, as plaquetas geralmente sobrevivem na circulação por 10 dias. Sob circunstâncias normais, 1/3 do *pool* plaquetário total é sequestrado no baço. Trombocitopenia pode resultar do sequestro excessivo de plaquetas, assim como da destruição acelerada de plaquetas no baço. A esplenomegalia pode causar sequestro de até 80% do *pool* plaquetário. (Ver Schwartz, 9ª ed., p. 1248.)

5. Qual das seguintes proteínas não é normal em pacientes com esferocitose hereditária?
   A. Tuftsina.
   B. Anquirina.
   C. Opsonina.
   D. Properdina.

Resposta: B
A esferocitose hereditária (EH) é causada por disfunção ou deficiência hereditária em uma das proteínas da membrana eritrocitária (espectrina, anquirina, proteína banda 3 ou proteína 4.2). A desestabilização resultante da bicamada lipídica da membrana possibilita uma liberação patológica de lipídios de membrana. O eritrócito assume um formato mais esférico e menos deformável, e os esferócitos são sequestrados e destruídos no baço. Isto resulta em anemia hemolítica; na verdade, a EH é a anemia hemolítica mais comum pela qual a esplenectomia é indicada. O baço produz opsoninas, tuftsina e properdina, que fazem parte da defesa humoral e da área não relacionada com a deformação da membrana eritrocitária. (Ver Schwartz, 9ª ed., p. 1250.)

6. A transposição entre o gene *bcr* no cromossomo 9 e o gene *abl* no cromossomo 22 é o marco de qual das seguintes condições?
   A. Leucemia mieloide crônica.
   B. Leucemia mielomonocítica crônica.
   C. Leucemia mieloide aguda.
   D. Policitemia *vera*.

Resposta: A
A leucemia mieloide crônica (LMC) é um distúrbio da célula-tronco primitiva pluripotente na medula óssea que resulta em um significativo aumento nos progenitores eritroides, de megacariócitos e pluripotentes no esfregaço de sangue periférico. O marco genético é uma transposição entre o gene *bcr* no cromossomo 9 e o gene *abl* no cromossomo 22. A LMC é responsável por 7 a 15% de todas as leucemias, com uma incidência de 1,5 em 100.000 nos Estados Unidos. A LMC é geralmente assintomática, porém pode causar fadiga, anorexia, sudorese e dor no quadrante superior esquerdo, e saciedade precoce secundária à esplenomegalia. Aumento do baço é observado em aproximadamente metade dos pacientes com LMC. Esplenectomia é indicada para reduzir a dor e a saciedade precoce. (Ver Schwartz, 9ª ed., p. 1254.)

7. Armazenamento anômalo de esfingomielina é encontrado na:
   A. Doença de Gaucher.
   B. Doença de Niemann-Pick.
   C. Amiloidose.
   D. Síndrome de Felty.

Resposta: B
A doença de Niemann-Pick é um distúrbio hereditário de armazenamento lisossomal anormal de esfingomielina e colesterol nas células do sistema monocítico fagocitário. Existem quatro tipos da doença (A, B, C e D), com apresentações clínicas únicas. Os tipos A e B são causados por uma deficiência na hidrolase lisossomal e são as formas mais prováveis de demonstrar esplenomegalia com seus sintomas concomitantes.

A doença de Gaucher é um distúrbio hereditário no armazenamento lipídico pela deposição de glicocerebrosídeo nas células do sistema monocítico fagocitário. A anomalia subjacente é uma deficiência na atividade de uma hidrolase lisossomal. Armazenamento anormal de glicolipídios resulta em organomegalia, particularmente hepatomegalia e esplenomegalia.

A amiloidose é um distúrbio da deposição anormal de proteína extracelular. Há múltiplas formas de amiloidose, cada uma com sua apresentação clínica individual, e a severidade da doença pode variar de assintomática à múltipla insuficiência de órgãos. Pacientes com amiloidose primária, associada à discrasia de células plasmáticas, possuem envolvimento esplênico em aproximadamente 5% dos casos.

A tríade de artrite reumatoide, esplenomegalia e neutropenia é denominada *síndrome de Felty*. Esta síndrome ocorre em aproximadamente 3% de todos os pacientes com artrite reumatoide, 2/3 dos quais são mulheres. (Ver Schwartz, 9ª ed., p. 1256.)

8. Qual das seguintes é a causa mais comum de anemia hemolítica congênita?
   A. Deficiência de glicose-6-fosfato desidrogenase.
   B. Deficiência de piruvato quinase.
   C. Esferocitose hereditária.
   D. Eliptocitose hereditária.

Resposta: B
A deficiência de enzima eritrocitária mais comum que causa a anemia hemolítica congênita crônica é a deficiência de piruvato quinase (PK). Sua patofisiologia é desconhecida. A deficiência de PK afeta pessoas do mundo inteiro, com uma leve preponderância entre aqueles indivíduos da Europa setentrional e descendência chinesa. As manifestações clínicas da doença variam amplamente, desde anemia severa dependente de transfusão na infância até anemia leve compensada em adolescentes e adultos. O diagnóstico é feito por um teste de triagem ou pela detecção de mutações específicas no DNA complementar ou a nível genômico. Esplenomegalia é comum e, em casos graves, pode reduzir a necessidade de transfusão.

Esferocitose e eliptocitose hereditária são distúrbios da membrana eritrocitária e não de deficiências enzimáticas. (Ver Schwartz, 9ª ed., p. 1251.)

PERGUNTAS CLÍNICAS

1. Um aneurisma esplênico de 2 cm da porção média da artéria esplênica é incidentalmente descoberto em uma mulher saudável de 18 anos de idade. Qual dos seguintes é o tratamento de escolha para esta paciente?
   A. Somente observação.
   B. Embolização.
   C. Ligadura ou ressecção do aneurisma.
   D. Esplenectomia.

Resposta: C
Embora o aneurisma de artéria esplênica seja raro, é o aneurisma de artéria visceral mais comum. As mulheres são quatro vezes mais propensas de serem afetadas do que os homens. O aneurisma geralmente origina-se na porção média à distal da artéria esplênica. Em um estudo, a mortalidade foi significativamente mais alta em pacientes com hipertensão porta subjacente (> 50%) do que naqueles sem (17%). As indicações para o tratamento incluem a presença de sintomas, gravidez, intenção de engravidar e presença de pseudoaneurismas associados a processos inflamatórios. Somente a ressecção ou a ligadura do aneurisma são aceitáveis para lesões tratáveis presentes na porção média da artéria esplênica, porém lesões próximas ao hilo esplênico devem ser tratadas com concomitante esplenectomia. Um excelente prognóstico segue o tratamento eletivo. A técnica de embolização da artéria esplênica tem sido utilizada para tratar aneurisma da artéria esplênica, porém pode resultar em abscesso ou infarto esplênico doloroso. (Ver Schwartz, 9ª ed., p. 1256.)

2. Um paciente de 48 anos de idade apresenta varizes gástricas hemorrágicas, trombose da veia esplênica e função hepática normal. Qual dos seguintes é provavelmente o tratamento de escolha?
   A. Banda gástrica e bloqueadores beta.
   B. Derivação esplenorrenal.
   C. Ligadura da veia esplênica.
   D. Esplenectomia.

Resposta: D
Hipertensão porta secundária à trombose da veia esplênica é potencialmente curável com esplenectomia. Pacientes com sangramento de varizes gástricas isoladas que possuem uma função hepática normal, especialmente aqueles com um histórico de doença pancreática, devem ser examinados para a presença de trombose da veia esplênica e tratados com esplenectomia, quando os achados forem positivos. (Ver Schwartz, 9ª ed., p. 1256.)

3. A esplenectomia é indicada em uma criança com doença falciforme após:
   A. 1 episódio de sequestro.
   B. 2 episódios de sequestro.
   C. 3 episódios de sequestro.
   D. Nenhuma das alternativas.

Resposta: A
O sequestro ocorre no baço, resultando em esplenomegalia no estágio inicial da doença. Na maioria dos pacientes, ocorrem subsequente infarto esplênico e, posteriormente, autoesplenectomia. As indicações mais frequentes para esplenectomia na doença falciforme são crises recorrentes de sequestro agudo, hiperesplenismo e abscesso esplênico. A ocorrência de uma grande crise de sequestro agudo, caracterizada pelo aumento rápido e doloroso do baço e colapso circulatório, geralmente é o suficiente para uma esplenectomia. A preparação pré-operatória deve incluir atenção especial à hidratação adequada e prevenção de hipotermia. (Ver Schwartz, 9ª ed., p. 1251.)

4. Qual dos seguintes está associado ao risco aumentado de hipertensão pulmonar após esplenectomia?
   A. Doença falciforme.
   B. Anemia hemolítica autoimune por anticorpos a quente.
   C. Talassemia.
   D. Trombocitopenia púrpura idiopática.

Resposta: C
O tratamento para talassemia envolve a transfusão de eritrócitos para manter o nível de hemoglobina > 9 mg/dL, assim como intensiva quelação parenteral com deferoxamina. A esplenectomia é indicada para pacientes que necessitem de um grande volume de transfusão (> 200 mL/kg por ano), apresentem desconforto em razão de esplenomegalia ou infarto esplênico doloroso. Uma cautelosa avaliação da razão risco:benefício é essencial. Os pacientes com talassemia estão em alto risco de desenvolver hipertensão pulmonar após a esplenectomia; a etiologia exata desta sequela está sob investigação. Um aumento de complicações infecciosas pode ocorrer por deficiência imune coexistente, em grande parte causada pela sobrecarga de ferro, que pode estar associada à própria talassemia e às transfusões. A taxa desproporcionalmente alta de uma infecção pós-esplenectomia avassaladora nos pacientes talassêmicos levou alguns investigadores a considerar a esplenectomia parcial em crianças; foi relatado algum sucesso na redução da mortalidade. No entanto, a esplenectomia deveria ser adiada até após a idade de 4 anos, a menos que seja absolutamente necessária. (Ver Schwartz, 9ª ed., p. 1252.)

5. Qual percentagem de pacientes encaminhados à cirurgia para púrpura trombocitopênica idiopática terá uma resposta permanente (ou seja, não necessitará tomar mais esteroides)?
   A. 15%.
   B. 35%.
   C. 55%.
   D. 75%.

Resposta: D
O tratamento de primeira linha (para PTI) é a prednisona oral, a uma dose de 1 a 1,5 mg/kg por dia. Não existe um consenso com relação ao período ideal de terapia esteroide, porém a resposta ao tratamento ocorre nas primeiras 3 semanas. As taxas de resposta variam de 50 a 75%, porém relapsos são comuns. A administração IV de imunoglobulina, 1 g/kg por dia durante 2 a 3 dias, é indicada para a hemorragia interna, quando as contagens de plaquetas permanecem < 5.000/mm^3 ou quando existe púrpura disseminada. A administração IV de imunoglobulinas supostamente prejudica a depuração das plaquetas revestidas por imunoglobulina G, pois elas competem com os receptores de macrófagos pelo sítio de ligação. Uma resposta imediata é comum, porém uma remissão não é. A esplenectomia é indicada na falha da terapia médica, na ocorrência de uso prolongado de esteroides com efeitos indesejáveis ou na maioria dos casos de primeiro relapso.

O uso prolongado de esteroides pode ser definido de várias maneiras, porém normalmente uma esplenectomia é indicada quando uma dose maior que 10-20 mg/d por 3 a 6 meses é necessária para manter uma contagem de plaquetas > 30.000/mm^3. A esplenectomia fornece uma resposta permanente sem a subsequente necessidade de esteroides em 75 a 85% dos pacientes. (Ver Schwartz, 9ª ed., p. 1253 e Tabela 34-1.)

TABELA 34-1	Resposta plaquetária após a esplenectomia laparoscópica para púrpura trombocitopênica idiopática			
Estudo	n	Nº exibindo resposta inicial (%)	Nº exibindo resposta a longo prazo (%)	Tempo médio de acompanhamento (meses)
Vianelli et al.	402	86	66	57
Szold et al.	104	ND	84	36
Balague et al.	103	89	75	33
Katkhouda et al.	67	84	78	38
Wu et al.	67	83	74	23
Duperier et al.	67	ND	64	22
Berends et al.	50	86	64	35
Trias et al.	48	ND	88	30
Tanoue et al.	35	83	79	36
Friedman et al.	31	ND	93	2
Stanton	30	89	89	30
Fass et al.	29	90	80	43
Bresler et al.	27	93	88	28
Harold et al.	27	92	85	20
Lozano-Salazar et al.	22	89	88	15
Meyer et al.	16	ND	86	14
Watson et al.	13	100	83	60
Total/média	1.138	89	80	31

ND = não disponível.

6. Um paciente com alteração do estado de consciência, trombocitopenia e petéquia na extremidade inferior irá provavelmente se beneficiar de:
   A. Esteroides.
   B. Metotrexato.
   C. Plasmaférese.
   D. Esplenectomia.

Resposta: C
A TTP ocorre em aproximadamente 3,7 indivíduos por milhão, porém as sequelas clínicas deste raro distúrbio e a resposta favorável à terapia inicial exigem um conhecimento de sua apresentação clínica para assegurar um diagnóstico precoce. As características clínicas do distúrbio incluem petéquias, febre, sintomas neurológicos, insuficiência renal e, raramente, sintomas cardíacos, como insuficiência cardíaca ou arritmias. A presença de hemorragias petequiais nas extremidades inferiores é o sinal encontrado com maior frequência. Além da febre, os pacientes apresentam sintomas de gripe, mal-estar ou fatiga. As alterações neurológicas variam desde dores de cabeça generalizadas até alteração do estado de consciência, convulsões e coma. No entanto, normalmente, a mera presença de petéquias e trombocitopenia é suficiente para um diagnóstico de TTP e consideração do tratamento. O diagnóstico é confirmado pelo esfregaço de sangue periférico, que exibe esquistócitos, hemácias nucleadas e pontilhado basófilo. Embora outras condições, como estenose aórtica ou válvulas prostéticas, possam resultar na presença de esquistócitos, estas condições geralmente não são acompanhadas por trombocitopenia. (Ver Schwartz, 9ª ed., p. 1253-1254.)

7. Qual dos seguintes é uma indicação comum para esplenectomia em um paciente com metaplasia mieloide agnogênica?
   A. Saciedade precoce.
   B. Trombocitopenia.
   C. Neutropenia.
   D. Ruptura esplênica.

Resposta: A
Os distúrbios mieloproliferativos são caracterizados por um crescimento anormal das linhagens celulares na medula óssea. Estes distúrbios incluem leucemia mieloide crônica, leucemia mieloide aguda, leucemia mielomonocítica crônica, trombocitopenia essencial, policitemia *vera* e mielofibrose, também conhecida como *metaplasia mieloide agnogênica*. Nestes distúrbios, o problema comum subjacente levando à realização de esplenectomia é a esplenomegalia sintomática. Os sintomas decorrentes da esplenomegalia consistem em saciedade precoce, esvaziamento gástrico deficiente, sensação de peso ou dor no quadrante superior esquerdo e até diarreia. Hiperesplenismo, quando ocorre nestas condições, geralmente está associado à esplenomegalia. A esplenectomia realizada no cenário de distúrbios mieloproliferativos é geralmente realizada para tratamento de dor, saciedade precoce e outros sintomas de esplenomegalia.

8. O tratamento de escolha em um paciente saudável de 22 anos de idade com um grande abscesso esplênico septado é:
   A. Somente antibioticoterapia.
   B. Antibióticos + drenagem percutânea.
   C. Antibióticos + esplenectomia parcial.
   D. Antibióticos + esplenectomia.

9. Pacientes sendo submetidos à esplenectomia eletiva deveriam ser vacinados contra *Streptococcus pneumoniae*, *H. influenzae* tipo B e meningococos:
   A. 2-4 semanas antes da cirurgia.
   B. No dia da cirurgia.
   C. 1 semana após a cirurgia.
   D. 1 mês após a cirurgia.

10. A complicação inicial mais comum após a esplenectomia aberta é:
    A. Atelectasia.
    B. Hemorragia.
    C. Abscesso subfrênico.
    D. Infecção da ferida cirúrgica.

O termo *mielofibrose* pode ser utilizado para descrever a condição genérica de fibrose da medula óssea (que pode estar associada a vários distúrbios malignos e benignos), ou uma doença específica hematológica maligna crônica associada à esplenomegalia, ou seja, a presença de progenitores de hemácias e plaquetas na corrente sanguínea, fibrose da medula óssea e hematopoiese extramedular, também conhecida como metaplasia mieloide agnogênica (MMA). (Ver Schwartz, 9ª ed., p. 1254.)

Resposta: D
Abscessos do baço são incomuns, com uma incidência de 0,14 a 0,7% com base nos achados de necropsia. Eles ocorrem com maior frequência nas regiões tropicais, estando associados a veias esplênicas trombosadas e infarto em pacientes com anemia falciforme. Cinco mecanismos distintos de formação de abscesso esplênico foram descritos: (a) infecção hematógena; (b) infecção adjacente; (c) hemoglobinopatia; (d) imunossupressão, incluindo infecção pelo HIV e quimioterapia e (e) trauma. A apresentação clínica geralmente é tardia, com a maioria dos pacientes sofrendo sintomas por 16 a 22 dias antes do diagnóstico. As manifestações clínicas incluem febre, dor no quadrante superior esquerdo, leucocitose e esplenomegalia em cerca de 1/3 dos pacientes. O diagnóstico é confirmado por ultrassonografia ou TC, que possui sensibilidade e especificidade de 95%. Após a descoberta de um abscesso esplênico, o tratamento com antibióticos de amplo espectro deve ser iniciado, com ajuste a uma terapia mais específica com base nos resultados da cultura e na continuação do tratamento por 14 dias. A esplenectomia é a cirurgia de escolha, porém a drenagem percutânea ou aberta são opções para pacientes que não conseguem tolerar a esplenectomia. A drenagem percutânea é bem-sucedida em pacientes com doença unilocular. (Ver Schwartz, 9ª ed., p. 1255.)

Resposta: A
A esplenectomia concede um pequeno (< 1 a 5%), porém definido, risco vitalício de infecção fulminante potencialmente fatal. Portanto, quando a esplenectomia eletiva é planejada, vacinações contra bactérias encapsuladas devem ser dadas pelo menos 2 semanas antes da cirurgia para proteger contra estas infecções. As bactérias que geralmente causam infecções sérias em hospedeiros asplênicos são o *Streptococcus pneumoniae*, *H. influenzae* tipo B e meningococos. Vacinas contra estas bactérias estão disponíveis e deveriam ser administradas. Se o baço for removido em uma emergência (p. ex., trauma), as vacinas devem ser dadas o mais rápido possível após a cirurgia, permitindo pelo menos 1 a 2 dias de recuperação. Após a esplenectomia, a imunização anual contra influenza é aconselhável. Pacientes esplenectomizados devem ser bem instruídos com relação às possíveis consequências de uma forte infecção pós-esplenectomia e deveriam ser encorajados a manter um registro de sua própria imunização. (Ver Schwartz, 9ª ed., p. 1256.)

Resposta: A
Atelectasia do lobo inferior esquerdo é a complicação mais comum após a EA; efusão pleural e pneumonia também podem ocorrer. A hemorragia pode ocorrer intraoperatoriamente ou pós-operatoriamente, manifestando-se na forma de hematoma subfrênico. Desde o advento da EA, as transfusões não são tão comuns, embora a indicação para a cirurgia também influencie a probabilidade de transfusão. Abscesso subfrênico e infecção da ferida operatória estão entre as complicações infecciosas que ocorrem no perioperatório. (Ver Schwartz, 9ª ed., p. 1260.)

CAPÍTULO 35

Parede Abdominal, Omento, Mesentério e Retroperitônio

PERGUNTAS SOBRE CIÊNCIA BÁSICA

1. O ligamento inguinal é a parte mais inferior de qual músculo da parede abdominal?
   A. Transverso.
   B. Oblíquo interno.
   C. Oblíquo externo.
   D. Reto abdominal.
2. Qual nervo espinhal fornece as inervações cutâneas do umbigo?
   A. C3, 4 e 5.
   B. T1.
   C. T4 e 5.
   D. T10.

Resposta: C
O ligamento inguinal é a borda mais inferior da aponeurose oblíqua externa, refletido posteriormente na área entre a espinha ilíaca anterossuperior e o tubérculo púbico. (Ver Schwartz, 9ª ed., p. 1267.)

Resposta: D
Inervação da parede abdominal anterior está segmentalmente relacionada com níveis espinais específicos. Os nervos motores que penetram nos músculos reto abdominais, nos músculos oblíquos internos e nos músculos abdominais transversos percorrem dos ramos anteriores dos nervos espinhais no nível T6 até o nível T12. A pele sobrejacente é inervada por ramos aferentes dos nervos espinhais de T4 a L1; os nervos espinhas de T10 promovem a sensação cutânea ao redor do umbigo. (Ver Schwartz, 9ª ed., p. 1269 e Fig. 35-1.)

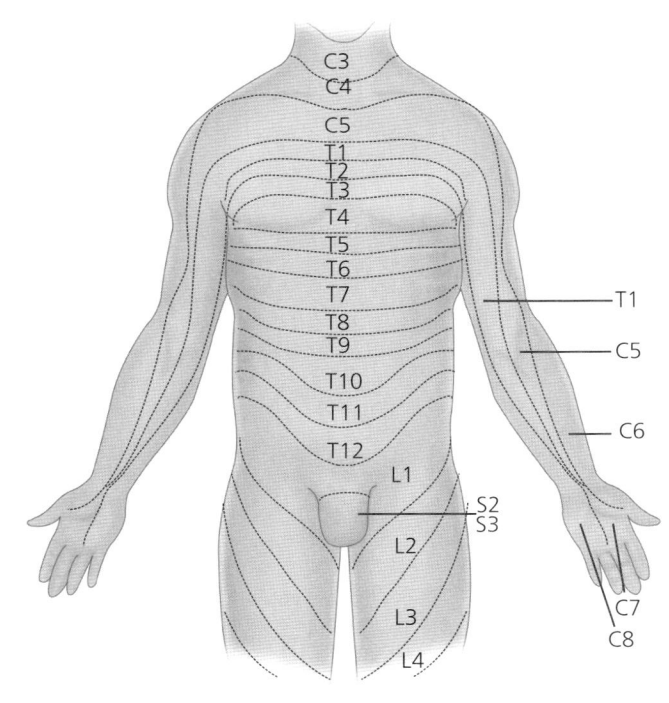

FIG. 35-1. Inervação sensorial da parede abdominal. (Reproduzida com permissão de Moore KL, Dailey AF (eds): *Clinically Oriented Anatomy*, 4th ed. Philadelphia: Lippincott Williams & Wilkins, 1999, p. 188).

QUESTÕES CLÍNICAS

1. Qual das seguintes (ver Fig. 35-2) é uma incisão de Rocky-Davis?

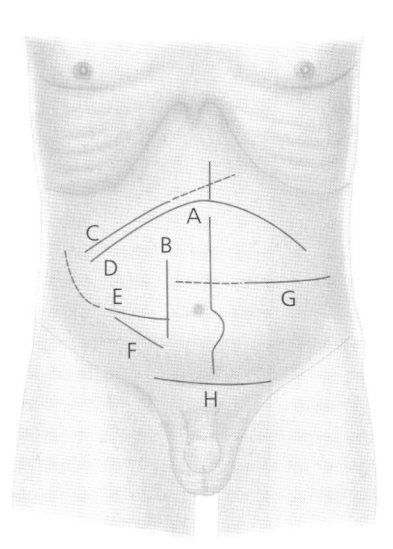

FIG. 35-2.

Resposta: E
A incisão rotulada E é a incisão de Rocky-Davis, mais comumente utilizada nas apendicectomias abertas. Se a exposição não for adequada, uma extensão de Weir (linha pontilhada) pode ser realizada. (Ver Schwartz, 9ª ed., p. 1270.)

2. O melhor tratamento para a condição exibida na Figura 35-3 é:
   A. Reparo aberto primário.
   B. Reparo aberto com o uso de tela.
   C. Reparo laparoscópico com o uso de tela.
   D. Observação.

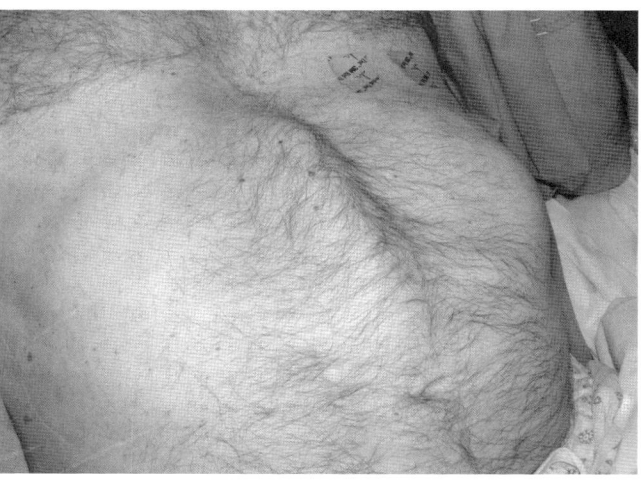

FIG. 35-3.

Resposta: D
Este é o típico abaulamento epigástrico da diástase do reto abdominal, que não necessita de tratamento na maioria dos pacientes. Diástase do músculo reto abdominal (ou diástase do reto abdominal) é uma separação clinicamente evidente dos pilares do músculo reto abdominal. Isto resulta em um abaulamento característico da parede abdominal no epigástrio, que é ocasionalmente equivocado como uma hérnia ventral, mesmo com a aponeurose da linha média estando intacta e a ausência de defeito herniário. Diástase pode ser congênita, como resultado de uma inserção mais lateral dos músculos retos nos quadris e junções costocondrais, porém é tipicamente uma condição adquirida, ocorrendo com o avanço da idade, na obesidade e após a gravidez. No quadro clínico de pós-parto, a diástase do reto abdominal tende a ocorrer em mulheres com idade maternal avançada, que possuam uma gravidez múltipla ou de gêmeos ou que dão à luz um infante de alto peso ao nascimento. Geralmente, a diástase é facilmente identificada no exame físico. Tomografia computadorizada (TC) fornece um método preciso para medir a distância entre os pilares do reto abdominal, podendo diferenciar a diástase do reto abdominal de uma hérnia ventral verdadeira, caso seja necessário um esclarecimento. A correção cirúrgica da diástase do reto abdominal por plicatura da aponeurose da linha média foi descrita para indicações cosméticas e para alívio da função muscular comprometida da parede abdominal. No entanto, estas abordagens introduzem o risco de uma hérnia ventral verdadeira e são de valor questionável no tratamento da patologia. (Ver Schwartz, 9ª ed., p. 1271.)

3. Um paciente de 48 anos de idade queixa-se de um início repentino de dor abdominal inferior bilateral após tosse espasmódica. No exame, há uma massa sensível de 8 cm no abdome inferior médio, que permanece imóvel com a contração dos músculos reto abdominais. Qual dos seguintes é o diagnóstico mais provável?
   A. Aneurisma aórtico rompido.
   B. Hérnia do obturador.
   C. Hérnia de Spiegel.
   D. Hematoma da bainha do reto abdominal.

Resposta: D
Este paciente possui um histórico típico de hematoma do reto abdominal e um sinal de Fothergill positivo (uma massa abdominal palpável que permanece imóvel com a contração dos músculos retos abdominais). Embora os hematomas da bainha do reto abdominal sejam geralmente unilaterais, o hematoma pode atravessar a linha média se estiver localizado abaixo da linha arqueada. As técnicas de TC ou RM podem ser utilizadas para confirmar o diagnóstico. Uma hérnia de Spiegel é a herniação através da bainha do reto abdominal, na linha semilunar. O forame obturador está localizado na pelve posterior, e as hérnias do obturador geralmente acarretam obstrução intestinal ou dor na coxa medial graças à compressão do nervo obturador. Um aneurisma aórtico rompido geralmente se apresenta na forma de dor na coluna e uma massa abdominal menos proeminente. (Ver Schwartz, 9ª ed., p. 1272.)

4. Os indicadores para cirurgia em um paciente com um hematoma de bainha do reto abdominal inclui:
   A. Dor persistente após 24 horas.
   B. Hematoma volumoso após embolização.
   C. Necessidade de transfusão.
   D. Necessidade de anticoagulação contínua.

Resposta: B
As indicações primárias para a realização de cirurgia em um paciente com um hematoma da bainha do reto abdominal são instabilidade hemodinâmica e um hematoma volumoso apesar da embolização. (Ver Schwartz, 9ª ed., p. 1.272 e Fig. 35-4.)

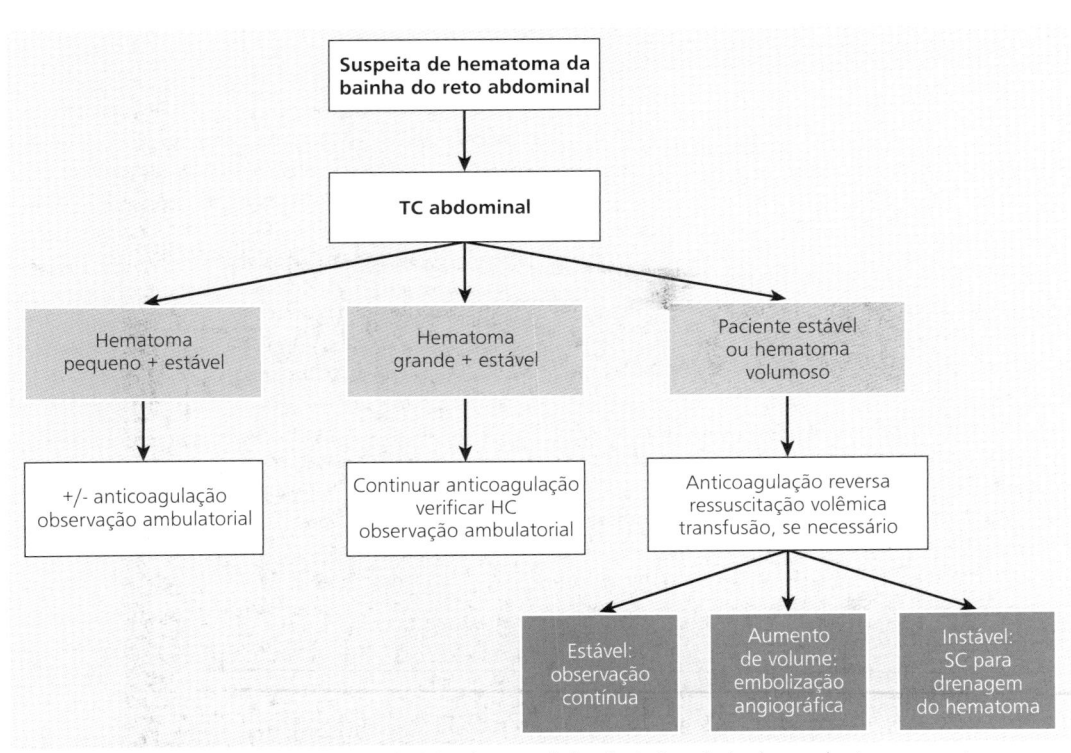

FIG. 35-4. Algoritmo para o controle de hematoma da bainha do reto abdominal. A maioria dos pacientes apresenta uma massa e/ou dor e são controlados sem intervenção. No entanto, o potencial para um raro evento de sangramento catastrófico deve ser reconhecido. Drenagem cirúrgica é reservada para aquelas circunstâncias em que evidências clínicas de sangramento contínuo tornam qualquer outra opção de controle insustentável. HC = hemograma completo; TC = tomografia computadorizada; SC = sala cirúrgica.

5. Qual das seguintes opções é a terapia inicial mais importante para um paciente com hipertensão porta, ascite e uma hérnia umbilical tensa?
   A. Reparo primário com concomitante inserção de *shunt* peritônio-venoso.
   B. Reparo primário de emergência para evitar rompimento da hérnia.
   C. Terapia médica para controlar a ascite.
   D. *Shunt* porto-cava intra-hepático transjugular.

Resposta: C
O tratamento e o controle da ascite com diuréticos, controle dietético e paracentese é a terapia inicial mais apropriada. Pacientes com ascite refratária podem ser candidatos para o *shunt* porto-cava intra-hepático transjugular ou eventual transplante hepático. O reparo da hérnia umbilical deve ser adiado até que o controle da ascite seja obtido. (Ver Schwartz, 9ª ed., p. 1273.)

6. Qual dos seguintes procedimentos seria o mais adequado em um paciente com uma ileostomia permanente e hérnia incisional mediana infraumbilical?
   A. Fechamento aberto primário.
   B. Fechamento aberto com tela.
   C. Separação dos componentes.
   D. Observação.

Resposta: C
Embora o reparo com tela não seja contraindicado neste paciente, a separação dos componentes da parede abdominal possui a vantagem de não utilizar material prostético em uma ferida potencialmente contaminada.

O reparo primário, mesmo de hérnias pequenas (defeitos < 3 cm), está associado a altos índices de recidiva herniária. Em um estudo prospectivo randomizado de reparo primário aberto e reparo aberto com tela da hérnia incisional em 200 pacientes, investigadores da Suécia constataram que, após 3 anos, os índices de recidiva foram de 43 e 24% para os dois métodos, respectivamente. Os fatores de risco identificados para a recidiva foram reparo primário com sutura, infecção pós-operatória da ferida, prostatismo e cirurgia de aneurisma da aorta abdominal. Estes pesquisadores concluíram que o reparo com tela foi superior ao reparo primário. Em uma tentativa de reduzir a linha de tensão da sutura associada ao reparo primário, Ramirez descreveu pela primeira vez a técnica de separação dos componentes. A separação dos componentes envolve a criação de grandes retalhos subcutâneos lateral ao defeito fascial, seguido por incisão dos músculos oblíquos externos e, se necessário, incisão bilateral da bainha do reto abdominal posterior. Estas liberações fasciais possibilitam a aposição primária da fáscia sob uma tensão muito menor que no reparo primário simples. O reparo de hérnia pela técnica de separação de componentes está associado a um alto risco de infecção da ferida (20%) e um índice de recidiva de 18,2% em 1 ano. A separação de componentes é mais apropriada para o reparo de hérnia incisional, quando há necessidades convergentes para (a) evitar o uso de material prostético e (b) alcançar um reparo definitivo. Isto ocorre mais comumente no cenário de um campo cirúrgico contaminado ou potencialmente contaminado. (Ver Schwartz, 9ª ed., p. 1273.)

7. Um homem de 22 anos de idade apresenta peritonite localizada do abdome lateral direito. Ele está afebril, está comendo e possui uma contagem leucocitária de 12.000. A TC demonstra infarto omental. Qual das seguintes opções é o tratamento mais adequado?
   A. Um agente anti-inflamatório não esteroidal e observação.
   B. Antibióticos de amplo espectro, morfina com exploração se não houver melhora após 24 horas.
   C. Exploração laparoscópica para confirmar o diagnóstico e excisão do omento infartado.
   D. Omentectomia total (aberta ou laparoscópica).

Resposta: A
Em pacientes não tóxicos, o tratamento de suporte geralmente resultará em resolução dos sintomas. Antibióticos não são indicados para esta condição inflamatória. A laparoscopia deve ser considerada, se o diagnóstico for incerto, ou para sintomas progressivos ou graves. Ressecção do omento infartado resulta em uma rápida resolução dos sintomas. Uma omentectomia total não é indicada. (Ver Schwartz, 9ª ed., p. 1275.)

8. Uma mulher de 55 anos de idade apresenta uma massa abdominal palpável e dor abdominal. A TC e exploração exibem tecido cicatricial no mesentério, com encurtamento e retração. A base do mesentério está fibrótica e espessada. Após confirmação por biópsia de seu diagnóstico clínico, qual dos seguintes é a melhor terapia para esta paciente?
   A. Remoção cirúrgica do tumor.
   B. Quimioterapia.
   C. Quimioterapia e radioterapia.
   D. Observação.

Resposta: D
Esta é a típica descrição de mesenterite esclerosante. Na maioria dos casos de mesenterite esclerosante, o processo parece ser autolimitante e pode até demonstrar regressão, se acompanhado por estudos por imagem. Os sintomas clínicos são muito prováveis de melhorar sem intervenção e, portanto, tratamentos cirúrgicos agressivos, em geral, não são indicados. (Ver Schwartz, 9ª ed., p. 1276.)

9. Uma garota de 15 anos de idade apresenta uma massa móvel de 8 cm na porção média do abdome, que se move livremente da esquerda para a direita, porém, não se move superior ou inferiormente. Qual dos seguintes é o diagnóstico mais provável?
   A. Cisto omental.
   B. Cisto mesentérico.
   C. Cisto ovariano.
   D. Duplicação gástrica.

10. Qual das seguintes drogas está associada à fibrose retroperitoneal?
    A. Metisergida.
    B. Omeprazol.
    C. Prozac.
    D. Dapsona.

11. Qual das seguintes opções é o tratamento mais apropriado para a fibrose retroperitoneal?
    A. Desbridamento cirúrgico da fibrose potencialmente obstrutiva.
    B. Prevenção da obstrução com anticoagulação (para trombose da VCI) e prótese ureteral (para obstrução ureteral).
    C. Doses altas de corticosteroides.
    D. Observação.

Resposta: B
O exame físico de um paciente com um cisto mesentérico pode revelar uma massa que é móvel somente da direita para a esquerda ou da esquerda para a direita (sinal de Tillaux), em contraste aos achados nos cistos omentais, que deveriam ser livremente móveis em todas as direções. Embora os cistos ovarianos sejam geralmente palpáveis e podem ser empurrados de um lado para outro, raramente são móveis. As duplicações gástricas nunca são palpáveis. (Ver Schwartz, 9ª ed., p. 1277.)

Resposta: A
A metisergida, um alcaloide semissintético da ergotamina utilizado no tratamento de enxaqueca, é a droga mais associada à relação casual entre o medicamento e a fibrose retroperitoneal. Outros medicamentos que foram vinculados à fibrose retroperitoneal incluem os betabloqueadores, a hidralazina, α-metildopa e o entacapone, que inibe o catecol *O*-metiltransferase e é utilizado como um adjuvante à terapia com levodopa no tratamento da doença de Parkinson. Há regressão da fibrose retroperitoneal com a descontinuação destes medicamentos. Omeprazol, Prozac e Dapsona não foram associados à fibrose retroperitoneal. (Ver Schwartz, 9ª ed., p. 1280.)

Resposta: C
Os corticosteroides, com ou sem cirurgia, são a base da terapia médica. O tratamento cirúrgico consiste primariamente em ureterólise ou prótese ureteral e é necessário em pacientes que apresentam hidronefrose moderada ou massiva. Foi demonstrado que a ureterólise laparoscópica é tão eficaz quanto à cirurgia aberta no tratamento deste problema. Pacientes com trombose ílio-cava necessitam de anticoagulação, embora a duração necessária desta terapia seja incerta. Prednisona é inicialmente administrada a uma dose relativamente alta (60 mg dia sim, dia não, por 2 meses) e, então, gradualmente reduzida durante os 2 meses seguintes. A eficácia terapêutica é avaliada com base nos sintomas do paciente e estudos por imagem. Ciclosporina, tamoxifeno e azatioprina também têm sido utilizados para tratar pacientes que não respondem adequadamente aos corticosteroides. (Ver Schwartz, 9ª ed., p. 1280.)

CAPÍTULO 36

Sarcomas de Tecido Mole

PERGUNTAS SOBRE CIÊNCIA BÁSICA

1. Qual dos seguintes tipos celulares embrionários é a origem mais comum dos sarcomas?
   A. Ectoderma.
   B. Mesoderma.
   C. Endoderma.
   D. Mesênquima.

Resposta: B
Os sarcomas são um grupo heterogêneo de tumores que originam-se predominantemente do mesoderma embrionário, porém também podem originar-se, assim como o sistema nervoso central, do ectoderma. (Ver Schwartz, 9ª ed., p. 1284.)

2. Qual das seguintes alternativas é um evento molecular esperado em um paciente de idade mais avançada com sarcoma?
   A. Mutação pontual de um oncogene.
   B. Translocação causando hiperexpressão de um fator de crescimento autócrino.
   C. Fator transcricional de fusão oncogênica.
   D. Nenhuma das alternativas.

Resposta: D
Genética molecular, citogenética e estudo do perfil da expressão gênica têm sido utilizados para investigar os sarcomas, resultando em uma classificação com dois grupos principais: aqueles com eventos moleculares diagnósticos definidos e aqueles com alterações genéticas e histológicas variáveis. Em geral, foi constatado que o grupo de pacientes com sarcoma com eventos moleculares definidos são os mais jovens e com uma histologia definida, sugerindo uma linha clara de diferenciação. Os eventos moleculares definidos incluem mutações pontuais, uma translocação causando hiperexpressão de um fator de crescimento autócrino ou um fator transcricional de fusão oncogênica. Em contraste, os sarcomas sem perfis de expressão ou alterações genéticas identificáveis tendem a ocorrer em pacientes mais velhos exibindo citologia pleomórfica e disfunção da p53. (Ver Schwartz, 9ª ed., p. 1285.)

3. Qual dos seguintes mecanismos desempenha o papel mais significativo no desenvolvimento de sarcomas?
   A. Ativação dos genes supressores tumorais.
   B. Translocação cromossômica com ativação dos oncogenes.
   C. Fusão gênica com expressão de oncoproteínas.
   D. Mutação da linhagem germinativa com supressão de oncogenes.

Resposta: C
A análise citogenética dos tumores de tecido mole identificou distintas translocações cromossômicas que supostamente codificam oncogenes, associadas a certos subtipos histológicos de sarcoma. Estas alterações genéticas específicas resultam na fusão *in-frame* dos genes, e os produtos fusionados codificam a expressão de oncoproteínas que agem como ativadores ou repressores transcricionais. Os rearranjos genéticos mais bem caracterizados são encontrados no sarcoma de Ewing (fusão *EWS-FLI-1*), sarcoma de células claras (fusão *EWS-ATF1*), lipossarcoma mixoide (fusão *TLS-CHOP*), rabdomiossarcoma alveolar (fusão *PAX3-FHKR*), tumor desmoplásico de pequenas células redondas (fusão *EWS-WT1*) e sarcoma sinovial (fusão *SSX-SYT*). Foi estimado que os sarcomas associados à fusão gênica podem ser responsáveis por até 30% de todos os sarcomas. O potencial oncogênico de muitos destes genes foi demonstrado *in vitro* e *in vivo*. Estes genes de fusão fornecem não apenas marcadores diagnósticos específicos, como também codificam proteínas quiméricas, ambos podendo ser potenciais alvos terapêuticos. (Ver Schwartz, 9ª ed., p. 1285.)

PERGUNTAS CLÍNICAS

1. Qual dos seguintes é o sarcoma de tecido mole mais comum em adultos?
   A. Lipossarcoma.
   B. Leiomiossarcoma.
   C. Sarcoma sinovial.
   D. Histiocitoma fibroso maligno.

Resposta: D
Os tipos histológicos mais comuns de sarcoma de tecido mole em adultos (excluindo o sarcoma de Kaposi) são o histiocitoma fibroso maligno (28%), leiomiossarcoma (12%), lipossarcoma (15%), sarcoma sinovial (10%) e tumores malignos de bainha neural periférica (6%). (Ver Schwartz, 9ª ed., p. 1284 e Tabela 36-1.)

TABELA 36-1 Frequência relativa dos subtipos histológicos do sarcoma de tecido mole

Subtipos histológicos	n	%
Histiocitoma fibroso maligno	349	28
Lipossarcoma	188	15
Leiomiossarcoma	148	12
Sarcoma não classificado	140	11
Sarcoma sinovial	125	10
Tumor maligno de bainha neural periférica	72	6
Rabdomiossarcoma	60	5
Fibrossarcoma	38	3
Sarcoma de Ewing	25	2
Angiossarcoma	25	2
Osteossarcoma	14	1
Sarcoma epitelioide	14	1
Condrossarcoma	13	1
Sarcoma de células claras	12	1
Sarcoma alveolar de partes moles	7	1
Hemangiopericitoma maligno	5	0,4

Fonte: Dados obtidos de Coindre JM, Terrier P, Guillou L et al.: Predictive value of grade for metastasis development in the main histologic types of adult soft tissue sarcomas: A study of 1240 patients from the French Federation of Cancer Centers Sarcoma Group. Cancer 91:1914, 2001.

2. Qual dos seguintes é o sarcoma de tecido mole mais comum em crianças?
   A. Lipossarcoma.
   B. Leiomiossarcoma.
   C. Rabdomiossarcoma.
   D. Condrossarcoma.

Resposta: C
Associados ao músculo esquelético, os rabdomiossarcomas são os tumores de tecido mole mais comuns entre as crianças com menos de 15 anos de idade e podem ocorrer em qualquer local que possua músculo estriado. Estes tumores geralmente se apresentam como um aumento de volume indolor, com cerca de 24% ocorrendo no sistema geniturinário, 20% nas extremidades, 20% na cabeça e no pescoço, 16% na região parameníngea e 22% em outros sítios diversos. A disseminação linfática local do tumor geralmente ocorre nos tumores de extremidade e nos tumores paratesticulares. Ao diagnóstico, aproximadamente 15 a 20% dos casos possuem metástase, geralmente (40 a 50%) envolvendo os pulmões, seguidos pela medula óssea e os ossos. No entanto, considera-se que todos os pacientes possuem doença micrometastática no diagnóstico, que é a base lógica para a quimioterapia. (Ver Schwartz, 9ª ed., p. 1299.)

3. O histiocitoma fibroso maligno é mais provável de metastatizar para qual dos seguintes órgãos?
   A. Pulmão.
   B. Fígado.
   C. Osso.
   D. Linfonodo.

Resposta: D
O padrão dominante de metástase (dos sarcomas) é pela via hematógena, primariamente para os pulmões. As metástases para linfonodos são raras (< 5%), exceto em alguns subtipos histológicos, como o sarcoma epitelioide, rabdomiossarcoma, sarcoma de células claras, sarcoma sinovial, histiocitoma fibroso maligno e angiossarcoma. (Ver Schwartz, 9ª ed., p. 1284.)

4. Qual dos seguintes é um fator de risco para o desenvolvimento de um sarcoma?
   A. Hypaque (contraste isotônico).
   B. Trauma.
   C. Linfedema crônico.
   D. Radiografias dentárias.

5. Qual das seguintes síndromes está associada ao aumento no risco de desenvolver um sarcoma?
   A. Polipose adenomatosa familiar.
   B. Síndrome de Ehlers-Danlos.
   C. Síndrome de Down.
   D. Síndrome de Turner.

6. As metástases abdominais são mais prováveis de ocorrer em qual dos seguintes tumores?
   A. Sarcoma sinovial.
   B. Rabdomiossarcoma.
   C. Leiomiossarcoma.
   D. Lipossarcoma mixoide.

7. O método inicial mais adequado para a tomada de biópsia de um sarcoma suspeito de 4 cm na parte inferior da perna é:
   A. Biópsia por agulha grossa.
   B. Biópsia por aspiração.
   C. Biópsia incisional.
   D. Biópsia excisional.

Resposta: C
Em 1948, Stewart e Treves descreveram pela primeira vez a associação entre o linfedema crônico após a dissecação axilar e o subsequente linfangiossarcoma. Também foi relatado que o linfangiossarcoma ocorre após as infecções filariais e nas extremidades inferiores de pacientes com linfedema congênito ou hereditário.
A radioterapia externa é um fator de risco raro, porém bem estabelecido, para o sarcoma de tecido mole. Foi relatado um aumento de 8 a 50 vezes na incidência de sarcomas entre os pacientes tratados para câncer de mama, colo uterino, ovário, testículo e sistema linfático. As radiografias dentárias não expõem os pacientes à suficiente radiação para aumentar o risco de sarcoma.
O Thorotrast, que é um material de contraste, tem sido implicado na carcinogênese dos sarcomas. Não há um aumento no risco com a exposição ao Hypaque.
Embora os pacientes com sarcoma geralmente relatem um histórico de trauma, nenhuma relação causal foi estabelecida. Normalmente, uma lesão menor chama a atenção para um tumor pre-existente que pode ter sido acentuado por edema ou hematoma. (Ver Schwartz, 9ª ed., p. 1285.)

Resposta: A
Os sarcomas geralmente ocorrem em diversas síndromes hereditárias de câncer, incluindo retinoblastoma, síndrome de Li-Fraumeni, neurofibromatose tipo I e polipose adenomatosa familiar. As mutações na linhagem germinativa foram identificadas como causa em apenas um número limitado destes distúrbios. O desenvolvimento no campo de biologia molecular levou a uma melhor compreensão de alguns dos processos celulares básicos governados pelos oncogenes e genes supressores tumorais. (Ver Schwartz, 9ª ed., p. 1285.)

Resposta: D
A tomografia computadorizada do abdome e da pelve deveria ser feita quando a avaliação histológica de um sarcoma de extremidade revela um lipossarcoma mixoide, pois é sabido que este subtipo metastiza para o abdome. (Ver Schwartz, 9ª ed., p. 1286.)

Resposta: A
A biópsia por agulha grossa é um procedimento seguro, preciso e econômico para o diagnóstico de sarcomas. A amostra do tecido obtida de uma biópsia por agulha grossa é geralmente suficiente para diversos testes diagnósticos, como microscopia eletrônica, análise citogenética e citometria de fluxo. A taxa de complicação relatada para a biópsia por agulha grossa é de 1%.
A aspiração por agulha fina é um método aceitável de diagnóstico para a maioria dos sarcomas de tecido mole, particularmente quando os resultados se correlacionam intimamente com os achados clínicos e de imagem. No entanto, a biópsia aspirativa por agulha fina é indicada para o diagnóstico primário dos sarcomas de tecido mole apenas nos centros onde os citopatologistas possuem experiência com estes tipos de tumores. A biópsia incisional e biópsia excisional podem alterar o prognóstico dos pacientes por complicar o estadiamento. Eles não são considerados os melhores testes diagnósticos iniciais para sarcomas > 3 cm em diâmetro. (Ver Schwartz, 9ª ed., p. 1287.)

8. Em qual das seguintes lesões uma biópsia excisional de um sarcoma suspeito seria aceitável?
    A. Massa superficial de 2 cm no flanco.
    B. Lesão de 1,5 cm na face dorsal da mão.
    C. Lesão de 2 cm sobre o calcanhar.
    D. Massa superficial de 4 cm na coxa.

Resposta: A
A biópsia excisional pode ser realizada nas lesões do tronco ou de extremidade facilmente acessíveis (superficiais) e menores que 3 cm. A biópsia excisional não deve ser realizada em lesões envolvendo as mãos e os pés, pois uma reexcisão definitiva pode não ser possível após a biópsia. Os resultados da biópsia excisional apresentam uma taxa de recorrência de 30 a 40%, quando as margens são positivas ou incertas. Biópsias excisionais raramente fornecem qualquer benefício sobre as outras técnicas de biópsia e podem causar complicações pós-operatórias que poderiam vir a atrasar a terapia definitiva. (Ver Schwartz, 9ª ed., p. 1287.)

9. Qual dos seguintes possui um baixo risco de metástase?
    A. Sarcoma de células claras.
    B. Leiomiossarcoma.
    C. Dermatossarcoma *protuberans*.
    D. Condrossarcoma.

Resposta: C
Os tumores com potencial metastático limitado incluem tumor desmoide, tumor lipomatoso atípico (também denominado *lipossarcoma bem diferenciado*), dermatofibrossarcoma *protuberans* e hemangiopericitoma. Os tumores com um risco intermediário de disseminação metastática geralmente possuem um grande componente mixoide e incluem o lipossarcoma mixoide e o condrossarcoma extraesquelético. Dentre os tumores altamente agressivos, que apresentam um grande potencial metastático, estão os angiossarcomas, sarcomas de células claras, lipossarcomas pleomórficos e desdiferenciados, leiomiossarcomas, rabdomiossarcomas e sarcomas sinoviais. (Ver Schwartz, 9ª ed., p. 1287.)

10. Qual dos seguintes é o determinante mais importante do prognóstico para um paciente com um sarcoma?
    A. Profundidade da invasão.
    B. Tipo celular.
    C. Grau histológico.
    D. Tamanho do tumor.

Resposta: C
O grau histológico permanece o fator prognóstico mais importante para os pacientes com sarcomas. Para uma determinação precisa do grau tumoral, uma amostra de tecido adequada deve ser apropriadamente fixada, corada e examinada por um patologista experiente em sarcomas. As características que definem o grau são celularidade, diferenciação, pleomorfismo, necrose e número de mitoses. Foi demonstrado que o grau do tumor prediz o desenvolvimento de metástases e sobrevida geral. Os potenciais metastáticos foram estimados em 5 a 10% para lesões de baixo grau, 25 a 30% para lesões de grau intermediário e 50 a 60% para tumores de alto grau. (Ver Schwartz, 9ª ed., p. 1288.)

11. Qual dos seguintes é o tratamento adequado após uma ampla excisão local de um leiomioma de 4 cm da panturrilha com margens negativas e ausência de metástases?
    A. Radioterapia.
    B. Quimioterapia sistêmica.
    C. Perfusão isolada de membro com quimioterapia.
    D. Radioterapia e quimioterapia.

Resposta: A
Tumores primários pequenos (< 5 cm), sem evidência de doença metastática distante, são controlados com terapia local, consistindo em cirurgia, sozinha ou em combinação com radioterapia, quando amplas margens patológicas são limitadas em virtude das restrições anatômicas. (Ver Schwartz, 9ª ed., p. 1289 e Fig. 36-1.)

```
                    Estabelecer diagnóstico
                    Exame por patologista
                   experiente de uma biópsia
                 por agulha grossa guiada por TC/US

                      Estabelecer o estágio
                   da doença RM da extremidade
                          RXT/TC torácica
```

Estágio da doença

Estágio I	Estágio II	Estágio III	Estágio IV
tumores de baixo grau	≤ 5 cm tumores de alto grau	> 5 cm, doença linfonodal ou de alto grau	Doença metastática distante

Tratamento

| Ressecção cirúrgica | Ressecção cirúrgica ± radiação | Ressecção cirúrgica Radiação ± quimioterapia | Quimioterapia ± ressecção cirúrgica |

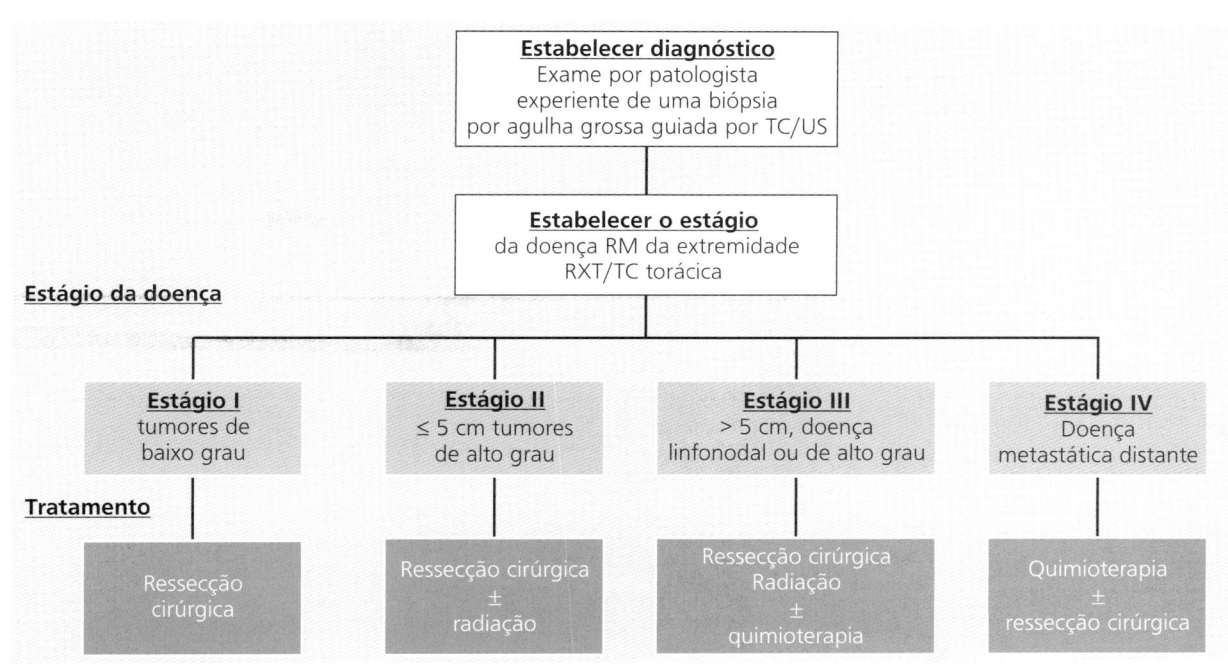

FIG. 36-1. Algoritmo de tratamento do sarcoma de tecido mole de extremidade. TC = tomografia computadorizada; RXT = raios X torácico; RM = ressonância magnética; US = ultrassonografia.

---

12. Qual dos seguintes sarcomas é mais responsivo à quimioterapia?
A. Leiomiossarcoma.
B. Condrossarcoma.
C. Lipossarcoma.
D. Sarcoma sinovial.

Resposta: D
Como um grupo, os sarcomas incluem subtipos histológicos que são responsivos à quimioterapia citotóxica e subtipos que são universalmente resistentes aos atuais agentes quimioterápicos. Um espectro de quimiossensibilidade foi demonstrado para vários subtipos histológicos. Em particular, foram observados o sarcoma sinovial e o fibrossarcoma como altamente sensíveis à quimioterapia; o lipossarcoma e o mixofibrossarcoma como tendo sensibilidade intermediária à quimioterapia; e os tumores estromais gastrointestinais e condrossarcomas como sendo altamente resistentes à quimioterapia. (Ver Schwartz, 9ª ed., p. 1293.)

13. O sintoma mais comum de um sarcoma retroperitoneal é:
A. Uma grande massa abdominal.
B. Obstrução uretral.
C. Obstrução retal.
D. Inchaço da extremidade inferior por congestão venosa.

Resposta: A
Ao contrário dos sarcomas de extremidade, muitos sarcomas retroperitoneais se manifestam como grandes massas tumorais tocando ou envolvendo estruturas vitais, dificultando a ressecção com margens livres. Como resultado, a recorrência locorregional é comum (72% em 5 anos), e o prognóstico para pacientes com sarcoma retroperitoneal é desfavorável e com a taxa de sobrevida em 5 anos estimada em 36 a 58%. (Ver Schwartz, 9ª ed., p. 1295.)

14. O tratamento cirúrgico mais apropriado para um leiomiossarcoma de 2 cm da curvatura maior do estômago é:
A. Ressecção local com 3 cm de margem de tecido normal.
B. Gastrectomia subtotal.
C. Gastrectomia total.
D. Gastrectomia total e linfadenectomia.

Resposta: A
A disseminação linfática não é a primeira via de metástase para os sarcomas gastrointestinais. Consequentemente, a linfadenectomia não é rotineiramente realizada como parte da ressecção. Fundamentado em dados publicados e no padrão primário de falha distante (*versus* local), a recomendação geral é a de realizar uma ressecção de margens negativas com uma margem de 2 a 4 cm de tecido normal. (Ver Schwartz, 9ª ed., p. 1297.)

15. Qual dos seguintes é utilizado no tratamento de tumores estromais gastrointestinais?
A. Doxorrubicina.
B. Imatinibe.
C. Bleomicina.
D. Metotrexato.

Resposta: B
Até recentemente, as opções de tratamento sistêmico para os pacientes com TEGI metastático ou não ressecável eram de pouco benefício terapêutico. O tratamento com imatinibe (Gleevec, ST1571), um inibidor seletivo da *c-kit*, resultou em respostas clínicas impressionantes em uma grande percentagem de pacientes com TEGIs não ressecáveis ou metastáticos. (Ver Schwartz, 9ª ed., p. 1298.)

CAPÍTULO 37

Hérnia Inguinal

PERGUNTAS SOBRE CIÊNCIA BÁSICA

1. O ligamento de Poupart é composto de fibras de qual aponeurose muscular?
   A. Reto abdominal.
   B. Transverso.
   C. Oblíquo interno.
   D. Oblíquo externo.

Resposta: D
O ligamento inguinal também é conhecido como *ligamento de Poupart* e é composto por fibras inferiores da aponeurose do oblíquo externo. O ligamento se estende da espinha ilíaca anterior superior até o tubérculo púbico. O ligamento atua como uma fronteira facilmente identificável do canal inguinal, assim como uma estrutura firme utilizada em vários reparos herniários. (Ver Schwartz, 9ª ed., p. 1308 e Fig. 37-1.)

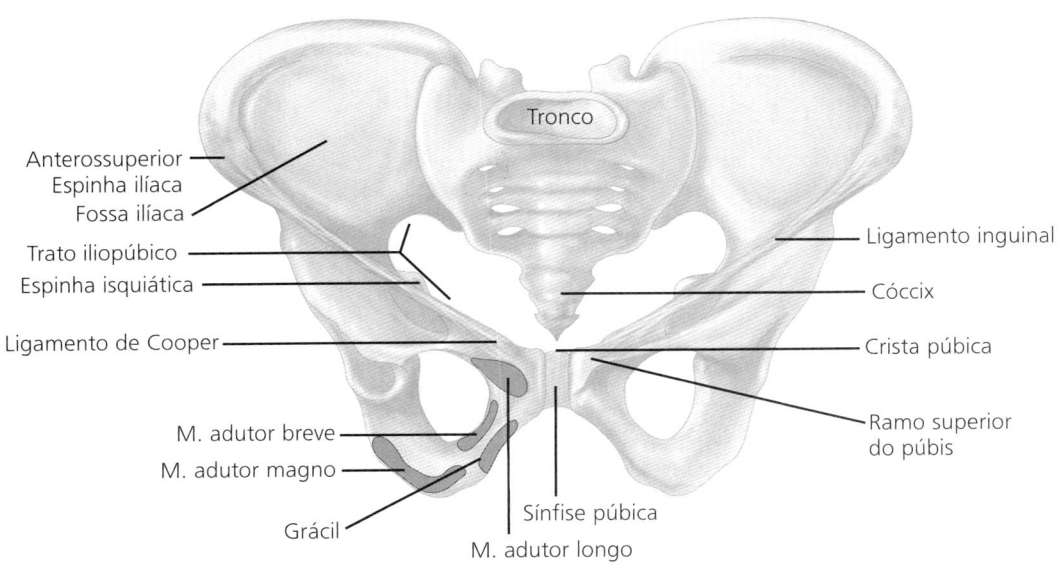

FIG. 37-1. Os ligamentos que contribuem com o canal inguinal incluem o ligamento inguinal, que se estende da espinha ilíaca anterossuperior até o osso púbico. O ligamento de Cooper é observado como a extensão lateral do ligamento lacunar, que é uma expansão do ligamento inguinal à medida que se une ao tubérculo púbico. O trato iliopúbico origina-se e insere-se de modo similar ao ligamento inguinal, porém está localizado posteriormente ao ligamento inguinal. M. = músculo.

2. O trato iliopúbico:
   A. Compõe a borda anterior do canal femoral.
   B. Compõe a borda posterior do canal femoral.
   C. Compõe a borda lateral do anel inguinal externo.
   D. Compõe a borda medial do anel inguinal externo.

Resposta: A
O trato iliopúbico é uma banda aponeurótica que se inicia na espinha ilíaca anterossuperior, inserindo-se na face cranial do ligamento de Cooper. É geralmente confundido com o ligamento inguinal, por causa dos pontos de inserção e origem comuns. No entanto, o trato iliopúbico forma-se na face profunda da margem inferior do músculo transverso do abdome e da fáscia *transversalis*. O ligamento inguinal está na face superficial da camada músculo-aponeurótica destas estruturas. A borda plana do ligamento inguinal é uma estrutura que conecta o trato iliopúbico ao ligamento inguinal. O trato iliopúbico ajuda a formar a margem inferior do anel inguinal interno à medida que ruma medialmente, onde continua como a borda anterior e medial do canal femoral. (Ver Schwartz, 9ª ed., p. 1308.)

3. Qual nervo percorre junto ao cordão espermático, entrando no canal inguinal pelo anel interno e saindo no anel inguinal externo?
   A. Nervo ílio-hipogástrico.
   B. Nervo ilioinguinal.
   C. Nervo genitofemoral.
   D. Nervo cutâneo femoral lateral.

Resposta: B

O nervo ilioinguinal emerge da borda lateral do músculo psoas maior, atravessando obliquamente o músculo quadrado lombar. Em um ponto medial à espinha ilíaca anterior superior, o nervo ilioinguinal cruza o músculo oblíquo interno para entrar no canal inguinal entre os músculos oblíquos interno e externo, saindo através do anel inguinal superficial. O nervo ilioinguinal inerva a pele e as regiões medial e superior da coxa. Nos homens, também inerva o pênis e a região superior do escroto, enquanto inerva o monte púbico e os grandes lábios nas mulheres.

O nervo ílio-hipogástrico surge da T12-L1 e segue o nervo ilioinguinal. Após penetrar na parede abdominal profunda em seu trajeto descendente, o nervo ílio-hipogástrico percorre entre o músculo oblíquo interno e o músculo transverso do abdome, inervando ambos. Ele, então, se ramifica em um ramo cutâneo lateral e um ramo cutâneo anterior, que penetra o oblíquo interno e, após, a aponeurose do oblíquo externo acima do anel inguinal superficial. Uma variante comum é a saída dos nervos ílio-hipogástrico e ilioinguinal ao redor do anel inguinal superficial como uma única entidade.

O nervo genitofemoral surge da L1-L2, ruma ao longo do retroperitônio e emerge na face anterior do músculo psoas. Este nervo, então, se divide nos ramos genital e femoral. O ramo genital permanece ventral aos vasos ilíacos e ao trato iliopúbico à medida que penetra no canal inguinal, lateral aos vasos epigástricos inferiores. Nos homens, percorre através do anel inguinal superficial e inerva o escroto e o músculo cremaster. Nas mulheres, inerva o monte púbico e os grandes lábios. O ramo femoral percorre ao longo da bainha femoral, inervando a pele anterior à parte superior do triângulo femoral.

O nervo cutâneo femoral lateral surge da L2-L3, porém emerge da borda lateral do músculo psoas, no nível da L4. Atravessa o músculo ilíaco obliquamente em direção à espinha ilíaca anterior superior. Este nervo, então, passa inferior ao ligamento inguinal, onde se divide para inervar a face lateral da coxa. (Ver Schwartz, 9ª ed., p. 1310 e Fig. 37-2.)

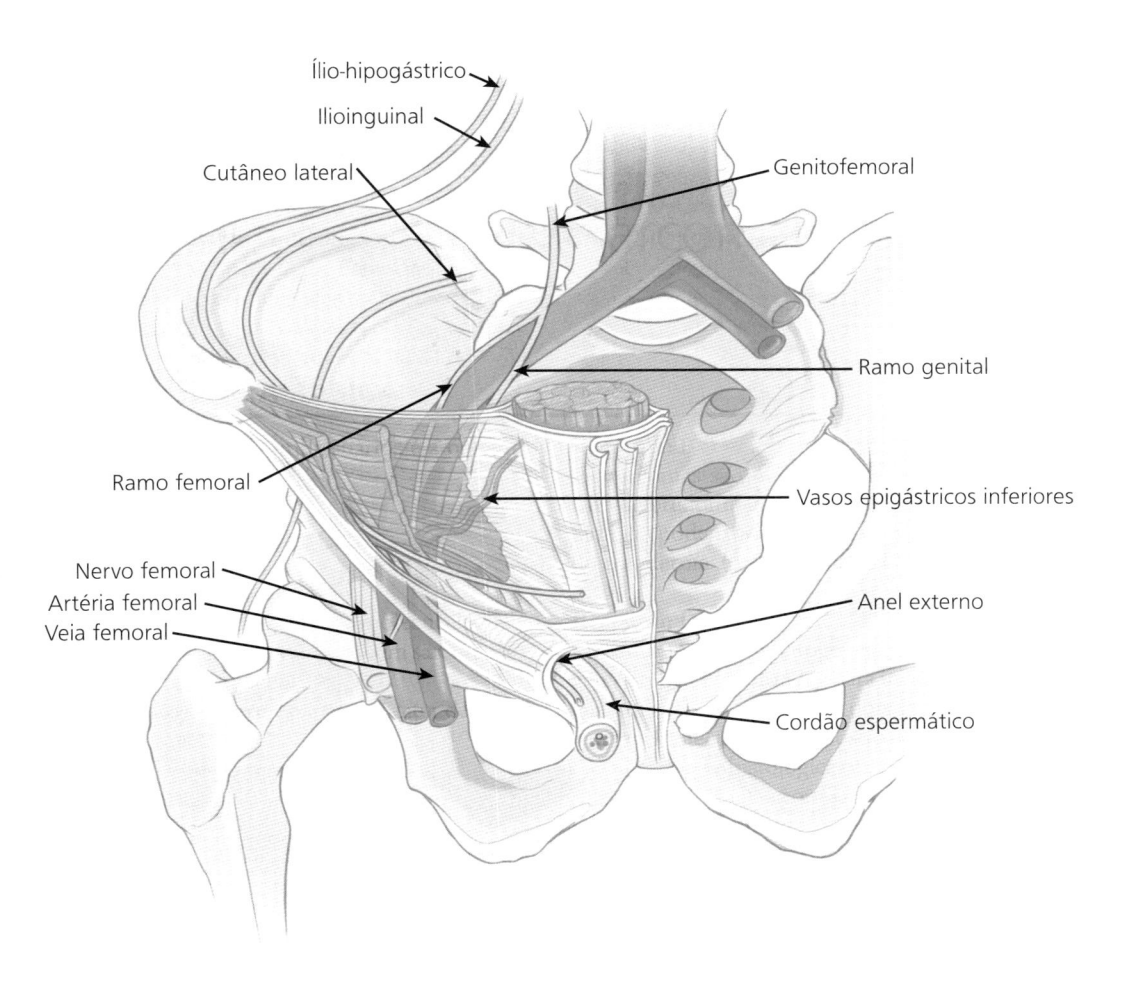

FIG. 37-2. Visão anterior dos cincos nervos principais da região inguinal.

4. Qual dos seguintes é uma das três bordas do triângulo de Hesselbach?
   A. Artéria epigástrica superior.
   B. Borda do músculo transversal.
   C. Ligamento inguinal.
   D. Anel inguinal interno.

5. Qual dos seguintes compõe uma das bordas do anel femoral?
   A. Margem medial do músculo reto.
   B. Artéria femoral.
   C. Trato iliopúbico.
   D. Septo femoral.

Resposta: C
Diferentemente das hérnias indiretas, as hérnias diretas são protrusões mediais aos vasos epigástricos inferiores que se formam no triângulo de Hesselbach. As bordas do triângulo são: o ligamento inguinal forma a margem inferior, a margem do reto abdominal é a borda medial, e os vasos epigástricos inferiores são a borda superior ou lateral. (Ver Schwartz, 9ª ed., p. 1312.)

Resposta: C
O anel femoral é limitado por estruturas firmes que concedem sua inflexibilidade. O limite posterior consiste na fáscia ilíaca e no ligamento de Cooper, e o limite anterior é composto pelo trato iliopúbico e pelo ligamento inguinal, interna e externamente, respectivamente. Medialmente, a borda é composta da aponeurose do músculo transverso do abdome e da fáscia transversal e, lateralmente, o canal é limitado pela veia femoral e seu tecido conectivo. Os conteúdos normais do canal femoral incluem o tecido pré-peritoneal areolar e gordura e linfonodos, particularmente o linfonodo de Cloquet em sua extremidade superior. A extremidade distal do canal é fechada por tecido adiposo, denominado *septo femoral*. Uma vez perdida a integridade deste septo, ocorre herniação femoral. (Ver Schwartz, 9ª ed., p. 1312.)

6. Ao realizar um reparo laparoscópico de hérnia, qual dos seguintes espaços é penetrado?
   A. Espaço de Prussak.
   B. Espaço de Bogros.
   C. Espaço de Disse.
   D. Espaço de Traube.

Resposta: B
Potencialmente, há dois espaços situados profundamente ao peritônio, e estes são encontrados quando o retalho peritoneal é criado. Entre o peritônio e a lâmina posterior da fáscia transversal está o espaço de Bogros. Esta área contém gordura pré-peritoneal e tecido areolar. Um espaço menos proeminente existe entre as lâminas posterior e anterior da fáscia transversal, denominado de *espaço vascular*, visto que este é o local das vasos epigástricos inferiores. O espaço de Disse está no fígado, o espaço de Prussak está na orelha média e o espaço de Traube está no abdome superior esquerdo. (Ver Schwartz, 9ª ed., p. 1313.)

PERGUNTAS CLÍNICAS

1. Qual percentagem de pacientes adultos com uma hérnia inguinal unilateral terá uma hérnia contralateral não identificada?
   A. 7%.
   B. 14%.
   C. 22%.
   D. 39%.

Resposta: C
Em um estudo examinando apenas pacientes com hérnias inguinais unilaterais primárias, foi constatado que 22% apresentavam uma hérnia contralateral oculta durante o reparo laparoscópico da hérnia inguinal. Embora assintomáticas no momento do diagnóstico, estas hérnias possuem o potencial de tornarem-se clinicamente significativas à medida que o paciente envelhece. (Ver Schwartz, 9ª ed., p. 1306.)

2. Qual dos seguintes distúrbios está associado a uma incidência aumentada de hérnias inguinais?
   A. Síndrome de Down.
   B. Osteogênese imperfeita.
   C. Associação VACTERL.
   D. Atresia biliar.

Resposta: B
A osteogênese imperfeita é um distúrbio do tecido conectivo, estando associada a um risco aumentado para hérnias inguinais. Os distúrbios do colágeno, como a síndrome de Ehlers-Danlos, também estão associados a uma incidência aumentada de formação herniária (Tabela 37-1). A análise do tecido revelou que há uma relação entre o componente aneurismático e as hérnias, em razão do metabolismo patológico da matriz extracelular. (Ver Schwartz, 9ª ed., p. 1308.)

TABELA 37-1	Distúrbios do tecido conectivo associados à hérnia inguinal
Osteogênese imperfeita	
Cutis laxa (elastólise congênita)	
Síndrome de Ehlers-Danlos	
Síndrome de Hurler-Hunter	
Síndrome de Marfan	
Deslocamento congênito de quadris em crianças	
Doença renal policística	
Deficiência de alfa1-antitripsina	
Síndrome de Williams	
Síndrome de insensibilidade aos andrógenos	
Síndrome de Robinow	
Síndrome da serpentina	
Síndrome de Alport	
Síndrome de Tel Hashomer (camptodactilia)	
Síndrome de Leriche	
Síndrome da feminização testicular	
Síndrome de Rokitansky-Mayer-Küster	
Síndrome de Goldenhar	
Síndrome de Morris	
Síndrome de Gerhardt	
Síndrome de Menkes	
Doença de Kawasaki	
Síndrome de Pfannenstiel	
Síndrome de Beckwith-Wiedemann	
Síndrome de Rubinstein-Taybi	
Síndrome de fotofobia-alopecia	

3. No cenário de um exame duvidoso, qual das seguintes técnicas apresenta a maior sensibilidade para diagnosticar uma hérnia inguinal?
   A. Repetir o exame por um segundo cirurgião.
   B. Ultrassonografia.
   C. TC.
   D. RM.

Resposta: D
Embora a TC seja útil nas apresentações clínicas ambíguas, poucos dados existem para apoiar seu uso de rotina no diagnóstico. O uso da RM para avaliar hérnias inguinais foi investigado em um grupo de 41 pacientes agendados para serem submetidos a um reparo laparoscópico da hérnia inguinal. No pré-operatório, todos os pacientes foram submetidos à US e RM. A confirmação laparoscópica da presença de hérnia inguinal foi considerada o padrão ouro. O exame físico foi considerado menos sensível, enquanto a RM a técnica mais sensível. A taxa de falso-positivos foi baixa no exame físico e na RM (um achado), porém alta com a US (quatro achados). Com adicional refinamento da tecnologia, as técnicas radiológicas irão continuar a melhorar as taxas de sensibilidade e especificidade do diagnóstico e, portanto, irão servir um papel suplementar em casos de diagnóstico incerto. (Ver Schwartz, 9ª ed., p. 1318.)

4. Uma sutura de quatro camadas de uma hérnia inguinal é um:
   A. Reparo de Pott.
   B. Reparo de Shouldice.
   C. Reparo de McVay.
   D. Reparo de Lichtenstein.

Resposta: B
Reparo de Shouldice: Com o assoalho inguinal posterior exposto, uma incisão na fáscia transversal é realizada entre o tubérculo púbico e o anel inguinal interno. É preciso ter cautela para evitar lesão a quaisquer estruturas pré-peritoneais, com estas sendo rombamente dissecadas para mobilizar os retalhos fasciais superiores e inferiores. A primeira camada do reparo inicia no tubérculo púbico, com o trato iliopúbico sendo suturado à borda lateral da bainha do reto abdominal e, então, progredindo lateralmente. O retalho inferior da fáscia transversal, que inclui o trato iliopúbico, é suturado continuamente à face posterior do retalho superior da fáscia transversal até que o anel interno seja encontrado. Neste momento, o anel interno foi reconstituído. Aqui as suturas não são atadas, mas sim revertidas sobre si mesma na direção medial. No anel interno, a segunda camada é a reaproximação da borda superior da fáscia transversal à margem inferior da fáscia e à borda plana do ligamento inguinal. A sutura é, então, atada à cauda da sutura original. Uma terceira sutura é iniciada no anel inguinal, juntando as aponeuroses do oblíquo interno e do transverso do abdome às fibras aponeuróticas do oblíquo externo, superficialmente ao ligamento inguinal. Esta camada é continuada até o tubérculo púbico onde se reverte sobre si mesma para criar uma quarta linha de sutura, que é similar e superficial à terceira camada.

Reparo de Pott: Ligadura alta apenas do saco, sem reparo do canal inguinal – utilizado somente para as hérnias indiretas.

Reparo de McVay: Uma vez isolado o cordão, uma incisão transversal é realizada pela fáscia transversal, penetrando, consequentemente, o espaço pré-peritoneal. É realizada uma pequena dissecção da face posterior da fáscia para a mobilização da margem superior da fáscia transversal. O assoalho do canal inguinal é, então, reconstruído para restaurar sua força. O ligamento de Cooper é identificado medialmente e é rombamente dissecado para expor sua superfície. A margem superior da fáscia transversal é, então, suturada ao ligamento de Cooper. O reparo é continuado lateralmente, ao longo do ligamento de Cooper, ocluindo o canal femoral.

Reparo de Lichtenstein: A exposição inicial e a mobilização das estruturas do cordão são idênticas às outras abordagens abertas. Deve-se dar atenção especial à dissecção romba do canal inguinal para expor a borda plana do ligamento inguinal e o tubérculo púbico, assim como fornecer uma ampla área para a colocação da tela. Ao contrário dos reparos fundamentados em tecido, o reparo de Lichtenstein não inclui a divisão da fáscia transversal e, portanto, impossibilita a identificação de uma hérnia femoral latente. Ao contrário, o assoalho e o anel interno são reforçados pela aplicação da tela. (Ver Schwartz, 9ª ed., p. 1321 e Fig. 37-3.)

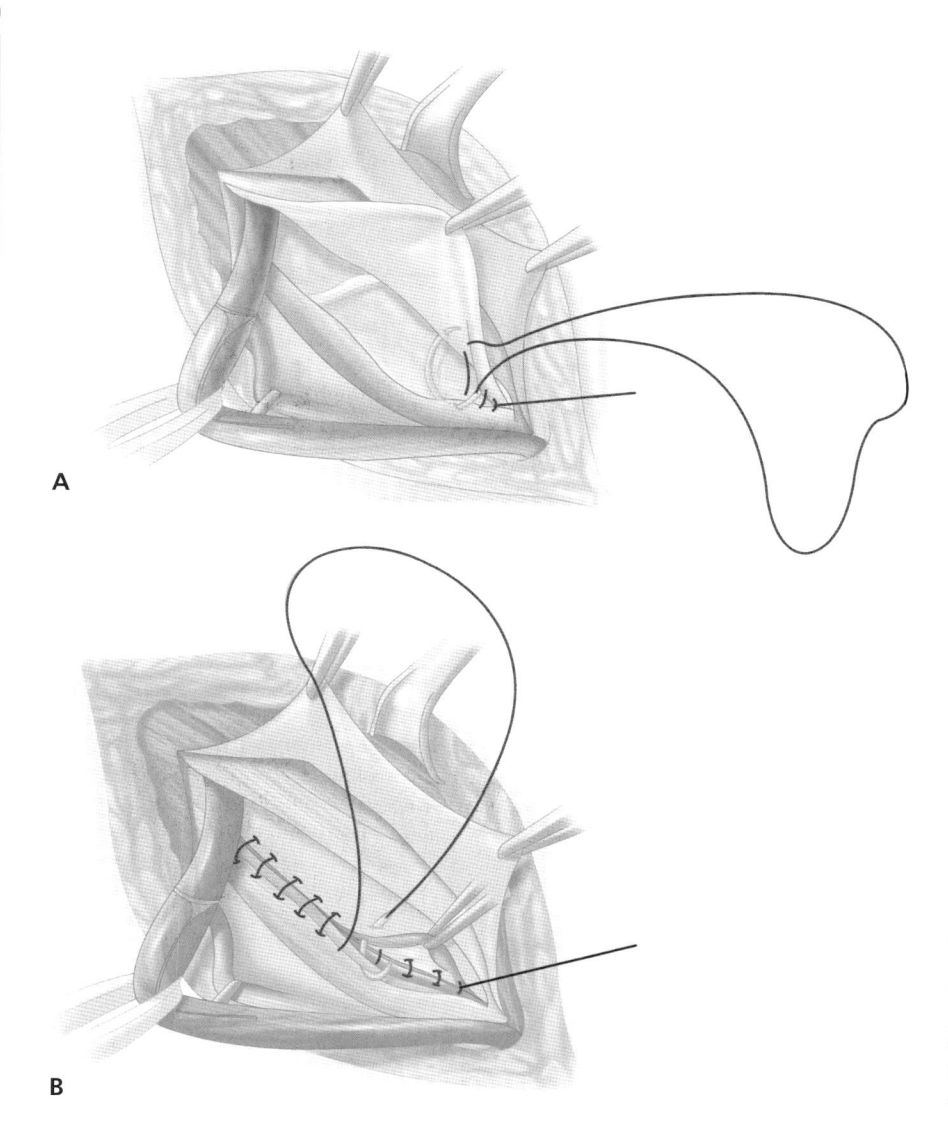

FIG. 37-3. O reparo de Shouldice. **A.** O trato iliopúbico é suturado ao retalho medial, que é composto da fáscia transversal e dos músculos oblíquo interno e transverso do abdome. **B.** Esta é a segunda das quatro linhas de sutura. Após o coto de o músculo cremaster ser apanhado, a sutura é revertida por si mesma em direção ao tubérculo púbico, aproximando os músculos transverso do abdome e oblíquo interno ao ligamento inguinal. Outras duas linhas de sutura eventualmente serão criadas, suturando o músculo oblíquo interno e o músculo transverso do abdome medialmente a um ligamento pseudoinguinal, artificialmente criado a partir das fibras superficiais do retalho inferior da aponeurose do oblíquo externo paralelo ao ligamento verdadeiro.

5. As contraindicações para um reparo laparoscópico transperitoneal de hérnia inguinal incluem:
   A. Incapacidade de tolerar anestesia geral.
   B. Prévia cirurgia gástrica.
   C. Obesidade mórbida.
   D. Diabetes.

Resposta: A
Há diversas contraindicações para a técnica laparoscópica transperitoneal que devem ser levadas em consideração. Pela razão de a laparoscopia ser realizada usando anestesia geral, o paciente deve ser capaz de tolerar hemodinamicamente a anestesia geral e os efeitos do pneumoperitônio. Além disso, uma prévia cirurgia do abdome inferior, como a prostatectomia, ou incisões na linha mediana inferior para outros procedimentos abdominais, é uma contraindicação relativa a uma abordagem laparoscópica pela presença de tecido cicatricial no espaço pré-peritoneal. (Ver Schwartz, 9ª ed., p. 1332.)

6. Qual dos seguintes possui o menor índice de recidiva após o reparo aberto de hérnia inguinal?
   A. Reparo de Bassini.
   B. Reparo de Shouldice.
   C. Reparo de McVay.
   D. Reparo de Marcy.

Resposta: B
Os índices de recidiva dos reparos com base em tecidos variam de acordo com o procedimento; entretanto, avaliações em larga escala continuam a confirmar o reparo de Shouldice como o mais superior. Cirurgiões que realizam o reparo de Shouldice com frequência são capazes de demonstrar índices de recidiva ao redor de 1%. Em mãos menos experientes, tais índices baixos de recidiva não são demonstrados, porém, no geral, os índices de recidiva para o reparo de Shouldice são consistentemente menores do que aqueles do reparo de Bassini ou de McVay. O reparo de Marcy é um Bassini com estreitamento de um anel interno alargado. (Ver Schwartz, 9ª ed., p. 1334.)

7. Orquite isquêmica é mais bem tratada com:
   A. Reexploração para relaxar a tensão no anel interno.
   B. Reexploração para orquiectomia.
   C. Agentes anti-inflamatórios não esteroidais.
   D. Nada (nenhum tratamento é necessário).

Resposta: C
A orquite isquêmica está geralmente presente na primeira semana após o reparo de hérnia inguinal. O paciente pode manifestar uma febre de baixo grau, porém a manifestação mais comum é a de um testículo aumentado, endurecido e doloroso. Esta complicação ocorre em < 1% de todas as herniorrafias, porém esta taxa aumenta nas reoperações para hérnias inguinais recorrentes. A orquite isquêmica é provavelmente causada por uma lesão no plexo pampiniforme, não a artéria testicular. Sacos herniários densamente aderentes ou grandes que requerem dissecção extensa podem resultar em lesão ao plexo pampiniforme. Tranquilização, AINEs e medidas de conforto são decretados para permitir a resolução autolimitante desta complicação. Efeitos a longo prazo da orquite isquêmica são raros. (Ver Schwartz, 9ª ed., p. 1337.)

8. Uma "hérnia do esporte" é mais bem descrita como:
   A. Uma hérnia inguinal direta em um atleta.
   B. Uma hérnia inguinal relacionada com o estresse em um atleta.
   C. Uma pequena laceração ou fraqueza no canal inguinal posterior.
   D. Osteíte púbica.

Resposta: C
Apesar da apresentação clássica, a ausência de achados clínicos torna o diagnóstico de uma hérnia mais questionável. Hérnias ocultas, como estas, podem, na verdade, ser uma hérnia do esporte, também conhecida como uma *hérnia do atleta* ou *pubalgia atlética*. Estas hérnias são comumente observadas em atletas que realizam chutes, torções ou voltas repetitivas, como no *hockey*, futebol e futebol americano, resultando em fraqueza ou laceração da parede inguinal posterior. Um movimento abrupto similar em um indivíduo não atleta também pode resultar nesta condição. A hérnia geralmente não é identificada até o momento de exploração cirúrgica, em que um número de diferentes anomalias pode ser visualizado. Estas incluem laceração da fáscia transversal ou do tendão conjunto, laceração do oblíquo interno ou avulsão do oblíquo interno no tubérculo púbico ou laceração da aponeurose do oblíquo externo ou anel externo alargado. A falta de padronização na literatura dificulta a análise, pois muitas vezes a dor inguinal de outras origens é incluída na discussão das hérnias do esporte. (Ver Schwartz, 9ª ed., p. 1340.)

CAPÍTULO 38

Tireoide, Paratireoide e Suprarrenal

PERGUNTAS SOBRE CIÊNCIA BÁSICA

1. A posição mais comum do nervo laríngeo recorrente DIREITO é?
   A. Anterior à artéria tireóidea inferior.
   B. Posterior à artéria tireóidea inferior.
   C. Entre os ramos da artéria tireóidea inferior.
   D. Ausente (nervo laríngeo não recorrente).

Resposta: B
O NLR esquerdo origina-se no nervo vago, onde atravessa o arco aórtico, circunda em torno do ligamento arterioso e ascende medialmente em direção ao pescoço para se situar no sulco traqueoesofágico. O NLR direito emerge do nervo vago, adiante da artéria subclávia direita. O nervo geralmente passa posterior à artéria antes de ascender em direção ao pescoço, seu trajeto sendo mais oblíquo do que o NLR esquerdo. Ao longo de seu trajeto no pescoço, os NLRs podem ramificar-se e percorrer anterior, posterior ou interdigitar-se com os ramos da artéria tireóidea inferior (Fig. 38-1). O NLR direito pode ser não recorrente em 0,5 a 1% dos indivíduos e geralmente está associado a uma anomalia vascular. (Ver Schwartz, 9ª ed., p. 1346.)

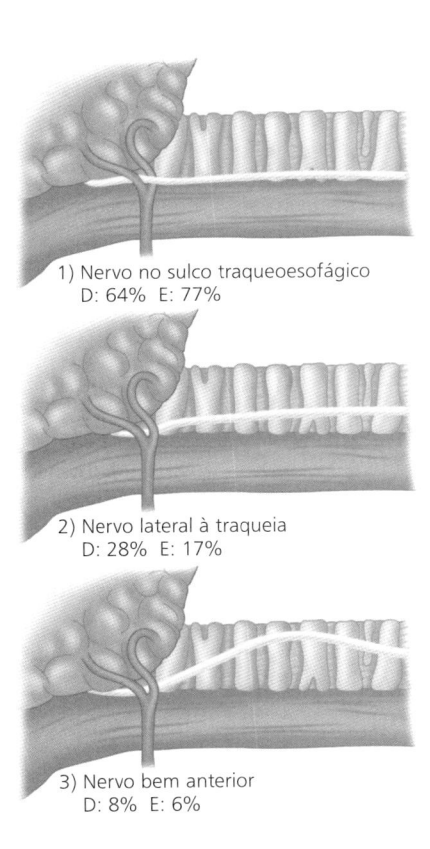

FIG. 38-1. Relação entre o nervo laríngeo recorrente e a artéria tireóidea inferior – a paratireoide superior é caracteristicamente dorsal ao plano do nervo, enquanto a glândula inferior é ventral ao nervo.

1) Nervo no sulco traqueoesofágico
   D: 64% E: 77%

2) Nervo lateral à traqueia
   D: 28% E: 17%

3) Nervo bem anterior
   D: 8% E: 6%

4) Nervo entre os ramos da artéria tireóidea inferior D: 7% E: 67%

5) Nervo posterior à artéria
   D: 53% E: 69%

6) Nervo anterior à artéria
   D: 37% E: 24%

7) Artéria ausente D: 3% E: 1%

2. Os receptores do hormônio tireoidiano:
   A. Ligam-se ao T_4.
   B. Ligam-se ao T_3.
   C. Estão presentes na mitocôndria.
   D. Estão presentes na membrana celular.

Resposta: B
O hormônio tireoidiano livre penetra na membrana celular por difusão ou por carreadores específicos e é transportado à membrana nuclear por meio do ligamento a proteínas específicas. A T_4 é deiodinada para T_3 e entra no núcleo via transporte ativo, onde se liga ao receptor do hormônio tireoidiano. O receptor de T_3 é similar aos receptores nucleares para glicocorticoides, mineralocorticoides, estrogênios, vitamina D e ácido retinoico. Em humanos, dois tipos de genes de receptores T_3 (α e β) estão localizados no cromossomo 3 e 17. (Ver Schwartz, 9ª ed., p. 1348.)

3. As glândulas paratireoides inferiores derivam da:
   A. 1ª bolsa branquial.
   B. 2ª bolsa branquial.
   C. 3ª bolsa branquial.
   D. 4ª bolsa branquial.

Resposta: C
Em humanos, as glândulas paratireoides superiores derivam da quarta bolsa branquial, que também origina a glândula tireoide. A terceira bolsa branquial origina as glândulas paratireoides inferiores e o timo. (Ver Schwartz, 9ª ed., p. 1374.)

4. A secreção de paratormônio é estimulada por:
   A. Hipermagnesemia.
   B. Hipovitaminose D.
   C. Estímulo parassimpático.
   D. Hipocalemia grave.

Resposta: B
As células paratireoides dependem de um receptor de membrana acoplado à proteína G, designado de receptor sensor de cálcio (CASR), para ajustar os níveis de cálcio extracelular com a regulação da secreção de PTH. A secreção de PTH é estimulada pelos baixos níveis de 1,25-di-hidroxi vitamina D, catecolaminas e hipomagnesemia. (Ver Schwartz, 9ª ed., p. 1376.)

5. Qual dos seguintes receptores possui a maior afinidade para epinefrina?
   A. Receptor α-adrenérgico.
   B. Receptor β_1-adrenérgico.
   C. Receptor β_2-adrenérgico.
   D. Receptor γ-adrenérgico.

Resposta: A
Os receptores adrenérgicos são moléculas transmembrana, que são acopladas à proteína G. Podem ser subdivididos em subtipos α e β, localizados em diferentes tecidos, apresentam diferentes afinidades às várias catecolaminas e mediam os efeitos biológicos distintos (Tabela 38-1). As afinidades dos receptores α são – epinefrina > norepinefrina >> isoproterenol; receptores β_1 – isoproterenol > epinefrina = norepinefrina; e receptores β_2 – isoproterenol > epinefrina > norepinefrina. Não há receptor γ-adrenérgico. (Ver Schwartz, 9ª ed., p. 1392.)

TABELA 38-1 Receptores dos hormônios catecolamínicos e efeitos mediados por eles

Receptor	Tecido	Função
α^1	Vasos sanguíneos	Contração
	Intestino	Redução da motilidade, aumento do tônus do esfíncter
	Pâncreas	Redução da liberação de insulina e glucagon
	Fígado	Glicogenólise, gliconeogênese
	Olhos	Dilatação da pupila
	Útero	Contração
	Pele	Suor
α^2	Sinapse (simpático)	Inibe a liberação de norepinefrina
	Plaqueta	Agregação
β^1	Coração	Cronotrópico, inotrópico
	Tecido adiposo	Lipólise
	Intestino	Redução da motilidade, aumento do tônus do esfíncter
	Pâncreas	Aumento da liberação de insulina e glucagon
β^2	Vasos sanguíneos	Vasodilatação
	Bronquíolos	Dilatação
	Útero	Relaxamento

6. A veia suprarrenal esquerda drena para:
    A. VCI.
    B. Veia renal esquerda.
    C. Veia gonadal esquerda.
    D. Veia esplênica.

Resposta: B
Ao contrário do suprimento arterial, cada suprarrenal geralmente é drenada por uma única veia suprarrenal principal. A veia suprarrenal direita é normalmente curta e drena para a VCI, enquanto a veia suprarrenal esquerda é mais longa e esvazia na veia renal esquerda após se juntar à veia frênica inferior. (Ver Schwartz, 9ª ed., p. 1389.)

7. Qual dos seguintes é um efeito dos hormônios tireoidianos?
    A. Efeito inotrópico positivo no coração.
    B. Manutenção do estímulo hipóxico normal.
    C. Aumento da renovação proteica.
    D. Todas as alternativas.

Resposta: D
Os hormônios tireoidianos afetam quase todos os sistemas do corpo. Eles são importantes para o desenvolvimento cerebral e a maturação esquelética do feto. A T_3 aumenta o consumo de oxigênio, a taxa metabólica basal e a produção cardíaca pela estimulação da Na^+/K^+ ATPase em vários tecidos. Também possui um efeito cronotrópico e inotrópico positivo sobre o coração, com o aumento na transcrição da Ca^{2+} ATPase no retículo sarcoplasmático, e o aumento dos níveis de receptores beta-adrenérgicos e da concentração da proteína G. Os alfarreceptores no miocárdio estão reduzidos, e as ações das catecolaminas estão amplificadas. Os hormônios tireoidianos são responsáveis pela manutenção do estímulo hipóxico e hipercápnico normal no centro respiratório do cérebro. Eles também aumentam a motilidade GI, resultando em diarreia no hipertireoidismo e constipação no hipotireoidismo. Os hormônios tireoidianos também aumentam a renovação óssea e proteica e a velocidade da contração e relaxamento muscular. Eles também elevam a glicogenólise, gliconeogênese hepática, absorção intestinal de glicose e síntese e degradação de colesterol. (Ver Schwartz, 9ª ed., p. 1349.)

8. A origem da artéria tireóidea superior é:
    A. Artéria carótida interna.
    B. Artéria carótida externa.
    C. Tronco tireocervical.
    D. Artéria inominada.

Resposta: B
As artérias tireóideas superiores originam-se das artérias carótidas externas ipsolaterais e dividem-se em ramos anteriores e posteriores nos ápices dos lobos tireoidianos. As artérias tireóideas inferiores emergem do tronco tireocervical logo após sua origem nas artérias subclavianas. As artérias tireóideas inferiores seguem trajeto ascendente pela região cervical posterior até a bainha carotídea, penetrando nos lobos tireoidianos em seu ponto central. A artéria tireóidea ima emerge diretamente da aorta ou inominada em 1 a 4% dos indivíduos para entrar no istmo ou substituir uma artéria tireóidea inferior ausente. (Ver Schwartz, 9ª ed., p. 1345 e Fig. 38-2.)

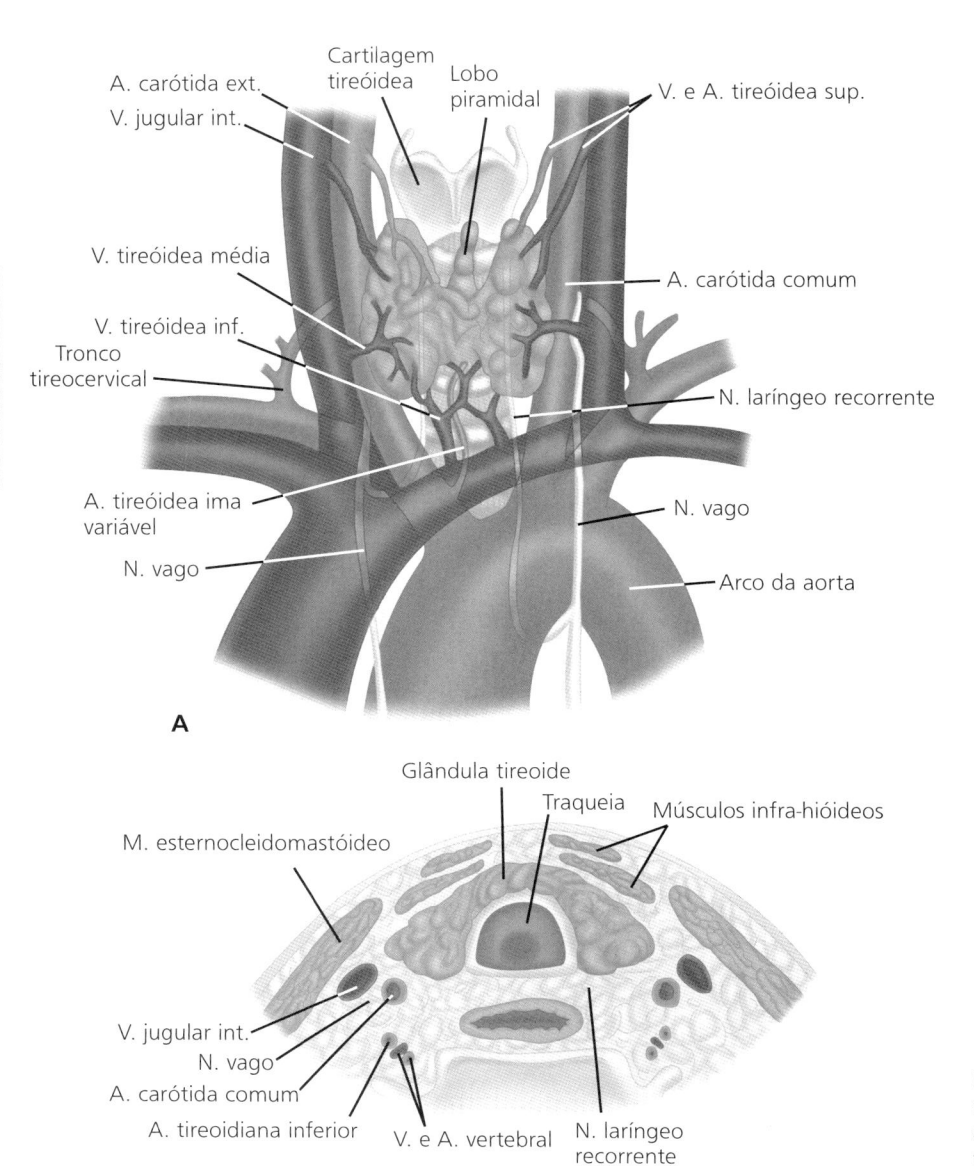

FIG. 38-2. Anatomia da glândula tireoide e estruturas adjacentes, visualizadas anteriormente (**A**) e em um corte transversal (**B**). A. = artéria; M. = músculo; N. = nervo; V. = veia.

9. O local mais comum das glândulas paratireoides superiores é:
   A. Dorsal ao nervo laríngeo recorrente (NLR), a 1 cm da junção entre o NLR e a artéria tireóidea inferior.
   B. Ventral ao nervo laríngeo recorrente (NLR), a 1 cm da junção entre o NLR e a artéria tireóidea inferior.
   C. Dorsal ao nervo laríngeo recorrente (NLR), a 3 cm da junção entre o NLR e a artéria tireóidea inferior.
   D. Ventral ao nervo laríngeo recorrente (NLR), a 3 cm da junção entre o NLR e a artéria tireóidea inferior.

Resposta: A
Aproximadamente 85% dos indivíduos possuem quatro glândulas paratireoides que podem ser encontradas a 1 cm da junção entre a artéria tireóidea inferior e o NLR. As glândulas superiores estão geralmente localizadas dorsais ao NLR, enquanto as glândulas inferiores são geralmente encontradas ventrais ao NLR (Fig. 38-3). (Ver Schwartz, 9ª ed., p. 1349.)

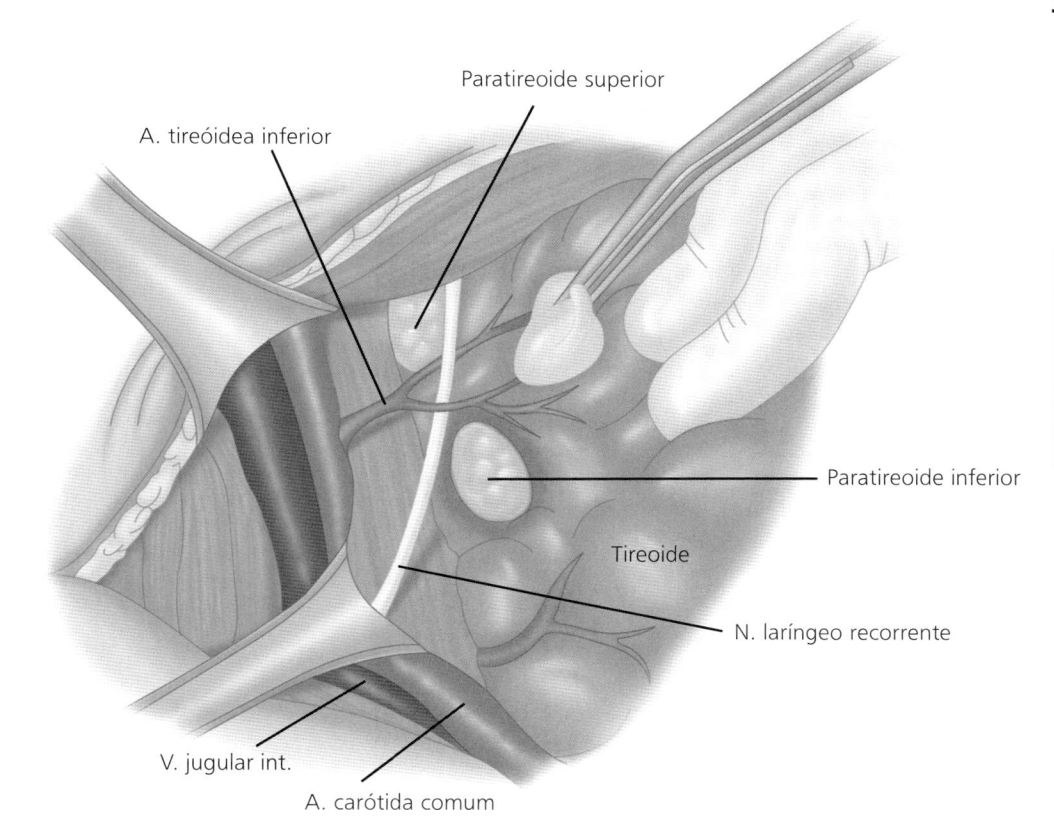

FIG. 38-3. Relação entre as paratireoides e o nervo laríngeo recorrente. A. = artéria; V. = veia; N. = nervo.

10. O paratormônio secretado possui uma meia-vida de:
    A. 2-4 minutos.
    B. 45-60 minutos.
    C. 3 horas.
    D. 8 horas.

Resposta: A
O PTH secretado possui uma meia-vida de 2 a 4 minutos. No fígado, o PTH é metabolizado no componente N-terminal ativo e a fração relativamente inativa C-terminal. O componente C-terminal é excretado pelos rins e acumula-se na insuficiência renal crônica. (Ver Schwartz, 9ª ed., p. 1376.)

11. Qual dos seguintes é o substrato para todas as catecolaminas?
    A. Alanina.
    B. Leucina.
    C. Triptofano.
    D. Tirosina.

Resposta: D
Os hormônios catecolamínicos (epinefrina, norepinefrina e dopamina) são produzidos não somente no sistema nervoso central e simpático, como também na medula suprarrenal. O substrato, tirosina, é convertido em catecolaminas via uma série de etapas exibidas na Figura 38-4. (Ver Schwartz, 9ª ed., p. 1392.)

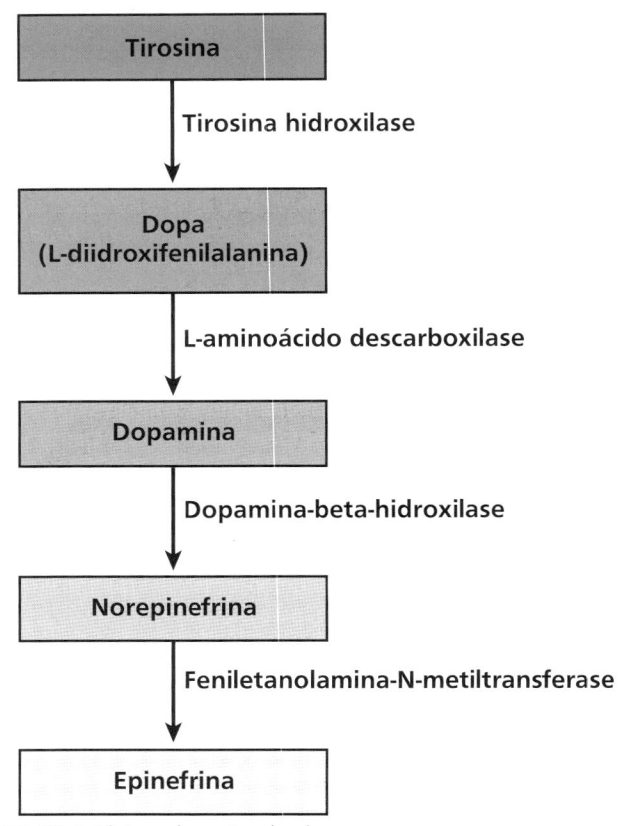

FIG. 38-4. Síntese das catecolaminas.

```
Tirosina
   │ Tirosina hidroxilase
   ▼
Dopa (L-diidroxifenilalanina)
   │ L-aminoácido descarboxilase
   ▼
Dopamina
   │ Dopamina-beta-hidroxilase
   ▼
Norepinefrina
   │ Feniletanolamina-N-metiltransferase
   ▼
Epinefrina
```

12. O córtex suprarrenal é derivado do:
A. Ectoderma.
B. Mesoderma.
C. Endoderma.
D. Crista neural.

Resposta: B
O córtex origina-se ao redor da quinta semana de gestação do tecido mesodérmico próximo às gônadas na crista adrenogenital. Portanto, o tecido adrenocortical ectópico pode ser encontrado nos ovários, cordão espermático e testículos. Subsequentemente, o córtex se diferencia em um córtex fino e definitivo e um córtex fetal interno mais espesso. O último é funcional e produz esteroides suprarrenais fetais ao redor da 8ª semana de gestação, porém involui após o nascimento, resultando em uma redução no peso suprarrenal durante os primeiros 3 meses pós-parto. O córtex definitivo persiste após o nascimento e forma o córtex adulto durante os 3 primeiros anos de vida. Em contraste, a medula suprarrenal possui uma origem ectodérmica e origina-se da crista neural. (Ver Schwartz, 9ª ed., p. 1389.)

13. A artéria suprarrenal inferior origina-se da:
A. Artéria frênica.
B. Artéria esplênica.
C. Artéria renal.
D. Aorta.

Resposta: C
Cada glândula suprarrenal é abastecida por três grupos de vasos – as artérias suprarrenais superiores derivadas da artéria frênica inferior, as artérias suprarrenais médias derivadas da aorta e as artérias suprarrenais inferiores derivadas da artéria renal. Outros vasos que originam-se dos vasos intercostais e gonadais também podem abastecer as suprarrenais. Estas artérias se ramificam em aproximadamente 50 arteríolas, formando um rico plexo abaixo da cápsula glandular, necessitando de cuidadosa dissecção, ligadura e divisão durante a adrenalectomia. (Ver Schwartz, 9ª ed., p. 1389.)

14. Qual dos seguintes NÃO é um efeito dos glicocorticoides?
    A. Síntese proteica muscular reduzida.
    B. Lipólise reduzida.
    C. Inibição da formação óssea.
    D. Débito cardíaco elevado.

Resposta: B
Os glicocorticoides possuem importantes funções no metabolismo intermediário, porém também afetam o tecido conectivo, osso, os sistemas imune, cardiovascular, renal e o nervoso central, como resumido na Tabela 38-2. (Ver Schwartz, 9ª ed., p. 1391.)

TABELA 38-2 Funções dos hormônios glicocorticoides

Função/Sistema	Efeitos
Metabolismo da glicose	Aumento na deposição hepática de glicogênio e gliconeogênese, redução do metabolismo e consumo muscular de glicose
Metabolismo proteico	Redução na síntese de proteínas musculares, aumento do catabolismo
Metabolismo lipídico	Aumento da lipólise no tecido adiposo
Tecido conectivo	Inibição dos fibroblastos, perda de colágeno, adelgaçamento da pele, formação de estrias
Sistema esquelético	Inibição da formação óssea, aumento da atividade osteoclástica, potencializa a ação do PTH
Sistema imune	Aumenta a circulação das células polimorfonucleares, reduz o número de linfócitos, monócitos e eosinófilos, reduz a migração das células inflamatórias aos sítios de lesão
Sistema cardiovascular	Aumenta o débito cardíaco e o tônus vascular periférico
Sistema renal	Retenção de sódio, hipocalemia, hipertensão via efeito mineralocorticoide, aumento na filtração glomerular via efeitos dos glicocorticoides
Sistema endócrino	Inibe a síntese e liberação de TSH, reduz os níveis de TBG, reduz a conversão do T_4 em T_3

PTH = hormônio paratireoidiano, T_3 = 3,5′,3-triiodotironina; T_4 = tiroxina; TBG = globulina ligadora de tiroxina; TSH = hormônio estimulante da tireoide.

15. O proto-oncogene *RET* está associado a:
    A. Câncer de tireoide papilar.
    B. Doença de Hirschsprung.
    C. Feocromocitoma.
    D. Todas as alternativas.

Resposta: D
O proto-oncogene *RET* desempenha um papel significativo na patogênese dos cânceres de tireoide. Está localizado no cromossomo 10 e codifica um receptor tirosina quinase, que se liga a vários fatores de crescimento, como o fator neurotrófico derivado da glia e da neurturina. A proteína *RET* é expressa em tecidos derivados dos sistemas embrionários excretor e nervoso. Consequentemente, distúrbio da *RET* pode resultar em anomalias do desenvolvimento em órgãos derivados destes sistemas, como os sistemas nervosos entérico (doença de Hirschsprung) e renal. Mutações germinais no proto-oncogene *RET* são conhecidas por predispor ao aparecimento de NEM2A, NEM2B e CMT familiar, e mutações somáticas foram demonstradas em tumores derivados da crista neural, como os CMTs (30%) e os feocromocitomas. (Ver Schwartz, 9ª ed., p. 1361 e Tabela 38-3.)

TABELA 38-3	Oncogenes e genes supressores tumorais implicados na tumorigênese tireoidiana	
Gene	Função	Tumor
Oncogenes		
RET	Receptor de membrana com atividade tirosina quinase	CMT familiar e esporádica, CPT (rearranjos RET/CPT)
MET	Idem	Hiperexpresso no CPT
TRK1	Idem	Ativados em alguns CPTs
TSH-R	Ligado à proteína G heterotrimérica	Adenoma hiperfuncional
Gsa (gsp)	Molécula de transdução de sinal (ligação à GTP)	Adenoma hiperfuncional, adenoma folicular
Ras	Proteína de transdução de sinal	Carcinoma e adenoma folicular, CPT
PAX8/PPARy1	Oncoproteína	Adenoma folicular, carcinoma folicular
B-Raf (BRAF)	Transdução de sinal	CPT, células altas e pouco diferenciado, anaplásico
Supressores tumorais		
p53	Regulador do ciclo celular, detém células na G1, induz apoptose	CPT desdiferenciado, CFT, neoplasias anaplásicas
p16	Regulador do ciclo celular, inibe a quinase dependente de ciclina	Linhagens celulares de câncer de tireoide
PTEN	Proteína tirosina fosfatase	Carcinoma e adenoma folicular

CFT = câncer folicular da tireoide; GTP = guanosina trifosfato; CMT = câncer medular da tireoide; CPT = câncer papilar da tireoide.

16. A tiroxina (T_4) é composta de:
  A. Duas moléculas de di-iodotirosina (DIT).
  B. Uma molécula de di-iodotirosina (DIT) e duas moléculas de monoiodotirosina (MIT).
  C. Quatro moléculas de monoiodotirosina (MIT).
  D. Nenhuma das alternativas.

Resposta: A
A síntese do hormônio tireoidiano consiste em diversas etapas. A primeira, retenção de iodeto, envolve o transporte ativo (ATP-dependente) de iodeto através da membrana basal do tireócito via uma proteína intrínseca de membrana, a symporter sódio-iodo (Na^+/I^-). A tireoglobulina (Tg) é uma glicoproteína grande (660 kDa), que está presente nos folículos tireoidianos e possui quatro resíduos tirosil. A segunda etapa na síntese do hormônio tireoidiano envolve a oxidação do iodeto em iodo e iodização dos resíduos de tirosina em Tg, para formar monoiodotirosinas (MIT) e di-iodotirosinas (DIT). Ambos os processos são catalisados pela tirosina peroxidase (TPO). Uma proteína recentemente identificada, a pendrina, supostamente medeia o efluxo de iodo na membrana apical. A terceira etapa resulta no acoplamento de duas moléculas DIT para formar a tetraiodotironina ou tiroxina (T4), e uma molécula DTI com uma molécula MIT para formar a 3,5',3- triiodotironina (T3) ou a 3,3',5-triiodotironina reversa (rT_3). (Ver Schwartz, 9ª ed., p. 1348.)

17. Qual dos seguintes é uma função da aldosterona?
    A. Aumento da absorção de potássio.
    B. Aumento da absorção do íon hidrogênio.
    C. Aumento da absorção de sódio.
    D. Nenhuma das alternativas.

Resposta: C
A aldosterona opera principalmente para aumentar a reabsorção de sódio e a excreção de potássio e íon hidrogênio no nível do tubo convoluto distal renal. Com menor frequência, a aldosterona aumenta a absorção de sódio nas glândulas salivares e superfícies da mucosa GI. (Ver Schwartz, 9ª ed., p. 1390.)

18. Os glicocorticoides são produzidos na:
    A. Zona glomerulosa.
    B. Zona fasciculada.
    C. Zona reticular.
    D. Medula suprarrenal.

Resposta: B
O córtex suprarrenal possui uma cor amarelada em razão do alto conteúdo lipídico e é o responsável por, aproximadamente, 80 a 90% do volume da glândula. Histologicamente, o córtex é dividido em três zonas – a zona glomerulosa, a zona fasciculada e a zona reticular. A área externa da zona glomerulosa consiste em pequenas células e é o sítio de produção do hormônio mineralocorticoide aldosterona. A zona fasciculada é composta por grandes células, que geralmente possuem um aspecto espumoso por causa das múltiplas inclusões lipídicas, enquanto as células da zona reticular são menores. Estas últimas zonas são o sítio de produção dos glicocorticoides e andrógenos suprarrenais. A medula suprarrenal constitui 10 a 20% do volume da glândula e possui uma cor castanho-avermelhada. Produz os hormônios catecolamínicos epinefrina e norepinefrina. (Ver Schwartz, 9ª ed., p. 1389.)

19. Os dois primórdios da tireoide lateral fundem-se com o primórdio da tireoide média na 5ª semana de gestação. Este primórdio médio origina-se do:
    A. Ectoderma.
    B. Mesoderma.
    C. Endoderma.
    D. Crista neural.

Resposta: C
A glândula tireoide surge de uma evaginação do intestino anterior primitivo ao redor da terceira semana de gestação. Origina-se na base da língua no forame cego. As células endodérmicas presentes no assoalho do primórdio da faringe espessam para formar o primórdio da tireoide medial, que desce na região cervical anterior até as estruturas que formam o osso hioide e a laringe. Durante sua descida, o primórdio permanece conectado ao forame cego via um tubo revestido por epitélio, conhecido como *ducto tireoglosso*. As células epiteliais que compõem o primórdio originam as células foliculares da tireoide. Os dois primórdios laterais originam-se da quarta bolsa branquial e se fundem com o primórdio mediano ao redor da quinta semana de gestação. Os primórdios laterais possuem uma origem neuroectodérmica (corpos ultimobranquiais) e fornecem a calcitonina produzida pelas células C ou parafoliculares, que se encontram na região superoposterior da glândula. (Ver Schwartz, 9ª ed., p. 1344.)

20. O colesterol é o precursor de todos os hormônios produzidos na glândula suprarrenal. A primeira etapa na síntese de todos os hormônios suprarrenais é o de clivar o colesterol para produzir:
    A. Progesterona.
    B. Pregnenolona.
    C. 17α-hidroxipregnenolona.
    D. 11-desoxicorticosterona.

Resposta: B
A pregnenolona é produzida pela clivagem da cadeia lateral do colesterol, tornando-se o precursor de todos os hormônios suprarrenais (Fig. 38-5). (Ver Schwartz, 9ª ed., p. 1390.)

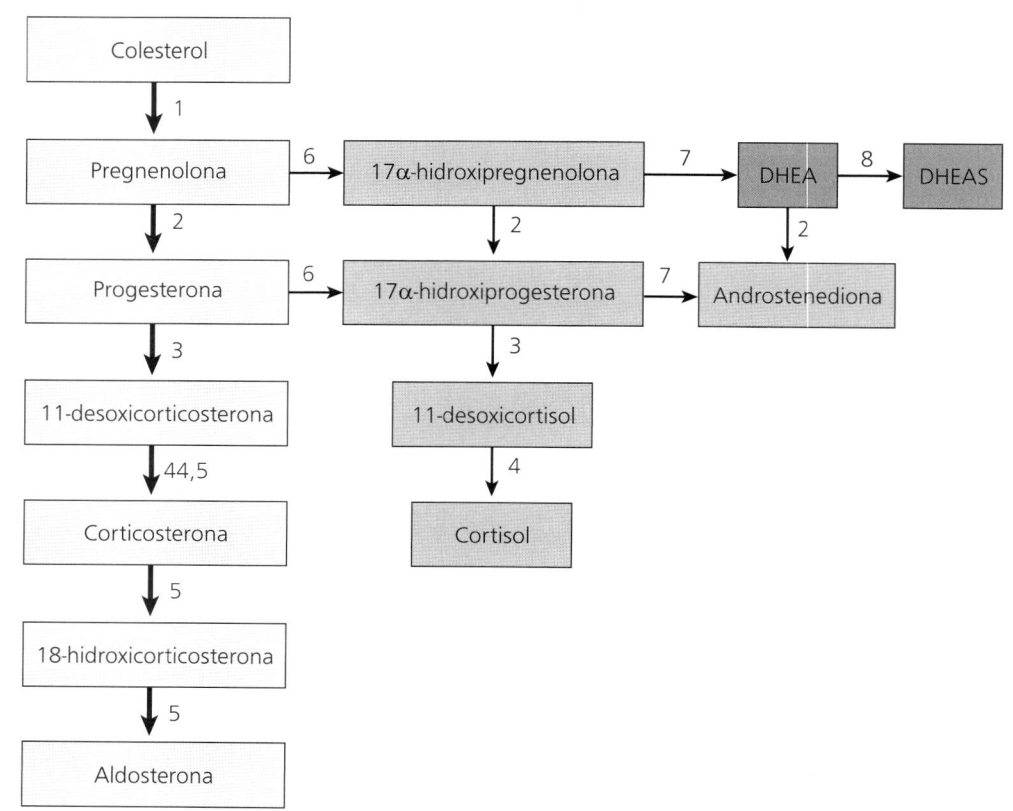

FIG. 38-5. Síntese dos esteroides suprarrenais. As enzimas envolvidas são (1) p450scc (clivagem da cadeia lateral do colesterol), (2) 3β-hidroxiesteroide desidrogenase, (3) p450c21 (21 β-hidroxilase), (4) p450c11 (11β-hidroxilase), (5) p450c11AS (aldosterona sintase), (6) p450c17 (atividade da 17α-hidroxilase), (7) p450c17 (atividade da 17,20-liase/desmolase) e (8) sulfoquinase. DHEA = desidroepiandrosterona; DHEAS = sulfato de desidroepiandrosterona.

PERGUNTAS CLÍNICAS

1. Propiltiouracil:
   A. Pode ser administrado uma vez ao dia em pacientes com hipertireoidismo.
   B. Pode causar agranulocitose.
   C. Não afeta a conversão periférica de T_4 para T_3.
   D. Não atravessa a placenta.

Resposta: B
Os medicamentos antitireoidianos geralmente são administrados na preparação para ablação com RAI ou cirurgia. As drogas comumente utilizadas são o propiltiouracil (PTU, 10 a 300 mg, 3 vezes ao dia) e metimazol (10 a 30 mg, 3 vezes ao dia e, então, 1 vez ao dia). O metimazol possui uma meia-vida mais longa e pode ser administrado 1 vez ao dia. Ambas as drogas reduzem a produção do hormônio tireoidiano, inibindo a ligação orgânica do iodo e o acoplamento das iodotirosinas (mediado pela TPO). Além disso, o PTU também inibe a conversão periférica do T_4 em T_3, tornando-o útil para o tratamento da tempestade tireoidiana. Ambas as drogas podem atravessar a placenta, inibindo a função tireoidiana fetal e são excretadas no leite materno, embora o PTU apresente um menor risco de transferência placentária. O metimazol também foi associado à aplasia congênita; portanto, o PTU é preferível em gravidez e mulheres amamentando. Os efeitos colaterais incluem granulocitopenia reversível, erupções cutâneas, febre, neurite periférica, poliartrite, vasculite e, raramente, granulocitose e anemia aplásica. Os pacientes devem ser monitorados para estas possíveis complicações e deveriam sempre ser alertados para imediatamente interromper o tratamento com PTU ou metimazol e buscar conselho médico quando desenvolverem dor de garganta ou febre. O tratamento da agranulocitose envolve admissão hospitalar, descontinuação da droga e terapia com antibiótico de amplo espectro. A cirurgia deve ser adiada até a contagem granulocítica alcançar 100 células/m^3. (Ver Schwartz, 9ª ed., p. 1354.)

2. Qual dos seguintes NÃO é comumente observado em pacientes com a síndrome NEM1?
   A. Gastrinoma.
   B. Insulinoma.
   C. Prolactinoma.
   D. Feocromocitoma.

Resposta: D
Os feocromocitomas são observados em pacientes com a síndrome NEM2. O HPTP é a mais precoce e comum manifestação da NEM1[59], desenvolvendo-se em 80 a 100% dos pacientes ao redor dos 40 anos de idade. Estes pacientes também apresentam predisposição aos tumores neuroendócrinos pancreáticos e adenomas hipofisários e, com menor frequência, aos tumores adrenocorticais, lipomas, angiomas cutâneos e tumores carcinoides de brônquio, timo ou estômago. Cerca de 50% dos pacientes desenvolvem gastrinomas, que geralmente são múltiplos e metastáticos ao diagnóstico. Os insulinomas se desenvolvem em 10 a 15% dos casos, embora muitos pacientes possuam tumores endócrinos pancreáticos não funcionais. Prolactinomas se desenvolvem em 10 a 50% dos pacientes com NEM1 e constituem a lesão hipofisária mais comum. (Ver Schwartz, 9ª ed., p. 1377.)

3. Tireoidite subaguda dolorosa:
   A. Resulta em hipotireoidismo em > 80% dos pacientes.
   B. Ocorre geralmente em mulheres > 70 anos de idade.
   C. É frequentemente precedida por uma infecção do trato respiratório superior.
   D. Requer uma tireoidectomia para alívio dos sintomas em > 50% dos pacientes.

Resposta: C
A tireoidite dolorosa geralmente ocorre em mulheres de 30 a 40 anos de idade e é caracterizada por um início repentino ou gradual de dor no pescoço, que pode irradiar em direção à mandíbula ou ou orelha. Geralmente há um histórico de uma infecção precedente do trato respiratório superior. A glândula está aumentada, intensamente sensível e firme. O distúrbio classicamente progride em quatro estágios. Uma fase hipertireóidea inicial, causada pela secreção do hormônio tireoidiano, é seguida por uma segunda fase eutireóidea. A terceira fase, o hipotireoidismo, ocorre em cerca de 20 a 30% dos pacientes e é seguida por resolução e retorno ao estado eutireóideo em > 90% dos pacientes. Alguns pacientes desenvolvem doença recorrente.

A tireoidite dolorosa é autolimitante e, portanto, o tratamento é primariamente sintomático. Aspirina e outros AINEs são utilizados para o alívio da dor, porém esteroides podem ser indicados em casos mais graves. A reposição tireóidea a curto prazo pode ser necessária, encurtando a duração dos sintomas. Tireoidectomia é reservada para o paciente raro que possui um curso prolongado não responsivo ao tratamento médico ou na doença recorrente. (Ver Schwartz, 9ª ed., p. 1356.)

4. Qual dos seguintes testes apresenta a maior sensibilidade para a localização de adenomas da paratireoide?
   A. Ultrassonografia.
   B. TC de corte fino.
   C. PET.
   D. Sestamibi.

Resposta: D
A cintilografia com sestamibi-99 m Tc é a modalidade mais precisa e amplamente utilizada, com uma sensibilidade de > 80% para a detecção de adenomas da paratireoide. O sestamibi (Cardiolite) foi inicialmente introduzido para a obtenção de imagens cardíacas, sendo concentrado em tecido rico em mitocôndria. Posteriormente, foi observada sua utilidade para a localização da paratireoide por causa de eliminação tardia do radionucleotídeo do tecido paratireóideo hipercelular, comparada ao tecido tireóideo. As imagens com sestamibi são geralmente complementadas por ultrassonografia cervical, que pode identificar adenomas com uma sensibilidade > 75% em centros experientes e são mais úteis na identificação das paratireoides intratireóideas. Tomografia computadorizada por emissão de fóton único, particularmente quando utilizada com a TC, demonstrou ser superior a outras técnicas de imagens fundamentadas em medicina nuclear. Especificamente, a tomografia computadorizada por emissão de fóton único pode indicar se um adenoma está localizado no mediastino anterior ou posterior (janela aortopulmonar), permitindo, desse modo, que o cirurgião modifique a abordagem cirúrgica de acordo. TC e RM são menos sensíveis do que as imagens com sestamibi, porém ajudam a localizar as glândulas mediastinais e paraesofágicas grandes. (Ver Schwartz, 9ª ed., p. 1381.)

5. Qual das seguintes drogas pode causar tempestade tireoidiana em pacientes com hipertireoidismo?
   A. Amiodarona.
   B. Labetalol.
   C. Corticosteroides.
   D. Nenhuma das alternativas.

Resposta: A
A tempestade tireoidiana é uma condição de hipertireoidismo acompanhada por febre, depressão ou excitação do sistema nervoso central, disfunção cardiovascular que pode ser precipitada por infecção, cirurgia ou trauma. Ocasionalmente, a tempestade tireoidiana pode resultar da administração de amiodarona. Esta condição foi previamente associada a altas taxas de mortalidade, porém pode ser adequadamente controlada em uma unidade de terapia intensiva. Os betabloqueadores são administrados para reduzir a conversão periférica de T_4 em T_3 e reduzir os sintomas hipertireoidianos. Suplementação de oxigênio e suporte hemodinâmico devem ser instituídos. Compostos de não aspirina podem ser utilizados para tratar a febre, e o iodo de Lugol ou o iodeto de sódio (intravenosamente) devem ser administrados para reduzir a captação de iodo e a secreção do hormônio tireoidiano. A terapia com PTU bloqueia a formação de novo hormônio tireoidiano e reduz a conversão periférica de T_4 para T_3. Corticosteroides geralmente ajudam a prevenir a exaustão suprarrenal e a bloquear a conversão hepática do hormônio tireoidiano. (Ver Schwartz, 9ª ed., p. 1355.)

6. Após uma tireoidectomia total para câncer de tireoide, muitos médicos recomendam uma dose de 100 mCi de ^{131}I em pacientes com tiroglobulina elevada. Qual das seguintes é uma complicação relatada deste tratamento?
   A. Sialadenite.
   B. Edema cerebral.
   C. Supressão da medula óssea.
   D. Paralisia das pregas vocais.

Resposta: A
Foram relatados sintomas de sialadenite, náusea e vômito com apenas 50 mCi de ^{131}I. (Ver Schwartz, 9ª ed., p. 1367 e Tabela 38-4.)

TABELA 38-4	Complicações da terapia com iodo radioativo (131I) e doses que estas complicações são observadas
Aguda	**Longo Prazo**
Sensibilidade, inchaço e dor cervical	Hematológico
Tireoidite (na presença de resíduo)	Supressão da medula óssea (> 500 mCi)
	Leucemia (> 1.000 mCi)
Sialadenite (50-450 mCi), disfunção do paladar	Fertilidade
Hemorragia (metástases cerebrais)	Lesão ovariana/testicular, infertilidade
Edema cerebral (metástases cerebrais, 200 mCi)	Aumento na taxa de aborto espontâneo
Paralisia das pregas vocais	Fibrose pulmonar
Náusea e vômitos (50-450 mCi)	Sialadenite crônica, nódulos, disfunção do paladar
Supressão da medula óssea (200 mCi)	Aumento no risco de câncer
	Câncer anaplásico de tireoide
	Câncer gástrico
	Câncer hepatocelular
	Câncer de pulmão
	Câncer de mama (> 1.000 mCi)
	Câncer vesical
	Hipoparatireoidismo

7. A causa mais comum da síndrome de Cushing é:
   A. Adenoma suprarrenal.
   B. Hiperplasia suprarrenal.
   C. Produção ectópica de ACTH.
   D. Adenoma hipofisário.

Resposta: D
Embora um pouco confusa, a causa mais comum da síndrome de Cushing é a doença de Cushing. *Síndrome de Cushing* refere-se a um complexo de sintomas e sinais secundários à hipersecreção de cortisol, independente da etiologia. Em contraste, a *doença de Cushing* refere-se a um tumor hipofisário, geralmente um adenoma, que resulta em hiperplasia suprarrenal bilateral e hipercortisolismo. A síndrome de Cushing (endógena) é uma doença rara, afetando 10 em 1 milhão de indivíduos. É mais comum em adultos, porém pode ocorrer em crianças. Mulheres são mais comumente afetadas (razão homem:mulher 1:8). Embora a maioria dos indivíduos tenha doença esporádica, a síndrome de Cushing pode ser encontrada em famílias com NEM1 e pode ser secundária a tumores hipofisários secretores de ACTH, neoplasias suprarrenais primárias, um tumor carcinoide secretor de ACTH (mais comum em homens) ou adenoma bronquial (mais comum em mulheres).

A síndrome de Cushing pode ser classificada como ACTH-dependente ou ACTH-independente (Tabela 38-5). A causa mais comum de hipercortisolismo é a administração exógena de esteroides. No entanto, aproximadamente 70% dos casos de síndrome de Cushing endógena são causados por um tumor hipofisário produtor de ACTH. As fontes suprarrenais primárias (adenoma, hiperplasia e carcinoma) são responsáveis por, aproximadamente, 20% dos casos, e os tumores ectópicos secretores de ACTH são responsáveis por < 10% dos casos. (Ver Schwartz, 9ª ed., p. 1394.)

TABELA 38-5 Etiologia da síndrome de Cushing

ACTH-dependente (70%)
- Adenoma hipofisário ou doença de Cushing (~70%)
- Produção ectópica de ACTH[a] (~10%)
- Produção ectópica de CRH (< 1%)

ACTH-independente (20-30%)
- Adenoma suprarrenal (10-15%)
- Carcinoma suprarrenal (5-10%)
- Hiperplasia suprarrenal – hiperplasia cortical micronodular pigmentada ou hiperplasia macronodular sensível ao peptídeo inibitório gástrico (5%)

Outros
- Síndrome de pseudo-Cushing
- Iatrogênico – administração exógena de esteroides

[a]De tumores de pulmão de pequenas células, tumores de células das ilhotas pancreáticas, cânceres medulares da tireoide, feocromocitomas e tumores carcinoides do pulmão, timo, intestino, pâncreas e ovário.
ACTH = hormônio adrenocorticotrófico; CRH = hormônio liberador de corticotropina.

8. Cirurgia é indicada em qual dos seguintes pacientes assintomáticos com hiperparatireoidismo primário?
   A. Excreção de cálcio urinário levemente elevada (> 100 mg/dL).
   B. Redução em 10% na depuração de creatinina.
   C. Cálcio sérico > 0,8 acima dos limites superiores normais.
   D. Idade < 50 anos.

Resposta: D
As diretrizes para cirurgia em pacientes assintomáticos com hiperparatireoidismo primário foram recentemente reavaliadas em um segundo seminário sobre HPTP assintomático realizado no *National Institutes of Health* em 2002, como demonstrado na Tabela 38-6. Atualmente, recomenda-se a cirurgia para pacientes com pequenas elevações nos níveis séricos de cálcio (> 1 mg/dL acima do limite superior normal) e quando as medidas de DMO em um dos três sítios (rádio, coluna, quadril) possui um desvio-padrão maior que 2,5 abaixo das medidas obtidas de indivíduos pareados por gênero e raça, não pareados por idade e controles (ou seja, pico da densidade óssea ou escore T (em vez de escore z) < 2,5). Os médicos ainda recomendam precaução ao usar os índices de anomalias neuropsicológicas, de doença cardiovascular, sintomas GI, menopausa e índices elevados de urina ou soro do aumento da renovação óssea, como as únicas indicações para a paratireoidectomia. (Ver Schwartz, 9ª ed., p. 1380.)

TABELA 38-6 Indicações para paratireoidectomia em pacientes com HPT primário assintomático (diretrizes da conferência de consenso da NIH em 2002)

- Cálcio sérico > 1 mg/dL acima dos limites superiores normais
- Episódio hipercalcêmico potencialmente fatal
- Depuração da creatina reduzida em 30%
- Cálculos renais nos raios X abdominais
- Excreção de cálcio em urina de 24 horas intensamente elevada (≥ 400 mg/d)
- Densidade mineral óssea substancialmente reduzida na coluna lombar, quadril ou rádio distal (> 2,5 DP abaixo do pico de massa óssea, escore T < -2,5)
- Idade < 50 anos
- Vigilância médica a longo prazo não desejada ou possível

HPT = hiperparatireoidismo; NIH = National Institutes of Health; DP = desvio-padrão.

9. Um paciente com um carcinoma medular da tireoide direita de 1 cm e nenhuma adenopatia clinicamente significativa é mais bem tratado com:
   A. Lobectomia direita da tireoide.
   B. Lobectomia direita da tireoide e tireoidectomia subtotal.
   C. Tireoidectomia total.
   D. Tireoidectomia total com linfadenectomia central do linfonodo.

Resposta: D
A tireoidectomia total é o tratamento de escolha para pacientes com CMT, pela alta incidência de multicentricidade, evolução mais agressiva e o fato de que a terapia com ^{131}I geralmente não é eficaz. Os linfonodos do compartimento central frequentemente estão envolvidos no início do processo da doença, de modo que uma dissecção central bilateral do linfonodo cervical deve ser rotineiramente realizada. Recomenda-se uma dissecção cervical radical modificada em pacientes com linfonodos cervicais palpáveis ou envolvimento ipsolateral ou bilateral dos linfonodos cervicais centrais. (Ver Schwartz, 9ª ed., p. 1368.)

10. A causa mais comum de hiperparatireoidismo primário é:
    A. Adenoma de paratireoide.
    B. Adenomas múltiplos da paratireoide.
    C. Hiperplasia da paratireoide.
    D. Carcinoma de paratireoide.

Resposta: A
O HPTP resulta do aumento de uma única glândula ou do adenoma de paratireoide em, aproximadamente, 80% dos casos, múltiplos adenomas ou hiperplasia em 15 a 20% dos pacientes e carcinoma de paratireoide em 1% dos pacientes. (Ver Schwartz, 9ª ed., p. 1377.)

11. Qual dos seguintes pode ser observado na oftalmopatia de Graves?
    A. Quemose.
    B. Proptose.
    C. Cegueira.
    D. Todas as alternativas.

Resposta: D
Aproximadamente 50% dos pacientes com doença de Graves desenvolvem oftalmopatia clinicamente evidente. Os sintomas oculares incluem retardo na movimentação ocular *(lid lag)* (sinal de von Graefe), espasmo da pálpebra superior, revelando a esclera acima do limbo córneo-escleral (sinal de Dalrymple) e um olhar fixo, por causa do excesso de catecolaminas. A doença ocular infiltrativa verdadeira resulta em edema periorbital, congestão e inchaço conjuntival (quemose), proptose, limitação da motilidade ocular superior e lateral (pelo envolvimento dos músculos retos inferiores e mediais, respectivamente), queratite e até cegueira em razão do envolvimento do nervo óptico. A etiologia da oftalmopatia de Graves não é completamente conhecida; no entanto, os músculos e fibroblastos orbitais supostamente compartilham um antígeno comum, o TSHR. A oftalmopatia supostamente resulta da inflamação causada pelas citocinas liberadas pelos linfócitos T citotóxicos sensibilizados e anticorpos citotóxicos. (Ver Schwartz, 9ª ed., p. 1353.)

12. O câncer papilar da tireoide:
    A. É incomum em crianças.
    B. É o câncer de tireoide mais comum em pacientes com um histórico de radioterapia externa.
    C. Ocorre mais comumente em homens.
    D. Todas as alternativas.

Resposta: B
O carcinoma papilar é responsável por 80% de todas as malignidades tireoidianas em áreas com suficiente iodo e é o câncer de tireoide predominante em crianças e indivíduos expostos à radioterapia externa. O carcinoma papilar ocorre com maior frequência em mulheres, com uma razão mulher:homem de 2:1, e a idade média na apresentação é de 30 a 40 anos. (Ver Schwartz, 9ª ed., p. 1362.)

13. Há sete compartimentos de linfonodos no pescoço. Metástases do câncer da tireoide são raras em:
    A. Linfonodos do nível I.
    B. Linfonodos do nível III.
    C. Linfonodos do nível V.
    D. Linfonodos do nível VII.

Resposta: A
A glândula tireoide é dotada de uma extensa rede de linfáticos. Os vasos linfáticos intraglandulares conectam-se com ambos os lobos tireoidianos pelo istmo e também drenam para estruturas peritireoidianas e linfonodos. Os linfonodos regionais incluem o pré-traqueal, paratraqueal, peritireoidiano, NLR, mediastinal superior, retrofaríngeo, esofágico e os linfonodos da cadeia jugular superior, média e inferior. Estes linfonodos podem ser classificados em sete níveis, como representados na Figura 38-6. O compartimento central inclui os linfonodos localizados na área entre as duas bainhas carotídeas, enquanto os linfonodos laterais aos vasos estão presentes no compartimento lateral. Os cânceres da tireoide podem metastatizar para qualquer uma destas regiões, embora as metástases para os linfonodos submaxilares (nível I) sejam raras (< 1%). Também pode haver "metástases em salto" *(spik metastases)* para linfonodos no pescoço ipsolateral. (Ver Schwartz, 9ª ed., p. 1347.)

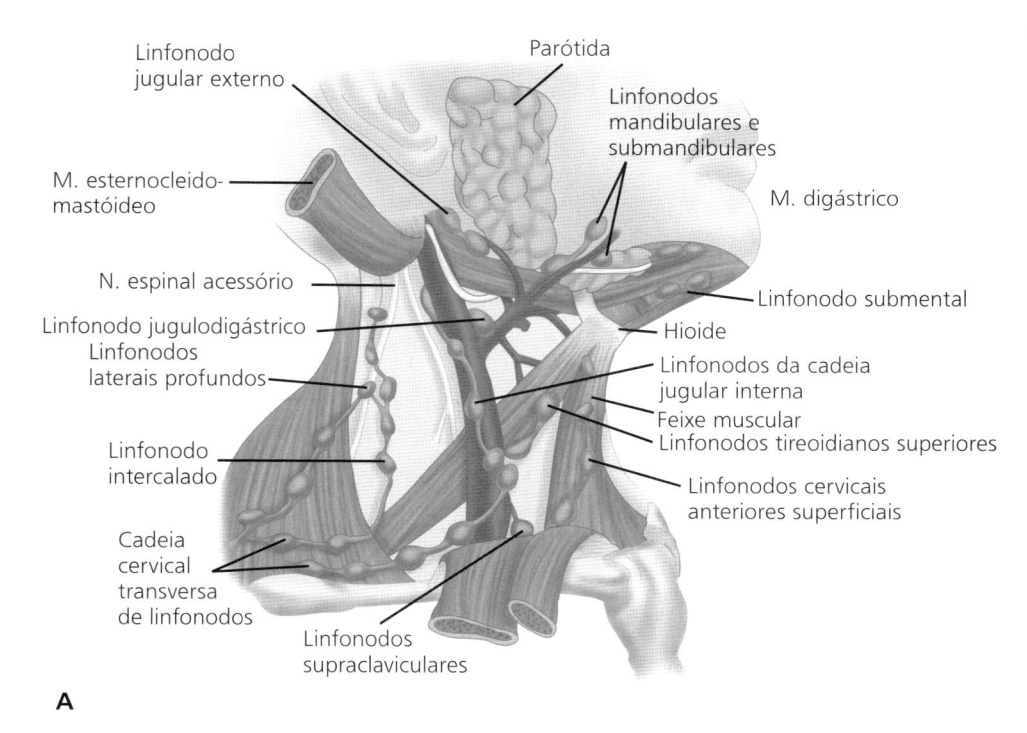

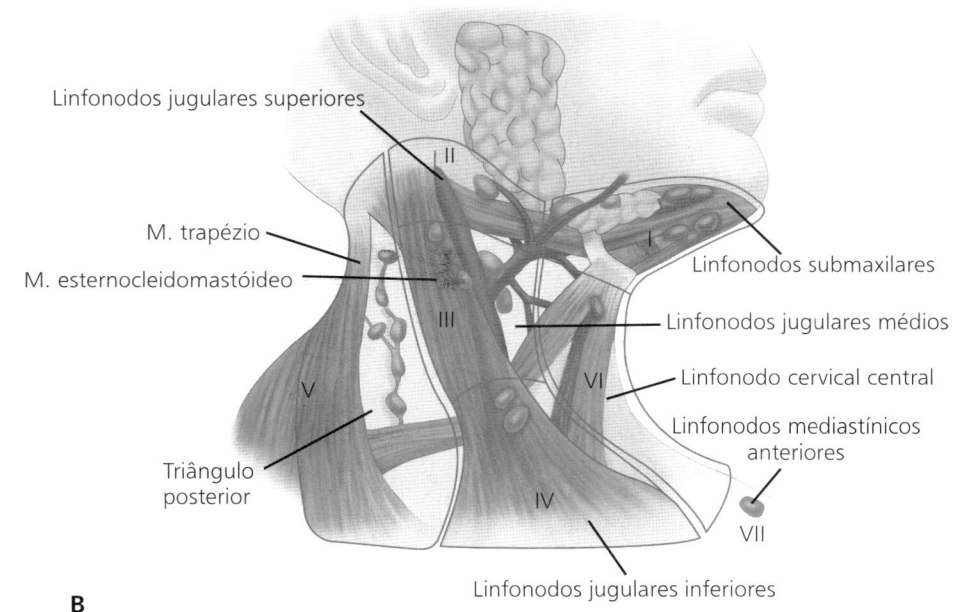

FIG. 38-6. A e B. Os linfonodos cervicais podem ser divididos em seis regiões. Os linfonodos mediastínicos superiores constituem o nível VII.
M. = músculo; N. = nervo.

14. Um pacientes com hipertensão é diagnosticado com hiperaldosteronismo. Uma TC exibe suprarrenais bilateralmente aumentadas sem uma massa. A próxima intervenção mais adequada é:
    A. Adrenalectomia unilateral.
    B. Adrenalectomia bilateral.
    C. Cateterização venosa seletiva.
    D. Controle médico.

Resposta: C
O algoritmo representado na Figura 38-7 é útil na suspeita de hiperplasia suprarrenal. Foi demonstrado que a cateterização venosa seletiva e as amostras retiradas da veia suprarrenal para a dosagem de aldosterona apresentam uma sensibilidade de 95% e uma especificidade de 90% na localização de um aldosteronoma. Apenas 20 a 30% dos pacientes com hiperaldosteronismo secundário à hiperplasia suprarrenal bilateral beneficiam-se da cirurgia e, como descrito, a cateterização venosa seletiva é útil para predizer quais pacientes irão responder. Para os outros pacientes, a terapia médica com espironolactona, amilorida ou trianvtereno é a base do controle. (Ver Schwartz, 9ª ed., p. 1394.)

```
                    ┌─────────────┐
                    │  TC ou IRM  │
                    └──────┬──────┘
                   ┌───────┴───────┐
                   ↓               ↓
          Tumor suprarrenal    Suprarrenais
          unilateral geralmente normais ou anormais
            de 0,5-2 cm         bilateralmente
            de diâmetro
                   │               │
                   │               ↓
                   │    ┌──────────────────────┐
                   │    │ 1) Cateterização     │
                   │    │    venosa seletiva   │
                   │    │    para aldosterona  │
                   │    │    e cortisol        │
                   │    │         ou           │
                   │    │ 2) Imagem com NP-59  │
                   │    └──────────┬───────────┘
                   ↓               │
          ┌────────────────┐       │
          │ Adrenalectomia │       │
          └────────────────┘       │
                              ┌────┴────┐
                              ↓         ↓
                        Aldosterona   Hiperfunção
                        aumentada     bilateral ou
                        unilateralmente falha em
                                      localizar
                              ↓         ↓
                      ┌──────────────┐ ┌──────────┐
                      │Adrenalectomia│ │ Controle │
                      │              │ │  médico  │
                      └──────────────┘ └──────────┘
```

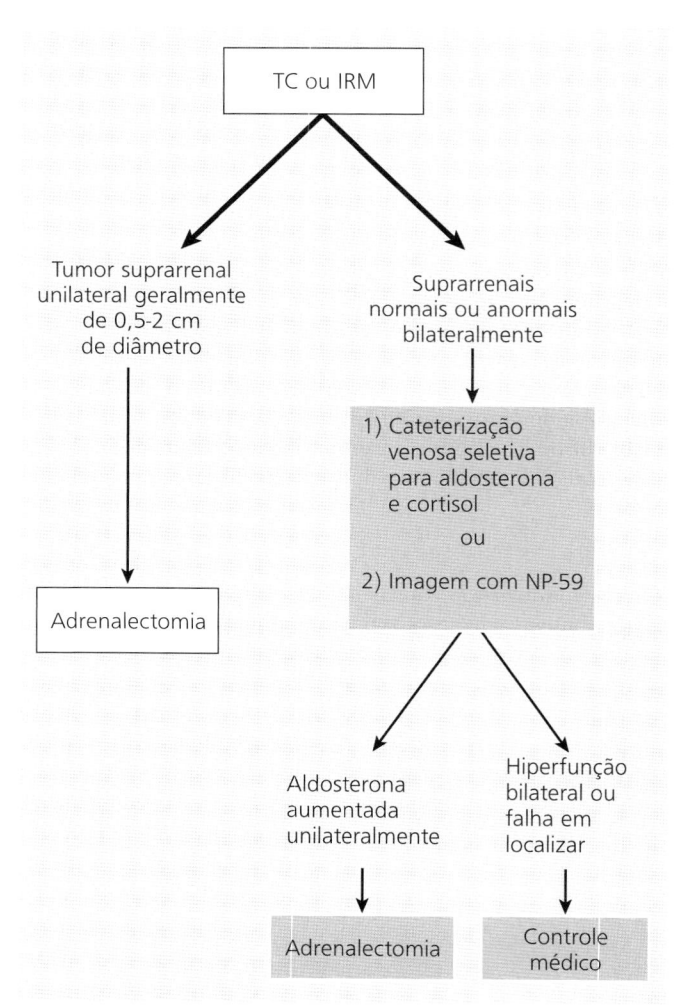

FIG. 38-7. Controle de um aldosteronoma suprarrenal. TC = tomografia computadorizada; IRM = imagem por ressonância magnética.

15. O câncer papilar da tireoide da variante de células claras está associado à:
    A. Síndrome de Cowden.
    B. Polipose adenomatosa familiar.
    C. Síndrome de Werner.
    D. Síndrome de McCune-Albright.

Resposta: D
Os cânceres não medulares da tireoide podem ocorrer em associação a outras síndromes de câncer familiar, como a síndrome de Cowden, a síndrome de Werner (síndrome progeroide adulta) e a polipose adenomatosa familiar (Tabela 38-7). (Ver Schwartz, 9ª ed., p. 1360.)

TABELA 38-7 Síndromes do câncer familiar envolvendo o câncer não medular da tireoide

Síndrome	Gene	Manifestação	Tumor da tireoide
Síndrome de Cowden	PTEN	Hamartomas intestinais, tumores de mama benignos e malignos	CFT, raramente CPT e tumores das células de Hürthle
PAF	APC	Pólipos e câncer de cólon, neoplasias duodenais, desmoides	CPT com padrão de crescimento cribriforme
Síndrome de Werner	WRN	Síndrome progeroide adulta	CPT, CFT, câncer anaplásico
Complexo de Carney tipo 1	PRKAR1α	Mixomas cutâneos e cardíacos, tumores suprarrenais e de mama	CPT, CFT
Síndrome de McCune-Albright	GNAS1	Displasia fibrosa poliostótica, alterações endócrinas, manchas "café com leite"	CPT de células claras

PAF = polipose adenomatosa familiar; CFT = câncer folicular da tireoide; CPT = câncer papilar da tireoide.

16. O tratamento de escolha inicial para a tireoidite de Riedel é:
A. Observação.
B. Antibióticos.
C. Corticosteroides.
D. Cirurgia.

Resposta: D
A tireoidite de Riedel é uma rara variante da tireoidite, também conhecida como *estruma de Riedel* ou *tireoidite fibrosa invasiva*, que é caracterizada pela substituição de todo ou parte do parênquima da tireoide por tecido fibroso, que também invade os tecidos adjacentes.
    Cirurgia é a base de tratamento para a tireoidite de Riedel. O principal objetivo da cirurgia é o de descomprimir a traqueia através de uma excisão cuneiforme do istmo da tireoide e fazer um diagnóstico do tecido. Ressecções mais extensas não são aconselháveis, pela natureza infiltrativa do processo fibrótico que obscurece estruturas e referência usuais. Os pacientes com hipotireoidismo são tratados com reposição de hormônio tireoidiano. Foi relatado que alguns pacientes que permanecem sintomáticos apresentam uma melhora dramática após o tratamento com corticosteroides e tamoxifeno. (Ver Schwartz, 9ª ed., p. 1357.)

17. Qual das seguintes deveria ser a primeira droga a ser administrada em um paciente com feocromocitoma assintomático?
A. Inibidor da ECA.
B. Alfabloqueador.
C. Betabloqueador.
D. Bloqueador do canal de cálcio.

Resposta: B
O tratamento com alfabloqueadores, como a fenoxibenzamina, é iniciado 1 a 3 semanas antes da cirurgia a doses de 10 mg duas vezes ao dia, que pode ser elevada para 300 a 400 mg/d com reidratação. Os pacientes devem ser alertados sobre a hipotensão ortostática. Outros alfabloqueadores, como a prazosina, e outras classes de drogas como os inibidores da ECA e bloqueadores do canal de cálcio, também são úteis.
    Geralmente, betabloqueadores, como o propranolol, a doses de 10 a 40 mg a cada 6 a 8 horas, necessitam ser acrescentados pré-operatoriamente em pacientes que sofram de arritmias e taquicardia persistente. Os betabloqueadores devem ser instituídos somente após um bloqueio alfa adequado e hidratação, a fim de evitar os efeitos de um estímulo alfa sem oposição (ou seja, crise hipertensiva e insuficiência cardíaca congestiva). Uma reposição hídrica também deve ser realizada no pré-operatório, a fim de evitar hipotensão operatória, que resulta da perda de vasoconstrição após a remoção do tumor. (Ver Schwartz, 9ª ed., p. 1399.)

18. Após uma tireoidectomia total para câncer da tireoide diferenciado, a ablação com iodo radioativo deve ser oferecida para todos os seguintes pacientes, EXCETO:
A. Pacientes com estágio III da doença.
B. Pacientes < 45 anos de idade com estágio II da doença.
C. Pacientes com doença multifocal e estágio I da doença.
D. Pacientes < 45 anos de idade com estágio I da doença.

Resposta: D
A ablação com RAI é atualmente recomendada para todos os pacientes com estágios III e IV da doença, todos os pacientes com menos de 45 anos de idade com estágio II da doença, a maioria dos pacientes com idade igual ou maior a 45 anos com estágio II da doença e pacientes com o estágio I da doença que tenham histologias agressivas, metástases linfonodais, doença multifocal e invasão extratireoidiana ou vascular. (Ver Schwartz, 9ª ed., p. 1365.)

19. Qual dos seguintes organismos é uma causa comum de tireoidite aguda (supurativa)?
A. *Escherichia coli*.
B. *Pseudomonas aeruginous*.
C. *Streptococcus species*.
D. *Staphylococcus aureus*.

Resposta: C
A glândula tireoide é inerentemente resistente à infecção pelo seu extenso suprimento linfático e sanguíneo, alto conteúdo de iodo e cápsula fibrosa. No entanto, agentes infecciosos podem ser disseminados (a) via hematógena ou linfática, (b) via disseminação direta por meio de fístulas sinusoidais piriformes persistentes ou cistos do ducto tireoglosso, (c) como resultado de trauma penetrante na glândula tireoide, ou (d) por imunossupressão. O *Streptococcus* e os organismos anaeróbios são responsáveis por cerca de 70% dos casos; no entanto, outras espécies também foram cultivadas. A tireoidite supurativa aguda é mais comum em crianças e geralmente é precedida por uma infecção do trato respiratório superior ou otite média. É caracterizada por uma intensa dor no pescoço que se irradia para as mandíbulas ou orelha, febre, calafrios, odinofagia e disfonia. Complicações, como sepse sistêmica, ruptura esofágica ou traqueal, trombose da veia jugular, condrite laríngea e pericondrite ou paralisia do tronco simpático, também podem ocorrer. (Ver Schwartz, 9ª ed., p. 1356.)

20. A tireoidectomia deve ser recomendada para pacientes com a doença de Graves que:
A. Sejam do sexo masculino.
B. Tenham > 55 anos de idade.
C. Tenham grandes bócios assintomáticos.
D. Tenham um nódulo tireoidiano suspeito.

Resposta: D
Na América do Norte, a cirurgia é recomendada quando a RAI é contraindicada, assim como em pacientes que (a) tenham câncer confirmado ou nódulos tireoidianos suspeitos, (b) sejam jovens, (c) sejam gestantes ou desejem conceber logo após o tratamento, (d) tenham tido severas reações aos medicamentos antitireoidianos, (e) possuam grandes bócios causando sintomas compressivos e (f) sejam relutantes a se submeterem a uma terapia com RAI. As indicações relativas para tireoidectomia incluem pacientes, especialmente fumantes, com oftalmopatia de Graves moderada à grave, aqueles desejando um rápido controle do hipertireoidismo com uma chance de serem eutireóideos e aqueles demonstrando pouca adesão ao tratamento com medicamentos antitireoidianos. (Ver Schwartz, 9ª ed., p. 1355.)

21. Qual dos seguintes é uma indicação para cirurgia em pacientes com hiperparatireoidismo secundário?
A. Calcifilaxia.
B. PTH > 250.
C. Insuficiência renal progressiva.
D. Nenhuma das alternativas.

Resposta: A
O tratamento cirúrgico no hiperparatireoidismo secundário foi tradicionalmente recomendado para pacientes com dor óssea, prurido e (a) um produto cálcio-fosfato ≥ 70, (b) cálcio > 11 mg/dL com PTH intensamente elevada, (c) calcifilaxia, (d) osteodistrofia renal progressiva e (e) calcificação de tecido mole e calcinose tumoral, mesmo após a terapia médica máxima. A função da paratireoidectomia na era dos calciomiméticos irá necessitar de estudos a longo prazo; no entanto, a paratireoidectomia deve ser considerada quando os níveis de PTH permanecem altos apesar de uma terapia ideal. Calcifilaxia é uma complicação rara e potencialmente fatal dos membros do HTP secundário, caracterizada por lesões dolorosas (algumas vezes latejamento), violáceas e mosqueadas, geralmente nas extremidades, que frequentemente tornam-se necróticas e progridem para úlceras de difícil cicatrização, gangrena, septicemia e morte. Estes são pacientes criticamente enfermos e de alto risco, porém uma paratireoidectomia bem-sucedida pode aliviar os sintomas. (Ver Schwartz, 9ª ed., p. 1387.)

22. Os cistos do ducto tiroglosso estão geralmente localizados:
A. Na borda anterior do músculo esternocleidomastóideo.
B. Na linha mediana no nível do hioide.
C. Sobre a cabeça clavicular medial.
D. Na linha mediana, superior à glândula tireoide.

Resposta: B
Os cistos do ducto tiroglosso são as anomalias cervicais congênitas mais comumente encontradas. Durante a quinta semana de gestação, o lúmen do ducto tiroglosso começa a obliterar, e o ducto desaparece ao redor da 8ª semana de gestação. Raramente, os cistos do ducto tiroglosso podem persistir por inteiro ou em partes. Os cistos do ducto tiroglosso podem ocorrer em qualquer local ao longo da via migratória da tireoide, embora 80% sejam encontrados em justaposição ao osso hioide.

A glândula tireoide surge na forma de uma evaginação do intestino anterior primitivo ao redor da 3ª semana de gestação. Ela se origina na base da língua no forame cego. Células endodérmicas no assoalho do primórdio faríngeo espessam-se para formar o primórdio da tireoide média (Fig. 38-8), que desce na porção anterior do pescoço até as estruturas que formam o osso hioide e a laringe. Durante sua descida, o primórdio permanece conectado ao forame cego via um tubo revestido por epitélio, conhecido como *ducto tireoglosso*. (Ver Schwartz, 9ª ed., p. 1344.)

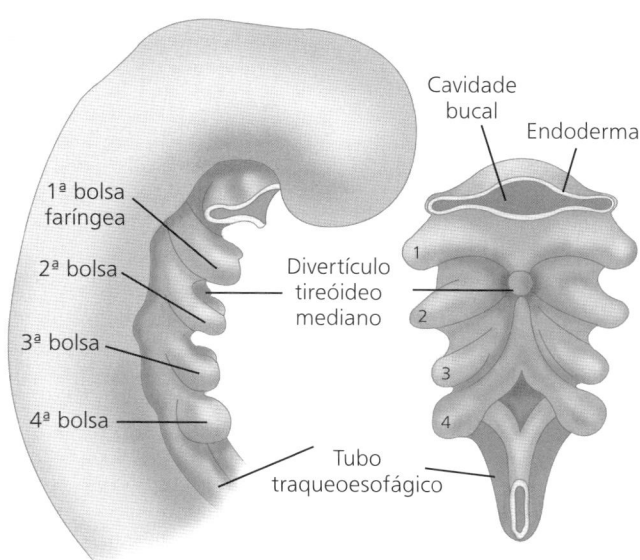

FIG. 38-8. Embriologia da tireoide – desenvolvimento inicial do primórdio tireóideo mediano como uma bolsa faríngea. (Reproduzida com permissão de Embryology and developmental abnormalities, in Cady B, Rossi R (eds): *Surgery of the Thyroid and Parathyroid Glands*. Philadelphia: WB Saunders, 1991, p. 6.)

23. Qual das seguintes síndromes NÃO está tipicamente associada a aumento no risco de feocromocitoma?
    A. Síndrome da polipose adenomatosa familiar.
    B. Síndrome de Carney.
    C. Síndrome de von Hippel-Lindau.
    D. Síndrome de Sturge-Weber.

Resposta: A
Os feocromocitomas ocorrem em famílias com NEM2A e NEM2B, em aproximadamente 50% dos pacientes. Ambas as síndromes são herdadas de maneira autossômica dominante e são causadas por mutações na linhagem germinativa no proto-oncogene *RET*. Outra síndrome com um risco aumentado de feocromocitomas é a doenças de von Hippel-Lindau (VHL), que também é herdada de maneira autossômica dominante. Esta síndrome também inclui o angioma retiniano, hemangioblastomas do sistema nervoso central, carcinomas e cistos renais, cistos pancreáticos e cistadenomas de epidídimo. A incidência dos feocromocitomas na síndrome é de, aproximadamente, 14%. O gene causando a VHL foi mapeado no cromossomo 3p e é um gene supressor tumoral. Os feocromocitomas também são incluídos no espectro de tumores de neurofibromatose tipo 1 (gene NF1) e outros distúrbios neuroectodérmicos (síndrome de Sturge-Weber e esclerose tuberosa), a síndrome de Carney (leiomiossarcoma epitelioide gástrico, condroma pulmonar e paraganglioma extrassuprarrenal), síndrome NEM1, e a síndrome de paraganglioma familiar e feocromocitoma causadas pelas mutações na família dos genes succinil desidrogenase (SDHB, SDHC e SDHD). (Ver Schwartz, 9ª ed., p. 1399.)

24. A causa mais comum de hipertireoidismo é:
    A. Doença de Graves.
    B. Bócio multinodular tóxico.
    C. Doença de Plummer.
    D. Tireoidite.

Resposta: A
A doença de Graves é sem dúvida a causa mais comum de hipertireoidismo na América do Norte, sendo responsável por 60 a 80% dos casos. É uma doença autoimune com uma forte predisposição familiar, predominância no sexo feminino (5:1) e pico de incidência entre 40 e 60 anos de idade. A doença de Graves é caracterizada por tireotoxicose, bócio difuso e condições extratireoidianas, incluindo oftalmopatia, dermopatia (mixedema pré-tibial), acropaquia tireóidea, ginecomastia e outras manifestações. (Ver Schwartz, 9ª ed., p. 1353 e Tabela 38-8.)

TABELA 38-8 Diagnóstico diferencial do hipertireoidismo	
Síntese hormonal aumentada (CIRA aumentada)	Liberação de hormônio pré-formado (CIRA reduzida)
Doença de Graves (bócio tóxico difuso)	Tireoidite – fase aguda da tireoidite de Hashimoto, tireoidite subaguda
Bócio multinodular tóxico	
Doença de Plummer (adenoma tóxico)	Tireotoxicose factícia (iatrogênica) "Tireotoxicose de hambúrguer"
Induzido por drogas – amiodarona, iodo	
Câncer de tireoide	
Estruma ovariano	
Mola hidatiforme	
Adenoma hipofisário secretor de TSH	

CIRA = captação de iodo radioativo; TSH = hormônio estimulante da tireoide.

25. A massa suprarrenal mais comum incidentalmente encontrada na TC (incidentaloma suprarrenal) é:
    A. Cisto suprarrenal.
    B. Hemorragia suprarrenal.
    C. Adenoma cortical.
    D. Mielolipoma.

Resposta: C
O diagnóstico diferencial do incidentaloma suprarrenal é exibido na Tabela 38-9. Os adenomas corticais não funcionais são responsáveis pela maioria (36 a 94%) dos incidentalomas suprarrenais em pacientes sem um histórico de câncer. (Ver Schwartz, 9ª ed., p. 1401.)

TABELA 38-9 Diagnóstico diferencial do incidentaloma suprarrenal	
Lesões funcionais	Lesões não funcionais
Benignas	Benignas
Aldosteronoma	Adenoma cortical
Adenoma produtor de cortisol	Mielolipoma
Adenoma produtor de esteroides sexuais	Cisto
	Ganglioneuroma
Feocromocitoma	Hemorragia
Malignas	Malignas
Câncer adrenocortical	Metástases
Feocromocitoma maligno	Câncer adrenocortical

26. Qual dos seguintes seria o melhor tratamento inicial de uma tireoide lingual sintomática?
    A. Tiroxina intravenosa.
    B. Ablação com iodo radioativo.
    C. Radioterapia externa.
    D. Excisão cirúrgica local.

Resposta: B
Uma tireoide lingual representa uma falha do primórdio tireoidiano mediano em descender normalmente, podendo ser o único tecido tireoidiano presente. Uma intervenção é necessária na presença de sintomas obstrutivos, como engasgamento, disfagia, obstrução das vias aéreas ou hemorragia. Muitos destes pacientes desenvolvem hipotireoidismo. As opções de tratamento médico incluem administração de hormônio tireoidiano exógeno para suprimir o hormônio estimulante da tireoide (TSH) e ablação com iodo radioativo (RAI) seguida por reposição hormonal. Excisão cirúrgica é raramente necessária, porém, quando necessária, deve ser precedida por uma avaliação do tecido tireoidiano cervical normal a fim de evitar uma excisão inadvertida no paciente hipotireóideo. (Ver Schwartz, 9ª ed., p. 1345.)

27. Um paciente apresenta uma massa suprarrenal na TC. Qual dos seguintes achados obtidos por TC é o mais sugestivo de câncer suprarrenal?
    A. Heterogeneidade tumoral.
    B. Linfadenopatia adjacente.
    C. Tamanho > 6 cm.
    D. Realce da lesão.

Resposta: C
Nos estudos por imagem, o tamanho da massa suprarrenal é o critério mais importante para ajudar a diagnosticar malignidade. Em um estudo relatado por Copeland, 92% dos cânceres suprarrenais possuíam um diâmetro > 6 cm. A sensibilidade, a especificidade e a razão de probabilidade do tamanho do tumor em prognosticar malignidade (com base nos dados obtidos pelo programa de Vigilância, Epidemiologia e Resultados Finais) foram recentemente relatadas como 96%, 51% e 2 para tumores ≥ 4 cm; e 90, 78 e 4,1 para tumores ≥ 6 cm. Outras características das imagens adquiridas por TC sugerindo malignidade incluem heterogeneidade tumoral, margens irregulares e a presença de hemorragia e linfadenopatia adjacente ou metástases hepáticas. Um sinal de intensidade moderadamente brilhante nas imagens ponderadas em T_2 (razão entre a massa suprarrenal e o fígado de 1,2:2,8), significante realce da lesão e lenta eliminação após a injeção do contraste gadolínio também indicam malignidade, assim como evidência de invasão local nas estruturas adjacentes, como fígado, vasos sanguíneos (VCI) e metástases distantes. (Ver Schwartz, 9ª ed., p. 1397.)

28. O teste mais sensível para diagnosticar um feocromocitoma é:
    A. Ácido vanilmandélico (AVM) plasmático.
    B. Ácido vanilmandélico (AVM) urinário.
    C. Metanefrinas plasmáticas.
    D. Metanefrinas urinárias.

Resposta: C
Estudos recentes demonstraram que as metanefrinas plasmáticas são os testes mais confiáveis para identificar os feocromocitomas, com uma sensibilidade próxima de 100%.
As metanefrinas urinárias apresentam uma sensibilidade de 98% e também são altamente específicas para os feocromocitomas, enquanto as mensurações AVM são ligeiramente menos sensíveis e específicas. Testes AVM falso-positivos podem resultar da ingestão de cafeína, frutas ou medicamentos (α-metildopa). Catecolaminas urinárias fracionadas (norepinefrina, epinefrina e dopamina) também são muito sensíveis, porém menos específicas para os feocromocitomas. (Ver Schwartz, 9ª ed., p. 1399.)

29. A produção do hormônio tireoidiano é inibida por:
    A. Epinefrina.
    B. Glicocorticoides.
    C. Gonadotrofina coriônica humana.
    D. Alfafetoproteína.

Resposta: B
Os hormônios epinefrina e gonadotrofina coriônica humana estimulam a produção do hormônio tireoidiano. Portanto, níveis elevados do hormônio tireoidiano são encontrados na gravidez e malignidades ginecológicas, como a mola hidatiforme. Em contraste, os glicocorticoides inibem a produção do hormônio tireoidiano. Em pacientes gravemente enfermos, os hormônios tireoidianos periféricos podem estar reduzidos, sem um aumento compensatório nos níveis de TSH, originando a síndrome do eutireóideo-doente. (Ver Schwartz, 9ª ed., p. 1348.)

30. Qual dos seguintes deveria ser o primeiro teste diagnóstico a ser realizado em um paciente com um nódulo solitário de tireoide?
    A. Imagem com iodo radioativo.
    B. TC ou RM.
    C. Punção aspirativa por agulha fina.
    D. Biópsia por agulha grossa.

Resposta: C
A PAAF se tornou o teste mais importante na avaliação das massas tireoidianas, podendo ser realizada com ou sem orientação ultrassonográfica. (Ver Schwartz, 9ª ed., p. 1360 e Fig. 38-9.)

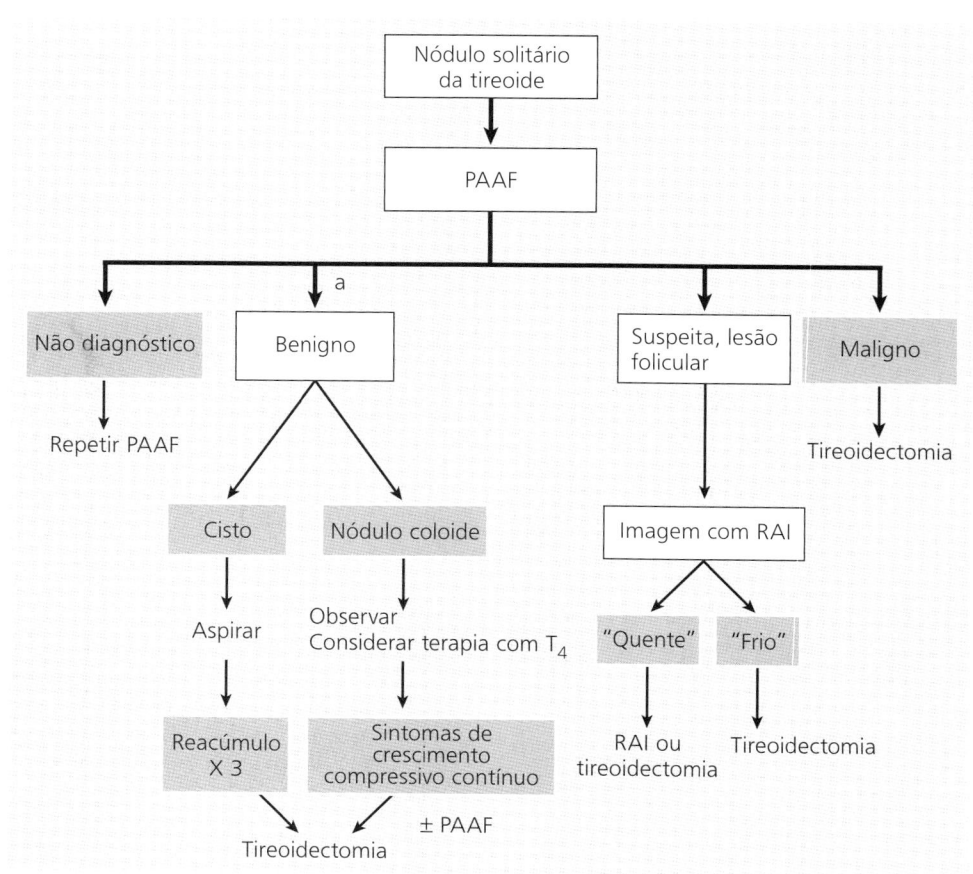

FIG. 38-9. Controle de um nódulo solitário da tireoide. a = exceto em pacientes com um histórico de exposição à radioterapia externa ou um histórico familiar de câncer de tireoide; PAAF = punção aspirativa por agulha fina; RAI = iodo radioativo; T_4 = tiroxina.

31. Qual dos seguintes cânceres NÃO ocorre nos cistos do ducto tireoglosso?
    A. Câncer papilar da tireoide.
    B. Câncer folicular da tireoide.
    C. Câncer medular da tireoide.
    D. Câncer de células de Hürthle.

Resposta: C
Aproximadamente 1% dos cistos do ducto tireoglosso contêm câncer, que é geralmente papilar (85%). Neste cenário, a função da tireoidectomia total é controversa, porém é aconselhável em pacientes mais velhos com tumores grandes, particularmente se houver nódulos da tireoide adicionais e evidência de invasão da parede cística ou metástases nos linfonodos. Também foram relatados cânceres escamosos, de células de Hürthle e anaplásicos, porém estes são raros. No entanto, os cânceres medulares de tireoide (CMTs) não são encontrados nos cistos do ducto tireoglosso. (Ver Schwartz, 9ª ed., p. 1344.)

CAPÍTULO 39
Cirurgia Pediátrica

PERGUNTAS SOBRE CIÊNCIA BÁSICA

1. A água corporal total em um infante nascido a termo é de aproximadamente:
   A. 60 mL/kg.
   B. 80 mL/kg.
   C. 100 mL/kg.
   D. 120 mL/kg.

Resposta: B
Às 12 semanas de gestação, a água corporal total de um feto é de aproximadamente 94 mL/kg. Quando o feto alcança o termo, a água corporal total reduz para aproximadamente 8 mL/kg. A água corporal total cai um adicional de 5% na primeira semana de vida e, ao redor de 1 ano de vida, a água corporal total alcança os níveis adultos de 60 a 65 mL/kg. (Ver Schwartz, 9ª ed., p. 1412.)

2. Aproximadamente quantas calorias por dia são necessárias para manter o crescimento em um recém-nascido?
   A. 110 kcal/kg/dia.
   B. 90 kcal/kg/dia.
   C. 70 kcal/kg/dia.
   D. 55 kcal/kg/dia.

Resposta: A
As necessidades calóricas e proteicas para o neonato cirúrgico são demonstradas na Tabela 39-1. (Ver Schwartz, 9ª ed., p. 1413.)

TABELA 39-1 Necessidades nutricionais para o paciente pediátrico cirúrgico

Idade	Calorias (kcal/kg por dia)	Proteína (g/kg por dia)
0-6 meses	100-120	2
6 meses-1 ano	100	1,5
1-3 anos	100	1,2
4-6 anos	90	1
7-10 anos	70	1
11-14 anos	55	1
15-18 anos	45	1

3. Mutação em qual dos seguintes genes foi associada à doença de Hirchsprung?
   A. Fator neurotrófico derivado da linhagem de células gliais (FNDG).
   B. Rearranjo durante a transfecção (RET).
   C. Alfa-1 do receptor da família de FNDG (Gfra-1).
   D. Todas as alternativas.

Resposta: D
A base molecular da doença de Hirchsprung foi esclarecida em estudos recentes. Pacientes com a doença de Hirchsprung apresentam uma frequência elevada de mutações em vários genes, incluindo o *FNDG*, seu receptor *Ret* e seu correceptor *Gfra-1*. Além disso, mutações nestes genes também induzem o desenvolvimento de megacólon aganglionico em camundongos, possibilitando o estudo da função das proteínas codificadas. Pesquisas iniciais indicam que o *FNDG* promove a sobrevivência, proliferação e migração das populações mistas de células da crista neural em cultura. Outros estudos revelaram que o *FNDG* é expresso no intestino durante a migração das células da crista neural e é quimioatrativo para as células da crista neural em cultura. Estes achados levantam a possibilidade de que mutações nos genes *FNDG* ou *Ret* poderiam resultar em uma migração comprometida das células da crista neural *in utero* e no desenvolvimento da doença de Hirchsprung. (Ver Schwartz, 9ª ed., p. 1436.)

4. A taxa de filtração glomerular de um recém-nascido é de aproximadamente:
   A. 30% menor que de um adulto normal.
   B. 60% menor que de um adulto normal.
   C. 30% maior que de um adulto normal.
   D. 60% maior que de um adulto normal.

Resposta: B
O controle preciso do estado volêmico de um neonato requer conhecimento das alterações na taxa de filtração glomerular (TFG) e função tubular do rim. A TFG dos recém-nascidos a termo é de aproximadamente 21 mL/min por metro quadrado, quando comparado a 70 mL/min por metro quadrado em um adulto. Durante o primeiro ano, a TFG aumenta constantemente até alcançar os níveis adultos ao redor do final do primeiro ano de vida. A capacidade de concentrar urina é muito limitada em infantes pré-termo e a termo. Em comparação a um adulto que consegue concentrar urina a 1.200 mOsm/kg, os infantes conseguem concentrar urina em, no máximo, 600 mOsm/kg. Embora os infantes sejam capazes de secretar hormônio antidiurético, a permeabilidade à água, determinada pelos canais de água (aquaporinas), nos túbulos coletores é muito limitada, quando comparada àquela de um adulto, resultando em insensibilidade ao hormônio antidiurético. (Ver Schwartz, 9ª ed., p. 1412.)

5. As anomalias da terceira fenda branquial estão localizadas:
   A. Anterior à artéria carótida.
   B. Posterior à artéria carótida.
   C. Lateral à artéria carótida.
   D. Entre os ramos das artérias carótidas externa e interna.

Resposta: B
Arcos e fendas branquiais emparelhados desenvolvem-se na 4ª semana gestacional. A primeira fenda e a primeira, segunda, terceira e quarta bolsas branquiais originam os órgãos adultos. A comunicação embriológica entre a faringe e a superfície externa pode persistir na forma de uma fístula. Uma fístula é geralmente observada com a segunda fenda branquial, que normalmente desaparece, e se estende superiormente da borda anterior do músculo esternocleidomastóideo, atravessa a bifurcação da artéria carótida e entra na faringe posterolateral, logo abaixo da fossa tonsilar. Em contraste, uma fístula da terceira fenda branquial passa posterior à bifurcação carotídea. (Ver Schwartz, 9ª ed., p. 1414.)

6. O volume sanguíneo de um recém-nascido de 3 kg é de, aproximadamente:
   A. 150 mL.
   B. 240 mL.
   C. 300 mL.
   D. 450 mL.

Resposta: B
Uma diretriz útil para estimar o volume sanguíneo do recém-nascido é de, aproximadamente, 80 mL/kg de peso corporal. (Ver Schwartz, 9ª ed., p. 1412)

7. Aproximadamente quantas calorias há em 30 mL de leite materno?
   A. 20 kcal.
   B. 30 kcal.
   C. 42 kcal.
   D. 50 kcal.

Resposta: A
Há aproximadamente 0,67 kcal/cc em um mL de leite materno. Portanto, há cerca de 20 kcals em 30 mL de leite materno. (Ver Schwartz, 9ª ed., p. 1413 e Tabela 39-2.)

TABELA 39-2 Fórmulas infantis para neonatos cirúrgicos

Fórmula	Calorias (kcal/mL)	Proteína (g/mL)	Gordura (g/mL)	Carboidrato (g/mL)
Leite humano	0,67	0,011	0,04	0,07
À base de leite				
Enfamil 20	0,67	0,015	0,038	0,069
Similac 20	0,67	0,015	0,036	0,072
À base de soja				
ProSobee LIPIL	0,67	0,02	0,036	0,07
Isomil	0,67	0,018	0,037	0,068
Especial				
Pregestimil LIPIL	0,67	0,019	0,028	0,091
Alimentum	0,67	0,019	0,038	0,068
Pré-termo				
Enfamil Premature LIPIL	0,80	0,024	0,041	0,089
Neocate	0,71	0,023	0,035	0,081

PERGUNTAS CLÍNICAS

1. Os cistos do ducto tireoglosso são geralmente diagnosticados ao:
   A. Nascimento.
   B. 6-9 meses de idade.
   C. 2-4 anos de idade.
   D. 5-8 anos de idade.

Resposta: C
Os cistos do ducto tireoglosso são geralmente diagnosticados na criança de 2 a 4 anos de idade, quando a gordura do bebê desaparece e as irregularidades no pescoço tornam-se mais aparentes. Normalmente, o cisto é encontrado na linha média, no nível ou abaixo do osso hioide, e se move para cima e para baixo com a deglutição ou com a protrusão da língua. Ocasionalmente, o cisto se manifesta na forma de uma massa intratireoidiana. A maioria dos cistos do ducto tireoglosso é assintomática. (Ver Schwartz, 9ª ed., p. 1414.)

2. Tumores malignos são incomuns em crianças com teratomas sacrococcígeos. No entanto, quando estão presente, o tumor mais comum é:
   A. Rabdomiossarcoma.
   B. Neuroblastoma.
   C. Tumor do saco vitelino.
   D. Teratoma maligno.

Resposta: D
O teratoma sacrococcígeo geralmente se manifesta como uma grande massa se expandindo a partir do sacro no período neonatal. O diagnóstico pode ser estabelecido por ultrassonografia pré-natal. O prognóstico é desfavorável em fetos com evidência de hidropsia e um grande teratoma sacrococcígeo; portanto, em tais pacientes, defende-se a realização e uma intervenção pré-natal. A massa pode ser tão pequena quanto alguns centímetros em diâmetro ou tão grande quanto o tamanho do infante (Fig. 39-1). O tumor é classificado de acordo com o local e o grau da extensão intrapélvica. As lesões que crescem predominantemente no interior do espaço pré-sacral geralmente se apresentam mais tardiamente na infância. O diagnóstico diferencial consiste em tumores neurais, lipoma e mielomeningoceles. Os tumores são geralmente identificados ao nascimento e são benignos. Em uma minoria destes tumores, a histologia do tumor maligno do saco vitelino pode ser observada. (Ver Schwartz, 9ª ed., p. 1451.)

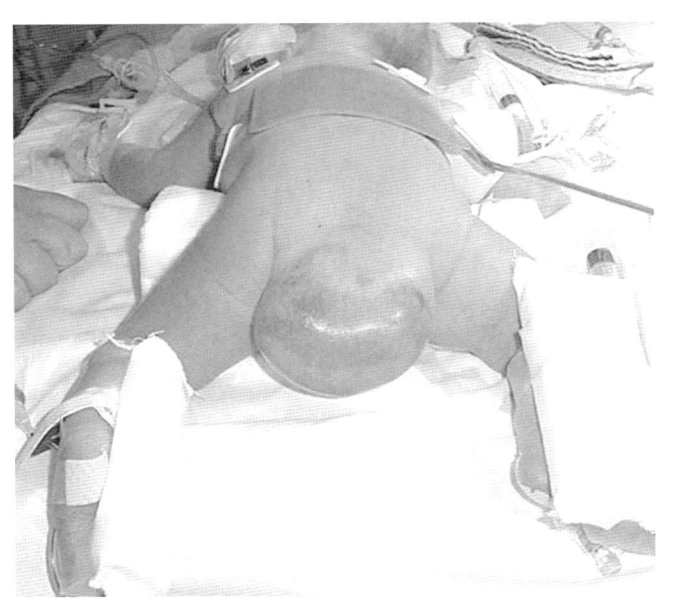

FIG. 39-1. Teratoma sacrococcígeo em um menino de 2 dias de idade.

3. Em crianças, as hérnias são mais comuns:
   A. Em meninos, no lado esquerdo.
   B. Em meninos, no lado direito.
   C. Em meninas, no lado esquerdo.
   D. Em meninas, no lado direito.

Resposta: B
As hérnias inguinais ocorrem com maior frequência em meninos que em meninas (10:1) e são mais comuns no lado direito que no lado esquerdo. (Ver Schwartz, 9ª ed., p. 1444.)

4. A taxa de mortalidade para a hérnia diafragmática congênita é de aproximadamente:
   A. 15%.
   B. 35%.
   C. 50%.
   D. 70%.

Resposta: C
A grande maioria dos infantes com HDC imediatamente desenvolve desconforto respiratório por causa dos efeitos combinados de três fatores. Primeiro, alças intestinais preenchidas por ar no tórax comprimem o mediastino móvel, que se desloca para o lado oposto do tórax, de modo que a troca gasosa no pulmão contralateral é comprometida. Segundo, ocorre o desenvolvimento de hipertensão pulmonar. Este fenômeno resulta em circulação fetal persistente, com resultante redução na perfusão pulmonar e troca gasosa comprometida. Finalmente, o pulmão no lado afetado muitas vezes está intensamente hipoplásico, sendo essencialmente não funcional. Graus variados de hipoplasia pulmonar no lado oposto podem intensificar estes efeitos. Como resultado, os neonatos com HDC são extremamente doentes, e a mortalidade geral na maioria dos estudos é de, aproximadamente, 50%. (Ver Schwartz, 9ª ed., p. 1416.)

5. Um infante de 5 semanas de idade chega ao pronto-socorro com vômitos biliosos, letargia e diurese comprometida. Após a ressuscitação, com base na imagem da Figura 39-2, a próxima intervenção deveria ser:
   A. Descompressão NG e observação.
   B. Imagens do trato GI.
   C. Enema com contraste.
   D. Laparotomia.

Resposta: D
Um volvo de intestino médio pode ocorrer a qualquer idade, embora seja geralmente observado nas primeiras semanas de vida. Vômito bilioso é geralmente o primeiro sinal do volvo, e todos os infantes com vômito bilioso devem ser rapidamente avaliados para garantir que não possuam má-rotação intestinal com volvo. Este diagnóstico deve ser suspeito em uma criança com irritabilidade e emese biliosa. Se a condição não for tratada, o comprometimento vascular do intestino médio causa fezes sanguinolentas, porém, eventualmente, resulta em colapso circulatório. Indícios adicionais para a presença de isquemia avançada do intestino incluem eritema e edema da parede abdominal, que evolui para choque e morte. Vale reenfatizar que o índice de suspeita para esta condição deve ser alto, pois sinais abdominais são mínimos nos estágios iniciais. Imagens adicionais exibem escassez de gás em todo o intestino, com alguns níveis hidroaéreos dispersos (Fig. 39-2). Quando estes achados estão presentes, o paciente deve ser imediatamente submetido a uma ressuscitação volêmica para garantir adequada perfusão e diurese, seguido por uma laparotomia exploratória. (Ver Schwartz, 9ª ed., p. 1428.)

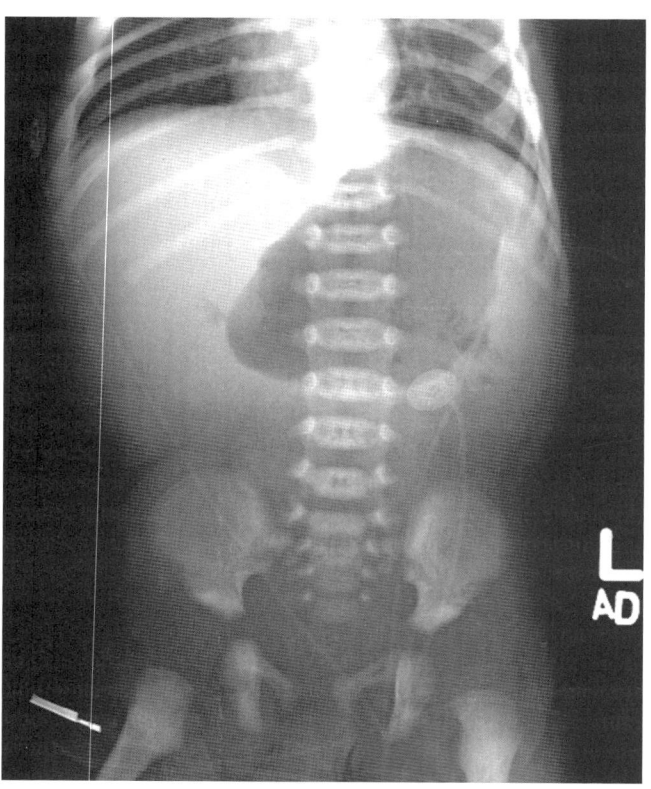

FIG. 39-2.

6. Qual dos seguintes NÃO faz parte do complexo VACTERL?
   A. Anomalias vertebrais.
   B. Ânus imperfurado.
   C. Hérnia diafragmática congênita.
   D. Anomalias renais.

7. Duplicações intestinais estão comumente localizadas no:
   A. Duodeno.
   B. Jejuno.
   C. Ileo.
   D. Cólon.

8. Um bebê de 2 semanas de idade com leve desconforto respiratório é examinado no pronto-socorro. Com base na radiografia torácica obtida (ver Fig. 39-3), o diagnóstico mais provável é:
   A. Infecção pelo vírus sincicial respiratório.
   B. Pneumotórax espontâneo.
   C. Enfisema lobar congênito.
   D. Malformação congênita das vias aéreas pulmonares.

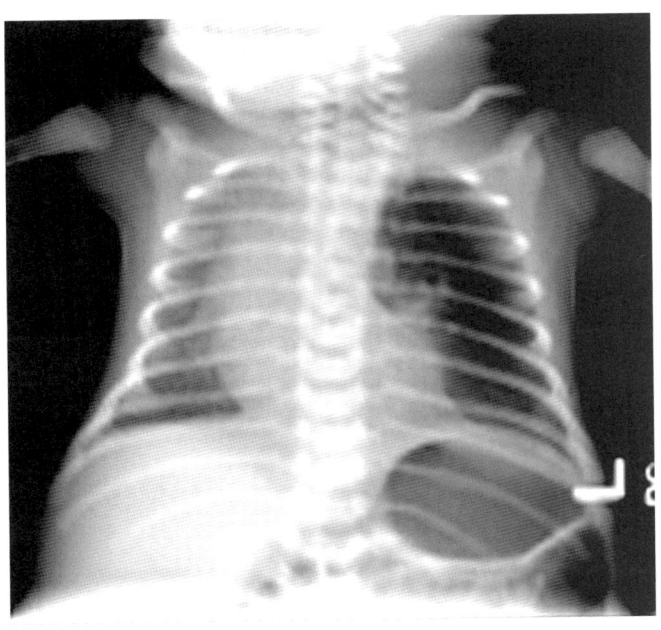

FIG. 39-3.

Resposta: C
A síndrome de VACTERL está associada a anomalias vertebrais (ausência de vértebras ou hemivértebras), anomalias anorretais (ânus imperfurado), defeitos cardíacos, fístula traqueoesofágica, anomalias renais (agenesia renal, anomalias renais) e defeitos radiais de membros (limbs) (normalmente displasia radial). (Ver Schwartz, 9ª ed., p. 1421.)

Resposta: C
As duplicações intestinais são estruturas revestidas de mucosa que estão em continuidade com o trato GI. Embora possam ocorrer em qualquer nível do trato GI, as duplicações são geralmente encontradas no íleo, nas lâminas do mesentério. As duplicações podem ser longas e tubulares, mas geralmente são massas císticas. Em todos os casos, elas compartilham uma parede comum com o intestino. Os sintomas associados aos cistos de duplicação entérica incluem dor abdominal recorrente, emese por obstrução intestinal e hematoquezia. Tal sangramento tipicamente resulta da ulceração na duplicação ou no intestino adjacente se a duplicação contém mucosa gástrica ectópica. (Ver Schwartz, 9ª ed., p. 1435.)

Resposta: C
O enfisema lobar congênito (ELC) é uma condição manifestada durante os primeiros meses de vida como uma hiperexpansão progressiva de um ou mais lobos do pulmão. Pode ser de alto risco no período neonatal, porém em infantes mais velhos causa menos desconforto respiratório. Na expiração, o lobo não consegue esvaziar e progressivamente hiperinsufla, causando atelectasia do lobo ou dos lobos adjacentes. Esta hiperexpansão eventualmente desloca o mediastino para o lado oposto, comprometendo o outro pulmão. O ELC geralmente ocorre nos lobos pulmonares superiores (esquerdo com maior frequência que no direito), seguido em frequência pelo lobo médio direito; no entanto, também pode ocorrer nos lobos inferiores. É causado por obstrução brônquica intrínseca por causa do desenvolvimento deficiente da cartilagem brônquica ou de compressão extrínseca. A malformação congênita das vias aéreas pulmonares (CPAM) consiste em proliferação cística da via aérea terminal, que produz cistos revestidos por epitélio respiratório produtor de muco e tecido elástico nas paredes císticas, sem formação de cartilagem. Pode haver um único cisto com uma parede de tecido conectivo, contendo músculo liso. Anteriormente conhecida como malformação adenomatoide cística congênita, a CPAM pode consistir em um único cisto grande ou múltiplos cistos (tipo I), pode ser caracterizada por cistos mais numerosos e menores (tipo II) ou pode assemelhar-se ao pulmão fetal sem cistos macroscópicos (tipo III). As CPAMs frequentemente ocorrem no lobo inferior esquerdo. No entanto, esta lesão pode ocorrer em qualquer lobo ou pode ocorrer em ambos os pulmões simultaneamente. (Ver Schwartz, 9ª ed., p. 1418.)

Pneumotórax espontâneo é raro em infantes. Aprisionamento de ar loculado, como aquele observado na radiografia torácica da Figura 39-3, geralmente não é observado na infecção por VSR.

9. O defeito na gastrosquise é normalmente:
   A. Na linha mediana, superior ao umbigo.
   B. Na linha mediana, inferior ao umbigo.
   C. À direita do umbigo.
   D. À esquerda do umbigo.

Resposta: C
A gastrosquise é uma anomalia congênita, caracterizada por um defeito na parede abdominal anterior, pela qual os conteúdos intestinais protraem livremente. Ao contrário da onfalocele, não há um saco sobrejacente, e o tamanho do defeito é muito menor (< 4 cm). O defeito da parede abdominal está localizado na junção do umbigo e da pele normal e quase sempre está à direita do umbigo. (Ver Schwartz, 9ª ed., p. 1443.)

10. O tipo mais comum de cisto de colédoco é:
    A. Tipo I.
    B. Tipo II.
    C. Tipo III.
    D. Tipo IV.

Resposta: A
Com base no sistema de classificação proposto por Alonso-Lej, cinco tipos de cisto de colédoco são descritos. Os cistos do tipo I são caracterizados pela dilatação fusiforme do ducto biliar. Este tipo é o mais comum, sendo encontrado em 80 a 90% dos casos. Os cistos de colédoco tipo II aparecem como um divertículo isolado, projetando-se da parede do ducto biliar comum. O cisto pode estar unido ao ducto biliar comum por um estreito filamento. Os cistos de colédoco tipo III originam-se na porção intraduodenal do ducto biliar comum e também são conhecidos como *coledococeles*. Os cistos de tipo IVA consistem em múltiplas dilatações dos ductos biliares extra-hepáticos e intra-hepáticos. Os cistos de colédoco do tipo IVB são múltiplas dilatações envolvendo apenas os ductos biliares extra-hepáticos. Os cistos tipo V (doença de Caroli) consistem em múltiplas dilatações limitadas aos ductos biliares intra-hepáticos. (Ver Schwartz, 9ª ed., p. 1440.)

11. Um infante prematuro com fezes sanguinolentas, emese biliosa e o seguinte RT (ver Fig. 39-4) deve ser tratado com:
    A. Descompressão NG e antibióticos.
    B. Drenagem abdominal percutânea com irrigação peritoneal.
    C. Laparotomia exploratória, ressecção do intestino envolvido e anastomose primária.
    D. Laparotomia exploratória, ressecção do intestino envolvido e ostomias terminais.

Resposta: A
As refeições são descontinuadas em todos os infantes com suspeita de ECN, um tubo nasogástrico é inserido, e antibióticos de amplo espectro são administrados via parenteral. O infante é ressuscitado, e inotrópicos são administrados conforme necessário para manter a perfusão. Entubação e ventilação mecânica podem ser necessárias para manter a oxigenação. NPT é iniciada. O tratamento subsequente pode ser influenciado pelo estágio da ECN presente. Pacientes com o estágio I da doença de Bell são monitorados de perto e geralmente permanecem com nada por via oral (NPO) e recebem antibióticos IV por 7 a 10 dias antes de a nutrição enteral ser retomada. Após este período, considerando que o infante se recupere completamente, as refeições podem ser reiniciadas. Pacientes com o estágio II da doença de Bell merecem cuidados rigorosos. Exames físicos seriados são realizados para a procura de desenvolvimento de peritonite difusa, uma massa fixa, celulite progressiva da parede abdominal ou sepse sistêmica. Se o infante não melhorar após diversos dias de tratamento, deve-se considerar a realização de uma laparotomia exploratória. (Ver Schwartz, 9ª ed., p. 1432.)

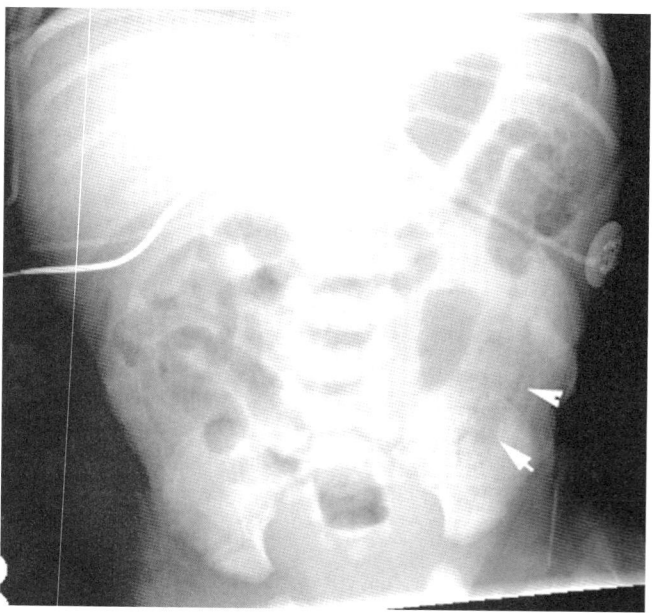

FIG. 39-4.

12. O tipo mais comum de anomalia traqueoesofágica é:
    A. Atresia esofágica pura (sem fístula).
    B. Atresia esofágica com fístula distal.
    C. Atresia esofágica com fístula proximal.
    D. Fístula traqueoesofágica (sem atresia).

Resposta: B
As cinco principais variedades de AE e FTE são exibidas na Figura 39-5. A variedade mais comumente observada é a AE com FTE distal (tipo C), que ocorre aproximadamente em 85% dos casos na maioria dos estudos. A segunda mais frequente é a AE pura (tipo A), ocorrendo em 8 a 10% dos pacientes, seguida pela FTE sem AE (tipo E). A última ocorre em 8% dos casos e também é conhecida como uma *fístula do tipo H*, com base na similaridade anatômica com esta letra. A AE com fístula entre as extremidades proximais e distais do esôfago e a traqueia (tipo D) é observada em aproximadamente 2% dos casos, e o tipo B, AE com FTE entre o esôfago proximal e a traqueia, é observado em aproximadamente 1% dos casos. (Ver Schwartz, 9ª ed., p. 1421 e Fig. 39-5.)

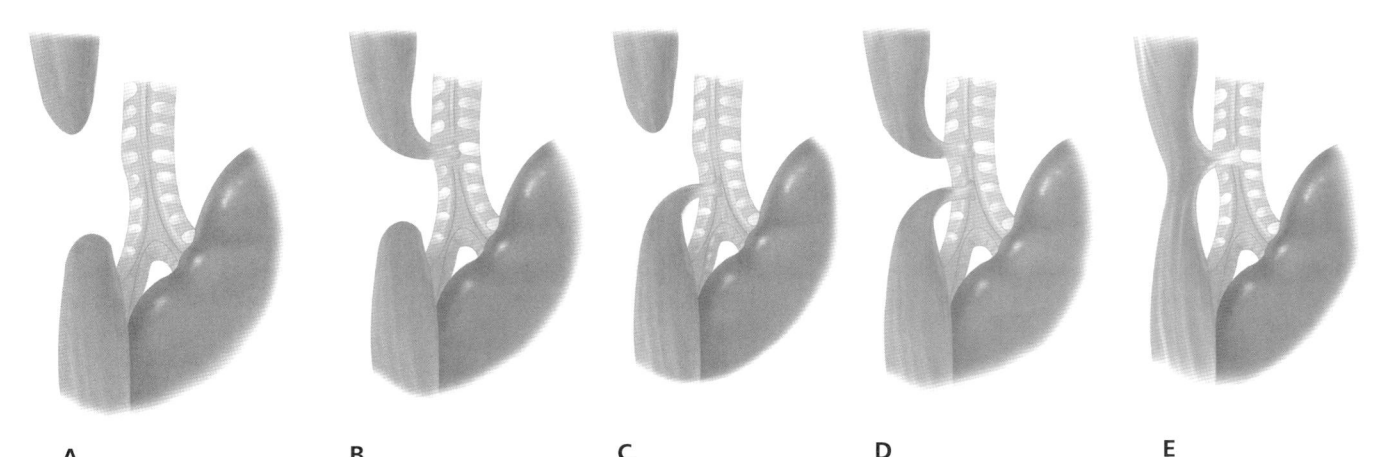

A **B** **C** **D** **E**

FIG. 39-5. As cinco variedades de atresia esofágica (AE) e fístula traqueoesofágica (FTE). **A.** AE isolada. **B.** AE com FTE entre o segmento proximal do esôfago e a traqueia. **C.** AE com FTE entre o esôfago distal e a traqueia. **D.** AE com fístula entre as extremidades proximais e distais do esôfago e a traqueia. **E.** FTE sem AE (fístula do tipo H).

13. A sobrevida esperada para um paciente com o estágio IV do tumor de Wilms é de aproximadamente:
    A. 5%.
    B. 33%.
    C. 50%.
    D. 80%.

Resposta: D
O tumor de Wilms é o tumor maligno primário do rim mais comum em crianças. Aproximadamente 500 novos casos são observados anualmente nos Estados Unidos, e a maioria é diagnosticado em crianças entre 1 e 5 anos de idade, com o pico da incidência sendo aos 3 anos de idade. Avanços no tratamento de pacientes com o tumor de Wilms resultou em uma taxa de cura geral de aproximadamente 90%, mesmo na presença de disseminação metastática.

Essencialmente, pacientes que possuem a doença confinada a um rim que é completamente excisado cirurgicamente recebem um curto ciclo de quimioterapia e, para este grupo, uma taxa de sobrevida em 4 anos de 97% é esperada, sendo rara a recidiva do tumor após este período. Pacientes com a doença mais avançada ou tumores com aspectos histológicos desfavoráveis recebem uma quimioterapia mais intensa e radioterapia. Mesmo em pacientes com o estágio IV da doença, são alcançadas taxas de cura de 80%. (Ver Schwartz, 9ª ed., p. 1449.)

14. A causa mais comum de lesão craniana grave em crianças pequenas é:
    A. Acidentes de automóvel.
    B. Quedas de altura.
    C. Pedestre em colisão com um automóvel.
    D. Trauma não acidental.

Resposta: D
O sistema nervoso central (SNC) é o sistema mais comumente lesionado, e trauma do SNC é a principal causa de morte entre as crianças lesionadas. Em crianças entre 1 a 3 anos de idade, o trauma não acidental é a causa mais comum de lesão craniana grave. Achados sugestivos de abuso incluem a presença de hemorragia retiniana na avaliação fundoscópica e hemorragia intracraniana sem evidência de trauma externo (indicativo de uma lesão por sacudir), assim como fraturas em diferentes estágios de cicatrização na pesquisa esquelética. (Ver Schwartz, 9ª ed., p. 1452.)

15. Qual dos seguintes é o procedimento de escolha para corrigir atresia biliar?
   A. Coledocojejunostomia.
   B. Colecistojejunostomia.
   C. Hepatoportoenterostomia.
   D. Nenhuma das alternativas.

Resposta: C
Atualmente, a terapia de primeira linha para o tratamento de atresia biliar consiste na criação de uma hepatoportoenterostomia, como descrito por Kasai. O propósito deste procedimento é o de promover fluxo biliar para o interior do intestino. O procedimento baseia-se na observação de Kasai de que o tecido fibroso na porta hepática microscopicamente envolve ductúlos biliares patentes que, por sua vez, comunicam-se com o sistema ductal intra-hepático. A secção deste tecido fibroso na placa portal, que é invariavelmente encontrada cranial à bifurcação da veia porta, abre estes canais e estabelece o fluxo biliar em um conduto intestinal cirurgicamente construído, geralmente uma anastomose jejunal em Y de Roux (Fig. 39-6). (Ver Schwartz, 9ª ed., p. 1439.)

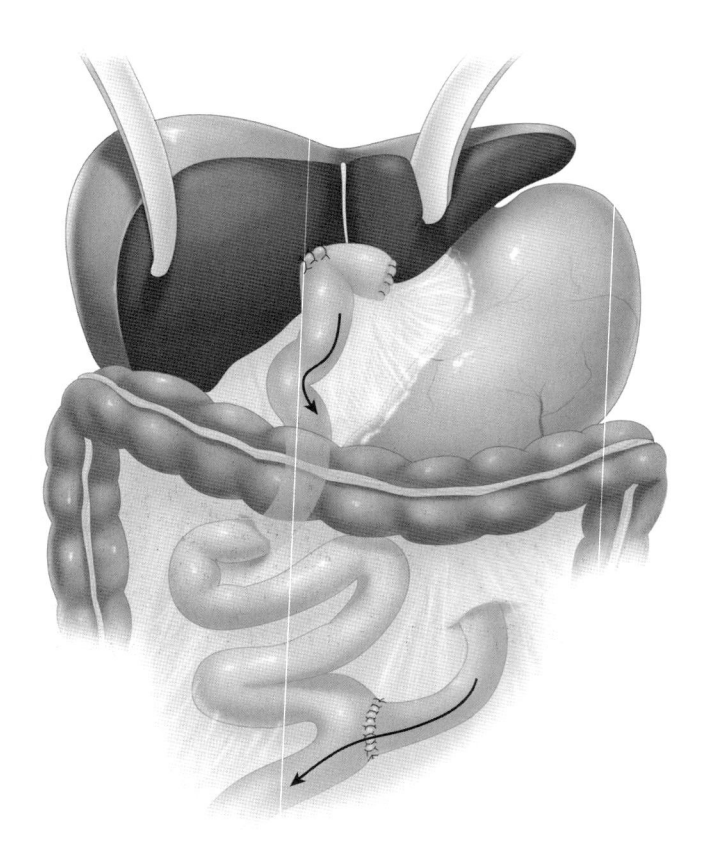

FIG. 39-6. Ilustração esquemática da portoenterostomia de Kasai para atresia biliar. Um segmento isolado do jejuno é trazida para a porta hepática e anastomosado aos ductos seccionados na placa hepática.

16. O diagnóstico da doença de Hirschsprung é feito por:
   A. Achado clínico da incapacidade de passar mecônio.
   B. A presença de uma zona de transição no enema com contraste.
   C. Análise genética.
   D. Biópsia retal.

Resposta: D
O diagnóstico definitivo da doença de Hirschsprung é feito por biópsia retal. Amostras de mucosa e submucosa são obtidas a 1, 2 e 3 cm da linha denteada. No período neonatal, esta biópsia pode ser realizada à beira do leito sem anestesia, pois as amostras são tiradas do intestino que não possui inervação somática e, portanto, o procedimento não é doloroso para a criança. (Ver Schwartz, 9ª ed., p. 1436.)

17. Qual dos seguintes é um local comum para um higroma cístico?
   A. Mediastino anterior.
   B. Retroperitônio.
   C. Triângulo anterior do pescoço.
   D. Axila.

Resposta: D
O higroma cístico (linfangioma), ocorrendo como resultado de sequestro ou obstrução de vasos linfáticos em desenvolvimento, ocorre em aproximadamente 1 em 12.000 nascimentos. Embora a lesão possa ocorrer em qualquer local, os sítios mais comuns são o triângulo posterior do pescoço, a axila, a virilha e o mediastino. (Ver Schwartz, 9ª ed., pp. 1415-1418.)

18. Qual dos seguintes NÃO está tipicamente associado à síndrome de prune-belly?
    A. Parede abdominal flácida.
    B. Insuficiência respiratória.
    C. Ureteres dilatados.
    D. Criptorquidia bilateral.

Resposta: B
A síndrome de prune-belly é um distúrbio caracterizado por uma constelação de sintomas, incluindo musculatura abdominal inferior extremamente flácida, trato urinário dilatado, incluindo a bexiga, e criptorquidia bilateral (Fig. 39-7). (Ver Schwartz, 9ª ed., p. 1443.)

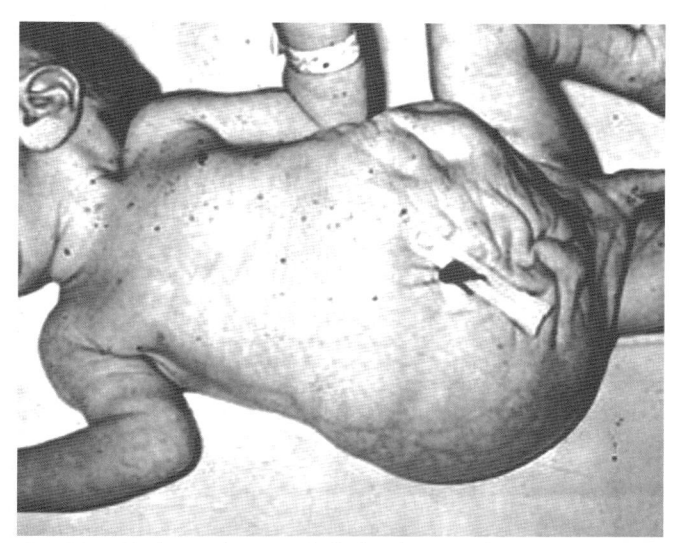

FIG. 39-7. Síndrome de prune-belly (Eagle-Barrett). Observar o abdome flácido.

19. Qual das seguintes abordagens é utilizada para o reparo de uma fístula traqueoesofágica do tipo E (tipo H)?
    A. Toracotomia direita.
    B. Toracotomia esquerda.
    C. Incisão cervical.
    D. Esternotomia mediana.

Resposta: C
Pacientes apresentam FTEs do tipo E (comumente denominadas de *tipo H*) após o período neonatal. Os sintomas presentes incluem infecções torácicas recorrentes, broncospasmo e déficit de crescimento. O diagnóstico pode ser suspeito pelos resultados do esofagograma com bário e confirmado pela visualização endoscópica da fístula. A correção cirúrgica é geralmente possível pela abordagem cervical, após a inserção de um catéter-balão na fístula e requer mobilização e divisão da fístula. O resultado é geralmente excelente. (Ver Schwartz, 9ª ed., p. 1424.)

20. A anomalia associada mais comum em um menino com ânus imperfurado alto é:
    A. Defeito cardíaco congênito.
    B. Anomalias vertebrais.
    C. Válvulas uretrais posteriores.
    D. Fístula retouretral.

Resposta: D
Em pacientes com ânus imperfurado, o reto não desce do esfíncter externo. Em vez disso, o saco retal termina cegamente na pelve, acima ou abaixo do músculo levantador do ânus. Na maioria dos casos, o saco retal cego comunica-se mais distalmente com o sistema geniturinário ou com o períneo pelo trato fistuloso. Tradicionalmente, a descrição anatômica do ânus imperfurado o caracterizou como "alto" ou "baixo", dependendo se o reto termina acima do músculo levantador do ânus ou parcialmente descende através deste músculo. Fundamentado neste sistema de classificação, o reto normalmente termina como uma fístula na uretra membranosa em pacientes masculinos com ânus imperfurado alto. Em pacientes do sexo feminino, o ânus imperfurado alto geralmente ocorre no contexto de uma cloaca persistente. Em ambos os gêneros, as lesões inferiores estão associadas a uma fístula no períneo. Em meninos, a fístula se conecta com a rafe mediana do escroto ou do pênis. Em meninas, a fístula pode terminar no vestíbulo da vagina, que está localizado fora do hímen ou no períneo. (Ver Schwartz, 9ª ed., p. 1437.)

Doença cardíaca congênita, anomalias vertebrais e válvulas posteriores podem ser observadas em infantes com ânus imperfurado e com o complexo de VACTERL, porém estas anomalias não são tão comuns quanto a fístula retouretral.

21. Um recém-nascido é avaliado para distensão abdominal e vômitos biliosos. Com base no RT na Figura 39-8, a intervenção inicial para esta criança deveria ser:
    A. Enema com contraste.
    B. Imagens gastrointestinais superiores.
    C. Biópsia retal.
    D. Laparotomia.

Resposta: D
Nos casos em que o diagnóstico de obstrução intestinal completa é determinado com base no quadro clínico e na presença de níveis hidroaéreos escalonados nas imagens abdominais simples, a criança pode ser levada à sala cirúrgica após uma adequada ressuscitação. Nestas circunstâncias, há pouca informação adicional a ser obtida com o procedimento de enema baritado. Em contraste, quando existe incerteza diagnóstica, ou quando a obstrução intestinal é aparente, um enema baritado é útil para estabelecer a presença de um microcólon e para diagnosticar a presença de tampões meconiais, síndrome do cólon esquerdo hipoplásico, doença de Hirschsprung ou íleo meconial. (Ver Schwartz, 9ª ed., p. 1427.)

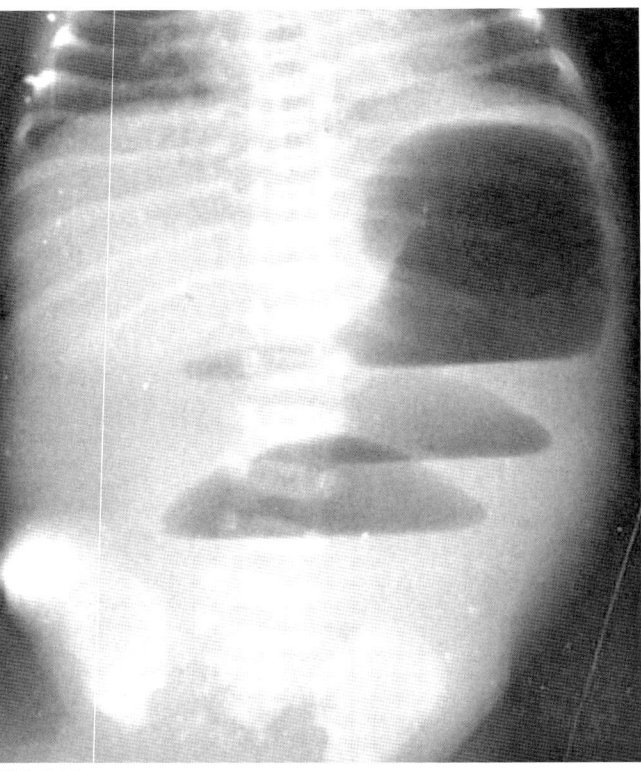

FIG. 39-8.

22. A intervenção mais adequada para um infante assintomático de 3 meses de idade com uma massa firme de 1 cm no centro do músculo esternocleidomastóideo é:
    A. Punção aspirativa por agulha fina.
    B. Biópsia com agulha Trucut.
    C. Excisão cirúrgica.
    D. Fisioterapia.

Resposta: D
Na infância, a presença de uma massa cervical lateral associada à rotação da cabeça em direção ao lado oposto da massa indica a presença de torcicolo congênito. Esta lesão resulta da fibrose do músculo esternocleidomastóideo. A massa pode ser palpada no músculo afetado em aproximadamente 2/3 dos casos. Histologicamente, a lesão é caracterizada pela deposição de colágeno e fibroblastos ao redor das células musculares atrofiadas. Na grande maioria dos casos, fisioterapia fundamentada em alongamento passivo do músculo afetado é benéfica. Raramente, a secção cirúrgica do músculo esternocleidomastóideo pode ser indicada. (Ver Schwartz, 9ª ed., p. 1416.)

23. Orquidopexia (para um testículo criptorquídico):
    A. Melhora a fertilidade.
    B. Reduz o risco de câncer.
    C. Aumenta o risco de trauma aos testículos.
    D. Aumenta o risco de torção dos testículos.

Resposta: A
É bem estabelecido que os testículos criptorquídicos exibem uma elevada predisposição à degeneração maligna. Além disso, a fertilidade é reduzida quando o testículo não está no escroto. Por estas razões, a inserção cirúrgica do testículo no escroto (orquidopexia) é indicada. Este procedimento melhora o potencial de fertilidade e, de modo similar, o testículo ainda está em risco de alteração maligna, embora a sua localização no escroto potencialmente facilite a detecção mais precoce de uma malignidade testicular. Outras razões a serem consideradas para a realização da orquidopexia incluem o risco de trauma a um testículo localizado no tubérculo púbico, a incidência elevada de torção e o impacto psicológico de um escroto vazio em um menino em desenvolvimento. A razão para a degeneração maligna ainda não foi estabelecida, porém a evidência aponta

24. O tratamento inicial de um infante com obstrução intestinal completa por íleo meconial não complicado é:
    A. Descompressão NG.
    B. Enemas com contraste.
    C. Laparotomia e irrigação de lúmen intestinal com *N*-acetilcisteína (enterotomia em bolsa de tabaco).
    D. Laparotomia com ressecção do íleo distal distendido e criação de uma ileostomia.

25. Qual é a taxa de sucesso aproximada para a redução de intussuscepções pelo enema com ar em crianças?
    A. < 10%.
    B. 25%.
    C. 50%.
    D. 75%.

26. A neoplasia ovariana mais comum em crianças é:
    A. Teratoma.
    B. Disgerminoma.
    C. Tumores de células da granulosa/teca.
    D. Tumores epiteliais.

para uma anomalia inerente do testículo que o predispõe a descida incompleta e malignidade em vez de malignidade como resultado de um ambiente anormal. (Ver Schwartz, 9ª ed., p. 1446.)

Resposta: B
A estratégia de tratamento para infantes com íleo meconial depende se o paciente possui íleo meconial complicado ou não complicado. Pacientes com íleo meconial não complicado podem ser tratados não cirurgicamente. Um agente de contraste hidrossolúvel diluído é avançado pelo cólon sob controle fluoroscópico na porção dilatada do íleo. O enema pode ser repetido em intervalos de 12 horas durante vários dias até que todo o mecônio seja evacuado. Se uma intervenção cirúrgica for necessária em razão de fracasso em aliviar os sintomas com os enemas com contraste, a irrigação cirúrgica com um agente de contraste diluído, *N*-acetilcisteína (Mucomyst) ou salina, por meio de uma sutura em bolsa de tabaco pode ser bem-sucedida. Alternativamente, uma ressecção do íleo terminal distendido é realizada, e os *pellets* de mecônio são removidos do intestino delgado distal. Neste momento, ileostomia e fístula mucosa podem ser criadas a partir das extremidades proximais e distais, respectivamente. Alternativamente, uma anastomose de Bishop-Koop ou uma anastomose terminoterminal pode ser realizada. (Ver Schwartz, 9ª ed., p. 1429.)

Resposta: D
Em um paciente [com uma intussuscepção que é] em condição estável, o enema com ar é tanto diagnóstico quanto muitas vezes curativo. O enema com ar constitui o método preferível de diagnóstico e o tratamento não cirúrgico de intussuscepção. O ar é introduzido com um manômetro, e a pressão administrada é cuidadosamente monitorada. Sob a maioria das circunstâncias, esta pressão não deve exceder 120 mmHg. Uma redução bem-sucedida é marcada pelo livre refluxo de ar nas múltiplas alças do intestino delgado e na melhora sintomática, visto que o infante repentinamente torna-se livre de dor. A menos que estes dois indícios sejam observados, não se pode deduzir que a intussuscepção esteja reduzida. Se a redução for malsucedida, e a condição do infante permanece estável, o infante deve ser levado novamente à radiologia para uma tentativa repetida de redução após algumas horas. Esta estratégia tem melhorado a taxa de sucesso da redução não cirúrgica em muitos centros. Além disso, a redução hidrostática com bário pode ser útil, se a redução pneumática não for bem-sucedida. A taxa de sucesso geral da redução radiográfica varia de acordo com a experiência do centro, porém é tipicamente entre 60 e 90%. (Ver Schwartz, 9ª ed., p. 1433.)

Resposta: A
As lesões neoplásicas são categorizadas de acordo com os três primórdios que contribuem ao ovário: componentes mesenquimais da crista urogenital, epitélio germinativo revestindo a crista urogenital e células germinativas migrando do canal vitelino. A variedade mais comum é o tumor de células germinativas. Os tumores de células germinativas são classificados de acordo com o grau de diferenciação e os componentes celulares envolvidos. Os tumores menos diferenciados são os disgerminomas, que compartilham características similares àquelas dos seminomas em homens. Embora estes tumores sejam malignos, eles são extremamente sensíveis à radiação e quimioterapia. As lesões mais comuns são os teratomas, que podem ser maduros, imaturos ou malignos. O grau de diferenciação dos elementos neurais do tumor determina o grau de imaturidade. Os tumores estromais dos cordões sexuais originam-se dos componentes mesenquimais da crista urogenital. Estes incluem tumores de células da granulosa/teca e tumores das células de Ser-

27. O procedimento cirúrgico padrão para um paciente com doença de Hirschsprung confirmada é:
    A. Transversostomia.
    B. Sigmoidostomia.
    C. Abaixamento primário no período neonatal.
    D. Irrigações com abaixamento primário aos 3-6 meses de idade.

28. O local mais comum para a hérnia diafragmática congênita é:
    A. Posterolateral esquerdo.
    B. Posterolateral direito.
    C. Anteromedial esquerdo.
    D. Anteromedial direito.

29. Qual dos seguintes indica um prognóstico desfavorável em um paciente com neuroblastoma?
    A. DNA hiperdiploide.
    B. Ausência de amplificação de *N-myc*.
    C. Idade < 1 ano.
    D. Idade > 13 anos.

30. O controle apropriado de uma criança estável com uma lesão esplênica de grau IV é:
    A. Observação.
    B. Embolização.
    C. Esplenorrafia.
    D. Esplenectomia.

toli-Leydig. Estes tumores geralmente produzem hormônios que resultam em puberdade precoce ou hirsutismo, respectivamente. Tumores epiteliais, embora raros, podem ocorrer em crianças. Estes incluem cistadenomas mucinosos e serosos. (Ver Schwartz, 9ª ed., p. 1446.)

Resposta: C
É bem estabelecido que o procedimento de abaixamento primário pode ser realizado com segurança, mesmo no período neonatal. Esta abordagem segue os mesmos princípios terapêuticos que um procedimento por etapas e livra o paciente de uma cirurgia adicional. Muitos cirurgiões realizam a dissecção intra-abdominal utilizando o laparoscópio. Esta abordagem é especialmente útil no período neonatal, pois fornece excelente visualização da pelve. (Ver Schwartz, 9ª ed., p. 1436.)

Resposta: A
A variante mais comum de uma hérnia diafragmática congênita (HDC) é um defeito posterolateral, também conhecido como uma *hérnia de Bochdalek*. Esta anomalia é encontrada mais comumente no lado esquerdo (80 a 90% dos casos). (Ver Schwartz, 9ª ed., p. 1416.)

Resposta: D
Diversas variáveis biológicas foram estudadas em crianças com neuroblastoma. Uma biópsia aberta é geralmente necessária para fornecer suficiente tecido para análise. A presença de um DNA tumoral hiperdiploide está associada a um prognóstico favorável, enquanto a amplificação do gene *N-myc* está associada a um prognóstico desfavorável, independente da idade do paciente. A classificação de Shimada descreve os tumores como tendo características histológicas favoráveis ou desfavoráveis, de acordo com o grau de diferenciação, o índice de mitose cariorrexe e a presença ou ausência de estroma constituído por células de Schwann. Em geral, crianças de qualquer idade com neuroblastoma localizado e infantes < 1 ano de idade com doença avançada e características favoráveis da doença apresentam uma alta probabilidade de sobrevivência livre de doença. Em contraste, crianças mais velhas com doença avançada apresentam uma chance significativamente menor de cura, mesmo com terapia intensiva. Por exemplo, quimioterapia multidroga agressiva resultou em uma taxa de sobrevida em 2 anos de aproximadamente 20% em crianças mais velhas com doença de estágio IV. Neuroblastoma no adolescente apresenta um pior prognóstico a longo prazo, independente do estágio ou sítio e, em muitos casos, um curso mais prolongado. (Ver Schwartz, 9ª ed., p. 1450.)

Resposta: A
Em crianças, o baço é geralmente lesionado em traumas abdominais fechados. A extensão da lesão ao baço é graduada (Tabela 39-3), e o controle é ditado pelo grau da lesão. O atual tratamento envolve uma abordagem não cirúrgica na maioria dos casos, mesmo para lesões de grau IV, assumindo que o paciente seja hemodinamicamente estável. Esta abordagem evita a cirurgia na maioria dos casos. Todos os pacientes deveriam ser colocados em uma unidade monitorada, e sangue tipo-específico deve estar disponível para a transfusão. Quando o controle não cirúrgico é bem-sucedido, como na maioria dos casos, um período prolongado de repouso é prescrito. Isto otimiza a chance de cicatrização e minimiza a probabilidade de uma nova lesão. Uma recomendação típica é a de manter a criança em atividade extremamente restrita por 2 semanas a mais do que o grau da lesão esplênica (ou seja, 6 semanas de atividade restrita é prescrita a uma criança com lesão esplênica de grau IV). (Ver Schwartz, 9ª ed., p. 1453 e Tabela 39-3.)

TABELA 39-3	Graduação das lesões esplênicas
Grau I	Hematoma subcapsular, área de superfície < 10%, laceração capsular < 1 cm de profundidade
Grau II	Hematoma subcapsular, não expansivo, área de superfície 10-50%; hematoma intraparenquimatoso, < 2 cm em diâmetro; laceração capsular, sangramento ativo, 1-3 cm, não envolvem os vasos trabeculares
Grau III	Hematoma subcapsular, área de superfície > 50% ou em expansão; hematoma intraparenquimatoso, > 2 cm em diâmetro ou em expansão; laceração > 3 cm em profundidade ou envolvendo os vasos trabeculares
Grau IV	Ruptura de hematoma intraparenquimatoso com sangramento ativo; laceração envolvendo vasos segmentares ou hilares produzindo grande desvascularização (> 25% do baço)
Grau V	Baço completamente roto; lesão vascular hilar com baço desvascularizado

31. Aproximadamente qual a percentagem de pacientes submetidos a um procedimento de Kasai para atresia biliar que estará viva com seus fígados nativos 10 anos após o procedimento?
    A. 10%.
    B. 25%.
    C. 33%.
    D. 50%.

Resposta: D
Uma recente revisão de dados do *Japanese Biliary Atresia Registry*, que inclui os resultados de 1.381 pacientes, demonstrou que a taxa de sobrevida em 10 anos foi de 53% sem transplante e de 66,7% com transplante. (Ver Schwartz, 9ª ed., p. 1440.)

32. Qual dos seguintes NÃO faz parte da pentalogia de Cantrell?
    A. Onfalocele.
    B. Ectopia *cordis*.
    C. Hérnia diafragmática posterolateral.
    D. Anomalias cardíacas.

Resposta: C
A onfalocele possui uma incidência de aproximadamente 1 para 5.000 nascidos vivos e ocorre em associação a síndromes especiais, como a extrofia de cloaca (fissura vesicointestinal), a constelação de anomalias de Beckwith-Wiedemann (macroglossia, macrossomia, hipoglicemia, visceromegalia e onfalocele) e a pentalogia de Cantrell (malformações da parede torácica inferior, como fenda esternal, ectopia *cordis*, onfalocele epigástrica, hérnia diafragmática na linha mediana anterior e anomalias cardíacas). (Ver Schwartz, 9ª ed., p. 1442.)

33. O período ideal para redução e reparo de uma hérnia diafragmática congênita é:
    A. Ao nascimento.
    B. Nas primeiras 24 horas de vida.
    C. Nas primeiras 72 horas de vida.
    D. Nenhuma das alternativas.

Resposta: D
No passado, a correção da hérnia era considerada uma emergência cirúrgica, e estes pacientes eram submetidos à cirurgia logo após o nascimento. Atualmente, é reconhecido que a presença de hipertensão pulmonar persistente, que resulta em um desvio direita-esquerda do sangue pelo forame oval patente ou pelo ducto arterioso, e hipoplasia pulmonar são as causas principais de insuficiência cardiorrespiratória. Portanto, o controle atual é direcionado para a prevenção ou a reversão da hipertensão pulmonar e da minimização do barotrauma, enquanto o suprimento de oxigênio é otimizado. O reparo deve ser realizado logo após a otimização do estado hemodinâmico em pacientes que não são colocados em ECMO. (Ver Schwartz, 9ª ed., p. 1417.)

34. Qual dos seguintes seria esperado em um bebê com diagnóstico tardio de estenose pilórica?
    A. Hipercloremia, baixo pH urinário.
    B. Hipercloremia, alto pH urinário.
    C. Hipocloremia, baixo pH urinário.
    D. Hipocloremia, alto pH urinário.

Resposta: C
Infantes com EPH desenvolvem uma alcalose metabólica hipoclorêmica e hipocalêmica. O pH urinário é inicialmente alto, porém eventualmente declina em razão da troca de íons de hidrogênio por íons de sódio no túbulo distal do rim, conforme a hipocloremia torna-se mais grave. (Ver Schwartz, 9ª ed., p. 1426.)

35. Qual dos seguintes está associado à atresia duodenal?
    A. Trissomia 13.
    B. Trissomia 16.
    C. Trissomia 18.
    D. Trissomia 21.

Resposta: D
Aproximadamente 1/3 dos recém-nascidos com atresia duodenal possui síndrome de Down (trissomia 21) associada. Estes pacientes devem ser avaliados para anomalias cardíacas associadas. (Ver Schwartz, 9ª ed., p. 1427.)

36. O suprimento sanguíneo de um pulmão sequestrado é derivado da:
A. Artéria pulmonar.
B. Artéria brônquica.
C. Artéria inominada.
D. Aorta.

Resposta: D
No sequestro pulmonar, uma massa de tecido pulmonar, geralmente no tórax inferior esquerdo, carece das conexões usuais à artéria pulmonar ou árvore traqueobrônquica e seu suprimento sanguíneo é derivado diretamente da aorta. Há dois tipos de sequestro. No sequestro extralobar, uma pequena área de pulmão não aerado é separada da massa pulmonar principal, possui um suprimento sanguíneo sistêmico e geralmente está localizada imediatamente acima do diafragma esquerdo. É comumente encontrado em casos de HDC. O sequestro intralobar ocorre com maior frequência no parênquima do lobo inferior esquerdo e também pode ocorrer no direito. (Ver Schwartz, 9ª ed., p. 1418 e Fig. 39-9.)

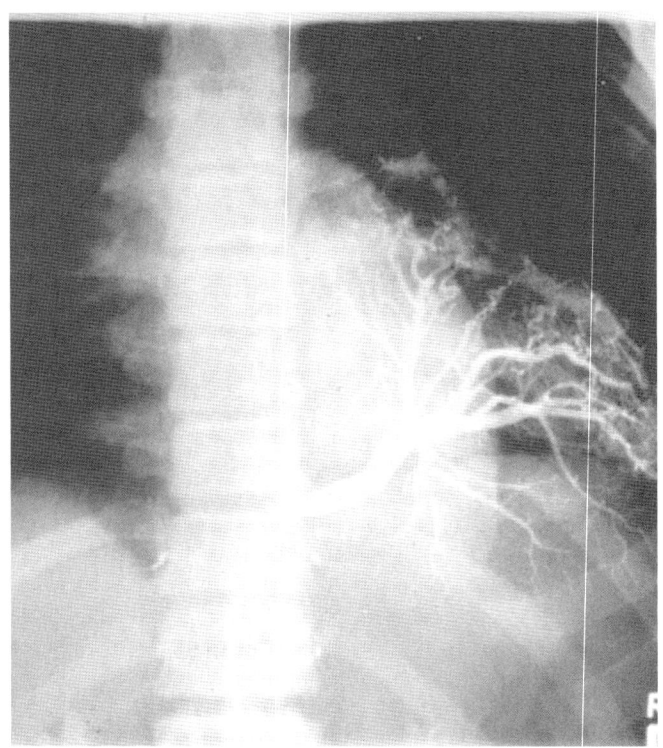

FIG. 39-9. Arteriografia exibindo grande suprimento arterial sistêmico a um sequestro intralobar do lobo inferior esquerdo.

CAPÍTULO 40
Urologia

PERGUNTAS SOBRE CIÊNCIA BÁSICA

1. O suprimento sanguíneo do ureter distal é fornecido por ramos de:
   A. Aorta.
   B. Artérias renais.
   C. Artérias lombares.
   D. Artérias ilíacas.

Resposta: D
O suprimento sanguíneo do ureter proximal deriva das artérias aorta e renal, vindo principalmente da direção medial. No entanto, uma vez que o ureter cruza os vasos ilíacos, na margem pélvica próxima à bifurcação dos vasos ilíacos, seu suprimento sanguíneo é derivado lateralmente dos ramos das artérias ilíacas. O suprimento sanguíneo possui implicações para o controle das lesões ureterais. Mobilização do ureter distal para anastomose requer a liberação de seus anexos laterais, resultando em isquemia e, por esta razão, as lesões ureterais distais são tipicamente controladas levando o ureter proximal até a bexiga. (Ver Schwartz, 9ª ed., p. 1460.)

2. Qual das seguintes artérias NÃO fornece sangue arterial ao testículo?
   A. Artéria testicular.
   B. Artéria do ducto deferente.
   C. Artéria escrotal.
   D. Artéria cremastérica.

Resposta: C
O suprimento sanguíneo entra no polo superior do testículo pelo cordão espermático. Além do vaso deferente, o cordão transporta três fontes separadas de fluxo sanguíneo arterial – a artéria testicular, uma ramificação da aorta abaixo da artéria renal, a artéria cremastérica e a artéria do ducto deferente. Interrupção de uma das artérias durante uma vasectomia ou cirurgia inguinal não resultará em isquemia do testículo.

A artéria cremastérica é um ramo da artéria epigástrica inferior, e a artéria do ducto deferente é um ramo da artéria vesicular superior. Não há artéria escrotal. (Ver Schwartz, 9ª ed., p. 1461.)

3. Qual porção da bexiga é intraperitoneal?
   A. Somente a cúpula.
   B. Cúpula e corpo.
   C. Cúpula, corpo e colo.
   D. Nenhuma das alternativas.

Resposta: D
A bexiga urinária está situada no espaço retropúbico em uma posição extraperitoneal. Uma porção da cúpula vesical está adjacente ao peritônio, de modo que rupturas neste ponto podem resultar em extravasamento intraperitoneal de urina. (Ver Schwartz, 9ª ed., p. 1460.)

4. Hidrocele se forma entre:
   A. A fáscia espermática externa e a fáscia cremastérica.
   B. A fáscia cremastérica e a fáscia espermática interna.
   C. A fáscia espermática interna e a camada parietal da túnica vaginal.
   D. As camadas visceral e parietal da túnica vaginal.

Resposta: D
Abaixo da pele do escroto, da camada superficial para a profunda, estão os dartos, as fáscias espermática externa, cremastérica e espermática interna. Estas camadas nem sempre são distintas. Sob a fáscia interna estão as camadas parietal e visceral da túnica vaginal, entre as quais o hidrocele se forma. A camada visceral da túnica vaginal é aderente ao testículo. (Ver Schwartz, 9ª ed., p. 1461.)

5. A veia espermática esquerda drena para:
   A. Veia ilíaca esquerda.
   B. Veia epigástrica inferior esquerda.
   C. Lado esquerdo da veia cava inferior.
   D. Veia renal esquerda.

Resposta: D
A veia espermática direita drena para a veia cava inferior. No lado esquerdo, a veia espermática drena para a veia renal esquerda. (Ver Schwartz, 9ª ed., p. 1461.)

PERGUNTAS CLÍNICAS

1. Pacientes com cálculos vesicais estão em maior risco para qual dos seguintes cânceres vesicais?
   A. Adenocarcinoma.
   B. Carcinoma de células transicionais.
   C. Carcinoma de células escamosas.
   D. Coriocarcinoma.

Resposta: C
A forma mais comum de câncer vesical nos Estados Unidos é o carcinoma de células transicionais (CCT). O tabagismo, seguido pela exposição ocupacional a vários materiais carcinogênicos, como escapamento dos veículos ou solventes industriais, são os fatores de risco mais frequentes, embora muitos pacientes com a doença não apresentem riscos identificáveis. Outras formas de câncer vesical, como adenocarcinoma e carcinoma de células escamosas, ocorrem em populações distintas de pacientes. Pacientes com irritação crônica causada por catéteres, cálculos vesicais ou infecção por esquistossomose apresentam risco variante de células escamosas, enquanto aqueles com remanescentes uracais ou extrofia vesical apresentam risco aumentado de adenocarcinoma. (Ver Schwartz, 9ª ed., p. 1461.)

2. Pielonefrite enfisematosa é mais comumente causada por:
   A. *Clostridia perfringens*.
   B. *Escherichia coli*.
   C. *Streptococcus* do grupo A.
   D. Espécies bacteroides.

Resposta: B
A pielonefrite enfisematosa é uma infecção potencialmente fatal que resulta da pielonefrite complicada por organismos produtores de gás. É uma infecção necrosante aguda do rim que ocorre predominantemente nos pacientes diabéticos. Os pacientes frequentemente apresentam septicemia e cetoacidose. A *Escherichia coli* aparenta ser o organismo responsável por esta infecção com maior frequência. Os pacientes necessitam de tratamento de suporte, antibióticos IV e alívio de qualquer obstrução do trato urinário. A pielonefrite enfisematosa pode ser subdividida com base na extensão da infecção. Aqueles com gás confinado ao parênquima frequentemente podem ser tratados conservativamente com a inserção de um catéter de nefrostomia, a fim de permitir a drenagem do material purulento. Pacientes com envolvimento extenso do tecido perirrenal podem não responder ao controle conservativo, e forte consideração deve ser dada à nefrectomia, particularmente se o paciente estiver exibindo sinais de septicemia. (Ver Schwartz, 9ª ed., p. 1470.)

3. A conduta expectante pode ser considerada para homens com câncer de próstata que:
   A. Possuem um escore de Gleason > 10.
   B. Possuem < 55 anos de idade.
   C. Apresentam uma doença de baixo volume, conforme determinado por biópsia.
   D. Possuem um nível de PSA < 35.

Resposta: C
A conduta expectante pode ser uma estratégia benéfica em homens com uma sobrevida antecipada de < 10 anos, baixo escore de Gleason (≤ 6), doença em estágio inicial (cT1c) e doença de pequeno volume, conforme determinado pela biópsia. Os pacientes devem ser observados à risca com exame retal digital, exame de PSA e repetição da biópsia em 1 ano para avaliar a possibilidade de evolução da doença.

O câncer de próstata é graduado de acordo com o sistema de escore de Gleason. Um escore primário e um secundário são designados, com base no padrão histológico mais comum e no segundo mais comum. Os graus vão de 1 para o mais diferenciado até 5 para o menos. Os graus são somados para chegar ao escore de Gleason. Na prática atual, escores abaixo de 6 quase nunca são designados. O escore de Gleason, o nível de PSA pré-operatório e o exame digital retal são utilizados para estimar a probabilidade de o câncer ser localizado, localmente avançado ou metastático. Um câncer de próstata com altos escores de Gleason (8 a 10) ou um alto nível de PSA (> 20) apresenta uma probabilidade muito maior de se ter espalhado, geralmente microscopicamente. (Ver Schwartz, 9ª ed., p. 1465.)

4. Uma lesão renal fechada com um hematoma não expansivo de 2 cm e uma pequena quantidade de extravasamento urinário é:
   A. Uma lesão de grau 1.
   B. Uma lesão de grau 2.
   C. Uma lesão de grau 3.
   D. Uma lesão de grau 4.

Resposta: D
Qualquer lesão que envolva o sistema coletor (lesão deduzida pelo extravasamento urinário) é uma lesão de grau 4. O sistema de graduação da AAST é exibido na Tabela 40-1. (Ver Schwartz, 9ª ed., p. 1466.)

TABELA 40-1	Escala de lesão renal da American Association for the Surgery of Trauma	
Grau	Tipo de lesão	Descrição
1	Contusão	Hematúria microscópica ou macroscópica com imagem normal
	Hematoma	Subcapsular, não expansiva com laceração parenquimal
2	Hematoma	Hematoma perirrenal não expansivo confinado ao retroperitônio renal
		< 1 cm de profundidade sem extravasamento urinário
3	Laceração	> 1 cm de profundidade sem ruptura do sistema coletor ou extravasamento urinário
4	Laceração	Laceração parenquimal no córtex, medula e sistema coletor
4	Vascular	Lesão na veia ou artéria renal principal com hemorragia controlável
5	Laceração	Rim completamente destruído
5	Laceração	Avulsão do hilo renal resultando em rim desvascularizado

Fonte: Adaptada com permissão de Moore EE et al.: Organ injury scaling. Surg Clin North Am 75:293, 1995. Copyright © Elsevier.

5. Lesões no ureter distal devem ser tratadas com:
   A. Reparo primário.
   B. Anastomose terminoterminal após espatulação.
   C. Ureteroureterostomia (ao ureter contralateral).
   D. Reimplante ureteral.

Resposta: D
O reparo cirúrgico depende do local e da extensão da lesão. Geralmente, uma sutura no local pode ser removida sem consequências. Lesões parciais podem ser primariamente reparadas, embora todo o tecido desvitalizado deva ser desbridado para evitar ruptura tardia de tecido e formação de urinoma. Nesta situação, catéteres ureterais devem ser colocados para facilitar a cicatrização sem estenose. Lesões ureterais inferiores (abaixo dos vasos ilíacos) são mais bem tratadas com reimplante ureteral, visto que o suprimento sanguíneo pode ser tênue, e estenoses são mais comuns com uma ureteroureterostomia distal. Lesões na porção média do ureter podem ser tratadas com uma ureteroureterostomia, quando um reparo espatulado e livre de tensão puder ser alcançado. Para defeitos mais extensos, a bexiga urinária pode ser mobilizada e elevada ao músculo psoas *(psoas hitch)*. Para comprimento adicional, um retalho tubularizado da bexiga (retalho de Boari) pode ser criado e anastomosado ao ureter restante. Mobilização renal com nefropexia por ancoragem do músculo psoas pode fornecer um comprimento adicional. Transplante autólogo, transureteroureterostomia e uso de alça ileal para substituição ureteral são raramente necessários durante um quadro agudo. (Ver Schwartz, 9ª ed., p. 1466.)

6. Qual dos seguintes diagnósticos é o mais provável em um homem com uma massa testicular firme e níveis séricos elevados de alfafetoproteína?
   A. Tumor seminomatoso de células germinativas.
   B. Tumor não seminomatoso de células germinativas.
   C. Tumor de células de Leydig.
   D. Tumor de células de Sertoli.

Resposta: B
Todas as massas testiculares sólidas observadas no exame físico e documentadas na ultrassonografia são malignas até que se prove o contrário, pois a grande maioria é cancerosa. Estudos iniciais devem incluir marcadores tumorais, incluindo a alfafetoproteína e a beta-gonadotrofina coriônica humana. Níveis elevados de marcadores tumorais são encontrados quase exclusivamente no tumor não seminomatoso de células germinativas, embora ocasionalmente os seminomas causem uma elevação modesta nos níveis de betagonadotrofina coriônica humana.

A maioria das neoplasias testiculares surge das células germinativas, embora os tumores de células não germinativas surjam das células de Leydig ou Sertoli. Os tumores de células não germinativas são raros e geralmente apresentam um curso mais benigno. Os cânceres de células germinativas são categoricamente divididos nas formas seminomatosas e não seminomatosas que seguem diferentes algoritmos de tratamento. (Ver Schwartz, 9ª ed., p. 1462.)

7. Qual dos seguintes tipos de cálculo renal NÃO será observado nas imagens obtidas por TC?
   A. Oxalato de cálcio.
   B. Estruvita (fosfato amoníaco magnesiano).
   C. Ácido úrico.
   D. Cristais de indinavir.

Resposta: D
A urolitíase, ou litíase urinária, pode afetar até 10% da população ao longo do ciclo de vida. Os cálculos são aglomerados cristalinos de um ou mais componentes, geralmente de oxalato de cálcio. Eles também podem conter fosfato de cálcio, fosfato amoníaco magnesiano (estruvita), ácido úrico ou cistina. Cálculos contendo estruvita e cálcio geralmente são visíveis em radiografias simples, porém as imagens por TC demonstrarão todos os cálculos, exceto aqueles compostos de cristais de indinavir, um medicamento antirretroviral. (Ver Schwartz, 9ª ed., p. 1472.)

8. Um paciente com carcinoma de células renais com extensão para a VCI (trombo tumoral) é mais bem tratado com:
   A. Radioterapia.
   B. Quimioterapia.
   C. Terapia trombolítica.
   D. Cirurgia.

Resposta: D
Até 10% do CCR invadem o lúmen da veia real ou da veia cava. O grau de extensão venosa diretamente impacta a abordagem cirúrgica. Pacientes com trombo abaixo do nível hepático podem ser controlados com pinçamento acima e abaixo do trombo e extração com uma cavotomia no sítio de inserção da veia renal (Fig. 40-1A). Geralmente, o trombo não é aderente à parede do vaso. No entanto, o pinçamento da veia cava acima das veias hepáticas pode drasticamente reduzir a pré-carga cardíaca e, consequentemente, técnicas de derivação são geralmente necessárias. Para o trombo acima das veias hepáticas, é necessária uma abordagem multidisciplinar com uma derivação venovenosa ou cardiopulmonar. Em casos de invasão da parede da veia cava ou átrio, a parada circulatória hipotérmica profunda pode ser utilizada para fornecer um campo completamente sem sangue. A embolização do trombo tumoral para a artéria pulmonar é uma complicação rara durante estes casos, porém conhecida, e está associada a uma alta taxa de mortalidade (Fig. 40-1B). Em casos de trombo tumoral extenso, a ecocardiografia transesofágica intraoperatória deve ser considerada para monitoramento e avaliação de possível embolização do trombo. Se uma embolização do trombo ocorrer, uma esternotomia/derivação cardiopulmonar com extração do trombo pode salvar a vida. (Ver Schwartz, 9ª ed., p. 1464.)

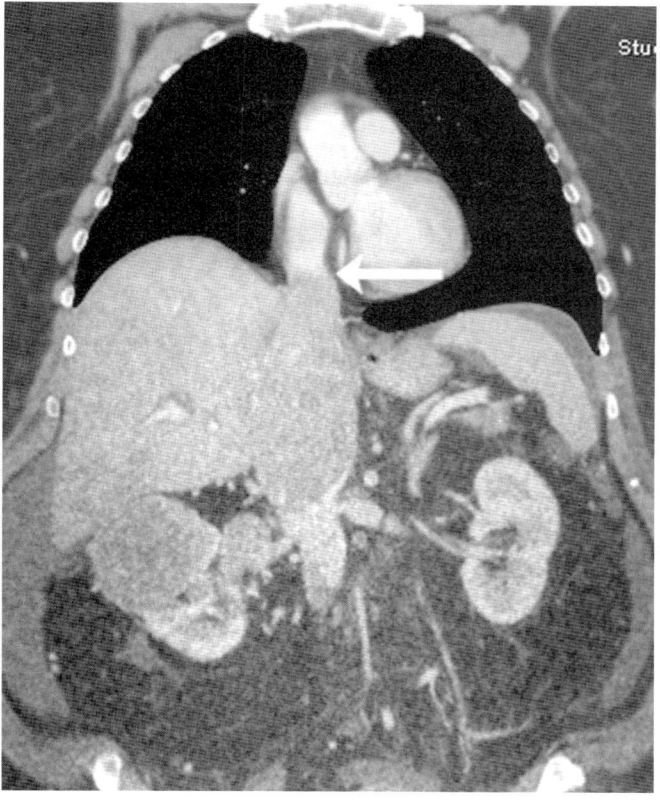

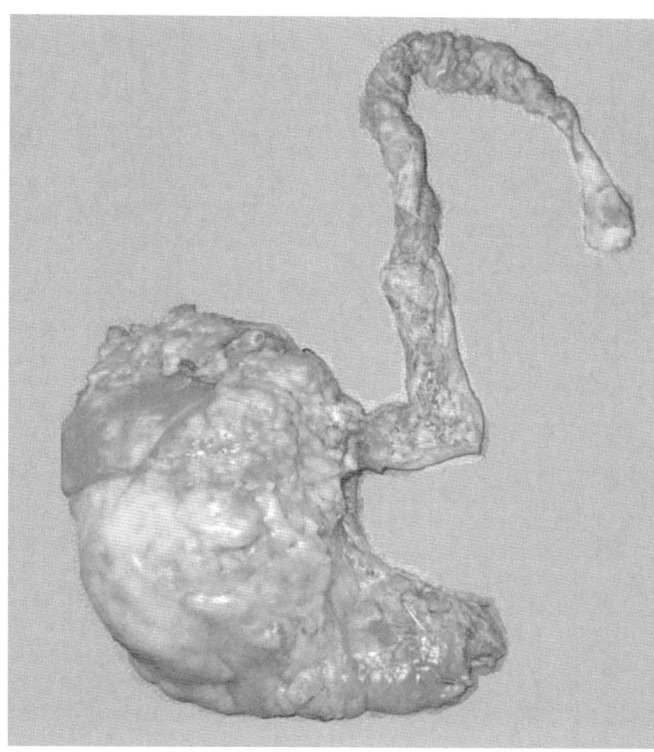

FIG. 40-1. Trombo na veia cava inferior. **A.** Uma imagem de tomografia computadorizada multidetector exibindo um trombo tumoral estendendo-se acima do diafragma *(seta)* e surgindo da massa renal direita. **B.** Uma remoção em monobloco de uma massa renal direita com um trombo tumoral que se estendeu para a artéria pulmonar. Este paciente está vivo 6 anos após a cirurgia.

9. O procedimento mais comum de derivação urinária não continente após a cistectomia é:
   A. Neobexiga ortotópica (reservatório ileal).
   B. Conduto ileal.
   C. Conduto apendicular.
   D. Ureterostomia.

Resposta: B
Pacientes possuem múltiplas opções reconstrutivas, incluindo derivações urinárias continentes e não continentes após a cistectomia. A neobexiga ortotópica emergiu como uma derivação urinária popular para pacientes sem envolvimento uretral. Este tipo de derivação envolve a detubularização de um segmento intestinal, tipicamente o íleo distal, que é então reajustado em um reservatório que é anastomosado à uretra proximal. A detubularização reduz a pressão de preenchimento intrarreservatório, aumentando a capacidade de armazenamento urinário. O esfíncter externo ainda está intacto, e a micção é alcançada com o relaxamento esfincteriano e uma manobra de Valsalva. A derivação não continente mais comum é o conduto ileal, em que um segmento do íleo distal é isolado com uma extremidade que se abre para a pele pela parede abdominal na forma de uma urostomia. Os condutos ileais são preferíveis para a insuficiência renal, pois a urina não é "armazenada" e, portanto, fica menos tempo em contato com a superfície absortiva do segmento ileal. Os condutos também são utilizados quando a bexiga não pode ser excisada, porém a derivação urinária é necessária por causa de sangramento intratável ou severa dor à micção. Cada segmento intestinal que é utilizado oferece suas próprias vantagens e complicações inerentes. (Ver Schwartz, 9ª ed., p. 1461.)

10. O controle inicial de um paciente com priapismo inclui:
    A. Repouso, narcóticos e hidratação.
    B. Administração de betabloqueadores.
    C. Inserção de um catéter IV 18G no corpo cavernoso.
    D. Exploração cirúrgica.

Resposta: C
O controle do priapismo é a detumescência rápida, com o objetivo de preservação da função erétil futura. A habilidade de alcançar ereções normais está diretamente relacionada com a duração do episódio de priapismo. Priapismo de baixo fluxo pode ser confirmado com gasometria peniana dos corpos cavernosos, demons-

11. Uma cirurgia é agendada para a redução aberta e a fixação das fraturas de um paciente com uma fratura pélvica complexa. Ele também possui uma lesão vesical extraperitoneal com uma área controlada de extravasamento. O melhor tratamento para a lesão vesical é:
    A. Deixar um catéter de Foley no lugar por 7-10 dias.
    B. Drenagem percutânea do extravasamento e drenagem com catéter de Foley da bexiga.
    C. Reparo transuretral da lesão vesical.
    D. Reparo aberto da lesão vesical.

12. Parafimose se refere à:
    A. Incapacidade de retrair o prepúcio.
    B. Incapacidade de reduzir o prepúcio após o mesmo ter sido retraído.
    C. Infecção do prepúcio.
    D. Comprimento excessivo do prepúcio.

13. Qual dos seguintes é uma indicação absoluta para a exploração cirúrgica de um rim lesionado?
    A. Lesão de grau V.
    B. Urinoma de grande volume decorrente de uma lesão no ducto coletor.
    C. Hematoma controlável > 5 cm em diâmetro.
    D. Hipertensão renovascular.

trando um sangue hipóxico e de pH ácido. O controle inicial pode incluir agentes orais, como pseudoefedrina ou baclofeno, porém medidas mais agressivas geralmente são necessárias para alcançar uma detumescência rápida. A inserção de uma agulha de grande calibre (calibre 18) na face lateral de um corpo cavernoso permite irrigação e aspiração completa de ambos os corpos cavernosos em razão dos amplos canais de comunicação. Pode ser necessária a injeção de fenilefrina (até 200 mg em 20 mL de salina normal) nos corpos cavernosos. A hidratação e a administração de oxigênio devem ser os primeiros procedimentos a serem realizados em pacientes com doença falciforme, pois, ocasionalmente, este grupo é controlado com sucesso. (Ver Schwartz, 9ª ed., p. 1470.)

Resposta: D
As lesões vesicais extraperitoneais normalmente podem ser controladas com drenagem por catéter durante 7 a 10 dias. Se uma exploração intraoperatória for realizada para outras lesões, o reparo pode ser realizado naquele momento. Quando possível, o reparo da ruptura vesical deve ser realizado em pacientes com lesões pélvicas que necessitem de uma cirurgia aberta para a colocação de unidades metálicas. Lesões vesicais intraperitoneais devem ser exploradas imediatamente e reparadas. No entanto, em casos de uma lesão intraperitoneal não detectada, os pacientes geralmente são adequadamente controlados somente com drenagem por catéter. Recomenda-se a utilização de um catéter suprapúbico em casos de grandes rupturas após reparo, porém um catéter uretral calibroso é suficiente para lesões menores. Antes da remoção do catéter, todas as lesões, especialmente aquelas controladas não cirurgicamente, devem ser acompanhadas por um cistograma para documentar a cicatrização. (Ver Schwartz, 9ª ed., p. 1467.)

Resposta: B
A parafimose é um problema comum que representa uma emergência médica verdadeira. Quando o prepúcio é retraído por períodos prolongados, pode resultar em constrição da glande peniana. Isto é particularmente provável em pacientes hospitalizados que estão confinados à cama ou que apresentem alteração do nível de consciência. Geralmente há formação de edema nas genitálias de pacientes em posição supina por causa da posição dependente daquela área. Pacientes com nível de consciência reduzido não terão ciência da dor peniana causada pela parafimose, podendo retardar o reconhecimento do problema até que seja muito tarde. O atraso pode ser catastrófico, visto que pode ocorrer necrose peniana em razão de isquemia. (Ver Schwartz, 9ª ed., p. 1470.)

Resposta: A
As indicações absolutas e relativas para a exploração cirúrgica de um rim lesionado estão listadas na Tabela 40-2. (Ver Schwartz, 9ª ed., pp. 1465, 1466.)

TABELA 40-2	Indicações para intervenção cirúrgica no trauma renal

Indicações absolutas
1. Hemorragia persistente e de alto risco por provável lesão renal
2. Avulsão do pedículo renal (lesão de grau V)
3. Hematoma retroperitoneal volumoso, pulsátil ou incontrolável

Indicações relativas
1. Ampla laceração da pelve renal ou avulsão da junção ureteropélvica
2. Lesões pancreáticas ou intestinais coexistentes
3. Extravasamento urinário persistente, urinoma pós-lesão ou abscesso perinefrético com controle endoscópico ou percutâneo malsucedido
4. Urografia IV intraoperatória em único filme anormal
5. Segmento de parênquima desvitalizado com perda urinária associada
6. Trombose completa de artéria renal de ambos os rins ou de um rim solitário quando a perfusão renal aparenta estar preservada
7. Lesões vasculares renais após o controle angiográfico malsucedido
8. Hipertensão renovascular

Fonte: Adaptada com permissão de Santucci RA, Wessells H, Bartsch G *et al.*: Evaluation and management of renal injuries. Consensus statement of the renal trauma subcommittee. *BJU Int* 93:937, 2004.

14. Um paciente com lesão uretral anterior completa após um acidente de carro a alta velocidade é mais bem controlado inicialmente com:
    A. Inserção de um catéter de Foley por 8-10 dias.
    B. Inserção de um catéter de Foley por 1 mês.
    C. Inserção de um catéter suprapúbico.
    D. Reparo imediato.

Resposta: C
Lesão uretral anterior fechada pode ser controlada de diversas maneiras, e apenas estudos de pequeno porte estão disponíveis na literatura para comparar os métodos. O reparo cirúrgico imediato não é recomendado no quadro agudo, exceto nas lesões penetrantes de baixa velocidade. O reparo deve ser considerado em um paciente estável com mínima formação de hematoma. Neste cenário de um defeito de 1 a 2 cm, a uretra pode ser desbridada, espatulada e anastomosada com sutura terminoterminal. O tratamento de grandes defeitos deve ser adiado, visto que os enxertos ou retalhos podem ser necessários para o reparo, e o sucesso pode ser reduzido em razão de infecções. Na maioria dos casos, recomenda-se a drenagem por catéter. Muitos são contra a inserção de um catéter uretral, visto que o mesmo pode converter uma laceração parcial em uma dissecção completa. No entanto, uma única passagem gentil realizada por um urologista é segura. Na ruptura completa, recomenda-se a inserção de um catéter suprapúbico; no entanto, isto pode resultar em uma estenose no sítio da lesão. (Ver Schwartz, 9ª ed., p. 1467.)

15. Após a observação por ultrassonografia de uma massa firme no testículo em um homem de 32 anos de idade, o tecido para diagnóstico deveria ser obtido por:
    A. Punção aspirativa por agulha fina.
    B. Biópsia por agulha grossa.
    C. Biópsia aberta.
    D. Orquiectomia.

Resposta: D
Uma biópsia percutânea das massas testiculares não é recomendada pelo risco de implantação na parede escrotal e pela alteração da drenagem linfática retroperitoneal natural do testículo, pois o testículo possui um padrão notavelmente previsível de drenagem linfática. Em casos em que a doença metastática no testículo é suspeita, recomenda-se uma biópsia testicular aberta pela passagem do testículo através do canal inguinal. O linfoma pode envolver um ou ambos os testículos, porém a evidência da doença geralmente está presente em outro local do corpo, embora recidivas possam ser isoladas ao testículo. (Ver Schwartz, 9ª ed., p. 1462.)

16. Após a ressecção transuretral de um carcinoma superficial de células transicionais (não invasivo), qual dos seguintes é instilado na bexiga para reduzir o risco de recidiva?
    A. Ciclofosfamida.
    B. Cisplatina.
    C. Metotrexato.
    D. BCG (bacilo de Calmette-Guérin).

Resposta: D
Pacientes com CCT (confinado à mucosa ou submucosa da bexiga) podem ser tratados com ressecção transuretral. No entanto, pacientes estão em risco de recidiva e progressão para doença muscular invasiva. O grau do tumor é extremamente importante para avaliar o risco da progressão da doença. Aqueles pacientes com doença de alto grau ou tumores recorrentes podem ser tratados com agentes intravesicais, como o bacilo de Calmette-Guérin ou a mitomicina C. Estes agentes reduzem o risco de progressão e recorrência, induzindo uma resposta imunológica antitumoral eficaz, no caso dos bacilos de Calmette-Guérin, ou por citotoxicidade direta pela mitomicina C. (Ver Schwartz, 9ª ed., p. 1461.)

A adriamicina é na verdade utilizada ocasionalmente para prevenir recidivas, enquanto a ciclofosfamida nunca é utilizada.

17. Qual das seguintes síndromes está associada a risco aumentado de carcinoma das células renais?
    A. Síndrome de Down.
    B. Síndrome de von Hippel-Lindau.
    C. Neurofibromatose tipo 1.
    D. Osteogênese imperfeita.

Resposta: B
O CCR geralmente é esporádico, porém foram descritas muitas formas hereditárias. Estas síndromes frequentemente envolvem uma mutação na linhagem germinativa em um gene supressor tumoral. A doença de von Hippel-Lindau está associada a múltiplos tumores, incluindo o CCR de células claras. O gene envolvido, *vhl*, também está frequentemente mutado ou hipermetilado no CCR esporádico. Outras formas raras incluem a síndrome de Birt-Hogg-Dubé, em que pacientes desenvolvem oncocitomas ou tumores cromófobos. Pacientes com CCR papilar hereditária e leiomiomatose hereditária desenvolvem CCR papilar. (Ver Schwartz, 9ª ed., p. 1463.)

18. Qual das seguintes classes de medicamento é o tratamento inicial mais comum de homens com hipertrofia prostática benigna (HPB) sintomática?
    A. Alfa-agonista.
    B. Alfabloqueador.
    C. Beta-agonista.
    D. Betabloqueador.

Resposta: B
O tratamento médico da HPB é normalmente a primeira etapa. Os alfabloqueadores agem sobre os alfarreceptores no músculo liso da próstata, reduzindo seu tônus. Os inibidores da 5α-redutase, que bloqueiam a conversão da testosterona para a diidrosterona mais potente, regridem o crescimento da próstata ao longo de vários meses. (Ver Schwartz, 9ª ed., p. 1471.)

19. Em um paciente com gangrena de Fournier extensa envolvendo o escroto, os testículos:
    A. Estão geralmente envolvidos e devem ser excisados.
    B. Estão geralmente envolvidos, porém podem ser observados por 24-48 horas antes de decidir realizar uma orquiectomia.
    C. Geralmente não estão envolvidos, porém devem ser removidos em razão do potencial para dor pós-operatória.
    D. Geralmente não estão envolvidos e podem ser transpostos para o tecido mole da coxa.

Resposta: D
Desbridamento imediato do tecido inviável e antibióticos de amplo espectro são necessários para prevenir adicional disseminação [da infecção em pacientes com a gangrena de Fournier] (Fig. 40-2A e B). Os pacientes podem necessitar de uma colostomia se houver comprometimento do esfíncter externo. Visto que os testículos possuem um suprimento sanguíneo separado, eles geralmente não são ameaçados e não necessitam ser removidos. Os testículos podem ser colocados subcutaneamente no interior da coxa *(thigh pouch)* para facilitar o controle pós-operatório.

Ocasionalmente, os testículos são deixados expostos, porém, na intenção de realizar um enxerto cutâneo imediatamente após o desbridamento, eles são envoltos com um curativo adesivo de Hidrogel. Os testículos podem ser colocados subcutaneamente na coxa ou deixados expostos e envoltos em curativos adesivos de Hidrogel se houver a possibilidade de um enxerto cutâneo precoce. (Ver Schwartz, 9ª ed., p. 1469.)

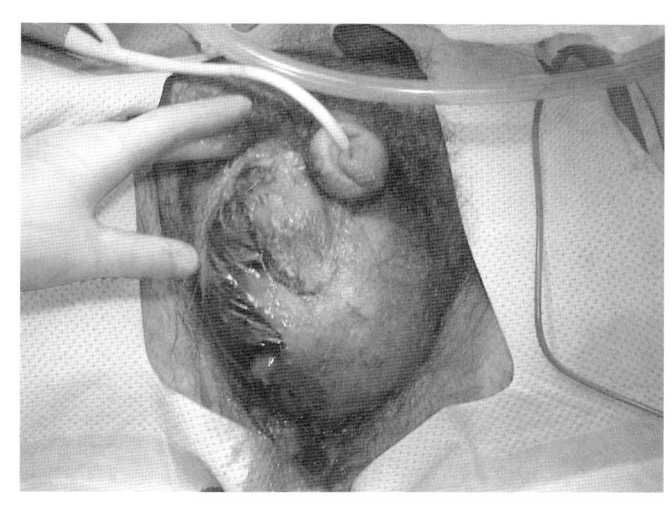

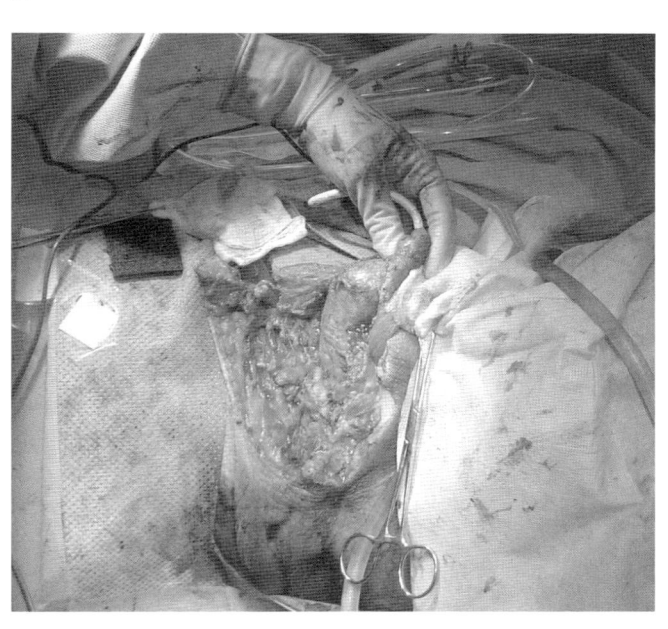

FIG. 40-2. Gangrena de Fournier. **A.** Pele escrotal necrótica em consequência da gangrena de Fournier. **B.** Desbridamento do tecido gangrenoso. Notar o extenso desbridamento, que é comumente necessário. Neste caso, o testículo direito precisou ser removido (o esquerdo está envolto em gaze), porém os testículos geralmente não estão envolvidos com o processo necrótico.

20. Qual dos seguintes tipos de carcinoma renal apresenta o pior prognóstico?
    A. Células claras.
    B. Papilar.
    C. Cromófobo.
    D. Ducto coletor.

Resposta: D
Os vários subtipos histológicos de carcinoma renal incluem as formas de células claras, papilar (tipos I e II), cromófobo, ducto coletor e formas não classificadas. O carcinoma renal de ducto coletor e as formas não classificadas apresentam um prognóstico desanimador e muito pouca resposta à terapia sistêmica. (Ver Schwartz, 9ª ed., p. 1462.)

CAPÍTULO 41
Ginecologia

PERGUNTAS SOBRE CIÊNCIA BÁSICA

1. O ligamento redondo sai do abdome através do anel inguinal interno para se ligar ao monte púbico. Sua origem proximal é:
   A. O ligamento largo.
   B. O ligamento uterossacral.
   C. A junção cervical uterina.
   D. As tubas uterinas.

   Resposta: D
   Os ligamentos redondos emanam da tuba uterina e percorrem através do canal inguinal, eventualmente se ligando ao tecido subcutâneo do monte púbico. (Ver Schwartz, 9ª ed., p. 1479 e Fig. 41-1.)

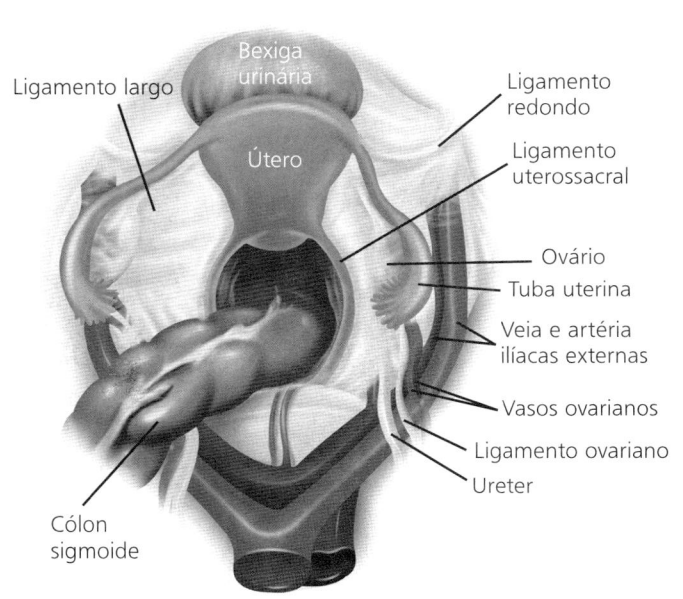

FIG. 41-1. Anatomia pélvica interna, vista de cima.

2. Qual das seguintes alterações fisiológicas ocorre durante a gravidez?
   A. Aumento da resistência vascular sistêmica.
   B. Redução da ventilação-minuto.
   C. Redução da motilidade gástrica.
   D. Redução de fibrinogênio.

   Resposta: C
   A Tabela 41-1 resume as alterações fisiológicas que ocorrem por gravidez. A motilidade gástrica e a resistência vascular sistêmica estão reduzidas. A ventilação-minuto e o fibrinogênio estão aumentados. (Ver Schwartz, 9ª ed., p. 1487.)

439

TABELA 41-1	Alterações fisiológicas decorrentes de gravidez
Alterações cardiovasculares	
Aumento do débito cardíaco	
Aumento do volume sanguíneo	
Redução da resistência vascular sistêmica	
Redução do retorno venoso das extremidades inferiores	
Alterações respiratórias	
Aumento da ventilação-minuto	
Redução da capacidade residual funcional	
Alterações GI	
Redução da motilidade gástrica	
Esvaziamento gástrico retardado	
Alterações na coagulação	
Aumento dos fatores de coagulação (II, V, VII, VIII, IX, X e XII)	
Aumento no fibrinogênio	
Aumento no risco de tromboembolismo venoso	
Alterações renais	
Aumento no fluxo de plasma renal e taxa de filtração glomerular	
Dilatação ureteral	
Aumento na capacidade vesical inicial	

Fonte: Adaptada com permissão de Gabbe S, Niebyl J, Simpson J: *Obstetrics: Normal and Problem Pregnancies,* 4th ed. Philadelphia: Churchill Livingstone, 2001, Chap. 10, p. 608. Copyright © Elsevier.

PERGUNTAS CLÍNICAS

1. Qual dos seguintes grupos de mulheres deveria realizar um exame citológico cervical anual (esfregaço de Papanicolaou)?
   A. Início aos 18 anos de idade, independente da idade ao primeiro intercurso sexual e, após, anualmente.
   B. Início após 5 anos do primeiro intercurso sexual e, então, anualmente.
   C. Início após o primeiro intercurso sexual a qualquer idade.
   D. Todas as mulheres, com início após 3 anos do primeiro intercurso sexual ou aos 21 anos de idade e até os 30 anos de idade.

2. A causa mais comum de vaginite é:
   A. Papilomavírus humano.
   B. Bactérias anaeróbias.
   C. *Candida albicans.*
   D. *Trichomonas vaginalis.*

Resposta: D
As atuais diretrizes para citologia cervical recomendam uma avaliação anual para todas as mulheres sexualmente ativas até os 30 anos de idade. Após os 30 anos, a citologia cervical pode ser estendida a cada 2 a 3 anos se a citologia permaneceu negativa e/ou o teste para os tipos de alto risco do papilomavírus humano (HPV) resultou negativo. Isto pode ser alcançado com técnicas líquidas ou a antiga técnica de esfregaço, reconhecendo que a abordagem aceita está mudando para técnicas líquidas, visto que estas possibilitam o teste reflexo dos subtipos de alto risco do HPV. (Ver Schwartz, 9ª ed., p. 1481.)

Resposta: B
A vaginite bacteriana (VB) é a causa mais comum de corrimento vaginal, responsável por 50% dos casos. A vaginite resulta da redução na concentração dos lactobacilos normalmente dominantes e do aumento na concentração de organismos anaeróbios, como *Gardnerella vaginalis, Mycoplasma hominis, Bacteroids* spp, entre outros. O diagnóstico é feito por microscopia e envolve o reconhecimento de células-chave, que são células epiteliais com bactérias aderentes, causando obliteração de suas margens. O corrimento tipicamente produz um odor de peixe com a adição de KOH. (Ver Schwartz, 9ª ed., p. 1484 e Tabela 41-2.)

TABELA 41-2	Características das causas comuns de vaginite		
	Vaginose bacteriana	**Candidíase vulvovaginal**	**Tricomoníase**
Patógeno	Organismos anaeróbios	*Candida albicans*	*Trichomonas vaginalis*
% de vaginite	40	30	20
pH	> 4,5	< 4,5	> 4,5
Sinais e sintomas	Corrimento aderente de odor fétido	Corrimento branco, eritema vulvar, prurido, dispareunia	Corrimento purulento de odor fétido, eritema vulvovaginal, dispareunia
Citologia a fresco	Célula-chave	Pseudo-hifas ou leveduras em brotamento em 40% dos casos	Tricomonas móveis
Citologia com KOH		Pseudo-hifas ou leveduras em brotamento em 70% dos casos	
Teste das aminas	+	–	–
Tratamento	Metronidazol 500 mg duas vezes ao dia, durante 7 dias ou dose única de 2 g, metronidazol ou clindamicina creme vaginal	Dose única de fluconazol oral 150 mg, preparações antifúngicas vaginais	Dose única de metronidazol 2 g e tratamento do parceiro

+ = positivo; - = negativo; KOH = hidróxido de potássio.

3. Uma paciente apresenta uma úlcera genital única. Das seguintes causas, a mais provável é:
   A. Herpes.
   B. Cancroide.
   C. Linfogranuloma venéreo.
   D. Granuloma inguinal.

Resposta: C
O linfogranuloma venéreo geralmente é manifestado na forma de uma única úlcera. Herpes e cancroide normalmente apresentam múltiplas lesões. O granuloma inguinal é variável em sua apresentação. Outra infecção que comumente é manifestada na forma de uma única úlcera (cancro) é o estágio primário da sífilis. (Ver Schwartz, 9ª ed., p. 1485.)

4. Sem tratamento, qual a percentagem de pacientes com sífilis primária que eventualmente progride para a doença terciária?
   A. 10%.
   B. 30%.
   C. 50%.
   D. 70%.

Resposta: B
O estágio primário [da sífilis] é marcado pelo aparecimento de uma única úlcera (cancro). O cancro geralmente é firme, redondo, indolor, pode estar acompanhado de adenopatia regional e se desenvolve no sítio de entrada da bactéria. O estágio primário dura de 3 a 6 semanas e sara sem tratamento. No entanto, sem tratamento, a infecção primária evolui para sífilis secundária e, eventualmente, para doença terciária em 30% dos casos, após uma fase latente variável que geralmente dura anos. Durante a gestação, a sífilis pode ser transmitida ao feto, podendo resultar em uma variedade de manifestações de síndrome da sífilis congênita, que pode resultar em hidropsia fetal e morte fetal intrauterina. O diagnóstico da sífilis é tipicamente feito por exame e teste sorológico. Testes não treponêmicos inespecíficos, como a reagina plasmática rápida e reação de VDRL (*Veneral Disease Research Laboratories*), são utilizados para triagem, e testes treponêmicos específicos, como o teste de absorção de anticorpo de treponema fluorescente e o ensaio de micro-hemaglutinação para anticorpos contra o *T. pallidum*, são utilizados para a confirmação. (Ver Schwartz, 9ª ed., p. 1485.)

5. A antibioticoterapia adequada para cancroide é:
   A. Penicilina.
   B. Aciclovir.
   C. Azitromicina.
   D. Doxiciclina.

Resposta: C
Há quatro antibióticos que podem ser utilizados para tratar o cancroide (ver Tabela 41-3): azitromicina, ceftriaxona, ciprofloxacina e eritromicina.
   O cancroide é uma doença contagiosa e ulcerativa sexualmente transmissível da vulva, causada pelo *Haemophilus ducreyi*, bastonetes Gram-negativos que exibem alinhamento paralelo na coloração de Gram. Após um curto período de incubação, a paciente geralmente desenvolve múltiplas úlceras dolorosas na vulva, principalmente nos grandes lábios e, em menor frequência, nos pequenos lábios ou envolvendo a área perianal. O cancroide apresenta margens ásperas e irregulares e uma base que sangra facilmente e é revestida com exsudatos acinzentados. Aproximadamente metade das pacientes irá desenvolver linfadenite inguinal dolorosa 2 semanas após uma infecção não tratada, que pode sofrer liquenificação e se apresentar na forma de bolhas. Estes podem romper e eliminar pus. O diagnóstico é feito pela coloração de Gram e, em menor frequência, por cultura. (Ver Schwartz, 9ª ed., p. 1485.)

TABELA 41-3	Características clínicas das síndromes de úlcera genital				
	Herpes	Sífilis	Cancroide	Linfogranuloma venéreo	Granuloma inguinal (donovanose)
Patógeno	HSV tipo II e, em menor frequência, tipo I	*Treponema palladium*	*Haemophilus ducreyi*	*Chlamydia trachomatis* L1-L3	*Calymmatobacterium granulomatis*
Período de incubação	2-7 dias	Tipicamente 2-4 semanas (pode variar de 1-12 semanas)	1-14 dias	3 dias-6 semanas	1-4 semanas (até 6 meses)
Lesão primária	Vesícula	Pápula	Pápula ou pústula	Pápula, pústula ou vesícula	Pápula
Número de lesões	Múltiplas, podem coalescer	Geralmente uma	Geralmente múltiplas, pode coalescer	Geralmente uma	Variável
Diâmetro (mm)	1-2	5-15	2-20	2-10	Variável
Bordas	Eritematosa	Nitidamente demarcada, elevada, redonda ou oval	Escavada, áspera, irregular	Elevada, redonda ou oval	Elevada, irregular
Profundidade	Superficial	Superficial ou profunda	Escavada	Superficial ou profunda	Elevada
Base	Serosa, eritematosa	Lisa, não purulenta	Purulenta	Variável	Vermelha e áspera ("carnuda")
Induração	Nenhuma	Firme	Macia	Ocasionalmente firme	Firme
Dor	Comum	Notável	Geralmente muito sensível	Variável	Incomum
Linfadenopatia	Firme, sensível, geralmente bilateral	Firme, insensível, bilateral	Sensível, pode supurar, geralmente unilateral	Sensível, pode supurar, loculada, geralmente unilateral	Pseudoadenopatia
Tratamento	Aciclovir 400 mg, VO, 3 vezes ao dia × 7-10 dias para infecção primária e 400 mg VO, 3 vezes ao dia por 5 dias para controle episódico	Para sífilis primária, secundária e latente precoce (< 1 ano): benzatina PCN-G, 2,4 milhões U IM × 1. Para sífilis latente tardia (> 1 ano) e latente de duração desconhecida: benzatina PCN-G, 2,4 milhões U IM a cada semana × 3	Azitromicina 1 g VO ou ceftriaxona 250 mg IM × 1 ou Ciprofloxacina 500 mg VO 2 vezes ao dia × 3 dias ou Eritromicina base, 500 mg VO 3 vezes ao dia × 7 dias	Doxiciclina 100 mg VO 2 vezes ao dia × 21 dias ou Eritromicina base, 500 mg VO 4 vezes ao dia × 21 dias	Doxiciclina 100 mg VO 2 vezes ao dia × 3 semanas até resolução de todas as lesões
Supressão	Aciclovir 400 mg VO 2 vezes ao dia para aqueles com frequentes erupções	–	–	–	–

HSV = vírus herpes simplex; PCN-G = penicilina G; VO = via oral; IM = intramuscular; U = unidades.
Fonte: Stenchever M, Droeemueller W, Herbst A et al.: *Comprehensive Gynecology*, 4th ed. St. Louis: Mosby, 2001.

6. Uma mulher de 32 anos de idade apresenta uma massa inchada, vermelha e sensível de 3 cm na face posterior dos grandes lábios direita próxima ao orifício vaginal. Além de antibióticos, o tratamento apropriado para esta lesão é:
   A. Observação.
   B. Aspiração e avaliação citológica.
   C. Ressecção da massa.
   D. Incisão, drenagem e colocação de catéter de Word.

Resposta: D
As glândulas de Bartholin (glândulas vestibulares maiores) estão localizadas no orifício vaginal nas posições de 4 e 8 horas e são raramente palpáveis nas pacientes normais. Elas são revestidas com epitélio cuboide e secretam material mucoide para manter a vulva úmida. Seus ductos são revestidos com epitélio transicional, e sua obstrução secundária à inflamação pode resultar no desenvolvimento de um abscesso ou cisto de Bartholin. Os cistos de Bartholin variam de 1 a 3 cm e são detectados no exame clínico ou reconhecidos pela paciente. Estes cistos ocasionalmente resultam em desconforto e dispareunia e requerem tratamento. Cistos e ductos podem tornar-se infectados e formar abscessos. As infecções são geralmente polimicrobianas, no entanto, a *Neisseria gonorrhea* sexualmente transmissível e a *C. trachomatis* algumas vezes estão envolvidas. Os abscessos normalmente se manifestam como massas agudamente inflamadas e intensamente sensíveis. O tratamento consiste em incisão e drenagem e colocação de um catéter de Word, um pequeno catéter com um balão na ponta, por 2 a 3 semanas a fim de permitir a formação e a epitelização de um novo ducto. Antibioticoterapia apropriada deve ser instituída e modificada

7. Uma jovem apresenta febre, náusea e vômitos, dor abdominal e uma massa pélvica. Ela recebeu fluidos IV e iniciou antibioticoterapia endovenosa enquanto estava no PS. No entanto, 1 hora após o início do quadro, ela rapidamente evoluiu para choque séptico. Ela foi levada para a cirurgia onde um abscesso tubo-ovariano rompido foi identificado. Além da antibioticoterapia apropriada, o tratamento cirúrgico de escolha nesta paciente instável é:
   A. lavagem da cavidade com reexploração planejada em 24-48 horas.
   B. Drenagem pélvica.
   C. Ressecção da tuba uterina envolvida.
   D. Histerectomia abdominal total e salpingo-ooforectomia bilateral.

8. Em uma jovem nulípara com contraindicações à terapia com metotrexato, uma gravidez ectópica sem rompimento das tubas uterinas deves ser tratada por:
   A. Observação se a paciente é hemodinamicamente estável e a Hb é > 12 gm/dL.
   B. Remoção dos produtos de concepção explorando a extremidade distal da tuba uterina.
   C. Salpingtomia antimesentérica e remoção dos produtos de concepção.
   D. Salpingectomia unilateral.

9. O material mais comumente utilizado para a suspensão uretral (para incontinência urinária) é:
   A. Tela metálica.
   B. Fios de sutura Prolene®.
   C. Membrana Gore-Tex®.
   D. Enxerto autólogo com fáscia do reto abdominal ou aloenxerto com fáscia *lata*.

com base nos resultados da cultura. Cistos ou abscessos recorrentes são geralmente marsupializados, porém, ocasionalmente, necessitam de excisão de toda a glândula. A marsupialização é feita incisando a parede do cisto ou abscesso e fixando seu revestimento nas margens cutâneas com suturas interrompidas. Os cistos ou abscessos que não se resolvem após a drenagem e aqueles ocorrendo em pacientes > 40 anos de idade devem ser biopsiados para excluir malignidade. (Ver Schwartz, 9ª ed., p. 1485).

Resposta: D
A intervenção cirúrgica é necessária quando a terapia clínica de um abscesso tubo-ovariano falha ou quando o abscesso rompe. Rompimento de um abscesso tubo-ovariano é uma emergência cirúrgica com uma alta taxa de mortalidade se não reconhecido e controlado rapidamente. Além do controle do choque séptico, a histerectomia abdominal total e a salpingo-ooforectomia bilateral são o procedimento de escolha; no entanto, uma cirurgia conservativa deve ser considerada em pacientes jovens que desejem manter a fertilidade. O abdome deve ser explorado para abscessos metastáticos e deve-se prestar especial atenção ao intestino à segurança da bexiga e da uretra pela friabilidade do tecido infectado e aderências comumente encontradas durante a cirurgia. É aconselhável a introdução de um dreno intraperitoneal e o fechamento em massa do peritônio, do músculo e da fáscia com fios de sutura permanentes e de absorção lenta. (Ver Schwartz, 9ª ed., p. 1486.)

Resposta: C
O estágio inicial das gestações ectópicas podem ser controladas com metotrexato. A gravidez ectópica avançada ou uma paciente com sinais vitais instáveis é controlada por laparoscopia ou laparotomia. Salpingtomia linear ao longo da borda antimesentérica e remoção dos produtos de concepção é uma opção razoável, a menos que o oviduto já se tenha rompido e um grande hemoperitônio já exista e, nesse caso, a remoção da tuba deve ser realizada. (Ver Schwartz, 9ª ed., p. 1487.)

Resposta: D
Diversos materiais orgânicos e sintéticos têm sido utilizados nos enxertos para construir suspensões suburetrais. Os materiais sintéticos deixaram de ser utilizados após a descoberta de uma alta incidência de retenção urinária pós-operatória e lesão uretral associada ao seu uso. Atualmente, os materiais de suspensão mais comumente utilizados incluem os enxertos autólogos da fáscia do reto abdominal e os aloenxertos de pele cadavérica humana processada (fáscia *lata*).

O procedimento é realizado por uma abordagem abdominovaginal combinada, com uma pequena incisão transversal suprapúbica na pele. O espaço de Retzius é penetrado usando uma pinça romba ou tesouras de Mayo fortemente fechadas para penetrar a membrana perineal ao longo da face inferior do ramo púbico descendente. Uma pinça Bozeman ou Longuete é utilizada para perfurar a fáscia do reto abdominal, a dois dedos de distância do osso púbico, medial ao tubérculo púbico, e o instrumento é guiado ao longo da face posterior do osso púbico pelo espaço de Retzius e no interior da incisão vaginal para apanhar um braço do *sling*. Após trazer o outro lado do *sling*, e de confirmar a ausência de lesão no trato urinário, os braços do *sling* são amarrados.

As taxas de cura variam de 75 a 95% nos diferentes tipos de procedimentos com *sling*. Os *slings* estão associados a maiores taxas de complicação que a maioria dos outros procedimentos para incontinência, geralmente causando distúrbios miccionais, retenção urinária, novo episódio de incontinência de urgência e erosão por corpo estranho. (Ver Schwartz, 9ª ed., p. 1490.)

10. A doença de Paget da vulva está associada a:
   A. Adenocarcinoma invasivo.
   B. Carcinoma papilar da tireoide.
   C. Fibrose retroperitoneal.
   D. Melanoma.

Resposta: A
A doença de Paget da vulva é uma doença intraepitelial de etiologia desconhecida que afeta principalmente as mulheres pós-menopáusicas brancas na sexta década de vida. Esta doença causa prurido vulvar crônico e está algumas vezes associada a um processo subjacente, como o adenocarcinoma vulvar invasivo ou as neoplasias invasivas de mama, colo uterino ou trato GI. Macroscopicamente, a lesão é variável, porém geralmente confluente, elevada, eritematosa à violeta e brilhante em aparência. Uma biópsia é necessária para o diagnóstico; a doença é intraepitelial e caracterizada pela presença de células de Paget com citoplasma grande e pálido. O tratamento consiste na avaliação para a possível presença de outros adenocarcinomas concomitantes e a subsequente remoção cirúrgica por uma ampla ressecção local da área envolvida, com uma margem cirúrgica de 2 cm. É difícil a obtenção de margens livres da doença, pois a doença geralmente se estende além da área clinicamente visível. Pode ser realizada uma biópsia de congelação intraoperatória das margens para garantir uma completa ressecção. Infelizmente, as lesões vulvares de Paget são muito propensas a recidivas, mesmo após a verificação de margens de ressecção negativas. (Ver Schwartz, 9ª ed., p. 1491.)

11. Nos Estados Unidos, até qual percentagem de câncer cervical poderia ser prevenida se as garotas fossem vacinadas contra o HPV antes da infecção?
   A. 10%.
   B. 30%.
   C. 50%.
   D. 70%.

Resposta: D
Os oncogenes do HPV de alto risco são iniciadores e promotores do câncer cervical. Outros correlatos na doença incluem infecção ativa pelo HIV com imunossupressão, tabagismo e provavelmente outros fatores genéticos. É de se esperar que a vacinação, antes da infecção, agirá como prevenção primária para o câncer cervical. Supostamente, a vacina reduz o risco e a frequência da NIV de alto grau, porém também resulta em intensa redução no câncer invasivo, necessitando de 20 a 40 anos para conferir um impacto total. No entanto, nem todos os subtipos de HPV de alto risco são incluídos nas duas vacinas disponíveis em 2009. Consequentemente, a vacinação provavelmente irá prevenir aproximadamente 70% dos cânceres nos Estados Unidos, dependendo da distribuição regional dos subtipos oncogênicos. As vacinas são aprovadas para o uso em meninas de 9 a 26 anos de idade, porém são recomendadas preferencialmente para as mais jovens, pois foi observada uma resposta imunológica mais forte. (Ver Schwartz, 9ª ed., p. 1494.)

12. Durante uma colecistectomia laparoscópica, uma extensa endometriose foi observada na pelve. A paciente nega a presença de dor pélvica e não deseja ter mais filhos. O melhor tratamento é:
   A. Acompanhamento clínico; nenhum tratamento é indicado.
   B. Pílulas contraceptivas orais (PCOs).
   C. Danazol.
   D. Ablação das lesões com eletrocautério.

Resposta: A
Endometriose é o achado de estroma e glândulas endometriais ectópicas fora do útero. É uma condição comum, afetando 10% da população geral e um achado incidental durante a laparoscopia em > 20% das mulheres assintomáticas. É especialmente prevalente em pacientes sofrendo de dor pélvica crônica (80%) e infertilidade (20 a 50%.)

A conduta expectante é apropriada em pacientes assintomáticas. Aquelas com sintomas leves podem ser tratadas com sucesso com o uso contínuo ou cíclico de PCOs, combinado, conforme necessário, com o uso de analgésicos, como os AINEs. Sintomas moderados são tratados com uma dose oral e diária de 10 a 20 g de acetato de medroxiprogesterona, ou uma dose IM de 150 mg a cada 3 meses. Seu uso deve ser limitado a 2 anos ou menos em razão de seus efeitos negativos sobre a densidade óssea. Sintomas graves são tratados com danazol ou agonistas do hormônio liberador de gonadotrofinas (GnRH) para induzir uma pseudomenopausa clínica. O uso do danazol tem sido amplamente abandonado por efeitos colaterais androgênicos, como acne e hirsutismo. Os agonistas de GnRH agem suprimindo a liberação de gonadotrofinas (hormônios luteinizantes e folículo estimulante) da hipófise e estão disponíveis em injeções ou *spray* nasal.

Terapia cirúrgica conservativa [para pacientes sintomáticas] é uma opção popular, pois pode ser realizada durante o diagnóstico laparoscópico e geralmente envolve a lise das aderências, a ablação dos implantes endometriais usando *laser* de dióxido de carbono ou eletrocautério, e/ou a ressecção dos implantes endometriais profundos. (Ver Schwartz, 9ª ed., p. 1497.)

13. Qual dos seguintes é uma contraindicação à embolização da artéria uterina para o tratamento de um leiomioma sintomático?
    A. Lesão solitária de 6 cm de diâmetro.
    B. Planos para futuras gestações.
    C. Localizado na submucosa.
    D. Localização intramural.

Resposta: B
As opções de controle dos leiomiomas dependem da paciente, de sua idades, desejo de futuras gestações, tamanho, local e sintomas dos miomas. As opções de controle conservativo incluem PCOs, acetato de medroxiprogesterona, agonistas do GnRH, embolização da artéria uterina e miomectomia. A embolização da artéria uterina é contraindicada para pacientes que planejam uma futura gravidez e frequentemente resulta em degeneração aguda dos miomas, necessitando de hospitalização para o controle da dor. A miomectomia é indicada em pacientes com infertilidade e naquelas que desejem preservar suas capacidades reprodutivas, podendo ser realizada por laparoscopia, histeroscopia ou laparotomia. (Ver Schwartz, 9ª ed., p. 1498 e Fig. 41-2.)

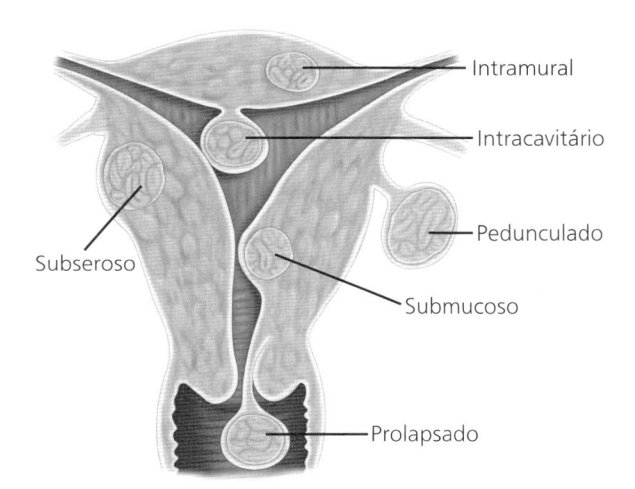

FIG. 41-2. Tipos de miomas uterinos.

14. Uma paciente de 38 anos de idade com um histórico familiar de câncer de cólon e endometrial em múltiplos parentes de primeiro e segundo graus é diagnosticada com câncer endometrial. O teste que deveria ser realizado é:
    A. RM do cérebro.
    B. Colonoscopia e teste genético.
    C. Biópsia da medula óssea.
    D. Ultrassonografia da tireoide.

Resposta: B
Câncer colorretal hereditário sem polipose, uma síndrome do câncer familiar, também conhecida como síndrome de Lynch II, é uma predisposição hereditária autossômica dominante a desenvolver carcinoma colorretal e outras neoplasias extracolônicas, incluindo predominantemente tumores do útero e ovários, com rara, porém definida, inclusão do câncer de mama. O risco de carcinoma colorretal é tão alto quanto 75% ao redor dos 75 anos de idade. Pacientes afetadas apresentam um risco vitalício de 40 e 10% de desenvolver cânceres uterino e ovariano, respectivamente. Não foi provado que a vigilância é capaz de identificar a doença em estágio inicial para estas pacientes, porém é (informalmente) recomendado e deveria incluir citologia cervical anual, mamografia, ultrassonografia transvaginal, dosagens de CA e uma biópsia endometrial. (Ver Schwartz, 9ª ed., p. 1499.)

15. A distância média do umbigo até a aorta em um mulher de peso normal é:
    A. 6 cm.
    B. 9 cm.
    C. 12 cm.
    D. 15 cm.

Resposta: A
A aorta está apenas a 6 cm do umbigo. A distância é ainda menor se a parede abdominal é comprimida em direção à coluna. Isto é criticamente importante durante a introdução de agulhas de Veress para indução de pneumoperitônio laparoscópico. (Ver Schwartz, 9ª ed., p. 1506 e Fig. 41-3.)

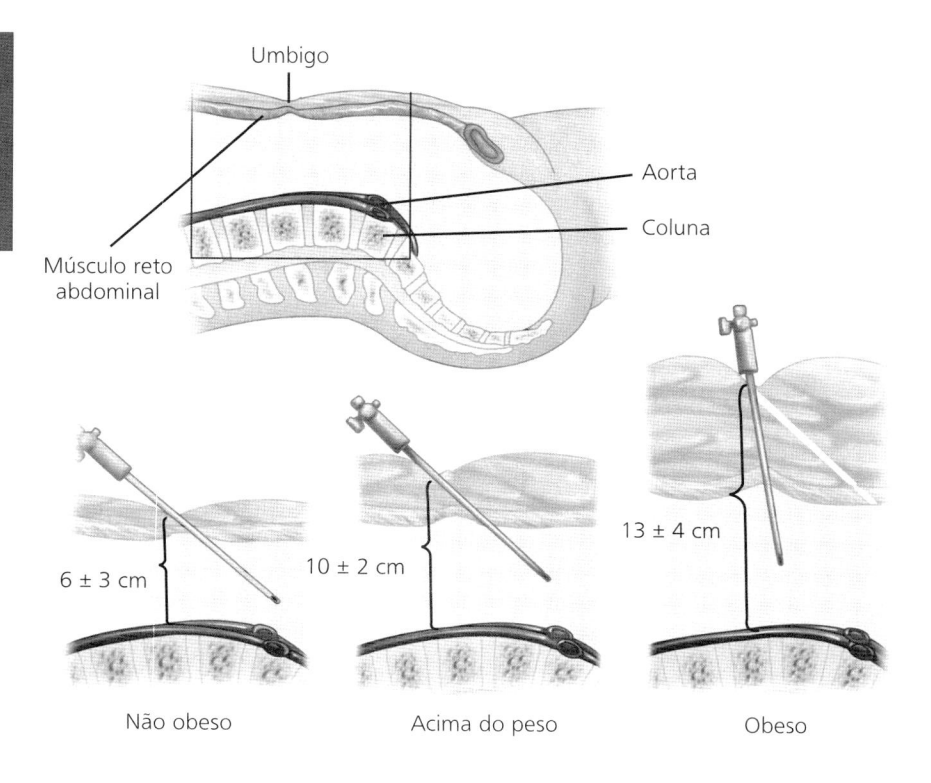

FIG. 41-3. Alterações na anatomia da parede abdominal anterior com o peso.

16. Qual dos seguintes é considerado um fator de risco para câncer ovariano epitelial?
    A. Gravidez.
    B. Ligação tubária.
    C. Uso de PCO por > 5 anos.
    D. Endometriose.

Resposta: D
Pacientes com endometriose apresentam um maior risco de câncer ovariano epitelial. Gravidez, ligação das tubas uterinas e uso de contraceptivo oral (PCO) por > 5 anos reduzem o risco de desenvolver câncer epitelial do ovário.

A endometriose ovariana pode imitar os sintomas do câncer ovariano/tubário e também pode estar associada a um aumento no CA 125. A endometriose ovariana tem sido associada a um maior risco de doença ovariana maligna do endometrioide e histologia de células claras com riscos relativos relatados ao redor de 1,4. (Ver Schwartz, 9ª ed., p. 1508 e Tabela 41-4.)

TABELA 41-4	Fatores de risco e de proteção para o câncer epitelial do ovário e câncer das tubas uterinas
Fatores de proteção	**Riscos**
Uso de contraceptivo oral, especialmente por > 5 anos	Infertilidade primária e secundária
Ligação tubária	Nuliparidade
Lactação	Mutação no gene BRCA1/2 e síndrome do CCNPH
Gravidez	Histórico familiar sem risco genético
Ooforectomia	Endometriose
Salpingectomia	Histórico pessoal de câncer de mama ou parente de primeiro grau com câncer de mama
	? Terapia de reposição hormonal

CCNPH = câncer colorretal não polipoide hereditário.

17. Qual dos seguintes é uma das variáveis inclusas no índice de sintomas do câncer ovariano?
A. Constipação.
B. Disúria.
C. Saciedade precoce.
D. Irregularidade menstrual.

Resposta: C
Os sintomas comuns dos tumores ovarianos benignos ou malignos incluem desconforto pélvico, cólicas, dor, plenitude abdominal, dor de cabeça, dor na coluna e outros. Todos estes sintomas podem ser atribuídos a uma variedade de patologias, desde infecção até gravidez, síndrome do intestino irritável ou câncer. Um recente trabalho identificou uma lista de sintomas do câncer ovariano (Tabela 41-5), atualmente adotada/apoiada pela Aliança Nacional do Câncer Ovariano, pela Fundação do Câncer Ginecológico, pela Sociedade de Oncologistas Ginecológicos e pela Sociedade Americana de Câncer. Este índice é fundamentado em um trabalho publicado em 2007 por Goff *et al.*, e descreve os sintomas de distensão abdominal, dor pélvica ou abdominal, dificuldade em comer ou se sentindo satisfeito rapidamente, e sintomas urinários de urgência ou frequência. Estes são os sintomas que as mulheres com câncer ovariano relatam como novos ou persistentes, ou como representando uma alteração distinta de seus padrões pessoais. A posição de consenso sobre esta patologia é a de que quando o(s) sintoma(s) persiste por mais algumas semanas, a mulher deveria procurar o médico. Esta atenção médica deve incluir uma avaliação especificamente direcionada para a identificação de malignidade ginecológica. (Ver Schwartz, 9ª ed., p. 1508.)

TABELA 41-5 Índice de sintomas do câncer ovariano (2007) e diretrizes da ACOG para encaminhamento da paciente para oncologia ginecológica

Índice de sintomas do câncer ovariano	Diretrizes da ACOG para encaminhamento de mulheres pré-menopáusicas com massa suspeita de câncer ovariano	Diretrizes da ACOG para encaminhamento de mulheres pós-menopáusicas com massa suspeita de câncer ovariano
Desenvolvimento de, alteração em e/ou persistência em:	Um ou mais de:	Um ou mais de:
Distensão abdominal	CA 125 > 200U/mL	CA 125 elevado
Dor pélvica ou abdominal	Ascite	Ascite
Dificuldade em comer ou se sentindo satisfeita muito rapidamente	Evidência de metástase abdominal ou distante	Massa nodular ou pélvica fixa
Sintomas urinários de urgência ou frequência	Histórico familiar de um ou mais parentes de primeiro grau com câncer de ovário ou de mama	Evidência de metástase abdominal ou distante
		Histórico familiar de um ou mais parentes de primeiro grau com câncer de ovário ou de mama

ACOG = American College of Obstetricians and Gynecologists.

18. Durante uma apendicectomia laparoscópica, em uma mulher nulípara de 26 anos de idade, uma massa ovariana isolada de 4 cm foi identificada. Uma salpingo-ooforectomia direita foi realizada. Os exames abdominal e pélvico foram negativos, e o ovário contralateral estava normal. O exame patológico revelou um tumor mucinoso *borderline* confinado ao ovário. O controle mais adequado é:
A. Acompanhamento clínico.
B. Ooforectomia contralateral.
C. Histerectomia abdominal total.
D. Histerectomia abdominal total + quimioterapia.

Resposta: A
Um tumor de BPM [baixo potencial de malignidade], também conhecido como *tumor borderline*, é histologicamente diferente da malignidade verdadeira. É observado no ovário com relatos clínicos de ocorrência nas tubas uterinas e são responsáveis por aproximadamente 15% das neoplasias ovarianas. A Organização Mundial de Saúde define os tumores BPM como caracterizados por uma proliferação epitelial maior que a observada em tumores benignos e a ausência de invasão estromal destrutiva (ovariana). Esta entidade apresenta uma idade média de início de duas décadas mais cedo do que os tumores epiteliais malignos. A apresentação é predominantemente de estágios I e II, e a histologia inclui todos os subtipos identificados para a malignidade verdadeira: tumor papilar seroso, mucinoso, células claras, endometrioide e transicional ou de Brenner. A intervenção cirúrgica é a recomendação de escolha. Os estágios I e II dos tumores BPM apresentam uma taxa de sobrevida em 10 anos de quase 100%. (Ver Schwartz, 9ª ed., p. 1509.)

CAPÍTULO 42

Neurocirurgia

PERGUNTAS SOBRE CIÊNCIA BÁSICA

1. A área motora do córtex cerebral está localizada nos:
   A. Lobos frontais.
   B. Lobos temporais.
   C. Lobos parietais.
   D. Lobos occipitais.

Resposta: A
As áreas frontais estão envolvidas na função executiva, tomada de decisão e restrição emocional. A área motora, ou giro pré-central, é o componente mais posterior dos lobos frontais, estando organizada ao longo do homúnculo com os tratos inferior e lateral inervando as extremidades distais superiores e inferiores. A área motora da fala (área de Broca) encontra-se no lobo frontal inferior posterior esquerdo em quase todas as pessoas destras e em até 90% dos canhotos. O lobo parietal encontra-se entre a face anterior do sulco central e a face posterior do lobo occipital posteriormente. O giro pós-central é a área sensorial, também disposta ao longo de um homúnculo. (Ver Schwartz, 9ª ed., p. 1516.)

2. O nível máximo de pressão intracraniana (PIC) considerado normal é de:
   A. 6 mmHg.
   B. 10 mmHg.
   C. 14 mmHg.
   D. 18 mmHg.

Resposta: C
A PIC normalmente varia entre 4 e 14 mmHg. Níveis sustentados da PIC acima de 20 mmHg podem lesionar o cérebro. A doutrina de Monro-Kellie afirma que a abóbada craniana é uma estrutura rígida, e, portanto, o volume total dos conteúdos determina a PIC. Os três conteúdos normais da abóbada craniana são o tecido cerebral, o sangue e o FCSE. Os conteúdos do cérebro podem expandir em razão de inchaço proveniente de uma lesão cerebral traumática (LCT), derrame ou edema reativo. O volume sanguíneo pode aumentar por extravasamento formando um hematoma ou por vasodilatação reativa em um paciente hipoventilado com hipercarbia. O volume do FCSE aumenta no quadro de hidrocefalia. O acréscimo de 1/4 elemento, como tumor ou abscesso, também irá aumentar a PIC. (Ver Schwartz, 9ª ed., p. 1520.)

3. O sistema nervoso simpático origina-se dos:
   A. Nervos cranianos III, VII, IX e X.
   B. Nervos cranianos II, IV, V e VII.
   C. Segmentos espinhais toracolombares.
   D. Segmentos espinhais S_2, S_3 e S_4.

Resposta: C
O SNA é dividido em sistemas simpático, parassimpático e entérico. O sistema simpático induz a resposta "luta ou fuga", usando a epinefrina para aumentar a frequência cardíaca, a pressão sanguínea, a glicose sanguínea e a temperatura, assim como para dilatar as pupilas. Este sistema se origina nos segmentos espinhais toracolombares. O sistema parassimpático promove o estado de "repouso e digestão", e utiliza a acetilcolina para manter a função metabólica basal sob circunstâncias não estressantes. Origina-se dos nervos cranianos III, VII, IX e X e do segundo ao quarto segmentos sacrais. O sistema nervoso entérico controla a complexa sincronização do trato digestório, especialmente do pâncreas, da vesícula biliar e dos intestinos delgado e grosso. Pode operar autonomicamente, porém é regulado pelos sistemas simpático e parassimpático. (Ver Schwartz, 9ª ed., p. 1518.)

4. A informação motora é transportada do cérebro para:
   A. Trato corticospinal.
   B. Tratos lemniscos mediais.
   C. Tratos espinotalâmicos.
   D. Tratos mesencefálicos.

Resposta: A

O tronco encefálico consiste em cérebro intermediário (mesencéfalo), ponte (metencéfalo) e medula (mielencéfalo). As fibras longitudinais passam pelo tronco encefálico, carregando informação sensorial e motora, entre os hemisférios cerebrais e a medula espinal. O trato corticospinal é o principal trato motor, enquanto os tratos lemnisco medial e espinotalâmico são os principais tratos sensoriais. Os núcleos dos nervos cranianos III até XII também estão localizados no tronco encefálico. Estes nervos retransmitem as funções motoras, sensoriais e especiais do sentido do olho, da face, da boca e da garganta.

O trato motor principal é o trato corticospinal. É uma via de dois neurônios, com um neurônio motor superior e um neurônio motor inferior. O corpo celular do neurônio motor superior está localizado na área motora do córtex cerebral. O axônio percorre através da cápsula interna do tronco cerebral, intercepta na junção tronco cerebral-medula espinal e percorre do trato corticoespinhal contralateral ao neurônio motor inferior no corno anterior. O axônio do neurônio motor inferior então percorre através dos nervos periféricos até seu músculo-alvo. Lesão nos neurônios motores superiores resulta em hiper-reflexia e atrofia leve. Lesão nos neurônios motores inferiores resulta em flacidez e significativa atrofia. (Ver Schwartz, 9ª ed., p. 1517.)

PERGUNTAS CLÍNICAS

1. O tratamento-padrão para um hematoma subdural crônico e assintomático de 2 cm é:
   A. Observação e TC seriada.
   B. Introdução de um cateter de ventriculostomia à beira do leito.
   C. Drenagem por trepanação.
   D. Craniotomia.

Resposta: C

Um HSD crônico > 1 cm ou qualquer HSD sintomático deve ser cirurgicamente drenado. Ao contrário do HSD agudo, que consiste em um coágulo espesso e endurecido, o HSD crônico tipicamente consiste em um fluido viscoso, com uma textura e uma cor marrom-escura semelhante a um óleo de motor. Uma trepanação simples pode eficazmente drenar a maioria dos HSDs crônicos. No entanto, o tratamento ideal do HSB crônico permanece controverso. A maioria dos especialistas concorda que a drenagem por trepanação deve ser a primeira técnica a ser realizada a fim de prevenir os riscos de uma craniotomia formal. A técnica de trepanação única pode ser realizada sobre a margem dependente da coleção líquida, irrigando abundantemente o espaço até que o fluido esteja claro. Uma segunda trepanação, mais anterior, pode então ser realizada, se a coleção líquida não drenar satisfatoriamente em virtude de retenção pelas membranas. O procedimento é convertido para uma craniotomia aberta, se o HSD estiver muito solidificado para drenagem por irrigação, se o complexo de membranas impedir uma drenagem eficaz ou se ocorrer uma hemorragia persistente que não pode ser alcançada com o cautério bipolar pelo orifício de trepanação. (Ver Schwartz, 9ª ed., p. 1526.)

2. O tumor cerebral maligno mais comum em crianças é:
   A. Ganglioneuroma.
   B. Neuroblastoma.
   C. Meduloblastoma.
   D. Glioblastoma multiforme.

Resposta: C

Tumores neurais e mistos são um grupo distinto, incluindo tumores contendo neurônios normais ou anormais e/ou células gliais normais ou anormais. Tumores do neuroectoderma primitivo originam-se de células bipotenciais, capazes de se diferenciar em neurônios ou células gliais.

O tumor de neuroectoderma primitivo é o tipo mais comum de meduloblastoma. Geralmente ocorre na primeira década de vida, porém há um segundo pico ao redor dos 30 anos de idade. O meduloblastoma é o tumor pediátrico maligno mais comum. (Ver Schwartz, 9ª ed., p. 1540.)

3. Qual das seguintes fraturas espinhais deveria ser suspeita em um paciente usando um cinto de segurança abdominal no momento de uma colisão frontal?
   A. Fratura de Jefferson.
   B. Fratura do enforcado.
   C. Fratura de Chance.
   D. Fratura explosão.

Resposta: C
A fratura de Chance é uma lesão de flexo-distração que causa falência da coluna média e posterior, algumas vezes com achatamento anterior. A lesão típica resulta da hiperflexão da coluna vertebral contra o cinto de segurança abdominal, com lesão abdominal associada. É geralmente instável e associada a um déficit neurológico.
   A fratura de Jefferson é uma fratura explosão do anel de C1 (o atlas), por forças de compressão.
   Tradicionalmente considerada uma lesão de hiperextensão/distração, decorrente da colocação do laço abaixo do ângulo da mandíbula, a fratura do enforcado também pode ocorrer com a hiperextensão/compressão, tal como nos acidentes de mergulho, ou hiperflexão.
   A fratura explosão é uma lesão por compressão axial, causando falência da coluna média e anterior. (Ver Schwartz, 9ª ed., p. 1528.)

4. Os monitores invasivos de pressão intracerebral são geralmente introduzidos no:
   A. Lobo frontal direito.
   B. Lobo frontal esquerdo.
   C. Lobo parietal direito.
   D. Lobo parietal esquerdo.

Resposta: A
Há vários métodos de monitoramento da fisiologia intracraniana. Os três métodos descritos aqui são procedimentos realizados à beira do leito na unidade de tratamento intensivo (UTI), que possibilitam um monitoramento contínuo. Os três métodos envolvem a realização de um pequeno buraco no crânio com uma furadeira manual. Estes monitores geralmente são inseridos na região frontal direita para minimizar o impacto neurológico de possíveis complicações, como hemorragia. O monitor mais confiável, *sempre*, é um paciente alerta com um exame neurológico confiável. Se um exame neurológico confiável não for possível por causa da presença de lesão cerebral, sedativos ou paralíticos, e se houver patologia intracraniana ativa e instável, então o monitoramento invasivo é necessário. (Ver Schwartz, 9ª ed., p. 1519.)

5. Após uma lesão fechada de cabeça, um líquido transparente é visto drenando do nariz de um paciente. Qual dos seguintes testes é o mais sensível para determinar se o líquido é fluido cerebrospinal (FCSE)?
   A. Nível de glicose.
   B. Teste do duplo halo.
   C. Razão de LDH fluido:soro.
   D. Beta-transferrina.

Resposta: D
Drenagem abundante de líquido transparente do nariz ou orelha torna óbvio o diagnóstico de fístula liquórica. Geralmente, entretanto, a drenagem pode ser descolorida com sangue ou de pequeno volume se parte escoar para a garganta. O teste do duplo halo pode ajudar a diferenciar. Deixe uma gota do líquido cair em uma superfície absorvente, como uma gaze. Se o sangue estiver misturado com o FCSE, a gota irá formar um anel duplo, com um centro mais escuro, contendo componentes do sangue rodeados por um halo claro de FCSE. Se este teste for indeterminado, o líquido pode ser enviado para a realização do teste da beta-transferrina, que será positivo apenas na presença de FCSE. (Ver Schwartz, 9ª ed., p. 1523.)

6. Qual dos seguintes NÃO faz parte da tríade de Cushing?
   A. Hipertensão.
   B. Pupilas puntiformes.
   C. Respirações irregulares.
   D. Bradicardia.

Resposta: B
Pacientes com PIC elevada, também denominada de hipertensão intracraniana (HIC), geralmente irão apresentar dor de cabeça, náusea, vômito e declínio progressivo do estado de consciência. A tríade de Cushing é a apresentação clássica da HIC: hipertensão, bradicardia e respirações irregulares. Esta tríade é geralmente uma manifestação tardia. (Ver Schwartz, 9ª ed., p. 1521.)

7. O tumor de nervos periféricos mais comum é:
   A. Sarcoma de bainha neural.
   B. Schwannoma.
   C. Neurofibroma.
   D. Neuroepitelioma.

Resposta: B
Schwannomas são os tumores de nervo periférico mais comuns, também denominados de *neurilemomas* ou *neurinomas*. A maioria ocorre na terceira década de vida. Estes tumores benignos originam-se nas células de Schwann, que formam a mielina nos nervos periféricos. A apresentação mais característica é uma massa com dor aguda e sensibilidade à palpação.

Os neurofibromas originam-se no nervo e tendem a ser massas fusiformes, ao contrário dos schwannomas, que tendem a crescer para fora do nervo. Os neurofibromas geralmente se manifestam como uma massa sensível à palpação. Eles geralmente carecem de dores agudas, características dos schwannomas.

Os tumores malignos de bainha neural incluem os sarcomas solitários, neurofibromas degenerativos e os neuroepiteliomas. Pacientes com tumores malignos do nervo periférico tipicamente se queixam de dor constante, e não dor apenas à palpação, e são mais prováveis de apresentar déficits motores e sensoriais na distribuição do nervo portador. (Ver Schwartz, 9ª ed., p. 1549.)

8. Os achados clínicos que podem ser observados em um paciente com morte cerebral incluem:
   A. Pupila minimamente reativa unilateralmente.
   B. Ausência de respiração espontânea com uma PaCO$_2$ de 50 mmHg.
   C. Postura decorticada unilateral ao estímulo doloroso.
   D. Reflexo de tripla flexão positivo da perna.

Resposta: D
Os neurologistas, neurocirurgiões ou especialistas em medicina intensiva geralmente realizam um exame clínico de morte cerebral. Dois exames consistentes com o diagnóstico de morte cerebral, realizados com 12 horas de diferença, ou um exame consistente com o diagnóstico de morte cerebral seguido por um estudo confirmatório consistente geralmente é o suficiente para declarar morte cerebral (ver a seguir). As normas hospitalares e as leis locais com relação à documentação devem ser rigorosamente seguidas.

Estabelecer a ausência de condições complicadoras antes de iniciar o exame. O paciente deve estar normotensivo, eutérmico e bem oxigenado. O paciente não pode estar sob os efeitos de nenhum sedativo ou drogas paralíticas.

A documentação de ausência de função do tronco cerebral requer o seguinte: pupilas não reativas; ausência de reflexo corneano, de reflexo oculocefálico (olhos de boneca) e de reflexo oculovestibular (resposta calórica ao frio); ausência de respiração espontânea (teste da apneia). O teste da apneia demonstra ausência de respiração espontânea mesmo quando a PaCO$_2$ é elevada acima de 60 mmHg.

Estímulos centrais profundos dolorosos são produzidos beliscando bilateralmente a pele supraclavicular e exercendo pressão no ponto cantal medial. Respostas patológicas, como postura extensora e flexora, *não* são compatíveis com a morte cerebral. Os reflexos espinhais à dor periférica, como a flexão tripla das extremidades inferiores, são compatíveis com a morte cerebral. (Ver Schwartz, 9ª ed., p. 1527.)

9. Após um ferimento por arma de fogo na espinha, um paciente apresentou perda do controle motor em um lado de seu corpo. O diagnóstico mais provável é:
   A. Lesão por esmagamento da medula espinal.
   B. Síndrome de Brown-Sequard.
   C. Síndrome medular central.
   D. Síndrome medular anterior.

Resposta: B
Uma lesão medular isquêmica, compressiva ou penetrante, pode resultar em diversas apresentações características, com base na anatomia da lesão. Os déficits neurológicos podem ser deduzidos da anatomia dos tratos sensoriais e motores e do conhecimento de seus cruzamentos. Quatro padrões são discutidos.

Primeiro, lesão de toda a medula a um determinado nível resulta em secção funcional ou anatômica da medula com perda total da função motora ou sensorial abaixo do nível da lesão. O típico mecanismo é a subluxação vertebral traumática severa reduzindo o diâmetro do canal espinhal e esmagando a medula.

Segundo, lesão em metade da medula a um determinado nível resulta na síndrome de Brown-Sequard, com perda do controle motor e sensibilidade proprioceptiva ipsolateral e perda da nocicepção e termocepção contralateral. O típico mecanismo é uma lesão por facada ou arma de fogo.

Terceiro, lesão à substância cinzenta interior da medula na espinha cervical resulta em uma síndrome medular central, com fraqueza da extremidade superior pior que da extremidade inferior e variados graus de dormência. O típico mecanismo é a compressão transitória da medula cervical pelo encurvamento do ligamento favo durante a hiperextensão cervical traumática. Esta síndrome ocorre em pacientes com estenose cervical preexistente.

Quarto, lesão à metade ventral da medula resulta na síndrome medular anterior, com paralisia e perda bilateral da nocicepção e termocepção. O típico mecanismo é uma hérnia de disco aguda ou isquemia por oclusão da artéria espinhal anterior. (Ver Schwartz, 9ª ed., p. 1529 e Fig. 42-1.)

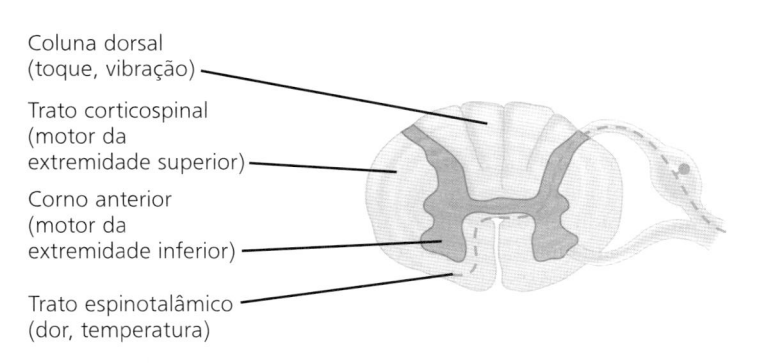

FIG. 42-1. Padrões de lesão da medula espinal. A. = artéria. (Adaptada com permissão de Hoff J, Boland M: Neurosurgery, from *Principles of Surgery*, 7th ed. New York: McGraw-Hill, 1999, p. 1.837.)

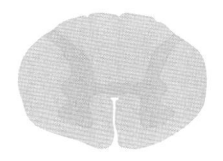

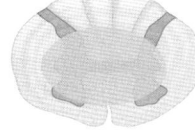

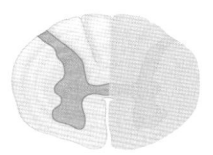

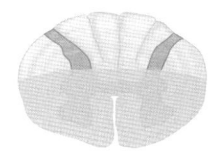

Secção   Medula central   *Brown-Sequard*   A. espinhal anterior

10. Qual dos seguintes critérios deve ser satisfeito para o controle não operatório de um hematoma epidural?
    A. Volume do coágulo < 30 cm^3.
    B. Espessura máxima < 2,5 cm.
    C. ECG > 12.
    D. Ausência de histórico prévio de hipertensão sistêmica.

11. A origem mais comum das metástases cerebrais é:
    A. Mama.
    B. Pulmão.
    C. Cólon.
    D. Rim.

12. As lesões temporais geralmente causam qual das seguintes formas de herniação cerebral?
    A. Herniação subfalcina.
    B. Herniação uncal.
    C. Herniação transtentorial central.
    D. Herniação tonsilar.

Resposta: A
Craniotomia aberta para evacuação de coágulo e hemostasia geralmente é indicada para HED. Pacientes que satisfazem todos os critérios seguintes podem ser tratados de modo conservativo: volume do coágulo < 30 cm^3, espessura máxima < 1,5 cm e escala de ECG > 8,10. (Ver Schwartz, 9ª ed., p. 1525.)

Resposta: B
As fontes da maioria das metástases cerebrais são (em frequência decrescente): pulmão, mama, rim, trato GI e melanoma. O câncer de mama e de pulmão são responsáveis por mais da metade das metástases cerebrais. As células metastáticas geralmente chegam ao cérebro pela via sanguínea e frequentemente são implantadas na junção da substância branca-cinzenta. Outros locais comuns são o cerebelo e as meninges. O envolvimento meníngeo pode resultar em meningite carcinomatosa, também conhecida como *carcinomatose leptomeníngea*. (Ver Schwartz, 9ª ed., p. 1537.)

Resposta: B
As lesões temporais empurram o úncus medialmente e comprimem o mesencéfalo. Este fenômeno é conhecido como *herniação uncal*. A artéria cerebral posterior (ACP) passa entre o úncus e o mesencéfalo e pode ser ocluída, resultando em infarto occipital. Massas localizadas mais superiormente no hemisfério podem empurrar o giro cingulado para baixo da foice cerebral. Este processo é conhecido como *herniação subfalcina*. Os ramos da artéria cerebral anterior (ACA) percorrem ao longo da superfície medial do giro cingulado e podem ser ocluídos, resultando em infarto parietal e medial frontal.

Aumentos difusos na pressão nos hemisférios cerebrais podem resultar em herniação central ou transtentorial. Pressão elevada na fossa posterior pode resultar em herniação central posterior ou inferior à herniação tonsilar por intermédio do forame magno. Herniações uncal, transtentorial e tonsilar podem causar lesão direta ao delicado tronco encefálico. A Figura 42-2 esboça os padrões de herniação. (Ver Schwartz, 9ª ed., p. 1521).

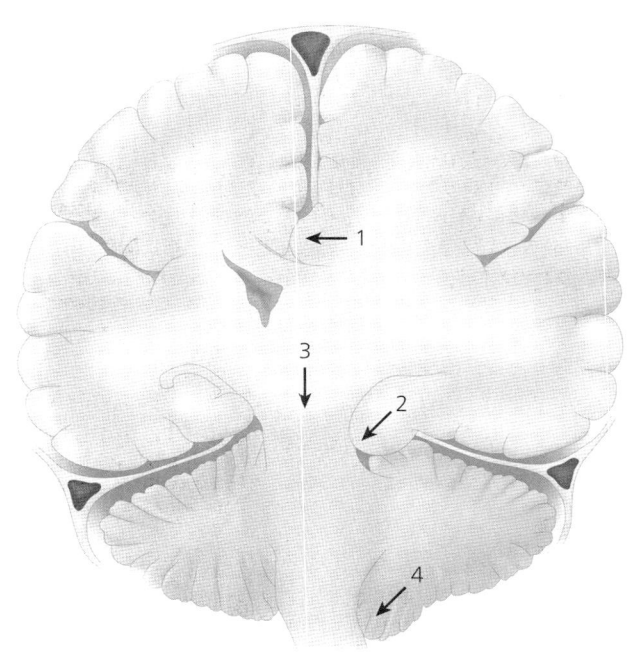

FIG. 42-2. Desenho esquemático dos padrões de herniação cerebral. 1. Herniação subfalcina. O giro cingulado desloca-se para baixo da foice cerebral. 2. Herniação uncal. O úncus (giro medial do lobo temporal) desloca-se medialmente e comprime o mesencéfalo e o pedúnculo cerebral. 3. Herniação transtentorial central. O diencéfalo e mesencéfalo deslocam-se caudalmente pela incisura tentorial. 4. Herniação tonsilar. A tonsila cerebelar desloca-se caudalmente pelo forame magno. (Reproduzida com permissão de Cohen DS, Quest DO: Increased intracranial pressure, brain herniation and their control, in Wilkins RH, Rengachary SS (eds): *Neurosurgery*, 2nd ed. New York: McGraw Hill, 1996, p. 349.)

13. A dose inicial de metilprednisolona a ser administrada em um paciente com lesão aguda da medula espinal deve ser de:
    A. 5 mg/kg.
    B. 15 mg/kg.
    C. 30 mg/kg.
    D. 50 mg/kg.

Resposta: C
Os estudos da *National Acute Spinal Cord Injury* (NASCIS I e II) fornecem a base para a prática comum de administração de uma alta dose de esteroides a pacientes com LME aguda. Um *bolus* IV de 30 mg/kg de metilprednisolona é administrado por 15 minutos, seguido por uma infusão de 5,4 mg/kg por hora 45 minutos após. A infusão é continuada por 23 horas, se o *bolus* for administrado nas primeiras 3 horas da lesão, ou por 47 horas, se o *bolus* for administrado em até 8 horas da lesão. Os estudos indicam uma maior recuperação motora e sensorial dos pacientes que receberam metilprednisolona 6 semanas, 6 meses e 1 ano após o início da LME aguda. No entanto, os dados da NASCIS foram extensivamente criticados, pois muitos argumentam que os critérios de seleção e o modelo do estudo eram inválidos, tornando os resultados ambíguos. Pacientes que recebem uma grande dose de corticosteroide apresentam taxas elevadas de complicações médicas e na UTI, como pneumonia, acarretando um efeito deletério no resultado. Não existe um consenso com relação à administração

14. Qual dos seguintes é o mecanismo mais comum de lesão da medula espinal após um mergulho em águas rasas?
A. Compressão.
B. Flexão.
C. Extensão.
D. Rotação.

intrarraquidiana de esteroides. Uma decisão em usar ou não uma dose raquidiana de esteroides pode ser influenciada pelos padrões de prática local ou regional, especialmente pelas questões de responsabilidade legal ligadas à LME. Pacientes com lesões à arma de fogo ou no nervo espinhal (cauda equina) ou pacientes gestantes, < 14 anos de idade ou sob terapia crônica com esteroides foram excluídos dos estudos NASCIS e não deveriam receber uma dose raquidiana de esteroides. (Ver Schwartz, 9ª ed., p. 1531.)

Resposta: C
O arqueamento do pescoço e das costas estende a coluna. A extensão sobrecarrega a coluna posteriormente e desloca-a anterior. Altas forças de extensão ocorrem durante as colisões traseiras de veículos (especialmente se não houver apoio de cabeça), quedas frontais quando a cabeça bate primeiro ou mergulhando em águas rasas.

Dobrando a cabeça e o corpo para a frente em uma posição fetal flexiona a coluna. A flexão sobrecarrega a coluna anterior (os corpos vertebrais) e desloca a coluna posteriormente (o processo espinhoso e os ligamentos interespinhosos). Altas forças de flexão ocorrem durante as colisões frontais de veículos e quedas de costas quando a cabeça bate primeiro.

A força aplicada ao longo do eixo espinhal (sobrecarga axial) comprime a coluna. A compressão sobrecarrega a coluna anterior e posteriormente. Altas forças de compressão ocorrem quando um objeto em queda atinge a cabeça ou os ombros ou ao aterrisar de pé, nádegas ou de cabeça após um queda. Uma força de tração paralela ao eixo espinhal desloca a coluna. A distração alivia a coluna anterior e posteriormente. As forças de distração ocorrem durante um enforcamento, quando, durante a queda, o queixo ou o occipital bate primeiro em um objeto primeiro, ou quando um passageiro desliza sob um cinto de segurança frouxo durante uma colisão na traseira de um veículo.

A força aplicada tangencial ao eixo espinhal rotaciona a coluna. A rotação depende da faixa de movimento das junturas intervertrebais. Altas forças rotacionais ocorrem durante impactos desalinhados no corpo ou cabeça ou durante as colisões oblíquas de veículos. (Ver Schwartz, 9ª ed., p. 1527.)

15. Os achados no derrame da artéria cerebral anterior incluem:
A. Déficits de fala.
B. Fraqueza na perna contralateral.
C. Hemianopsia homônima contralateral.
D. Síndrome de Horner.

Resposta: B
Durante seu percurso em direção à fissura inter-hemisférica, a artéria cerebral anterior (ACA) abastece os lobos parietal e frontal medial, incluindo a área motora. Derrame da ACA resulta em fraqueza da perna contralateral. A artéria cerebral média (ACM) abastece os lobos parietal e frontal lateral e o lobo temporal. Derrame da ACM resulta em fraqueza contralateral da face e do braço. Derrame da ACM no hemisfério dominante causa déficits de fala.

A artéria cerebelar posterior (ACP) abastece o lobo occipital. Derrame da ACP resulta em uma hemianopsia homônima contralateral.

A artéria cerebelar posteroinferior (ACPI) abastece a medula lateral e a metade inferior dos hemisférios cerebelares. Derrame da ACPI resulta em náusea, vômitos, nistagmo, disfagia, síndrome de Horner ipsolateral e ataxia do membro ipsolateral. A constelação de sintomas resultantes da oclusão da ACPI é denominada de *síndrome medular lateral* ou *síndrome de Wallenberg*. (Ver Schwartz, 9ª ed., p. 1533.)

16. Na postura decorticada, as extremidades dos pacientes:
    A. Retraem em resposta à dor.
    B. Estendem em resposta à dor.
    C. Flexionam em resposta à dor.
    D. Nenhuma das alternativas.

Resposta: C
As reações motoras características em resposta à dor em pacientes com estado de consciência deprimido incluem retirada ao estímulo doloroso, localização do estímulo doloroso, flexão (postura decorticada), extensão (postura descerebrada) ou nenhuma reação (em ordem de piora da patologia). (Ver Schwartz, 9ª ed., p. 1518.)

17. O tumor espinhal intramedular mais comum em adultos é:
    A. Hemangioma.
    B. Ependimoma.
    C. Astrocitoma.
    D. Osteoblastoma.

Resposta: B
Os ependimomas são os tumores intramedulares mais comuns em adultos. Há diversas variantes histológicas. O tipo mixopapilar ocorre no cone medular ou no filo terminal na região lombar e apresenta o prognóstico mais favorável após uma ressecção. O tipo celular ocorre mais frequentemente na coluna cervical.

Os astrocitomas são os tumores intramedulares mais comuns em crianças, embora também ocorram em adultos. Eles podem ocorrer em todos os níveis, embora ocorram geralmente na coluna cervical. O tumor pode interferir com o canal central da medula espinal, que contém FCE, resultando em um canal central dilatado, denominado de *siringomielia* (*"syrinx"*).

Os hemangiomas e osteoblastomas são tumores extramedulares. (Ver Schwartz, 9ª ed., p. 1543.)

18. Um paciente que localiza o estímulo doloroso está confuso e abre seus olhos em reposta à dor, apresenta um escore na escala de coma de Glasgow de:
    A. 9.
    B. 10.
    C. 11.
    D. 12.

Resposta: C
A ECG é determinada somando os escores das melhores respostas do paciente em cada uma das três categorias. O escore motor varia de 1 a 6, o verbal de 1 a 5 e o ocular de 1 a 4. Portanto, a ECG varia de 3 a 15, tal como detalhado na Tabela 42-1. (Ver Schwartz, 9ª ed., p. 1522.)

TABELA 42-1 Escore na Escala de Coma de Glasgow[a]

Resposta motora		Resposta verbal		Resposta ocular	
Obedece a comandos	6	Orientada	5	Abre os olhos espontaneamente	4
Localiza estímulos dolorosos	5	Confusa	4	Abre os olhos em resposta a um chamado	3
Reflexo de retirada a estímulos dolorosos	4	Palavras inapropriadas	3	Abre os olhos em resposta à dor	2
Flexão anormal	3	Palavras incompreensivas	2	Não abre os olhos	1
Extensão anormal	2	Emudecido	1		
Não se movimenta	1				

[a]Somar três escores para obter o escore da Escala de Coma de Glasgow (ECG), que pode variar de 3 a 15. Adicionar "T" após a ECG se o paciente estiver entubado e nenhum escore verbal é possível. Para estes pacientes, a ECG pode variar de 3T a 10T.

19. Pacientes com sintomas decorrentes de uma malformação de Chiari I podem queixar-se de:
    A. Convulsões.
    B. Fraqueza nas extremidades.
    C. Dor ocular.
    D. Ataxia.

Resposta: B
A malformação de Chiari I é o deslocamento caudal das tonsilas cerebelares para baixo do forame magno. Pode ser observada como um achado incidental na RM em pacientes assintomáticos. Pacientes sintomáticos geralmente apresentam dor de cabeça, dor na nuca ou sintomas de mielopatia, incluindo dormência ou fraqueza nas extremidades. Uma siringomielia pode estar associada, porém o tronco encefálico e os nervos cranianos inferiores são normais nas malformações de Chiari I. As malformações de Chiari II são mais graves e envolvem o deslocamento caudal da porção inferior do tronco encefálico e o estiramento dos nervos cranianos inferiores. Os pacientes sintomáticos podem ser tratados com craniectomia suboccipital para remover o arco posterior do forame magno, junto com a remoção do anel posterior da vértebra C1. A remoção destas estruturas ósseas alivia a compressão das tonsilas cerebelares e a junção cérvico-medular, possibilitando o restabelecimento dos padrões normais do fluxo liquórico. (Ver Schwartz, 9ª ed., p. 1554 e Fig. 42-3.)

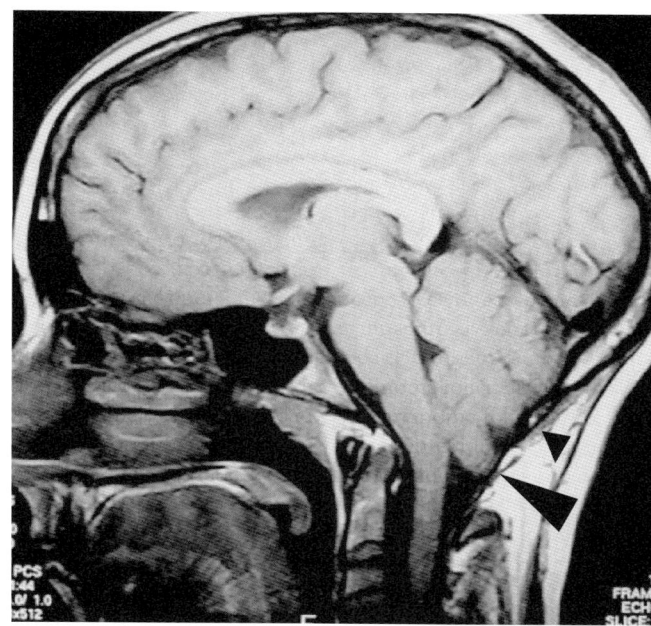

FIG. 42-3. Imagem sagital por ressonância magnética ponderada em T1 de um paciente com uma malformação de Chiari I. A *ponta de seta grande* aponta para as tonsilas cerebelares. A *ponta de seta pequena* aponta para o arco posterior do forame magno.

20. A perda unilateral de acuidade visual e proptose pulsátil é sugestivo de:
    A. Aneurisma da artéria retiniana.
    B. Fístula carótido-cavernosa.
    C. Crise hipertensiva.
    D. Dissecção da artéria carótida.

Resposta: B
Lesão traumática da parede vascular na porção da artéria carótida percorrendo através do seio cavernoso resulta em uma fístula carótido-cavernosa (FCC). Esta lesão cria um padrão de fluxo sanguíneo fisiopatológico de alto fluxo e alta pressão. Classicamente, as FCCs manifestam-se com proptose pulsátil (o globo pulsa superficialmente com a pulsação arterial), dor retro-orbital e redução da acuidade visual ou perda dos movimentos oculares (em virtude de lesão nos nervos cranianos III, IV e VI conforme eles passam através do seio cavernoso). FCCs sintomáticas devem ser tratadas para preservar a função ocular. As fístulas podem ser fechadas por balão de oclusão usando técnicas de neurorradiologia intervencional. As fístulas com amplos óstios são difíceis de tratar, podendo ser necessária a realização de total oclusão da artéria carótida portadora. (Ver Schwartz, 9ª ed., p. 1527.)

21. Derrames hemorrágicos geralmente envolvem:
    A. Cerebelo.
    B. Gânglios basais.
    C. Ponte.
    D. Tronco encefálico.

Resposta: B
O derrame hemorrágico tipicamente ocorre nos gânglios basais ou cerebelo (Tabela 42-2). Na admissão hospitalar, o paciente está geralmente hipertensivo e possui um histórico de hipertensão pouco controlada. Tais pacientes são mais propensos a apresentar letargia ou prostração, quando comparados àqueles que sofrem um derrame isquêmico. Um estado de consciência deprimido é causado pelo hematoma nas estruturas profundas. O derrame isquêmico não causa efeito de massa agudamente; e, portanto, os pacientes geralmente apresentam um estado de consciência normal e um déficit neurológico focal. Derrames hemorrágicos tendem a se manifestar com um declínio relativamente gradual na função neurológica, conforme o hematoma se expande, em vez de sintomas imediatamente máximos causados pelo derrame isquêmico. (Ver Schwartz, 9ª ed., p. 1534.)

% de Hemorragias intracranianas	Local	Sintomas clássicos
50	Gânglios basais (putâmen, globo pálido), cápsula interna	Hemiparesia contralateral
15	Tálamo	Perda hemissensorial contralateral
10-20	Substância branca cerebral (lobar)	Depende do local (fraqueza, dormência, perda parcial do campo visual)
10-15	Ponte	Hemiparesia; pode ser devastador
10	Cerebelo	Letargia ou coma em razão de compressão do tronco encefálico e/ou hidrocéfalo
1-6	Tronco encefálico (excluindo a ponte)	Geralmente devastador

TABELA 42-2 Distribuição anatômica das hemorragias intracranianas e sintomas associados

22. O tumor cerebral maligno primário mais comum é:
    A. Oligodendroglioma.
    B. Ependimoma.
    C. Astrocitoma.
    D. Ganglioglioma.

Resposta: C
O astrocitoma é a neoplasia primária do SNC mais comum. O termo *glioma* geralmente é utilizado para se referir especificamente aos astrocitomas, excluindo outros tumores gliais. Os astrocitomas são graduados de I a IV. Os graus I e II são indicados como astrocitoma de baixo grau, o grau III, como astrocitoma anaplásico, e o grau IV, como glioblastoma multiforme (GBM).

O oligodendroglioma é responsável por aproximadamente 10% dos gliomas. Eles geralmente se manifestam na forma de convulsões. Calcificações e hemorragia na TC ou RM sugerem o diagnóstico.

O revestimento do sistema ventricular consiste em células ependimais cuboides/colunares, das quais os ependimomas podem surgir. Embora a maioria dos ependimomas pediátricos seja supratentorial, 2/3 dos ependimomas adultos são infratentoriais.

O ganglioglioma é um tumor misto, em que os neurônios e as células gliais são neoplásicas. Eles ocorrem nas primeiras 3 décadas de vida, geralmente no lobo temporal medial, na forma de massas circunscritas que podem conter cistos ou cálcio e podem realçar. (Ver Schwartz, 9ª ed., p. 1540.)

23. Equimose atrás da orelha ("sinal de Battle") é indicativo de qual dos seguintes?
    A. Fratura parietal do crânio.
    B. Fratura temporal do crânio.
    C. Fratura basilar do crânio.
    D. Fratura occipital do crânio.

Resposta: C
Fraturas da base do crânio são comuns após traumas craniais e indicam um impacto significativo. Estas fraturas geralmente são aparentes na TC de crânio de rotina, porém deveriam ser avaliadas com uma TC em corte coronal fino para documentar e delinear a extensão da fratura e estruturas envolvidas. Quando assintomáticas, não necessitam de tratamento. Os sintomas presentes nas fraturas de base do crânio incluem déficits do nervo craniano e fístulas liquóricas. Uma fratura do osso temporal, por exemplo, pode lesionar o nervo facial ou vestibulococlear, resultando em vertigem, surdez ipsilateral ou paralisia facial. Uma comunicação pode formar-se entre o espaço subaracnóideo e a orelha média, possibilitando drenagem do FCS para a faringe através do tubo eustaquiano ou da orelha (otorreia). O extravasamento de sangue resulta em equimose atrás da orelha, conhecido como *sinal de Battle*. Uma fratura da base anterior do crânio pode resultar em anosmia (perda do olfato secundária à lesão do nervo olfatório), drenagem de líquor pelo nariz (rinorreia) ou equimose periorbital, conhecida como *olhos de racoon*. (Ver Schwartz, 9ª ed., p. 1523.)

24. Qual dos seguintes é o tratamento-padrão para uma significativa fístula liquórica pós-traumática?
    A. Colocação de um dreno lombar.
    B. Tampão sanguíneo lombar.
    C. Exploração endoscópica sinusal com reparo da mucosa.
    D. Craniotomia e fechamento da laceração dural.

Resposta: A
Muitas fístulas liquóricas irão resolver-se com a elevação da cabeceira da cama por vários dias. Um dreno lombar pode ajudar. Um dreno lombar é um catéter introduzido na cisterna lombar para descomprimir a pressão hidrostática normal. Não há eficácia comprovada da ação antibiótica para prevenir meningite em pacientes com fístulas liquóricas. (Ver Schwartz, 9ª ed., p. 1523.)

25. Um paciente chega ao PS com uma dor de cabeça importante e repentina. Com base na TC na Figura 42-4, qual é o diagnóstico mais provável?
    A. Hemorragia subaracnóidea.
    B. Hematoma subdural.
    C. Lesão axonal difusa.
    D. Hematoma epidura.l

Resposta: A
A imagem demonstrada é uma tomografia computadorizada de um paciente que sentiu uma dor de cabeça importante e repentina. Hemorragia subaracnóidea é visível como um sinal hiperdenso na fissura inter-hemisférica (1), fissuras silvianas bilaterais (2 exibe a fissura esquerda) e nas cisternas *ambiens* ao redor do mesencéfalo (3). Isto fornece o aspecto clássico de estrela de cinco pontas de uma hemorragia subaracnóidea. As pontas temporais visíveis dos ventrículos esquerdos indicam hidrocefalia. (Ver Schwartz, 9ª ed., p. 1536.)

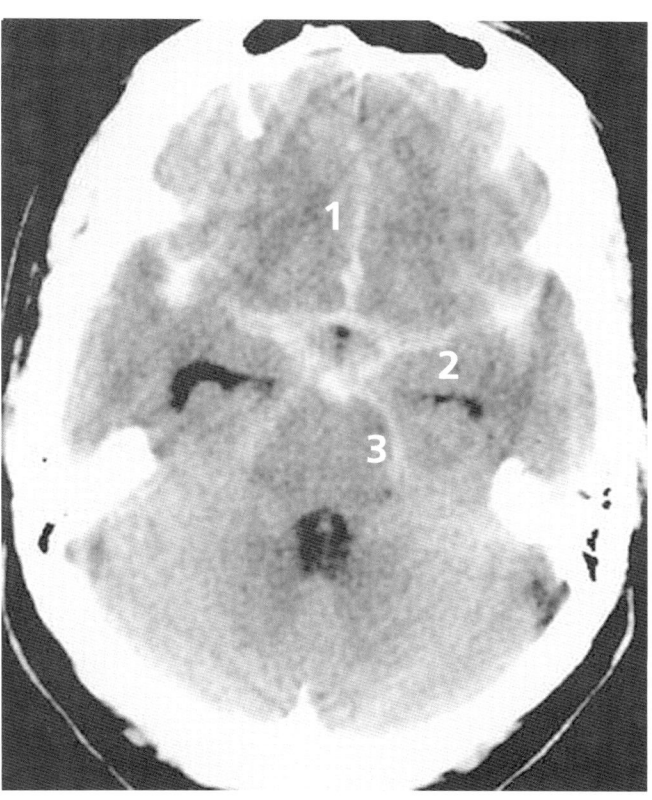

FIG. 42-4.

26. Um paciente com uma lesão por esmagamento no braço apresenta déficits motores e sensoriais que indicam uma lesão do nervo radial. O controle mais apropriado é:
    A. Exploração e reparo cirúrgico imediato.
    B. EMG 5-7 dias após a lesão; exploração cirúrgica se a condução nervosa estiver reduzida.
    C. EMG 3-4 dias após a lesão; exploração cirúrgica se a condução nervosa estiver reduzida.
    D. Exploração cirúrgica se não houver melhora funcional após 3 meses.

Resposta: D
Os déficits sensoriais e motores (em um paciente com uma lesão de nervo periférico), devem ser documentados com precisão. Os déficits são geralmente imediatos. Déficit progressivo sugere um processo como a expansão de um hematoma, podendo justificar uma exploração cirúrgica precoce. Lesões regulares e severas também podem beneficiar-se de uma exploração e reanastomose precoce. A maioria das lesões em outros nervos periféricos deve ser observada. Estudos por EMG/ECN devem ser realizados 3 a 4 semanas pós-lesão, se os déficits persistirem. Os segmentos axonais distais ao sítio da lesão irão conduzir potenciais de ação normalmente até que a degeneração walleriana ocorra, conferindo uma EMG/ECN não informativa antes de 3 semanas. Observação contínua é indicada quando há melhora da função. Exploração cirúrgica do nervo pode ser realizada, quando nenhuma melhora funcional ocorre em 3 meses. Se o teste eletrodiagnóstico intraoperatório revelar condução através da lesão, continuar com a observação. Na

27. O sistema de escore motor é uma escala de 5 pontos para avaliar a força motora. Um paciente que é capaz de se mover apenas contra a gravidade (porém não contra a resistência) teria um escore motor de:
    A. 2.
    B. 3.
    C. 4.
    D. 5.

ausência de condução, o segmento lesionado deve ser ressecado, e uma anastomose primária terminoterminal realizada. No entanto, as anastomoses sob tensão não irão cicatrizar. Um enxerto de nervo pode ser necessário para preencher a lacuna entre as extremidades proximais e distais do nervo. O nervo sural geralmente é retirado, visto que este nervo carrega apenas fibras sensoriais e deixa um déficit menor quando ressecado. As estruturas conjuntivas do enxerto do nervo podem fornecer uma via para o novo crescimento axonal no local da lesão. (Ver Schwartz, 9ª ed., p. 1532.)

Resposta: B
(Ver Schwartz, 9ª ed., p. 1518 e Tabela 42-3.)

TABELA 42-3	Sistema de Escore Motor
Grau	**Descrição**
0	Ausência de contração muscular
1	Contração muscular visível sem movimento nas articulações
2	Movimento no plano horizontal, incapaz de superar a gravidade
3	Movimento contra a gravidade
4	Movimento contra alguma resistência
5	Força normal

CAPÍTULO 43

Cirurgia Ortopédica

PERGUNTAS SOBRE CIÊNCIA BÁSICA

1. O local indicado (ver Fig. 43-1) é qual segmento de um osso longo?
   A. Placa de crescimento.
   B. Epífise.
   C. Metáfise.
   D. Diáfise.

Resposta: D

Grande parte da prática de um cirurgião ortopédico está relacionada com o tratamento dos "ossos longos". Os ossos longos geralmente consistem em uma epífise (cada uma das extremidades dos ossos, que geralmente contém uma superfície articular). A epífise é formada a partir de um centro de ossificação em cada extremidade da maioria dos ossos mais longos, sendo separada da metáfise do osso longo pela placa de crescimento (Fig. 43-1). Após a maturidade esquelética, as extremidades dos ossos continuam a ser denominadas de região epifisária. A metáfise de um osso longo é a região imediatamente abaixo da placa de crescimento ou seu remanescente. A metáfise adelgaça para tornar-se a haste ou diáfise do osso longo. (Ver Schwartz, 9ª ed., p. 1559.)

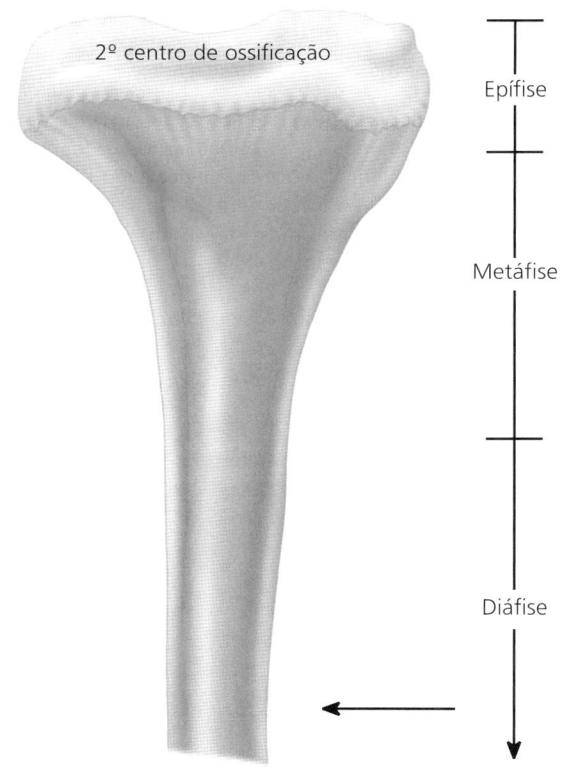

FIG. 43-1. Ossos longos apresentam três secções. A extremidade é a epífise ou o centro de ossificação secundária, a área adjacente é a metáfise, e a porção média do osso é a diáfise. A metáfise é mais ampla do que a diáfise, possui um córtex fino e é composta principalmente de osso esponjoso.

2. A renovação do osso cortical é:
   A. 2 vezes mais rápida que a do osso trabecular.
   B. 8 vezes mais rápida que a do osso trabecular.
   C. 2 vezes mais lenta que a do osso trabecular.
   D. 8 vezes mais lenta que a do osso trabecular.

Resposta: D
É importante entender que qualquer osso está sujeito à renovação com reabsorção e nova formação óssea, que ocorre no osso trabecular e no córtex. No entanto, a renovação do osso cortical é consideravelmente mais lenta que a do osso trabecular, por um fator de aproximadamente sete ou oito (Fig. 43-2). (Ver Schwartz, 9ª ed., pp. 1559 e 1560.)

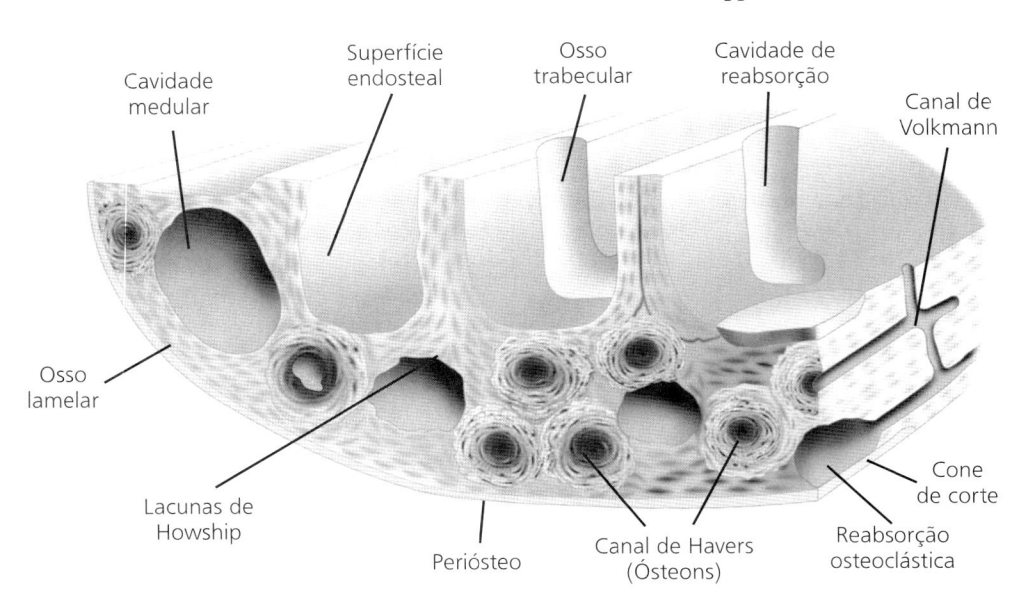

FIG. 43-2. A organização celular e estrutural do osso.

3. Qual dos seguintes tumores ósseos é caracterizado por uma translocação 11-22?
   A. Tumor ósseo de células gigantes.
   B. Cordoma.
   C. Condroblastoma.
   D. Sarcoma de Ewing.

Resposta: D
O sarcoma de Ewing, ou tumor de Ewing, é um sarcoma de pequenas células redondas, observado geralmente em crianças e adultos jovens. O sarcoma de Ewing é mais comum nos ossos longos, especialmente nas regiões metafisárias de fêmur, tíbia e úmero. Os pacientes se queixam de dor local e, de modo interessante, essa dor é geralmente acompanhada por febre. O sarcoma de Ewing é um tumor indiferenciado que ocorre em crianças, envolvendo principalmente a diáfise dos ossos longos. Estes tumores apresentam uma translocação 11-22 característica que pode ser muito útil para o estabelecimento de um diagnóstico correto. (Ver Schwartz, 9ª ed., p. 1559.)

4. Qual dos seguintes NÃO é um dos três estágios de reparo da fratura óssea?
   A. Hormonal.
   B. Circulatório.
   C. Metabólico.
   D. Mecânico.

Resposta: A
Os eventos biológicos e histológicos no reparo de fraturas podem ser divididos em três estágios gerais. A duração e classificação de cada estágio variam de acordo com a idade, estado geral de saúde e outros fatores. Além disso, pode haver sobreposição destes estágios, visto que não há aspectos definitivos para sugerir a progressão de um estágio para outro. Os três estágios são (a) circulatório, que inclui o fechamento de qualquer ferida e na formação de calo primário, (b) metabólico, o estágio em que o calo primário é reforçado, resultando em união clínica, e (c) mecânico, o estágio em que o osso unido é remodelado ao longo das linhas de tensão. (Ver Schwartz, 9ª ed., p. 1561.)

5. Qual dos seguintes estimula a diferenciação das células mesenquimais em osteoblastos em resposta à fratura?
   A. Proteína morfogenética óssea.
   B. Fator de crescimento derivado de plaquetas.
   C. Fator de crescimento semelhante à insulina.
   D. Fator de crescimento transformador beta.

Resposta: A
A proteína morfogenética óssea é uma proteína de baixo peso molecular capaz de influenciar a diferenciação das células mesenquimais em osteoblastos maduros. Outros fatores proteicos que podem afetar a cicatrização da fratura incluem o fator de crescimento semelhante à insulina, o fator de crescimento transformador beta e o fator de crescimento derivado de plaquetas (FCDP). O fator de crescimento semelhante à insulina estimula a proliferação celular e a pro-

6. A célula de origem de um cordoma é:
   A. Notocorda.
   B. Sinovial.
   C. Periósteа.
   D. Célula plasmática.

7. Estabilidade medial do tornozelo é fornecida pelo:
   A. Navicular.
   B. Menisco medial.
   C. O ligamento deltoide.
   D. A fíbula.

dução de matriz da cartilagem. O fator de crescimento transformador beta induz a síntese de cartilagem, proteoglicanos e colágeno tipo II. O FCDP estimula a proliferação de osteoblastos e aumenta a taxa de síntese do colágeno tipo I. O FCDP também é conhecido por seu efeito quimiotático, induzindo a migração de células inflamatórias para o calo. (Ver Schwartz 9ª ed., p. 1562).

Resposta: A
Cordomas são malignidades de crescimento lento derivadas das células embrionárias da notocorda. Os cordomas quase sempre originam-se no esqueleto axial e geralmente envolvem o occipital ou o sacro. Eles podem ser encontrados nas vértebras. Os cordomas não são encontrados nas extremidades. Aproximadamente 1/3 destes tumores é intracraniano (base do crânio), e cerca da metade são encontrados no sacro, com o resto sendo encontrado na coluna vertebral. (Ver Schwartz, 9ª ed., p. 1595.)

Resposta: C
A articulação do tornozelo é formada pelo tálus, tíbia e fíbula. O tálus normalmente se encaixa imediatamente abaixo da tíbia distal e é contido medialmente pelo pilar que o maléolo medial fornece. Lateralmente, o tálus é contido pela superfície articular da fíbula, que, em um alinhamento preciso com a tíbia distal, permite a flexão e a extensão do tornozelo. A estabilidade ligamentar do tornozelo medial é fornecida pelo ligamento deltoide, que se liga ao maléolo medial da tíbia e do tálus. Estabilidade da articulação talofibular é fornecida pelo ligamento talofibular anterior (um sítio comum de torção no tornozelo), o ligamento calcaneofibular e os ligamentos talofibulares posteriores. (Ver Schwartz, 9ª ed., p. 1565.)

PERGUNTAS CLÍNICAS

1. Qual dos seguintes parafusos ortopédicos são mais comumente utilizados para fixar um fragmento ósseo distal a um fragmento mais proximal?
   A. Parafusos corticais.
   B. Parafusos esponjosos.
   C. Parafusos de interferência.
   D. Parafusos de Thompson.

Resposta: C
Um *parafuso cortical* é um parafuso com um grande diâmetro interno e roscas rasas. Este parafuso é projetado para ter uma alta resistência à ruptura, e as roscas do parafuso são planejadas para prender o osso cortical. A aplicação de roscas rasas no osso cortical pode ser excelente. Os *parafusos esponjosos* possuem uma rosca mais profunda e uma haste interna de menor diâmetro. Estes parafusos são projetados para obter fixação em osso esponjoso menos denso. Os *parafusos de interferência* também são comumente utilizados. Estes são parafusos em que apenas a porção distal é serrilhada. Estes parafusos penetram em um fragmento ósseo sem fixação da rosca. Quando um segundo fragmento da fratura é engajado pela porção serrilhada do parafuso, o fragmento distal será puxado ou "encarcerado" em direção à cabeça do parafuso ao girar a cabeça do parafuso para baixo em direção ao córtex do primeiro fragmento ósseo. Esta abordagem resultará em compressão dos ossos fraturados. (Ver Schwartz, 9ª ed., p. 1563.)

2. O tratamento mais apropriado para deslocamento da porção medial da clavícula (articulação esternoclavicular) é:
   A. Somente analgésicos.
   B. Estilingue ipsolateral para imobilizar o ombro.
   C. Redução fechada.
   D. Redução aberta e fixação interna.

Resposta: C
Fraturas do terço medial da clavícula são raras. Geralmente, o que parece ser uma fratura da porção medial da clavícula é na verdade um deslocamento da articulação esternoclavicular. Esta lesão, embora dolorosa, requer apenas tratamento sintomático. Em contraste, o deslocamento posterior da articulação esternoclavicular pode lesionar os grandes vasos, podendo ser tratada com redução fechada. Com anestesia geral, o braço é afastado, uma força lateral é aplicada, e uma toalha, um grampo ou pinça para osso podem ser utilizados para aplicar forças anteriores sobre a clavícula, reposicionando esta articulação. Na associação de lesões em grandes vasos, estas manobras devem ser realizadas somente na presença de um cirurgião. Felizmente, tais lesões são raras. (Ver Schwartz, 9ª ed., p. 1574.)

3. Qual das seguintes declarações sobre fraturas do platô tibial é verdadeira?
   A. O método de redução fechada e gesso é bem-sucedido na maioria dos pacientes.
   B. Complicações cutâneas são raras.
   C. Redução aberta tardia e fixação interna é o tratamento de escolha.
   D. Artrite pós-traumática é rara.

Resposta: C
Fraturas de alta energia da fíbula e tíbia distal, envolvendo o terço distal da tíbia e a superfície que sustenta o peso, são denominadas de *fraturas do "plafond" tibial* ou, com mais frequência, *fraturas do platô tibial*. Pela natureza subcutânea destas fraturas de alta energia, complicações cutâneas, síndromes compartimentais, problemas com a cicatrização da ferida e não uniões frequentemente complicam o tratamento dos pacientes com fraturas do platô tibial, que representam um dos desafios mais difíceis em todo o campo de trauma ortopédico (Fig. 43-3). As fraturas do platô tibial quase sempre são fraturas deslocadas e geralmente associadas a uma lesão significativa do tecido mole. O tratamento quase sempre envolve redução aberta e fixação interna dos fragmentos ósseos, com reconstrução meticulosa da articulação do tornozelo. No entanto, a cirurgia reconstrutiva imediata raramente é realizada, pela incidência extremamente alta de complicações do tecido mole. Na maioria dos casos, o membro inferior é estabilizado por fixação externa, geralmente com redução aberta limitada e fixação interna da fíbula para ajudar a estabelecer e manter o comprimento anatômico. Um procedimento reconstrutivo definitivo na tíbia normalmente é adiado até a resolução do inchaço agudo. Foi demonstrado que esta abordagem reduz a incidência de complicações do tecido mole. Com ou sem estabilização e momento adequado, as complicações da ferida são comuns. Deiscência da ferida cirúrgica é observada em > 10% destas lesões. A incidência de infecção da ferida é alta, assim como a não união dos fragmentos distais. Articulações artríticas pós-traumáticas são desagradavelmente comuns. (Ver Schwartz, 9ª ed., p. 1567.)

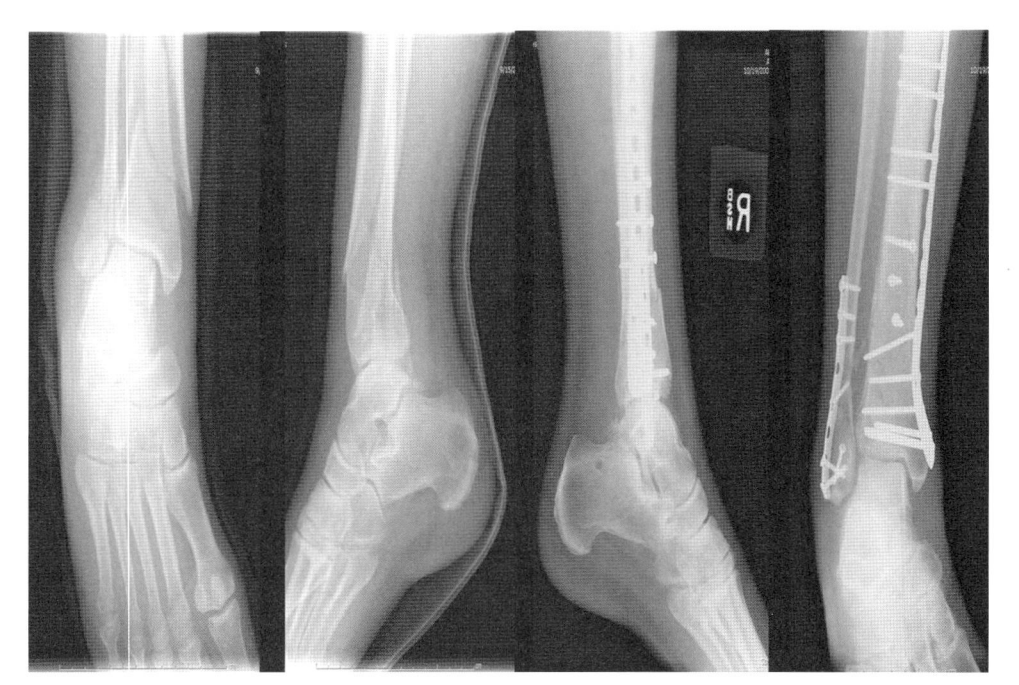

FIG. 43-3. Radiografias de uma fratura grave da tíbia distal e fíbula, antes e após a redução aberta e a fixação interna. Um trauma de alta energia na porção distal da perna pode frequentemente resultar em lesão neurovascular, síndrome compartimental e problemas na cicatrização da ferida.

4. A malignidade óssea mais comum em crianças é:
   A. Sarcoma periosteal.
   B. Sarcoma de Ewing.
   C. Osteossarcoma.
   D. Rabdomiossarcoma.

Resposta: C
Sarcomas osteogênicos de alto grau geralmente originam-se na cavidade medular do osso e são os tipos mais comuns do sarcoma osteogênico. É a malignidade óssea mais comum em crianças, sendo especialmente comum no fêmur distal, na tíbia proximal e no úmero proximal. (Ver Schwartz, 9ª ed., p. 1592.)

5. Fraturas do ramo púbico estão geralmente associadas a:
A. Lesões na uretra.
B. Lesões a uma víscera oca.
C. Fraturas sacrais.
D. Fraturas acetabulares.

Resposta: C
As fraturas do ramo púbico estão frequentemente associadas a fraturas sacrais concomitantes. Frequentemente ocorrem fraturas verticais na ala do sacro com esta lesão, geralmente envolvendo múltiplos forames sacros. De modo interessante, as fraturas sacrais são geralmente não deslocadas e podem ser difíceis ou impossíveis de serem visualizadas em imagens radiográficas simples. Fraturas não deslocadas do sacro e fraturas minimamente deslocadas dos ramos pélvicos geralmente são tratadas com analgésicos e mobilização. Estas lesões são compatíveis com a descarga total de peso. (Ver Schwartz, 9ª ed., p. 1572.)

6. Uma criança de 6 anos de idade apresenta uma fratura na metáfise tibial, que se estende pela placa de crescimento. Esta fratura seria uma:
A. Fratura de Salter-Harris tipo 1.
B. Fratura de Salter-Harris tipo 2.
C. Fratura de Salter-Harris tipo 3.
D. Fratura de Salter-Harris tipo 4.

Resposta: B
A classificação das lesões da placa de crescimento apresenta importantes implicações no momento em que os médicos informam sobre o tratamento de um paciente. O tipo exato de lesão fisária é importante para o prognóstico e o tratamento da fratura. Salter e Harris descreveram uma classificação muito útil das lesões da placa de crescimento. Uma lesão tipo I é uma falha transversa simples da fise, sem envolvimento da metáfise ou epífise ossificada. Uma fratura de Salter-Harris tipo II contém um componente da fratura que se estende pela placa de crescimento em continuidade com uma fratura da metáfise. A fratura de Salter-Harris tipo III ocorre parcialmente através da epífise e parcialmente pela placa de crescimento. Estas fraturas são essencialmente intra-articulares. Uma lesão de Salter-Harris tipo IV é uma lesão que tem uma linha de fratura se estendendo através da fise, estendendo-se da metáfise até a epífise. Finalmente, uma lesão de Salter-Harris tipo V é uma lesão discreta, em que a fise é lesionada, porém não deslocada. (Ver Schwartz, 9ª ed., p. 1602.)

7. Qual dos seguintes parâmetros é o mais diagnóstico para uma síndrome compartimental?
A. Pressão compartimental > 25 mmHg.
B. Pressão compartimental 20 mmHg mais alta que a pressão diastólica.
C. Extremidade tensa à palpação.
D. Dor exagerada e estiramento passivo doloroso dos músculos do compartimento.

Resposta: D
O diagnóstico de uma síndrome compartimental é clínico, com base nas queixas de dor local excessiva da lesão aparente, associado à dor ao estiramento passivo dos músculos envolvidos. Esta situação pode surgir após um período de isquemia, após trauma local fechado e, frequentemente, na presença de uma fratura aguda. A mensuração das pressões compartimentais, utilizando um dos dispositivos comercialmente disponíveis, envolve a inserção de uma agulha nos compartimentos musculares suspeitos para medir a pressão. Somente a mensuração da pressão não é suficiente para absolutamente incluir ou excluir o diagnóstico, porém pode ser um adjuvante útil à avaliação clínica, particularmente valiosa em pacientes prostrados ou inconscientes. As medidas da pressão maiores do que 30 mmHg ou até 30 mmHg acima da pressão diastólica são consistentes, porém não absolutamente diagnósticas, com a presença de uma síndrome compartimental. O diagnóstico é clínico. (Ver Schwartz, 9ª ed., p. 1563.)

8. Qual dos seguintes está associado a fraturas do calcâneo?
A. Lesão ligamentar do joelho.
B. Deslocamento do quadril.
C. Fratura do fêmur.
D. Fratura espinhal.

Resposta: D
Fraturas do calcâneo são comuns e frequentemente associadas a quedas de altura. Durante a avaliação do paciente com um calcâneo fraturado, o ortopedista deve sempre considerar uma possível fratura concomitante na espinha, visto que estas lesões frequentemente ocorrem juntas. (Ver Schwartz, 9ª ed., p. 1563.)

9. Qual dos seguintes é o melhor tratamento para uma fratura-luxação de Monteggia do antebraço proximal?
   A. Redução fechada da ulna e do rádio.
   B. Redução fechada da ulna, redução aberta e fixação do rádio.
   C. Redução aberta e fixação da ulna, redução fechada do rádio.
   D. Redução aberta e fixação da ulna e do rádio.

Resposta: C
O padrão desta lesão em particular é relativamente comum e, infelizmente, a luxação da cabeça do rádio algumas vezes não é reconhecida. Em quase todos os casos, uma fixação interna da ulna é indicada, com redução fechada da cabeça radial. O cirurgião deve estar alerta à possível lesão neurovascular e síndrome compartimental. Complicações tardias a esta lesão podem incluir ossificação heterotópica e reluxação da cabeça do rádio. (Ver Schwartz, 9ª ed., p. 1576.)

10. Qual dos seguintes é o primeiro achado radiográfico da osteomielite?
    A. Osteoporose localizada.
    B. Espessamento periosteal.
    C. Esclerose focal.
    D. Área lítica.

Resposta: A
Em pacientes com osteomielite aguda, os aspectos radiológicos não aparecem até 1 a 14 dias após o início dos sintomas. Os raios X exibe inicialmente uma osteoporose vaga e localizada, como resultado da remoção do osso trabecular morto e dos estágios inicias de reabsorção endosteal. Em uma imagem simples, à medida que mais osso é reabsorvido, esta osteoporose apresenta uma aparência mosqueada, com o resultado final de uma área lítica com ou sem um sequestro. Conforme a infecção progride, os aspectos radiológicos e morfológicos transformam-se, à medida que a inflamação torna-se crônica. A medula gradualmente é substituída por tecido fibroso, e as células inflamatórias são compostas de células mononucleares (ou seja, linfócitos e células plasmáticas). Radiologicamente, isto se mostra como uma esclerose focal no espaço intramedular. Uma fístula pode ser visualizada, especialmente na TC e na imagem por ressonância magnética (RM). A reação periosteal torna-se mais compacta e geralmente pode parecer lamelada. (Ver Schwartz, 9ª ed., p. 1577.)

11. Uma criança de 4 anos de idade apresenta uma fratura do fêmur (médio-diafisária) com angulação anterior de 20%. Qual dos seguintes é o melhor tratamento para esta criança?
    A. Tração e repouso.
    B. Redução fechada e mobilização com gesso.
    C. Redução aberta e fixação interna (placa).
    D. Redução aberta e fixação intramedular.

Resposta: B
Em crianças, as fraturas do fêmur são geralmente lesões de baixa energia, ao contrário das fraturas de fêmur em adultos. As fraturas da diáfise femoral em pacientes pediátricos < 6 anos de idade podem ser tratadas com gesso. Pequenos graus de deformidade angular são aceitáveis e irão remodelar. Graus maiores de deformidades angulares (até 30° no plano sagital) podem ser aceitáveis em razão do potencial de crescimento destes pacientes muito jovens. Fraturas em pacientes com > 6 anos de idade podem ser tratadas por fixação interna limitada. Hastes intramedulares flexíveis são populares no tratamento desta lesão. Um paciente que esteja se aproximando da maturidade esquelética (14 anos ou mais velho) pode ser tratado por haste intramedular fresada rígida, tal como seria tratado um adulto. (Ver Schwartz, 9ª ed., p. 1602.)

12. Qual das seguintes lesões está associada à dorsiflexão forçada do pé?
    A. Fratura do tálus.
    B. Fratura do navicular.
    C. Fratura do cuneiforme.
    D. Fratura do cuboide.

Resposta: A
Fraturas do tálus são comuns e frequentemente o resultado da dorsiflexão forçada do pé e do tornozelo.

Os ossos do tarso (o navicular, o cuboide e os três ossos cuneiformes) unem a região posterior do pé aos metatarsos. A organização precisa destes ossos fornece estabilidade mecânica ao arco do pé. No entanto, as grandes superfícies articulares destes ossos também tornam a necrose avascular uma potencial complicação na presença de qualquer fratura. Fraturas isoladas dos ossos tarsais são incomuns. A força necessária para fraturar estes ossos é geralmente bem alta. Tais lesões estão associadas a trauma nas estruturas adjacentes, frequentemente incluindo deslocamentos das articulações tarsometatarsais. (Ver Schwartz, 9ª ed., p. 1564.)

13. Qual das seguintes fraturas femorais está raramente associada a uma perda sanguínea significativa?
 A. Fratura do colo femoral.
 B. Fratura intertrocantérica.
 C. Fratura da metáfise femoral distal.
 D. Fratura da diáfise femoral.

14. O melhor tratamento para uma ampla laceração aguda no menisco medial em um atleta jovem é:
 A. Imobilização e agentes anti-inflamatórios.
 B. Reparo do menisco.
 C. Ressecção do menisco.
 D. Ressecção do menisco e substituição com aloenxerto.

Resposta: A
Fraturas do colo femoral compreendem aproximadamente metade de todas as fraturas do fêmur proximal. Estas fraturas são mais comuns nos pacientes idosos. A anatomia da articulação coxofemoral é uma importante consideração no controle desta fratura. A cápsula da articulação coxofemoral estende-se da borda do acetábulo até a base do colo do fêmur. Fraturas do colo femoral são, portanto, inteiramente intracapsulares. (Ver Schwartz, 9ª ed., p. 1570.)

Resposta: B
As opções para o tratamento de uma laceração do menisco incluem ressecção e remodelagem da área lacerada, geralmente para pequenas lacerações (Fig. 43-4). Lacerações muito grandes em pacientes jovens ativos geralmente são tratadas por reparo primário do menisco, normalmente utilizando a técnica de artroscopia (Fig. 43-5). Atualmente, a técnica de excisão completa de um menisco lacerado, anteriormente bem popular, é raramente recomendada, em razão de perda da função de distribuição de carga do menisco, que pode acelerar as alterações osteoartríticas no joelho. Em algumas ocasiões, os pacientes jovens ativos com meniscos gravemente lesionados podem ser tratados com sucesso com o uso de aloenxerto do menisco obtido de cadáver humano. Os resultados a longo prazo desta abordagem ainda não são muito claros. *(Ver Schwartz, 9ª ed., pp. 1579-1581.)*

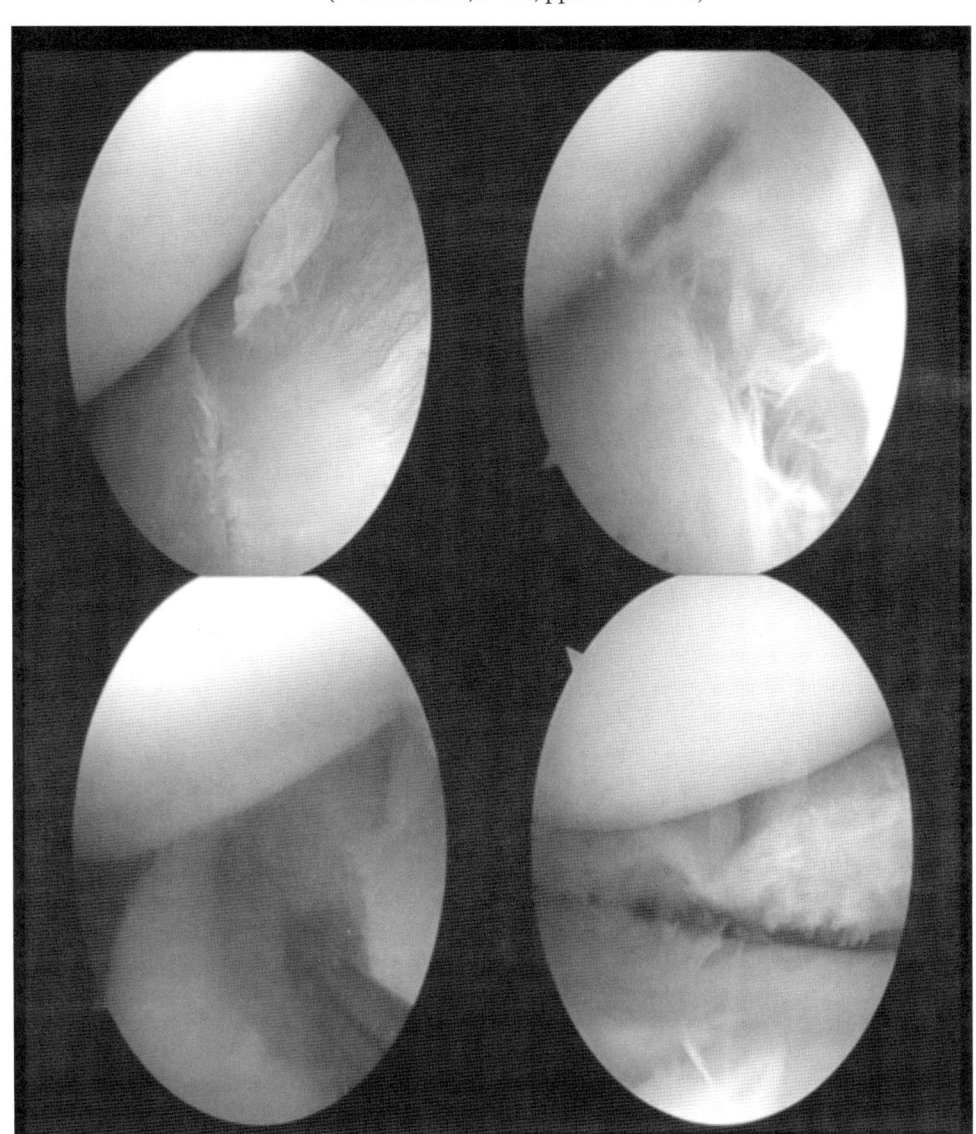

FIG. 43-4. Imagens artroscópicas de uma laceração do menisco medial do joelho antes *(imagem superior)* e após *(imagem inferior)* o desbridamento artroscópico. *(Cortesia do Dr. David Green.)*

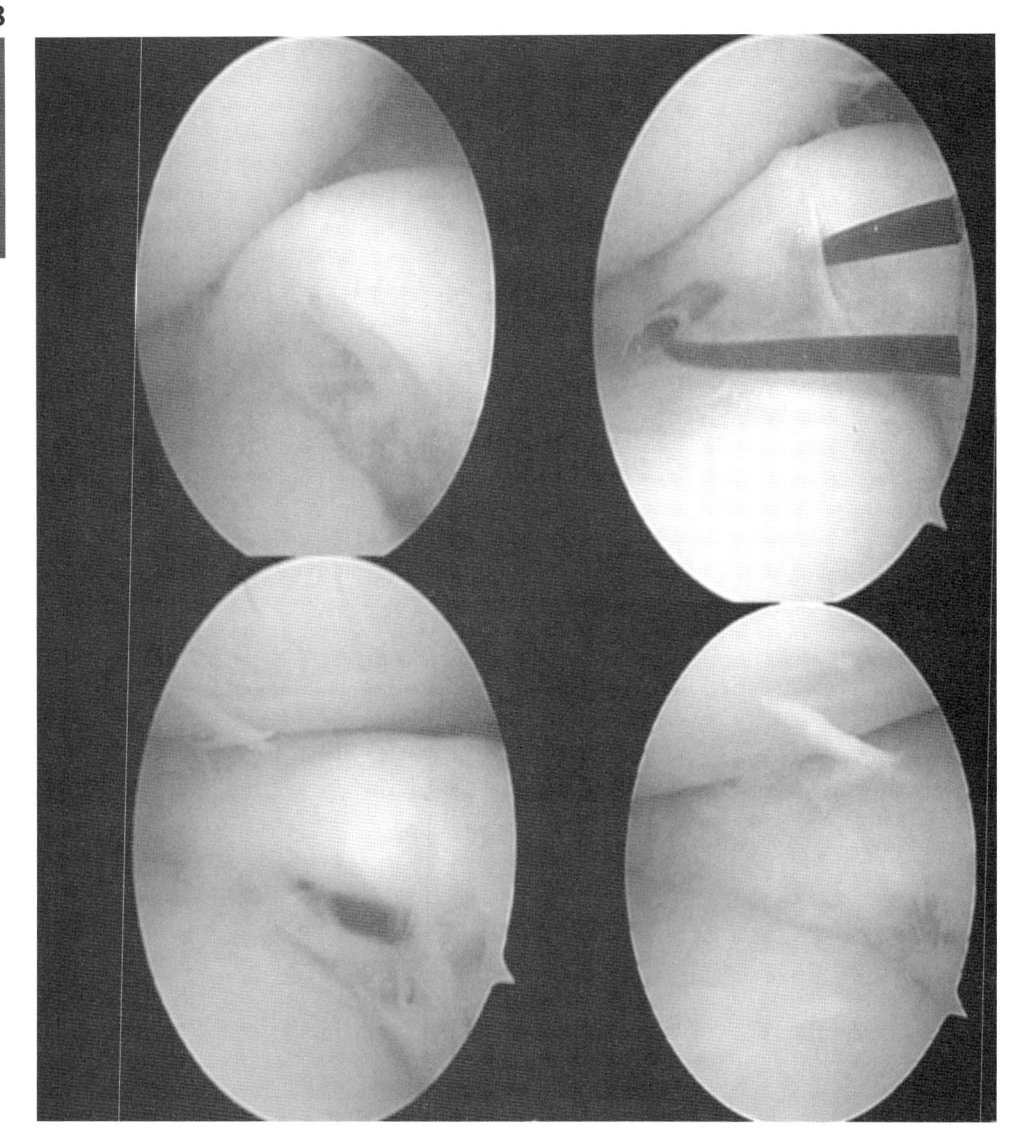

FIG. 43-5. Imagens artroscópicas de uma laceração vertical do menisco medial. A laceração é reparada utilizando uma técnica de "sutura sepultada". *(Cortesia do Dr. David Green.)*

15. Um atleta de 15 anos de idade com dor no joelho e grande sensibilidade no tubérculo tibial provavelmente possui:
    A. Doença de Osgood-Schlatter.
    B. Doença de Legg-Calvé-Perthes.
    C. Epifisiólise proximal do fêmur (EPF).
    D. Torção tibial.

Resposta: A
A doença de Osgood-Schlatter é um problema muito comum, sendo geralmente observado em adolescentes atletas. Este distúrbio é caracterizado por ossificação no tendão patelar distal no ponto de sua inserção na apófise tibial. Acredita-se que este distúrbio resulte do estresse mecânico na área de inserção tendinosa. Imagens radiográficas do joelho envolvido demonstram uma irregularidade característica na área insercional e geralmente exibem ossículos separadamente discretos no tendão. A doença irá manifestar-se com dor severa local e sensibilidade extraordinária na área do tubérculo tibial. Tratamento eficaz para a doença pode ser obtido por restrição das atividades, que geralmente não é bem-vinda pelo paciente. Na melhora dos sintomas, a participação atlética pode ser moderada. Em quase todos os casos, os sintomas regridem após a maturidade esquelética ou a descontinuação da participação ativa nas atividades atléticas. Em raros casos, pode ocorrer a persistência dos sintomas na vida adulta. Sucesso moderado pode ser obtido por excisão cirúrgica dos ossículos contidos nos tendões de adultos.

A *doença de Legg-Calvé-Perthes*, também conhecida como *coxa plana*, é uma condição pediátrica do quadril, caracterizada por uma cabeça femoral achatada e disforme. A etiologia do problema está associada à osteonecrose da epífise femoral proximal e acredita-se que seja secundária ao comprometimento vascular. A doença de Legg-Calvé-Perthes geralmente se manifesta em crianças, normalmente do sexo masculino, entre 4 e 8 anos de idade. Os sintomas normalmente incluem dor na virilha ou no joelho, redução da amplitude de movimento da articulação coxofemoral e claudicação.

Uma *epifisiólise proximal do fêmur* (EPF) é um distúrbio adquirido da epífise, supostamente associado à fraqueza no anel pericondral da placa de crescimento. Observa-se o deslocamento epifisário no colo femoral em crianças entre 10 e 16 anos de idade. Na maioria dos casos, não há um histórico identificável de trauma. Não é claro se esta condição é adquirida insidiosamente ou agudamente. Está associada à descendência afro-americana e à obesidade, sendo mais comum em meninos do que em meninas. Vinte e cinco por cento dos casos são bilaterais.

A *torção tibial* é a causa mais comum de um pé medializado. Esta condição é observada com maior frequência em crianças de 1 e 2 anos de idade. É geralmente bilateral. Embora a medialização do pé possa ocasionalmente ser intensa, a torção tibial pediátrica irá resolver-se completamente sem tratamento em quase todos os casos. (Ver Schwartz, 9ª ed., p. 1606.)

16. Qual das seguintes é a fratura cervical mais comumente observada após um acidente de mergulho?
    A. Fratura do odontoide (C1).
    B. Fratura do enforcado (C2).
    C. Fratura por compressão (C3-7).
    D. Fratura em explosão (C3-6).

Resposta: D
As fraturas em explosão da coluna cervical ocorrem como resultado de cargas axiais significativas sobre a coluna vertebral. Ocupantes de automóveis desenfreados golpeando um para-brisa e acidentes de mergulho são mecanismos comuns da lesão. No entanto, a fratura em explosão difere da fratura por compressão, visto que a região fraturada é o córtex posterior do corpo vertebral. Isto frequentemente resulta em deslocamento (retropulsão) dos fragmentos ósseos para o canal vertebral, podendo causar lesão e disfunção neurológica.

A fratura de Jefferson é uma fratura do anel de C1. A vértebra C1 não possui um corpo anterior verdadeiro, tal como todas as outras vértebras. Os anéis posteriores e anteriores finos estão sujeitos à fratura, particularmente nas lesões em carga axial. A fratura de Jefferson resulta em uma disseminação lateral das massas laterais de C1, que são visíveis nas radiografias em AP (através da boca) da coluna cervical posterior. Na verdade, esta lesão resulta em um aumento no tamanho do canal espinhal e, por esta razão, raramente está associada à lesão neurológica.

As *fraturas do enforcado* ou *espondilolistese traumática de C2* são fraturas que ocorrem através da *pars* interarticulares de C2 (o segmento dos elementos posteriores entre as facetas superior e inferior do C2). Esta fratura decorre de forças de extensão repentinas sobre o pescoço, causando uma fratura nesta área do C2, que é uma das porções mais delgadas dos elementos posteriores desta vértebra.

As fraturas por compressão da coluna cervical referem-se a uma lesão em carga axial com falha da placa terminal vertebral, porém com preservação do córtex posterior do corpo vertebral. Isto irá ocorrer nas vértebras C3 a C7 e pode ou não estar associada a uma fratura do córtex anterior. Em ambos os casos, com o córtex posterior do corpo vertebral intacto, a fratura não resulta em comprometimento dos elementos neurais. (Ver Schwartz, 9ª ed., pp. 1583, 1585 e Fig. 43-6.)

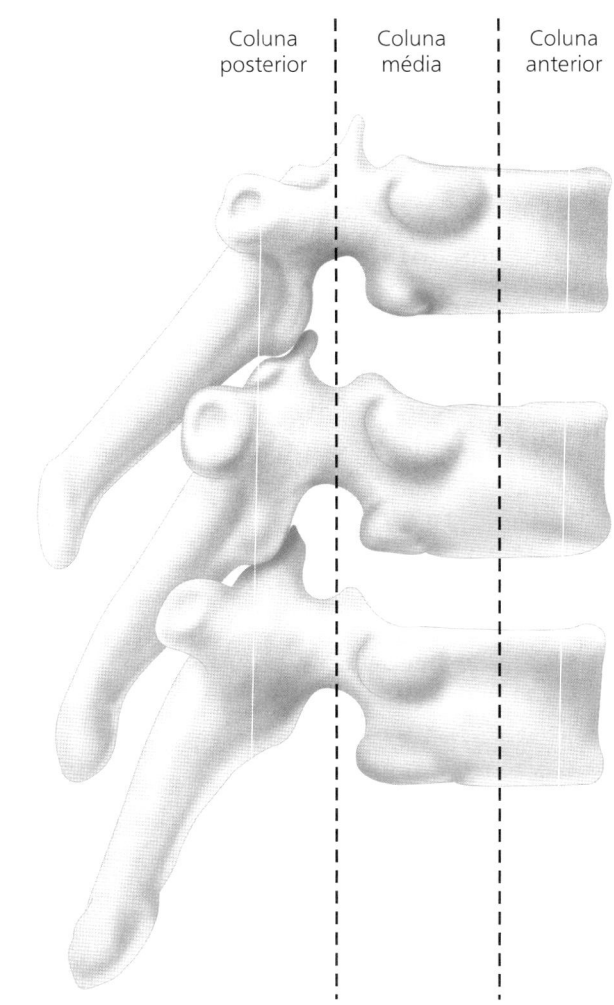

FIG. 43-6. A espinha pode ser considerada como três colunas. Duas de três conseguem manter a estabilidade.

17. Após tentativas na redução fechada, uma fratura do maléolo lateral apresenta um deslocamento de 2 mm. Qual dos seguintes é o melhor tratamento?
    A. Não carregar peso por 2 semanas.
    B. Imobilização.
    C. Gesso.
    D. Redução aberta e fixação interna.

Resposta: D
Uma fratura isolada da fíbula distal, normalmente denominada de *fratura do maléolo lateral*, deve ser anatomicamente reduzida sempre que possível. Isto geralmente pode ser alcançado por redução fechada e gesso (Figs. 43-7 e 43-8.) Se as manobras de redução fechada não resultam em uma restauração anatômica ou aproximada da anatomia do tornozelo, a realização de uma redução aberta precisa e a fixação interna são indicadas. Mesmo um rompimento de apenas 1 mm na posição do maléolo lateral pode resultar em um desvio lateral do tálus, com quase 50% de redução na área de contato entre a tíbia e o tálus, podendo notoriamente acelerar a artrite degenerativa. A exposição cirúrgica da fíbula distal é realizada por uma incisão lateral. Os fragmentos da fratura são precisamente alinhados e fixados, normalmente utilizando um parafuso e uma placa. Uma excelente função pode resultar de redução precisa e fixação interna. (Ver Schwartz, 9ª ed., p. 1566.)

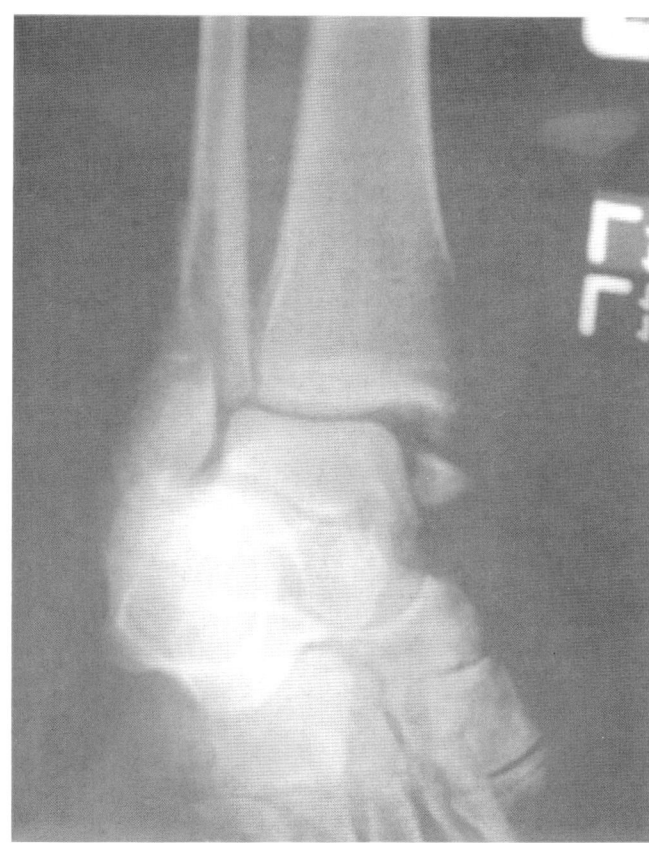

FIG. 43-7. Radiografia anteroposterior de um paciente com uma fratura bimaleolar.

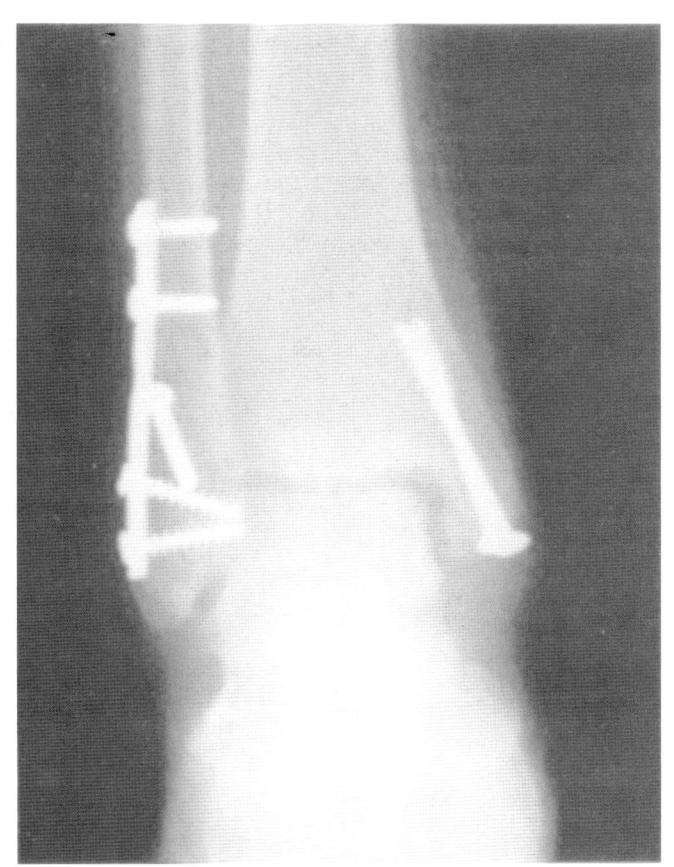

FIG. 43-8. Radiografia anteroposterior de um paciente com uma redução aberta e fixação interna da fratura bimaleolar do tornozelo.

18. O tratamento inicial mais adequado para um osteoma osteoide sintomático da tíbia distal é:
A. Anti-inflamatório oral (aspirina ou AINEs).
B. Ablação por radiofrequência.
C. Ressecção local.
D. Amputação.

Resposta: A
Osteoma osteoide é uma lesão benigna formadora de osso de etiologia incerta que apresenta um ninho de radiolucência central (< 1,5 cm) e densa esclerose circundante. Esta lesão ocorre em pacientes com menos de 20 anos de idade (geralmente menos de 12 anos), porém pode ocasionalmente ocorrer em pacientes mais velhos. São predominantemente intracorticais, exceto quando ocorrem nos pequenos ossos das mãos e dos pés, onde são intramedulares. Radiologicamente, estas lesões são observadas como uma esclerose cortical densa em uma imagem simples. O ninho pode ser difícil de observar, e a TC geralmente é utilizada para isso. Histologicamente, o ninho é uma densa proliferação fibrovascular com nova formação óssea abundante e atividade osteoclástica e osteoblástica funcionais. A esclerose circundante é muito densa e se aproxima daquela observada no córtex normal. A dor produzida por este tumor pode ser bem intensa. De modo interessante, esta dor é dramaticamente responsiva à aspirina ou aos AINEs. Na verdade, a terapia regular com anti-inflamatórios geralmente pode apresentar tratamento definitivo para estas lesões, que regridem em uma proporção significativa dos casos, normalmente após um período de 1 a 7 anos. Caso seja necessário um tratamento mais agressivo, uma lesão acessível pode ser tratada com ablação percutânea por radiofrequência (calor administrado por meio de correntes alternadas de alta frequência). Em outras ocasiões, pode ser tratada por excisão cirúrgica. (Ver Schwartz, 9ª ed., p. 1590.)

Capítulo 44

Cirurgia da Mão e do Punho

PERGUNTAS SOBRE CIÊNCIA BÁSICA

1. Há oito polias na superfície flexora de cada dedo. As duas polias mais importantes para prevenir o encurvamento dos tendões flexores são:
   A. A2 e A4.
   B. A1 e A3.
   C. A2 e C2.
   D. A1 e C1.

Resposta: A
Na mão, as polias mantêm os tendões flexores longos justapostos aos dedos e polegar. Não existem polias extensoras na mão. Cada dedo possui cinco polias anulares e três polias cruciformes (Fig. 44-1). Segunda e quarta (A2 e A4) polias são as estruturas críticas que previnem o encurvamento dos tendões digitais. As outras polias podem ser divididas conforme necessário para exposição cirúrgica ou para aliviar uma área constrita. (Ver Schwartz, 9ª ed., p. 1614.)

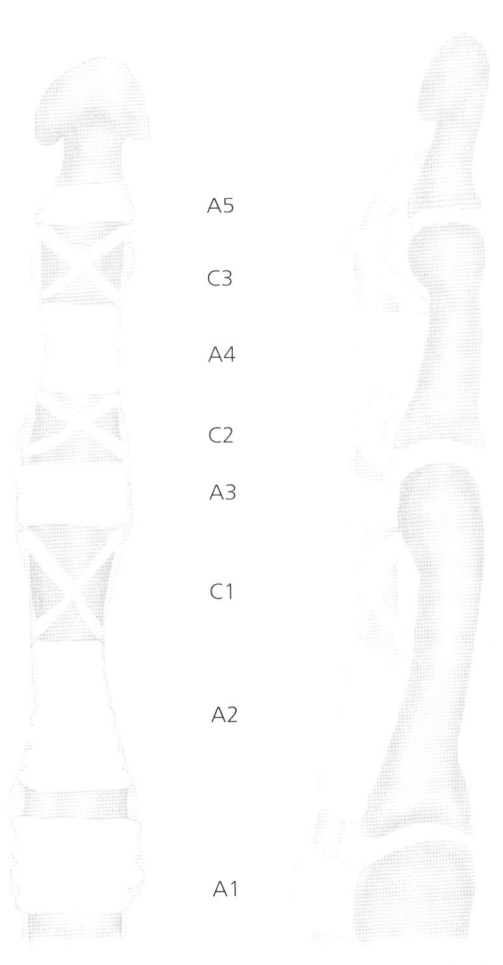

FIG. 44-1. Desenho da visão anteroposterior e lateral do sistema de polias.

2. No antebraço proximal, a artéria radial encontra-se encoberta por qual dos seguintes músculos?
   A. Flexor radial do carpo.
   B. Braquiorradial.
   C. Palmar longo.
   D. Flexor superficial dos dedos.

Resposta: B
No antebraço, a artéria radial percorre sob o músculo braquiorradial. Na junção dos terços médio e distal do antebraço, a artéria torna-se superficial e palpável, situando-se lateralmente ao tendão do FRC. No punho, a artéria se divide em dois ramos. O ramo menor e superficial passa ao longo da palma da mão e contribui para o arco palmar superficial. O ramo maior passa dorsalmente sobre o osso escafoide, sob os tendões ELP e ECP (conhecido como *tabaqueira anatômica*), e volarmente entre os metacarpos do dedo indicador e a falange proximal do polegar para formar o arco palmar superficial. (Ver Schwartz, 9ª ed., p. 1614.)

3. A terapia inicial para um paciente com uma contratura de Dupuytren funcionalmente significativa é:
   A. Fisioterapia.
   B. Injeção de esteroides.
   C. Imobilização.
   D. Cirurgia.

Resposta: D
A maioria das técnicas de tratamento não cirúrgico não irá retardar o progresso da doença. Injeções de corticosteroide podem amolecer os nódulos e reduzir o desconforto associado a eles, porém são ineficazes contra as cordas. De modo similar, foi demonstrado que a imobilização não retarda a evolução da doença. A enzima colagenase do *Clostridium histolyticum* injetável revelou potencial em ensaios clínicos, porém ainda não foi pesquisada em estudos de grande porte ou estudos a longo prazo. Além disso, ainda não está comercialmente disponível. Para pacientes com doença avançada, incluindo as contraturas dos dígitos que limitam a função, a cirurgia é a base da terapia. Embora a taxa de progressão deva ser levada em consideração na opção pelo tratamento cirúrgico, as diretrizes gerais incluem uma contratura da MCF igual ou superior a 30º e/ou contratura da IFP igual ou superior a 20º. (Ver Schwartz, 9ª ed., p. 1630.)

4. Em pacientes com artrite grave e não responsiva à medicação da articulação MCF, a artrodese irá:
   A. Aliviar a dor.
   B. Manter a extensão.
   C. Manter a flexão.
   D. Todas as alternativas.

Resposta: A
Quando medidas conservativas falham, existem duas principais opções cirúrgicas: artrodese e artroplastia. O cirurgião e o paciente devem decidir juntos se as medidas conservativas falharam. A cirurgia para artrite, artrodese ou artroplastia é realizada com a finalidade de aliviar a dor. A artrodese, fusão de uma articulação, fornece excelente alívio da dor e é durável ao longo do tempo. Entretanto, esta técnica acarreta perda total do movimento. A artroplastia com implante de silicone esteve disponível por mais de 40 anos. Em vez da substituição da articulação degenerada, o implante de silicone age com um espaçador entre os dois ossos adjacentes à articulação. Isto permite a movimentação sem contato ósseo, que iria produzir dor. Estudos a longo prazo demonstraram que todos os implantes rompem ao longo do tempo, porém geralmente preservam o movimento e o alívio da dor. (Ver Schwartz, 9ª ed., p. 1629.)

5. O movimento dos dedos afastando-se do dedo médio é chamado de:
   A. Abdução.
   B. Adução.
   C. Supinação.
   D. Pronação.

Resposta: A
A mão é altamente móvel no espaço, permitindo a máxima flexibilidade no funcionamento. Como tal, várias direções próprias à mão são necessárias para adequadamente descrever a posição, movimento etc.. *Palmar* (ou volar) refere-se à superfície anterior da mão na posição anatômica; *dorsal* refere-se à superfície posterior na posição anatômica. A mão pode rotacionar no nível do pulso; rotação para abaixar a palma é denominada de *pronação*, para levantar a palma é chamada de *supinação*. Pelo fato de a mão poder girar no espaço, os termos medial e lateral são evitados. Radial e ulnar são utilizados no lugar de medial e lateral, visto que estes termos não variam com relação à posição rotacional da mão. Abdução e adução, quando utilizados na mão, referem-se ao movimento dos dígitos afastando-se e aproximando-se do dedo médio, respectivamente (Fig. 44-2). (Ver Schwartz, 9ª ed., pp. 1610-1612.)

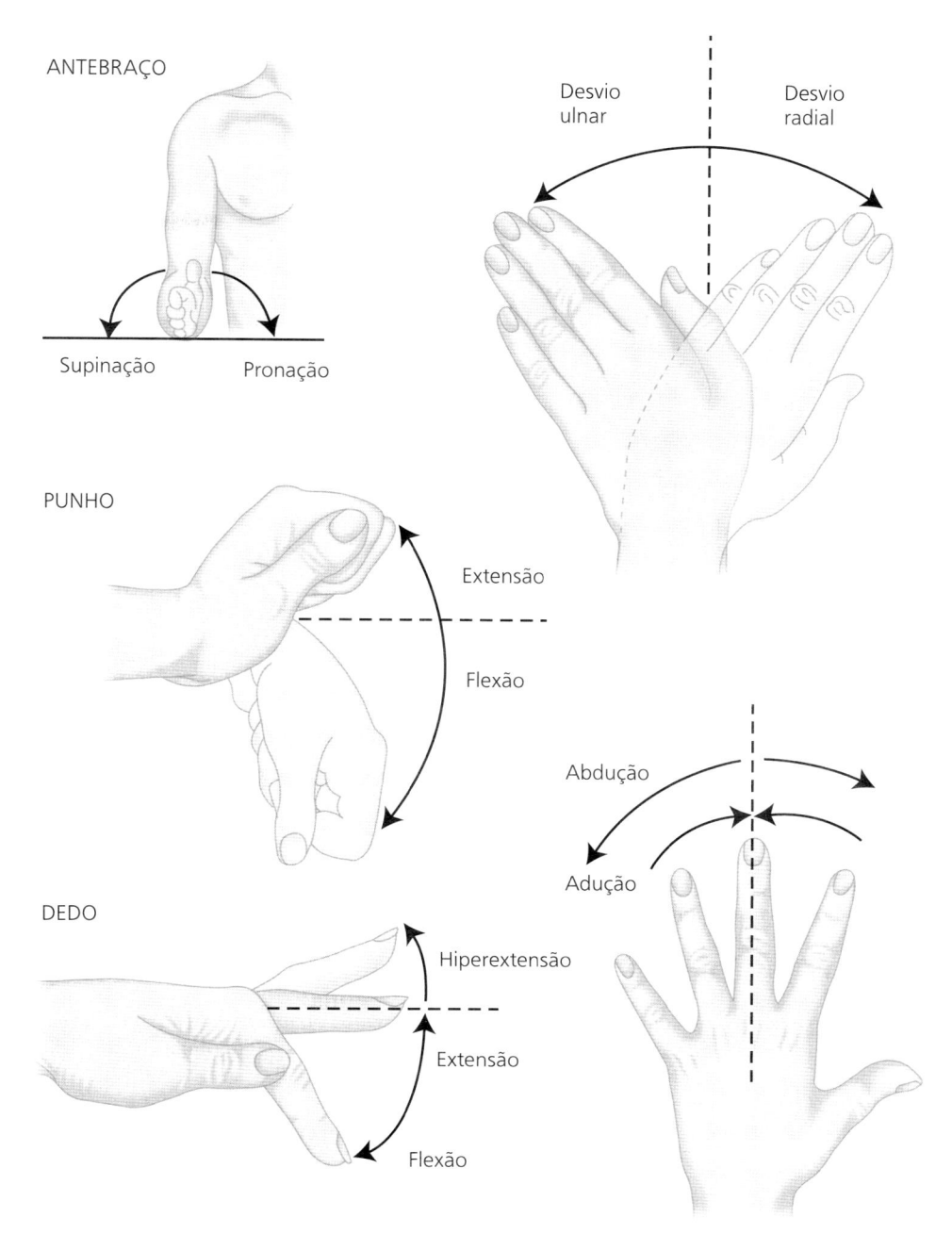

FIG. 44-2. Terminologia dos movimentos comuns da mão. (Reproduzida com permissão da American Society for Surgery of the Hand (ed): *The Hand: Examination and Diagnosis*, 3rd ed. Copyright © Elsevier, 1990.) *(Continua.)*

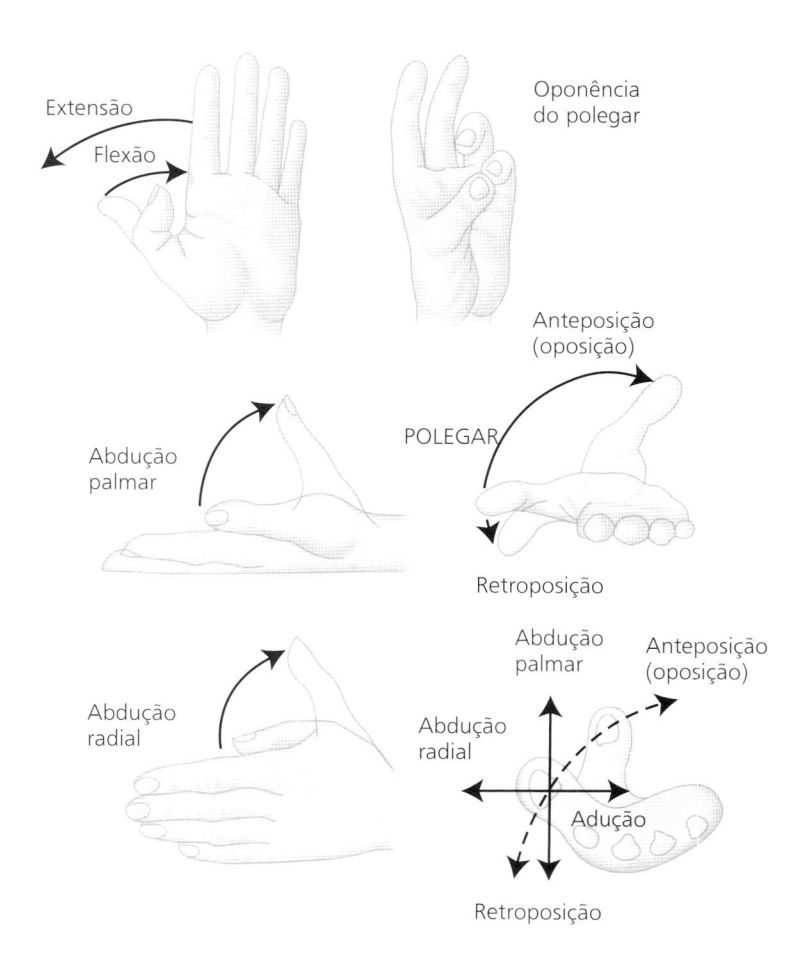

FIG. 44-2. *(Continuação.)*

6. Todos os músculos que flexionam as articulações interfalangianas dos dedos originam-se do:
   A. Côndilo medial do úmero.
   B. Côndilo lateral do úmero.
   C. Haste distal do úmero.
   D. Tuberosidade deltoide do úmero.

Resposta: A
Todos os flexores longos dos dedos originam-se no epicôndilo medial do úmero. O flexor digital superficial (FDS) insere-se na base da falange média de cada dedo e primariamente flexiona a articulação IFp. O flexor digital profundo (FDP) insere-se na base da falange distal e primariamente flexiona a articulação IFD. O flexor longo do polegar (FLP) origina-se mais distalmente, a partir da ulna, do rádio e da membrana interóssea entre eles no antebraço. Ele se insere na base da falange distal do polegar e primariamente flexiona a articulação IF. Todos estes tendões também podem flexionar as articulações mais proximais em seus respectivos raios. Todos estes músculos são inervados pelo nervo mediano (ou seus ramos), exceto o FDP aos dedos anelar e mínimo, que são inervados pelo nervo ulnar. (Ver Schwartz, 9ª ed., pp. 1610-1613.)

PERGUNTAS CLÍNICAS

1. O controle apropriado de uma paroníquia inclui:
   A. Punção da unha com agulha.
   B. Incisão e drenagem através da lâmina ungueal.
   C. Elevação da dobra ungueal a partir da lâmina ungueal.
   D. Nenhuma das alternativas.

Resposta: C
O tratamento inicial de uma paroníquia é o uso de compressas ou banhos quentes e um antibiótico antiestafilocócico. Tradicionalmente, as cefalosporinas de primeira geração têm sido utilizadas, porém a prevalência crescente de *S. aureus* resistente à meticilina induziu os autores a iniciar um tratamento empírico com vancomicina. Edema flutuante ou pus visível devem ser drenados com um elevador Freer ou com o bisel de uma agulha de calibre 18 inserida entre a unha e a dobra ungueal (Fig. 44-3). Se o abscesso estiver localizado sob o eponíquio, então um retalho proximal do eponí-

quio pode ser refletido a fim de permitir uma melhor drenagem. A remoção parcial da placa ungueal é necessária para abscessos que se estendem para baixo da unha. Uma mecha fina de gaze deve ser inserida por 24 a 48 horas para manter a patência do trajeto de drenagem. (Ver Schwartz, 9ª ed., p. 1634.)

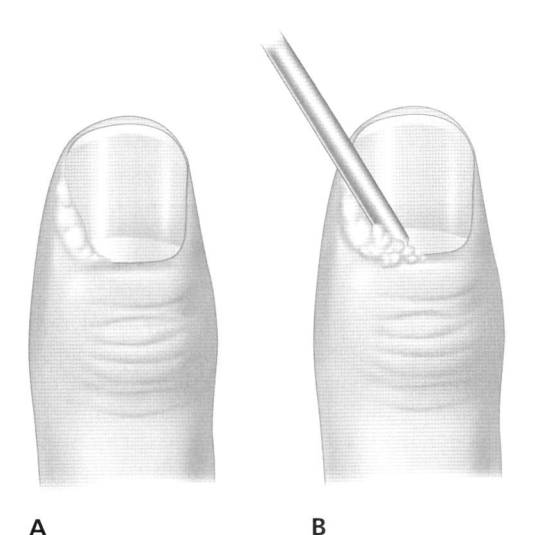

FIG. 44-3. Paroníquia. **A.** Flutuação na dobra ungueal é o marco desta infecção. **B.** Técnica de drenagem entre a placa ungueal e a dobra ungueal.

2. A manobra de Jahss é utilizada para fraturas reduzidas do:
   A. Escafoide.
   B. Semilunar.
   C. 5º metacarpo.
   D. 2º metacarpo.

Resposta: C
As fraturas anguladas do MC do dedo mínimo (fratura do "boxeador") são lesões comuns observadas no PS. O típico histórico é de o paciente ter golpeado outro indivíduo ou um objeto rígido com um soco em gancho. Estas fraturas geralmente são estáveis após a redução com a manobra de Jahss (Fig. 44-4). (Ver Schwartz, 9ª ed., p. 1620.)

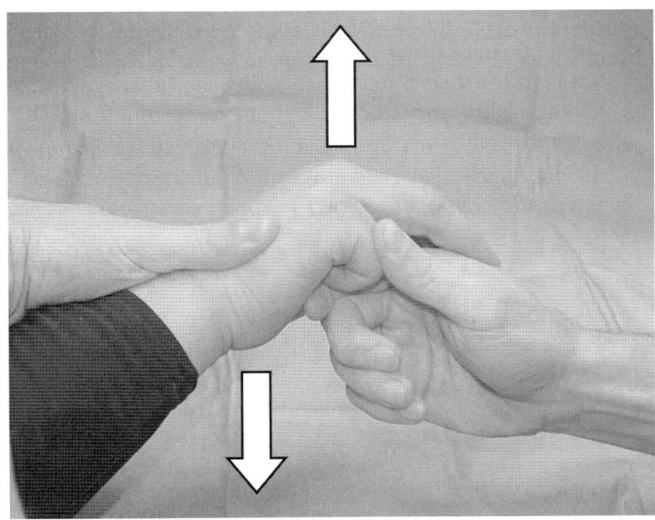

FIG. 44-4. A manobra de Jahss. O cirurgião flexiona completamente o dedo mínimo do paciente até a palma, segurando-o em sua mão distal. A mão posicionada proximalmente controla o punho e posiciona o polegar sobre o ápice da fratura do paciente (o ponto dorsal mais proeminente).
O examinador provoca a distração da fratura, empurra dorsalmente com a mão posicionada distalmente *(seta para cima)* e resiste ao movimento dorsal com a mão posicionada proximalmente *(seta para baixo)*.

3. O teste de Phalen é utilizado no diagnóstico de:
   A. Neuroma pós-operatório.
   B. Não união do escafoide.
   C. Síndrome do túnel do carpo.
   D. Dedo em gatilho.

Resposta: C
O exame físico de um paciente com suspeita da síndrome do túnel do carpo deve ser iniciado com uma inspeção. Procurar por evidências de atrofia dos músculos tenares. O sinal de Tinel deve ser testado sobre o nervo mediano, da prega de flexão do punho até a região proximal da palma. O teste de Phalen (flexão máxima do punho por 1 minuto) e o teste de Phalen reverso (extensão máxima) são realizados. Um estudo demonstrou que a aplicação de pressão sobre o túnel do carpo ao mesmo tempo em que o punho é flexionado possui a sensibilidade mais alta, quando comparado aos sinais de Phalen e Tinel. A força do polegar em oposição também deveria ser testada. (Ver Schwartz, 9ª ed., p. 1627.)

4. Em um paciente jovem e saudável, o tratamento mais apropriado para uma fratura do escafoide não deslocada é:
   A. Imobilização do polegar com tala durante 4 semanas.
   B. Imobilização com tala órtese para estabilização de punho.
   C. Fixação percutânea com parafuso.
   D. Redução aberta e fixação da placa.

Resposta: C
Em termos gerais, a maioria das fraturas não deslocadas não requer tratamento cirúrgico. O osso escafoide do punho é uma exceção a esta regra. Mesmo com uma imobilização adequada, pode haver falha de união em até 20% dos pacientes com fratura do escafoide não deslocada, pelas peculiaridades em seu suprimento vascular, particularmente vulnerável em sua extremidade proximal. Recentes desenvolvimentos em equipamentos e técnica cirúrgica possibilitaram a estabilização da fratura com mínima exposição cirúrgica. Um estudo prospectivo randomizado das fraturas do escafoide demonstrou uma redução do tempo de união em até 6 semanas no grupo tratado cirurgicamente, porém nenhuma diferença na taxa de união. O tratamento cirúrgico para fraturas do escafoide não deslocadas não é indicado para todos os pacientes, porém pode ser útil no paciente mais jovem e mais ativo, que se beneficiariam de um retorno mais precoce às atividades. (Ver Schwartz, 9ª ed., p. 1619.)

5. Uma queimadura química na mão com ácido fluorídrico deveria ser tratada com:
   A. Irrigação com bicarbonato de sódio.
   B. Gel de gluconato de cálcio.
   C. Excisão tangencial precoce.
   D. Irrigação com hipoclorito de sódio diluído.

Resposta: B
Queimaduras químicas das mãos são continuamente lavadas com água até a ausência ou significante redução da dor. Queimaduras ácidas podem necessitar de 20 minutos de irrigação, enquanto as queimaduras alcalinas podem necessitar de várias horas de irrigação. Queimaduras com ácido fluorídrico são um caso à parte. Este tipo de queimadura é marcado pelo lento início de dor intensa, à medida que o composto alcança os tecidos mais profundos. O ácido fluorídrico avidamente se liga ao tecido e ao cálcio circulante, resultando em hipocalcemia, que pode induzir à arritmia e parada cardíaca. Após a irrigação com água, uma mistura de gluconato de cálcio em gel aquoso é colocada em uma luva cirúrgica, que é então utilizada para cobrir a mão queimada. A eficácia do tratamento é avaliada pelo alívio da dor. A injeção intra-arterial de cálcio pode ser necessária, se a dor não for aliviada pela terapia tópica. (Ver Schwartz, 9ª ed., p. 1641.)

6. Uma lesão a um tendão flexor digital no espaço interdigital é:
   A. Lesão na zona I.
   B. Lesão na zona II.
   C. Lesão na zona III.
   D. Lesão na zona IV.

Resposta: B
As lesões dos tendões flexores são descritas com base em zonas (Fig. 44-5).
Até 40 anos atrás, as lesões na zona 2 eram sempre reconstruídas e nunca reparadas primariamente, pela preocupação de que o volume de reparo na bainha flexora iria prevenir o deslizamento do tendão. O trabalho do Dr. Kleinert et al. na University of Louisville mudou esta "doutrina" e estabeleceu o princípio de reparo primário e terapia pós-operatória precoce de mobilização controlada. As lesões dos tendões flexores devem sempre ser reparadas na SC. Embora estas lesões não necessitem ser reparadas no dia da lesão, quanto mais próximo ao dia da lesão elas forem reparadas, mais fácil será reparar a extremidade proximal retraída. (Ver Schwartz, 9ª ed., p. 1621.)

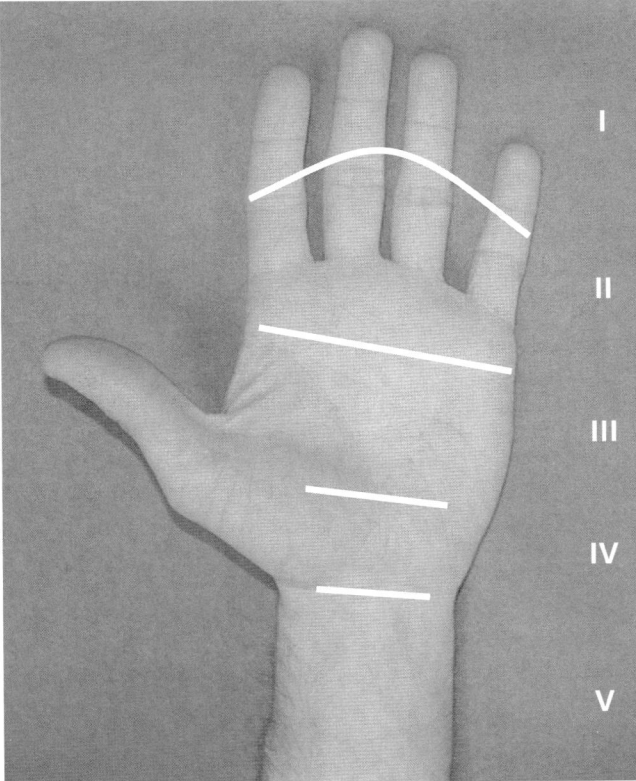

FIG. 44-5. As zonas de lesão no tendão flexor: *I.* Desde a inserção do flexor digital superficial até a inserção do flexor digital profundo. *II.* Início da polia A1 até a inserção do flexor digital superficial. *III.* Final do túnel do carpo até o início da polia A1. *IV.* Zona do túnel do carpo. *V.* Proximal ao túnel do carpo.

7. O local mais comum para um cisto gangliônico é:
   A. Superfície dorsal do punho.
   B. Face volar do punho.
   C. Bainha do tendão flexor.
   D. Região dorsal da articulação IFD.

Resposta: A
Os cistos gangliônicos são os tumores de tecido mole na mão mais comuns. Estas lesões podem ser dolorosas e geralmente são encontradas na superfície dorsal do punho, seguidas pelo aspecto volar do punho, bainha do tendão flexor e a parte dorsal da articulação IFD (o cisto mucoso). Estes pseudocistos não neoplásicos, mucinosos e preenchidos por líquido são formados nos revestimentos sinoviais das bainhas tendinosas, ligamentos e articulações irritadas e inflamadas. Visto que eles não possuem revestimento epitelial, o foco do tratamento é o sítio de produção ou extravasamento do líquido sinovial, e não o próprio cisto. (Ver Schwartz, 9ª ed., p. 1638.)

8. A anomalia congênita mais comum da mão é:
   A. Polidactilia.
   B. Sindactilia.
   C. Síndrome das bandas de constrição.
   D. Mão torta radial.

Resposta: B
A sindactilia, a fusão de dois ou mais dedos, é a deformidade das mãos mais comum. A sindactilia ocorre em sete de cada 10.000 nascidos vivos. Há uma tendência familiar de desenvolver esta deformidade. Esta deformidade geralmente envolve ambas as mãos, e as crianças do sexo masculino são afetadas com maior frequência que as crianças do sexo feminino. (Ver Schwartz, 9ª ed., p. 1642.)

9. A incisão para tratar uma paroníquia é realizada:
A. Lateralmente em cada lado do dedo.
B. Longitudinalmente, centralizada na área de máxima flutuação.
C. Entre a dobra ungueal e a placa ungueal.
D. Transversalmente na ponta do dedo.

Resposta: B
O procedimento para drenar uma paroníquia é direto (Fig. 44-6). Um bloqueio digital é realizado. Este bloqueio é seguido por uma pequena incisão cutânea. Apenas a pele é incisada. O pus é evacuado usando um instrumento de ponta romba para reduzir a chance de cortar um nervo digital ou de penetrar a bainha tendinosa. Gaze é frouxamente colocada na ferida para prevenir o fechamento cutâneo. Curativo frouxo e tala para dedo são aplicados. A mão é elevada e imobilizada. (Ver Schwartz, 9ª ed., p. 1634.)

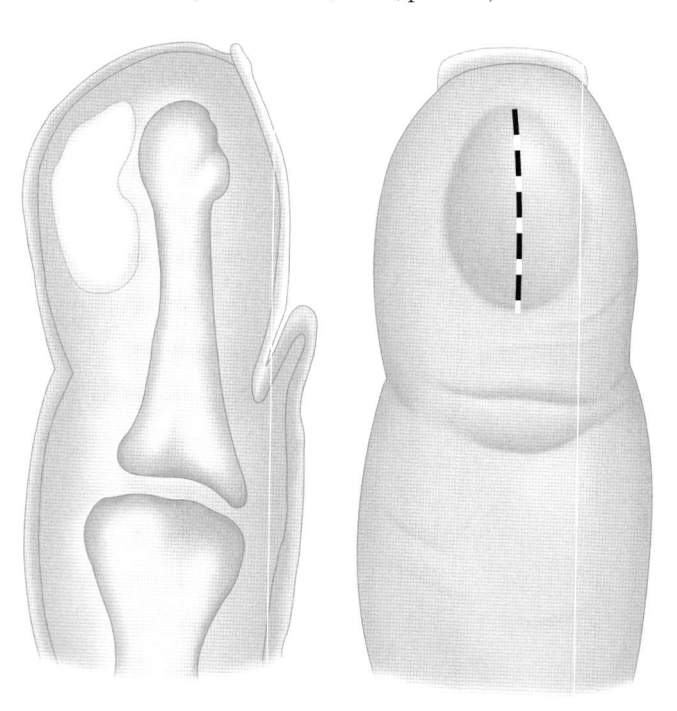

FIG. 44-6. A e **B.** Como demonstrado na figura, a área de purulência em uma paroníquia está localizada na falange distal. **B.** Uma incisão longitudinalmente orientada é feita sobre a área de máxima flutuação; esta incisão não deve atravessar a dobra da articulação interfalangiana distal; ver o texto para detalhes adicionais.

10. Qual dos seguintes NÃO é um dos sinais de Kanavel da infecção da bainha dos tendões flexores?
A. Postura dos dedos em leve flexão.
B. Edema fusiforme.
C. Sensibilidade ao longo da bainha flexora.
D. Dor à flexão passiva do dedo.

Resposta: D
Pacientes com tenossinovite flexora infecciosa (TFI) queixam-se de dor, vermelhidão e febre. O exame físico revela os sinais cardinais de Kanavel de infecção da bainha dos tendões flexores, que incluem dedos levemente flexionados, edema fusiforme, sensibilidade ao longo da bainha flexora e dor sobre a bainha flexora, e dor à palpação da bainha flexora com a extensão passiva dos dedos (Fig. 44-7A). (Ver Schwartz, 9ª ed., p. 1636.)

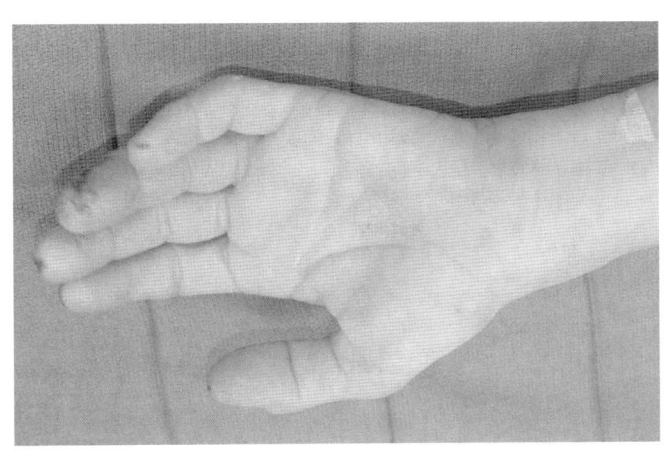

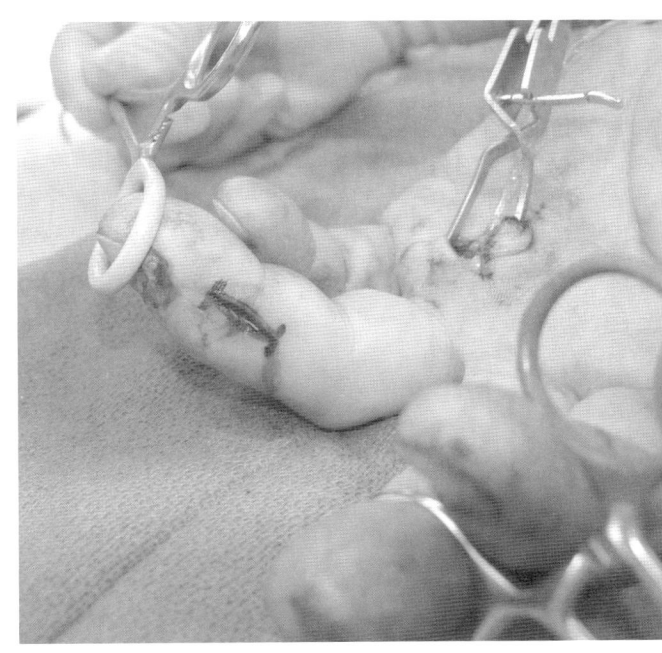

FIG. 44-7. Tenossinovite supurativa dos tendões flexores do dedo anelar. **A.** O dedo demonstra edema fusiforme e postura flexionada. **B.** Exposição proximal para drenagem. **C.** Incisão distal para drenagem.

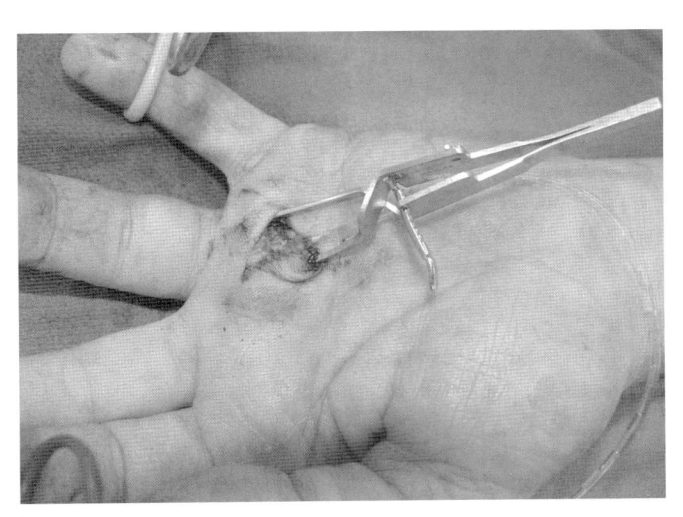

11. A parte mais importante do controle inicial de uma queimadura da mão é:
    A. Elevação.
    B. Início precoce dos exercícios de amplitude de movimento.
    C. Desbridamento precoce.
    D. Enxertia precoce.

12. O melhor tratamento inicial para o "dedo em gatilho" é:
    A. Imobilização por 4-6 semanas.
    B. Fisioterapia.
    C. Injeção de esteroides.
    D. Cirurgia.

Resposta: A
A formação de edema nas mãos queimadas impede o movimento e pode ser um fator na formação de contratura tardia. As mãos devem ser elevadas acima do nível do coração para minimizar a formação de edema. Esta é a etapa inicial mais importante no controle de queimaduras nas mãos e pode ser realizada em queimaduras de qualquer tamanho sem retardar a ressuscitação, o cuidado pulmonar ou outros cuidados críticos. (Ver Schwartz, 9ª ed., p. 1640.)

Resposta: C
A tenossinovite estenosante da bainha do tendão flexor, também conhecida como *dedo em gatilho* (DG), é um dos problemas mais comuns dos membros superiores encontrado na prática de cirurgia das mãos. A condição começa com desconforto na palma durante movimentos dos dígitos envolvidos. Gradualmente, o tendão flexor causa um estalido ou rangido doloroso à medida que o paciente flexiona e estende o dígito. O paciente geralmente irá apresentar um dígito travado em uma posição flexionada, que pode necessitar de uma manipulação passiva gentil para recuperar completa extensão.

O tratamento não cirúrgico inclui limitação das atividades que agravam a condição. Imobilização e/ou anti-inflamatórios orais podem ajudar. Se os sintomas continuarem, uma injeção de corticosteroide na polia sobre a bainha tendinosa é normalmente eficaz em aliviar o dígito em gatilho. Os autores preferem utilizar triancinolona acetonida (40 mg/mL) misturada com bupivacaína pura a 0,5%.

13. O sintoma primário na tenossinovite de De Quervain é de dor na:
    A. Região radial do punho.
    B. Região ulnar do punho.
    C. Região dorsal do punho.
    D. Região volar do punho.

A agulha é inserida na cabeça do MC, avançada até o osso e, então, retraída cerca de 0,5 mm até a perda de resistência, permitindo a injeção do medicamento. Aproximadamente 1 mL é depositado na bainha tendinosa. A agulha é retirada, e a pressão é aplicada. Os dedos com contraturas em flexão irredutíveis devem ser tratados com cirurgia e não com injeção de esteroides. (Ver Schwartz, 9ª ed., p. 1631.)

Resposta: A
Pacientes com a tenossinovite de De Quervain geralmente se queixam de dor ao longo da face radial do punho, de várias semanas a meses de duração, que é agravada pela movimentação do polegar. Os sintomas mais comuns são dor ao movimento de preensão ou de beliscar e sensibilidade no primeiro compartimento dorsal, onde o músculo abdutor longo do polegar e extensor curto do polegar passam sobre a articulação do punho (ver Fig. 44-8). Em alguns pacientes, um caroço ou massa espessada pode ser sentida na área, 1 a 2 cm proximal do estiloide radial. Dor severa e aguda pode ser evocada ao pedir para o paciente fechar a mão, englobando o polegar dentro dos dedos fletidos, realizando, então, um desvio ulnar do punho (teste de Finkelstein) (Fig. 44-9). Não deveria haver sensibilidade no antebraço proximal ao primeiro compartimento dorsal. (Ver Schwartz, 9ª ed., p. 1632, imagem 44-8 na p. 1613.)

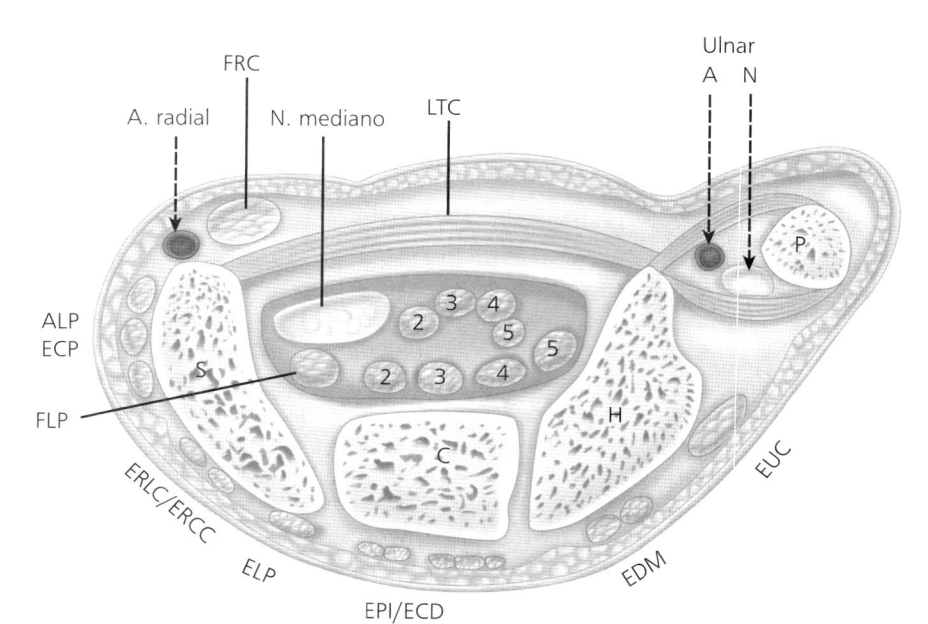

FIG. 44-8. Corte transversal do punho no nível da articulação mediocárpica. A geografia relativa das estruturas neurológicas e tendinosas podem ser observadas. O ligamento transverso do carpo (LTC) é a raiz do túnel do carpo, percorrendo volarmente ao nervo mediano e tendões do flexor longo. O LTC também é o assoalho do túnel ulnar, ou canal de Guyon, percorrendo dorsalmente a artéria e o nervo ulnar. Os tendões do extensor digital e do punho também são observados, distal aos seus compartimentos na face distal do rádio e da ulna. C = osso capitato; H = osso hamato; P = osso psiforme; S = osso escafoide. Tendões (o flexor digital superficial está volarmente posicionado ao flexor digital profundo no túnel do carpo): 2 = dedo indicador; 3 = dedo médio; 4 = dedo anelar; 5 = dedo mínimo. A. = artéria; ALP = abdutor longo do polegar; ERCC = extensor radial curto do carpo; ERLC = extensor radial longo do carpo; EUC = extensor ulnar do carpo; ECD = extensor comum dos dedos; EDM = extensor do dedo mínimo; EPI = extensor próprio do indicador; ECP = extensor curto do polegar; ELP = extensor longo do polegar; FRC = flexor radial do carpo; FLP = flexor longo do polegar; N. = nervo.

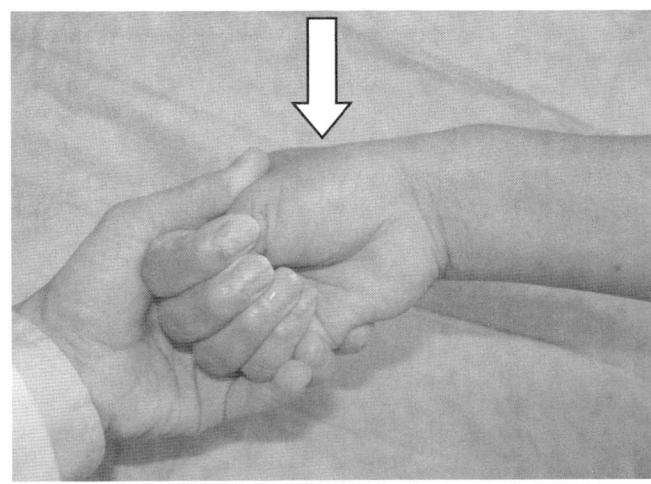

FIG. 44-9. Teste de Finkelstein. O paciente posiciona o polegar na palma e fecha a mão frouxamente. O examinador, então, desvia ulnarmente o punho do paciente (como indicado pela *seta*). Com esta manobra, a dor no primeiro compartimento dorsal é uma resposta positiva.

14. O tumor ósseo benigno mais comum da mão é:
    A. Lipoma.
    B. Fibroma.
    C. Encondroma.
    D. Tumor de células gigantes da bainha tendinosa.

Resposta: C
Os encondromas surgem da cartilagem e são os tumores ósseos primários mais comuns da mão. Estas lesões são responsáveis por > 90% dos tumores ósseos observados nas mãos. As falanges proximais são os sítios mais comuns de ocorrência, seguidos pelos ossos MC. Nas radiografias, um encondroma geralmente é observado como uma lesão radiolucente bem definida na diáfise ou na metáfise e podem também apresentar uma borda esclerótica bem definida. Embora estes tumores sejam benignos, a destruição óssea local pode resultar em uma fratura patológica. (Ver Schwartz, 9ª ed., p. 1638.)

15. Qual dos seguintes é o tratamento mais apropriado para uma lesão por esmagamento na ponta do dedo com uma laceração maior que 1 cm², restando menos de 50% do leito ungueal?
    A. Reparo primário.
    B. Desbridamento e tratamento da ferida para permitir cicatrização por segunda intenção.
    C. Encurtamento cirúrgico do osso para fechamento primário do coto.
    D. Fechamento com retalho em V-Y volar.

Resposta: C
No cenário comum de lacerações complexas com fraturas minimamente deslocadas e sem perda de perfusão, a ferida é limpa, fechada e imobilizada no PS. Para uma avaliação adequada do leito ungueal, a placa ungueal (parte dura da unha) deve ser removida. Um elevador de periósteo Freer é adequado para esta finalidade. As lacerações são suturadas com fio categute 6-0. Alguns cuidados são necessários durante a sutura, visto que tração excessiva com a agulha pode lacerar ainda mais o tecido. Após o reparo, as dobras ungueais são imobilizadas com a placa ungueal do próprio paciente (se disponível) ou com papel alumínio proveniente da embalagem do fio de sutura. Isto é realizado para prevenir que o tecido cicatricial das dobras ungueais penetre no leito ungueal, que iria comprometer ainda mais a resolução da lesão ungueal. Em algumas situações, o tecido pode ter sofrido avulsão na lesão, estando indisponível para reparo. A escolha das opções de tratamento depende da quantidade e do local da perda tecidual (Fig. 44-10). Para feridas < 1 cm² sem exposição óssea, o reparo por segunda intenção irá produzir excelentes resultados funcionais e estéticos. Para feridas maiores ou feridas com osso exposto, o médico deve decidir se vale à pena preservar o dedo no comprimento atual ou se seu encurtamento para permitir fechamento primário é uma solução melhor. Uma diretriz útil é a quantidade de unha ainda presente; na presença de mais que 50%, cobertura com retalho local ou regional pode ser uma boa solução. (Ver Schwartz, 9ª ed., p. 1622.)

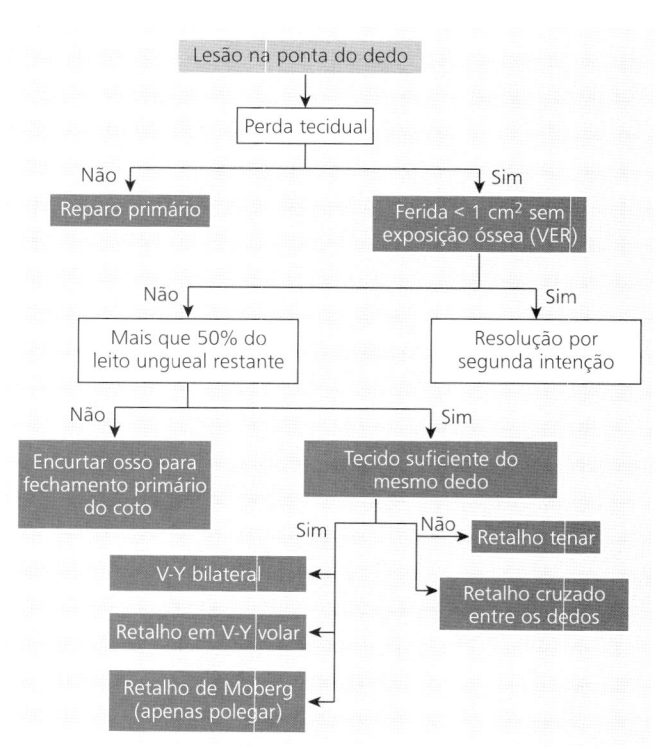

FIG. 44-10. Algoritmo de tratamento para o controle de lesões nas pontas dos dedos. Ver texto para descrição dos retalhos.

16. O tratamento primário da paroníquia herpética é:
    A. Curativos secos.
    B. Desbridamento da ferida.
    C. Aciclovir intralesional.
    D. Aciclovir intravenoso.

Resposta: A
A paroníquia herpética normalmente se resolve espontaneamente em 2 a 3 semanas. Os principais objetivos do tratamento são o de prevenir a inoculação oral e a disseminação da infecção, assim como o de obter alívio sintomático. O dígito envolvido deve ser mantido coberto com um curativo seco. Alguns autores recomendam tratamento com aciclovir oral durante 10 dias, se o diagnóstico for obtido logo no início dos sintomas, embora não tenha sido demonstrado que o aciclovir reduza o curso desta infecção autolimitante. Existem evidências mais fortes para a recomendação de aciclovir oral no estágio prodrômico das infecções recorrentes, como também em pacientes imunocomprometidos. A infecção pode recorrer em 30 a 50% dos pacientes, porém a infecção inicial é tipicamente a mais grave. (Ver Schwartz, 9ª ed., p. 1635.)

CAPÍTULO 45

Cirurgia Plástica e Reconstrutiva

PERGUNTAS SOBRE CIÊNCIA BÁSICA

1. O primeiro estágio de cicatrização em um enxerto cutâneo é:
   A. Revascularização.
   B. Inosculação.
   C. Imbibição.
   D. Nenhuma das alternativas.

Resposta: C
O enxerto cutâneo ocorre em três fases: imbibição, inosculação e revascularização. Imbibição plasmática se refere às primeiras 24 a 48 horas após o enxerto cutâneo, durante o qual uma fina película de fibrina e plasma separa o enxerto do leito da ferida subjacente. Ainda é controverso se esta película fornece nutrientes e oxigênio ao enxerto ou meramente um ambiente úmido para a manutenção temporária das células isquêmicas, até que um suprimento vascular seja restabelecido. Após 48 horas, uma fina rede vascular começa a se formar na camada de fibrina. Estes novos brotos capilares interagem e se comunicam com a camada profunda da derme para a transferência de alguns nutrientes e oxigênio. Esta fase, denominada *inosculação*, transforma-se em revascularização, o processo pelo qual os novos vasos sanguíneos diretamente invadem o enxerto ou se anastomosam aos canais vasculares abertos da derme e restauram a coloração rósea da pele. Geralmente, estas fases são concluídas em 4 a 5 dias após a colocação do enxerto. Durante estes dias inicias, o enxerto é mais suscetível a fatores deletérios, como infecção, forças mecânicas cortantes e hematoma ou seroma (Ver Schwartz, 9ª ed., p. 1650.)

2. Se um dos pais tiver uma fissura labial, a probabilidade de os filhos terem uma fissura labial é de:
   A. 4%.
   B. 10%.
   C. 25%.
   D. 100%.

Resposta: A
Os fatores que provavelmente elevam a incidência de fissuras incluem a idade materna avançada, o uso de drogas, infecções durante a gravidez, tabagismo durante a gravidez e um histórico familiar de fissuras orofaciais. A probabilidade elevada de fissuras quando um dos pais é afetado é de aproximadamente 4%. (Ver Schwartz, 9ª ed., p. 1658.)

3. A camada mais profunda do escalpo é:
   A. Tecido subcutâneo.
   B. Tecido areolar frouxo.
   C. Pericrânio.
   D. Gálea aponeurótica.

Resposta: C
O escalpo é formado de cinco camadas: pele, tecido subcutâneo, gálea, tecido areolar frouxo e pericrânio. (Ver Schwartz, 9ª ed., p. 1675.)

PERGUNTAS CLÍNICAS

1. A melhor incisão para excisar uma lesão na ponte nasal é:
   A. Vertical.
   B. Horizontal.
   C. Oblíqua.
   D. Circular.

Resposta: B
Embora o termo *linhas de Langer* geralmente seja utilizado alternadamente com o termo *linhas de tensão da pele relaxada*, as primeiras linhas descrevem vetores de tensão cutânea observados no integumento estirado de cadáveres exibindo *rigor mortis*, enquanto as últimas linhas estão situadas perpendiculares ao músculo subjacente e refletem com maior precisão a ação destes músculos. As linhas de Kraissl, que rumam ao longo das rugas naturais e pregas cutâneas, também tendem a acompanhar as linhas de tensão da pele relaxada (Fig. 45-1). As linhas de tensão da pele relaxada podem ser exploradas para criar incisões e reconstruções que minimizam a distorção anatômica e melhoram a estética. (Ver Schwartz, 9ª ed., p. 1648.)

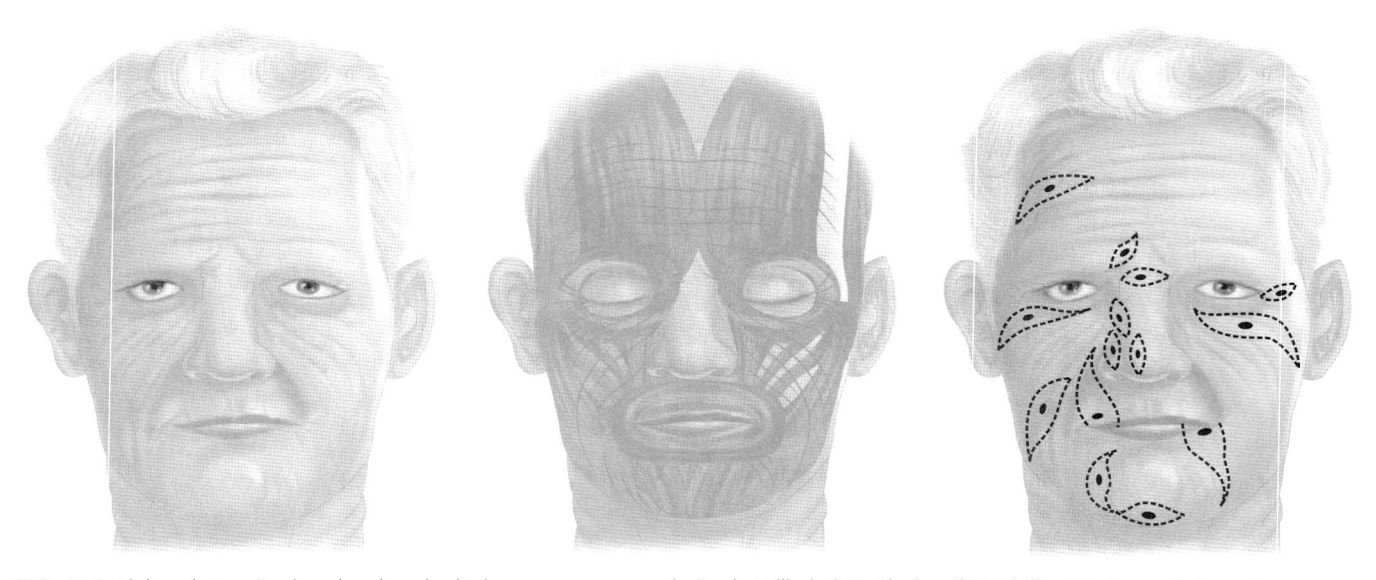

FIG. 45-1. Linhas de tensão da pele relaxada. (Reimpressa com permissão de Wilhelmi BJ, Blackwell SJ, Phillips LG: Langer's lines: To use or not to use. *Plast Reconstr Surg* 104:208, 1999.)

2. A primeira etapa no tratamento de um recém-nascido com uma fissura labial e palatina complexa é:
   A. Modelagem nasoalveolar na infância, seguido por reparo estadiado.
   B. Reparo da fissura labial aos 3 meses de idade, seguido por reparo do palato.
   C. Reparo da fissura palatina aos 6 meses de idade, seguido por reparo labial.
   D. Reparo cirúrgico em único estágio (lábio e palato) aos 9-12 meses de idade.

Reposta: A
Tentativas em reduzir a deformidade e criar condições para os reparos cirúrgicos labial e nasal iniciaram com um processo conhecido como *ortopedia pré-operatória infantil* (*PSIO*, do inglês *presurgical infant orthopedics*), que inclui procedimentos como a modelagem nasoalveolar (MNA). A MNA repõe os segmentos alveolares neonatais, aproxima os elementos labiais, estira os componentes nasais deficientes e transforma fissuras completas amplas em fissuras "incompletas" estreitas. Após a PSIO com MNA, o reparo definitivo em único estágio nasal e da fissura labial é realizado aos 3 a 6 meses de idade. Com esta cirurgia inicial, a deformidade labial é reparada, e uma rinoplastia primária corrige a deformidade nasal da fissura labial. Se a família não possuir acesso à PSIO ou os recursos para esta terapia intensiva, uma aderência da fenda labial pode ser realizada como um estágio inicial no reparo. A aderência preliminar da fissura labial une o lábio superior à fossa nasal, convertendo as fissuras completas em fissuras incompletas. Uma adesão da fenda labial é realizada no 1º ou 2º meses de vida, e os reparos nasal e da fenda labial definitivos são realizados 4 a 6 meses após. Após os reparos definitivos nasal e da fenda labial, a fissura palatina é corrigida em um único estágio aos 9 a 12 meses de idade. (Ver Schwartz, 9ª ed., p. 1658.)

3. Qual a primeira fratura reparada em um paciente com múltiplas fraturas faciais (fratura panfacial)?
   A. Mandibular.
   B. Maxilar.
   C. Nasomaxilar.
   D. Zigomático.

Resposta: D
Fraturas de múltiplos ossos em vários locais pertencem à categoria de fratura panfacial. Estas podem envolver fraturas dos seios maxilar e frontal, fraturas NOE, fraturas orbitárias e do CZM, fraturas palatinas e fraturas do complexo mandibular. A dificuldade no reparo destas lesões encontra-se não só nos aspectos técnicos de fixação, como no restabelecimento das relações normais entre os traços faciais na ausência de todos os pontos de referência pré-traumáticos. Sem uma correção adequada das relações entre os fragmentos ósseos, a dimensão facial é exagerada, e a projeção facial é perdida. O ponto-chave na abordagem de um paciente com uma fratura panfacial é primeiro reduzir e reparar os arcos zigomáticos e a barra frontal para estabelecer a estrutura e a dimensão da face. Os pilares nasomaxilar e zigomático-maxilar podem, então, ser reparados com esta correta estrutura. Em seguida, a maxila pode ser reduzida a esta estrutura, e, quando necessário, por fixação palatina. Finalmente, agora que as relações do terço médio da face foram corrigidas, a fixação maxilar-mandibular pode ser aplicada com uma oclusão correta da mandíbula, seguida pelo uso de placas para as fraturas mandibulares. (Ver Schwartz, 9ª ed., p. 1672.)

4. A involução de um hemangioma ocorre em 50% das crianças por volta de:
   A. 6 meses de idade.
   B. 1 ano de idade.
   C. 2 anos de idade.
   D. 5 anos de idade.

Resposta: D
O crescimento dos hemangiomas frequentemente atinge um pico antes do primeiro ano de vida, e então as lesões entram em uma *fase de involução*, em que o crescimento é solidário com a criança. A fase de involução é caracterizada pela redução da atividade endotelial e pelo aumento luminal. A lesão começa a "acinzentar", perdendo sua intensa coloração avermelhada e adquirindo um tom roxo/cinza, com pele de "papel crepom" sobrejacente. A fase de involução continua até os 5 a 10 anos de idade. Regressão da lesão é, então, completa. A *fase involuída* começa ao redor dos 5 anos de idade em 50% das crianças e a redor dos 7 anos em 70%. (Ver Schwartz, 9ª ed., p. 1667.)

5. O condicionamento de um retalho miocutâneo transverso do reto abdominal (TRAM) pode ser alcançado:
   A. Colocando compressas de gelo sobre a parede abdominal por 1 hora antes da cirurgia.
   C. Colocando compressas de gelo na parede abdominal por 1 hora × 7 dias antes da cirurgia.
   C. Dividindo a artéria epigástrica inferior 2 semanas antes da cirurgia.
   D. Dividindo a artéria epigástrica superior 2 semanas antes da cirurgia.

Resposta: C
Condicionamento se refere a qualquer procedimento que aumente a confiabilidade de um retalho. Recorrer ao fenômeno de autonomização *(delay)*, por exemplo, melhorou a sobrevida dos retalhos, cujo uso é frequentemente complicado por necrose parcial imprevisível, como do retalho miocutâneo transverso do reto abdominal (TRAM). O procedimento pode ser particularmente útil em pacientes de alto risco, como aqueles que são obesos, que fumam ou que tenham recebido radioterapia. Um método de autonomização do retalho TRAM pediculado é o de dividir uma porção significativa de seu suprimento sanguíneo, a artéria epigástrica inferior profunda em ambos os lados, aproximadamente 2 semanas antes da transferência. Em resposta, o sangue de um angiossoma da artéria epigástrica superior flui para a artéria epigástrica inferior profunda interrompida por vasos intermediários de pequeno calibre. Como resultado, o retalho torna-se condicionado para manter a artéria epigástrica superior. O retalho TRAM pode, então, ser transferido com base na artéria epigástrica superior, com menor risco de suas porções distais tornarem-se isquêmicas e possivelmente necróticas. (Ver Schwartz, 9ª ed., p. 1654.)

6. Qual dos seguintes apresenta o maior grau de contração secundária?
   A. Enxerto cutâneo parcial fino.
   B. Enxerto cutâneo parcial espesso.
   C. Enxerto cutâneo em tela parcial espesso.
   D. Enxerto cutâneo de espessura total.

Resposta: A
Muitas das características de um enxerto de espessura parcial são determinadas pela quantidade de derme presente. Uma menor quantidade de derme causa menos contração primária (o grau pelo qual um enxerto encolhe após a coleta e antes da enxertia), mais contração secundária (o grau pelo qual um enxerto contrai durante a cicatrização) e melhor chance de sobrevivência do enxerto. Enxertos parciais finos apresentam uma baixa contração primária, alta contração secundária e alta confiabilidade de integração do enxerto, até mesmo nos leitos receptores imperfeitos. No entanto, os enxertos finos tendem a cicatrizar com pigmentação anormal e pouca durabilidade, quando comparados aos enxertos parciais espessos e enxertos de espessura total. Enxertos parciais espessos apresentam uma maior contração primária, exibem menor contração secundária e são mais resistentes. Enxertos parciais podem ser em tela para expandir a área de superfície que pode ser revestida. Esta técnica é particularmente útil quando uma área ampla deve ser restaurada, tal como em grandes queimaduras. Geralmente, os enxertos em tela também apresentam uma melhor confiabilidade de enxertia, pois as fenestrações possibilitam a saída do fluido das feridas e excelente ajuste do contorno do leito da ferida pelo enxerto (Ver Schwartz, 9ª ed., p. 1651.)

7. Geralmente, a razão comprimento:largura mais viável para um retalho cutâneo randômico é:
   A. 1:1.
   B. 2:1.
   C. 3:1.
   D. 4:1.

Resposta: C
Retalhos cutâneos randômicos possuem um suprimento sanguíneo com base nos vasos sanguíneos pequenos e anônimos no plexo dérmico-subdérmico, oposto aos vasos direcionais discretos, bem descritos, dos retalhos axiais (Fig. 45-2). Retalhos randômicos são tipicamente utilizados para reconstruir defeitos de espessura total e relativamente pequenos que não são sensíveis ao enxerto cutâneo. Diferente dos retalhos axiais, os retalhos randômicos são limitados por sua geometria. A razão comprimento:largura confiável mais viável para um retalho randômico é de 3:1. (Ver Schwartz, 9ª ed., p. 1651.)

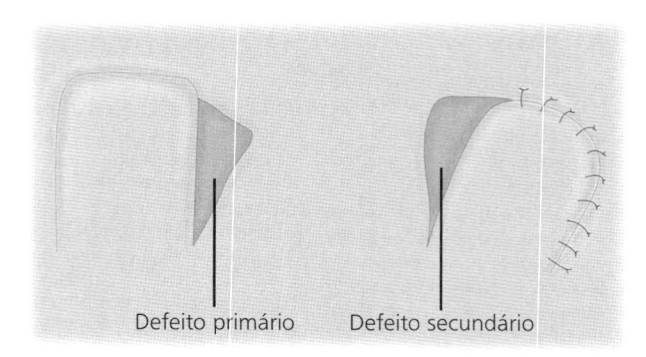

FIG. 45-2. Retalho randômico de transposição.

8. Qual dos seguintes é um componente da síndrome de Klippel-Trénaunay?
   A. Malformações capilares.
   B. Malformações venosas.
   C. Malformações linfáticas.
   D. Todas as alternativas.

Resposta: D
As malformações vasculares são subclassificadas pelo tipo do vaso, como linfático, capilar, venoso ou arterial, e pelas características reológicas, como fluxo lento e fluxo rápido. Lesões de fluxo baixo incluem malformações capilares (MCs) e telangiectasias, malformações linfáticas (MLs) e malformações venosas (MVs). Lesões de fluxo rápido incluem malformações arteriais (MAs) e malformações arteriovenosas (MAVs). Além disso, há malformações combinadas. Um exemplo de lesão combinada ocorre na síndrome de Klippel-Trénaunay em que MCs, MLs e MVs são encontradas e podem estar associadas ao tecido mole e hipertrofia esquelética em um ou mais membros. (Ver Schwartz, 9ª ed., p. 1667.)

9. O tratamento das úlceras de pressão de estágio II é:
   A. Apenas tratamento local da ferida.
   B. Desbridamento extenso e tratamento local da ferida.
   C. Fechamento direto.
   D. Enxerto cutâneo.

Resposta: A
As úlceras de pressão são descritas pelo seu estágio, de acordo com a profundidade da lesão tecidual (Tabela 45-1). As úlceras de estágios I e II são tratadas de modo conservativo com mudanças de curativos e, como já discutido, estratégias básicas de prevenção de úlcera de pressão. Pacientes com úlceras de estágios III e IV devem ser avaliados para cirurgia. (Ver Schwartz, 9ª ed., p. 1694.)

TABELA 45-1	Sistema de estadiamento do National Pressure Ulcer Advisory Panel
Classificação	**Descrição**
Estágio I	Pele intacta com vermelhidão que não empalidece à pressão
Estágio II	Perda de espessura parcial da derme; pode manifestar-se na forma de uma bolha
Estágio III	Perda de espessura total da derme com gordura subcutânea visível (estruturas mais profundas não expostas)
Estágio IV	Perda de espessura total da derme com exposição dos ossos, tendões ou músculos
Não estadiável	Perda de espessura total da derme com base ulcerada ocultada por escara

10. Qual dos seguintes é um dos locais mais comuns para fraturas orbitárias?
    A. Superior.
    B. Laterossuperior.
    C. Lateral.
    D. Medial.

Resposta: D
As fraturas orbitárias podem envolver o teto, assoalho, parede medial ou lateral da órbita. A fratura orbitária mais comum é a fratura tipo *blow-out* no assoalho orbitário, causada pela pressão direta ao globo e repentino aumento na pressão intraorbitária. As fraturas são mais frequentes no assoalho medial e parede medial inferior, pois estes locais são compostos dos ossos mais finos. (Ver Schwartz, 9ª ed., p. 1671.)

11. O tratamento mais apropriado de um hematoma septal secundário a um trauma fechado do nariz é:
    A. Observação.
    B. Aspiração.
    C. Incisão e drenagem.
    D. Reparo cirúrgico da fratura.

Resposta: C
O nariz é o sítio mais comum de fratura facial em razão de sua localização proeminente, e tais fraturas podem envolver o septo nasal cartilaginoso, os ossos nasais ou ambos. É importante realizar um exame intranasal para determinar se um hematoma septal está presente. Quando presente, um hematoma septal deve ser incisado, drenado e comprimido para prevenir necrose de pressão do septo nasal e colapso do terço médio nasal a longo prazo. (Ver Schwartz, 9ª ed., p. 1672.)

12. Qual é o máximo defeito (percentagem de tecido perdido) da pálpebra superior que pode ser reparado com fechamento primário?
    A. 5%.
    B. 10%.
    C. 25%.
    D. 40%.

Resposta: C
Defeitos compreendendo < 25% da pálpebra superior geralmente são passíveis de ressecção pentagonal com fechamento primário. Para defeitos envolvendo 25 a 50% da pálpebra superior, pode-se realizar cantotomia lateral (liberação do tendão cantal lateral) e cantólise (liberação da borda superior do tendão palpebral lateral), que permitem o avanço da pálpebra e são geralmente combinados com o uso de retalho semicircular lateral. Defeitos maiores que 50% da pálpebra superior podem ser reconstruídos com um retalho de avanço de espessura total de Cutler-Beard ou um retalho de avanço tarsoconjuntival modificado de Hughes. (Ver Schwartz, 9ª ed., p. 1674.)

13. A extensão máxima (no umbigo) de uma ferida abdominal na linha mediana que pode ser fechada pela técnica de separação dos componentes é de:
    A. 6 cm.
    B. 12 cm.
    C. 18 cm.
    D. 24 cm.

Resposta: C
O procedimento de separação dos componentes tem apreciado um grande sucesso no fechamento de grandes defeitos da linha mediana sem recorrer à tela. Este procedimento envolve o avanço bilateral dos retalhos miofasciais, consistindo no complexo fáscia do reto anterior/reto abdominal/oblíquo interno/músculo transverso do abdome. Mobilidade desta unidade miofascial é criada pela liberação do músculo oblíquo externo na linha semilunar. De-

14. O período ideal para reparo de um nervo facial lesionado durante um procedimento cirúrgico é:
    A. Imediatamente.
    B. 2 semanas após a lesão.
    C. 4-6 semanas após a lesão.
    D. 3 meses após a lesão.

15. O diagnóstico mais provável da criança exibida na Figura 45-3 é:
    A. Craniossinostose.
    B. Síndrome de di George.
    C. Síndrome de Treacher Collins.
    D. Síndrome de Pierre Robin.

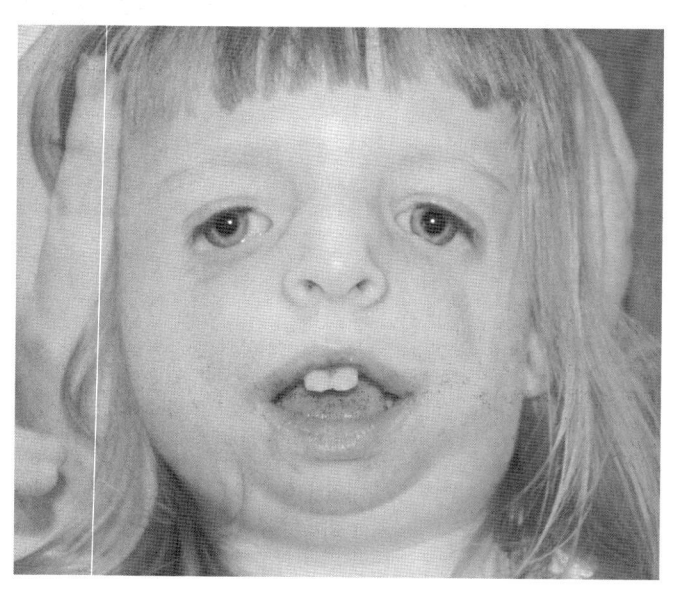

feitos na linha mediana de até 10 cm superiormente, 18 cm centralmente e 8 cm inferiormente podem ser fechados com a técnica de separação dos componentes. Esta técnica é menos eficaz no fechamento de defeitos laterais, em que retalhos fasciais e do músculo regional são geralmente mais adequados (retalho do músculo reto abdominal, retalho do músculo oblíquo interno, retalho do músculo oblíquo externo). (Ver Schwartz, 9ª ed., p. 1690.)

Resposta: A
As lesões traumáticas do nervo facial sem perda segmentar do nervo são mais bem tratadas com neurorrafia terminoterminal dos cotos do nervo facial. O sucesso deste reparo depende da aproximação precisa das extremidades dos nervos e do alcance de um reparo epineural livre de tensão com fios de sutura finos, geralmente fio de *nylon* 8-0 ou mais fino. Na perda segmentar do nervo facial causada por trauma ou ressecção oncológica, os enxertos interposicionais resultam na reconstrução mais bem-sucedida e podem aproximar-se aos resultados do reparo primário. A enxertia é idealmente realizada no momento da lesão e não tardiamente. Nervos doadores incluem o plexo cervical, o nervo auricular magno e o nervo sural. (Ver Schwartz, 9ª ed., p. 1681.)

Resposta: C
A síndrome de Treacher Collins, também conhecida como *disostose mandibulofacial*, é um tipo de fissura craniofacial representando 6-7-8 fissuras bilaterais. Este distúrbio autossômico dominante com penetrância variável apresenta as seguintes manifestações: hipoplasia dos zigomas, assimetria e hipoplasia da mandíbula, anomalias auriculares e colobomas das pálpebras inferiores. (Ver Schwartz, 9ª ed., p. 1663.)

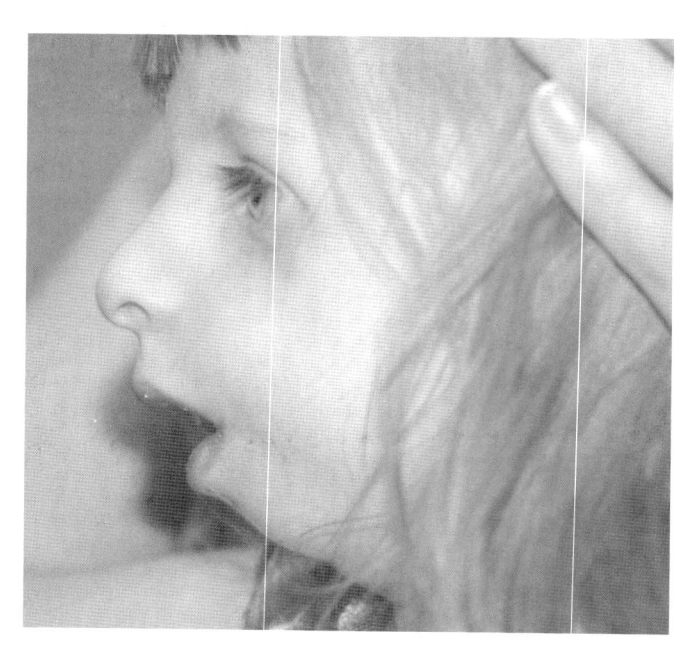

A   B
FIG. 45-3.

16. A criança demonstrada na Figura 45-4 está em alto risco de:
    A. Aneurisma cerebral.
    B. Hemangioma hepático.
    C. Anomalias vasculares leptomeníngeas.
    D. Aneurisma visceral.

Resposta: C
Esta é uma criança com a síndrome de Sturge-Weber. Malformações capilares (MCs) são manchas vasculares rosas/vermelhas que estão presentes ao nascimento e persistem por toda a vida. Estas lesões tendem a tornar-se mais verrucosas e escuras. As MCs são eficazmente tratadas com um *laser* de corante pulsado, e os resultados geralmente são melhores quando tratadas na infância e na primeira infância. A terapia a *laser* normalmente é repetitiva e prolongada. As MCs de cabeça e pescoço, historicamente denominadas de *manchas em vinho do porto*, podem estar associadas à síndrome de Sturge-Weber, que inclui o envolvimento vascular de leptomeninges e patologia ocular. (Ver Schwartz, 9ª ed., p. 1667 e 1968.)

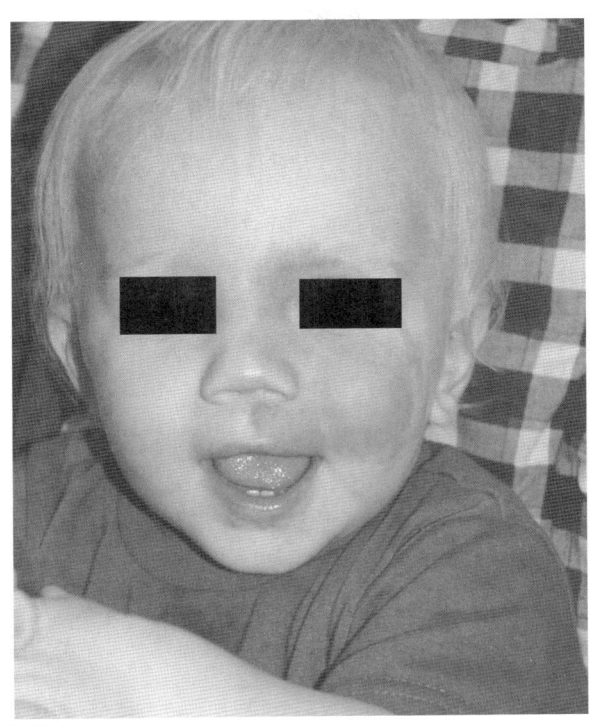

FIG. 45-4.

17. Reconstrução de mama imediata (durante a mastectomia) está associada à:
    A. Atraso no início da quimioterapia.
    B. Redução da habilidade de detectar uma recorrência precoce.
    C. Taxa de mortalidade ligeiramente aumentada.
    D. Nenhuma das alternativas.

Resposta: D
Diversos estudos demonstraram que a reconstrução de mama, tanto imediata quanto tardia, não retarda o tratamento oncológico padrão, não atrasa a detecção de câncer recorrente e não muda a taxa de mortalidade geral associada à doença. (Ver Schwartz, 9ª ed., p. 1682.)

18. Qual dos seguintes é um sinal de oclusão venosa em um retalho livre?
    A. Crescente aumento da temperatura.
    B. Crescente redução da temperatura.
    C. Palidez progressiva.
    D. Lentidão progressiva das hemorragias focais.

Resposta: A
O monitoramento clínico do retalho continua após a restauração bem-sucedida do fluxo de entrada arterial e o fluxo de saída (venoso). A base do monitoramento pós-operatório do retalho livre é a avaliação clínica (ver Tabela 45-2), embora instrumentos adicionais de monitoramento também possam ser úteis. (Ver Schwartz, 9ª ed., p. 1657.)

TABELA 45-2	Sinais clínicos dos comprometimentos arterial e venoso em um retalho livre[a]	
Sinal Clínico	Comprometimento arterial	Comprometimento venoso
Cor	Tornando-se mais pálido	Progressivamente avermelhado ou arroxeado
Temperatura	Tornando-se mais frio	Tornando-se mais quente
Tensão tecidual	Reduzindo	Aumentando
Tempo de enchimento capilar	Tornando-se mais lento	Tornando-se mais rápido
Hemorragias focais	Progressivamente mais lentas	Mais rápidas (e mais escuras)

[a]Notar que os comprometimentos venoso e arterial podem coexistir, e um pode induzir o outro.

19. Uma criança com mais de três hemangiomas cutâneos deveria ser submetida a:
    A. Ultrassonografia abdominal.
    B. TC do abdome.
    C. RM do cérebro.
    D. ARM da vasculatura abdominal.

20. O retalho ilustrado na Figura 45-5 é um:
    A. Retalho de transposição.
    B. Retalho bipediculado.
    C. Retalho de interpolação.
    D. Retalho de rotação.

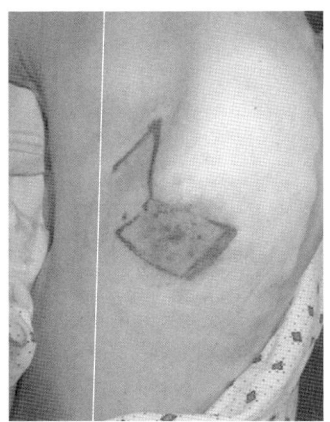

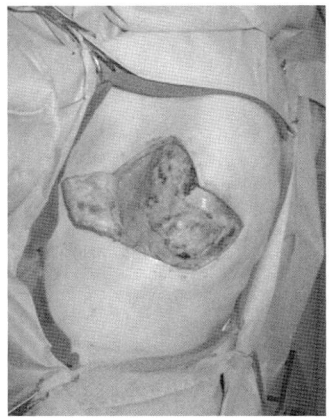

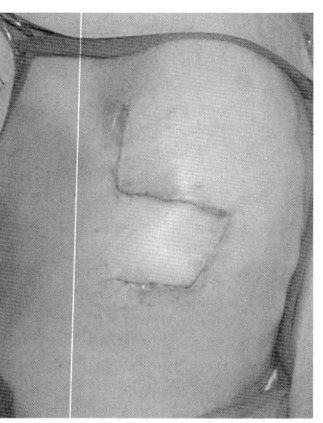

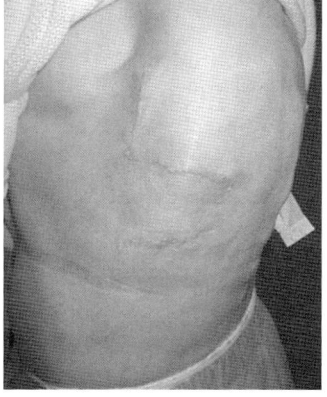

Resposta: A
Hemangiomas são solitários em 80% dos casos e múltiplos em 20%. Sugere-se a realização de uma ultrassonografia abdominal em crianças com múltiplos (mais de três) hemangiomas cutâneos, a fim de excluir a presença de hemangiomatose com envolvimento visceral. (Ver Schwartz, 9ª ed., p. 1667.)

Resposta: A
O retalho ilustrado é um retalho de transposição romboide (Limberg). Um *retalho de transposição* é rotacionado ao redor de um ponto pivô e inserido em um defeito adjacente. Uma *z-plastia* é um tipo de retalho de transposição, em que dois retalhos são rotacionados, cada um sobre o sítio doador do outro, para alcançar um alongamento de pele central. Outro retalho de transposição comum é o *retalho romboide (Limberg)*. O *retalho bipediculado* é composto de dois retalhos de transposição invertidos que compartilham a margem distal, não dividida. *Retalhos de rotação* são similares aos retalhos de transposição, porém são semicirculares. Os *retalhos de avanço* deslizam para a frente e para trás ao longo do eixo do retalho. Duas variantes comuns incluem o retalho de avanço retangular e o retalho de avanço V-Y. Tal como os retalhos de transposição, os *retalhos de interpolação* rotacionam ao redor de um ponto pivô. Ao contrário dos retalhos de transposição, eles são inseridos nos defeitos próximos, porém não adjacentes ao sítio doador. Um exemplo de um retalho de interpolação é o retalho tenar para reconstrução da ponta dos dedos. (Ver Schwartz, 9ª ed., p. 1651.)

FIG. 45-5. (Fotografias reproduzidas com permissão de M. Gimbel.)

CAPÍTULO 46

Considerações Cirúrgicas no Idoso

PERGUNTAS SOBRE CIÊNCIA BÁSICA

1. Para cada década de avanço na idade, o débito cardíaco reduz em aproximadamente:
   A. 2%.
   B. 5%.
   C. 10%.
   D. 14%.

Resposta: C
As complicações cardíacas são a principal causa de complicações perioperatórias e morte em pacientes cirúrgicos de todas as faixas etárias, mas particularmente entre os idosos. Isto ocorre pois os idosos provavelmente possuem uma disfunção cardíaca existente, combinada com o declínio fisiológico normal e a redução da reserva funcional. O efeito combinado da depleção do volume intravascular do comprometimento associado à idade da resposta às catecolaminas e do aumento do tempo de relaxamento miocárdico adversamente afeta o funcionamento de um paciente idoso sob estresse no período perioperatório. Foi demonstrado que o envelhecimento causa uma redução de aproximadamente 1% por ano no débito cardíaco. Indivíduos mais velhos falham em aumentar a frequência cardíaca na mesma proporção que os indivíduos mais jovens. Ainda mais importante, a habilidade de aumentar o débito cardíaco com o envelhecimento é dependente da dilatação ventricular, que é determinada pela pré-carga. Esta é exatamente a razão pela qual deve ser dada maior atenção à volemia no período perioperatório. Desidratação ou ressuscitação deficiente pode ocorrer nos pacientes cirúrgicos idosos por uma variedade de razões, e ambos são pouco tolerados. Mais da metade de todas as mortes pós-operatórias em pacientes idosos e 11% das complicações pós-operatórias resultam de uma função cardíaca comprometida sob estresse fisiológico. (Ver Schwartz, 9ª ed., p. 1712.)

2. A capacidade pulmonar máxima aos 70 anos de idade representa qual percentagem de capacidade pulmonar máxima aos 30 anos de idade?
   A. 90%.
   B. 70%.
   C. 50%.
   D. 30%.

Resposta: C
O resultado das alterações que ocorrem com o sistema respiratório com o envelhecimento limita a capacidade respiratória máxima ao redor dos 70 anos de idade em 50% da capacidade presente aos 30 anos de idade. Além disso, com o avanço da idade, há um declínio no volume expiratório forçado em 1 segundo (VEF1). Estima-se que os humanos percam 35 mL de seu VEF1 por ano até os 35 anos de idade. Há um lento declínio entre 35 e 65 anos de idade, seguido por um declínio muito mais progressivo ao redor dos 75 anos de idade. (Ver Schwartz, 9ª ed., p. 1712.)

3. Qual das seguintes alterações ocorre no rim com o envelhecimento?
   A. Aumento da área de filtração.
   B. Aumento da depuração de creatinina.
   C. Redução da taxa de filtração glomerular.
   D. Redução da sensibilidade a muitos agentes anestésicos.

Resposta: C
Tamanho e volume renal reduzem com a idade, acompanhado por alterações vasculares intrarrenais. Há uma redução no número de glomérulos e na massa nefrética, resultando em redução da área de filtração. Subsequentemente, a concentração sérica de creatinina é um indicador insensível da função renal no idoso. Nos pacientes idosos, as alterações fisiológicas na função renal aumentam a suscetibilidade à isquemia renal, assim como aos agentes nefrotóxicos. As alterações associadas à idade na função renal resultam da glomeruloesclerose progressiva e da redução na massa renal, resultando em redução da depuração de creatinina e da taxa de filtração

glomerular. Este quadro piora em razão do declínio no débito cardíaco com o avanço da idade e a subsequente redução no fluxo sanguíneo renal. Foi demonstrado que pacientes com uma taxa de filtração glomerular comprometida são mais suscetíveis às alterações volêmicas que ocorrem no período perioperatório. Além disso, uma redução na eliminação de drogas pode potencializar os efeitos das drogas nefrotóxicas e prolongar os efeitos sedativos dos anestésicos e narcóticos utilizados para o controle da dor pós-operatória. (Ver Schwartz, 9ª ed., p. 1712).

PERGUNTAS CLÍNICAS

1. Qual das seguintes alternativas representa uma alteração fisiológica do envelhecimento?
   A. Massa adiposa reduzida.
   B. Volume de oclusão pulmonar reduzido.
   C. Sensibilidade dos barorreceptores vascular reduzida.
   D. Limiar renal de glicose reduzida.

Resposta: C
(Ver Schwartz, 9ª ed., p. 1711.)

2. A indicação mais comum para cirurgia no idoso é:
   A. Doença vascular obstrutiva.
   B. Doença vascular trombótica.
   C. Doença do trato biliar.
   D. Doença colorretal.

Resposta: C
Apendicite aguda e colecistite aguda são exemplos de patologias cirúrgicas agudas comuns, que os pacientes idosos apresentam tardiamente ou recebem um diagnóstico tardio ou não são diagnosticados. Isto geralmente resulta em maiores taxas de perfuração e complicações que adversamente afetam a morbidade e a mortalidade. Na verdade, doença do trato biliar, incluindo colecistite aguda, é a indicação mais comum para a intervenção cirúrgica no idoso. Isto está provavelmente relacionado com as alterações associadas à idade no sistema biliar, especificamente o aumento da litogenicidade da bile e o aumento na prevalência de colelitíase. Um diagnóstico tardio pode resultar em complicações como colangite ascendente e obstrução da vesícula biliar. (Ver Schwartz, 9ª ed., p. 1711.)

3. Qual dos seguintes testes de função em um paciente idoso pode ser utilizado para prognosticar o tempo de recuperação após a cirurgia?
   A. Força de preensão manual.
   B. Teste de levantar e caminhar cronometrado.
   C. Teste de alcance funcional.
   D. Todas as alternativas.

Resposta: D
É importante que uma avaliação pré-operatória completa inclua uma análise precisa do estado funcional dos candidatos cirúrgicos, assim como seus níveis cognitivos de funcionamento. Isto assegura que a intervenção cirúrgica não comprometa significativamente a qualidade de vida de um candidato cirúrgico idoso. A capacidade de aguentar o estresse das intervenções cirúrgicas depende da reserva funcional e da habilidade de desenvolver uma resposta adequada ao estresse perioperatório. A capacidade de realizar atividades da vida diária (AVD), como se alimentar, vestir, tomar banho e usar o banheiro, foi correlacionada com a morbidade e a mortalidade pós-operatórias. A avaliação funcional pré-operatória pode ser medida pelos testes de força de preensão manual, de levantar e caminhar cronometrado e de alcance funcional. Todos estes testes independentemente prognosticam uma melhor recuperação e um menor período de restabelecimento das AVDs após uma cirurgia de grande porte. Além disso, estes testes fornecem uma avaliação precisa da massa muscular de um paciente, do estado nutricional, coordenação, velocidade de marcha, balanço e mobilidade. Uma avaliação funcional adequada irá prognosticar com precisão as necessidades de reabilitação, a estimada reserva biológica e até sinalizar as complicações. (Ver Schwartz, 9ª ed., p. 1714.)

4. A desnutrição energético-proteica em um paciente cirúrgico idoso pode resultar em:
   A. Redução na amplitude de movimentos das principais articulações.
   B. Redução na taxa de filtração glomerular.
   C. Redução da proliferação da mucosa.
   D. Redução do estado de consciência.

Resposta: C
A desnutrição energético-proteica (DEP) também pode ocorrer quando os pacientes cirúrgicos que já tenham reserva nutricional inadequada são mantidos NPO. A DEP pode ocorrer em um curto período no paciente cirúrgico idoso subnutrido em um estado hipermetabólico induzido pelo estresse da enfermidade e cirurgia. As consequências fisiológicas da DEP são múltiplas e incluem anorexia, disfunção hepática, proliferação da mucosa reduzida e sarcopenia. Um bom marcador da DEP é a hipoalbuminemia, também demonstrada como prognosticador extremamente preciso dos resultados da cirurgia. A incidência de complicações pós-operatórias estava aumentada em pacientes com níveis séricos de albumina < 3,5 g/L. Na verdade, as recomendações atuais indicam que quando os pacientes demonstram comprometimento do estado nutricional, definido por perda de peso > 10% e nível sérico de albumina < 2,5 g/dL, deveriam ser considerados para um mínimo de 7 a 10 dias de reposição nutricional antes da cirurgia. (Ver Schwartz, 9ª ed., p. 1714.)

5. Qual dos seguintes é um indicador de mortalidade nos pacientes idosos sendo submetidos a uma cirurgia cardiovascular?
   A. Idade > 75.
   B. Classe ASA 2 ou maior.
   C. Insuficiência renal.
   D. Doença reativa das vias aéreas.

Resposta: C
De modo interessante, mesmo com algum grau de viés de idade nos padrões de referência para pacientes idosos serem submetidos a uma cirurgia cardíaca de grande porte, somente o avanço da idade não é um indicador de resultados mais desfavoráveis ou de taxa de mortalidade aumentada, quando comparado a pacientes mais jovens. Foi demonstrado que cirurgias de emergência, de classe funcional no pré-operatório maior ou igual a 3 do *New York Heart Assosiation* (NYHA), e insuficiência renal crônica foram os principais fatores preditores de aumento na taxa de mortalidade operatória. Em um estudo, a disfunção renal pré-operatória, doença cerebrovascular, cirurgia de válvulas cardíacas e estado catastrófico foram indicadores independentes do aumento da mortalidade em pacientes idosos. Pacientes idosos com disfunção renal não dependentes de diálise apresentaram uma taxa de mortalidade de 60% durante um acompanhamento de 5 anos, comparado a 25% em pacientes idosos sem um histórico de disfunção renal. De modo similar, a presença de doença cerebrovascular resultou em um aumento de duas vezes na mortalidade entre os pacientes idosos. Mesmo pacientes com 80 ou mais anos de idade não apresentaram nenhum aumento significativo no risco cirúrgico e, nesta população, a sobrevida atual em 4 anos foi de 70,5% com uma sobrevida atual livre de doença de aproximadamente 60,6%. (Ver Schwartz, 9ª ed., p. 1716.)

6. A alteração valvular mais comum que requer cirurgia em pacientes idosos é:
   A. Estenose aórtica.
   B. Insuficiência aórtica.
   C. Estenose mitral.
   D. Insuficiência mitral.

Resposta: A
Também há uma percentagem crescente da população geriátrica apresentando doença valvular sintomática que requer intervenção. A alteração valvular mais comum presente em pacientes idosos é a estenose aórtica calcificada, que pode resultar em angina e síncope. Estima-se que a taxa de mortalidade operatória por substituição da valva aórtica seja entre 3 e 10%, com uma média de aproximadamente 7,7%. Uma ICC ocorrerá quando a estenose aórtica não é cirurgicamente tratada e progride. A sobrevida média destes pacientes é de aproximadamente 1,5 a 2 anos. Se um paciente for candidato à intervenção cirúrgica, a idade não deveria ser um empecilho, especialmente quando se considera o potencial de aumento da expectativa de vida. (Ver Schwartz, 9ª ed., p. 1716.)

7. O transplante renal em pacientes idosos:
   A. Deve ser considerado apenas se a expectativa de vida prevista for de 5 anos.
   B. Requer uma imunossupressão maior que em receptores mais jovens.
   C. Pode ser realizado transplantando dois rins provenientes de "doadores com critérios estendidos".
   D. Resulta em uma pior função do enxerto do que em receptores mais jovens.

Resposta: C
Na última década, houve uma mudança favorecendo o transplante de rins provenientes de doadores mais velhos, assim como o transplante em pacientes mais velhos. Uma nova estratégia é o uso de "doadores com critérios estendidos" (DCEs) para receptores mais velhos, utilizando transplante renal bilateral para aumentar a massa total de néfrons. O aumento da massa de néfrons foi alcançado com o transplante duplo de rins compensado para a possível redução na função renal com a idade avançada. O resultado final é que os receptores demonstram uma função do enxerto similar no pós-operatório, quando comparado ao transplante renal unilateral. Receptores idosos de rins provenientes de DCEs demonstraram uma redução de 25% no risco de mortalidade, quando comparados aos pacientes na lista de espera que fazem hemodiálise.

Um transplante renal bem-sucedido é o tratamento de escolha para a DREF, e a taxa de sobrevida a longo prazo é maior nos pacientes idosos transplantados, quando comparados àqueles que permanecem em hemodiálise. O tempo de vida projetado para pacientes entre 60 a 74 anos de idade atualmente na lista de espera de transplante é de aproximadamente 6 anos. Este tempo de vida aumenta para 10 anos após o transplante. Em comparação, o tempo de vida esperado de um paciente de 70 anos de idade na população em geral é de 13,4 anos. Entre os pacientes em diálise com idade igual ou maior a 70 anos, o transplante renal foi associado a uma redução de 41% no risco de morte, quando comparado aos pacientes na lista de espera de mesma idade. Uma clara vantagem de sobrevida também foi demonstrada em pacientes cautelosamente selecionados de 75 ou mais anos de idade. Um benefício é observado entre os pacientes, cuja expectativa de vida esperada excede 1,8 ano.

Pacientes idosos apresentam melhor função do enxerto, com incidência reduzida de função retardada do enxerto e um menor número de episódios de rejeição aguda que os pacientes mais novos. Isso pode ser o resultado da imunocompetência reduzida com o envelhecimento. (Ver Schwartz, 9ª ed., p. 1717.)

8. Nos Estados Unidos, qual a percentagem de câncer de mama diagnosticado após 75 anos de idade?
   A. 5%.
   B. 15%.
   C. 25%.
   D. 35%.

Resposta: C
Está previsto que haverá um aumento de 72% no número de mulheres idosas diagnosticadas com câncer de mama nos Estados Unidos em 2025. Além disso, 50% dos cânceres de mama ocorrem após os 65 anos de idade e 25% após 75 anos de idade. O risco estimado para o desenvolvimento de um novo câncer de mama é de 1 em 24 mulheres entre 60 e 79 anos de idade, quando comparado a 1 em 24 mulheres entre 40 e 59 anos de idade. (Ver Schwartz, 9ª ed., p. 1719.)

9. Qual das seguintes neoplasias pulmonares é mais comum em pacientes idosos do que em pacientes mais jovens?
   A. Pequenas células.
   B. Células escamosas.
   C. Adenocarcinoma.
   D. Grandes células.

Resposta: B
O câncer de pulmão de pequenas células é responsável por aproximadamente 80% de todos os casos de câncer de pulmão, e > 50% destes pacientes possuem > 65 anos de idade. De modo interessante, aproximadamente 30% destes pacientes possuem 70 ou mais anos de idade no diagnóstico. O câncer de pulmão é altamente prevalente entre os pacientes idosos, tanto que um nódulo pulmonar solitário de 2 cm, assintomático, em um fumante de 70 anos de idade possui uma chance > 70% de ser um câncer de pulmão oculto. Carcinomas de células escamosas são mais comuns nos pacientes idosos do que nos mais jovens, e estes tumores estão associados a uma maior incidência de doença local, tendem a apresentar menores taxas de recorrência e apresentam períodos mais longos de sobrevida do que as neoplasias não escamosas. Em casos de câncer de pulmão primário operável, a cirurgia permanece o tratamento de escolha, independente da idade. (Ver Schwartz, 9ª ed., p. 1720.)

10. O câncer de tireoide no idoso, quando comparado ao paciente mais jovens:
A. Apresenta uma menor taxa de mortalidade.
B. Apresenta um menor risco de metástase.
C. É mais propenso à invasão vascular.
D. É proporcionalmente menos provável de ser um carcinoma folicular.

Resposta: C
O carcinoma papilar em pacientes idosos tende a ser esporádico com uma distribuição de idade em forma de sino na apresentação, ocorrendo principalmente em pacientes de 30 a 59 anos de idade. A incidência do carcinoma papilar reduz em pacientes > 60 anos de idade. No entanto, pacientes > 60 anos de idade apresentam um maior risco de recorrência local e de desenvolvimento de metástases distantes. A doença metastática pode ser mais comum nesta população, pois o paciente é tardiamente encaminhado para intervenção cirúrgica por causa da concepção errônea de que o cirurgião não estará disposto a realizar uma cirurgia em um paciente idoso com doença de tireoide. A idade também é um indicador prognóstico para pacientes com carcinoma folicular. Há um risco 2,2 vezes maior de mortalidade por carcinoma folicular por cada 20 anos. Portanto, o prognóstico de pacientes idosos com carcinomas diferenciados da tireoide é pior quando comparado aos correspondentes mais jovens. A maior prevalência de invasão vascular e extensão extracapsular nos pacientes idosos é, em parte, responsável pelo prognóstico desfavorável nos pacientes geriátricos. (Ver Schwartz, 9ª ed., p. 1723.)

11. Indicações para o tratamento cirúrgico de hiperparatireoidismo primário em pacientes idosos incluem:
A. 10% de redução na depuração de creatinina.
B. Excreção urinária de cálcio > 100 mg.
C. Cálcio sérico > 12,0.
D. Estado de consciência alterado.

Resposta: D
Aproximadamente 2% da população geriátrica, incluindo 3% das mulheres com 75 ou mais anos de idade, irão desenvolver hiperparatireoidismo primário. As indicações específicas para a intervenção cirúrgica, independente da idade, incluem uma redução de 30% na depuração de creatinina, uma excreção urinária de cálcio em 24 horas > 400 mg e uma redução na densidade óssea. Pacientes idosos são especialmente propensos a desenvolver manifestações mentais do hiperparatireoidismo, que podem ser suficientemente importantes para produzir sintomas de demência. Geralmente há uma significativa melhora no estado de consciência após a paratireoidectomia. (Ver Schwartz, 9ª ed., p. 1724.)

CAPÍTULO 47

Anestesia do Paciente Cirúrgico

PERGUNTAS SOBRE CIÊNCIA BÁSICA

1. O índice terapêutico é a:
   A. Razão entre a sensibilidade e eficácia de uma droga.
   B. Razão entre a dose letal e a dose efetiva de uma droga.
   C. Razão entre a eficácia e a potência de uma droga.
   D. Razão entre a sensibilidade e a potência de uma droga.

Resposta: B
A dose letal (DL_{50}) de uma droga provoca morte em 50% dos animais expostos à droga. A sensibilidade média a uma determinada droga pode ser expressa pelo cálculo da dose efetiva; a DE_{50} teria o efeito desejado em 50% da população em geral. A razão entre a dose letal e a dose efetiva, DL_{50}/DE_{50}, é o *índice terapêutico*. Uma droga com um alto índice terapêutico é mais segura do que uma droga com um índice terapêutico menor ou estreito.
A *potência* de uma droga é a dose necessária para produzir um determinado efeito, como o alívio da dor ou uma alteração na frequência cardíaca. A *eficácia* de um agente terapêutico é o seu poder em produzir um efeito desejado. (Ver Schwartz, 9ª ed., p. 1734.)

2. Anestésicos locais bloqueiam a condução nervosa por seus efeitos sobre o:
   A. Canal de cálcio.
   B. Canal de sódio.
   C. Canal de potássio.
   D. Nenhuma das alternativas.

Respostas: B
A característica comum de todos os anestésicos locais é o bloqueio reversível da transmissão dos impulsos neurais quando colocados sobre ou próximos a uma membrana nervosa. Os anestésicos locais bloqueiam a condução nervosa pela estabilização dos canais de sódio em seu estado não condutor, prevenindo possíveis ações de se propagar ao longo do nervo. Agentes anestésicos locais individuais possuem diferentes tempos de recuperação com base na solubilidade lipídica e na ligação tecidual, porém o retorno da função neural é espontâneo à medida que a droga é metabolizada ou removida do nervo pelo sistema vascular. (Ver Schwartz, 9ª ed., p. 1736.)

3. Qual dos seguintes agentes de indução NÃO apresenta efeito sobre o receptor do ácido γ-aminobutírico (GABA)?
   A. Quetamina.
   B. Propofol.
   C. Etomidato.
   D. Tiopental.

Resposta: A
A quetamina difere dos outros agentes citados, pois produz analgesia e amnésia. Sua principal ação é sobre o receptor *N*-metil-D-aspartato; não possui ação no receptor GABA.
O propofol é um fenol alquilado que inibe a transmissão sináptica por causa do seu efeito no receptor GABA.
O etomidato é um derivado do imidazol utilizado para indução IV. Sua rápida e quase completa hidrólise em metabólitos inativos resulta em um despertar rápido. Assim como os outros agentes citados, o etomidato age sobre o receptor GABA.
Os barbitúricos mais comuns são o tiopental, tiamilal e metoexital. Apresentam mecanismo e ação sobre o receptor γ-GABA, inibindo a transmissão sináptica excitatória. (Ver Schwartz, 9ª ed., p. 1737.)

4. A reversão do bloqueio neuromuscular é alcançada por:
   A. Antagonismo direto do agente.
   B. Aumento em acetilcolina.
   C. Aumento da degradação do agente de bloqueio neuromuscular.
   D. Nenhuma das alternativas.

Resposta: B
Agentes reversores elevam a concentração do neurotransmissor acetilcolina a um nível mais alto do que o do agente de bloqueio neuromuscular. Isto é alcançado pelo uso de agentes anticolinesterase, que reduzem a degradação da acetilcolina. Os agentes mais comumente utilizados são neostigmina, piridostigmina e edrofônio. (Ver Schwartz, 9ª ed., p. 1749.)

5. Qual dos seguintes agentes anestésicos locais é um éster?
   A. Lidocaína.
   B. Mepivacaína.
   C. Prilocaína.
   D. Benzocaína.

Resposta: D
Anestésicos locais são divididos em dois grupos, de acordo com suas estruturas químicas: as amidas e os ésteres. Em geral, as amidas são metabolizadas no fígado, e os ésteres são metabolizados pelas colinesterases plasmáticas, que produzem metabólitos com um potencial alérgico ligeiramente maior que as amidas.

Lidocaína, bupivacaína, mepivacaína, prilocaína e ropivacaína possuem em comum uma amida entre um anel benzênico e uma cadeia hidrocarbônica que, por sua vez, está ligada a uma amina terciária. O anel benzênico confere solubilidade lipídica para a penetração das membranas nervosas, e a amina terciaria ligada à cadeia hidrocarbônica torna estes anestésicos locais hidrossolúveis.

Cocaína, procaína, cloroprocaína, tetracaína e benzocaína possuem uma ligação éster no lugar da ligação amida mencionada anteriormente na seção de Amidas. (Ver Schwartz, 9ª ed., p. 1736.)

PERGUNTAS CLÍNICAS

1. Qual dos seguintes agentes anestésicos possui a maior duração de ação?
   A. Prilocaína.
   B. Etidocaína.
   C. Procaína.
   D. Mepivacaína.

Resposta: B
A etidocaína é o agente anestésico de maior duração de ação. (Ver Schwartz, 9ª ed., p. 1736 e Tabela 47-1.)

TABELA 47-1 Propriedades biológicas dos anestésicos locais comumente utilizados

Agente	Concentração equianestésica (%)	Duração anestésica aproximada (min.)	Sítio de metabolismo
Ésteres			
Procaína	2	50	Plasma
Cloroprocaína	2	45	Plasma
Tetracaína	0,25	175	Plasma
Amidas			
Prilocaína	1	100	Fígado/Pulmão
Lidocaína	1	100	Fígado
Mepivacaína	1	100	Fígado
Bupivacaína	0,25	175	Fígado
Ropivacaína	0,3	150	Fígado
Etidocaína	0,25	200	Fígado

Fonte: Reproduzida com permissão de Mather LE, Tucker GT: Properties, absorption, and disposition of local anesthetic agents, in Cousins MJ, Bridenbaugh PO (eds): *Cousins and Bridenbaugh's in Clinical Anesthesia and Pain Medicine*, 4th ed. Philadelphia: Lippincott Williams & Wilkins, 2009, p. 49.

2. Qual o número máximo de cc de lidocaína a 1% que pode ser utilizado para a anestesia local em uma criança de 20 kg?
   A. 5 mL.
   B. 10 mL.
   C. 20 mL.
   D. 50 mL.

Resposta: B
A dose tóxica de lidocaína é de, aproximadamente, 5 mg/kg; a de bupivacaína é de, aproximadamente, 3 mg/kg. É imperativo cálculo da dose tóxica antes da injeção. Vale lembrar que para qualquer droga ou solução, 1% = 10 mg/mL.

Para uma pessoa de 50 kg, a dose tóxica de bupivacaína seria de, aproximadamente, 3 mg/kg = 150 mg. Uma solução de 0,5% de bupivacaína é igual a 5 mg/mL, portanto 150 mL/5 mg/mL = 30 mL como o limite superior para infiltração. Para lidocaína no mesmo paciente, o cálculo é de 50 kg × 5 mg/mL = 250 mg dose tóxica. Se uma solução a 1% for utilizada, a quantidade permitida seria de 250 mg/10 m/mL = 25 mL. (Ver Schwartz, 9ª ed., p. 1736.)

3. A succinilcolina NÃO deveria ser utilizada para a indução em um paciente com:
   A. Uma fratura aberta do fêmur.
   B. Uma lesão por esmagamento na extremidade inferior.
   C. Oclusão aterosclerótica da artéria femoral.
   D. Uma queimadura no pé.

Resposta: B
Embora a ação rápida (< 60 segundos) e o efeito rápido (5 a 8 minutos) tornem a succinilcolina ideal para o controle das vias aéreas em certas situações, as fasciculações musculares totais do corpo podem causar dores pós-operatórias, uma elevação nos níveis séricos de potássio e um aumento na pressão intraocular e intragástrica. Seu uso em pacientes com queimaduras ou lesões traumáticas pode resultar em um aumento nos níveis séricos de potássio alto o suficiente para produzir arritmias e parada cardíaca. (Ver Schwartz, 9ª ed., p. 1738.)

4. Qual dos seguintes é o agente inalatório MENOS potente?
   A. Halotano.
   B. Enflurano.
   C. Isoflurano.
   D. Óxido nitroso.

Resposta: D
A concentração alveolar mínima (CAM) é uma medida da potência anestésica. É a DE_{50} de um agente inalado (ou seja, a dose necessária para bloquear uma resposta a um estímulo doloroso em 50% dos sujeitos). Quanto maior a CAM, menos potente o agente. A potência e velocidade de indução do agente inalado se correlacionam com sua solubilidade lipídica, sendo conhecido como a *regra de Meyer-Overton*. O óxido nitroso possui uma baixa solubilidade e é um agente anestésico fraco, porém possui uma ação e efeito mais rápidos. Os gases "potentes" (p. ex., desflurano, sevoflurano, enflurano e halotano) são mais solúveis no sangue do que o óxido nitroso e podem ser administrados em menores concentrações, porém apresentam indução e processo de recuperação mais longos. (Ver Schwartz, 9ª ed., p. 1739 e Tabela 47-2.)

TABELA 47-2 Vantagens e desvantagens dos agentes inalatórios comuns

Agente	CAM (%)	Vantagens	Desvantagens
Óxido nitroso	105	Analgesia; mínima depressão cardíaca e respiratória	Estímulo simpático; expansão dos espaços aéreos fechados
Halotano	0,75	Eficaz em baixas concentrações; mínima irritabilidade das vias aéreas; baixo custo	Depressão e arritmia cardíaca e necrose hepática; lenta eliminação
Enflurano	1,68	Relaxamento muscular. Nenhum efeito sobre frequência ou ritmo cardíaco	Cheiro forte; convulsões
Isoflurano	1,15	Relaxamento muscular; nenhum efeito sobre a frequência ou ritmo cardíaco	Cheiro forte
Desflurano	6	Indução e recuperação rápida	Tosse; alto custo
Sevoflurano	1,71	Rápida indução e recuperação; cheiro agradável; ideal para indução com máscara	Alto custo; metabolizado pelo fígado

CAM = concentração alveolar mínima.
Fonte: Adaptada com permissão de Rutter TW, Tremper KK: Anesthesiology and pain management, in Greenfield LJ (eds): *Greenfield's Surgery: Scientific Principles and Practice*, 4th ed. Philadelphia: Lippincott & Williams, 2006, p. 450.

5. Qual dos seguintes nervos NÃO é bloqueado pela anestesia espinal ou epidural?
   A. Motor.
   B. Sensorial.
   C. Simpático.
   D. Parassimpático.

Resposta: D
Tal como na anestesia espinhal, o anestésico local colocado no espaço epidural banha os nervos espinhais à medida que eles saem da dura-máter; a analgesia é alcançada a partir do bloco sensorial, relaxamento muscular pelo bloqueio dos nervos motores e hipotensão a partir do bloqueio dos nervos simpáticos à medida que saem do cordão espinal. (Ver Schwartz, 9ª ed., p. 1737.)

6. A classificação de Mallampati é uma estratificação do risco que avalia o que de um paciente?
   A. A saúde geral.
   B. O estado das vias aéreas.
   C. O estado pulmonar.
   D. O estado circulatório.

Resposta: B
A quantidade da faringe posterior que pode ser visualizada pré-operatoriamente é importante e se correlaciona com a dificuldade de entubação. Uma língua grande (relativa ao tamanho da boca) que também interfere com a visualização da laringe com o laringoscópio ocultará a visualização da faringe. A classificação de Mallampati (Fig. 47-1, Tabela 47-3) é com base nas estruturas visualizadas com a abertura máxima da boca e a protrusão da língua na posição sentada. (Ver Schwartz, 9ª ed., p. 1740.)

CLASSE 1   CLASSE 2   CLASSE 3   CLASSE 4

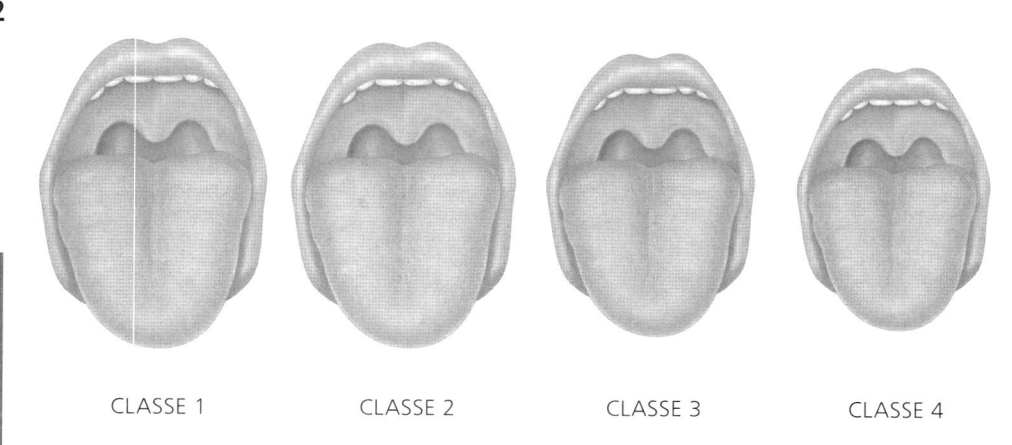

A CLASSIFICAÇÃO DE MALLAMPATI
CLASSE 1: palato mole, fauce, úvula, pilares tonsilares
CLASSE 2: palato mole, fauce, porção da úvula
CLASSE 3: palato mole, base da úvula
CLASSE 4: somente palato duro

FIG. 47-1. A classificação de Mallampati.

TABELA 47-3	Classificação de Mallampati
Classe I: palato mole, fauce, úvula, pilares tonsilares
Classe II: palato mole, fauce, porção da úvula
Classe III: palato mole, base da úvula
Classe IV: somente o palato duro

7. O risco de "cefaleia espinal" após uma anestesia raquidiana pode ser reduzido:
   A. Usando uma agulha fina.
   B. Pela injeção mais lenta do agente anestésico.
   C. Por uma punção lombar traumática.
   D. Pelo aumento dos narcóticos instilados no fluido espinhal.

Resposta: A
Possíveis complicações da anestesia espinal incluem hipotensão, especialmente se o paciente não for adequadamente pré-hidratado; um bloqueio espinhal alto requer imediato controle das vias aéreas; e algumas vezes ocorre dor de cabeça pós-punção dural. A cefaleia espinhal está relacionada com o diâmetro e a configuração da agulha espinhal, e pode ser reduzida a aproximadamente 1% com o uso de uma agulha fina, de calibre 25 ou 27. (Ver Schwartz, 9ª ed., p. 1737.)

8. Qual dos seguintes é um potencial agente desencadeador para hipertermia maligna?
   A. Rocurônio.
   B. Quetamina.
   C. Propofol.
   D. Isoflurano.

Resposta: D
Agentes desencadeadores da hipertermia maligna incluem todos os anestésicos voláteis (p. ex., halotano, enflurano, isoflurano, sevoflurano e desflurano) e o relaxante muscular despolarizante succinilcolina. (Ver Schwartz, 9ª ed., p. 1750.)

9. Qual dos seguintes agentes produz a menor depressão respiratória?
   A. Fentanil.
   B. Sufentanil.
   C. Remifentanil.
   D. Nenhuma das alternativas.

Resposta: D
Embora os opioides apresentem diferentes potências necessárias para uma analgesia eficaz, as *doses equianalgésicas de opioides resultam em graus iguais de depressão respiratória*. Portanto, não existe um analgésico opioide completamente seguro. (Ver Schwartz, 9ª ed., p. 1738.)

10. Um homem de 55 anos de idade é agendado para realizar uma ressecção eletiva de um pólipo séssil do cólon. Ele sofre de doença pulmonar obstrutiva crônica e doença arterial coronária, ambas relativamente bem controladas por medicação. Ele seria classificado como:
    A. ASA Classe 2.
    B. ASA Classe 3.
    C. ASA Classe 4.
    D. ASA Classe 5.

Resposta: B
Recentemente, a pesquisa de fatores pré-operatórios quantificáveis que se correlacionam com o desenvolvimento de morbidade e mortalidade pós-operatória ganhou grande interesse. Originalmente criado como uma simples classificação do estado físico de um paciente imediatamente antes da cirurgia, a classificação do estado físico de acordo com a escala ASA é uma das poucas escalas prospectivas que correlacionam o risco da anestesia e a cirurgia. (Tabela 47-4) (Ver Schwartz, 9ª ed., p. 1740.)

TABELA 47-4	Sistema de classificação do estado físico da American Society of Anesthesiologists
P1	Um paciente saudável
P2	Um paciente com doença sistêmica branda
P3	Um paciente com doença sistêmica grave
P4	Um paciente com doença sistêmica grave que é um constante risco de vida
P5	Um paciente moribundo sem expectativa de sobrevivência sem uma cirurgia
P6	Um paciente com morte cerebral, cujos órgãos estão sendo removidos para doação

11. Os agentes anestésicos inalatórios:
    A. Dilatam as vias aéreas.
    B. Contraem as vias aéreas.
    C. Aumentam a produção de saliva.
    D. Reduzem a produção de saliva.

12. Qual das seguintes técnicas para indução da anestesia geral é geralmente utilizada em crianças?
    A. Indução intravenosa.
    B. Indução de sequência rápida.
    C. Indução inalatória.
    D. Indução combinada.

Resposta: A
A anestesia geral pode ser realizada com segurança em pacientes com doença pulmonar. Anestésicos inalatórios são geralmente utilizados por causa de suas propriedades broncodilatadoras. (Ver Schwartz, 9ª ed., p. 1741.)

Resposta: C
Pacientes sendo submetidos à indução inalatória passam por três estágios: (a) alerta, (b) excitação e (b) nível cirúrgico da anestesia. Os pacientes adultos não são bons candidatos para este tipo de indução, visto que o odor do agente inalatório é desagradável, e o estágio de excitação pode durar vários minutos, podendo causar hipertensão, taquicardia, laringospasmo, vômito e aspiração. No entanto, as crianças passam rapidamente pelo estágio 2 e são altamente motivadas pela indução inalatória como uma via alternativa à IV. O benefício da canulação IV pós-indução é a eliminação de muitas ansiedades pré-cirúrgicas, e a indução inalatória é a técnica mais comum para cirurgia pediátrica. (Ver Schwartz, 9ª ed., p. 1743 e Fig. 47-2.)

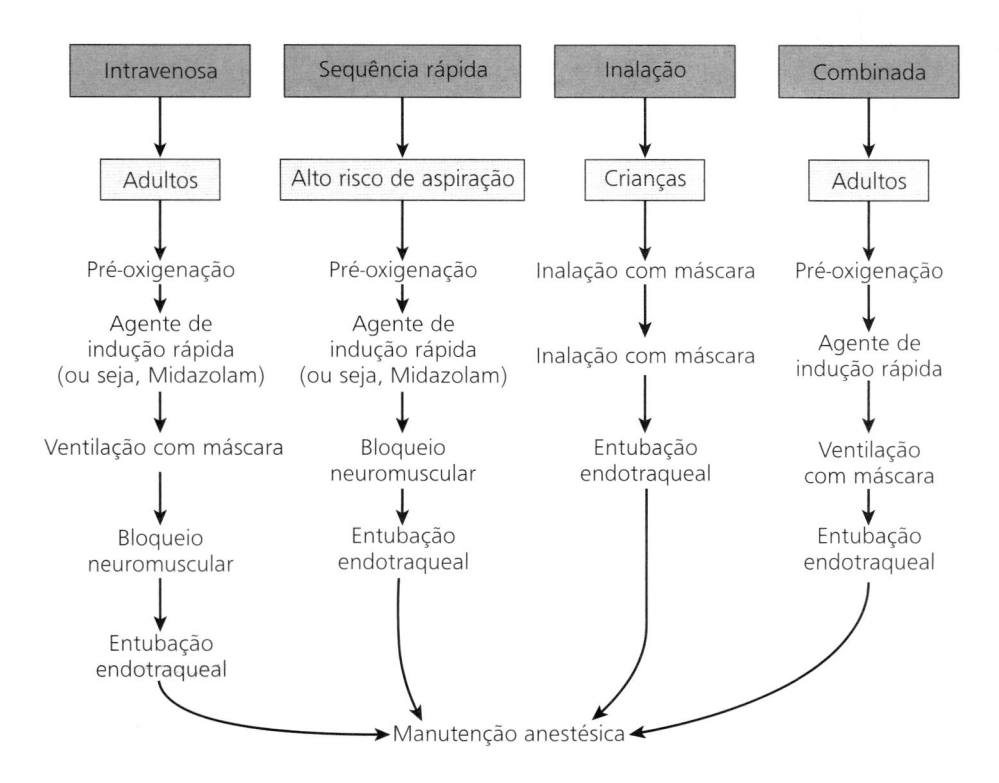

FIG. 47-2. Técnicas para a indução de anestesia geral.

13. Pacientes com pseudocolinesterase atípica hereditária devem ser aconselhados a evitar:
    A. Mivacúrio.
    B. Methohexital.
    C. Propofol.
    D. Quetamina.

Resposta: A
Alguns pacientes possuem um distúrbio genético que se manifesta como colinesterase plasmática atípica; a enzima atípica apresenta uma atividade menor que a normal, e/ou o paciente possui níveis extremamente baixos da enzima. A incidência da forma homozigota é de, aproximadamente, 1 em 3.000; os efeitos de uma única dose de succinilcolina podem durar várias horas, em vez de vários minutos. Dois testes sanguíneos separados devem ser realizados: o *nível de pseudocolinesterase* para determinar a quantidade da enzima presente, e o *número de dibucaína*, que indica a qualidade da enzima. Pacientes com níveis de pseudocolinesterase e/ou número de dibucaína anormais, confirmados pelo laboratório, devem ser aconselhados a evitar succinilcolina, como também mivacúrio, que também é hidrolisado pela pseudocolinesterase. Membros familiares de primeiro grau também devem ser testados. (Ver Schwartz, 9ª ed., p. 1738.)

14. Qual dos seguintes bloqueadores neuromusculares não despolarizantes apresenta o período mais longo de ação?
    A. Mivacúrio.
    B. Vecurônio.
    C. Rocurônio.
    D. Pancurônio.

Resposta: D
Há vários agentes *não despolarizantes* competitivos disponíveis para uso clínico. O de ação mais prolongada, o *pancurônio*, é excretado quase completamente inalterado pelo rim. Os bloqueadores musculares de duração intermediária incluem o *vecurônio* e o *rocurônio*, que são metabolizados pelos rins e fígado, e o *atracúrio* e *cis-atracúrio*, que sofrem a degradação no plasma conhecida como eliminação de Hofmann. O agente de menor duração é o mivacúrio, o único não despolarizador que é metabolizado pela colinesterase plasmática e, assim como a succinilcolina, está sujeita ao mesmo bloqueio prolongado em pacientes com deficiência de colinesterase plasmática. (Ver Schwartz, 9ª ed., p. 1738 e Tabela 47-5.)

TABELA 47-5	Vantagens e desvantagens dos agentes bloqueadores neuromusculares não despolarizantes		
Agente	**Duração (h)**	**Vantagens**	**Desvantagens**
Pancurônio	> 1	Não liberação de histamina	Taquicardia; ação lenta; longa duração
Vecurônio	< 1	Ausência de efeitos cardiovasculares	Ação intermediária
Rocurônio	< 1	Ação rápida; ausência de efeitos cardiovasculares	–
Mivacúrio	< 1	Ação rápida; curta duração & liberação de histamina	–

Fonte: Adaptada com permissão de Rutter TW, Tremper KK: Anesthesiology and pain management, in Greenfield LJ (eds): *Greenfield's Surgery: Scientific Principles and Practice*, 4th ed. Philadelphia: Lippincott & Williams, 2006, p 452.

15. Qual dos seguintes agentes inalatórios seria a melhor escolha para um paciente com doença hepática crônica?
    A. Halotano.
    B. Isoflurano.
    C. Desflurano.
    D. Sevoflurano.

Resposta: D
Halotano, enflurano, isoflurano e desflurano produzem um haloide trifluoroacetil oxidativo reativo, e podem ocorrer reações cruzadas entre estes agentes, porém a magnitude do metabolismo dos anestésicos voláteis é um provável fator na habilidade de causar hepatite. Vinte por cento do halotano é metabolizado, 2% do enflurano, 0,2% do isoflurano e 0,02 do desflurano; o desflurano provavelmente possui o menor potencial para lesão hepática; O sevoflurano não produz metabólitos triafluoroacetilados e é improvável de causar hepatite. (Ver Schwartz, 9ª ed., p. 1742.)

16. Agentes inalatórios fornecem todos os seguintes, EXCETO:
A. Inconsciência.
B. Analgesia.
C. Amnésia.
D. Relaxamento muscular.

Resposta: C
Ao contrário dos agentes IV, os agentes inalatórios fornecem as três características de anestesia geral: inconsciência, analgesia e relaxamento muscular. No entanto, seria impraticável utilizar uma técnica inalatória em procedimentos cirúrgicos de grande porte, pois as doses necessárias iriam causar efeitos colaterais inaceitáveis e, portanto, adjuvantes IV são adicionados para otimizar o anestésico. (Ver Schwartz, 9ª ed., p. 1739.)

CAPÍTULO 48
Ética, Tratamento Paliativo e Cuidados no Final da Vida

PERGUNTAS SOBRE CIÊNCIA BÁSICA

1. Qual dos seguintes é um dos quatro princípios orientadores da bioética na abordagem principialista?
   A. Adesão à lei.
   B. Autonomia.
   C. Boa comunicação.
   D. Obtenção de todas as informações antes da tomada de decisão.

Resposta: B
A ética biomédica é o sistema de análise e deliberação dedicado para orientar os cirurgiões em direção ao "bom" na prática cirúrgica. Um dos "sistemas" éticos mais influentes no campo da ética biomédica é a abordagem principialista, enunciado por Beauchamp e Childress. Nesta abordagem às questões éticas, os dilemas morais são deliberados utilizando quatro princípios orientadores: autonomia, beneficência, não maleficência e justiça. (Ver Schwartz, 9ª ed., p. 1753, 55 e Fig. 48-1.)

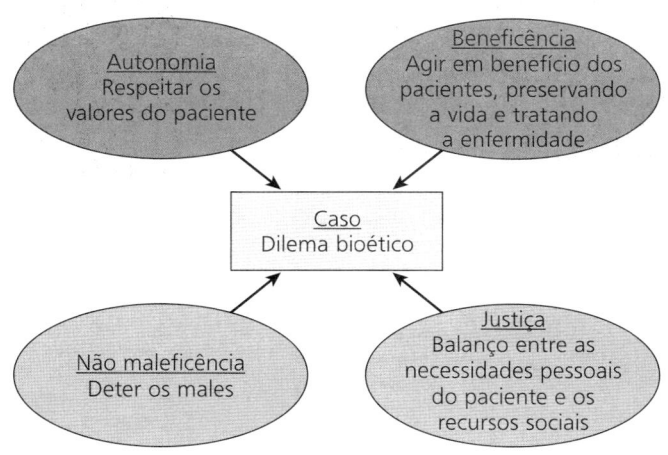

FIG. 48-1. Os quatro princípios do paradigma com base no cuidado.

2. Qual dos seguintes é um dos quatro elementos do consentimento informado?
   A. Todos os membros familiares devem ser informados das opções disponíveis.
   B. O médico deve documentar que o paciente possui capacidade de decisão.
   C. O paciente deve assinar um formulário de consentimento.
   D. O formulário de consentimento deve ser assinado por uma testemunha.

Resposta: B
Um consentimento informado adequado envolve pelo menos quatro elementos básicos: (a) o médico documenta que o paciente ou suplente possui a capacidade de tomar uma decisão médica; (b) o cirurgião revela ao paciente detalhes relacionados com o diagnóstico e as opções de tratamento, de modo que o paciente possa fazer uma escolha informada; (c) o paciente demonstra compreensão da informação revelada antes de (d) autorizar voluntariamente um plano de tratamento específico sem influência inadequada.

Só o paciente, ou o suplente do paciente, deve ser informado das opções disponíveis.

Embora o ato de assinar um formulário de consentimento se tenha tornado padrão, não é necessário documentar o consentimento informado. (Ver Schwartz, 9ª ed., p. 1756.)

PERGUNTAS CLÍNICAS

1. Uma vítima de acidente inconsciente está hipotensiva em razão de hemorragia intra-abdominal e necessita de uma laparotomia de urgência. Sua identidade é desconhecida e, portanto, nenhum familiar está disponível. Qual das seguintes alternativas deve ser realizada?
   A. Nada; é ilegal operar um paciente sem consentimento.
   B. O cirurgião deve documentar a necessidade de cirurgia e proceder com a mesma.
   C. Três médicos devem documentar a necessidade de cirurgia, e o cirurgião deve então proceder.
   D. Uma ordem judicial deve ser obtida antes de proceder com a cirurgia.

Resposta: B
O consentimento de emergência requer que o cirurgião considere a possibilidade de salvar a vida do paciente com as intervenções e, se as mesmas forem bem-sucedidas, qual o tipo de incapacidade pode ser esperada. As emergências cirúrgicas são uma das poucas vezes em que os limites da autonomia do paciente são voluntariamente reconhecidos, e os cirurgiões são autorizados por lei e ética a agir rapidamente no melhor interesse de seus pacientes, de acordo com a opinião do cirurgião. As leis médicas mais aplicáveis requerem que os médicos forneçam o padrão de cuidados aos pacientes incapacitados, mesmo que isto envolva procedimentos invasivos sem o consentimento explícito do paciente ou suplente. Quando possível, os cirurgiões devem obter a permissão de seus pacientes para o fornecimento de tratamento, porém quando condições médicas de emergência tornam os pacientes incapazes de conceder esta permissão, e quando o atraso é provável de causar graves consequências, os cirurgiões são legal e eticamente autorizados a fornecer qualquer tratamento cirúrgico que o cirurgião julgue necessário para preservar a vida e restaurar a saúde.

Seria antiético negar cirurgia a este paciente. O conceito de uma documentação de "três médicos" não é legal ou eticamente necessário nesta situação, nem uma ordem judicial. (Ver Schwartz, 9ª ed., p. 1756.)

2. Um paciente de 3 anos de idade com uma lesão esplênica severa é admitido na UTI. Clinicamente, uma transfusão é indicada. Os pais insistem que sua religião não permite transfusões e ameaça processar o médico caso o sangue seja transfundido. O melhor curso de ação é:
   A. Não realizar a transfusão, porém usar alternativas, quando disponível.
   B. Tentar argumentar com a família e obter permissão para transfusão.
   C. Contatar o advogado do hospital e proceder com a transfusão.
   D. Proceder com a transfusão após documentar a indicação.

Resposta: C
Certas práticas religiosas podem dificultar o tratamento de crianças menores de idade em necessidade de transfusões sanguíneas capazes de salvar a vida; no entanto, a lei deixou claro o precedente de que os pais, independente de suas crenças, não podem colocar seus filhos em risco de vida. Em tal circunstância, o médico deve procurar o advogado da equipe médico-legal do hospital, assim como da equipe de ética institucional. O precedente legal, em geral, estabelece que o hospital ou o médico podem proceder e fornecer todos os cuidados necessários para a criança. (Ver Schwartz, 9ª ed., p. 1757.)

3. Uma paciente com carcinomatose está necessitando de grandes quantidades de morfina para ACP (média de 15 mg/h). Sua dor é muito pouco controlada, e o serviço de dor acha que ela precisará de pelo menos 20 mg/h para um controle adequado da dor. A farmácia questiona a dose, visto que é alta o suficiente para causar uma parada respiratória. O curso de ação apropriado é:
   A. Cancelar o pedido e continuar com a dose anterior.
   B. Proceder com o aumento da dose, porém não tanto quanto o planejado.
   C. Manter o pedido de 20 mg/h.
   D. Mudar de ACP para dose em *bolus*.

Resposta: C
Ao deliberar a questão de retirar *versus* recusar terapias mantenedoras da vida, o princípio de "duplo efeito" é geralmente mencionado. De acordo com o princípio do "duplo efeito", um tratamento (p. ex., administração de opioide no paciente terminal) intencionado a ajudar, e não a prejudicar, o paciente (ou seja, alívio da dor) é eticamente aceitável, mesmo quando uma consequência não planejada (efeito colateral) de sua administração é a de encurtar a vida do paciente (p. ex., por depressão respiratória). Sob o princípio do duplo efeito, um médico pode recusar ou retirar uma terapia mantenedora da vida se a *intenção* do cirurgião for a de aliviar o sofrimento, e não de acelerar a morte. A fórmula clássica do duplo efeito possui quatro elementos (Fig. 48-2). (Ver Schwartz, 9ª ed., p. 1758.)

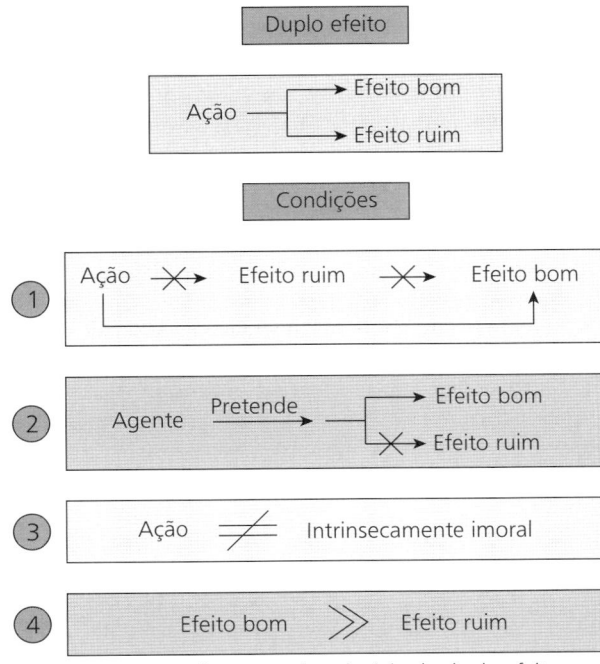

FIG. 48-2. Os quatro elementos do princípio do duplo efeito: 1) o efeito bom é produzido diretamente pela ação e não pelo efeito ruim. 2) A intenção da pessoa deve ser somente o efeito bom, mesmo que o efeito ruim possa ser previsto. 3) A ação em si mesma não deve ser intrinsicamente errada, ou deve ser pelo menos neutra. 4) O efeito bom é suficientemente desejável para compensar a ação do efeito ruim.

4. Qual dos seguintes é uma indicação para uma consulta de cuidados paliativos?
   A. Qualquer um com um diagnóstico potencialmente fatal.
   B. Aconselhamento psicológico dos médicos e funcionários após a perda de um colega sobre tais cuidados.
   C. Antecipação de procedimentos dolorosos ou outras terapias.
   D. Transtornos psicológicos.

Resposta: B
Embora não utilizado com muita frequência, equipes de cuidados paliativos fornecem assistência aos médicos e funcionários após a perda de um paciente.

O tratamento paliativo é concentrado primariamente nos cuidados no final da vida. O diagnóstico de uma doença, antecipação da dor ou estresse psicológico não são em si indicações para uma consulta de cuidados paliativos. Nathan Cherny, outro pioneiro do cuidado paliativo, repete estes tópicos em sua definição de cuidado paliativo: "[o cuidado paliativo] está preocupado com três coisas: a qualidade de vida, o valor da vida e o significado da vida". Portanto, a *existência*, e não a morte, é o foco do cuidado paliativo. (Ver Schwartz, 9ª ed., p. 1759 e Tabela 48-1.)

TABELA 48-1	Indicações para a consulta de cuidados paliativos
	Pacientes com condições progressivas e letais, especialmente quando caracterizadas por sintomas incômodos, declínio funcional e déficits cognitivos progressivos
	Assistência no esclarecimento ou reorientação dos objetivos de cuidado do paciente/família
	Assistência na resolução de dilemas éticos
	Situações em que o paciente/suplente declina adicionais tratamentos invasivos ou curativos com preferência declarada para as medidas apenas de conforto
	Pacientes que supostamente morrerão iminentemente ou logo após a alta hospitalar
	Fornecimento de assistência de perda para a equipe de cuidados do paciente, particularmente após a perda de um colega sob tratamento

5. Um paciente com câncer terminal que passa > 50% do dia dormindo e requer alguma ajuda com as atividades da vida diária possui aproximadamente quanto tempo de vida?
   A. Incerto, poderia ser meses a anos.
   B. Meses.
   C. Semanas.
   D. Dias.

Resposta: C
Por exemplo, pacientes com câncer metastático avançado que descansam/dormem por 50% ou mais das horas normais de vigília e requer alguma ajuda com as atividades da vida diária (AVD) apresenta uma sobrevida projetada de semanas, e pacientes que estão essencialmente acamados e dependentes para as AVD apresentam uma sobrevida projetada de dias a 1 ou, no máximo, 2 semanas. A Tabela 48-2 exibe uma simples ferramenta prognóstica para auxiliar os clínicos a reconhecer pacientes próximos do final da vida. (Ver Schwartz, 9ª ed., p. 1762.)

TABELA 48-2	Ferramenta prognóstica simples na doença avançada (especialmente câncer)	
Nível funcional	Escala de desempenho (ECOG)	Prognóstico
Capaz de realizar todas as AVDs básicas independentemente e algumas AIVDs	2	Meses
Descasando/dormindo por 50% ou mais das horas de vigília e necessitando alguma ajuda com as AVDs básicas	3	Semanas a alguns meses
Dependente para as AVDs e pacientes acamados ou restritos à cadeira	4	Dias a algumas semanas

Estas observações se destinam para pacientes com doença progressiva, avançada e incurável (p. ex., câncer metastático refratário ao tratamento).
AVD básicas = atividades da vida diárias básicas (p. ex., transporte (VER), ir ao banheiro, tomar banho, vestir-se e alimentar-se); AIVD = atividades instrumentais da vida diária (p. ex., atividades mais complexas, como preparação de alimento, realização de tarefas domésticas, balanço do talão de cheques, compras etc.); ECOG de Escala de desempenho funcional do Eastern Cooperative Oncology Group.

6. O tratamento primário para dispneia (falta de ar) em um paciente terminal é:
   A. Oxigênio suplementar por uma máscara com válvula unidirecional.
   B. Resfriamento do quarto.
   C. Opioides.
   D. Agentes ansiolíticos.

Resposta: C
O tratamento primário da dispneia (falta de ar) no paciente terminal é a administração de opioides, que deverá ser cuidadosamente titulada para aumentar o conforto e reduzir a taquipneia a uma faixa de 15 a 20 respirações/minuto. O movimento de ar na face gerado por um ventilador pode algumas vezes ser útil. Se isto não for eficaz, o uso empírico de O_2 suplementar por cânula nasal (2 a 3 L/min) pode trazer algum alívio subjetivo, independente das alterações observáveis na oximetria de pulso. O O_2 suplementar deve ser umidificado para evitar a exacerbação da boca seca. As doses iniciais de uma liberação imediata de opioide para a falta de ar devem ser metade a 2/3 de uma dose inicial do mesmo agente para a dor no câncer. Para os pacientes já tomando opioides para a dor, um incremento de 25 a 50% na dose do atual agente de liberação imediata para dor geralmente será eficaz em aliviar a falta de ar. (Ver Schwartz, 9ª ed., p. 1762 e 1763.)

ÍNDICE REMISSIVO

Entradas acompanhadas por um *f* ou *t* em itálico indicam figuras e tabelas, respectivamente.

%ppo (Percentual Previsto da Função Pulmonar no Pós-Operatório), 184*f*
%ppoDLCO (Percentual Previsto no Pós-Operatório da Capacidade de Difusão de Monóxido de Carbono), 185*f*
^{131}I (Iodo Radioativo)
 ablação com, 409
 complicações após tireoidectomia total, 404
 para câncer de tireoide, 404
  da terapia com, 404*t*
   doses, 404*t*
4E-BP1 (Proteína de Ligação 1 eIF4E), 86*f*

A

AA (Ácido Araquidônico), 8*f*, 21
 metabolismo do, 6*f*
AAA (Aneurisma da Aorta Abdominal)
 cirurgia de, 376
 comportamento natural do, 222
 crescimento médio anual dos, 222
 reparo de, 224, 225, 229
  aberto, 224
   e endovascular, 224
  eletivo, 225
  endovascular, 229
   endoleak após, 229
 risco anual de ruptura de, 226*t*
  com base no tamanho, 226*t*
AAST (*American Association for the Surgery of Trauma*)
 escala da, 59*t*, 431*t*
  de classificação de lesões em órgãos importantes, 59*t*
  de lesão renal, 431*t*
Abaulamento Epigástrico
 da diástase do reto abdominal, 374
ABC (Via Aérea, Respiração, Circulação)
 do exame primário, 49
ABCC6 (Gene 6, Subfamília C, da Gaveta de Ligação de ATP)
 mutações no, 218
Abdome
 feridas de facadas no, 36
 lateral direito, 376
 superior, 320*f*
Abdução dos Dedo(s), 474
ABF (Aortobifemoral)
 bypass com enxerto, 230
Ablação
 a *laser*, 235
 endoscópica das varizes, 330
Abordagem
 principialista, 507
Abscesso
 de Bartholin, 442
 esplênico septado, 372
 hepático, 45, 331
 pancreático na pancreatite necrosante, 45
  taxa de, 45
 piogênico do lobo hepático direito, 331
 tubo-ovariano rompido, 443
Absorção
 da água intraluminal, 284

no intestino delgado, 284
de cálcio, 262, 279
de sódio, 401
 aumento da, 401
 intestinal, 285*t*
 regulação da, 285*t*
ACA (Artéria Cerebral Anterior), 453
 derrame da, 455
Acalasia, 253
 achados clínicos de, 243
 bico de pássaro da, 244*f*
 e hérnia de hiato pequena, 249
 motilidade esofágica na, 244*f*
 patogênese da, 243
 tratamento, 249
Ação(ões) Judicial(is), 4
ACCP (*American College of Chest Physicians*)
 sumário das recomendações do, 237
ACE (Antígeno Carcinoembrionário), 356, 357*f*
Acesso
 periférico intravenoso, 51
 venoso central, 112
  colocação de, 112
Acetaminofeno
 overdose de, 322
Acetato
 de desmopressina, 23, 24
 de mafenida, 65
  complicações por, 65
Acetilcolina, 257, 283, 352
 aumento em, 500
 liberação de, 302
 receptores nicotínicos de, 5
Acetilcolinesterase
 inibidor da, 307
ACI (Artéria Carótida Interna)
 diâmetro luminal reduzido da, 220
 risco aumentado de AVE no, 220
 estenose de segmento longo da, 220
 escolha de *stents* para, 220
 oclusão de, 222
Acidente Frontal
 de alta velocidade, 58
Ácido(s)
 agentes redutores de, 251
 bicloroacético, 301
 biliares, 322
  e aminoácidos, 322
  secreção na bile dos, 322
 eicosapentaenoico, 6
 γ-aminobutírico, 499
  agentes de indução no receptor do, 499
 graxos, 6, 300
  de cadeia curta, 300
  ômega-3, 6
   na resposta inflamatória, 6
  ômega-6, 6
 hidroxieicosatetraenoico, 6
 produção de, 261, 264
  no estômago, 261
  H. pylori e aumento na, 261
  úlceras gástricas e, aumento da, 264
 queimaduras por, 68, 139, 478
  fluorídrico, 68, 139, 478
  fórmico, 68

secreção do, 257
Acidose, 65
 de *anion gap*, 18
 láctica, 18
 metabólica, 17, 19*t*, 65
  etiologia de, 19*t*
ACIP (Artéria Cerebelar Inferior Posterior), 455
Acloridria, 357
ACM (Artéria Cerebral Média), 455
ACOG (*American College of Obstetricians and Gynecologists*)
 diretrizes para
  encaminhamento da, 447*t*
  para oncologia ginecológica, 447*t*
ACP (Artéria Cerebral Posterior), 453, 455
Acrodermatite Enteropática, 73
ACS (*American College of Surgeons*)
 classificação de hemorragia do, 35
 princípios do código de conduta profissional da, 4
ACTH (Hormônio Adrenocorticotrófico), 9, 405*t*
 tumor hipofisário produtor de, 405
Actinomicose, 139, 186
Actinomyces israelii, 182
Acuidade Visual
 perda unilateral de, 457
 e proptose pulsátil, 457
AD (Autossômico Dominante), 72*t*
Adenocarcinoma, 171, 178
 da junção gastroesofágica, 252
  ressecção curativa de, 252
 de esôfago, 247
 do estômago, 267, 268
  ressecção de nódulos linfáticos na, 268
 do intestino delgado, 288
  localização, 288
 ductal, 355
 esofágico, 251
 gástrico, 268
  ressecção de, 268
 invasivo, 444
Adenoidectomia, 160
Adenoma, 266
 cortical, 412
 da paratireoide, 403, 406
 hamartomatosos, 306
 hepático do lobo direito, 335
 hipofisário, 404
 pleomórfico, 165
 tubulares, 306
 tubulovilosos, 306
 vilosos, 306
Adenomiomatose
 da vesícula biliar, 342
Adenopatia
 clinicamente significativa, 406
  carcinoma medular da tireoide direita sem, 406
Aderência, 296
Adesão
 das plaquetas, 21
 endotelial, 7
  leucócitos para, 7
 moléculas de, 7
  leucócito-endotélio, 7*t*

L-selectina, 7
ADH (Hormônio Antidiurético), 15*f*
 aumento do nível de, 32
Adipócito(s), 257
Administração
 parenteral, 19*t*
 soluções eletrolíticas para, 19*t*
Adrenalectomia, 398
Adução dos Dedo(s), 474
AE (Atresia Esofágica)
 com fístula, 421
 pura, 421
 variedades de, 421*f*
Aflatoxina
 câncer de fígado por exposição à, 83
AFP (Alfafetoproteína), 96, 181, 431
Agenesia Ovariana, 146
Agente(s)
 agonista da motila, 261
 alquilante, 96
 anestésicos, 500, 503
  duração de ação, 500
  inalatórios, 503
  locais, 500
  éster, 500
 anticoagulante, 28
  em coagulopatias, 28
 antifúngicos, 42
  e diminuição da contratilidade cardíaca, 42
  itraconazol, 42
 anti-inflamatório não esteroidal, 376
 antimicrobiano, 65
  complicações por acetato de mafenida, 65
 bloqueadores neuromusculares, 504*t*
  não despolarizantes, 504*t*
 de indução, 499
  no receptor do ácido γ-aminobutírico, 499
  depressão respiratória com, 502
 desencadeador, 502
  para hipertermia maligna, 502
 hemostáticos comuns, 28*t*
 inalatório, 501, 504, 505
  comum, 501*t*
  na doença hepática crônica, 504
 infliximabe, 297
 ofensivos em queimaduras químicas, 68
 quimioterápicos, 96, 97*t*, 143
  classificação dos, 96, 97*t*
  para tratamento de dermatofibrossarcoma protuberante, 143
 redutores de ácido, 251
Agonista da Motila, 261
Agranulocitose
 por PTU, 402
Agregação Plaquetária
 inibição da, 8
Água
 corporal total, 415
  de infante nascido a termo, 415
 e peso corporal, 13
 intraluminal, 284
  absorção no intestino delgado da, 284

AHD (Artéria Hepática Direita), 320f
AHE (Artéria Hepática Esquerda), 320f
AINEs (Drogas Anti-Inflamatórias Não Esteroidais), 16, 148, 266, 472
AIPC (Agência Internacional para Pesquisa sobre Câncer)
  grupo 1 selecionado pela, 93t
    de cancerígenos químicos, 93t
AJCC (*American Joint Committee on Cancer*), 96
  sistema de estadiamento para câncer de pulmão da, 189t
Albendazol, 332
Albinismo Parcial, 24
Albumina
  síntese de, 326
Alcalose, 17
Alcatrão de Carvão
  câncer por exposição ao, 94
Álcool
  abuso de, 155
    carcinoma espinocelular e, 155
    pancreatite por consumo de, 363
Aldara, 301
Aldosterona
  função da, 401
Aldosteronoma
  suprarrenal, 408f
    controle do, 408f
Alfa-1-antitripsina, 326
  deficiência de, 106
Alfabloqueador(es), 409
Alfafetoproteína
  níveis séricos elevados de, 431
Alfatocoferol, 113
Alginato(s)
  curativo de, 81
Alimentação
  choro na, 196
Alimento(s)
  conservação dos, 89
  e câncer gástrico, 89
Aloenxerto
  com fáscia *lata*, 443
Alopecia, 294
ALP (Abdutor Longo do Polegar), 482f
Alteração(ões)
  do estado de consciência, 371
    e trombocitopenia, 371
    e petéquia na extremidade inferior, 371
  fisiológica primária, 201
    da insuficiência cardíaca, 201
  isquêmicas na pele, 114
    úlcera de decúbito por, 114
  no estado de consciência, 345
  no rim, 493
    com envelhecimento, 493
  patológicas, 243
    achados clínicos de acalasia nas, 243
  valvular que requer cirurgia, 495
    em idosos, 495
Amastia, 146
Amaurose
  fugaz, 222
Ambislim, 273
Amebíase, 332
American Association for the Surgery for Trauma
  escalas de classificação de lesões da, 59
Amido(s)
  digestão dos, 284
Amilase, 284, 352
  níveis séricos na pancreatite de, 359
  pancreática, 350
Amiloidose, 368
Amilorida, 407
Aminoácido(s)
  ácidos biliares e, 322
    secretados na bile, 322
  no corpo humano, 10
  papel do, 75

Amiodarona, 404
Amnésia, 505
AMPc (Adenosina Monofosfato Cíclico), 8
Ampola de Vater
  mucina sendo expelida da, 359
  na CPRE, 359
AMS (Artéria Mesentérica Superior), 320, 349
  fluxo colateral entre tronco celíaco e, 218
Anabolismo, 12
Analgesia, 505
Anastomose
  de Bishop-Koop, 425
  intestinal, 74
  primária, 169, 194, 305
    colectomia esquerda com, 305
    de estenose traqueal, 169
    ressecção da COA da aorta com, 194
  terminoterminal, 425
Anatomia
  arterial, 320
    do abdome superior, 320f
    do fígado, 320f
  da parede abdominal anterior, 446f
    alterações com o peso, 446f
  pélvica interna, 439f
  segmentar, 169f
ANDI (Distúrbios do Desenvolvimento e Involução Mamária Anormal)
  classificação, 149
    sobre distúrbios mamários benignos, 149t
Anel
  de Schatzki assintomático, 245
  femoral, 387
    bordas do, 387
  gástrico ajustável, 273
    resultado precário após colocação de, 273
  inguinal, 386
Anemia, 118
  ferropriva, 251, 275
    grave, 275
    hérnia de hiato e, 251
  hemolítica congênita, 369
  perniciosa, 353
  relativa à gravidez, 64
Anestesia
  epidural, 501
  espinal, 501
  geral, 503
    técnicas para indução da, 503
  no paciente cirúrgico, 499-505
  raquidiana, 501
    cefaleia espinal após, 502
Anestésico(s)
  inalatórios, 503
  locais, 499, 500
Aneurisma(s)
  aórtico, 208
  aorticoabdominal, 220
    endovascular, 220t
  Crawford, 210
  da aorta, 211
    torácica descendente, 211
      diâmetro crítico, 211
      reparação endovascular de, 211
    toracoabdominal, 211f
      classificação de Crawford dos, 211f
  esplênico, 369
    da porção média da artéria esplênica, 369
  micóticos da aorta torácica, 208
    causa, 208
    reparação cirúrgica eletiva do, 208
  temporal, 224
  torácicos, 207-216
    aórtico-descendentes, 208
    da aorta, 208, 212

  toracoabdominais, 208, 210
Anfotericina
  B lipossomal, 42
Angina
  classe da, 203
    pelo escore da SCC, 203
  clássica, 201
  do peito, 203t
    classificação da SCC da, 203t
Angiogênese, 76
Angiografia
  complicações da, 113
  renais, 113
  coronária, 39
    transluminal, 39
      percutânea, 39
  na insuficiência renal, 113
  leve, 113
  seletiva, 222
Angioplastia
  com balão, 194
  e CRM, 206
    comparação entre, 206
Angiossarcoma, 380
  do fígado, 93
    cancerígenos químicos e, 93
  e síndrome de Stewart-Treves, 142
Anomalia(s)
  associadas a COA da aorta, 194
  cardíacas, 427
  congênita da mão, 479
  da fenda braquial, 165
    nos seios piriformes, 165
  de Ebstein, 195
  traqueoesofágica, 421
  vasculares leptomeníngeas, 491
Anorexia, 17, 257
Anquirina, 368
Anrinona
  efeito colateral da, 39
Antebraço
  proximal, 474
    artéria radial, 474
Antibiótico(s)
  dosagem de, 42
    na ressecção eletiva do cólon, 42
  e esplenectomia, 372
    em abscesso esplênico septado, 372
  na alergia à penicilina, 43
  orais na pouchite sintomática, 313
  profiláticos, 66, 77
    em queimados, 66
    na ressecção do cólon, 77
  uso profilático de, 43t
Antibioticoterapia, 331
  duração de, 43, 46
  intravenosa, 311
    proctossigmoidite por *C. difficile* não responsiva à, 311
  para cancroide, 441
Anticoagulação, 228
  adequada, 236
    TVP recorrente mesmo com, 236
  com heparina, 232
    monitoramento na, 232
  contraindicação em TVP proximal de, 236
  induzida pela heparina, 231
  na SBC, 331
Anticorpo(s), 101, 133
  monoclonal, 133
Antiemético(s)
  administração de, 253
Antígeno
  células apresentadoras de, 99
  teste de detecção rápida do, 47
  tumorais, 133
Anti-heparina
  PF4, 26
    presença do, 26
Anti-inflamatório oral, 472
Antraz

  achado típico em raios X do tórax de, 47
Ânus, 299-313
  imperfurado alto, 423
    anomalia associada, 423
Aorta, 398, 428, 429
  abdominal, 223f, 227f
    artérias renais na ARM da, 223f, 227f
  arco da, 191
  ascendente, 213
    complicação típica da dissecção aguda da, 213
  COA da, 194
    bebês com, 194
  dissecção da, 211, 215f, 224
    aguda, 211
    esquemas de classificação para, 215f
  distância média do umbigo até a, 446
    com peso normal, 446
  sobreposta, 198
  torácica, 58, 208
    causa de aneurismas micóticos da, 208
    laceração da descendente, 58t
    níveis de elastina na ascendente, 208
    TC do tórax da lesão da, 58
AP (Artéria Pulmonar), 63f, 191
  cateter da, 119
    comparando com a monitoração da PVC, 119t
    monitoração no pós-operatório com, 119
APC (Polipose Adenomatosa Colônica)
  gene do supressor de tumor da, 89
  no câncer de cólon esporádico não sindrômico, 89
Apêndice, 315-318
  distendido, 317
    preenchido por material mucinoso, 317
  tratamento de linfoma confinado no, 318
  normal, 315
    capacidade luminal do, 315
  porção média do, 317
    apendicectomia de tumor carcinoide da, 317
  tecido linfoide no, 315
Apendicectomia, 315
  aberta, 317, 374
    conversão para, 317
  de tumor carcinoide, 317
    da porção média do apêndice, 317
  incidental, 317
  laparoscópica em mulher nulípara, 447
Apendicite
  aguda, 27, 494
  cirurgia laparoscópica para, 317
    apêndice distendido por material mucinoso em, 317
  imunocomprometidos com, 316
  perfurada, 43
    antibioticoterapia para peritonite bacteriana de, 43
Aperfeiçoamento
  com base na prática, 3
Aponeurose
  muscular, 385
  do oblíquo externo, 385
Apoptose, 129
  depressão da, 86
  predisposição à, 84
  vias de, 87, 130f
    extrínseca, 87
Aprendizagem
  com base na prática, 3
AR (Autossômico Recessivo), 72t
Arco
  aórtico, 239
    estreitamento na altura do, 239
  da aorta, 191

ÍNDICE REMISSIVO

Área Médica
  educação em pós-graduação na, 3, 4
    conselho de acreditação de competências fundamentais para, 3, 4
Área Motora
  do córtex cerebral, 449
ARF (Ablação por Radiofrequência), 235
Arginina, 75
  vasopressina, 32
ARM (Angiografia por Ressonância Magnética), 215
  da aorta abdominal, 223f, 227f
    artérias renais na, 223f
Arma de Fogo
  ferimento na espinha por, 452
    com perda do controle motor, 452
Armazenamento
  anômalo de esfingomielina, 368
Arritmia(s), 198, 199
Artéria(s)
  braquial, 217
    PA na, 217
    e nas artérias distais, 217
  brônquicas, 241, 428
  carótida, 219, 220, 224, 226, 395
    colocação de stent na, 224, 226
    DFM da, 219
    externa, 395
    interna, 395
    revascularização para, 220
  cística, 338
    origem, 338
  esplênica, 103, 369, 398
    aneurisma esplênico da porção média da, 369
    e mesentérica superior, 103
  femoral, 52
    lesão de, 52
  frênica, 241, 398
    inferior, 241
  gástrica, 241, 255
  gastroduodenal, 320
  hepática, 105, 320, 321f, 338, 352
    aberrante, 338
    comum, 321f
      variantes anatômicas, 321f
    direita, 338, 352
      reposicionada, 352
    origem da, 320
    ramos da, 320f
    suprimento sanguíneo ao fígado da, 320
    trombose da, 105
  ilíaca, 220, 301, 429
    comum, 220
      calcificação da, 220
  inominada, 395, 428
  intercostais, 145
  lombares, 429
  mamária medial, 145
  mesentérica inferior, 299
    ramo da, 299
  pancreaticoduodenal inferior, 349
  poplítea, 221
    síndrome de compressão da, 221
  pulmonar, 197, 428
    bandagem da, 197
  radial, 474
  renais, 223f, 227f, 398, 429
    DFM na esquerda, 227f
    estenose bilateral do óstio das, 223f
    normais, 223f
      na ARM, 223f
  retal média, 301
  sigmoides, 299
  suprarrenal inferior, 398
    origem, 398
  tireóidea, 241, 393, 395
Arteriografia
  suprimento arterial sistêmico, 428f

Arteríola(s)
  ativação nas, 32
  de receptores alfa-adrenérgicos, 32
Arteriopatia, 217-230
Arterite
  de Takayasu, 208
  temporal, 224
    complicação da, 224
Articulação(ões)
  esternoclavicular, 463
    deslocamento da, 463
  interfalangianas dos dedos, 476
    músculos que flexionam as, 476
  MCF, 474
    artrite grave não responsiva à medicação da, 474
Artrite, 294
  grave, 474
Artrodese, 474
ASA (American Society of Anesthesiologists)
  sistema de classificação do estado físico da, 503t
Ascaridíase, 332
Ascaris lumbricoides, 332, 345
Ascite, 203
  pancreática, 364
  terapia médica para controle da, 375
Asma, 272
Aspergillus
  doença pulmonar por hipersensibilidade de, 182
Aspiração
  com agulha fina, 176
  e escleroterapia, 333
  NG, 290, 304
  percutânea, 331
Aspirina, 21, 472
AST (Aspartato Transaminase), 362t
Astrocitoma, 456, 458
Atelectasia, 372
ATP (Adenosina Trifosfato), 24
  depleção de, 32
Atresia
  biliar, 106, 327, 422, 427
    portoenterostomia de Kasai, 422f
    procedimento de Kasai, 427
  da tricúspide, 195
  duodenal, 427
    associado à, 427
  FTE sem, 421
Átrio
  esquerdo, 194, 206
    divisão do, 194
AV (Atrioventricular)
  defeito do canal, 192
  nó, 201
AVD (Atividades da Vida Diária), 494
  de paciente com câncer terminal, 510
AVE (Acidente Vascular Encefálico), 103
  na crise isquêmica transitória, 222
  risco para, 222
  risco aumentado de, 220
  no diâmetro luminal reduzido da ACI, 220
AVK (Antagonista da Vitamina K), 237t
AVM (Ácido Vanilmandélico)
  plasmático, 413
  urinário, 413
Azatioprina, 305, 377

B

B$_{12}$
  deficiência em, 286
Baço(s), 367-372
  acessórios no hilo esplênico, 367
  função primária em humanos do, 367
  lesão no, 55
  percentagem de plaquetas sequestradas do, 367

  volume removido de hemácias envelhecidas do, 367
Bactéria(s)
  anaeróbias, 440
  peso nas fezes das, 300
Bacteroides, 300, 345
  spp, 440
Bainha
  do reto abdominal, 375
    hematoma da, 375
  neural, 452
    sarcoma de, 452
Balão
  angioplastia com, 194
  dilatação em COA neonatal por, 194
  do cateter de Swan-Ganz, 112
  inflar o, 112
  valvotomia por, 193
Bandagem
  da AP, 197
Banho
  de assento, 302
Bário
  esofagograma com, 243t, 244f, 245, 252f
    bico de pássaro na acalasia no, 244f
    constrição após dilatação no, 243f
    do anel de Schatzki, 245
    esôfago dilatado no, 244f
    nos espasmos difusos, 252f
    deformidade em saca-rolhas, 252f
    perfuração restrita após dilatação no, 243f
  radiografia com, 250-252
Barorreceptor(es)
  vascular reduzida, 494
  sensibilidade dos, 494
Barrett
  esofagite de, 242, 247, 254
  risco de adenocarcinoma na, 247
Bartholin
  abscesso de, 442
  cisto de, 442
  glândula de, 442
BBP/SD (Bypass Biliopancreático com Swicth Duodenal), 273
BCG (Bacilo de Calmette-Guérin), 436
BCP (Bypass Cardiopulmonar), 196
Bebê
  com diagnóstico tardio de estenose pilórica, 427
  de 2 semanas, 419
    com desconforto respiratório leve, 419
Bell
  doença de, 420
  paralisia de, 158
    e infecção por herpes simplex, 158
Benzocaína, 500
Bernard-Soulier
  síndrome de, 24
Beta
  gonadotrofina coriônica, 431
    humana, 431
Betabloqueador(es), 214, 267, 377
Bexiga, 305
  intraperitoneal, 429
  pressão da, 114
BGLA (Anel Gástrico Ajustável por Laparoscopia), 274
BGYR (Bypass Gástrico em Y de Roux), 274
  colelitíase após, 275
  perda de peso corpóreo no primeiro ano após, 275
  úlcera marginal após, 276
BGYRL (Bypass Gástrico em Y de Roux por Laparoscopia), 275
  complicações após, 276t
    intervenção cirúrgica urgente na, 276t
Bile
  componentes da, 341

  pH da, 337
  volume da, 338
  vesícula biliar e, 338
Bilirrubina, 328
  de 5,2, 327
  enfermidade leve na síndrome de Gilbert e, 327
Bioética
  princípios orientadores na abordagem principialista da, 507
Bioimpedância, 120
Biologia Molecular, 127-133
Biópsia
  de sarcoma, 381, 382
  excisional, 382
  por agulha grossa, 381
  de úlcera de Marjolin, 78
  displasia na, 303
    baixo grau de, 303
    grau moderado de, 303
  melanoma, 142
Birt-Hogg-Dubé
  síndrome de, 436
Bishop-Koop
  anastomose de, 425
Bismuth-Corlette
  classificação de, 347f
Bisturi Harmônico, 27, 123
Bloqueador(es)
  beta, 113
  brônquico, 183
  dos canais de cálcio, 16
  neuromusculares não despolarizantes, 504
Bloqueio Neuromuscular
  reversão do, 500
Borda(s)
  do anel femoral, 387
  do triângulo de Hesselbach, 387
Borrie
  glânglio linfático de, 167
Bota de Unna
  terapia de compressão com, 235
Botox (Toxina Botulínica), 302
BPM (Baixo Potencial de Malignidade), 447
Braço(s)
  diminuição nos, 57
    da força, 57
    da sensibilidade, 57
Broncoscopia, 171, 176
  na sala cirúrgica, 113
  rígida, 182
    com lavagem de água gelada, 182
Bronquiectasia(s)
  desenvolvimento de, 180
  por infecções, 180
Brônquio(s)
  anatomia segmentar dos, 169f
  intermediário, 167
Brown-Sequard
  síndrome de, 452
Bupivacaína, 481
Burows
  triângulos de, 163
Bypass
  aortobifemoral, 230
    índice de desobstrução nos com enxerto ABF, 230
  gástrico, 286
    suplemento de cálcio após, 288
  infrainguinal, 220

C

C. difficile (Clostridium difficile)
  tratamento da proctossigmoidite grave por, 311
  não responsiva à antibioticoterapia, 311
C1GAM (Caixa 1 do Grupo de Alta Mobilidade), 31f

Cabeça
　carcinoma espinocelular da, 155
　　e abuso, 155
　distúrbios da, 155-165
　do pâncreas, 350, 353
　　veias da, 353
　lesão fechada de, 451
CABG (Cirurgia de Revascularização Miocárdica), 205
Cajal
　células de, 283, 292
Calcâneo
　fratura do, 465
Calcificação
　da artéria ilíaca comum, 220
　extensiva da carótida, 224
　valvar adquirida, 202
Calcifilaxia, 410
Calcineurina
　inibindo a, 100
Cálcio, 279
　absorção de, 262, 279
　canais de, 16, 113, 499
　　bloqueadores dos, 16, 113
　　bloqueio do, 113
　citrato de, 288
　cloreto de, 288
　gluconato de, 288, 478
　　gel de, 478
　intracelular, 32
　　mudança na sinalização de, 32
　níveis de, 18t, 288
　　anormais, 288
　　manifestações clínicas de anormalidades nos, 18t
　sérico, 17, 354
　　nível real de, 17
　suplemento de, 288
　　após *bypass* gástrico, 288
　tratamento à base de, 68
　　de queimaduras por ácido fluorídrico, 68
Calcitonina, 354
Cálculo(s)
　na vesícula biliar, 340f, 343
　　pequenos, 343
　　　múltiplos, 343
　pancreáticos, 365
　　pancreatite crônica e, 365
　　　alívio sintomático em, 365
　pigmentares castanhos, 343
　primários do colédoco, 343
　renal, 432
　vesicais, 430
Caloria(s)
　do leite materno, 416
　fonte primária na inanição aguda de, 9
　necessárias para manter, 8, 415
CAM (Concentração Alveolar Mínima), 501
Campylobacter, 291
Canal(is)
　anal, 301f
　AV, 192
　　defeito do, 192
　de cálcio, 16, 113, 499
　de potássio, 499
　de sódio, 499
　femoral, 385
　　borda anterior do, 385
　inguinal, 386, 391
　　posterior, 391
　　　fraqueza no, 391
　　　laceração no, 391
　suprimento de sangue arterial do, 301f
　venosos profundos, 233
　　obliteração dos, 233
Câncer(es)
　cervical, 444
　colorretal, 91, 301
　　hereditário, 91
　　por defeitos na via ERR, 301

da tireoide, 92, 404, 406, 409, 497
　^{131}I após tireoidectomia total para, 404
　diferenciado, 409
　　tireoidectomia total para, 409
　metástases do, 406
　no idoso, 497
de células escamosas, 188
de cólon, 89, 310, 445
　esporádico não sindrômico, 89
　Hx familiar de, 445
　risco na colite ulcerativa de, 310
de fígado, 83
de mama, 83, 88, 90, 94, 95t, 96, 133, 149, 152, 153t, 496
　após 75 anos, 496
　causa genética, 153
　HER2, 133
　hereditários, 90
　incidência de, 83, 153t
　　esporádico, 153t
　　familiar, 153t
　　hereditário, 153t
　invasivo, 94, 95t
　　avaliação do risco de, 94, 95t
　　triagem, 94
　mortalidade por, 152
　　mamografia e, 152
　pacientes suscetíveis a, 133
　risco de, 90, 91, 149, 152
　　condições aumentam o, 149
　　de recidiva, 90
　　na mutação do gene BRCA1, 91
　　tempo de vida médio, 152
　subtipos de, 88
de ovário, 91, 150
　risco de, 150
　　do gene BRCA1, 150
de pâncreas, 93, 95
de pele, 138
　desenvolvimento de, 138
　　comprimento de onda de radiação e, 138
de próstata, 91, 430
　conduta expectante para homens com, 430
de pulmão, 83, 168f, 171, 178, 189t
　e dor torácica, 178
　estadiamento do, 168f, 190t
　　estações regionais de nódulo linfático para, 168f
　　proposta de revisões de, 190t
　　sistema de estadiamento da AJCC para, 189t
　sobrevida após tratamento de, 189t
endometrial em múltiplos parentes, 445
esofágico, 249
　ressecção curativa de, 249
estadiamento do tumor dos, 96
familiar, 408t
foco microscópico em pólipo de, 306
gástrico, 89, 91, 262
　diminuição na taxa de mortalidade mundial de, 89
　fator de risco de, 262
　hereditário, 87, 88t
　　gene associado ao, 87, 88t
　marcadores comuns de, 96t
　óbitos por, 83
ovariano, 446, 447
　epitelial, 446
　índice de sintomas do, 447
pancreático, 351, 355, 359, 360, 361f, 364
　mutação genética mais comum no, 351
　ressecabilidade do, 360
　　laparoscopia diagnóstica e, 360
　sobrevida após, 364
　　pancreatoduodenectomia para, 364

　　procedimento de Whipple para, 364
　tipo mais comum de, 355
pulmonar, 188
　sistema de estadiamento do, 188
recursos adquiridos pelo, 84f
risco de, 150t, 151t
　nos distúrbios mamários benignos, 150t, 151t
suprarrenal, 413
terminal, 510
　AVD no, 510
tipos de, 84
　por exposição ao alcatrão de carvão, 94
triagem de rotina de, 95
vesicais, 430
　risco de cálculos vesicais para, 430
Cancerígeno(s)
　químicos, 93
　　associados a angiossarcoma do fígado, 93
　　grupo 1 pela AIPC de, 93t
Cancroide
　antibioticoterapia para, 441
Cantrell
　pentalogia de, 427
Capacitância
　venosa, 34
Capsase(s), 129
Captopril
　varredura renal com, 222
Carboidrato(s)
　digestão de, 284f
Carboxilação
　gama, 231
　varfarina e, 231
Carcinogênico(s)
　virais selecionados, 94t
Carcinoide
　apendicular, 317f
　controle de pacientes com, 317f
Carcinoma, 266
　adenoide, 171
　　cístico, 171
　basocelular, 141, 143
　colorretal, 300, 310
　　na submucosa, 310
　　　com linfonodos positivos, 310
　　　sem metástase, 310
　da nasofaringe, 94, 156
　　infecções correlacionadas, 156
　de células de Merkel, 143
　de cólon, 300f
　　progressão do epitélio colônico normal para, 300f
　　ressecção estendida para, 309f
　de lábio inferior, 164f
　de vesícula biliar T2, 346
　do endométrio, 91
　ductal, 151
　　características marcantes no, 151t
　escamoso do lábio, 163
　espinocelular, 155, 171, 254
　　da cabeça, 155
　　　e abuso de álcool e cigarro, 155
　　de traqueia, 171
　　do esôfago, 254
　　do pescoço, 155
　　　e abuso de álcool e cigarro, 155
　in situ da mama, 150t, 151t
　　risco de câncer associado a, 150t, 151t
　invasivo, 306, 308
　　em pólipos, 306f
　　　pedunculares, 306f
　　　sésseis, 306f
　　no cólon transverso proximal, 308
　lobular, 150, 151t
　　da mama, 151
　　in situ, 150

　　medular da tireoide direita, 406
　　sem adenopatia significativa, 406
　neuroendócrino linfocitoide, 175
　　do pulmão, 175
　no esôfago, 251f
　　incidência de, 251f
　renal, 437
Carcinomatose
　necessitando de morfina para ACP, 508
　em grandes quantidades, 508
Cárdia
　incidência de carcinoma na, 251f
Cardiolite, 403
Cardiomiopatia Hipertrófica, 204
Cardiopatia
　adquirida, 201-206
　reumática, 204
Cardioversão, 113
Carina
　estreitamento na altura da, 239
Carney
　síndrome de, 411
Caroli
　doença de, 420
Carótida
　apresentação angiográfica desfavorável da, 224t
　para colocação de *stent*, 224t
Carpo
　síndrome do túnel do, 478
Carvão
　alcatrão de,
　　câncer por exposição ao, 94
Caspase(s), 129
CASR (Receptor Sensor de Cálcio), 394
Catecolamina(s), 39, 397
　síntese das, 398f
　substrato para as, 397
Cateter(es)
　colocação de, 52
　　pericárdico, 52
　　guiado por ultrassonografia, 52
　da AP, 119
　　comparando o, 119t
　　com monitoração da PVC, 119
　　monitoração no pós-operatório com, 119
　de Swan-Ganz, 112
　　complicação na colocação de, 112
　de Word, 442
　fidelidade do, 118
　intraósseo, 51
　pleurais de uso prolongado, 187
　terapia trombolítica guiada por, 230
　trombólise percutânea guiada por, 230
Cateterismo
　cardíaco, 54
Cateterização
　venosa seletiva, 407
Cátion
　no fluido intracelular, 14
CATVP (Conexão Anômala Total das Veias Pulmonares)
　DAP e, 196
　tratamento de recém-nascido com, 195
Cavidade
　peritoneal, 41
　　resposta inicial à contaminação bacteriana da, 41
CCK (Colecistoquinina), 258, 339
　meia-vida da, 339
CCNPH (Câncer Colorretal Não Polipoide Hereditário), 446t
CCR (Carcinoma de Células Renais), 98t
　com extensão para VCI, 432
　risco aumentado de, 436
　síndrome associada a, 436
CCT (Carcinoma de Células Transicionais), 430
　superficial, 436
　　ressecção transuretral de, 436

CD (Células Dendríticas), 282f
CDK (Quinases Dependentes de Ciclina), 128
Ceco, 304
Cefalosporina(s), 27
Ceftriaxona, 330
Cegueira
 na oftalmopatia de Graves, 406
Celebrex, 21
Célula(s)
 acinares pancreáticas, 352
 alterações das, 84
  e crescimento maligno, 84
 apresentadoras de antígenos, 99
 B, 281
 β, 350
  pancreáticas, 350
 cancerosas, 84
 CD4+T, 281
 CD8T, 281
 claras, 379
  sarcoma de, 379
 D, 261
  inibição de, 261
 da crista neural, 219
 danificadas, 33
 de Cajal, 283, 292
 de Kupffer, 323
 de Merkel, 143
  carcinoma de, 143
 de origem de TEGIs, 262
 de Paneth, 280
 delta pancreáticas, 351
 do músculo, 8f
 G antrais, 257
 gástricas, 256
  secreção do fator intrínseco pela, 256
 germinativas, 175, 178, 181, 431
  tumor de, 175, 178, 181, 431
   em crianças, 178
   mediastinal, 181
   não seminomatoso, 431
 grupo de, 84
  aumento da amplificação da oncogenese no, 84
  gene supressor de tumor no, 84
  perda da função do, 84
 hepáticas, 323
  defesa primária contra LPS, 323
 malignas, 85
  e ciclo celular, 85
 mesenquimais, 462
  diferenciação em osteoblastos das, 462
  em resposta à fratura, 462
 nucleadas, 99
 originadas nas criptas da mucosa, 280
 do intestino delgado, 280
 parietais, 255, 256
 processo de rejeição aguda mediado por, 101
 redondas pequenas, 379
  tumor desmoplásico de, 379
 responsáveis por gerar, 283
  ritmo básico de peristaltismo no intestino, 283
 T, 100
  ciclosporina inibe a ativação das, 100
  transformadas com proliferação anormal, 84
CER (Colangiografia Endoscópica Retrógrada), 332, 344
Cérebro
 informação motora transportada do, 450
Ceruloplasmina, 323
CFT (Câncer Folicular da Tireoide), 400t, 408t
CG (Células Germinais), 282f
Chance
 fratura de, 451

CHC (Carcinoma Hepatocelular), 147
 candidato a transplante de fígado, 104
 controle do, 336f
  algoritmo para, 336f
 TC do, 335f
CHD (Doença Coronariana), 192, 194
Chiari I
 malformação de, 456, 457f
 RM sagital ponderada de, 457f
 sintomas decorrentes de, 456
Choque, 31-39
 após envenenamento grave por CO, 38
 cardiogênico, 39
 débito de O_2 no, 35
 diferentes tipos de, 34t
 evento inicial em, 31
 hemorrágico, 55, 56t
  estágios avançados de, 56t
 hipovolêmico, 32, 345
 mediadores inflamatórios de, 34t
 neurogênico, 34, 39
  resposta hemodinâmica ao, 34
 resposta de, 31, 32
 séptico, 38t, 41, 443
 térmico, 5
  proteínas de, 5
   formação de, 5
 vasodilatador, 38
 vias que levam ao, 31f
Churg-Strauss
 síndrome de, 141
Cianeto
 de hidrogênio, 67
 toxicidade por, 67
CIC (Células Intersticiais de Cajal), 262, 283
Cicatrização
 corticosteroides exógenos na, 76
 das lesões, 70f
 de enxerto cutâneo, 485
  primeiro estágio de, 485
 de feridas, 11, 69-81
  aminoácidos para melhorar a, 75
  desnutrição calórica e, 77
  em pacientes que recebem esteroides, 76
  fase da, 69f
  fibroblastos na, 69
  função dos macrófagos na, 70
  mediador de citocina na, 72
  na pele, 74, 75t
  no GI, 74, 75t
  vitamina e, 77
   A, 77
   C, 77
 de úlceras do pé diabético, 81
  agentes tópicos na, 81
 fatores de crescimento no processo de, 72t
Ciclo Celular
 agentes do, 96
 células malignas e, 85
 fases do, 85f
 proteínas de, 85
 replicação do DNA, 128
 sistema de controle, 129f
Ciclofosfamida, 96
Ciclo-oxigenase
 plaquetária, 21
 droga que inibe a, 21
Ciclosporina
 inibe a ativação das células T, 100
 níveis diminuídos de, 102
Cigarro
 carcinoma espinocelular e abuso de, 155
  da cabeça, 155
  do pescoço, 155
Cintilografia
 com octreotida, 356
 com tálio, 202
  teste de esforço associado à, 202

CIRA (Captação de Iodo Radioativo), 412t
Circulação
 e trauma, 49
 esplâncnica, 34
Cirrose
 Child B, 330, 336
  e CHC, 336
  internado com massiva hemorragia varicosa aguda, 330
 ressecção eletiva segmentar do cólon, 328
Cirurgia(s)
 bariátrica, 259f, 273, 274t, 275t
  candidato à, 273
  efeitos da, 275t
   sobre complicações clínicas comórbidas, 275f
  secreção de grelina após, 259f
  tipos de, 273t
   por mecanismos de ação, 273t
 cardiovascular, 495
  indicador de mortalidade em idosos na, 495
 da doença de Crohn, 285, 288
 da mão, 473-484
  e punho, 473-484
 de bypass coronário, 206
 de local errado, 109, 111
 eletiva, 29
  doação autóloga para, 29
 endoscópica transluminal, 123-125
  por orifício natural, 123-125
 laboratório de competências em, 4
 laparoscópica de suposta apendicite, 317
 minimamente invasiva, 123-125
 ortopédica, 461-472
 para PTI, 370
  resposta permanente, 370
 pediátrica, 415-428
 plástica, 485-492
  e reconstrutiva, 485-492
 sangramento tardio após, 24
 tempo de recuperação após a, 494
  teste de função em paciente idoso, 494
Cistectomia
 derivação urinária não continente após, 433
Cisto(s)
 de Bartholin, 442
 de colédoco, 345, 346f
  classificação dos, 346f
  tipo II, 345
  classificação dos, 346f
  tipo mais comum de, 420
 do ducto, 164, 410, 414, 417
  tireoglossal, 164
   ressecção de, 164
  tireoglosso, 410, 414, 417
   cânceres nos, 414
   diagnóstico dos, 417
 do mediastino, 175t
  localização habitual dos, 175t
 ganglionico, 479
 hepático simples, 333
  e sintomático, 333
 mesentérico, 377
 omental, 377
 ovariano, 377
 poplíteo, 221
 sebáceo, 140
 triquilemais, 140

Cistoadenoma
 assintomático na cauda do pâncreas, 360
 conduta adequada, 360
Citocina(s), 5, 33
 anti-inflamatória IL-10, 34
 liberada após lesão grave, 33
 na cicatrização de feridas, 72
  mediador de, 72
 pró-inflamatória, 34
  IL-1, 34
  IL-6, 34
  IL-8, 34
Citoplasma, 145
Claudicação
 intermitente, 221
  causa não aterosclerótica de, 221
  ITB na, 228
 mandibular, 224
Clavícula
 deslocamento da porção medial da, 463
Cloreto
 de cálcio, 288
 de potássio, 17
 de vinil, 93
Cloridrato
 de guanidina, 174
Clostridium difficile
 risco mais alto de colite, 263
CMT (Câncer Medular da Tireoide), 400t, 414
CMV (Citomegalovírus), 285, 291, 305
 infecção pelo, 316
CO (Monóxido de Carbono), 324
 afinidade pela hemoglobina de, 65
 envenenamento por, 38, 65
  grave, 38
  mortalidade por, 65
   em queimaduras, 65
 meia-vida do, 67
  O_2 inalado e, 67
CO_2 (Dióxido de Carbono)
 reinalação parcial de, 120
COA (Coarctação)
 da aorta, 194
  anomalias associadas, 194
  bebês com, 194
Coagulação
 completa com varfarina, 233
 do tecido, 123
  corrente elétrica para, 123
 intravascular disseminada, 26
Coágulo
 força do, 29
Coagulopatia(s)
 agente anticoagulante em, 28
 e mortalidade em trauma, 37f
Cobalamina, 286
Cockett
 veias perfurantes de, 231
Código
 de conduta profissional da ACS, 4
Cola de Fibrina, 28
Colágeno
 no corpo humano, 71
 principal tipo de, 138
  na pele fetal, 138
 tipo I, 73
 tipo III, 138
Colagenólise
 aumento da, 74
Colangio-CA (Colangiocarcinoma), 347
 periférico, 335f
  TC do, 335f
Colangiografia
 intraoperatória, 343
Colangio-hepatite, 345
Colangite
 e colelitíase sintomática, 344
 e coledocolitíase, 344
  homem de 75 anos com, 344

esclerosante primária, 309, 346
Colecistectomia, 342
　com ressecção, 346
　　dos segmentos hepáticos, 346
　　　IVB, 346
　　　V, 346
　laparoscópica, 343, 444
　　endometriose na, 444
　na pancreatite biliar, 363
　no achado incidental de litíases biliares, 340
　por colecistite aguda, 43, 343
　profilática, 276
Colecistite
　aguda, 43, 343
　　colecistectomia por, 43, 343
　glandular proliferante, 342
Colectomia
　ascendente, 308f
　esquerda, 80, 305
　　com anastomose primária, 305
　　obstrução do intestino delgado após, 80
　sigmoide, 308f
　subtotal, 308f
　total, 308f
　transversa, 308f
Colédoco
　cálculos primários do, 343
　cisto do, 345, 346f, 420
　　classificação dos, 346f
　　tipo II, 345
　　tipo mais comum de, 420
Coledocolitíase
　colangite e, 344
　e coledocolitíase sintomática, 344
　　homem de 75 anos com, 344
Colelitíase
　achado incidental de, 340
　após BGYR, 275
　risco elevado de, 340
　sintomática, 344
　　colangite e, 344
　　e coledocolitíase, 344
Cólica
　biliar, 341 a 343
　　controle inicial na gestação, 342
　　dor no ataque de, 341
　　por múltiplos cálculos pequenos na vesícula viliar, 343
Colite
　Clostridium difficile, 263
　　risco mais alto de, 263
　de Crohn, 305
　　diagnóstico de, 305
　　no cólon esquerdo e reto poupado, 305
　inflamatória, 305
　ulcerativa, 303, 310, 315, 346
　　apendicectomia e, 315
　　proctocolectomia na, 303
　　risco de câncer de cólon na, 310
Colo Femoral
　fraturas do, 467
Cólon, 293, 299-313
　câncer de, 89, 310
　　esporádico não sindrômico, 89
　　risco na colite ulcerativa do, 310
　carcinoma de, 300f, 309f
　　progressão do epitélio colônico normal para, 300f
　　ressecção estendida para, 309f
　linfoma de, 304
　ressecção do, 42, 77, 125, 237, 328
　　antibiótico profilático, 77
　　eletiva, 42, 328
　　　antibióticos, 42
　　segmentar para pólipo benigno, 328
　laparoscópica, 125
　primeiro episódio de TVP após, 237
　risco de morrer por, 328

suprimento sanguíneo arterial do, 299t
transverso, 300, 308
　inervação parassimpática do, 300
　origem, 300
　proximal, 308
　　carcinoma invasivo no, 308
Colonoscopia, 445
Coma Insulínico, 18
Combustível
　fonte primária de, 9
　após lesão aguda, 9
　na inanição prolongada, 9
　utilização de, 9f
Comparação
　intersetorial, 107f
　de eficiência, 107f
　de porte, 107f
　de produtividade, 107f
Compartimento(s)
　anterior, 62f
　e lateral, 62f
　　rafe fascial entre, 62f
　de fluido corporal, 14f
　　composição química dos, 14f
　de linfonodos do pescoço, 406
　de líquido no corpo, 13
　faciais, 218t, 221f
　　da extremidade inferior, 221f
　　da porção inferior da perna, 218t
　funcional do fluido do corpo, 13f
　pressão de, 61
　síndrome de, 221
　　fasciotomia de quatro compartimentos para, 221
Competência(s) em Cirurgia
　laboratório de, 4
Complexo
　de M. avium-intracellulare, 186
　　intervenção cirúrgica na infecção por, 186
　VACTREL, 419
Complicação(ões)
　cardíacas, 493
　emergente da colocação de BGLA, 274
　na colocação, 112
　　de acesso venoso central por outro cirurgião, 112
　　de cateter de Swan-Ganz, 112
　nutricional, 274
　　índice mais alto de, 274
　típica da dissecção aguda, 213
　　da aorta ascendente, 213
　vascular, 105
　　após transplante de fígado, 105
Composição
　dos nutrientes, 260f
　e esvaziamento do líquido gástrico, 260f
Compressa Cirúrgica
　retida, 110, 111
Compressão
　da artéria poplítea, 221
　do quadrante inferior esquerdo, 316
　do vestuário, 233
　fratura por, 469
　terapia de, 78, 235
　　com bota de Unna, 235
　　com meias elásticas, 235
Comunicação
　deficiente, 109
Concentrado
　de hemácias, 29, 37, 60
　　transfusão de, 29, 60
　　maciça, 29
Concepção
　remoção de produtos de, 443
Côndilo
　do úmero, 476
Condiloma Acuminado
　extenso, 301
Conduta Profissional
　código da ACS de, 4

Consciência
　alterações no estado de, 345
Conselho de Acreditação
　de competências fundamentais, 3, 4
Consentimento Informado
　elementos do, 507
　vítima inconsciente, 508
Constrição(ões)
　restrita, 243f
　após dilatação no esofagograma com bário, 243f
　sintomáticas múltiplas do esôfago, 246
　esclerodermia e, 246
Contaminação Bacteriana
　da cavidade peritoneal, 41
　resposta inicial à, 41
Contração
　da camada circular interior, 283
　da parede do intestino, 283
　da vesícula biliar, 339
　mediador primário da, 339
　secundária, 488
　maior grau de, 488
Contratilidade Cardíaca
　diminuição da, 42
　agentes antifúngicos e, 42
Contratura de Dupuytren
　funcionalmente significativa, 474
Cooper
　ligamento de, 385f
Cor triatriatrum, 194
Cordão Espermático, 386
Cordoma
　célula de origem do, 463
Coronariopatia, 201
　DAP e, 230
　fator de risco, 204
Corpo(s)
　carotídeo, 219, 226
　　origem do, 219
　　tumores de origem hereditária do, 226
　cetônicos, 9
　do esôfago, 253
　　ausência de peristaltismo no, 253
　gástrico, 255
　glômicos, 138
　humano, 10
　　aminoácido no, 10
　líquido no, 13
　maior compartimento de, 13
Corpúsculo(s)
　de Meissner, 138
　de Pacini, 138
　de Ruffini, 138
Correção Cirúrgica
　do refluxo gastroesofágico, 245
Corrente Elétrica
　para coagulação, 123
　do tecido, 123
Córtex
　cerebral, 449
　　área motora do, 449
　suprarrenal, 398
Corticoide(s)
　intralesionais, 79
Corticosteroide(s)
　dose alta de, 377
　　na fibrose retroperitoneal, 377
　exógenos na cicatrização, 76
Cortisol
　em ferimentos graves, 11
　sérico, 123
　níveis de, 123
Cowden
　doença de, 92t
　critérios diagnósticos, 92t
　síndrome de, 92, 300, 312, 408
　e câncer da tireoide, 92
CPAM (Malformação Congênita das Vias Aéreas Pulmonares), 419

CPB (Bypass Desvio Cardiopulmonar), 192, 193
CPRE (Colangiopancreatografia Retrógrada Endoscópica), 357f
　mucina da ampola de Vater sendo expelida na, 359
　sinal de olho de peixe na, 359
CPRM (Colangiopancreatografia por Ressonância Magnética), 357f
CPT (Câncer Papilar da Tireoide), 399, 400t, 406
　da variante de células claras, 408
Crânio
　base do, 163f
　fratura do, 458
Crawford
　aneurisma, 210
　classificação de, 211f
　　dos aneurismas da aorta toracoabdominal, 211f
Creatinina, 105, 328
CREB (Elemento de Ligação do Monofosfato Cíclico de Adenosina), 86f
Crescimento
　maligno nas células, 84
　placa de, 461
CRH (Hormônio Liberador de Corticotropina), 405t
Criança(s)
　com teratomas sacrococcígeos, 417
　　tumores malignos em, 417
　enema com ar em, 425
　　redução de intussuscepções pelo, 425
　estável, 426
　　com lesão esplênica de grau IV, 426
　hérnias mais comuns em, 417
　indicação de tonsilectomia em, 160
　malignidade óssea em, 464
　massa do mediastino em, 178
　neoplasia ovariana em, 425
　pequenas, 421
　　lesão craniana grave em, 421
　tumor maligno em, 450
Cricotireoidostomia, 50
Crigler-Najjar
　síndrome de, 326
Crioablação de Fibroadenoma, 151
Crioprecipitado
　e transfusão maciça do concentrado de hemácias, 29
Crise
　isquêmica transitória, 222
　risco de AVE, 222
Crista
　neural, 137, 191, 219
　células da, 219
Cristal(is) de Indinavir, 432
CRM (Cirurgia de Revascularização Coronária)
　comparação entre angioplastia e, 206
Crohn
　colite de, 305
　　diagnóstico de, 305
　　no cólon esquerdo e reto poupado, 305
　doença de, 281, 285, 288, 290, 291, 292f, 294, 295t, 297, 310, 340
　　cirurgia da, 285, 288
　　descobertas patognomônicas da, 291
　　estrituroplastia na, 295
　　fator de risco para, 290
　　fissuras anais na, 310
　　fístulas enterocutâneas na, 297
　　fechamento das, 297
　　intervenção cirúrgica na, 288t
　　manifestação extraintestinal da, 294, 295t
　　risco elevado de colelitíase na, 340
Cromo
　deficiência de, 12

CRP (Proteína C Reativa), 355f
CTP (Classificação de Child-Turcotte-Pugh), 328
CTVA (Cirurgia Torácica Videoassistida), 173
Cuidado(s)
 no final da vida, 507-510
 paliativos, 509
 paradigma com base no, 507f
Cultura
 de uma organização, 108
  componente de segurança importante, 108
  tradicional cirúrgica, 108
  para melhorar a segurança na sala de cirurgia, 108
Curativo
 de alginato, 81
 oclusivo, 51
Cushing
 síndrome de, 16, 404, 405t
 tríade de, 451

D

DAC (Doença Arterial Coronária), 204, 230, 503
Dalrymple
 sinal de, 406
Danaparoide, 26
Dantrolene
 intravenoso, 115
DAP (Doença Arterial Periférica), 228
 e coronariopatia, 230
DAP (Ducto Arterioso Patente)
 CATVP e, 196
 fatalidade em, 193
DBP (Derivação Biliopancreática), 276
 componente da, 278
  difere de SD, 278
 configuração da, 277f
DC (Débito Cardíaco), 63f
 avanço na idade e redução do, 493
 estimar com precisão o, 120
 medição com cateter de Swan-Ganz de, 118
DCEs (Doadores com Critérios Estendidos), 496
De Quervain
 sintoma primário na tenossinovite de, 482
DeBakey
 dissecção de, 215
Débito
 de O_2 no choque, 35
 fecal após ileostomia, 304
Dedo(s)
 articulações interfalangianas dos, 476
  músculos que flexionam as, 476
 mínimo, 477
  fraturas anguladas do MC do, 477
 movimento dos, 474
 ponta do, 483, 484f
  tratamento para controle das lesões nas, 484f
 lesão por esmagamento com laceração da, 483
Defeito(s)
 AV, 192
 do seio venoso, 192
 embriológico comum, 191
 na gastrosquise, 420
 na via ERR, 301
  cânceres colorretais por, 301
 ostium primum secundum, 192
Defesa
 do hospedeiro, 367
 baço e, 367
Deficiência(s)
 de alfa-1-antitripsina, 106
 de B12, 286
 de cromo, 12

de grânulos densos, 24
de manganês, 12
de PK, 369
de vitamina, 77
 A, 77
 C, 77
 em B_{12}, 286
 minerais, 12
Déficit
 calórico, 271
 de base, 35, 36
  probabilidade de morte, 36
 de energia celular, 31
Densidade
 calórica dos nutrientes, 260f
 e esvaziamento do líquido gástrico, 260f
DEP (Desnutrição Energético-Proteica)
 em paciente idoso cirúrgico, 495
Depressão Respiratória, 502
Derivação(ões)
 biliopancreática, 277f
 portossistêmicas, 325
 urinária não continente, 433
  após cistectomia, 433
Dermatofibrossarcoma
 protuberante, 143
  agentes quimioterápicos para tratamento de, 143
Dermatossarcoma
 protuberans, 382
Derrame(s)
 hemorrágicos, 457
 pleurais, 47, 174, 187
  malignos, 174, 18
  mediastino alargado e, 47
Descanso Intestinal
 na ascite pancreática, 364
Desconforto
 respiratório, 54, 419
  após ferimento por faca no peito, 54
  leve, 419
Deslocamento
 da articulação esternoclavicular, 463
 da porção medial da clavícula, 463
Desmopressina
 acetato de, 23, 24
Desnutrição
 calórica proteica, 77
 e cicatrização de feridas, 77
Desobstrução
 luminal, 125
  de vaso sanguíneo, 125
  terapia a *laser* restaura a, 125
  restauração à, 125t
Detecção
 de litíases biliares, 339
  sensibilidade da ultrassonografia na, 339
 rápida do antígeno, 47
  teste de, 47
DFM (Displasia Fibromusuclar)
 da artéria, 219, 227
  carótida, 219
  renais, 227
   ARM na, 227f
DG (Dedo em Gatilho), 481
DHPA (Doença Hepática Policística do Adulto)
 mutação genética na, 326
Diabete(s)
 controle acentuado do, 268
 distúrbio vascular e, 219
  percentagem de pacientes com, 219
Diáfise, 461
Diaforese, 269
Diafragma
 estreitamento do esôfago na altura do, 239
Diarreia, 269
 pós-operatória, 265

procedimentos para úlcera péptica e, 265
Diástase
 do reto abdominal, 374
  abaulamento epigástrico da, 374
Dieta
 alimentar, 284
  digestão dos amidos da, 284
 ocidental, 283
  gordura consumida na, 283
DiGeorge
 síndrome de, 191
  tronco arterioso em, 191
Digestão
 de carboidratos, 284f
 de proteínas, 282
 dos amidos da dieta alimentar, 284
Dilaceração
 da mucosa na junção gastroesofágica, 253
Dilatação por Balão
 em COA neonatal, 194
Dímero-D, 211
DISC (Complexo de Sinalização Indutor de Morte), 87
Disfagia
 e tumor T4N1M0, 247
 na junção gastroesofágica, 247
 radiografia com bário da, 250, 252
Disfunção
 do esfíncter interno, 302
  achados manométricos da, 302
 ventricular direita, 204
  durante esforço físico, 204
Disgenesia, 146
Disoxia, 32
Displasia
 na biópsia, 303
  baixo grau de, 303
  grau moderado de, 303
Dispneia, 201
 em paciente terminal, 510
 subjetiva, 66
Dissecção
 aguda da aorta ascendente, 213
  complicação tardia da, 213
 aórtica, 207-216
  aguda, 209, 214
  ascendente aguda, 212
  complicações anatômicas, 213, 214t
   indícios associados, 213, 214t
   sintomas, 213, 214t
  fase aguda da, 210
  imagem de escolha, 215
  torácica aguda, 215
 da aorta, 211, 215f, 224
  aguda, 211
   diagnóstico, 211
  esquemas de classificação para, 215f
 de DeBakey, 215
 torácica, 212, 216
  ascendente aguda, 212
   reparação da, 212
  descendente não complicada, 216
Distensão
 abdominal, 302, 424
 e vômitos biliosos, 424
 recém-nascido com, 424
Distúrbio(s)
 da cabeça, 155-165
 de motilidade esofágica primária, 253t
  características manométricas dos, 253t
 de sangramento, 24
 do pescoço, 155-165
 mamários benignos, 149t, 150t, 151t
  classificação de ANDI sobre, 149t
  risco de câncer nos, 150t, 151t
 mieloproliferativos, 329
  hipertensão porta por, 329
 vascular, 219
  e diabetes, 219

percentagem de pacientes com, 219
DIT (Di-Iodotirosina)
 moléculas de, 400
Diurese
 hidratação venosa para manter a, 114
Diverticulectomia, 250
Diverticulite
 complicada, 305
  com fístula para órgão adjacente, 305
Divertículo(s)
 de Meckel, 294
  com trave mesodivertícular, 294f
  complicação mais comum com, 294
 de tração no esôfago, 246
 de Zenker, 250
  tratamento após miotomia cricofaríngea de, 250
 duodenal assintomático, 291
 esofágico médio, 246
Diverticulopexia
 à fáscia pré-vertebral, 250f
 no plano posterior da anatomia, 250f
DL_{50} (Dose Letal), 499
DNA
 fluxo da informação genética do, 127f
 mecanismos de reparo do, 32
 micromatrizes de, 132
  na identificação de mutações do gene, 132
 replicação do, 128
 segmento específico de, 131
  identificação de, 131
 transcrição do, 127
  segmento retirado antes da, 127
 vírus de, 46
  VHB, 46
Doador
 vivo, 102
  para transplante de intestino delgado, 102
Doença
 aortoilíaca, 225
 avançada, 510t
  ferramenta prognóstica na, 510t
   simples, 510t
 colorretal, 494
 coronária congênita, 191-199
 de Bell, 420
  e infecção por herpes *simplex*, 158
 de Caroli, 420
 de Cowden, 92t
 de Crohn, 281, 285, 288, 290, 291, 292f, 294, 295, 297, 310, 340
  cirurgia da, 285, 288
  descobertas patognomônicas da, 291
  estrituroplastia na, 295
  fator de risco para, 290
  fechamento das fístulas enterocutâneas na, 297
  fissuras anais na, 310
  intervenção cirúrgica na, 288t
  manifestação extraintestinal da, 294, 295t
  risco elevado de colelitíase na, 340
 de Gaucher, 368
 de Graves, 410, 411
  tireoidectomia na, 410
 de Hirschsprung, 399, 415, 422, 426
  confirmada, 426
   procedimento cirúrgico padrão, 426
  mutação associada à, 415
 de Legg-Calvé-Perthes, 468
 de Mondor, 148
 de Niemann-Pick, 368
 de Osgood-Schlatter, 468
 de Paget, 148, 444
  da vulva, 444
  do mamilo, 148
 de Takayasu, 221

de von Willebrand, 21, 23
de Wilson, 326
de Zuska, 146
do trato biliar, 494
falciforme, 369
    esplenectomia em criança com, 369
granulomatosa crônica, 78
    cistoscopia na, 78
hepática, 326, 504
    crônica, 504
        agente inalatório na, 504
    testes laboratoriais, 326
intestinal inflamatória, 304, 305, 309
    eritema nodoso na, 304
    manifestação extraintestinal de, 309
linfática, 231-237
linfoproliferativa pós-transplante, 106
metastática, 186
    detectar pela ultrassonografia endoesofágica, 186
oclusivas aortoilíacas, 230
pancolônica, 303
pulmonar, 182
    por hipersensibilidade de *Aspergillus*, 182
renal policística, 326
    gene da, 326
vascular, 494
    obstrutiva, 494
    trombótica, 494
venosa, 231-237
Dor
    abdominal, 228, 269, 375, 376
        desproporcional, 228
        inferior bilateral, 375
        massa abdominal palpável e, 376
        tipo cólica, 269
    biliar, 342f
        nas litíases biliares, 342f
        episódio de, 342f
    de cabeça, 459
        importante e repentina, 459
    na cólica biliar, 341
        região mais comum, 341
    na pancreatite crônica, 364
        medicamentos para, 364
    no joelho, 468
        e sensibilidade no tubérculo tibial, 468
    no quadrante inferior direito, 316
        com a compressão do quadrante inferior esquerdo, 316
    resposta na ECG à, 456
    torácica, 178
        câncer de pulmão e, 178
Dorsiflexão
    do pé, 466
        forçada, 466
        lesões associadas à, 466
Down
    síndrome de, 427
DP (Desvio-padrão), 405t
DPOC (Doença Pulmonar Obstrutiva Crônica), 173, 503
Drenagem
    cirúrgica, 180
        de abscesso do pulmão, 180
        da efusão peripnumônica, 170
    de abscessos pulmonares, 180t
        procedimentos cirúrgicos de, 180t
    de fluido espinal, 211
    linfática, 155, 156, 167
        da laringe supraglótica, 156
        da linha média do lábio superior, 155
        dos nódulos pulmonares do pulmão, 167
    por trepanação, 450
    venosa do pâncreas, 353f
Dreno(s)
    lombar, 459
        colocação de, 459
    torácicos, 174

e processos patológicos no espaço pleural, 174
DRGE (Doença de Refluxo Gastroesofágico), 239, 251, 272
Droga(s)
    analgésicas na pancreatite, 359
    IHA por ingestão de, 327
    imunossupressoras, 99, 102t
        inibe a síntese de IL-2, 99
    inibe a ciclo-oxigenase plaquetária, 21
    para melhorar resultado em pancreatite leve, 354
    que aceleram o esvaziamento gástrico, 261t
    tempestade tireoidiana no hipertireoidismo por, 404
    trombolíticas, 232
DSA (Defeito do Septo Atrial), 198
    oclusão do, 195
    pequeno, 193
    tipos de, 192
DSE (Domo Subepitelial), 282f
DSV (Defeito Septal Ventricular)
    canal AV, 192
    muscular, 192
    oclusão espontânea de, 199
    perimembranoso, 192
    supracristal, 192
D-TGA (D-Transposição das Grandes Artérias)
Ducto(s)
    arterioso, 191
        estímulo primário para oclusão do, 191
    biliar, 309, 337, 347f
        carcinoma nos, 309
        tumores dos, 347f
            classificação de Bismuth-Corlette, 347f
    cisto tireoglossal do, 164
        ressecção de, 164
    de Santorini, 366f
    de Wirsung, 366f
    hepático comum, 347
        colangio-CA no, 347
    lactíferos, 145
        na mama feminina madura, 145
    pancreático, 337, 361, 365
        fusão anormal dos, 365
        prótese endoscópica no, 361
    tireoglosso, 410, 414, 417
        cistos do, 410, 414, 417
    variações dos, 366f
    embriologia do pâncreas e, 366f
Dumping
    síndrome de, 269
Duodeno, 262, 279, 337
Duplicação(ões)
    gástrica, 377
    intestinais, 419
Dupuytren
    contratura de, 474
        funcionalmente significativa, 474
        terapia inicial, 474
DUR (Débito Urinário), 63f

E

EAF (Epitélio Especializado Associado a um Folículo), 282f
Eagle-Barrett
    síndrome de, 423f
Ebstein
    anomalia de, 195
ECD (Extensor Comum dos Dedos), 482f
ECG (Eletrocardiograma)
    alterações no, 17
        iniciais, 17
            na hiperpotassemia, 17
        na hipercalemia, 17
    anormalidades no, 54
        monitoramento contínuo nas, 54

contínuo, 118
    melhora da habilidade do, 118
    adição de eletrodo, 118
em queimaduras, 67
ECG (Escala de Coma de Glasgow)
    escore na, 456
ECL (Células do Tipo Enterocromafins), 257, 267
ECP (Extensor Curto do Polegar), 482f
Ectopia
    cordis, 427
EDA (Endoscopia Digestiva Alta), 263
EDM (Extensor do Dedo Mínimo), 482f
EED (Espasmo Esofágico Difuso), 252, 253t
EEI (Esfíncter Esofágico Inferior)
    encurtamento do, 240
    função do, 239
    hipertensão do, 243
    incompetente, 242
        achados manométricos indicativos de, 242
    pressão do, 240, 245
Efeito
    anticoagulante, 234
        dose inicial de heparina em paciente com TVP para, 234
    colateral, 102
        das principais drogas imunossupressoras, 102t
        de sirolimus, 102
    de campo, 84
    dos glicocorticoides, 399
Efusão
    peripnumônica, 170
        indicação de drenagem da, 170
    pleural, 213
EGD (Esofagogastroduodenoscópio), 267
EH (Esferocitose Hereditária), 368, 369
Ehlers-Danlos
    síndrome de, 72, 76, 207, 208, 388
        aspectos, 72t
        modo mais comum de herança da, 72
        subtipos da, 72t
Eicosanoide
    expressão de, 6
Elastina
    níveis de, 208
    na aorta torácica ascendente, 208
ELC (Enfisema Lobar Congênito), 419
Eletrodo
    adição de, 118
    melhora da habilidade do ECG contínuo, 118
Eletrólito
    do paciente cirúrgico, 13-20
eIF4E (Fator 4E de Iniciação Eucariótica), 86f
Eliptocitose Hereditária, 369
ELISA (Ensaio de Liberação de Serotonina), 25, 332
ELP (Extensor Longo do Polegar), 482f
Embolia
    gasosa, 54, 55f, 112
        broncovenosa, 55f
        na colocação de acesso venoso central, 112
Embolismo
    arterial, 289
    pulmonar recorrente, 236
        hipertensão pulmonar com, 236
Embolização
    da artéria uterina, 445
        para tratamento de leiomioma sintomático, 445
    de líquido amniótico, 26
Emergência
    sala de, 36, 52, 53, 54f
        toracotomia na, 52, 53, 54f
Emese Biliosa
    infante prematuro com, 420

Encondroma, 483
Encurvamento
    dos tendões flexores dos dedos, 473
Endarterectomia
    alto risco para, 226
        colocação de *stent* na artéria carótida em, 226
    carotídea, 113, 226t
        condições para qualificação de alto risco cirúrgico para, 226t
Endoderma, 283, 401
Endoleak
    classificação dos, 229t
    tipo mais comum de, 229
        após reparo endovascular de AAA, 229
Endometriose, 444, 446
Endoscopia
    de dilaceração da mucosa na junção gastroesofágica, 253
Endotélio
    produção endotelial do fator relaxante do, 232
Enema(s)
    baritado, 424
    com ar, 425
        redução de intussuscepções em criança com, 425
    com contraste, 425
    com vancomicina, 311
    contrastado, 302
    hiperosmolar radiopaco, 303f
Energia Celular
    déficit de, 31
Enflurano, 501
Enforcado
    fratura do, 451, 469
Ensaio
    imunoenzimático, 25
Entubação
    eletiva, 49, 66
    indicação no trauma para, 50
    traqueal, 50
        traqueostomia de emergência nas vítimas de trauma com, 50
Entupimento
    do tubo endotraqueal, 120
Enucleação, 355
Envelhecimento
    alteração, 493, 494
Envenenamento
    grave, 38
        por cianeto de hidrogênio, 67
        por CO, 38
Envoltório
    adiposo, 291
    e doença de Crohn, 291
Enxerto(s)
    arterial, 103
        para ligar artéria esplênica, 103
        e mesentérica superior, 103
    autólogo, 443
        com fáscia do reto abdominal, 443
    cutâneo, 485, 488
        de espessura total, 488
        em tela parcial espessa, 488
        parcial, 485
        primeiro estágio de cicatrização de, 485
    de *bypass* ABF, 230
        índice de desobstrução nos, 230
    de pâncreas, 104f
        bancada de preparação do, 104f
    em *bypass* inguinal, 220
        conduto de escolha, 220
    perda após transplante de, 103
        causa de, 103
Enzima(s)
    falha em inibir a ativação de, 358
        pancreatite familiar por, 358
    HO, 324
        heme quebrado pela, 324

em produtos do
  metabolismo, 324
pancreáticas, 350, 352t, 364
  preparações com revestimento não
    entérico com, 364
  secretada na forma ativa, 350
EP (Embolia Pulmonar), 236
Ependimoma, 456, 458
EPF (Epifisiólise Proximal do Fêmur), 468
EPHA2 (A2 Efrina), 98t
EPI (Extensor Próprio do Indicador), 482f
Epiderme, 137
  presença de, 140
    coberta por camada basal
      externa, 140
Epidermólise Bolhosa, 76
Epífise, 461
Epigástrio, 341
Epinefrina
  receptores para, 394
Epitélio
  alveolar na mama, 145
    na gestação, 145
  do intestino delgado, 283
    origem do, 283
  ductal mamário, 146
    diferenciação do, 146
Epstein-Barr
  vírus, 94, 106, 156
    e carcinoma da nasofaringe, 156
    infecção por, 106
Equimose
  atrás da orelha, 458
Equipe
  cirúrgica, 108
    relacionamento aberto e amigável
      entre, 108
ERCC (Extensor Radial Curto do
  Carpo), 482f
Eritema
  nodoso, 294, 304
Eritropoietina
  recombinante humana, 29
ERLC (Extensor Radial Longo do
  Carpo), 482f
ERR (Erros de Reparo de Replicação)
  defeitos na via, 301
Erro(s)
  médico, 108, 110t
    grave, 108
    número de, 108
    que matam, 108
    tipos de, 110t
Escafoide
  fratura não deslocada do, 478
Escaldadura
  ferida de, 66
Escalpo
  camada mais profunda do, 485
Escherichia coli, 331, 409, 430
Esclerodermia
  e constrições sintomáticas, 246
    múltiplas do esôfago, 246
  na radiografia com bário, 251
Escleroterapia
  aspiração e, 333
Escore
  motor, 460
    sistema de, 460
Esfíncter
  esofágico distal, 239t
    valores manométricos do, 239t
    extensão média do, 242
  interno, 302
    achados manométricos da
      disfunção do, 302
Esfincterotomia
  endoscópica, 344
Esfingomielina
  armazenamento anômalo de, 368
Esfregaço
  de Papanicolau, 440

Esmagamento
  lesão por, 50, 452, 459, 483
    da face, 50
    da medula espinal, 452
    na ponta do dedo com laceração, 483
    no braço, 459
Esofagite
  de Barrett, 242, 247, 254
    risco de adenocarcinoma na, 247
    risco no refluxo gastroesofágico de, 249
Esôfago, 239-254
  adenocarcinoma de, 247
  carcinoma espinocelular de, 254
  carcinoma no, 251f
  cervical, 250f
    anatomia do, 250f
      diverticulopexia à fáscia
        pré-vertebral, 250f
      miotomia faringoesofágica
        na, 250f
  constrições sintomáticas
    múltiplas do, 246
    esclerodermia e, 246
  corpo do, 253
    ausência de peristaltismo no, 253
  dilatado, 244f
    esofagograma com bário de, 244f
  divertículos de tração no, 246
  em quebra-nozes sintomático, 251
  erosões do, 76
    gastrostomia alimentar por, 76
  estreitamento do, 239
    pontos normais de, 239
  intra-abdominal, 239
    extensão do, 239
  luz dilatada do, 251
  músculo circular no, 239
    geometria do, 239
  porção torácica inferior do, 251
    adenocarcinoma na, 251
  pressurização do, 244f
  suprimento sanguíneo do, 241
Esofagograma
  com bário, 243t, 244f, 245, 252f
    bico de pássaro da acalasia no, 244f
    constrição após dilatação no, 243f
    do anel de Schatzki, 245
    esôfago dilatado no, 244f
    nos espasmos difusos, 252f
      deformidade em saca-rolhas, 252f
    perfuração restrita após dilatação
      no, 243f
Espaço
  de Bogros, 388
  de Disse, 388
  de Prussak, 388
  de Traube, 388
  pleural, 174
    processos patológicos nos, 174
    e drenos torácicos, 174
  subglótico, 167
    comprimento aproximado da
      traqueia distal ao, 167
Espasmo(s)
  difusos, 252f
    esofagograma com bário nos, 252f
      deformidade em saca-rolhas, 252f
Espinha, 470f
  ferimento por arma de fogo na, 452
  com perda de controle motor, 452
Esplenectomia, 369
  aberta, 372
    complicação inicial após, 372
  antibióticos e, 372
  em abscesso esplênico septado, 372
  eletiva, 372
    pacientes vacinados antes da, 372
      contra H. influenzae tipo B, 372
      contra meningococos, 372
      contra Streptococcus
        pneumoniae, 372
  em criança com doença falciforme, 369

hipertensão pulmonar após, 370
  risco aumentado de, 370
laparoscópica para PTI, 371t
  resposta plaquetária após, 371t
na MMA, 371
Espondilolistese
  traumática de C2, 469
Esporte
  hérnia do, 391
Estadiamento
  do câncer de pulmão, 168f
    estações regionais de nódulo
      linfático para, 168f
  do tumor, 96
    dos cânceres epiteliais, 96
  sistema de, 44, 188
    do câncer pulmonar, 188
    PIRO, 44
      componentes para sepse do, 44
  TNM do carcinoma colorretal,
    310t, 311t
      sobrevida após 5 anos, 310t
Estado Mental
  alteração do, 50
Estafilococo áureo, 208
Esteatose Hepática, 309
Estenose
  aórtica, 193, 194, 196, 199, 202, 204
  bilateral, 223f
    do óstio das artérias renais, 223f
  da válvula mitral, 204
  de carótida, 220
    revascularização para, 220
    endoluminal, 220
    por endarterectomia, 220
  fístula no nível da, 295
  mitral, 201
  pilórica, 427
    bebê com diagnóstico tardio de, 427
  traqueal, 169
Éster, 500
Esterno
  traumatismo contuso no, 38
Esteroide(s)
  suprarrenais, 402f
    síntese dos, 402f
Estômago, 255-269, 291
  adenocarcinoma de, 267
  artéria maior para, 255
  aumento na produção de ácido no, 261
    por H. pylori, 261
  curvatura maior do, 383
    tratamento cirúrgico para
      leiomiossarcoma da, 383
  em melancia, 268
    tratamento para sangramento
      crônico de, 268
  esvaziamento após refeição
    sólida do, 260
  lesões do, 267
    pré-cancerosas, 267f
    pré-maligna, 267
  regiões anatômicas do, 255f
  suprimento de sangue arterial do, 256f
Estratificação
  do risco cardíaco, 206
Estrituroplastia
  na doença de Crohn, 295
Estrogênio, 268
  ginecomastia por aumento da
    produção de, 147
Esvaziamento
  cervical radical, 164
    modificado, 164
  do estômago após refeição sólida, 260
  do líquido gástrico, 260f
    nutrientes e, 260f
  gástrico, 260, 261t
    de água, 260
    de solução isotônica salina, 260
    drogas que aceleram o, 261t

ET (Endotelina), 8f
ETE (Ecocardiografia Transesofágica), 215
Ética, 507-510
  biomédica, 507
Etidocaína, 500
Etomidato, 499
EUC (Extensor Ulnar do Carpo), 482f
Evento(s)
  adverso, 110
  molecular, 379
    esperado em paciente de idade
      com sarcoma, 379
  sentinelas, 4, 110
    causa de, 109
Ewing
  sarcoma de, 379, 462, 464
Exame
  citológico cervical, 440
    anual, 440
  primário, 49
    ABC do, 49
Excisão
  inicial, 68
    da ferida de queimadura, 68
  local, 382
    de leiomioma da panturrilha, 382
Excreção
  de urina, 125
    diminuição da, 125
Exploração
  achados na, 363t
  cirúrgica, 46
    da infecção necrosante do tecido
      mole, 46
Expressão
  de oncoproteínas, 379
    fusão gênica com, 379
  gênica eucariótica, 128f
    controle da, 128f
EZH (Potenciador do Homólogo de
  Zeste), 86f

F

Face
  lesão por esmagamento da, 50
FAK (Quinase de Adesão Focal), 86f
Falência
  hepática, 104
    etiologia após transplante de fígado
      da, 104
  pulmonar, 12
    fórmula enteral de, 12
Faringe
  anatomia da, 250f
    diverticulopexia, 250f
      à fáscia pré-vertebral, 250f
    miotomia faringoesofágica na, 250f
Faringite Estreptocócica
  complicações após, 160
Fáscia
  do reto abdominal, 443
    enxerto autólogo com, 443
  lata, 443
    aloenxerto com, 443
Fasciotomia
  da perna inferior, 61
  de quatro compartimentos, 221
    para síndrome de
      compartimento, 221
Fas-L (Ligante Fas), 86f
FAST (Teste Ultrassonográfico
  Abdominal com Foco), 59
Fator(es)
  de crescimento, 7, 72t, 81
    de polipeptídeo, 7
    derivado de plaquetas BB, 81
    no processo de cicatrização, 72t
    transformador beta, 11
  de plasma, 22
  de von Willebrand, 21, 23
  intrínseco, 256

relaxante do endotélio, 232
    produção endotelial do, 232
tecidual VIIa, 22
V, 22
    incapacidade de inativar o, 22
    Leiden, 22
VIIa recombinante, 23
    tratamento com, 23
XI, 23
    deficiência do, 23
XIII, 24
    deficiência congênita de, 24
FBTC (Fator Beta de Transformação do Crescimento), 71
FCC (Fístula Carótido-Cavernosa), 457
FCDP (Fator de Crescimento Derivado de Plaquetas), 72t, 98t, 462
FCE (Fator de Crescimento Epidérmico), 72t
FCEV (Fator de Crescimento Endotelial Vascular), 70, 98t
FCF (Fator de Crescimento de Fibroblastos), 72t
FCSE (Fluido Cerebroespinal), 449
    teste de, 451
FDA (*Food and Drug Administration*)
    medicamento aprovado para redução do peso pela, 273
    tratamentos com aprovação do, 98
FDP (Flexor Digital Profundo), 476
FDS (Flexor Digital Superficial), 476
FDV (Volume Final Diastólico Ventricular), 63f
Febre, 345
    reumática, 160
Fechamento
    da colostomia, 115
        conclusão da operação de, 115
    da ferida, 114
        irrigação com solução salina antes do, 114
    de fístulas, 289, 297
        entérica, 289t
            fatores que impactam negativamente o, 289t
        enterocutâneas, 289, 297
        espontâneo de, 289
        na doença de Crohn, 297
Felty
    síndrome de, 368
Fêmur
    fratura do, 466
        com angulação anterior de 20%, 466
Fenda Braquial
    anomalias da, 165, 416
        nos seios piriformes, 165
Fenitoína, 102
Fentanil, 502
Feocromocitoma, 399, 403
    assintomático, 409
        primeira droga para, 409
    aumento no risco de, 411
        síndromes associadas a, 411
    teste para diagnosticar, 413
Ferida(s)
    abdominal na linha mediana, 489
        extensão máxima da, 489
    cicatrização de, 11, 69-81
        aminoácidos para melhorar a, 75
        desnutrição calórica e, 77
        em pacientes que recebem esteroides, 76
        fase da, 69f
            bioquímica, 69f
            celular, 69f
            mecânica, 69f
        fibroblastos na, 69
        função dos macrófagos na, 70
        mediador de citocina na, 72
        na pele, 74, 75t
        no GI, 74, 75t

vitamina e, 77
    A, 77
    C, 77
cirúrgica, 71, 81
    aberta, 81
    reepitalização de, 71
    curada completamente, 71
        força de tração da, 71
de escaldadura, 66
de facadas no abdome, 36
de queimadura, 68
    excisão inicial da, 68
infecções de, 114
    redução em ferida limpa contaminada das, 114
    irrigação com solução salina da, 114
        antes do fechamento, 114
Ferimento(s)
    à faca, 54, 57
    na zona III do pescoço, 57
        paciente assintomático com, 57
    no peito, 54
        desconforto respiratório após, 54
    graves, 11
        cortisol e, 11
    por arma de fogo na espinha, 452
        com perda de controle motor, 452
    por faca, 59
        no oitavo espaço intercostal, 59
        anterior esquerdo, 59
Ferramenta
    prognóstica simples, 510t
    na doença avançada, 510t
Fez(es)
    peso das bactérias nas, 300
    sanguinolentas, 420
        infante prematuro com, 420
Fibra(s)
    de reticulina, 138
Fibrilação Atrial, 113
Fibrilina, 73
    mutação no gene da, 207
Fibrina
    cola de, 28
    selante de, 28
Fibroadenoma, 149
    tratamento, 151
Fibroblasto(s)
    na cicatrização de feridas, 69
Fibroplasia
    da camada média, 219
Fibrose
    retroperitoneal, 377
Fíbula
    fratura grave da, 464f
    radiografias de, 464f
Fick
    princípio de, 120
Fígado, 319-336
    adulto, 319
        peso médio do, 319
    anatomia arterial do, 320f
    angiossarcoma do, 93
        cancerígenos químicos associados a, 93
    câncer de, 83
        por adulto normal, 280
    massa isolada com cicatriz central no, 333
        na TC, 333
    suprimento sanguíneo da artéria hepática ao, 320
    transplante de, 104, 105
        complicação vascular após, 105
        etiologia da falência hepática após, 104
        indicação na IHA para, 105
        paciente candidato a, 104
        com carcinoma hepatocelular, 104
    volume total diário de fluido secretado pelo, 280

Filtração
    glomerular, 123
    pneumoperitônio por diminuição da taxa de, 123
Final da Vida
    cuidados no, 507-510
Finkelstein
    teste de, 483f
FiO_2 (Fração Inspirada de Inspiração de Oxigênio), 120
Fissura(s)
    anais, 302, 310
        agudas, 302
        na doença de Crohn, 310
    labial, 485, 486
    e palatina, 486
    probabilidade, 485
Fístula(s)
    anastomótica pancreática, 356
        no procedimento de Whipple, 356
    arteriovenosas espontâneas, 76
    de alto débito, 15
        fonte da, 15
    entérica, 289t
        fechamento da, 289t
            fatores que impactam negativamente o, 289t
    enterocutâneas, 289, 293, 297
        de alto débito, 293
        fechamento de, 289
            espontâneo, 289
        na doença de Crohn, 297
    liquórica, 451, 459
        pós-traumática, 459
    no nível da estenose, 295
    para órgãos adjacentes, 305
        na diverticulite complicada, 305
    retouretral, 423
Fistulotomia, 152
Fixação
    de fratura pélvica complexa, 434
    percutânea com parafuso, 478
        de fratura do escafoide, 478
FKBP (Proteína Reticulante FK506), 100t
Fleischer
    síndrome de, 146
FLP (Flexor Longo do Polegar), 476, 482f
Flt-3 (Tirosinaquinase de FMS Relacionados 3), 98t
Fluido
    corporal, 14f
        composição química dos compartimentos de, 14f
    do corpo, 13f
        compartimento funcional do, 13f
    do intestino delgado, 281f
        fluxos do, 281f
    espinal, 211
        drenagem do, 211
    extracelular, 13
    intracelular, 13, 14
        cátion presente no, 14
    isotônico, 19
        repor a perda de, 19
    na pelve, 59
    no recesso hepatorrenal, 59
    secretado diariamente, 280
        por adulto normal, 280
        por fígado, 280
        por glândulas salivares, 280
        por pâncreas, 280
Fluoroquinolona
    e metronidazol, 43
Fluxo
    colateral, 218
        entre tronco celíaco, 218
        e AMS, 218
    venoso intra-abdominal, 325f
        trajetos do, 325f

FNDG (Fator Neurotrófico Derivado da Linhagem de Células Gliais), 415
FNT (Fator de Necrose Tumoral), 5
    efeitos na apoptose do, 6, 87
FNTA (Fator de Necrose Tumoral Alfa), 6, 33, 71
FO_2 (Fornecimento de Oxigênio)
FO_{2crit} (Fornecimento de Oxigênio Crítico), 117
Fontan
    procedimento, 196
Força
    de tração, 71, 74
        da ferida curada completamente, 71
        do intestino, 74
    motora, 460
    nos braços, 57
        diminuição da, 57
Formação
    de hetrodimer, 86
        com outros membros do RFCE, 86
Fórmula(s)
    de insuficiência pulmonar, 12
    enteral, 12
        de falência pulmonar, 12
        inicial, 12
    infantis, 416t
        para neonatos cirúrgicos, 416t
    isotônicas de baixo resíduo, 12
Fosfatase Alcalina, 326
Fosfodiesterase
    inibidores de, 39
Fothergill
    sinal positivo de, 375
Fournier
    gangrena de, 436, 437f
        extensa, 436
            envolvendo o escroto, 436
Fração
    de ejeção, 204
        VE reduzida, 204
Fragmento(s)
    anucleados de megacariócitos, 21
    ósseo distal, 463
        parafusos para fixar o, 463
Fratura(s)
    acetabulares, 465
    anguladas do MC do dedo mínimo, 477
    bimaleolar, 471f
        radiografia anteroposterior de, 471f
        do tornozelo, 471f
            radiografia de, 471f
        radiografia de, 471f
    cervical, 469
        após acidente de mergulho, 469
    de Chance, 451
    de costela, 55
        perda de sangue na, 55
    de Jefferson, 451
    de Le Fort, 161, 162f
        padrões clássicos de, 162f
        tipo I, 161
            clássica, 161
    de maxilar, 161
    de Salter-Harris, 465
    diferenciação em resposta à, 462
        das células mesenquimais, 462
        em osteoblastos, 462
    do boxeador, 477
    do calcâneo, 465
    do colo femoral, 467
    do crânio, 458
    do cuboide, 466
    do cuneiforme, 466
    do enforcado, 451, 469
    do escafoide, 478
    do fêmur, 466
    do maléolo lateral, 470
    do navicular, 466
    do odontoide, 469
    do platô tibial, 464

do ramo púbico, 465
do tálus, 466
dos ossos temporais, 162, 163f
associada ao nervo facial, 162
temporal, 163f
em explosão, 451, 469
espinhais na colisão frontal, 451
com cinto de segurança abdominal, 451
faciais múltiplas, 487
primeira fratura reparada em, 487
femorais, 467
e perda sanguínea, 467
grave, 464f
radiografias de, 464f
da fíbula, 464f
da tíbia distal, 464f
na metáfise tibial, 465
pela placa de crescimento em criança, 465
orbitárias, 489
óssea, 462
estágios de reparo da, 462
panfacial, 487
pélvica complexa, 434
fixação da, 434
redução aberta de, 434
por compressão, 469
reduzidas, 477
manobra de Jahss nas, 477
sacrais, 465
Fratura-luxação
de Monteggia, 466
do antebraço proximal, 466
FRC (Flexor Radial do Carpo), 482f
Frey
procedimento de, 365
FTC (Fator de Transformação do Crescimento), 72t
FTE (Fístula Traqueoesofágica), 421f
sem atresia, 421
tipo E, 423
Fulguração, 301
Função
da leptina, 257
de reserva, 184f
algoritmo para avaliação pré-operatória da, 184f
do EEI, 239
do gene supressor de tumor, 84
perda da, 84
pulmonar, 78, 184f
algoritmo para avaliação pré-operatória da, 184f
teste de, 78
ventricular esquerda, 193
Fundoplicatura, 242, 251
de Toupet, 246
Fusão
EWS-ATF1, 379
EWS-FLI-1, 379
EWS-WT1, 379
gênica, 379
com expressão de oncoproteínas, 379
PAX3-FHKR, 379
SSX-SYT, 379
TLS-CHOP, 379
FUV (Ultravioleta Distante), 138

G

Gálea
aponeurótica, 485
Gamopatia
monoclonal da IgA, 139
Gânglio(s)
basais, 457
e derrames hemorrágicos, 457
Ganglioglioma, 458
Gangrena
de Fournier, 436, 437f
extensa, 436
envolvendo escroto, 436
Gardner
síndrome de, 168f, 311
Gás(es)
dissolvidos, 130
Gasto
energético basal, 10t
ajustes calóricos acima do, 10t
em condições hipermetabólicas, 10t
Gastrectomia, 286
níveis de grelina após, 258f
total profilática, 267
Gastrina, 240
elevada, 353
produção de, 257
pelas células G antrais, 257
Gastrinoma, 403
técnicas por imagem de, 356
para estudar, 356
para localizar, 356
testes em paciente com, 354
Gastrite Atrófica, 267
Gastroparesia
paciente diabético com, 268
tratamento cirúrgico inicial, 268
Gastrosquise
defeito na, 420
Gastrostomia Alimentar
por erosões na epidermólise bolhosa do esôfago, 76
Gaucher
doença de, 368
GBM (Glioblastoma Multiforme), 458
GCS (Escala de Coma de Glasgow), 36, 56, 57t
Gene(s)
abl, 368
amplificação do, 86
proto-oncogenese para crescimento maligno pela, 86
associado, 87, 88t, 168
a tumores desmoides da parede torácica, 168
ao câncer hereditário, 87, 88t
bcr, 368
BRCA1, 91, 1150
mutação do, 91
risco de câncer de ovário do, 150
BRCA2, 91
mutações no, 91
caderina-D, 267
mutação familial do, 267
expressão na célula do, 130
K-ras, 300
ativação do, 300
mutações do, 132
micromatrizes de DNA identificação de, 132
NOD2, 281
mutações no, 281
p53, 90
mutações no, 90
presentes no genoma humano, 128
ras, 87
tumores malignos com mutações de ativação no, 87
Rb1, 89
mutações no, 89
supressor de tumor, 84, 89
da APC, 89
no grupo de células, 84
perda da função do, 84
implicados na tumorigênese, 400t
tireoidiana, 400t
Genoma Humano
genes presentes no, 128
Genômica
funcional, 127
Gestação
controle inicial da cólica biliar na, 342
epitélio alveolar na mama na, 145
Gfra-1 (Alfa-1 do Receptor da Família de FNDG), 415
GI (Trato Gastrointestinal), 257
cicatrização de feridas no, 74t
e na pele, 74t
comparação da, 74t
sangramento no, 22
Gilbert
síndrome de, 326, 327
com leve enfermidade, 327
e bilirrubina de 5.2, 327
Ginecologia, 439-447
Ginecomastia
mecanismos fisiopatológicos da, 147, 148t
por aumento da produção de estrogênio, 147
GJ (Gastrojejunostomia), 266t
Glândula(s)
de Bartholin, 442
paratireoides, 394, 396, 397f
e NLR, 397f
hipofisária, 32
salivares, 280
volume total diário de fluido secretado pelas, 280
suprarrenal, 398, 401
hormônios produzidos na, 401
tireoide, 396f
anatomia da, 396f
Glânglio
linfático de Borrie, 167, 168f
Glanzmann
trombastenia de, 24
Gleevec, 133
Glenn
bidirecional, 195
Glicina, 322
Glicocorticoide(s), 401, 413
efeito dos, 399
funções dos hormônios, 399t
Glicose, 15, 19
concentração de, 14
intolerância à, 12
em pacientes dependentes de mistura de nutriente total, 12
Glicosúria, 12
Glucínio
composição das secreções de, 15t
Gluconato
de cálcio, 288, 478
gel de, 478
Glutamina, 10
GMPc (Monofosfato de Guanosina Cíclico), 8f
Gordura, 9, 12
consumida na dieta ocidental, 283
GPVH (Gradiente de Pressão Venosa Hepática), 329
Granulação
formação de tecido de, 73
Grânulo(s)
amarelos no pus, 182
sinusite crônica com, 182
densos, 24
deficiência de, 24
Granuloma
laríngeo, 161
Graves
doença de, 410, 411
tireoidectomia na, 410
oftalmopatia de, 406
Gravidez
alteração fisiológica na, 64, 439, 440t
normal, 64
ectópica, 443
sem rompimento das tubas uterinas, 443
efeitos fisiológicos da, 64t
Grelina
níveis após gastrectomia de, 258f
secreção após cirurgia bariátrica de, 259f
Grupo(s)
dos nódulos linfáticos axilares, 147f
GSK3 (Quinase-3 de Sintase de Glicogênio), 86f
GTP (Guanosina Trifosfato), 400t
Guanidina
cloridrato de, 174
GVS (Grande Veia Safena), 231, 235

H

H. influenzae
tipo B, 372
H. pylori (*Helicobacter pylori*)
aumento por, 261
da produção de ácido no estômago, 261
efeitos do, 261f
na patogênese da úlcera duodenal, 261f
erradicação da, 263
teste para confirmar a, 263
infecção por, 89
população mundial infectada por, 261
HAAbs (Anticorpos Antiplaquetários Associados à Heparina), 236
Habilidade(s)
insatisfatórias, 4
Halotano, 501
Hamartoma(s)
das três camadas embrionárias, 312
Haste
distal do úmero, 476
HBPM (Heparina de Baixo Peso Molecular), 234t, 237t
HCO_3^- (Bicarbonato), 15
secreção pelo pâncreas de, 352
estímulo primário para, 352
HDC (Hérnia Diafragmática Congênita)
local mais comum para, 426
taxa de mortalidade para, 418
HED (Hematoma Epidural), 56
controle não operatório de, 453
Hemácia(s)
concentrado de, 29, 37, 60
transfusão de, 29, 60
envelhecidas, 367
volume removido do baço de, 367
Hemangioma, 456
capilar, 141
cutâneo, 492
involução do, 487
Hemangiomatose
com envolvimento visceral, 492
Hematócrito, 29
Hematoma
da bainha do reto abdominal, 375
controle de, 375f
indicadores para cirurgia, 375
duodenal isolado, 61
intervenção cirúrgica, 61
não expansivo, 431
lesão renal fechada com, 431
reabsorção de, 326
septal secundário, 489
a trauma fechado do nariz, 489
subcapsular, 60
Heme
quebrados em produtos, 324
do metabolismo pela HO, 324
Hemicolectomia, 308, 308f
Hemofilia
C, 23
leve, 22
Hemoglobina
afinidade de CO pela, 65
Hemoglobinúria
por ácido fórmico, 68
Hemólise
por ácido fórmico, 68

Hemoptise
  maciça, 182
    com comprometimento das vias
      aéreas, 182
Hemorragia, 36
  classe da ACS de, 35
  classificação da, 35t
  controle da, 36
  descontrolada, 36
  em curso, 36
    risco de morte, 36
  gástrica, 330
  gastrointestinal superior, 265t
    estratificação de risco para, 265t
  intra-abdominal, 508
    vítima inconsciente hipotensiva
      por, 508
  intracranianas, 458t
    distribuição anatômica das, 458t
    sintomas associados, 458t
  subaracnóidea, 459
  varicosa, 330
    massiva aguda, 330
      cirrose Child B com, 330
    na grande curvatura, 330
    e veia esplênica patente, 330
Hemorroida
  interna, 304
    prolapsada com estrangulamento,
      304
Hemorroidectomia
  complicação após, 310
Hemostasia, 21-29
  dispositivo na tireoidectomia para, 27
Hemotórax
  maciço, 52
Heparina
  anticoagulação e, 231
  dose inicial para efeito anticoagulante
    de, 234
  em paciente com TVP, 234
Hepaticojejunostomia
  em Y de Roux, 345
    ressecção de cisto de colédoco
      com, 345
Hepatite
  B, 46, 114
  crônica, 104
Hepatoportoenterostomia, 422
HER (Receptor de Crescimento
  Epidérmico Humano), 86f
HER2 (Receptor do Fator de
  Crescimento Epidérmico Humano 2),
  86, 98t, 133
  sinalização de, 86f
  terapias específicas contra, 98
Herceptin, 133
Hérnia
  contralateral não identificada, 388
  de hiato, 247, 248f, 249, 251
    acalasia e, 249
    e anemia ferropriva, 251
    radiografia da, 248f
    tipo mais comum de, 247
  de Spiegel, 375
  diafragmática, 239-254, 427
    congênita, 427
    posterolateral, 427
  do esporte, 391
  do obturador, 375
  incisional mediana infraumbilical, 376
    ileostomia permanente e, 376
  inguinal, 385-391
    distúrbios do tecido conectivo
      associados à, 388t
    incidência aumentada de, 388
    reparo de, 390, 391
      aberto, 391
      laparoscópico transperitoneal
        de, 390
    sutura de quatro camadas de, 389
    técnica para diagnosticar a, 389

unilateral, 388
  adultos com, 388
mais comuns em crianças, 417
reparo laparoscópico de, 388
umbilical tensa, 375
  hipertensão porta e, 375
Herniação
  cerebral, 453, 454f
    formas por lesões temporais de,
      453
    padrões de, 454f
  subfalcina, 453
  tonsilar, 453
  transtentorial, 453
  uncal, 453
Herpes simplex
  infecção por, 158
  paralisia de Bell e, 158
Hesselbach
  bordas do triângulo de, 387
Hiato
  diafragmático, 239
    largura do, 239
  hérnia de, 247, 248f, 249
    acalasia e, 249
    radiografia da, 248f
    tipo mais comum de, 247
HIC (Hipertensão Intracraniana), 451
Hidratação
  venosa, 114
Hidrocele, 429
Hidrogênio
  toxicidade por cianeto de, 67
Hidroxocobalamina, 67
Higroma
  cístico, 422
Hilo
  esplênico, 367
    baço acessório no, 367
  pulmonar, 55f
    fixação do, 55f
Hiperaldosteronismo
  paciente com hipertensão e, 407
  e suprarrenais bilateralmente
    aumentadas, 407
Hiperbilirrubinemia
  indireta, 326
  causa de, 326
Hipercalcemia, 11, 16, 19, 293
  alterações do ECG na, 17
  sintomática, 20t
Hiperglicemia, 38
Hiperlipidemia, 225
Hipermagnesemia, 12
  pancreatite por, 358
Hipernatremia
  diagnóstico diferencial de, 16f
Hiperplasia
  ductal da mama, 151
  lobular atípica, 149
  suprarrenal, 407
Hiperpotassemia
  alterações do ECG na, 17
  iniciais, 17
Hipersensibilidade de Aspergillus
  doença pulmonar por, 182
Hipertensão, 206
  abdominal, 63
  arteriorrenal, 222
    exame para diagnóstico de, 222
  do EEI, 243
  intra-abdominal, 114
  pacientes com, 407
    e hiperaldosteronismo, 407
      suprarrenais bilateralmente
        aumentadas, 407
  por distúrbios mieloproliferativos, 329
  porta, 325f, 329, 376
    e ascite, 375
    e hérnia umbilical tensa, 375
    etiologia da, 329t
    veias ingurgitadas por, 325f

pulmonar, 204, 236
  com embolismo pulmonar
    recorrente, 236
  progressiva, 204
Hipertermia Maligna
  agente desencadeador da, 502
Hipertireoidismo
  causa de, 411
  diagnóstico diferencial do, 412t
  tempestade tireoidiana por drogas no,
    404
Hipertrofia
  do ventrículo direito, 198
Hipocalcemia, 18
Hipocalemia, 12, 17
Hipofosfatemia, 18, 328
  aguda, 17
Hipoglicemia, 18
Hipomagnesemia, 17, 18
Hiponatremia Normovolêmica, 15
Hipoperfusão
  tecidual, 31
Hipoplasia
  renal bilateral, 146
Hipotensão
  PA sistólica e, 35
Hipotermia, 31
Hipovitaminose
  D, 394
Hipovolemia, 32
Hipoxia, 32
Hirschsprung
  doença de, 399, 415, 422, 426
    confirmada, 426
      procedimento cirúrgico
        padrão, 426
    mutação associada à, 415
Histerectomia
  abdominal total, 443
    com salpingo-ooforectomia
      bilateral, 443
  com salpingo-ooforectomia
    bilateral, 318
Histiocitoma
  fibroso maligno, 380
    metástase do, 380
História
  vascular, 219t
HIV (Vírus da Imunodeficiência
  Humana)
  paciente +, 316
    com dor abdominal, 316
      no quadrante inferior direito, 316
HLA (Antígeno Leucocitário Humano)
  de classe I, 99
HNF (Heparina Não fracionada), 231,
  234
HNF (Hiperplasia Nodular Focal), 333
HO (Heme Oxigenase)
  heme quebrado pela enzima, 324
  em produtos do metabolismo, 324
HO-1 (Heme Oxigenase 1)
  via de sinalização da, 324f
Homocisteína Sérica
  elevada, 204
Hormônio(s)
  catecolamínicos, 394t, 397
    receptores dos, 394t
  esteroide glicorticoide, 11
  gástricos, 354
    secreção em níveis normais de, 354
  glicocorticoides, 399t
  polipeptídeos, 5
  PP pós-prandial, 362
  primeiro descoberto, 280
  suprarrenais, 401
  tireoideano, 394, 395, 413
Horner
  síndrome de, 172
HPB (Hipertrofia Prostática Benigna)
  sintomática, 436
HPT (Hiperparatireoidismo), 405

secundário, 410
  cirurgia para, 410
HPTP (Hiperparatireoidismo Primário)
  causa de, 406
  pacientes assintomáticos com, 405
  paratireoidectomia no, 405t
  tratamento cirúrgico de, 497
HPV (Papilomavírus Humano), 160,
  440
  tipo 2, 139
  vacina, 444
HSD (Hematoma Subdural)
  crônico assintomático, 450
  tratamento-padrão, 450
HSV (Vírus Herpes Simplex), 442t
Hx (Histórico), 357f
  familiar de câncer, 445
    de cólon, 445
    endometrial, 445

I

IAPP (Polipeptídeo Amiloide das
  Ilhotas), 351t
IASLC (Associação Internacional para o
  Estudo do Câncer de Pulmão), 190t
IBPs (Inibidores da Bomba de Prótons),
  276, 353
  níveis estimulados de, 263
  supressão do ácido gástrico com, 263
Ibuprofeno, 21
ICC (Insuficiência Cardíaca
  Congestiva), 193
Icterícia, 345
Idoso(s)
  câncer de tireoide no, 497
  cirurgia no, 494, 495
    cardiovascular, 495
    de alteração valvular, 495
    indicação mais comum, 494
    considerações cirúrgicas no, 493-497
  HPTP em, 497
  neoplasias pulmonares em, 496
  transplante renal em, 496
IgA (Imunoglobulina A), 282f, 315
  gamopatia monoclonal da, 139
IGF (Fator de Crescimento Semelhante
  à Insulina), 72t
IHA (Insuficiência Hepática Aguda)
  causa de, 327
  prognóstico favorável, 328
IKK (Quinase de Iκ), 86f
IL (Interleucina), 100t
IL-1 (Interleucina-1), 71
IL-2 (Interleucina-2)
  síntese de, 99
    droga imunossupressora inibe a, 99
IL-6 (Interleucina 6), 355f
Íleo, 279, 419
  características grosseiras do, 279f
  causa de, 293
  distal, 102
  etiologias comuns, 293t
  meconial não complicado, 425
    obstrução intestinal completa
      por, 425
  médio, 102
  pós-operatório, 290, 293
    duração do, 290
    medidas para reduzir o, 290t
    recuperação do, 293
Ileocectomia, 308f
Ileostomia
  débito fecal após, 304
  permanente, 376
    e hérnia incisional mediana
      infraumbilical, 376
Ilhota(s)
  peptídeos das, 351t
    produtos pancreáticos dos, 351t
ILK (Quinase Integrina Ligada), 86f
Imatinibe, 383

Imbibição, 485
IMC (Índice de Massa Corpórea)
 classificação da obesidade por, 272t
 sem comorbidades, 273
Imortalização
 de células, 84
IMS (Instabilidade Microssatélite), 301
Imunização
 de cirurgiões, 46
 para protegê-los da infecção, 46
Imunoglobulina
 IV, 24
Inanição
 aguda, 9
 prolongada, 9
Incidentaloma
 suprarrenal, 412
 diagnóstico diferencial do, 412t
Incisão
 cervical, 423
 de Rocky-Davis, 374
 para excisar, 486
 lesão na ponte nasal, 486
Inconsciência, 505
Incontinência
 urinária, 443
Índice
 biespectral, 122
 cardíaco, 34
 aumento no, 34
 de sintomas, 447
 do câncer ovariano da ACOG, 447
 mais alto, 274
 de complicação nutricional, 274
 terapêutico, 499
Inervação(ões)
 cutâneas do umbigo, 373
 do nervo vago, 373
 parassimpática do cólon transverso, 300
 origem, 300
 sensorial da parede abdominal, 373f
Infante
 de 5 semanas, 418
 com diurese comprometida, 418
 com letargia, 418
 com vômitos, 418
 laparotomia de, 418
 nascido a termo, 415
 água corporal total de, 415
 prematuro, 420
 com emese biliosa, 420
 com fezes sanguinolentas, 420
Infarto
 do miocárdio, 38, 39, 103, 119
 omental, 376
Infecção(ões)
 bronquiectasias por, 180
 cirúrgicas, 41-47
 de sítio cirúrgico, 43
 correlacionadas, 156
 com carcinoma da nasofaringe, 156
 da bainha dos tendões flexores, 480
 sinais de Kanavel da, 480
 de feridas, 114
 redução das, 114
 em ferida limpa contaminada, 114
 do espaço pleural, 174
 do trato respiratório superior, 403
 hospitalar do trato urinário, 46
 antibioticoterapia, 46
 imunização para proteção de cirurgiões de, 46
 necrosante do tecido mole, 46
 exploração cirúrgica da, 46
 otorrinolaringológicas comuns, 158t
 microbiologia, 158t
 pelo CMV, 316
 pelo vírus sincicial respiratório, 419
 por H. pylori, 89
 por herpes *simplex*, 158
 paralisia de Bell e, 158
 por micobactérias não tuberculosas, 180
 por vírus Epstein-Barr, 106
 risco de, 11
 subareolar recorrente, 152
Infiltração
 submucosa extensiva, 171
 tumor séssil com, 171
Inflamação
 sistêmica, 5, 8
 efeitos da prostaciclina na, 8
Informação
 genética do DNA, 127f
 fluxo da, 127f
 motora, 450
 transportada do cérebro, 450
Infusão(ões)
 de insulina, 38
 intraósseas, 52f
INF-γ (Interferon Gama), 41
Inibidor(es)
 de fosfodiesterase, 39
INR (Índice de Normalização Internacional), 105, 234t, 328
 na UTI, 37
 e risco de morte, 37
Insuficiência
 aguda de órgão, 41
 cardíaca, 201
 alteração fisiológica primária da, 201
 mitral, 204, 205
 crônica, 204
 não tratada, 204
 válvula mitral na, 205
 reparo cirúrgico da, 205
 substituição da, 205
 pulmonar, 12
 renal, 41, 113, 114
 leve, 113
 angiografia na, 113
 por mioglobinúria, 114
 diminuir risco de, 114
 respiratória, 423
 suprarrenal, 11
 venosa crônica, 235
 com ulceração, 235
Insulina, 19
 secreção de, 350
Insulinoma, 361, 403
 na porção média do pâncreas, 355
Interação
 endotelial, 8f
 com células do músculo, 8f
 com plaquetas intraluminais, 8f
 medicamentosa, 102t
 das principais drogas imunossupressoras, 102t
Interferência
 parafusos de, 463
Intervenção(ões)
 cirúrgica, 61, 180, 186, 288t
 em abscesso do pulmão, 180
 em hematoma duodenal isolado, 61
 na doença de Crohn, 288t
Intestino
 curto, 297
 síndrome de, 297
 suspensão bem-sucedida da NPT na, 297
 delgado, 80, 102, 276, 279-297
 absorção de água intraluminal no, 284
 criptas da mucosa do, 280
 doador vivo para transplante de, 102
 epitélio do, 283
 origem do, 283
 fluxos do fluido do, 281f
 motilidade do, 283
 transmissor excitatório da, 283
 obstrução do, 80, 276, 286, 287f, 296
 após BGYR, 276
 após colectomia esquerda, 80
 peptídeos regulatórios produzidos no, 280t

lúmen do, 283
 parede do, 283, 284
 contração da camada circular interior da, 283
 peristaltismo no, 283
 células responsáveis pelo ritmo básico de, 283
Intolerância
 à glicose, 12
 em pacientes dependentes de mistura de nutriente total, 12
Íntron, 127
Invasão
 da veia mesentérica superior, 358
 linfovascular, 306
IOM (Instituto de Medicina), 108
IP3 (Trifosfato de Inositol), 86f
IRM (Imagem por Ressonância Magnética), 408f
 sagital ponderada, 457f
 da malformação de Chiari I, 457f
Isoflurano, 501, 502
Isquemia
 aguda grave de membro, 228
 de pulmão retirado, 102
 mesentérica, 212, 228, 230, 289
 aguda, 289
 crônica, 228
 trombótica aguda, 230
 miocárdica, 118
 detecção de, 118
 sinais de, 292
ITB (Índice Tornozelo-Braço), 217
 calculando o, 217f
 no paciente com claudicação, 228
Itraconozol, 42
ITSP (Inibidor da Tripsina Secretória Pancreática), 358
IκB (Inibidor do NF-κB), 86f

J

Jadassohn
 nevo sebáceo de, 143
Jahss
 manobra de, 477
 para fraturas reduzidas, 477
Janela
 laparoscópica, 103
 peritoneal aberta, 103
Jefferson
 fratura de, 451, 469
Jejuno, 279
 características grosseiras do, 279f
Joelho
 dor no, 468
 e sensibilidade no tubérculo tibial, 468
Junção
 gastroesofágica, 247, 252, 253
 dilaceração da mucosa na, 253
 ressecção curativa de adenocarcinoma da, 252
 tumor T4N1M0 na, 247
 disfagia e, 247

K

Kanavel
 sinais de, 480
 da infecção da bainha dos tendões flexores, 480
Kaposi
 sarcoma de, 164
 da orofaringe, 164
Karapandzic
 retalho de, 164f
 labioplastia completa com, 164f
Kasai
 portoenterostomia de, 422f
 para atresia biliar, 422f
 procedimento de, 427
 para atresia biliar, 427

Kayexalate, 19
Klinefelter
 síndrome de, 146
Klippel-Trénaunay
 síndrome de, 488
Klippel-Trenaunay-Weber
 síndrome de, 234
KOH (Hidróxido de Potássio), 440, 441t
Kupffer
 células de, 323

L

Labelatol, 214
Lábio(s)
 carcinoma escamoso do, 163
 excisão dos, 163
 reparo primário após, 163
 inferior, 164f
 labioplastia completa para carcinoma de, 164f
 com retalho de Karapandzic, 164f
 linfáticos do, 155f
 superior, 155
 linha média do, 155
 drenagem linfática da, 155
Labioplastia
 completa, 164f
 com retalho de Karapandzic, 164f
Laboratório
 de competências em cirurgia, 4
Laceração
 aguda, 467
 no menisco medial em atleta jovem, 467
 da aorta torácica descendente, 58t
 RTs, 58t
 esplênica, 60
 grande, 80
 e contaminada, 80
 sutura da, 80
 hepática, 60
Lambert-Eaton
 síndrome de, 174
 após tratamento da malignidade primária, 174
Laparoscopia, 59
 de emergência em pacientes com AIDS, 305
 causa infecciosa mais comum, 305
 diagnóstica, 360
 e ressecabilidade de câncer pancreático, 360
Laparotomia, 424
 contraindicação na, 362
 de ressecção de Whipple, 362
 de infante de 5 semanas, 418
 descompressiva, 63
 obstrução inicial pós-operatória após, 292
Laringe
 supraglótica, 156
 drenagem linfática da, 156
 visão sagital, 156f
 com as divisões, 156f
Laringoscopia
 de lesões, 160
Laser
 terapia a, 125
Lavagem
 peritoneal diagnóstica, 59
 resultados positivos, 59t
Laxante(s), 302
 com magnésio, 18
LCT (Lesão Cerebral Traumática), 449
 TC normal após, 121
LDH (Lactato Desidrogenase), 355f, 362t
LDL (Lipoproteína de Baixa Densidade), 100t
Le Fort
 fratura de, 161, 162f

padrões clássicos de, 162f
tipo I clássica, 161
Lecitina, 341
Legg-Calvé-Perthes
doença de, 468
Lei
de Poiseuille, 51
de Starlings, 117
Leiden
fator V, 22
Leiomioma, 250
da panturrilha, 382
ampla excisão local de, 382
sintomático, 445
Leiomiossarcoma
da curvatura maior do estômago, 383
Leite
materno, 416
calorias do, 416
Lentigo
maligno, 142
Lepirudina, 26
Leptina
função da, 257
Lesão(ões)
da víscera oca, 465
agente causador, 139
aguda, 9
fonte primária de combustível após, 9
associada ao nervo facial, 162
fraturas dos ossos temporais com, 162
cardíaca contusa, 38
cicatrização das, 70f
fases de, 70f
com risco de vida, 49t, 52
imediato, 49t
exame primário, 49t
craniana grave, 421
em crianças pequenas, 421
da aorta torácica, 58
TC do tórax, 58
da artéria femoral, 52
de órgãos importantes, 59t
escala de classificação da AAST de, 59t
do estômago, 267
do nervo radial, 459
do pâncreas, 356, 361
cística, 356
malignidade em, 356
traumática, 361
pseudocisto persistente após, 361
esplênica, 426, 427t, 508
de grau IV, 426
criança estável com, 426
graduação das, 427t
severa, 508
em paciente de 3 anos, 508
fechada de cabeça, 451
grave, 33
citocinas liberadas após a, 33
gravidade da, 10f
influência no metabolismo de repouso da, 10f
hepática, 60, 322
grau de, 60
por overdose de acetaminofeno, 322
múltiplas, 35
na ponte nasal, 486
na uretra, 465
no baço, 55
no tendão flexor, 478, 479f
digital, 478
zonas de, 479f
no ureter distal, 431
obstrutiva, 125
remoção da, 125
por esmagamento, 50, 452, 459, 483
da face, 50
da medula espinal, 452

na ponta do dedo com laceração, 483
no braço, 459
renal fechada, 431
com hematoma não expansivo, 431
sangramento tardio após, 24
temporais, 453
herniação cerebral por, 453
térmica, 141
úlcera de Marjolin por, 141
uretral anterior, 435
fechada, 435
vesicais, 434
Leucócito(s)
polimorfonucleares, 71
Lichtenstein
reparo de, 389
Lidocaína, 500
a 1%, 500
número máximo de cc de, 500
Li-Fraumeni
síndrome de, 90, 153
Ligadura
do aneurisma esplênico, 369
Ligamento(s)
de Cooper, 385f
de Poupart, 385
deltoide, 463
falciforme, 319, 325
hepáticos, 319f
inguinal, 373, 385, 387
de músculo da parede abdominal, 373
redondo, 439
Ligante(s), 130
Linch
síndrome de, 91
carcinoma do endométrio por, 91
Linfadenectomia
central do linfonodo, 406
tireoidectomia total com, 406
regional, 346
de carcinoma T2 de vesícula biliar, 346
Linfangioma, 422
Linfedema, 142
congênito, 234
crônico, 381
praecox, 234
secundário, 234
tarda, 234
terapia mais eficiente para, 233
Linfocele
após transplante renal, 103
Linfogranuloma
venéreo, 441
Linfoma
apendicular, 318
confinado ao apêndice, 318
de cólon, 304
Linfonodo(s), 380
cervicais, 407f
linfadenectomia central do, 406
tireoidectomia total com, 406
no pescoço, 406
compartimentos de, 406
ipsolateral, 406
metástases em salto para, 406
positivos, 310
carcinoma colorretal com, 300, 310
na submucosa, 310
sem metástase, 310
Linha(s)
de tensão da pele relaxadas, 486f
Lípase(s), 352
Lipoproteína
elevada, 204
Lipossarcoma
mixoide, 379, 381
Líquido
amniótico, 26
embolização de, 26
do paciente cirúrgico, 13-20

gástrico, 260f
esvaziamento do, 260f
nutrientes e, 260f
no corpo, 13
maior compartimento de, 13
transparente, 451
drenando do nariz, 451
Lisina, 350
Litíase(s)
biliares, 339, 340, 342f
achado incidental de, 340
colecistectomia no, 340
componentes das, 341
detecção de, 339
ultrassonografia na, 339
dor biliar nas, 342f
Lixívia
pó de, 68
queimadura por, 68
LMC (Leucemia Mieloide Crônica), 98t, 133, 368
LME (Lesão da Medula Espinal)
aguda, 454
dose inicial de metilprednisolona, 454
mecanismo de, 455
após mergulho em águas rasas, 455
padrões de, 453f
por esmagamento 452
Lobectomia
por neoplasia de pulmão ressecável, 183
Lobo
hepático direito, 331
abscesso piogênico do, 331
Loeys-Dietz
síndrome, 207
LOH (Perda de Heterozigosidade)
tumores que se desenvolvem a partir de, 301
LPS (Lipopolissacarídeo), 31f
defesa primária contra, 323
células hepáticas, 323
L-selectina, 7
LT (Leucotrieno), 6f
LTC (Ligamento Transverso do Carpo), 482f
Lúmen
do intestino, 283
Lúpus
eritematoso sistêmico, 27
Luz
do esôfago dilatada, 251

M

Macrófago(s)
atividades dos, 71t
no processo cicatricial, 71t
função dos, 70
na cicatrização de feridas, 70
Mafenida
acetato de, 65
complicações por, 65
Magnésio
anormalidades nos níveis de, 18t
laxantes com, 18
Malformação(ões)
de Chiari I, 456, 457f
RM sagital ponderada de, 457f
sintomas decorrentes de, 456
Malignidade
em lesão cística do pâncreas, 356
óssea em crianças, 464
Mallampati
classificação de, 501, 502f
Mallory-Weiss
síndrome de, 253
Mama, 145-153
ausência de, 146
câncer de, 83, 88, 90, 94, 95t, 96, 133, 149, 152, 153t, 496
após 75 anos, 496

causa genética, 153
HER2, 133
hereditários, 90
percentagem de, 90
incidência de, 83, 153t
invasivo, 94, 95t
avaliação do risco de, 94, 95t
triagem, 94
mortalidade por, 152
mamografia e, 152
pacientes suscetíveis a, 133
risco de, 90, 91, 149, 152
condições aumentam o, 149
na mutação do gene BRCA1, 91
recidiva, 90
tempo de vida médio, 152
subtipos de, 88
carcinoma da, 150t, 151t
in situ, 150t, 151t
risco de câncer associado a, 150t, 151t
lobular, 151t
características marcantes no, 151t
desenvolvimento dos alvéolos na, 145
epitélio alveolar na gestação, 145
feminina madura, 145
ductos lactíferos na, 145
hiperplasia ductal da, 151
moderada, 151
lobos da, 145
reconstrução imediata de, 491
Mamilo(s)
deslocamento dos, 146
doença de Paget do, 148
Mancha
em vinho do porto, 141
Manguito
de PA, 119
largura do, 119
e circunferência do baço, 119
Manifestação
extraintestinal, 311
de PAF, 311
Manobra
de Jahss, 477
para fraturas reduzidas, 477
Manutenção
hídrica, 20
Mão
anomalia congênita mais comum da, 479
cirurgia da, 473-484
e punho, 473-484
movimentos comuns da, 475, 476f
terminologia dos, 475, 476f
queimadura na, 478, 481
química com ácido fluorídrico, 478
tumor ósseo benigno da, 483
MAPK (Quinase de Proteína Ativada pelo Mitógeno), 86f
Marcador(es)
clínicos de risco aumentado, 206
comuns de câncer, 96t
Marcy
reparo de, 391
Marfan
síndrome de, 73, 87, 207, 208
Margem(ns)
negativas, 382
em leiomioma da panturrilha, 382
Marjolin
úlcera de, 78, 141
biópsia de, 78
por lesão térmica, 141
MAs (Malformações Arteriais), 488
Massa(s)
abdominal, 376, 383
palpável, 376
e dor abdominal, 376
cervical maligna, 164
em mulher, 442

na face posterior dos grandes
  lábios, 442
firme, 424, 435
  no centro do músculo
    esternocleidomastóideo, 424
      infante assintomático com, 424
  no testículo, 435
mediastinais, 174
móvel, 377
  na porção média do abdome, 377
  no fígado, 333
    isolada, 333
  pélvica, 443
  sensível, 375
    no abdome inferior médio, 375
  suprarrenal comum, 412, 413
  testicular firme, 431
Mastectomia
  reconstrução de mama durante a, 491
MAVs (Malformações
  Arteriovenosas), 488
Maxilar
  fratura de, 161
McCune-Albright
  síndrome de, 408
MCs (Malformações Capilares), 488, 491
McVay
  reparo de, 389, 391
Mecanismo(s)
  de reparo do DNA, 32
Meckel
  divertículo de, 294
    com trave mesodiverticular, 294f
    complicação mais comum com, 294
Mediastino, 167-190
  alargado, 47
    e derrames pleurais, 47
  anterior, 175
    massas mediastinais no, 175
  cistos do, 175t
    localização habitual dos, 175t
  massa em criança do, 178
Medicamento(s)
  antitireoidianos, 402
  para dor na pancreatite crônica, 364
  que podem alterar a dose de
    varfarina, 27t
Medula
  espinal, 57, 209, 452, 453f, 454
    perfusão para, 209
      na reparação dos aneurismas, 209
    síndromes de trauma na, 57
  suprarrenal, 401
Meduloblastoma, 450
Megacariócito(s)
  fragmentos anucleados de, 21
Meia(s)
  elásticas, 235
    terapia de compressão com, 235
Meissner
  corpúsculos de, 138
  plexo de, 284
MEK (Proteína Ativada por
  Mitógeno/Quinase Regulada pelo
  Sinal Extracelular), 86f
MEKK (Quinase MEK), 86f
Melanócito(s)
  origem embriológica dos, 137
Melanoma
  comprovado por biópsia, 142
MELD (Modelo para Doença Hepática
  Terminal)
  escala, 328
  escores variáveis do, 105
Meningococo(s), 372
Menisco
  medial, 467, 468f
    laceração no, 467, 468f
      em atleta jovem, 467
      imagens artroscópicas de, 467f, 468f

reparo de, 467
Menorragia, 23
Mepivacaína, 500
Mergulho
  acidente de, 469
    fratura cervical após, 469
  em águas rasas, 455
    mecanismo de LME após, 455
Merkel
  células de, 143
  carcinoma de, 143
Mesentério, 373-377
  base fibrótica do, 376
  e espessada, 376
  tecido cicatricial no, 376
    com encurtamento, 376
    com retração, 376
Mesenterite
  esclerosante, 376
Mesocólon
  transverso, 356
Mesoderma, 398
  embrionário, 379
Metabolismo
  basal, 8
  de repouso, 10f
    influência da gravidade da lesão no, 10f
  do AA, 6f
  lipídico, 9
  produtos do, 324
    heme quebrado pela HO em, 324
Metabólito
  tóxico, 322
    criação de, 322
      pelo sistema citocromo
        P-450, 322
Metáfise, 461
  tibial, 465
    fratura na, 465
Meta-hemoglobina
  alto nível de, 121
Metanefrina(s)
  plasmáticas, 413
  urinárias, 413
Metástase(s)
  abdominais, 381
  ausência de, 382
    em leiomioma da panturrilha, 382
  baixo risco de, 382
  cerebrais, 453
  do câncer da tireoide, 406
  sem salto, 406
    para linfonodos no pescoço
      ipsolateral, 406
Metilprednisolona
  dose inicial na LME aguda, 454
Metisergida, 377
Metotrexato
  contraindicações à terapia com, 443
  jovem nulípara com, 443
Metronidazol, 332
  fluoroquinolona e, 43
Miastenia gravis
  e timoma, 179
Micobactéria(s)
  não tuberculosas, 180
  infecção por, 180
Microbiologia
  das infecções otorrinolaringológicas
    comuns, 158t
Micromatriz(es)
  de DNA, 132
    na identificação de mutações do
      gene, 132
Migração
  celular, 76
    fase inicial na cicatrização de, 76
Milroy
  síndrome de, 234
Miocárdio
  infarto do, 38

Mioglobinúria
  insuficiência renal por, 114
  diminuir risco de, 114
Mioma(s)
  uterinos, 445f
  tipos de, 445f
Miotomia
  cricofaríngea, 250
    tratamento após, 250
      e divertículo de Zenker, 250
  faringoesofágica, 250f
    à fáscia pré-vertebral, 250f
Mistura
  de nutriente total, 12
  intolerância à glicose em pacientes
    dependentes de, 12
MIT (Monoiodotirosina), 400
Mivacúrio, 504
Mixoma(s), 203
  cardíacos, 206
MLs (Malformações Linfáticas), 488
MMA (Metaplasia Mieloide
  Agnogênica), 372
  esplenectomia na, 371
MNA (Modelagem Nasoalveolar), 486
Molécula(s)
  de adesão, 7
    leucócito-endotélio, 7t
  de caderina-E, 87
  endógenas dos PMADs, 33t
Mondor
  doença de, 148
Monitor(es)
  invasivos, 451
    de pressão intracerebral, 451
Monitoração
  da PA, 119t
    e cateter de AP, 119t
      ensaios clínicos comparando
        os, 119t
  da PIC, 121
  na UTI, 122
Monitoramento
  sem procedimento cirúrgico, 216
Morfina, 359
Mortalidade
  alto risco de, 264
    úlcera duodenal com
      sangramento e, 264
  coagulopatia em trauma e, 37f
    relação entre, 37f
  mundial de câncer gástrico, 89
    diminuição na taxa de, 89
  nos idosos na cirurgia
    cardiovascular, 495
  PA sistólica e, 36
  precoce em queimaduras, 65
Morte
  causa de, 103
    após transplante renal, 103
  cerebral, 452
  probabilidade de, 36
    com déficit de base de -6, 36
  receptores de apoptose de, 87
  risco na hemorragia de, 36
Motilidade
  do intestino delgado, 283
  esofágica na acalasia, 244f
    rastreamento ambulatorial da, 244f
  gástrica, 439
    redução na gravidez da, 439
  intestinal reforçada, 5
Movimento(s)
  comuns da mão, 475, 476f
  terminologia dos, 475, 476f
mTOR (Alvo Mamífero da Rapamicina), 86f, 98t
Mucina
  sendo expelida da ampola de Vater, 359
  na CPRE, 359
Mucosa
  colônica, 300

dilaceração na junção gastroesofágica
  da, 253
Muir-Torre
  síndrome de, 153
Musculatura
  lisa, 7
  aumento de
    relaxamento da, 7
Músculo(s)
  braquiorradial, 474
  circular no esôfago, 239
  geometria do, 239
  cricofaríngeo, 239
    estreitamento na altura do, 239
  da parede abdominal, 373
  ligamento inguinal de, 373
  esofágico inferior, 239
    área de maior tônus no, 239
    pressão em repouso do, 239
  esternocleidomastóideo, 424
    massa firme no centro do, 424
      infante assintomático com, 424
  oblíquo externo, 373
  que flexionam, 476
    as articulações interfalangianas dos
      dedos, 476
  reto abdominais, 375
Mutação(ões)
  do gene, 132
    micromatrizes de DNA na
      identificação de, 132
  familial do gene caderina-D, 267
  genética mais comum, 351
    no câncer pancreático, 351
  no ABCC6, 218
  no gene, 87, 89-91, 150, 207, 281
    BRCA1, 91, 150
      de câncer de ovário, 150
    BRCA2, 91
    da fibrilina, 207
    NOD2, 281
    p53, 90
    ras de ativação, 87
    Rb1, 89
MVs (Malformações Venosas), 488

N

NAC (N-acetilcisteína), 327
N-acetilcisteína, 113
NaCl
  solução de, 14
NASCIS (*National Acute Spinal Cord Injury*)
  estudos da, 454
Nasofaringe
  carcinoma da, 156
  infecções correlacionadas, 156
National Pressure Ulcer Adivisory Panel
  sistema de estadiamento do, 489t
NCM (Neoplasia Cística Mucinosa), 357f
Necrose
  pancreática grave, 45f
    TC com aumento de contraste
      com, 45f
  por pressão da pele, 38
  e tecidos moles subjacentes, 138
Negligência, 110
Neonato(s)
  cirúrgicos, 416t
    fórmulas infantis para, 416t
Neoplasia(s)
  císticas pancreáticas, 357f
  de pulmão ressecável, 183
    lobectomia por, 183
    pneumonectomia, 183
  ovariana em crianças, 425
  pulmonares em idosos, 496
Neostigmina
  intravenosa, 307

Nervo(s)
  cutâneo femoral, 386
  espinhal, 373
    inervações cutâneas do umbigo do, 373
  facial, 162, 490
    lesão associada ao, 162
      fraturas dos ossos temporais com, 162
    lesionado no procedimento cirúrgico, 490
  fibular, 218
  genitofemoral, 386
  ílio-hipogástrico, 386
  ilioinguinal, 386
  principais da região inguinal, 387f
  radial, 459
  vago, 5, 300
neu, 86
Neuroblastoma
  prognóstico desfavorável, 426
Neurocirurgia, 449-460
Neuroepitelioma, 452
Neurofibroma, 452
Neuropatia, 79
Nevo
  sebáceo, 143
    de Jadassohn, 143
NF1 (Neurofibromatose tipo 1)
  gene, 411
  tumores de, 411
NF-κB (Fator Nuclear de κB), 86f
NG (Nasogástrica)
  aspiração, 290, 304
  descompressão, 420
Niemann-Pick
  doença de, 368
NIH (National Institutes of Health), 405t
Nitrogênio
  da ureia sanguínea, 14
  saldo positivo de, 12
NLR (Nervo Laríngeo Recorrente), 396
  direito, 393
    posição do, 393
    e artéria tireóidea inferior, 393f
  e paratireoides, 397f
Nódulo(s)
  linfáticos, 146, 147f, 156, 157f, 164, 168f, 186, 268
    axilares, 147f
      grupos dos, 147f
    estações regionais de, 168f, 186
      para estadiamento do câncer do pulmão, 168f
    níveis I a V, 164
    no pescoço, 156, 157f
      de nível V, 156
      níveis do, 157f
    número mínimo de, 268
      na ressecção de adenocarcinoma do estômago, 268
    subclavicular, 146
      clinicamente positivo, 146
    paratraqueais, 186
    inferiores, 186
    pré-auriculares, 155
  pulmonares, 167, 171, 176, 177
    drenagem linfática dos, 167
    solitário, 171, 176, 177
      algoritmo de tratamento, 177t
      maligno, 177
      procedimento diagnóstico, 176
    solitário, 413, 414f
      de tireoide, 413, 414f
    tireoidiano suspeito, 410
Norwood
  procedimento, 196
Notocorda, 463
NPIM (Neoplasia Papilar Intraductal Mucinosa), 357f, 359
NPO (Nada por Via Oral), 420, 495

NPT (Nutrição Parenteral Total), 292
  na ascite pancreática, 364
  suspensão bem-sucedida, 297
    na síndrome de intestino curto, 297
NUS (Nitrogênio da Ureia no Sangue), 113, 264
NUS (Nitrogênio Ureico Sanguíneo), 362t
Nutrição
  enteral, 45
NYHA (New York Heart Association), 495
  classificação funcional da, 205

O

O_2 (Oxigênio)
  aumento da tensão do, 191
    no sangue do recém-nascido, 191
  débito de, 35
  inalado, 67
    e meia-vida de CO, 67
Obesidade
  causa da, 271
  classificação por IMC da, 272t
  manejo cirúrgico da, 271-278
  pseudotumor cerebral, 272
Óbito(s)
  câncer, 83
Obliteração
  das veias colaterais da perna, 233
  dos canais venosos profundos, 233
Obstipação, 302
Obstrução
  da saída gástrica, 353
  do intestino delgado, 286, 287t, 296
  do TFSVD, 198
  inicial pós-operatória, 292
  intestinal, 286, 288, 294, 425
    completa por íleo meconial, 425
    suspeita de, 286
  parcial, 276
    do intestino delgado, 276
Obturador
  hérnia do, 375
Oclusão
  de ACI, 222
  do DSA, 195
  do ducto arterioso, 191
    estímulo primário após nascimento para, 191
  eletiva na DSA, 193
  poplítea direita, 110
Octreotida
  cintilografia com, 356
  na ascite pancreática, 364
Oftalmopatia
  de Graves, 406
Ogilvie
  síndrome de, 307
Oligodendroglioma, 458
Omento, 373-377
Oncogene(s)
  K-ras, 351
  supressores tumorais, 400t
    implicados na tumorigênese, 400t
    tireoidiana, 400t
Oncogênese
  aumento da amplificação da, 84
  em grupo de células, 84
Oncologia, 83-98
  ginecológica, 447t
    encaminhamento para, 447t
    diretrizes da ACOH, 447t
Oncoproteína(s)
  expressão de, 379
  fusão gênica com, 379
Onda(s)
  T, 17
  pontiagudas, 17
Onfalocele, 427
Operação
  de fechamento da colostomia, 115
  de Senning, 198f
  vários cirurgiões envolvidos na, 111
Organização
  cultura da, 108
    importância na segurança da, 108
    de alta confiabilidade, 107
Orifício
  natural, 123-125
    cirurgia endoscópica transluminal por, 123-125
Orofaringe
  sarcoma de Kaposi da, 164
Orquidopexia, 424
Orquiectomia, 435
Orquite
  isquêmica, 391
Osgood-Schlatter
  doença de, 468
Osmolalidade
  determinantes da, 14
  sérica, 14
Osso(s)
  cortical, 462
    renovação do, 462
  encurtamento cirúrgico do, 483
    para fechamento do coto, 483
  hioide, 164
    remoção de, 164
  longo, 461
    três secções, 461f
  organização do, 462f
  temporais, 162
    fraturas dos, 162
      associada ao nervo facial, 162
Osteoartropatia
  hipertrófica pulmonar, 179
Osteoblasto(s)
  diferenciação das células mesenquimais em, 462
  em resposta à fratura, 462
Osteoblastoma, 456
Osteocondroma
  isolado da costela, 183
Osteogênese
  imperfeita, 73, 208, 388
    características, 73t
Osteoma
  osteoide sintomático, 472
    da tíbia distal, 472
Osteomielite
  achado radiográfico na, 466
Osteoporose
  localizada, 466
Osteossarcoma, 464
Óstio
  das artérias renais, 223f
    estenose bilateral do, 223f
      na ARM da aorta abdominal, 223f
Otite
  externa, 158
    organismo causador, 158
Ototoxicidade
  prevenir a, 113
    em paciente que recebe vancomicina, 113
Ovário
  câncer de, 91
    risco de, 91
      do gene BRCA1, 91
Overdose
  de acetaminofeno, 322
    lesão hepática por, 322
Óxido
  nítrico, 7, 8f
    efeito fisiológico do, 7
  nitroso, 501
Oximetria
  de pulso, 121
    leitura da, 121

P

PA (Pressão Arterial), 217
  determinação não invasiva da, 119
  manguito de, 119
    largura do, 119
      e circunferência do braço, 119
  média, 118
    efeito de superamortecimento na, 118
    medida direta da, 118
  na artéria braquial, 217
    e nas artérias distais, 217
      razão normal entre, 217
  sistólica, 35-37
    e mortalidade, 36t
    hipotensão e, 35
    para ressuscitação no pronto-socorro, 36
PAAF (Punção Aspirativa por Agulha Fina), 355f, 357f, 413
Paciente(s)
  asiáticos de descendência chinesa, 345
    colangio-hepatite e, 345
  cardiopata confortável em repouso, 205
    com angina ao caminhar, 205
  cirúrgico, 13-20, 117-122, 234t, 499-505
    acompanhamento fisiológico do, 117-122
    anestesia no, 499-505
    risco em, 234t
      de tromboembolia, 234t
      de tromboprofilaxia
  com AIDS, 305
    laparoscopia de emergência em, 305
      causa infecciosa mais comum, 305
  com gastrinoma, 354
    testes em, 354
  com hipertensão, 407
    e hiperaldosteronismo, 407
      suprarrenais bilateralmente aumentadas, 407
  diabético, 268
    com gastroparesia, 268
      tratamento cirúrgico inicial, 268
  em lista de espera, 101
    proporção para transplantados de, 101
  extremidades dos, 456
    na postura decorticada, 456
  gravemente obeso, 272
  hipovolêmicos, 51
    abaixo dos 6 anos, 51
  HIV+, 316
    com dor abdominal no quadrante inferior direito, 316
  imunocomprometidos, 316
    com apendicite, 316
      cultura na cirurgia dos, 316
  morbidamente obesos, 272
  pediátrico cirúrgico, 415
    necessidades nutricionais, 415
  segurança do, 107-115
  terminal, 510
    com câncer AVD, 510
    dispneia em, 510
Pacini
  corpúsculos de, 138
$PaCO_2$ (Pressão Parcial de Dióxido de Carbono Arterial)
  aproximada, 121
PAF (Polipose Adenomatosa Familiar), 300, 381, 408
  manifestação extraintestinal, 311
  síndrome da, 411
Paget
  doença de, 148, 444
    da vulva, 444
    do mamilo, 148

Palato
  sarcoma do, 164
Pálpebra
  superior, 489
    máximo defeito da, 489
      com fechamento primário, 489
Pancoast
  tumor de, 172, 173f
Pâncreas, 15, 349-366
  cabeça do, 350, 353
    veias da, 353
  câncer do, 93, 95
  cauda do, 357, 360
    cistoadenoma assintomático na, 360
  divisum, 365
  doador, 103
    preparação do, 103
      antes do transplante, 103
  drenagem venosa do, 353f
  embriologia do, 366f
    e variações nos ductos, 366f
  enxerto de, 104f
    bancada de preparação do, 104f
  estímulo simpático do, 350
  fluido secretado por adulto normal pelo, 280
    volume total diário de, 280
  lesão do, 356, 361
    cística, 356
      malignidade em, 356
    traumática, 361
      pseudocisto persistente após, 361
  porção média do, 355
    insulinoma na, 355
  secreção de HCO_3^- pelo, 352
    estímulo primário para, 352
  suprimento arterial do, 349f
    variações no, 349f
  tumor endócrino do, 361
    mais comum, 361
Pancreatite
  aguda, 355f, 358t
  biliar, 363
    colecistectomia na, 363
  causa de, 358
  crônica, 353, 360, 362-365
    causa mais comum de, 363
    complicação da, 360
    dor na, 364
      medicamento inicial para, 364
    e cálculos pancreáticos, 365
      alívio sintomático em, 365
    etiologia da, 284t
    teste diagnóstico para, 362
  drogas analgésicas na, 359
  familiar, 358
    por falha em inibir, 358
      a ativação de enzima, 358
  leve, 354
    drogas para melhorar o resultado em, 354
  necrosante, 45
    abscesso pancreático em, 45
  níveis de amilase séricos na, 359
  paciente com, 359, 362
    critérios de Ranson na avaliação inicial de, 362
    drogas analgésicas, 359
  por consumo de álcool, 363
  sinais prognósticos na, 362t
  critérios de Ranson, 362t
Pancreatoduodenectomia
  para câncer pancreático, 364
  sobrevida após, 364
Pancreatojejunostomia, 356
  longitudinal em Y de Roux, 365
Pancurônio, 504
Paneth
  célula de, 280
PaO_2 (Pressão Parcial de Oxigênio Arterial), 362t

Papanicolau
  esfregaço de, 440
Papilomatose
  respiratória recorrente, 160
Parafimose, 434
Parafuso(s)
  corticais, 463
  de interferência, 463
  de Thompson, 463
  esponjosos, 463
  fixação percutânea com, 478
    de fratura do escafoide, 478
  ortopédicos, 463
    para fixar fragmento distal, 463
      a fragmento proximal, 463
Paralisia
  de Bell, 158
    e infecção por herpes simplex, 158
  facial idiopática, 158
Paratireoide(s), 393-414
  adenomas da, 403, 406
    testes para localização de, 403
  superiores, 396
    local das, 396
Paratireoidectomia
  no HPTP assintomático, 405t
  indicações para, 405t
Paratormônio
  secreção estimulada de, 394
  secretado, 397
  meia-vida, 397
Parede
  abdominal, 373-377, 446f
    abaulamento característico da, 374
    anterior, 446f
    inervação da, 373
    músculo da, 373
  do intestino, 283, 284
    contração da camada circular interior da, 283
  retal, 312
    camadas distintas da, 312
      na ultrassonografia endorretal, 312
  torácica, 51f, 167-190
    perda da espessura total da, 51f
    pneumotórax aberto por, 51f
  sarcoma da, 174
    quimioterapia pré-operatória no, 174
  tumores desmoides da, 168
    genes associado a, 168
Paroníquia, 477f
  área de purulência na, 480f
    na falange distal, 480f
  controle da, 476
  herpética, 484
  incisão na, 480
Parótida
  tumor da, 165
PAT (Peptídeo Ativador de Tripsinogênio), 355f
PCI (Procedimento de Angioplastia Miocárdica)
  CRM e, 206
    comparação entre, 206
PCN-G (Penicilina G), 442t
PCOs (Pílulas Contraceptivas Orais), 444, 446
Pé
  diabético, 81
    cicatrização de úlceras do, 81
    agentes tópicos na, 81
  dorsiflexão forçada do, 466
    lesão associada à, 466
Pele
  cicatrização de feridas na, 74, 75t
    e no GI, 74, 75t
      comparação da, 74, 75t
  escaldada estafilocócica, 140
    síndrome da, 140
  fetal, 138

colágeno presente na, 138
  principal tipo de, 138
mecanorreceptores na, 138
componente de, 138
necrose por pressão da, 138
e tecidos moles subjacentes, 138
relaxada, 486f
  linhas de tensão da, 486f
Penicilina
  paciente alérgico à, 43
  antibiótico, 43
Pêntade
  de Reynolds, 345
Pentalogia
  de Cantrell, 427
Pepsina, 282
Peptídeo(s), 130
  das ilhotas, 351t
    produtos pancreáticos dos, 351t
  regulatórios representativos, 280t
  produzidos no intestino delgado, 280t
Perda(s)
  de acuidade visual unilateral, 457
    e proptose pulsátil, 457
  de peso, 271
  gastrointestinais, 18
  sanguínea, 467
    fraturas femorais com, 467
Perfuração
  esofágica, 242
  restrita, 243f
    após dilatação no esofagograma com bário, 243t
  retroperitoneal contida, 61
Perfusão
  esplâncnica, 280
    inibição da, 280
  para medula espinal, 209
    na reparação aberta dos aneurismas, 209
  tecidual, 31f
    vias que levam à diminuição da, 31f
Pericardiocentese, 53f
Pericardite
  crônica, 203
Pericolangite, 309
Pericrânio, 485
Perigo
  via de sinalização de, 33
Peristaltismo
  ausência de, 253
    no corpo do esôfago, 253
  no intestino, 283
    células responsáveis pelo ritmo básico de, 283
Peritonite
  bacteriana, 43
    de apendicite perfurada, 43
    antibioticoterapia para, 43
  localizada, 376
    do abdome lateral direito, 376
Perna
  inferior, 61
    fasciotomia da, 61
  porção inferior da, 218t
    compartimentos fasciais da, 218t
  veias colaterais da, 233
    obliteração das, 233
Pescoço
  carcinoma espinocelular do, 155
    e abuso, 155
      de álcool, 155
      de cigarro, 155
  distúrbios do, 155-165
  ferimento à faca na zona III do, 57
    paciente assintomático com, 57
  ipsolateral, 406
    linfonodos no, 406
      metástases em salto para, 406
  linfonodos no, 406
    compartimentos de, 406

nódulos linfáticos de nível V no, 156
Peso
  corporal, 13
    água e, 13
  das bactérias nas fezes, 300
  medicamento para redução do, 273
    aprovado pelo FDA, 273
  médio, 319
    do fígado adulto, 319
$PETCO_2$ (Dióxido de Carbono Final da Expiração), 121
Petéquia
  na extremidade inferior, 371
    trombocitopenia e, 371
      alteração do estado de consciência e, 371
Peutz-Jeghers
  síndrome de, 153t, 300
Peyer
  placas de, 282f
PF4
  anti-heparina, 26
  presença do, 26
PFO (Forame Oval Patente), 193
PG (Prostaglandina), 6f
PGI_2 (Prostaglandina I_2), 8f, 21
Phalen
  teste de, 478
Phlegmasia cerulea albans, 233
PI3K (Quinase de Fosfatidilinositol-3), 86f
PIC (Pressão Intracraniana), 63f
  monitoração da, 121
  nível máximo de, 449
Pielonefrite
  enfisematosa, 430
PIG (Peptídeo Inibitório Gástrico), 350
Piloro, 264
  preservação do, 354
    no procedimento de Whipple, 354
Pioderma
  gangrenosa, 139, 294
PIRO (Predisposição, Lesão, Resposta Deletéria e Falência Orgânica)
  classificação, 45t
    esquema de, 45t
  sistema de estadiamento, 44
  componentes para sepse do, 44
PK (Piruvato Quinase)
  deficiência de, 369
Placa(s)
  de crescimento, 461, 465
    de osso longo, 461
    fratura na metáfise tibial em criança, 465
  de Peyer, 282f
Plaqueta(s)
  adesão das, 21
  BB, 81
    fator de crescimento derivado de, 81
  circulantes, 26
  contagem de, 26
  intraluminais, 8f
    interação endotelial com, 8f
  porcentagem de, 21
  transfusão de, 24
Plasma
  fator de, 22
  fresco congelado, 23, 24, 37
  transfusão de, 24, 37
Plasmaférese, 26, 371
Plasmina
  converter em, 232
  o plasminogênio, 232
Plasminogênio
  converter o, 232
  em plasmina, 232
Platô
  tibial, 464
    fraturas do, 464
PLC-γ (Fosfolipase Cγ), 86f
Pleura, 167-190

Pleurodese, 174
Plexo de Meissner
  localização, 284
PMADs (Padrões Moleculares Associados a Danos), 33
  moléculas endógenas dos, 33t
Pneumatose
  intestinal, 287f
Pneumonectomia
  por neoplasia de pulmão ressecável, 183
Pneumoperitônio, 123
Pneumotórax
  aberto, 51
    por perda da espessura total, 51f
      da parede torácica, 51f
  espontâneo, 419
  hipertensivo, 51f
Pó
  de lixívia, 68
    queimadura por, 68
POAP (Pressão de Oclusão da Artéria Pulmonar), 34t
Podofilina, 301
Poiseuille
  lei de, 51
Poland
  síndrome de, 146
Polimastia, 146
Polipeptídeo(s)
  fator de crescimento de, 7
  hormônios, 5
Pólipo(s)
  adenomatosos, 266, 306
  benigno, 328
    ressecção de cólon para, 328
      eletiva segmentar, 328
  foco microscópico de câncer em, 306
    após ressecção endoscópica, 306
  gástricos, 266
    pré-maligno, 266
  pedunculares, 306f
    carcinoma invasivo em, 306f
  sésseis, 306f
    carcinoma invasivo em, 306f
Polipose
  adenomatosa, 168, 300, 306
    coli, 168
  câncer colorretal hereditário sem, 91t
Politrauma, 51, 57
Ponte
  nasal, 486
    incisão para excisar a lesão na, 486
Portoenterostomia
  de Kasai, 422f
    para atresia biliar, 422f
Pós-Graduação
  na área médica, 3, 4
    competências fundamentais para educação em, 3, 4
    conselho de acreditação de, 3, 4
Postura
  decorticada, 456
    extremidades dos pacientes na, 456
Potássio, 14
  canal de, 499
  cloreto de, 17
  deficiência de, 17
  níveis de, 18t, 19
    anormalidades nos, 18t
      manifestações clínicas de, 18t
Pott
  reparo de, 389
Pouchite
  sintomática, 313
    tratamento inicial da, 313
Poupart
  ligamento de, 385
PP (Polipeptídeo Pancreático)
  células, 350
    maior concentração de, 350
  pós-prandial, 362
    hormônio, 362

P_{pico} (Pressão de Vias Aéreas de Pico) e $P_{platô}$, 120
  aumento simultâneo das, 120
$P_{platô}$ (Pressão de Vias Aéreas de Platô) P_{pico} e, 120
  aumento simultâneo das, 120
Pré-carga, 117
Pregnenolona, 401
Pré-menopausa
  carcinoma lobular in situ na, 150
Preparação(ões)
  com enzimas pancreáticas, 364
    com revestimento não entérico, 364
Preservação
  solução de, 100
    da Universidade de Wisconsin, 100
    componente da, 100
Pressão(ões)
  da bexiga, 225
  da pele, 138
    necrose por, 138
    e tecidos moles subjacentes, 138
  de compartimento, 61
  diastólica, 61, 201
    final VE elevada, 201
  em repouso, 239
    do músculo esofágico inferior, 239
  intra-abdominais, 63, 123
    aferidas pela bexiga, 63
    laparotomia descompressiva, 63
    aumento da, 123
  intracerebral, 451
    monitores invasivos de, 451
  úlceras de estágio II de, 489
  venosa central, 38
Priapismo
  controle de, 433
Prilocaína, 500
Princípio
  do duplo efeito, 508, 509f
  elementos do, 509f
Problema
  claramente identificado, 108
  capacidade de resolver o, 108
Procaína, 500
Procedimento(s)
  cirúrgicos, 180t, 490
    de drenagem para abscessos pulmonares, 180t
    reparo de nervo facial lesionado no, 490
  de Frey, 365
  de Kasai, 427
    para atresia biliar, 427
  de Puestow, 365
  de Ross, 199, 205
  de Whipple, 354, 356, 364
    fístula pancreática anastomótica no, 356
    para câncer pancreático, 364
      sobrevida após, 364
    preservação do piloro no, 354
  Fontan, 196
  laparoscópicos, 123
    mudança não planejada no, 110
    múltiplos, 111
      radiografia de rotina em, 111
  Norwood, 196
  para isquemia mesentérica trombótica aguda, 230
Processo
  cicatricial, 71t
    atividades dos macrófagos no, 71t
Proctocolectomia
  eletiva, 303
  total, 308f
Proctopexia
  transabdominal, 308f
    para prolapso retal, 308f
Proctoscopia, 302
Proctossigmoidite
  por C. difficile, 311

Progesterona, 146
Prolactinoma, 403
Prolapso
  retal, 307, 308f
    proctopexia transabdominal para, 308f
    redução de, 307
    reparo de, 307
Proliferação
  celular, 70, 86
    ativação da, 70
    aumento da, 86
Pronação, 474
Propofol, 499, 502
Proptose
  na oftalmopatia de Graves, 406
  pulsátil, 457
    perda de acuidade visual unilateral e, 457
Prostaciclina
  efeitos na inflamação sistêmica da, 8
Prostaglandina
  GI_2, 21
Próstata
  câncer de, 91, 430
    conduta expectante para homens com, 430
Protease(s), 352
Proteína(s)
  autólogas, 5
    ligação de, 5
  C, 22, 232
    ativada, 22
    elevação da, 232
    sistema da, 22
      como mecanismo de inibição da formação de trombina, 22
  de choque térmico, 5
    formação de, 5
    função de, 5
  de fase aguda, 323
  de ligação, 41
  digestão de, 282
  do ciclo celular, 85
  morfogenética óssea, 462
  S, 22
    complexo de, 22
  tradução do RNAm em, 128
Proteômica, 127
Prótese Endoscópica
  no ducto pancreático, 361
Proto-oncogene
  e crescimento maligno, 86
    pela amplificação do gene, 86
  RET, 399
Protrombina, 21
prune-belly
  síndrome de, 423
Pseudocisto, 360
  pancreático, 356
    borda inferior do, 356
  persistente, 361
    após lesão traumática ao pâncreas, 361
Pseudocolinesterase
  atípica hereditária, 504
Pseudomixoma
  peritoneal, 318
    de origem apendicular, 318
Pseudomonas
  aeruginosa, 158, 409
Pseudo-obstrução
  colônica, 307
  intestinal crônica, 285, 286t
    etiologias, 286t
Pseudotumor
  cerebral, 272
Pseudoxantoma
  elástico, 218
PSIO (Ortopedia Pré-Operatória Infantil/Presurgical Infant Orthopedics), 486

$PTCO_2$ (Dióxido de Carbono Periódico Terminal), 120
PTEN (Fosfatase e Tensão Homóloga Excluída no Cromossomo 10), 92
PTEN (Supressor de Tumor Homólogo de Fosfatase e Tensina)
  remoção do gene, 300
PTH (Hormônio Paratireoidiano), 394, 399t
  meia vida, 397
PTI (Púrpura Trombocitopênica Idiopática)
  cirurgia para, 370
    resposta permanente da, 370
  esplenectomia laparoscópica para, 371t
    resposta plaquetária após, 371t
  gestão de, 25t
  terapia de primeira linha em, 24
  tratamento, 26
PTU (Propiltiouracil), 402
Puestow
  procedimento de, 365
Pulmão(ões), 167-190
  abscesso do, 180
    drenagem cirúrgica de, 180
    intervenção cirúrgica de, 180
  anatomia segmentar dos, 169f
  câncer de, 83, 168f, 171, 178
    e dor torácica, 178
    estadiamento do, 168f
      estações regionais de nódulo linfático para, 168f
  carcinoma do, 175
    neuroendócrino linfocitoide, 175
  esquerdo, 168
    segmentos do, 168
  nódulos pulmonares do, 167
    drenagem linfática dos, 167
  pouca expansão do, 187
  ressecável, 183
    neoplasia de, 183
      lobectomia por, 183
      pneumonectomia, 183
  retirado, 102
    isquemia de, 102
  sequestrado, 428
    suprimento sanguíneo de, 428
Punho
  cirurgia da mão e, 473-484
Pupila(s)
  puntiformes, 451
Púrpura
  trombocitopênica trombótica, 26
    sangramento secundário à, 26
PVC (Pressão Venosa Central), 34t, 63f
  monitoração da, 119t
    e cateter de artéria pulmonar, 119t
      ensaios clínicos comparando os, 119t
PVHL (Pressão Venosa Hepática Livre), 329
PVHO (Pressão Venosa Hepática Ocluída), 329

Q

Queimado(s)
  centro de, 65, 66t
    encaminhamento a, 65, 66t
    orientações para, 66t
Queimadura(s), 65-68
  antibióticos profiláticos, 66
  com ácido, 68, 139
    fluorídrico, 68, 139
      tratamento inicial, 139
  fórmico, 68
  da mão, 481
    controle inicial da, 481
  espessura parcial de, 66
  excisão inicial da ferida de, 68
  pacientes com, 65

periorais, 66
químicas, 68, 478
  agentes ofensivos em, 68
  na mão com ácido fluorídrico, 478
  sobrevivência à, 68
Queloide(s)
  ressecção cirúrgica de, 79
Quemose
  na oftalmopatia, 406
  de Graves, 406
Queratinócito
  migração de, 137
    da camada de base, 137
Quetamina, 499, 502
Quilo
  composição de, 181t
Quilotórax, 181
Quimioterapia, 174, 175
  de indução, 172
  pré-operatória, 174
    no sarcoma da parede torácica, 174
  sarcomas mais responsivos à, 383
Quimioterápico(s)
  agentes, 96-97t, 143
    classificação dos, 96-97t
    para tratamento, 143
      de dermatofibrossarcoma protuberante, 143

R

Rabdomiossarcoma, 380, 464
  alveolar, 379
Radiação
  comprimento de onda de, 138
  câncer de pele por, 138
  solar, 138
Radiografia(s)
  anteroposterior, 471f
    de fratura bimaleolar do tornozelo, 471f
  com bário, 250, 251, 252
    na disfagia, 250, 252
    na esclerodermia, 251
  de rotina, 111
    em múltiplos procedimentos, 111
Radioterapia, 175, 382
  e ressecção cirúrgica, 172
  externa, 406
    pacientes com histórico de câncer de tireoide em, 406
  paliativa, 247
Rafe
  fascial, 62f
    entre compartimentos, 62f
      anterior e lateral, 632f
Rafinose, 100
RAI (Ablação com Iodo Radioativo), 409, 412
Raio(s) X
  do tórax, 47
    achado típico em antraz de, 47
Ranson
  critérios de, 362
    na avaliação inicial, 362
      de paciente com pancreatite, 362
    sinais prognósticos na pancreatite, 362t
Reação
  vasovagal, 204
Realimentação
  síndrome de, 17
Recém-Nascido
  com CATVP, 195
    tratamento, 195
  com distensão abdominal, 424
    e comito bilioso, 424
  com fissura labial, 486
    e palatina complexa, 486
  crescimento de, 415
    calorias necessárias para manter o, 415
  sangue do, 191
    aumento da tensão do O_2 no, 191
    TFG de, 416
    volume sanguíneo de, 416
Receptor(es)
  α_1-adrenérgico, 394
  adrenérgicos, 394
  alfa$_1$-adrenérgicos, 32
    ativação nas arteríolas dos, 32
  β_1-adrenérgico, 394
  da superfície celular, 130
  de morte de apoptose, 87
  de reconhecimento de padrões, 33
  do ácido γ-aminobutírico, 499
    agentes de indução no, 499
  do hormônio, 394
    catecolamínicos, 394t
      efeitos mediados pelos, 394t
    tireoidiano, 394
  do tipo pedágio, 33
  γ-adrenérgico, 394
  γ-GABA, 499
  intracelular, 130
    vias de, 130f
  morte do, 103
  nicotínicos de acetilcolina, 5
  para epinefrina, 394
  tipo toll, 324
    função primária dos, 325
Reconstrução
  de mama imediata, 491
Redução
  aberta, 434, 466
    de fratura pélvica complexa, 434
    e fixação da ulna, 466
  da absorção, 273
    restrição de, 273
      procedimento combinado de, 273
  das infecções de feridas, 114
    em ferida limpa contaminada, 114
  de hérnia diafragmática congênita, 427
  de intussuscepções, 425
    pelo enema com ar em criança, 425
  de prolapso retal, 307
    recorrência de, 307
  do peso, 273
    medicamento aprovado pelo FDA para, 273
  fechada, 463, 466, 470
    de fratura do maléolo lateral, 470
    do deslocamento da clavícula, 463
    do rádio, 466
Reepitelização
  numa ferida cirúrgica, 71
Reflexo(s)
  de tripla flexão positivo, 452
    da perna, 452
  profundos do tendão, 17
    diminuição dos, 17
Refluxo
  após refeição farta, 240
    principal razão, 240
  gastroesofágico, 245, 249
    princípios de correção cirúrgica do, 245
    risco de esofagite no, 249
Regra
  dos noves, 66, 67f
Regulação
  da absorção intestinal, 285t
  da secreção intestinal, 285t
  macrofágica, 41
    aumento da, 41
Reimplante
  ureteral, 431
Reinalação
  parcial de CO_2, 120
Rejeição
  acelerada aguda, 101
  após transplante, 101
  no pós-operatório, 101
Relaxamento
  muscular, 505
Remifentanil, 502
Remoção
  da lesão obstrutiva, 125
Reparação
  da dissecção torácica ascendente, 212
  definitiva no período neonatal, 195
    do recém-nascido com CATVP, 195
  endovascular de aneurisma, 211
    da aorta torácica descendente, 211
Reparo
  aberto de hérnia inguinal, 391
  cirúrgico da válvula mitral, 205
    na insuficiência mitral, 205
  da fratura óssea, 462
  da FTE do tipo E, 423
  da hérnia de hiato, 251
    e fundoplicatura, 251
  de AAA, 220, 224, 225
    eletivo, 225
    endovascular, 220, 224
      e aberto, 224
  de Bassini, 391
  de hérnia diafragmática congênita, 427
  de Lichtenstein, 389
  de Marcy, 391
  de McVay, 389, 391
  de menisco, 467
  de nervo facial lesionado, 490
  de Pott, 389
  de prolapso retal, 307
  de Shouldice, 389, 390f, 391
  do DNA, 32
    mecanismos de, 32
  laparoscópico, 388, 390
    de hérnia, 388
    transperitoneal de hérnia inguinal, 390
Resfriamento
  métodos agressivos de, 115
Resistência
  insulínica, 38
Respiração
  e trauma, 49
Resposta(s)
  à fratura, 462
    diferenciação das células mesenquimais em osteoblastos em, 462
  hemodinâmicas, 34
    ao choque neurogênico, 34
    em diferentes tipos de choque, 34t
  inflamatória, 6, 42f
    diminuição da, 6
    e SRIS, 42f
    efeitos dos ácidos graxos ômega-3 sobre a, 6
  inicial à contaminação bacteriana, 41
    da cavidade peritoneal, 41
  neuroendócrina de choque, 31
  plaquetária, 371t
    após esplenectomia laparoscópica para PTI, 371t
  sistêmica, 5-12
    ao suporte metabólico, 5-12
    ao trauma, 5-12
Ressecabilidade
  do câncer pancreático, 360
  laparoscopia diagnóstica e, 360
Ressecção
  anatômica, 331
  cirúrgica, 79, 172, 332, 335
    de adenoma hepático, 332
      do lobo direito, 335
    de queloides, 79
    radioterapia e, 172
  colorretal, 308f
    terminologia dos tipos de, 308f
  com anastomose primária, 194
    da COA da aorta, 194
  curativa, 249, 252
    de adenocarcinoma da junção gastroesofágica, 252
    de câncer esofágico, 249
  da doença de Paget do mamilo, 148
  de adenocarcinoma, 268
    do estômago, 268
      nódulos linfáticos na, 268
    gástrico, 268
  de cisto de colédoco, 345
    com hepaticojejunostomia em Y de Roux, 345
  de fibroadenoma, 151
  de Whipple, 362
    contraindicação na laparotomia da, 362
  do aneurisma esplênico, 369
  do cólon, 42, 77, 125, 237, 328
    antibiótico profilático, 77
    eletiva, 42, 328
      antibióticos, 42
      segmentar para pólipo benigno, 328
    laparoscópica, 125
    risco de morrer por, 328
    TVP após, 237
      primeiro episódio de, 237
  do reto anterior, 44
  dos segmentos hepáticos, 346
    colecistectomia com, 346
  eletiva, 42, 502
    de pólipo séssil, 502
    do cólon, 42
      antibióticos, 42
  endoscópica em pólipo, 306
    foco microscópico de câncer após, 306
  estendida, 309f
    para carcinoma de cólon, 309f
  ileal, 286
  laparoscópica do cólon, 125
  primária de estenose traqueal, 169
  pulmonar, 185f
    mortalidade operatória após a, 185f
  transuretral de CCT, 436
Ressuscitação
  no pronto-socorro, 36
  PA sistólica para, 36
RET (Rearranjo durante a Transfecção), 415
  proto-oncogene, 399
RET (Reorganizados durante Transfecção), 98t
Retalho
  bipendiculado, 492
  cutâneo randômico, 488
    razão comprimento:largura, 488
  de interpolação, 492
  de Karapandzic, 164f
    labioplastia completa com, 164f
  de rotação, 492
  de transposição romboide, 492
  livre, 491
    comprometimentos em, 491t
    sinal de oclusão venosa em, 491
  randômico, 488f
Retenção
  urinária, 310
Reticulina
  fibras de, 138
Retinoblastoma, 89
Retinoide(s), 130
Reto, 299-313
  abdominal, 374, 375
    abaulamento epigástrico da diástase do, 374
    hematoma da bainha do, 375
  poupado, 305
    colite de Crohn e, 305

ressecção anterior do, 44
suprimento de sangue arterial do, 301f
Retopexia
   abdominal, 307
      técnica de Ripstein, 307
Retroperitônio, 373-377
Revascularização
   para estenose de carótida, 220
      endoluminal, 220
      por endarterectomia, 220
Reversão
   do bloqueio neuromuscular, 500
Revestimento
   não entérico, 364
      preparações com enzimas pancreáticas com, 364
Reynolds
   pêntade de, 345
RFCDP (Receptor do Fator de Crescimento Derivado das Plaquetas), 98t
RFCE (Receptor do Fator de Crescimento Epidérmico), 98t, 351
   outros membros do, 86
      formação de hetrodimer com, 86
RFCEU (Receptor do Fator de Crescimento Endotelial Vascular), 98t
Rh-negativo
   porcentagem de, 28
   receptores de, 28
Ribossomo(s), 128
Riedel
   tireoidite de, 409
Riger lactato
   solução de, 19
Rim
   alterações com envelhecimento no, 493
   lesionado, 434
      exploração cirúrgica de, 434
Rinite
   alérgica, 159
Rinossinusite
   histórico de, 159t
      fatores associados à, 159t
Risco
   cardíaco, 206
      estratificação do, 206
   de vida, 52
      possibilidade circulatória de, 52
RLX (Recessivo Ligado ao X), 72t
RM (Ressonância Magnética)
   na hérnia inguinal, 389
RNA
   tradução do, 127
RNAi (Interferência de RNA), 127
RNAm (RNA Mensageiro)
   tradução em proteínas do, 128
Robótica, 123-125
Rocky-Davis
   incisão de, 374
Rocurônio, 502
Ross
   procedimento, 199, 205
RPGA (Receptor dos Produtos Finais da Glicação Avançada), 31f
RRC (Comissão de Avaliação de Residência), 4
RTs (Radiografias de Tórax)
   achados na, 58t
      laceração da aorta torácica, 58t
Ruffini
   corpúsculos de, 138
RVP (Resistência Vascular Pulmonar), 193, 199
RVS (Resistência Vascular Sistêmica), 34t, 63f

S

Saciedade
   sensação reduzida de, 271
Saída
   gástrica, 353
      obstrução da, 353
Sal(is)
   biliares, 322
Sala
   cirúrgica, 113
      broncoscopia na, 113
Salpingo-ooforectomia
   bilateral, 318, 443
      histerectomia com, 318, 443
         abdominal total, 443
   direita, 447
Salpingotomia
   antimesentérica, 443
Salter-Harris
   fratura de, 465
Sangramento
   cirúrgico, 21-29
      no trato, 22
         geniturinário, 22
         GI, 22
         retrofaríngeo, 22
   crônico de estômago em melancia, 268
   das vias aéreas, 49
   distúrbio de, 24
   gastrointestinal, 304
      primeiro exame no, 304
   na síndrome de Bernard-Soulier, 24
   na tromboastenia, 24
   secundário, 26
      à púrpura trombocitopênica trombótica, 26
   tardio, 24
   após cirurgia, 24
   após lesão, 24
   tempo de, 232
   úlcera duodenal com, 264
      risco de mortalidade, 264
Sangue
   arterial, 256f, 299, 301f, 429
      fornecimento ao testículo de, 429
      suprimento de, 256f, 299, 301f
   do recém-nascido, 191
      aumento da tensão do O_2 no, 191
   intertorácico, 52
   perda de, 36, 55
      esperada, 55
         na fratura de costelas, 55
      significativa em cirurgia, 36
   produtos de, 114t
      transfusões do, 114t
         taxa de transmissão do vírus em, 114t
   volume de, 34
      percentagem na circulação esplâncnica do, 34
Santorini
   ducto de, 366f
SAPK (Quinase de Proteína Ativada por Estresse), 86f
Sarcoma(s)
   da bainha neural, 452
   da parede torácica, 174
      quimioterapia pré-operatória no, 174
   de células claras, 379
   de Ewing, 379, 462, 464
   de Kaposi da orofaringe, 164
   de resposta terapêutica, 175t
   de tecido mole, 379-383
      de extremidade, 383
      mais comum, 380
      subtipos histológicos do, 380t
         frequência relativa dos, 380t
   desenvolvimento de, 379, 381
      fator de risco, 381
      mecanismos no, 379
   mais responsivo à quimioterapia, 383
   origem dos, 379
      tipos celulares embrionários e, 379
   osteogênicos, 464
   paciente de idade avançada com, 379
      evento molecular esperado em, 379
   periosteal, 464
   prognóstico de, 382
   retroperitoneal, 383
      sintoma, 383
   sinovial, 379, 383
   suspeito, 381
      biópsia excisional de, 381
Satinsky, 55f
SBC (Síndrome de Budd-Chiari)
   hipertensão porta, 331
   primária, 331
   terapia inicial, 331
SCC (Sociedade Cardiovascular Canadense)
   classificação da, 203t
      da angina do peito, 203t
   escore para angina da, 203
Schatzki
   anel de, 245
      assintomático, 245
      esofagograma com bário do, 245
Schwannoma, 452
SD (Switch Duodenal), 274, 278
   configuração do, 278f
SDRA (Síndrome do Desconforto Respiratório Agudo), 120
Secreção(ões)
   de glucínio, 15t
   de grelina, 259f
   de HCO_3^- pelo pâncreas, 352
   de hormônios, 354
      gástricos, 354
         em níveis normais, 354
   de insulina, 350
   de paratormônio estimulada, 394
   do ácido, 257
      mediadores da fase gástrica da, 257
   inibição da, 350
      endócrina, 350
      exócrina, 350
   intestinal, 285t
      regulação da, 285t
   na bile dos ácidos biliares, 322
      e aminoácidos, 322
Secretina, 280, 352
Sedação
   titulação na UTI de, 122
   monitoração da, 122
Sedentarismo, 204
Segmento(s)
   espinhais toracolombares, 449
Segurança
   do paciente, 107-115
   na sala de cirurgia, 108
   melhorar a, 108
Seio(s)
   piriformes, 165
      anomalias da fenda braquial nos, 165
   venoso, 192
      defeito do, 192
SEK (SAPK/Quinase da Quinase Regulada pelo Sinal Extracelular), 86f
Selante
   de fibrina, 28
Seminoma, 181
Senning
   operação de, 198f
Sensibilidade
   dos barorreceptores, 494
      vascular reduzida, 494
   no tubérculo tibial, 468
      dor no joelho e, 468
   nos braços, 57
      diminuição da, 57
Sepse
   componentes para, 44
      do sistema PIRO de estadiamento, 44
   grave, 41
      SRIS na, 41
   necessidade metabólica e, 10
   recorrente subareolar, 152t
Septectomia
   atrial, 197
Serotonina
   positiva, 25
      liberação de, 25
Serviço
   cirúrgico de alta confiabilidade, 108
   características do, 108
Sestamibi, 403
Sevoflurano, 504
SHCE (Síndrome de Hipoplasia do Coração Esquerdo)
   abordagem terapêutica, 192
   procedimento na, 196
      de Fontan, 196
      de Norwood, 196
Shouldice
   reparo de, 389, 390f, 391
SIADH (Síndrome da Secreção Inapropriada de Hormônio Antidiurético), 15
Sialadenite, 404
Sífilis
   primária, 441
   e doença terciária, 441
Sigmoide
   volvo de, 303f
Sinal(is)
   de Battle, 458
   de Dalrymple, 406
   de Fothergill positivo, 375
   de Kanavel, 480
      da infecção dos tendões flexores da bainha, 480
   de oclusão venosa de retalho livre, 491
   de olho de peixe na CPRE, 359
   de Rovsing positivo, 316
   de Tillaux, 377
   de von Graefe, 406
Sinalização
   via de, 33, 86f, 324f
   da HO-1, 324f
   de HER2 selecionadas, 86f
   de perigo, 33
Síncope
   diagnóstico diferencial de, 204
Sindactilia, 479
Síndrome
   antifosfolipídio, 27
   Birt-Hogg-Dubé, 436
   compartimental, 61, 63t, 465
      abdominal, 63t
         sistema de classificação, 63t
   da PAF, 411
   da pele escaldada estafilocócica, 140
   da saída venosa torácica aguda, 236
      terapia inicial de, 236
   de Bernard-Soulier, 24
   de Brown-Sequard, 452
   de Carney, 411
   de Churg-Strauss, 141
   de compartimento, 121, 221
      abdominal, 121
      fasciotomia para, 221
         de quatro compartimentos, 221
   de compressão da artéria poplítea, 221
   de Cowden, 92, 300, 312, 408
      e câncer da tireoide, 92
   de Crigler-Najjar, 326
   de Cushing, 16, 404, 405t
   de DiGeorge, 191
      tronco arterioso em, 191
   de Down, 427
   de dumping, 269
   de Eagle-Barrett, 423f
   de Ehlers-Danlos, 72, 207, 208, 388
      herança da, 72
      subtipos da, 72t
   de Felty, 368
   de Fleischer, 146
   de Gardner, 168f, 311
   de Gilbert, 326, 327

com leve enfermidade, 327
e bilirrubina de 5.2, 327
de Horner, 172
de Klinefelter, 146
de Klippel-Trénaunay, 488
de Klippel-Trenaunay-Weber, 234
de Lambert-Eaton, 174
após tratamento da malignidade primária, 174
de Li-Fraumeni, 90, 153
de Linch, 91
carcinoma do endométrio por, 91
de Mallory-Weiss, 253
de Marfan, 73, 87, 207, 208
de McCune-Albright, 408
de Milroy, 234
de Muir-Torre, 153
de NEM1, 354, 403
de Ogilvie, 307
de Peutz-Jeghers, 153t, 300
de Poland, 146
de prune-belly, 423
de realimentação, 17
de Stewart-Treves, 142
angiossarcoma e, 142
de Sturge-Weber, 411, 491
de trauma, 57
na medula espinal, 57
de Treacher Collins, 490
de Turner, 146, 234
de VHL, 411, 436
de Werner, 408
do câncer familiar, 408t
envolvendo câncer da tireoide não medular, 408t
do intestino curto, 297
suspensão bem-sucedida da NPT na, 297
do túnel do carpo, 478
Loeys-Dietz, 207
medular, 57, 452
anterior, 452
central, 57, 452
progeroide adulta, 408
Turcot, 311
Síntese
de albumina, 326
dos esteroides suprarrenais, 402f
Sinusite
aguda, 159
critérios de diagnóstico da, 159
crônica, 159, 160f, 182
com grânulos amarelos no pus, 182
Sirolimus
efeito colateral de, 102
Sistema(s)
biliar extra-hepático, 337-347
vesícula biliar e, 337-347
de classificação, 215, 503t
DeBakey e Stanford, 215
do estado físico da ASA, 503t
de escore motor, 460
de estadiamento, 188, 189t, 489t
do câncer de pulmão,188, 189t
da JCC, 189t
estágio TNM, 188
do *National Pressure Ulcer Adivisory Panel*, 489t
de polias, 473f
visão do, 473f
imune, 324
ativação do, 324
nervoso, 5, 31, 232, 449
autônomo, 31
normal, 232
trombose no, 232
parassimpático, 5
simpático, 449
transdutor, 118
fidelidade do, 118
Sítio
cirúrgico, 43, 44t
infecção de, 43, 44t
SME (Sistema Motor Entérico), 283
SNC (Sistema Nervoso Central)
impulsos aferentes para, 31
tumores do, 311
Sociedade Americana de Câncer
recomendações para diagnóstico precoce da, 95t
Sódio
aumento da absorção de, 401
canal de, 499
concentração de, 14
sérico, 15, 16
nível real de, 15
Solução(ões)
de preservação, 100
da Universidade de Wisconsin, 100
componente da, 100
de Ringer lactato, 19
eletrolíticas, 19t
para administração parenteral, 19t
salina, 114, 118
bolo rápido de, 118
medição do débito cardíaco com, 118
com cateter de Swan-Ganz, 118
irrigação da ferida com, 114
antes do fechamento, 114
Somatostatina, 280, 351
no corpo humano, 350
Sopro
assintomático, 194
Soro
fisiológico, 80
Southern blotting, 131
Spiegel
hérnia de, 375
Spik Metastases, 406
SRIS (Síndrome da Resposta Inflamatória Sistêmica)
critérios da, 11
espectro clínico da, 11t
infecção e, 42f
na sepse grave, 41
SSTR5 (Cinco Receptores de Somatostatina Diferentes), 350
Staphylococcus aureus, 409
Starlings
lei de, 117
Stent
autoexpansivo, 220
colocação na artéria carótida de, 224, 226
com alto risco para endarterectomia, 226
implante de, 39
para estenose, 220
de segmento longo da ACI, 220
Stewart-Treves
síndrome de, 142
angiossarcoma e, 142
STI571, 133
mecanismo da, 133f
com droga molecular, 133f
Streptococcus
pneumoniae, 372
species, 409
Sturge-Weber
síndrome de, 411, 491
Submucosa, 284
carcinoma colorretal na, 310
com linfonodos positivos, 310
sem metástase, 310
Succinilcolina
indução com, 501
Sufentanil, 502
Superalimentação, 11
Superfície(s)
celular, 130
receptor da, 130
vias de, 130f

corporal queimada, 65, 66
craniana, 163f
visão da base do crânio, 163f
flexora, 473
de cada dedo, 473
polias na, 473
intestinais úmidas, 80
por irrigação frequente, 80
Supinação, 474
Suporte
metabólico, 5-12
resposta sistêmica ao, 5-12
Suprarrenal(is), 393-414
bilateralmente aumentadas, 407
sem massa, 407
TC de, 407
esteroides, 402f
síntese dos, 402f
Supressão
do ácido gástrico com IBPs, 263
Supressor(es)
tumorais, 400t
implicados na tumorigênese tireoidiana, 400t
Suprimento
arterial, 256f, 299, 301f, 338f, 428f
de sangue. 256f, 299, 301f
do canal anal, 301f
do cólon, 299
do estômago, 256f
do reto, 301f
do pâncreas, 349f
para vesícula biliar, 338f
variações no, 338f
sanguíneo, 299f
do cólon, 299f
sistêmico, 428f
arteriografia, 428f
sanguíneo, 241, 320, 428, 429
da artéria hepática, 320
ao fígado, 320
de pulmão sequestrado, 428
do esôfago, 241
arterial, 241f
do ureter distal, 429
Suspensão
uretral, 443
material para, 443
Sutura
de quatro camadas, 389
de hérnia inguinal, 389
para laceração grande, 80
SvO$_2$ (Função de VO$_2$)
subnormal, 118
SVO$_2$ (Saturação Venosa Central e Mista de Oxigênio), 34t
Swan-Ganz
cateter de, 112
complicação na colocação de, 112
SZE (Síndrome de Zollinger-Ellison), 353

T

T3 (3,5',3-tri-iodotironina), 399t
T4 (Tiroxina), 399t, 400
Takayasu
arterite de, 208
doença de, 221
Talassemia
risco aumentado por, 370
de hipertensão pulmonar, 370
Tálio
avaliação com, 202
defeito reversível na, 202
área cicatrizada de infarto antigo, 202
cintilografia com, 202
teste de esforço associado à, 202
Tamoxifeno, 306
Tamponamento
pericárdico, 52, 53f

traumático, 52
pericardiocentese, 53f
Taquicardia, 269
reflexa, 39
Taxa
metabólica, 118
rápida aproximada, 20
TBG (Globulina Ligadora de Tiroxina), 399t
TC (Tomografia Computadorizada), 59, 184f
com aumento de contraste, 45f
do cérebro, 121, 141
do tórax, 58
hematoma, 56, 60
epidural, 56
subcapsular, 60
TCP (Teste de Exercício Cardiopulmonar), 184f
Tecido(s)
areolar frouxo, 485
cicatricial, 376
no mesentério, 376
coagulação do, 123
corrente elétrica para, 123
conectivo, 388t
distúrbios do, 388t
associados à hérnia inguinal, 388t
cutâneo, 137-143
de granulação, 73
formação de, 73
linfoide no apêndice, 315
mole, 46, 138, 379-383
de extremidade, 383
sarcomas de, 383
infecção necrosante do, 46
exploração cirúrgica da, 46
sarcomas de, 379-383
subjacentes, 138
subcutâneo, 137-143
Técnica(s)
de restauração, 125t
à desobstrução luminal, 125t
TEG (Tromboelastograma), 29, 232
TEGIs (Tumores Estromais Gastrointestinais), 98t, 291, 383
células de origem de, 262, 292
Tempestade
tireoidiana por drogas, 404
no hipertireoidismo, 404
Tempo
de sangramento, 232
Tendão(ões)
flexores, 473, 478, 479f, 480, 481f
digital, 478
no espaço interdigital, 478
do dedo anelar, 481f
tenossinovite supurativa dos, 481f
dos dedos, 473
encurvamento dos, 473
infecção da bainha dos, 480
sinais de Kanavel da, 480
zonas de, 479f
reflexos profundos do, 17
diminuição dos, 17
Tenossinovite
de De Quervain, 482
sintoma primário na, 482
supurativa, 481f
dos tendões flexores do dedo anelar, 481f
Teoria
da semente e solo, 88
Terapêutica
antimicrobiana, 180
duração da, 180
Terapia(s)
a *laser*, 125
restaura desobstrução luminal, 125
anti-hipertensiva, 214
antitrombótica, 232

de alvo molecular, 133
de compressão, 78, 235
  com bota de Unna, 235
  com meias elásticas, 235
específicas de forma molecular, 98
  contra HER2, 98
trombolítica, 236
Teratoma(s), 425
  maligno, 417
  sacrococcígeos, 417
    tumores malignos em crianças com, 417
Tesoura
  ultrassônica, 123
Teste(s)
  de detecção rápida do antígeno, 47
  de esforço, 202
    associado à cintilografia com tálio, 202
  de Finkelstein, 483f
  de função, 78, 494
    em paciente idoso, 494
    pulmonar, 78
  de Phalen, 478
  em paciente com gastrinoma, 354
  ergométrico, 202
  genético, 445
  laboratoriais para doença hepática, 326
  para quantificação da bilirrubina, 326
Testículo
  criptorquídico, 424
  massa firme no, 435
  sangue arterial no, 429
Tétano
  reforço de, 66
  na queimadura, 66
TEV (Tromboembolia Venosa), 231, 232t, 234t
TEV (Trombose Venosa Profunda), 27
TFG (Taxa de Filtração Glomerular), 222
  de recém-nascido, 416
  diminuição da, 123
    pneumoperitônio por, 123
TFI (Tenossinovite Flexora Infecciosa), 480
TFSVD (Trato do Fluxo de Saída Ventricular Direito)
  obstrução do, 198
TFSVE (Trato do Fluxo de Saída Ventricular Esquerdo)
  obstrução do, 196
Thompson
  parafusos de, 463
Tíbia
  distal, 464f, 472
    radiografias de fratura grave da, 464f
    osteoma osteoide sintomático da, 472
TIH (Trombocitopenia Induzida por Heparina), 25, 26
  ocorrência, 236
Tillaux
  sinal de, 377
Timoma
  miastenia gravis e, 179
  ressecção do, 179
Tiopental, 499
TIPS (Anastomose Portossistêmica Intra-Hepática Transjugular), 328
Tireoide, 393-414
  anatomia da, 396f
  câncer da, 92, 399, 404, 406, 408t, 409, 497
    diferenciado, 409
      tireoidectomia total para, 409
      131I após tireoidectomia total para, 404
    metástases do, 406
    não medular, 408t
      síndromes do câncer familiar no, 408t
  no idoso, 497

papilar, 399, 406
direita, 406
  carcinoma medular da, 406
    sem adenopatia significativa, 406
  embriologia da, 411f
  lingual sintomática, 412
  primórdios da, 401
Tireoidectomia
  hemostasia na, 27
    dispositivos para, 27
  na doença de Graves, 410
  total, 404, 406, 409
    com linfadenectomia central do linfonodo, 406
    para câncer de tireoide, 404, 409
      131I após, 404
    diferenciado, 409
Tireoidite
  aguda, 409
    causa de, 409
  de Riedel, 409
  subaguda dolorosa, 403
  supurativa, 409
TLAI (Tecido Linfoide Associado ao Intestino), 281
TNF-α (Fator de Necrose Tumoral Alfa), 33, 34, 41
TNM (Tumor, Nódulo, Metástase)
  estadiamento do carcinoma colorretal, 310t, 311f
  sobrevida após 5 anos, 310t
TOF (Tetralogia de Fallot), 192
  anomalias na, 198
  reparação da, 198
  complicações tardias, 198
Tonsilectomia
  em crianças, 160
Toracoscopia, 52
Toracotomia
  aberta, 173
  e CTVA, 173
  anterolateral em vítimas de trauma, 188
  de emergência, 55
  na sala de emergência, 52, 53, 54f
    algoritmo de utilização de, 54f
Torção
  tibial, 468
Tornozelo
  estabilidade medial do, 463
  fratura bimaleolar do, 471f
  radiografia de, 471f
Toupet
  fundoplicatura de, 246
Toxicidade
  por cianeto de hidrogênio, 67
TP (Tromboplastina Parcial), 232
TPO (Tirosina Peroxidase), 400
Tracolimus, 99
Tradução
  do RNA, 127
TRAM (Retalho Miocutâneo Transverso do Reto Abdominal)
  condicionamento de, 487
Transcrição
  do DNA, 127
  segmento retirado antes da, 127
Transfusão(ões), 21-29
  autóloga, 29
  de concentrado de hemácia, 60
  de plaquetas, 24
  do produto de sangue, 114t
    taxa de transmissão do vírus em, 114t
  em lesão esplênica severa, 508
  maciça, 29, 37
    administração terapêutica componente na, 29t
    de concentrado de hemácias, 29
    crioprecipitado e, 29
    plasma fresco congelado, 37
  vírus mais comum transmitido por, 114
Translocação
  11-22, 462

tumores ósseos caracterizados por, 462
Transplante, 99-106
  de fígado, 104, 105
    complicação vascular após, 105
    falência hepática após, 104
      etiologia da, 104
    indicação na IHA para, 105
    paciente candidato a, 104
      com carcinoma hepatocelular, 104
  doença após, 106
    linfoproliferativa, 106
    malignas após, 106
  hepático, 106, 336
    pediátrico, 106
      indicação para, 106
  perda de enxerto após, 103
  preparação do pâncreas doador antes do, 103
  rejeição após, 101
  renal, 103, 496
    em idosos, 496
    linfocele após, 103
  morte após, 103
Traqueia
  carcinoma espinocelular da, 171
  distal, 167
    comprimento aproximado da, 167
  percentual de, 175
  ressecado com segurança, 175
Traqueostomia
  de emergência, 50
  tubo de, 113
    colocação na UTI de, 113
Trastuzumab, 98, 133
Tratamento
  paliativo, 507-510
Trato
  biliar, 45, 494
    abscesso hepático por procedimentos do, 45
    doença do, 494
  corticoespinal, 450
  iliopúbico, 385, 387
  respiratório superior, 403
    infecção do, 403
  sangramento no, 22
  geniturinário, 22
  GI, 22
  retrofaríngeo, 22
  urinário, 46
    infecção do, 46
      antibioticoterapia, 46
Trauma(s), 49-64
  ABC do exame primário, 49
  cervicais penetrantes, 58f
    manejo seletivo de, 58f
  com comprometimento das vias aéreas, 50
  com entubação traqueal, 50
  contuso, 54,55, 60f
    abdominal, 60f
      algoritmo para avaliação, 60f
    cardíaco, 54
  no abdome, 55
  de lesões de órgãos importantes, 59f
    escalas de classificação para, 59t
  direto grave, 36
    na cabeça, 36
  fechado do nariz, 489
    hematoma septal secundário a, 489
  indicação de entubação no, 50
  mortalidade em, 37f
    relação entre coagulopatia e, 37f
  na medula espinal, 57
    síndromes de, 57
  não acidental em criança pequena, 421
  penetrantes, 57f, 58f
    avaliação de, 57f
    cervicais, 58f
  renal, 435

intervenção cirúrgica no, 435
resposta sistêmica ao, 5-12
traqueostomia de emergência no, 50
vítimas de, 188
  toracotomia anterolateral em, 188
Traumatismo
  contuso no esterno, 38
Trave
  mesodiverticular, 294f
    divertículo de Meckel com, 294f
Treacher Collins
  síndrome de, 490
Trepanação
  drenagem por, 450
Tríade
  de Cushing, 451
Triângulo(s)
  de Burows, 163
  de Hesselbach, 387
    bordas do, 387
Triglicéride(s)
  de cadeia longa, 283
Tripsinogênio, 358
Trombina
  formação de, 22
    mecanismo de inibição da, 22
    sistema da proteína C, 22
  produtos derivados de, 28
Tromboastenia, 24
  de Glanzmann, 24
  sangramento na, 24
Trombocitopenia, 39, 102
  alteração do estado de consciência e, 371
  e petéquia na extremidade inferior, 371
Tromboelastograma, 29
Tromboembolia
  fator de risco de, 232
  risco em pacientes cirúrgicos de, 234t
Tromboembolismo, 236
Trombólise
  percutânea guiada por cateter, 230
Tromboprofilaxia
  recomendada, 234t
Trombose
  da artéria hepática, 105
  de veia esplênica, 369
    varizes gástricas hemorrágicas e, 369
    e função hepática normal, 369
  no sistema nervoso normal, 232
  fatores que previnem a, 232
  predisposição para, 22
Tromboxano, 6
Tronco
  arterioso, 191
    em síndrome de DiGeorge, 191
  celíaco, 218, 320f
    anatomia arterial do, 320f
    e AMS, 218
      fluxo colateral entre, 218
  encefálico, 450
  tireocervical, 395
TSC (Complexo da Esclerose Tuberosa), 86f
TSH (Hormônio Estimulante da Tireoide), 399t, 412
TTP (Tempo da Tromboplastina Parcial), 232
TTPA (Tempo de Tromboplastina Parcial Ativada), 232, 234
  anormal, 22
  fatores de coagulação testados por, 22t
  prolongado, 27
Tuba(s)
  uterina, 443
    rompimento das, 443
    gravidez ectópica sem, 443
Tuberosidade
  deltoide do úmero, 476

Tubo
  endotraqueal, 120
    entupimento do, 120
Tumor(es)
  carcinoides, 175, 317
    atípicos, 175
    da porção média do apêndice, 317
  cardíacos primários, 203
  cerebral maligno, 450, 458
  da APC, 89
    gene do supressor de, 89
      no câncer de cólon esporádico, 89
  da parótida, 165
  de células germinativas, 175, 178
    em crianças, 178
  de nervos periféricos mais comum, 452
  de Pancoast, 172, 173f
  de Wilms, 421
    estágio IV do, 421
      sobrevida esperada, 421
  desmoides, 168, 306
    da parede torácica, 168
    mesentérico, 306
  desmoplásico, 379
    de pequenas células redondas, 379
  do corpo carotídeo, 219, 226, 227f
    adjacente ao bulbo carotídeo, 227f
    de origem hereditária, 226
  do SNC, 311
  doença de, 96
    marcador de, 96
      associações de, 96
  endócrino do pâncreas, 361
  espinhal intramedular, 456
  estadiamento do, 96
  hipofisário, 405
    produtor de ACTH, 405
  malignos, 87, 171, 417
    com mutações de ativação em um dos gene ras, 87
    em crianças com teratomas sacrococcígeos, 417
  mediastinais, 178t, 181
    de células germinativas, 181
      em adultos, 178t
      em crianças, 178t
  metástases abdominais, 381
  mucinoso borderline, 447
    no ovário, 447
  mutação dos, 96
  não seminomatoso, 431
    de células germinativas, 431
  neuroendócrino primitivo, 174
  ósseo, 462, 483
    benigno da mão, 483
    caracterizado por translocação 11-22, 462
  pancreático não ressecável, 358
  primários comuns, 175t
    localização habitual dos, 175t
  que se desenvolvem da via LOH, 301
  séssil, 171
    com infiltração submucosa extensiva, 171
  T4N1M0, 247
    na junção gastroesofágica, 247
      disfagia e, 247
  traqueal, 171
Túnel do Carpo
  síndrome do, 478
Turcot
  síndrome de, 311
Turner
  síndrome de, 146, 234
TVP (Trombose de Veia Profunda)
  maciça, 233
  proximal, 236
    anticoagulação em, 236
      contraindicação de, 236
  recorrente, 236
    mesmo com anticoagulação adequada, 236

TVP (Trombose Venosa Profunda)
  incidência de, 233
    após reparação de fratura dos quadris, 233
  primeiro episódio de, 237
    após ressecção de cólon, 237
      tratamento com anticoagulante, 237
TVSA (Trombose Venosa Primária Subclávio-Axilar), 236
TXA$_2$ (Tromboxano A$_2$), 6f

U

UICC (*Union Internationale contre le Cancer*/União Internacional contra o Câncer), 96
Úlcera(s)
  de decúbito, 114
    por alterações isquêmicas na pele, 114
  de estase venosa, 78
  de Marjolin, 78, 141
    biópsia de, 78
    por lesão térmica, 141
  de pressão, 489
    de estágio II, 489
  diabética, 79
  do pé diabético, 81
    agentes tópicos na cicatrização de, 81
  duodenal, 261f, 264, 266
    cirurgia de, 266t
      resultados clínicos de, 266t
    com sangramento, 264
      risco de mortalidade, 264
    patogênese da, 261f
      efeitos do *Helicobacter* na, 261f
    perfurada, 266
      com *H. pylori* negativo, 266
    tratamento das, 266t
      opções cirúrgicas no, 266t
  gástricas, 264, 266t
    classificação de Johnson modificada para, 264f
    e aumento da produção de ácido, 264
    opções cirúrgicas no tratamento das, 266t
  genital, 441, 442t
    síndromes de, 442t
    única, 441
  marginal, 276
    após BGYR, 276
  péptica, procedimentos para, 265
    e diarreia pós-operatória, 265
Ultrassom
  cateter pericárdico guiado por, 52
  colocação de, 52
Ultrassonografia
  da vesícula biliar, 340f, 343
    múltiplos cálculos pequenos, 343
  endoesofágica, 186
    na doença metastática, 186
  endorretal, 312
    parede retal na, 312
      camadas distintas da, 312
  sensibilidade da, 339
    na detecção de litíases biliares, 339
Umbigo
  inervações cutâneas do nervo espinal do, 373
Úmero
  côndilo do, 476
  haste distal do, 476
  tuberosidade deltoide do, 476
Universidade
  de Wisconsin, 100
    componente da solução de preservação da, 100

Unna
  bota de, 235
    terapia de compressão com, 235
Ureia
  concentração de, 14
  no hálito, 263
  sanguínea, 14
Ureter
  distal, 429, 431
    lesões no, 431
    suprimento sanguíneo do, 429
Uretra
  lesões na, 465
Urina
  excreção de, 125
    diminuição da, 125
Urologia, 429-437
Ursodiol
  administração oral de, 275
    para prevenir, 275
      pedras na vesícula após *bypass*, 275
USE (Ultrassonografia Endoscópica), 357f
UTI (Unidade de Terapia Intensiva), 37f, 328
  colocação de tubo de traqueostomia na, 113
  INR na, 37
  sedação na, 122
    monitoração da titulação de, 122
UTI (Unidade de Tratamento Intensivo), 355f

V

V + A (Vagotomia e Antrectomia), 266t
V + D (Vagotomia e Drenagem), 266t
VACTREL
  complexo, 419
Vaginite
  causa mais comum, 440, 441t
Vagotomia
  e piloroplastia, 263
    úlcera recorrente na, 263
  inadequada, 263
  troncular, 265
    e piloroplastia, 265
Valor(es)
  manométricos normais, 239t, 242t
    do esfíncter esofágico distal, 239t, 242t
Valva
  anormal congenitamente, 196
  aórtica, 194, 196, 202, 207
    bicúspide, 194, 202, 207
    espectro de anormalidade da, 196
  tricúspide, 195
    deslocamento da, 195
Valvotomia
  por balão, 193
Válvula
  aórtica, 204
  mitral, 204, 205
    estenose da, 204
    substituição da, 205
      na insuficiência mitral, 205
  pulmonar, 204
Vancomicina
  enema com, 311
  paciente que recebe, 113
    prevenir ototoxicidade em, 113
Varfarina
  coagulação completa com, 233
  dose de, 27t
    medicamentos que podem alterar a, 27t
  e carboxilação gama, 231
  efeito da, 27
  tratamento crônico com, 27
Variz(es), 325f
  ablação endoscópica da, 330

gástricas hemorrágicas, 369
  e trombose da veia esplênica, 369
Varredura
  renal, 222
    com captopril, 222
Vasoconstrição
  como resposta fisiológica, 32
  mesentérica, 32
Vasodilatador(es)
  choque, 38t
  causas do, 38t
Vasopressina, 284
Vater
  ampola de, 359
    mucina sendo expelida da, 359
    na CPRE, 359
VATS (Cirurgia Torácica Videoassistida), 187f
Vazamento(s)
  de anastomose intestinal, 74
VB (Vaginite Bacteriana), 440
VCI (Veia Cava Inferior), 322f, 329, 395
  CCR com extensão para, 432
  trombo na, 433f
VCO$_2$ (Produção de Dióxido de Carbono), 120
VDRL (*Veneral Disease Research Laboratories*)
  reação de, 441
VE (Ventrículo Esquerdo)
  disfunções de, 204
VEF$_1$ (Volume Expiratório Forçado em 1 Segundo), 184f, 493
Veia(s)
  autóloga, 220
  colaterais da perna, 233
  com válvulas, 231
  da cabeça do pâncreas, 353
  espermática esquerda, 429
  esplênica, 330, 369, 395
    patente, 330
      hemorragia varicosa na grande curvatura com, 330
      trombose da, 369
        varizes gástricas hemorrágicas e, 369
  gonadal esquerda, 395
  mesentérica superior, 358
  perfurantes de Cockett, 231
  porta, 353
    superfície posterolateral da, 353
  renal esquerda, 395
  suprarrenal esquerda, 395
  varicosas sintomáticas, 235
Vesícula
  biliar, 301f, 337-347
    adenomiomatose da, 342
    cálculos na ultrassonografia da, 340f
    capacidade de armazenamento, 338
    carcinoma T2 de, 346
    contração da, 339
      mediador primário da, 339
    em porcelana, 340
    sistema biliar extra-hepático e, 337-347
    suprimento arterial para, 338f
    pedras após *bypass* na, 275
    ursodiol para, 275
Vestuário
  compressão do, 233
VHB (Vírus da Hepatite B), 46
VHC (Vírus da Hepatite C), 114
VHL (von Hippel-Lindau)
  doença de, 411
  síndrome de, 411, 436
VHs (Veias Hepáticas)
  confluência das, 322f
  direita, 321
Via(s)
  aérea, 49, 50, 182

comprometimento das, 50, 182
   hemoptise maciça com, 182
   trauma com, 50
 e trauma, 49
 patente, 50f
   estabelecimento cirúrgico de emergência da, 50f
 sangramento das, 49
 de receptores intracelulares, 130f
 de sinalização, 33, 86f, 324f
   da HO-1, 324f
   de HER2, 86f
 de perigo, 33
VIC (Veia Cava Inferior), 231
 colocar filtro na, 236
Vilosidade(s)
 intestinais, 280
VIPoma (Tumor Secretor de Peptídeo Intestinal Vasoativo)
 local mais comum para, 357
Vírus
 de DNA, 46
   VHB, 46
 Epstein-Barr, 94, 106, 156
   e carcinoma da nasofaringe, 156
   infecção por, 106
 mais comum, 114
   transmitido por transfusão, 114
 taxa de transmissão do, 114t
   em transfusões do produto de sangue, 114t

Víscera
 oca, 465
 lesões à, 465
Vitamina
 A, 11, 77
   deficiência de, 77
   e cicatrização de feridas, 77
 C, 77
   deficiência de, 77
   e cicatrização de feridas, 77
 intravenosa, 12
   preparações de, 12
 K, 12
Vítima
 inconsciente hipotensiva, 508
   por hemorragia intra-abdominal, 508
VO$_2$ (Utilização de Oxigênio), 117
VO$_{2máx}$ (Consumo de Oxigênio Máximo), 184f
 relação do, 186t
   conforme determinado, 186t
     pela mortalidade perioperatória, 186t
     pelo teste de esforço pré-operatório, 186t
Volume
 de hemácias envelhecidas, 367
   removido do baço, 367
 diastólico final, 117
 sanguíneo de recém-nascido, 416

Volvo
 de sigmoide, 303f
Vômito
 bilioso, 418
von Graefe
 sinal de, 406
von Willebrand
 doença de, 21, 23
   tipo 1, 23
 fator de, 21
Voriconazol, 42
VS (Volume Sistólico), 63f
VSS (Vagotomia Superseletiva), 257
 patch de Graham com, 266
Vulva
 doença de Paget da, 444

W

Werner
 síndrome de, 408
Whipple
 procedimento de, 354, 356, 364
   fístula pancreática anastomótica no, 356
   para câncer pancreático, 364
     sobrevida após, 364
   preservação do piloro no, 354
 ressecção de, 362
   contraindicação na laparotomia, 362

Wilms
 tumor de, 421
   estágio IV do, 421
     sobrevida esperada, 421
Wirsung
 ducto de, 366f
Wisconsin
 universidade de, 100
   componente da solução de preservação da, 100
Word
 cateter de, 442

Y

Yersinia, 291

Z

Zenker
 divertículo de, 250
   tratamento de, 250
     após miotomia cricofaríngea, 250
Zona
 fasciculada, 401
 glomerulosa, 401
 reticular, 401
Zuska
 doença de, 146